中华
康复大全

石学敏　主编

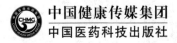

中国健康传媒集团
中国医药科技出版社

内 容 提 要

　　本书的编撰是对我国传统和现代康复医学所积累经验的整理和总结。分上、下两篇，上篇为总论部分，介绍了中医康复的基本理论，包括具有中医特色的康复治疗技术及现代康复治疗技术的具体使用方法；下篇为分论部分，按系统疾病分类介绍如循环系统、呼吸系统、消化系统等百余种疾病的康复治疗。编者在充分介绍自己经验的同时，也适当地介绍了国内新近成就。

图书在版编目（CIP）数据

中华康复大全 / 石学敏主编 . — 北京：中国医药科技出版社，2019.5

ISBN 978-7-5214-1059-4

Ⅰ . ①中⋯　Ⅱ . ①石⋯　Ⅲ . ①康复医学　Ⅳ . ①R49

中国版本图书馆CIP数据核字（2019）第056298号

美术编辑　　陈君杞
版式设计　　麦和文化

出版　**中国健康传媒集团** | 中国医药科技出版社
地址　北京市海淀区文慧园北路甲 22 号
邮编　100082
电话　发行：010-62227427　邮购：010-62236938
网址　www.cmstp.com
规格　787×1092mm $\frac{1}{16}$
印张　47
彩插　1
字数　880 千字
版次　2019 年 5 月第 1 版
印次　2019 年 5 月第 1 次印刷
印刷　三河市万龙印装有限公司
经销　全国各地新华书店
书号　ISBN 978-7-5214-1059-4
定价　**188.00 元**

编委会

前　　言

　　中医养生康复医学是在中医学理论指导下，有独特的康复养生理论与治疗方法的一门综合性医学学科。据《尔雅》的解释，"康，安也""复，返也"。康复的本义是指使个体的生理功能得到恢复或改善，从而达到正常或本人最好的状态。因此，康复医学实际上是一门以人类生命规律、衰老机制以及增强体质、延年益寿的理论和方法为研究对象，采用多种综合措施使个体生理功能得以改善或恢复的医学科学。

　　中医康复学的发展源远流长，早在春秋战国时期，就已有了专门收治残疾人的康复机构，到汉代发展为"疾馆"或"老残疾馆"，相当于现代的康复中心。在《内经》中记载了大量的康复手段，并提出了"杂合以治，各得其所宜"的康复原则。以后中医康复学得到迅速的发展。中医康复学把人体看作是一个以脏腑为核心，以经络互相联系，形神统一的整体，把人与自然界一切事物都看成是阴阳对立统一运动着的整体，以此整体观念作为主导思想。特别重视调和阴阳，形神共养，协调脏腑，疏通经络，动静适宜，养正祛邪，综合调理等养生康复原则。中医康复所采取的方法和手段更是丰富多彩，别具特色，如调精神、慎起居、针灸按摩、气功导引、食养药疗、药浴理疗、心理康复等，贯穿于衣、食、住、行等各个方面。这些方法都具备简、便、廉、验的特色，深受人们的喜爱。继承和发扬传统的中医康复学，研究、应用与提高中医康复的理论和方法，对于推动社区医疗、预防保健事业的发展，提高人民健康水平，将起到开拓和促进作用。

　　为满足人们对学习、研究和运用康复医学的需要，我们组织了长期从事康复医疗颇有经验的专家编写此书。本书分上、下两篇，共22章。上篇为总论部分，共4章，前三章着重介绍了中医康复的基本理论，较详细地介绍了具有中医特色的康复治疗技术，如针灸、推拿、拔罐、药物、洗浴、气功、食疗等12大类近百种具体的治疗方法，第四章着重介绍了现代康复治疗技术的具体使用方法，使读者对中医康复疗法和现代康复疗法有较为全面的了解。下篇为分论部分，共18章。按系统疾病分类介绍如循环系统、呼吸系统、消化系统、精神神经系统、血液系统、代谢及内分泌系统、沁尿生殖系统、周围血管、骨关节、结缔组织疾病以及外科、妇科、儿科、皮肤科、眼科、耳鼻喉、口腔等科117种疾病的康复治疗，编者在充分介绍自己经验的同时，也适当地介绍了国内新近成就。本书的编撰是对我国传统和现代康复医学所积累经验的整理和总结。限于水平，书中必有不妥之处，敬请同道和读者斧正。

借此机会，谨向参与编著、出版本书的专家、学者以及为该书出版做出有益工作的同志表示诚挚的谢意。

石学敏
2018年2月

目 录

上 篇

上 篇

第一章
中国康复医学发展简史

第一节 概 说

中国医药学有着数千年的历史，它是中国人民长期同疾病作斗争的经验总结，是我国优秀文化的一个重要组成部分，为中国人民的保健事业和中华民族的繁衍昌盛作出了巨大贡献。中医养生康复医学在中医学理论指导下，具有独特的康复养生理论与治疗方法，是中医学的重要组成部分。它是祖国医学伟大宝库中的一颗璀璨明珠，越来越受到国内外医学界和广大人民群众的重视。

在漫长的岁月里，我国人民在劳动和生活实践中，逐步认识了生命活动的一般规律，掌握了自身保养的一些方法，并互相传授。在古代，人们把这种保健延年的活动称为养生，又称摄生、道生、卫生、保生。其中侧重于老年养生的，亦称为寿生、寿亲、养老、寿世等。总之，养生即保养生命的意思。康复二字据《尔雅·释诂》："康，安也"，《尔雅·释言》："复，返也"，有恢复平安、健康之意。在医学中康复的涵义是指改善或恢复生理功能而言的。因此，养生康复医学是研究人类生命规律、衰老机制以及增强体质、预防疾病、延年益寿的理论和方法的学说，是一门采用多种综合措施使生理功能得以改善或恢复的医学。

中医养生康复医学的理论体系，是在阴阳五行、脏腑经络、气一元论、天人相应的整体观、恒动观、辩证观等理论的指导下，提出的协调阴阳、形神共养、和调脏腑、疏通经络、动静适宜、养气保精、扶正祛邪、综合调理及因人、因地、因时养生康复等原则，其方法措施丰富多彩，别有特色，诸如顺四时、调精神、慎起居、针灸按摩、气功导引、食养药补等，贯穿于劳动与生活各个方面。这些疗法主要有物理疗法、药物疗法、饮食疗法、体育疗法、作业疗法、心理疗法、生活训练、技能训练、语言训练等，能使年老体弱者、伤残者、畸形低能儿童、慢性病及急性病缓解期患者、精神障碍患者、手术后患者，在机体功能、精神与工作能力等方面得到最大限度的恢复，能消除或减轻患者生理功能之缺陷，使患者残留生理功能得以最充分的发挥，恢复生活自理与劳动能力。继承和发扬中医养生康复学，研究、应用与提高养生康复理论和方法，对于推动我国预防保健医学事业的发展，提高人民健康水平，将起到不可估量的促进作用。

第二节　康复医学的发展

中医养生康复医学的形成和发展经历了漫长的岁月，它是我国人民在长期生产、生活以及同疾病的斗争中所创立的，又经过历代医家不断实践、总结而逐步完善，形成了具有独特理论和方法的中医养生康复医学。

一、养生康复医学理论的奠定

从春秋战国至东汉是中医养生康复理论的奠定阶段。

春秋战国时期，社会急剧变化，政治、经济、文化显著发展，学术思想日趋活跃，出现了"诸子蜂起，百家争鸣"的局面。中医养生康复的学术思想也随之兴起。这个时期，在总结春秋战国以前养生经验和成就基础上，从理论到方法又有了许多精辟的论述，初步形成了中医养生康复医学的理论体系，成为中医养生康复医学发展的基础。

道家养生康复学说。老子、庄子提倡"返璞归真""清静无为"，并以此作为养生康复的指导思想。这对后世的调摄精神法有很大的影响。老子主张"法自然"，要求人们顺乎自然之道，适应自然变化的规律去生活。告诫人们要"见素抱朴，少私寡欲"。他在《道德经》中还说："祸莫大于不知足，咎莫大于欲得，故知足之足，常足矣。"这些思想修养方法，今天看来，仍有其现实意义。少私心，去欲望，知足常乐，正是历代长寿者的秘诀。老子还提出专气致柔，静以养生的康复理论，"专气致柔，能婴儿乎""致虚极，守静笃。万物并作，吾以观其复。夫物芸芸，各归其根。归根曰静，是曰复命"。告诉人们专精守气，致力柔和，如同无欲的婴儿那样，就会充满生机；虚极则静，私欲难以干扰，静极则动，真气自然产生。这些正是气功养生康复所必须注意的方面。庄子十分重视气功锻炼，他不仅提倡老子的静功，还主张动静结合的功法，如《庄子·刻意篇》中云："吹呴呼吸，吐故纳新，熊经鸟申，为寿而已矣。此导引之士，养形之人，彭祖寿考昔之所好也。"这是包括调息与模仿禽兽动作的养生康复功法。

儒家养生学说。儒家的养生论述，多与其所主张的修身、处世等伦理有关，但从某一侧面丰富了养生康复学。《论语·季氏》孔子云："君子有三戒：少之时，血气未定，戒之在色；及其壮也，血气方刚，戒之在斗；及其老也，血气既衰，戒之在得。"其后的孟子也说："富贵不能淫，贫贱不能移，威武不能屈。"孔子提倡尊老爱幼，在《论语》中说："老者安之，少者怀之。"孔子认为并非只为长寿而养生，而是"养其身以有为也"（《孔子家语》）。人应该自强不息，只要诚心诚意，不断奋斗，不但事业理想可以实现，寿命也能长久。孔子很注意衣食住行与健康长寿的关系。《孔子家语》中提出："人有三死，而非其命也，已取之也。夫寝处不适，饮食不节，劳逸过度者，疾共杀之……若夫智士仁人，将身有节，动静以义，喜怒以时，无害其性，虽得寿焉，不亦宜乎。"对饮食卫生的原则是"食不厌精，脍不厌细。食饐而餲，鱼馁而肉败，不食；色恶，不食；臭恶，不食；失饪，不食；不时，不食。"《论语·乡党》以及"食无求饱""齐必变食"。这些对食品要精细，烹调要得当，进餐要定时，重视食物的新鲜和清洁，食量适中，经常变换饭菜的花样等要求，都是很科学的，确实是减少疾病、增进健康的重要保证。

管子、子华子、《吕氏春秋》的养生康复思想。管子认为"精"是气的物质基础，主张存精以养生。子华子认为生命在于运动，只有保持形体与思维的活跃，才能健康长寿，提倡"动"以养生。如《子华子·北宫意问篇》云："营卫之行，无失厥常，六腑化谷，津液布扬，故能长久而不敝。流水不腐，以其游故也。户枢不蠹，以其运故也。"《吕氏春秋》强调精气神和形体的统一，是生命的根本。如《尽数篇》云："故精神安乎形，而年寿很长也。"并指出人体各组织脏器相互联系，血脉相通，精气畅行，人便健康无病。一旦气血郁滞，则百病丛生。所以像流水那样不断地流动，像户枢那样经常转动，就可免于患病，健康长寿。《吕氏春秋·本生》载有"室大则多阴，台高则多阳。多阴则蹶，多阳则痿，此阴阳之不适之患也。是故……不处大室，不为高台。味不众珍，衣不燀热。燀热则理塞，理塞则气不达。味众珍则胃充，胃充则中大鞔，中大鞔而气不达，以此长生，可得乎"，专讲生活居处与见健康的关系，这与养生康复医学有一定联系。

《黄帝内经》是我国现存最早的医学典籍，为中医养生康复医学的形成奠定了理论基础。它全面吸取了秦汉以前的养生康复学成就，论述了养生之道对于健康长寿的重要性。明确指出"治未病"，把预防为主提到很高的高度来认识。疾病是健康的大敌，该书认为"正气存内，邪不可干"，养生康复之道的目的，就在于培补人体正气，增强抵抗力，从而祛病延年。该书中既有养生康复的一般原则，又有慢性病的具体康复方法。如《素问·四气调神大论篇》云："春夏养阳，秋冬养阴，以从其根""春三月此谓发陈……夜卧早起，广步于庭……夏三月此谓蕃莠，天地之交，万物华实，夜卧早起，无厌于日……秋三月此谓容平……早卧早起，与鸡俱兴……冬三月此谓闭藏……早卧晚起，必待日光……逆之则灾害生，从之则苛疾不起。"指生活起居当顺应四时气候与环境，否则不能康复及长寿。《素问·宣明五气篇》提出"五味所禁"，即"辛走气，气病无多食辛；咸走血，血病无多食咸；苦走骨，骨病无多食苦；甘走肉，肉病无多食甘；酸走筋，筋病无多食酸"，指饮食对患者康复的影响。又如《素问遗篇·刺法论》载有"肾有久病者，可以寅时面向南，净神不乱思，闭息不息七遍，以引颈咽气顺之，如咽甚硬物，如此七遍后，饵舌下津令无数"。《素问·异法方宜论篇》中载有"其病挛痹，其治宜微针……病多痿厥寒热，其治宜导引按跷"。反映出当时应用针刺、导引按摩、气功等做为对慢性病的养生康复疗法。

《黄帝内经》用阴阳五行学说的理论阐明人体的生理、病理、诊断、治疗和预防等问题，提出了许多重要的养生康复学理论原则和学术观点。如运用饮食、药物、针灸对于脏象、经络、精气神的养生康复等。这些理论和观点贯穿着人与自然、人与社会、肌体自身的整体观念及生命在于运动的恒动观念。该书提出了协调阴阳、保精裕气、顺应自然、调摄精神、饮食有节、起居有常、形体锻炼等较系统的养生康复原则和方法，并论述了生命的自然规则、衰老的机制，提出许多行之有效的延缓衰老的措施，初步建了老年病防治及养生康复医学的理论基础。

两汉时期，中医养生康复医学有所进展，在长沙马王堆汉墓出土文物中有彩绘《导引图》《却谷食气》帛书、《阴阳十一脉灸经》《五十二病方》等。《导引图》画有44幅导引身姿，包括呼吸、徒手运动和一些利用器械的运动，并附有文字说明。这些资料足以证实2100多年前我国医家已采用导引方法进行康复医疗。

东汉末年著名医学家张仲景很重视养生康复，他在《伤寒论·序》中批评那些不注意养生康复的人说："怪当今之士，曾不留神医药，精究方术，上以疗君亲之疾，下以救贫贱之厄，中以保身长全以养其生。"在《金匮要略·脏腑经络先后病脉第一》中云："若人养慎，不令邪风干忤经络，适中经络，未流传脏腑，即医治之；四肢才觉重滞，即导引吐纳、针灸膏摩，勿令九窍闭塞，更能无犯王法，禽兽灾伤，房室勿令竭乏，服食节其冷热苦酸辛甘，不遗形体有衰，病则无由入其腠理。"反映出当时导引、气功、针灸、按摩、饮食等养生康复疗法的运用。张仲景还特别强调饮食疗法与养生康复的关系，说："凡饮食滋味，以养于身，食之有妨，反能为害……若则宜则益体，害则成疾，以此致危。"

名医华佗，也是杰出的养生康复学家。据《后汉书》记载，他"晓养生之术，年且百岁而犹有壮容，时人以为仙"。华佗主张锻炼身体防治疾病，提出"人欲得劳动，但不得使极耳。动摇则谷气得消，血脉流通，病不得生，譬犹户枢不朽是也"。他在古代导引体疗的基础上，创造了一种模仿虎、鹿、熊、猿、鸟五种动物动作姿态的"五禽戏"，成为简便易行的养生康复医疗方法。

《神农本草经》把药物分为上、中、下三类，在120种上品药物中注明久服之后有"耐老""增年""长年""不老""不夭"功用的有85种，如人参、麦冬、地黄、枸杞子、白术等著名补养药，实为药物养生康复的开端。

二、康复医学理论的发展

自晋至金元时期，历代医家从不同角度发展了中医养生康复医学理论。

葛洪是晋代以炼丹著称于世的养生康复医学家，著有《抱朴子》一书。他主张虚清不伤为本，辅以吐纳、导引、运动、丹药。重视节嗜欲、保性命的养生康复法则。他在实践中发现导引之术，行住坐卧，皆可锻炼，以轻便易行、有益身心为原则，不拘泥于时辰、名物、身姿。

南朝陶弘景，精于医学，兼通佛道，辑录梁代以前各类书籍中所载养生康复法则及养生康复学家的方术，撰写了《养性延命录》，为现存最早的一部养生康复医学专著。书中提出"我命在我，不在天"的观点，内容涉及顺应四时、调摄情志、节制饮食、适当劳动、节欲保精、服气导引六个方面。其中自我周身按摩一套方法，一直流传至今，影响很大。

两晋六朝时期，道教盛行，故气功、按摩、丹药等在康复医疗中占有重要位置。这一时期的多种养生康复疗法的出现，反映了当时的养生康复医学达到一定水平。

隋唐时期，随着中医学术的发展，中医养生康复医学理论亦在实践中有了很大的提高。

巢元方等编著的《诸病源候论》，在内、外、妇、儿各科67类疾病，1720证候之后，大多附有养生方、导引法，并云

"其汤熨针石，别有正方；补养宣导，今附于后"，明确提出"养生方导引法"与治疗疾病有别。从现代医学的角度来看，这当属康复医疗范畴。该书也是研究中国养生康复医学的重要文献。

孙思邈在《备急千金要方》和《千金翼方》中都有关于养生康复的专论，内容包括饮食、药物、气功、按摩、房中补益等。

王焘《外台秘要》中有《外台辑养生导引法》；昝殷的《食医心鉴》列有食治诸方；孟诜的《食疗本草》专论食养食疗。慧琳《一切经音义》一书中对导引与按摩作了如下区别："凡人自摩自捏，伸缩手足，除劳去烦，名为导引。""若使人握搦身体，或摩或捏，即名按摩也。"

隋唐时期，医家对导引、按摩、气功等康复疗法进行了系统整理，并加以推广。食养食疗备受重视，对某些常见病如消渴、水肿等所采用的养生康复方法，具有相当的科学价值。官方为残疾人设有"养病坊"，相当于现代的康复医院。这些标志着隋唐时期的养生康复医学较前有进一步发展。

宋、金、元时期，随着医学的发展，养生康复医学亦随之发展，可谓养生康复医学的充实时期。

宋代《圣济总录》卷188、189为"食治门"，采用饮食疗法治疗伤后诸病、虚痨、脾胃弱、产后诸病等，属病后养生康复医疗。卷192还载有痹证、腰痛、胸痹等病的针灸康复疗法。宋代按摩技术已广泛应用于康复医疗临床实践中，对按摩作用及手法已有充分认识和精辟论述。如《圣济总录》载有"可按可摩，时兼而用，通谓之按摩。按之弗摩，摩之弗按。按止

以手，摩或兼以药。曰按曰摩，适所用也。《血气形志论》曰：'形数惊恐，经络不通，病生于不仁，治之以按摩。'此按摩之通谓也。《阴阳应象论》曰：'其慓悍者，按而收之。'《通评·虚实论》曰：'痛不知所，按之不应手，乍束乍已。'此按不兼于摩也。华佗曰：'伤寒始得一日在皮肤，当青摩火灸即愈。'此摩不兼按，必资之药也。世之论按摩，不知析而治之，乃合导引而解之。夫不知析而治之，固已疏矣；又合以导引，益见其不思也。大抵按摩法，每以开达抑遏为义。开达则壅蔽者以之发散，抑遏则慓悍者有归宿。""养生法：凡小有不安，必按摩接捺，令百节通利，邪气得泄。然则按摩有资于外，岂小补哉！摩之别法，必与药俱……手当千遍，药力乃行。则摩之用药，又不可不知也。"指出按与摩的区别，按摩的治疗作用在于"开达""壅蔽者"和"抑遏""慓悍者"，使"百节通利，邪气得泄"。该书对导引、体育疗法也给以充分肯定，即"斡旋气机，周流荣卫，宣摇百关，疏通凝滞"之功效。

官方出版的另一部方剂专书《太平圣惠方》载有很多养生康复方剂，其中96卷、97卷"食治门"记载了虚劳、偏枯不起、中风、脾胃气弱不下食、水肿等疾病的康复医疗，并采用了药物与饮食疗法相结合的手段。书中载有多种药酒及药粥等。如用葛根粉粥治胸中烦热或渴，心躁，葛粉四两，粟米半斤。以水浸粟米经宿，来日漉出，与葛根粉同拌匀，煮粥食之。"又如石膏粥"治风邪癫痫，口干舌焦，心烦头痛，暴热闷乱：石膏半斤，粳米一合，上以水五大盏，煮石膏，取二大盏，去石膏，用米煮粥，入葱白二茎，豉汁二合，更同煮，候热，空心食之"。其他如莲肉

粥、苏子粥、马齿苋粥及淫羊藿酒等，载有多方。这些方法及指导思想对后世的养生康复医学的发展有一定影响。

金元时期，出现了各具特色的医学流派，其中有代表性的是金元四大家刘完素、张从正、李杲、朱丹溪。他们分别采用泻火、攻邪、补土、滋阴等法防治疾病，这为中医老年病的防治开创了新的领域，推动了养生康复医学的发展。

刘完素强调气是生命的最基本物质，注重气、精的保养，尤其重视元气。他认为："人受天地之气，以化生性命也。是知形者生之舍也，气者生之元也。"（《原道论》）又云："精神贵乎保，保则有盈而不耗，故保而养之。"因此在养生康复方法上，他很重视养气和调气，并依据补气固精的观点创制了内固丹、何首乌丸、大补丸等著名方剂。

张从正治病主张攻邪，如果"邪气"未除，盲目滥补，就往往是"以粮资寇，反而助邪伤正"，使病情加重。他认为"养生当用食补，治病当用药攻"，强调"节饮食""戒房劳""慎言语""君子贵流不贵滞"等。

李杲强调"内伤脾胃，百病由生"，其养生观点也随之而出，"养生当实元气"，特别重视脾胃的功能。他认为人体之气主要来源于脾胃，所以在论养生康复时，特别提出"脾胃将理法"，强调节饮食、少欲念、省言语、慎劳欲等。

朱丹溪强调阴精对人体的作用。他认为："阳常有余，阴常不足。"在其著作《格致余论》中有"色欲箴""饮食箴""养老论"，强调节欲、节制饮食等。

养生康复学的发展，从分科中亦可看出。在医学十三科中，就有养生专科（康

复医学专科）。此外，还有一些养生康复医学著作问世。如宋代陈真撰的《养老寿亲书》。元代邹铉在此基础上续增3卷，书中详尽地论述了老人的保养，饮食调治，适合服用药物及对老人的照顾方法，更名为《寿亲养老新书》。这是我国最早的老年医学专著，其中大量内容属康复医学范畴。元代饮膳太医忽思慧的《饮膳正要》，是我国古代最完备的营养学专著。书中载有饮食卫生，各种滋补食物的服食方法，有关食禁、食物中毒等方面的知识，还记载了常用食物203种。从该书内容看，亦属康复医学的食疗专书。

三、养生康复医学理论的成熟

明、清时代，中医养生康复医学已发展成为一门独具特色的学说。著名医学家众多，在养生康复医学发展方面都做出一定贡献，康复医疗范围已扩展到临床内、外、妇、儿各科。

明代赵献可、张景岳，重视"命门真火"，主张养生康复与治病均以保养元气为要。张景岳提出，"阳强则寿，阳衰则夭"，并注意形体保养，如善养生者，可不先养此形以为神明之宅？"张景岳还特别强调中年养生康复，提出："人于中年左右，当大为修理一番，则百振根基，尚余强半。"这对于防止早衰、预防老年病，无疑具有积极的意义。

李中梓的《寿世新编》提出了调养五脏的养生康复法则。他从调神、节食、保精等方面论著养心说、养肝说、养脾说、养肺说、养肾说，从而为五脏调养法的完善做出了贡献。高濂的《遵生八笺》，集明代以前养生康复学的精华，分"清修""四时调摄""起居安乐""延年却病""饮馔

7

服食""灵秘丹药""燕闲清赏"等方面论述，是一部较全面系统的养生康复专著。李时珍在《本草纲目》中提供了饮食营养的丰富资料，仅谷、菜、果、虫、介、禽、兽就有700余种，并且收载了很多食疗方法，保存了不少食疗佚文。

明代御医龚廷贤在《寿世保元》"衰老论"中对人体衰老的机制作了专题研究。该书对当今康复医学的研究与发展颇有参考价值。

这时期养生康复在以下文献中亦多有阐述：如《医学正传》对水肿患者提出饮食方面的康复原则为"若戒酒色盐酱，此病可保无危，不然去生渐远"。《古今医统大全》内容广泛而丰富，载有糖尿病患者的养生康复原则"凡初觉燥渴，便当清心寡欲，薄滋味，减思虑，则治可疗。若有一毫不谨，纵有名医良剂，必不能有生矣"。《理虚元鉴》提出知节、知防等注意自我情绪控制与生活起居，从而以利疾病康复的原则。《普济方》收载很多康复医疗处方，其中记载有用足滚动法使胫骨粉碎性骨折愈合后脚弯缩、伸屈功能障碍得以康复的方法，证实体育疗法应用于康复医疗中，在明代已被推广。李梴在《医学入门》中提出"盖人之精神极欲静，气血极欲动"的观点，主张在养生康复医疗中，动功的效果优于静功。其观点有助于养生康复医学理论的发展和完善。

明代养生康复医学文献，不仅局限于内科书籍，在其他各科书籍中亦有较多高水平的论述。如薛己《口齿类要》载有口腔疾病的康复护理。傅仁宇《审视瑶函》详细介绍了动功六字诀。值得提出的是外科名医陈实功，著有《外科正宗》一书，他不仅强调整体与局部的辩证统一观点，

主张内外兼治，精通外科手术，取效颇捷，并且重视病后调理。书中列有"调理须知"一节，对外科患者的康复疗养作了专题论述。重视药物与饮食的康复作用，提出避免精神激动和注意生活起居，通过全身疗法调整周身气血，以及进行局部处理，使外科疾病患者获得康复。他所提出的节制七情、预防外感、注意饮食起居及药物调理的全面完整的康复措施，足以反映明代的康复医学已达到了相当水平。

清代养生康复医学发展业已成熟，初成体系。虽未成为独立学科，但倍受医家重视，有关养生康复内容多见于医学著作中的专门章节，养生康复专著则极为少见。

康熙年间官方出版的《古今图书集成·医部全录》，载有多种疾病的康复疗法，并肯定其疗效。如对瘫痪病治疗"远年近日瘫痪之证，无不应验"；对虚劳病经针灸、按摩、气功锻炼等康复医疗，可以"起死回生"。沈金鳌著有《杂病源流犀烛》30卷，书中把一切疾病称为杂病，加以归类，分析其源流，论述生理、病理、诊断与治疗，每病方论后附有康复疗法。卷首列有"运动规法"，重视导引运功之法。沈氏对康复医疗之作用给予客观评价，弥补了巢氏《诸病源候论》只列导引、不列方药之不足。如书云："修炼家导引运功之法，所以却病延年者，未始不可助药所不逮。盖既以却病，自可延年……故杂病源流中，于每病方论后，有导引运功之法。可以却此病，即附载于末……以备采用，庶获万病回春也。"田锦维《援生四书》载有慢性病的各种导引法，五脏疾患的相应动功，并且重视心理与环境因素的康复医疗。如"流水之声，可以养耳；青禾绿草，可以养目；观书读理，可以养心；弹琴写

字，可以养指；逍遥杖履，可以养足；静坐调息，可以养筋骨矣。"该书具有实用与研究价值。尤乘于《寿世青编》中强调病后饮食康复疗法的重要性，书中专设"病后调理服食法"一节，内容详尽，认为"凡一切病后将愈，表里气血耗于外，脏腑精神损于内，形体虚弱，倦怠少力，乃其常也。宜安心静养，调和脾胃为要"。该书不仅将各门疾病分类，其后还列出各种粥、糕等食物治疗品种，至今仍具有较高的实用价值。

清代对康复养生医学贡献最大的为乾隆年间隐士曹慈山所著的《老老恒言》（又名《养生随笔》）。他参阅了300余种养生著作，并结合自己的实践经验，从日常的衣、食、往、行来谈如何养生，还根据老年人脾胃虚弱的特点，制定了一份粥谱，以"备老年之颐养"。徐大椿提出了关于寿命学说的独特见解。他指出寿命在受生之时已有"定分"，这"定分"就是元气。寿命的长与短取决于元气的盛衰。他在《医学源流论》"元气存亡论"一篇中，强调"谨护元气"是养生康复的首要问题。俞根初著《通俗伤寒论》"调理诸法"章专论瘥后康复医疗，内容详尽系统，如瘥后药物调理、食物调理、四季气候调理、起居调理等。该书为古医籍中论述养生康复医学内容较全面系统的文献。同治年间的吴尚先是重视外治的医家，被誉为"薄贴"专家，撰有《理瀹骈文》（原名《外治医说》）一书，是一部物理疗法专书。书中载有贴敷、引嚏、坐药、药洁等外治康复法，并列举擦面洗眼、漱齿梳发、摩腹濯足、观花听曲之功效，说明"人无日不在外治调摄之中"。对于"外治非前贤所尚"的守旧观点，吴氏针锋相对地提出"前人不传之法，吾亦可变而通之也"，表现了他冲破陈规旧习，勇于创新的精神。其外治诸法新颖，内容丰富，为我国康复养生医学在给药途径方面开辟了新天地，为中医事业做出了巨大贡献。光绪年间沈子复撰《养病庸言》，为康复养生医学专著，专述养病之法。书中载有节制房事、勤习导引、慎求医药、精饮馔、慎咳唾、被服适体、寝兴以时等康复养生措施近20条。沈氏重视导引、气功，书中指出导引之功，百倍于医药。必从数息入手，以心息相依为度。温病学家叶天士，在防老抗衰以及治疗老年病等方面积有丰富的经验，所撰《临证指南医案》中记载了314例老年病医案，叶氏认为"阳明络空"及"下元肾虚"是老年病的主要病机，因而提出治疗老年病重在调补脾肾的主张。该书为康复养生临床的重要参考书。

清代在养生康复医学理论指导下，有较为完整系统的各种养生康复疗法，已经形成了一个养生康复医疗体系，康复医疗已广泛被应用于各科临床。

清代以后沈宗元编辑《中国养生说集览》，是较有影响的养生康复医学专著。

清末民初名中医谢观在其著作《家用良方》中将养生相关内容置于篇首，定名为"卫生类"，体现了"上工治未病"的名医风范，其观点主要包含两个方面，其一首重养性，养性即养心，养心即养身，其二面面俱到，包含养性、养体、避邪、节欲到睡眠、饮食、着衣等各个方面。

中华人民共和国成立后，养生康复医学得到了新的发展。医学工作者在整理研究历代养生康复医学文献的同时，还运用现代科学手段研究中医养生康复学的基础理论和养生康复医疗方法。同时全国各地纷纷建立康复机构，如成立疗养院、各中医院及综合性医院中医科、骨科、推拿科，开展康复医疗工作。近年来各地区又相继成立康复部或康复中心，开展中医养生康复医疗及中西医结合康复医疗。1981年成立了第一个全国性气功学术组织——中华全国中医学会气功科学研究会，1986年升为国家一级学会。1983年3月，卫生部批准筹建中国康复医学研究会。1984年12月在全国首届康复医学学术讨论会上成立康复医学教育、康复医学工程、中医和中西医结合三个专业委员会。这些学术组织建立，促进了医学气功、康复医学的发展。

50年代以来出版医学气功专书有刘贵珍编著的《气功疗法实践》《内养功》，蒋维乔的《因是子静坐卫生实验谈》，陈樱宁的《静坐修养法问答》，胡耀贞的《气功与保健》，秦重三的《气功疗法与保健》，周潜川的《峨嵋十二桩释密》《气功药饵疗法及救治偏差》以及王芗斋的《意拳正轨》，都是当时广为流传的气功著作。康复医学有影响的著作多出版于20世纪80年代，如1984年出版的《康复医学》为国内第一部中西医结合康复医学专书。继而又先后出版了《医学百科全书·康复医学分册》《中国康复医学杂志》和陈可冀主编的《中国传统康复医学》。近年来，我国高校和临床医院组织专家又先后编撰或翻译了很多康复医学类书籍，如《运动疗法技术学》《临床作业治疗学》《康复评定学》等，这些较高水平的康复医学文献，有力地推动着我国康复医学的发展，在国际医学领域也有其深远影响。同时我国高校还开展了康复医学、康复治疗学、运动医学等相关专业人才的培养，极大的推动了我国康复医学的发展。

第二章

中医康复的理论、原则与对象

中医康复学是中医学的重要组成部分之一，是研究中国传统康复医学基本理论和方法的一门学科。它是关于残疾者、慢性病、老年病以及急性热病恢复期的患者，通过积极的康复治疗，使形体功能和精神情志都能恢复到原有的健康状态的一门既古老又新颖的综合性学科。它是预防医学和临床医学的继续和发展，有一整套系统的理论。

第一节　中医康复学的基本理论

中医康复学的基本理论包括整体康复观、阴阳五行康复观、精气神康复观、神情康复观、体质康复观和摄生论等，现简要介绍如下。

一、整体康复观

整体康复观包括天人一体观、社会一体观和形神一体观等三方面的内容。它是中医学整体观念在中医康复学上的具体运用和体现，贯穿于中医康复学的病因、病机、诊断、治疗与评定的各个方面。

（一）天人一体观

天人一体观是指人与自然界是一个有机的整体，人生活在自然界中，自然界的各种变化如日月星辰、山川风土、寒暑燥湿等都会直接或间接地影响人体，可具体表现在有关康复的生理病理、诊断治疗、摄生预防的各个方面，对疾病的康复治疗有着重要意义。

需要康复治疗的患者大都为老弱病残，平素正气不足，气血亏耗，人体自身调节能力低下，对自然界的变化有时难以适应。每当自然环境或气候变化较为急剧之时，其病情往往容易加重或并发其他疾病。如喘息、痹证的患者每遇季节变迁、气候剧变而症状加剧，或并发感冒等病。

天人一体观要求我们在康复治疗中要顺应自然，利用气候变化、昼夜更替、自然地理环境的变化等对人体进行康复治疗。如春季天气渐暖，阳气升发，人的气血趋向于体表，腠理趋于开张，同时春季气候变化较大，乍暖还寒，故春季应晚睡早起，散披长发，舒展形体，在花园式院子里信步慢行，使意志舒畅，同时衣着要宽松舒展，柔软保暖，以助人体阳气升发。《摄生消息论·春季摄生消息论篇》有"天气寒暄不一，不可顿减绵衣，老人气弱骨疏体怯，风冷易伤腠理，时备夹衣，遇暖易之一重，渐减一重，不可暴去"。

由于地理环境不同，自然因素和康复意义也就不同，可以根据康复治疗的需要，选择一些特定的地方，如高山、森林、海滨等进行康复治疗，多可取得较好的效果。

（二）社会一体观

社会一体观是指人与社会是一个有机的整体，人生活在社会之中，是社会的一员，各种复杂的、不断变化的社会环境，如社会地位、文化经济、人际关系、职业爱好等都会直接或间接地影响人体，与健康密切相关。这一观点具体地贯穿在中医康复的各个领域之中，对防残养老、疾病及职业康复、社会康复等有重要的意义。

康复患者多为老弱病残，所处社会环境艰苦，处境拂郁，情态不舒，多心烦易怒，肝气郁滞，并可因五志耗伤，气血亏损，形成虚劳，即所谓"七情不损，五劳不成"。

社会一体观要求我们在进行康复诊疗时要注意利用有益的社会环境因素，避开或改变有害的社会环境因素，促进患者心身、疾病的康复，还要从医学康复的角度，综合采用情志或心理治疗、心身疗法等治疗手段，调畅情志，平衡心理，促进形神康复，提高患者适应社会环境因素变化的能力。如在小儿痴呆的康复治疗中，除了采用必要的药物、针灸及心理治疗手段外，还应与患者家属及弱智教育部门相互配合，消除患儿不良的境遇因素，进行轻松愉快的学习训练，则可取得事半功倍的效果。如果只单纯施用医学康复方法，则很难收到预期的效果。

在康复领域，职业康复是非常重要的一环，与社会密切相关。职业康复包括康复训练和患者的康复职业咨询。前者是通过传统的训练方法，使患者恢复功能活动，获得就业的能力。后者则要依据患者的具体情况，为患者就业提供参考意见。要想做好这两方面的工作，就需要社会的统筹安排，否则只能是无的放矢。从人与社会是一个有机的整体这一思想出发，中医康复与社会康复是紧密联系在一起的，我们在治疗患者的同时，要注意做好家属及有关方面的工作，为患者的社会复归打好基础。

（三）形神一体观

形指人的形体，神指人的精神意识思维活动。中医认为"形与神俱"，二者可分而不可离。如张景岳所说："无神则形不可活，无形则神无以生。"二者在病理上相互影响，神志疾病可导致躯体疾病的发生，躯体疾病可造成人的精神情志的改变。所谓形神一体观就是要求我们把人的形体与精神意识思维情志活动看成是一个有机的整体，注意二者之间的相互作用和相互影响。

康复患者不仅大多存在躯体康复问题，也常常伴有心理情志方面的障碍。因此在康复治疗方面，或强调调神以治形，或突出治形以养神，努力做到形神并治。对于大部分患者来说，康复治疗的首要任务应是调神，使患者建立起康复的信心，自觉地接受并完成康复治疗。如果患者没有一个开朗的心境，没有康复的信心，就很难完成康复的目标，甚至可能"二次残废"，失去生活的目标。

形神一体观是整体康复观的重要组成部分，是中医整体观念在形神关系上的具体体现，它贯穿于中医康复诊疗的各个环节，在临床上具有十分重要的意义。

二、阴阳五行康复观

阴阳五行学说是中医学理论体系的一个重要组成部分，是为中医康复的病机、诊断、治则、评定以及康复疗法与常见病症的康复医疗服务的。

（一）阴阳康复论

阴阳是对自然界相互关联的某些事物和现象对立双方的概括，阴和阳既可代表相互对立的事物，又可用以分析一个事物内部所存在着的相互对立的两个方面，原属于我国古代哲学的范畴，含有对立统一的概念。阴阳康复论是指通过康复治疗措施，促使患者恢复阴阳平衡状态的理论。阴阳学说贯穿于中医康复的全过程和各个方面，包括对患者生理病理状态的认识，康复诊断与评价，制定康复方案，选择康复治疗方法以及善后处理等。

中医认为人体的正常生命活动是阴阳两个方面保持着对立统一的协调关系的结果，即所谓的"阴平阳秘，精神乃治"。而一旦阴阳失调，则会导致一系列病症，在形体和精神上引起病残。脏腑经络的功能关系，实际上是阴阳对立统一的关系，脏腑经络气血的变化，不外乎阴阳关系的变化，所有的疾病几乎均可用阴阳失调来概括，可见康复患者阴阳失调是中医康复学总的病机。在康复治疗中也应以恢复患者的阴阳相对平衡作为康复的总目标。为了实现这一目标，就要采用一系列以阴阳立论的治疗或养生方法。

使康复患者恢复阴阳平衡有3个途径。

1. 自我调节途径

即不通过医疗手段，而只是让患者养生、调摄以达到阴阳平衡的康复目的。人体是由多个器官、多个系统构成，每个系统都是一个小的整体，许多小整体构成人体这个大的整体，当某一个小整体阴阳失调而影响到大整体的阴阳平衡时，机体就会出现一种自我协调的本能，即尚处在平衡状态的小整体作用于失衡的小整体，以期恢复大整体的平衡。这也就是人的自愈能力。中医康复疗法有些并不施用特定的医疗手段，而仅仅是通过改变生活方式，或利用自然因素、社会因素的影响，或仅仅消除致病因素，即可充分利用人体的自我协调能力，达到康复的目的。张子和在《儒门事亲》一书中曾谈到如何利用这一方法，"若小儿病缓急无药，不如不用庸医，但恐其妻妾怪其不医，宜汤浸蒸饼令软凡作白丸，给其妻妾，以为真药，使儿服之……最为上药"。

2. 促进转化途径

即运用康复治疗帮助患者调和阴阳，恢复阴阳的平和协调。根据患者的阴阳偏盛偏衰，选用针灸、食疗等多种康复方法，治养结合，帮助患者恢复阴阳平衡。

3. 调阳复正

康复医学的核心是以功能康复为主。阳气代表了人体的功能，在阴阳两方面的矛盾斗争中，阳气一方起着主导作用。在康复治疗中，要以阳气为主才能实现功能的康复。通过调理阳气，进行功能活动训练，可以促使形质修复，恢复正气，使阴阳恢复平衡。

（二）五行康复论

五行是指木、火、土、金、水五类物质及其运动。五行康复论是指从整体调节出发，根据五行分类归属及其特性，利用生克乘侮、亢害承制的规律，调节五行各系统之间的关系，使之达到协调平衡，以期实现康复的目标。

五行康复论除了用于阐述有关康复患者的病因病机外，主要用于预防性康复和康复治疗两方面。

1. 预防性康复

即以五行生克乘侮理论为指导，防病防残。康复患者多需要病后防残，如肝病患者的康复治疗中，要根据五行相克关系中"木乘土"的论述，提倡"见肝之病，当先实脾"的方法，采用饮食康复等多种方法，充实脾气，防止肝病波及于脾。

2. 康复治疗

即根据五行康复病机，调整脏腑的太过或不及，使五行恢复协调平衡，以达到康复的目的。有关五行康复治法不仅可用于药物治疗和针灸治疗之中，在一些特定的康复疗法，如五行情志相胜疗法、五行音乐康复疗法中尤有重要的指导意义。

三、精气神康复论

精气神是人体生命活动的三大要素，是生命存亡的关键，也是康复能否实现的根本所在。故《灵枢·本脏篇》谓"人之气血精神者，所以奉生而周于性命者也"。

《景岳全书·治形论》指出："故凡治病者，必以形体为主，欲治形体者，必以精血为先。"精、气是构成与营养形体的精微物质，是各种生命活动及神气表现的物质基础，因此精、气、神是决定形体功能康复的关键。益气、保精、全神也贯穿于康复的全过程。

中医康复常通过下列途径，以达到益气、保精、全神的功效。

1. 吸清呼浊

气之清者为精。《素问·上古天真论》有"呼吸精气，独立守神"的论述。吸清呼浊就是通过吸入自然界最精纯的空气、排出体内浊气以益养精气神的方法。气功中的所谓采气及森林疗法、空气（氧气）疗法等均属此类。

2. 调形动体

生命在于运动。运动可使气血流畅，生机蓬勃，精神自生。形体锻炼不仅可以调养形体，而且可以改善情志，使患者乐观、自信，很有益于精气神的保养。

3. 调摄神情

情志不调是精气神损伤的重要原因之一，而调摄神情则是保养精气神的重要途径。《素问·上古天真论》说："精神内守，病安从来。"调摄神情，保持稳定的情绪，避免忧虑、恼怒、紧张、烦恼等不良情绪的影响，是中医康复治疗的重要一环。

4. 五谷为养

精气神要靠后天保养，才能源源不断地资生，才能维持人体的正常生命活动。水谷精微是后天保养的重要源泉。平日进食以化生气血营养周身，称为食养；针对患者脏腑的虚实，有选择地食用一些特定的有治疗作用的食物，称为食疗。二者均是养生康复的重要内容之一，应该得到重视。

5. 节欲摄精

古人强调性生活不能过度。《医学源流论·肾藏精论》指出："故精之为物，欲动则生，不动则不生，能自然不动有益，强制有穷，过用则衰竭，任其自然而无勉强，则自然之法也。"即节制性欲，不强行抑制，也不放纵，以免过度的性行为耗散真精。

精气神是实现功能康复的基础，三者无法截然分开。中医康复学的基础理论，是以精气神为核心而确立的，而益气、保精、全神则成为能否实现整体康复目标的根本因素。

四、神情康复观

神指人的精神意识思维活动，情指人的情志变化。神情康复观是以精气神康复观为基础，重点阐述人的精神意识思维情志活动与脏腑气血的关系在发病中的作用及病变机制、康复治法与调畅情志的基本理论，并以此为指导，开展有关的情志疗法、心理疗法、娱乐疗法，以及精神病和其他与情志密切有关疾病的一期和二期康复等。

人的精神情志活动与脏腑气血关系十分密切。情志产生于五脏，又作用于五脏，五脏的病理变化可表现在情志上，情志的过激变化又会造成五脏的病理改变。情志异常首先直接损伤内脏，使脏腑气机逆乱，阴阳失调，损形伤神，导致形体精神俱病。康复患者本身多有气血亏损，五脏不足，七情不调，既病之后，情志变化又易使病情加重，因此，调神定志，除烦畅情，又常为康复治疗中不可缺少的重要环节。

造成神情异常的原因一般可分为三大类。

1. 人体自身因素

主要包括躯体病残（含先天遗传和后天疾病所致两大类）、气血经络失调和某些病理产物（如痰、瘀血等）等三个方面。既有因病而产生的神情异常，如因肢体痿废等因素导致烦躁恼怒等，也有因神情异常而出现的躯体疾病，以及因瘀血等病理产物而出现的神情异常。

2. 自然环境因素

自然环境因素与人的情志密切相关。闷热的天气多使人烦躁，沮丧，坐立不安；雷声闪电使人惊恐；绵绵秋雨又令人神倦思睡；闹市的噪音令人心烦；山麓绿地使人恬静。这些都属于自然环境对人的影响。尚有许多观察报告表明，天气变化和季节更替与一部分情志疾病的发作有关。

3. 社会环境因素

社会环境因素十分复杂，包括社会变故（如战争、暴政、社会秩序混乱等）、人际关系的改变、家庭状况、生活境遇、个人得失等。社会环境因素可直接影响人的神情而致病。社会环境因素导致神情伤害而引起的许多疾病，已成为当代医学领域所面临的突出问题，也是中医康复学所要重点解决的问题之一。

神情病的康复治疗除一般常用的医疗手段外，还特别强调心疗、意疗、情疗。

心疗主要指心理治疗，即通过调摄心神、移情易性来进行康复治疗。其具体内容十分丰富，请参阅有关章节。

意疗是指医生有意识地采用某种正常的言行来矫治患者的神情伤残，如感化、惩罚、奖励等。其实意疗也是一种简单的心理治疗，只不过其治疗寓于日常生活之中。

情疗即以情制情，如"喜胜悲""悲胜怒""恐胜喜""思胜恐""怒胜思"等，是根据五志配五行以及相克的原理，以一种情志克制另一种病态的情志。正如《医方者》所云："情志过极，非药可愈，须以情胜，《内经》一言，百代宗之，是无形之药也。"临床上还可用几种情志治疗神情异常。

五、体质康复观

体质是人的健康水平和外界适应能力的综合概念，它反映了个体的形态与功能在其生长、发育过程中形成的特殊性，这种特殊性不仅在很多场合决定对某些疾病的易发性及其病机转变的倾向性，而且直接关系到对治疗方法的反应和治疗的成败。根据不同的体质采取相应的康复方案是中医康复学的重要内容之一，也是辨证施治这一中医基本特点在中医康复学理论中的具体体现。

关于中医体质分类，各家看法有所不同，《灵枢·阴阳二十五人》将人的体质按五行分类，分成木形之人、火形之人、土形之人、金形之人、水形之人等，并根据手足三阳经的左右上下、气血多少等，进一步把每一形人又区分为五型，共计25种类型。张景岳、张璐等依据《灵枢·卫气失常篇》的有关记载，提出将人的体质区分为肥人型、瘦人型和众人型三类，其中肥人型又分为脂人、膏人、肉人等三种类型。近年来又有人从病机角度提出体质可分为七型，即正常质、阳虚质、阴虚质、瘀血质、气郁质、痰湿质、阳盛质等，每一大型中又包含若干亚型，如阳虚质包括气虚质、阴寒质；阴虚质包括肺阴虚质、心阴虚质、肝阴虚质、肾阴虚质、津亏质等。

人的体质特性是以先天禀赋为基础，在后天生活中形成的，是可以改变的。在康复治疗过程中，除了要根据患者的体质特点采取相应的康复措施外，还应充分利用人体质和气质的可变性，使人体身心都能最大限度地恢复到最佳状态。

六、摄生论

摄生即养生，包括调摄精神、锻炼形体、涵养德性等内容，是研究如何防病、健身、益寿，使人以良好的健康状态和最佳的生活质量尽享天年的学问。

中医认为人的自然寿命应在100岁左右。但实际上能活到百岁的极为罕见，究其原因，除了先天禀赋的因素之外，主要是与后天摄养有关。所谓摄生就是调整自己的生活习惯，以顺应自然对人体的影响，避免疾病的发生，实质上是属于中医预防性康复的内容，但是指导思想同样适用于康复患者的生活管理。

具体的摄生方法可归纳为下列几项：

1. 顺应自然

顺应自然主要是顺应四时阴阳寒暑的变化，春夏养阳，秋冬养阴，顺应四时生长收藏的规律，按四季气候特点，练形调神，顺应地域水土的变迁，在必要时可考虑异地康复。

2. 调摄精神

调摄精神在养生中占有重要地位，其核心思想是"以恬愉为务"。"恬"指恬淡虚无，情志稳定。这是吸取了道家精神恬静、消极虚无的原则，强调自觉地进行思想修养，通过思想意识的变化来改变恶劣的情绪，达到清心寡欲的境界。"愉"是指愉悦自得、情志活泼之意。这是吸取了儒家精神振体、积极进取的原则，强调要有积极的思想追求，通过勤奋努力以获得愉快，调养精神，同时要善于从当地的习俗中寻取欢乐，悦耳的音乐、有趣的文娱活动可以造成一种积极愉快的心情，可改变心境，畅达情志，使气血流畅，生机活泼，精神振作，可有效地抵抗消沉、沮丧、忧虑等恶劣情绪，恢复心身健康。

恬和愉，一静一动，二者都是调摄精神所不可缺少的重要内容，只有把二者有机地结合起来，才能更好地完成康复任务。

3. 生活有常

生活有常就是要让生活方式合理、有

规律，符合养生的要求，以改善体质，增强抗病能力。其主要内容包括饮食有节，少食膏粱厚味，不偏食，不过用，起居有常，按时起床，按时劳作、休息、娱乐，按时睡觉；不妄作劳，注意消除劳倦；避免风寒，注意气候变化；节制房事；戒除吸烟、酗酒与赌博等不良习性，使人们在自尊、自重、自信、自助的情况下，达到增强体质、减少疾病、延年益寿的目的。

4. 锻炼形体

锻炼形体包括两个方面，一是在日常生活或生产劳动中锻炼形体，一是在体育活动中锻炼形体，二者不能相互代替，而只能相互补充。锻炼形体要掌握一个度，即量力而行，适可而止，坚持不懈。锻炼的方法很多，五禽戏、八段锦、太极拳、武术、散步等都具有刚柔相济、动静结合的优点，值得推荐与提倡。

第二节　中医康复学的基本原则

中医康复学的基本原则是依据中医康复学的基本理论，参照中医康复学的临床实践要求而确定的，主要包括以下几个方面。

一、杂合以治

杂合以治即综合治疗。需要进行康复治疗的患者多属老弱病残，病情复杂，治疗棘手，仅靠单一疗法很难奏效，故在治疗方面要遵循《素问·异法方宜论》所说的"杂合以治，各得其所宜"的方法，综合多种方法，全面立体地进行多角度治疗。

杂合以治并不是多种疗法的大堆砌，而是要在辨残和辨证的前提下，针对不同病症选定最佳的一组综合性康复措施，分期或分阶段进行康复。进行综合治疗，首先要拟定综合性康复治则，要做到标本兼顾、动静结合，医疗和自疗相结合。在运用综合性治疗手段时，要考虑患者的具体情况，选择最适合患者的二种以上的方法，同时要考虑尽可能发挥多种自然疗法的作用，如日光、空气、森林疗法等综合手段，切忌杂法乱投，要做到法多而不乱。

二、治养相兼

所谓治养相兼就是把治疗与调养紧密结合起来。人体的正气是康复医疗的内在因素，对康复医疗起主导作用，促进机体康复的根本动力在于正气，药物治疗不是万能的，医生用药物等方法治疗疾病仅仅是外力，而这一外力必须通过内在的正气才能充分发挥作用。决不能单纯依赖药物治疗，而应在治疗的同时注意患者的调养。特别是慢性病患者，虽大病已去，但"形体自必瘦弱，精神自必衰耗"，这时用药物治疗常有虚不受补的现象，当此之时，应讲究从生活起居，饮食营养方面进行调养，配合药物治疗，谨慎地守护正气，用"必养必和，待其来复"的方法就会使形体逐渐强壮，恢复到健康状态。

三、通调经络

通调经络是康复治疗的重要原则之一。经络内连脏腑，外络肢节，把人体联结成一个有机的整体。人体气血贵在流通，气血不通，百病由生，也必然引起各种疾病难以康复，因此，通调经络、流畅气血成为康复治疗的重要一环。

通调经络的方法很多，如气功、中药、针灸、按摩等都有助于通调经络，流通气血，对康复有益。

四、辨证康复

辨证论治是中医学的基本特点之一，这一精神也是贯穿于中医康复的方方面面，辨证康复是辨证论治在中医康复领域的具体体现。朱丹溪在《格致余论·治病先观形色》中说"凡人之形，肥不及瘦；人之色，白不及黑，嫩不及苍，薄不及厚；而况肥人多湿，瘦人多火；白者肺气虚，黑者肾气足，形色既殊，脏腑亦异，外证虽同，治法迥别。"即同一病证，由于患者的体质不同，所处的季节和地理环境不同，康复治疗也应各有所宜。

五、形神共养

所谓形神共养是指在康复治疗中不仅要调治形体，也要调摄精神，使形体健康，精神健旺，躯体或心身疾病迅速得到康复。

康复以养形为先。形体是人生命存在的基础，古人有形为神之宅之说，《吕氏春秋·尽数篇》有"精神实乎形"的论述。养形要保胃气调饮食，治形则重在养精血。神依附于形而存在，形盛则神旺，形衰则神衰，保养好形体就为养神打好了基础。

另一方面，在养形的同时也要注意精神的调养。精神调养的主要法则是精神内守（此为养心要求，要求患者精神安守于内，而不心驰于外，不要贪图物欲）、恬愉无患（屏除一切有害情绪，创造良好的心境，保持乐观安静、心气平和的精神状态）、爱养神明（合理用脑，借以协调形神平衡）。

基于形神一体观的理论，中医康复学要求我们既注重养形康复，又注重养神康复，以期达到形神共养，早日恢复健康。

六、协调脏腑

脏腑学说是中医康复的理论基础，协调脏腑是康复医疗的重要原则之一。徐灵胎在《医学源流论·治病必分经络脏腑论》中指出："故治病者，必先分经络、脏腑之所在，而又知其七情、六淫所受何因，然后择何经何脏对病之药。"在康复治疗中要重视脏腑病变，针对具体的脏腑病变采用相应的治疗康复措施。

协调脏腑主要通过以下三个途径进行：

1. 运用阴阳平衡规律协调脏腑

中国医学认为，疾病的发生是由于人体脏腑的阴阳协调关系被破坏的结果，康复医疗的目的就在于协调脏腑阴阳的偏盛偏衰，使之恢复阴平阳秘的正常状态。

2. 运用五行学说的生克乘侮规律协调脏腑

中医学运用五行的生克乘侮规律说明五脏之间病理变化的相互影响，同时又根据这一理论确立了协调脏腑的方法。五行中的任何一行发生太过或不及，都可以使五脏之间的生克失去平衡而发生病变。康复治疗就是要抑强扶弱，调理五行使之平衡。

3. 运用调理气血的规律协调脏腑

气血的生成、生理及病理变化均与脏腑气化功能密切相关。调补气血即可以协调脏腑的功能活动。正如《养生四要》中所说"古人立法，一损之，一益之，制之于中，使气血和平也"。

中医康复学重视阴阳、五行、气血的调整作用，并利用这些作用达到协调脏腑、整体康复的目的。

第三节 中医康复的对象

康复医学是医学的一个重要分支，是促进病、伤、残者康复的医学学科。为了达到康复的目的，研究有关功能障碍的预防、评定和处理（治疗、训练）等问题，与保健、预防、临床共同组成全面医学。

康复医学的对象主要是由于损伤以及急、慢性疾病和老龄带来的功能障碍者，先天发育障碍的残疾者。功能障碍是指身体、心理不能发挥正常的功能。这可以是潜在的或现存的，可逆的或不可逆的，部分的或完全的，可以与疾病并存或为后遗症。因此康复医学实际上涉及临床各专科。康复医学着眼于整体康复，因而具有多科性、广泛性、社会性，充分体现生物、心理、社会的医学模式。

中医康复医学是康复医学的重要组成部分，其康复疗法是以中医中药、推拿按摩、气功理疗及体育疗法等为特点。中医康复对象主要包括以下几个方面：

1. 病残、伤残者

病、伤残者是中医康复的主要对象。据2010年世界卫生组织发布的《世界残疾报告》显示目前全球超过10亿人或15%的人口存在某种程度的残疾，根据2006年第二次全国残疾人抽样调查结果显示全国各类残疾人总数为8296万人，残疾人占全国总人口的比例为6.34%。病残者在机体功能、心理、职业以及生活方面都存在着较为严重的障碍。

残疾可分为身体残疾及精神障碍两种不同的情况。前者又有肢体残疾与五官功能缺损或废用的不同；后者又可分为智力障碍及精神异常。

2. 老年人

有明显病残（如中风后偏瘫、老年痴呆）或患有严重的慢性疾病（如肺气肿、冠心病、糖尿病等），丧失或部分丧失生活自理能力以及年迈、衰弱、生活不能自理的老年人，均属中医康复对象。

3. 慢性病患者

经过系统的临床治疗，病理变化过程得到控制，但经常反复发作，难以根治的患者，或经过系统的临床治疗，病理变化过程难以控制的患者。

4. 热病瘥后

热病瘥后，正气亏损，气血津液不足所致的虚弱、多汗、脾胃功能下降、低热等症状者。

5. 恶性肿瘤患者

早期肿瘤患者，手术后可用中医康复法控制癌症的复发或转移。正在进行放疗或化疗的患者，可用中医康复法控制放、化疗的毒副作用。中晚期肿瘤患者，可用中医康复方法减轻病痛，延长生存期。

第一节 针灸疗法

针刺和灸疗都属于外治范围，《素问·汤液醪醴论》中所说"镵石针艾治其外"，就是这个意思。针灸是采用不同的针具刺激人体的一定部位，运用各种操作方法以激发经气，来调整机体功能，治疗疾病。艾灸是采用艾绒等各种药物以烧灼熏熨体表的一定部位，也是通过经络传导功能的作用而取得治疗效果。针刺是机械性的刺激，艾灸是温热性的刺激，针和灸临床上常结合应用，故合称针灸。《灵枢·官针》篇中说："针所不为，灸之所宜。"说明针和灸在治疗上可以互相补充。

一、针灸的起源与发展

刺法和灸法均起源于我国原始社会。古代最原始的针刺工具称为"砭石"。这是一些磨制而成的锥形或楔形的小石器，用来叩击皮肤、刺出血和割治排脓。可以设想原始社会的人们由于居住在山洞里，居处阴暗潮湿，加上猎食时常与野兽搏斗，很可能发生风湿痛或创伤痛等情况。当身体某处有了痛楚时很自然会用手揉按捶击，以减轻或解除痛苦。他们发现用一种锥形或楔形的石块叩击身体某部位或放出一些血液时，疗效更为显著，于是创造了贬刺疗法。砭刺就是针刺疗法的前身。随着社会生产力的发展和医疗实践的需要，砭石的式样逐渐增多。《素问·保命全形论》中记载："制砭石大小。"隋代全元起注解说："砭石者，是古外治之法，有三名：一针石，二砭石，三镵石，其实一也。"这些不同的名称可能是后来对不同形状的砭石做出的区别。据考我国大约在山顶洞文化时期，已能用石刀等工具削制比较精细而坚韧的骨针，用来从事缝纫等工作，这时也可能将骨针应用到医疗上面。此外也可能采用竹针，因古代文字"针"字有时写作"箴"，说明当时针具也可能是用竹子做成的。到了仰韶文化时期，黄河流域发展了彩陶文化，陶器的出现，就有可能利用破碎陶片制成陶针应用于医疗。金属针具的应用，大约开始于青铜器时代。我国夏、商、周时期已发明了金属，从新石器时代进入了青铜器时代，金属针具的制造已经有了条件，以后发明了冶铁术，铁针也相应得以广泛应用于医疗。到了战国时发展了炼钢技术，于是针具的制造才达到比较精细的阶段。《灵枢·官针》篇中说："九针之宜，各有所为，长短大小，各有所施。"现将古代九针的名称、形状、用途分别介绍如下：

（1）镵针：长一寸六分，末端十分尖锐。用于浅刺皮肤泻血，治头身热症等。

（2）圆针：长一寸六分，针身圆柱形，针头卵圆。用于揩摩体表，治分肉间气滞，不伤肌肉。

（3）鍉针：长三寸半，针头如黍粟状，圆而微尖。用于按压经脉，不能深入。

（4）锋针：长一寸六分，针身圆柱形，针头锋利，三角形。用于泻血治痈肿、热痰。

（5）铍针：长四寸，宽二分半，形如剑。用于痈脓外症割治。

（6）圆利针：长一寸六分，针头微大，针身反细小，圆而不利。用于痈肿、痹证、深刺。

（7）毫针：长三寸六分，针细如毫毛。用于寒热、痛痹。

（8）长针：长七寸。用于深刺，治"邪远痹"。

（9）大针：长四寸，针身粗圆。用于泻水，"取大气之不能过于关节者"。后人有用作火针治疗瘰疬、乳痈等症。

《内经》中记载的"九针"可能就是青铜器时代开始萌发，到铁器时代才发展完善的。以后随着生产力发展，还出现金针、银针、马衔铁针、合金针等。现代所用的针具则大多数采用不锈钢制成，坚韧不易生锈，优于其他金属针。

灸法的发明，应该是人类知道用火以后。有了火，当人们患了风湿痛之类的疾病因而肢体怕冷时，就会本能地将有病的肢体在火焰附近烘烤取暖，也可能偶尔不慎被火烧伤了某处却反而减轻或治愈了某种病痛，于是发明了灸法。

灸治的燃料最初很可能是利用一般的树枝等来烧、灼、烫、熨以治病，以艾绒作为灸治的主要燃料，是在春秋战国时期。《孟子·离娄》篇中说："七年之病，求三年之艾。"《灵枢·经水》篇中也说："其治以针艾。"可见用艾绒燃烧作灸治的热源，在当时已很通行。

灸治的方法，古代一般应用直接灸。汉代《伤寒论》中就有"可火""不可火"或"不可以火攻之"的记载。古代的直接灸，艾柱较大，施灸的壮数较多。唐宋时期还有主张灸至数百壮的。《扁鹊心书》中还有"睡圣散"即使患者昏睡后施灸的记载，这是灸法应用于麻醉的记录。近代应用的直接灸，一般艾柱较小，可分化脓灸、有瘢痕灸和无瘢痕灸等数种。到了晋隋时代发明了艾灸和药物结合运用的各种间接灸法，如《千金方》中记载的隔蒜灸、豆豉灸、黄蜡灸等，后来又补充了隔姜灸、硫黄灸、温脐灸等方法。还有将药物铺在脊柱上，上置艾域燃烧的"铺灸"或称"长蛇灸"，则是一种间接的多柱灸法。在《千金方》中还有利用竹筒及苇筒塞入耳中，在筒口施灸以治耳病的记载，称为"筒灸"。这也是灸治利用器械的开端。明代参照古代树枝灸的方法，又发明了"桑枝灸"，用特制的桃木棍，蘸麻油点火后吹灭，趁热垫棉纸熨灸，这就是所谓的"神针火灸"。这种方法以后又发展为用药末与艾绒混合制成艾卷熏熨的"雷火针灸""太乙针灸"以及近代应用的艾条灸与药艾条灸，这些都是灸法及古代熨法的结合运用。

二、针灸的作用

针法和灸法都是通过对穴位的刺激，激发经络的功能而起治疗作用。经络是运行气血的通道，气血是人体生命活动的基础。《灵枢·九针十二原》篇中论述经络穴位是"神气之所游行出入"之处，说明经络的功能与神气的作用有密切的关系。

灸法的作用与刺法有相同之处，也是通过刺激经络穴位以加强机体气血运行和神气活动从而取得疗效的，因而也有调气和治神的作用。它同针刺的不同之处是具有温热刺激的特点。《灵枢·刺节真邪》篇中说："脉中之血，凝而留止，弗之火调，弗能取之。"《灵枢·禁服》篇中也说："陷下者，脉血结于中，中有著血，血寒，故宜灸之。"说明灸法在血寒运行不畅、留滞凝涩的情况下适用，有温经散寒、通行血脉的作用。

总之，刺灸的作用是和调气、治神密切相关的，不论刺或灸，其目的都在于调整机体各部分的阴阳，使之从不协调的病理状态恢复为正常。《灵枢·根结》篇中说："调阴与阳，精气及充，合形与气，使神内藏。"就是说通过刺灸的治疗调整了机体的阴阳，脏腑组织的精、气、神活动就能归于正常，从而达到防治疾病的目的。

三、针刺疗法的应用

针刺疗法，主要是指以毫针为针具的针刺方法，因其在临床上最为常用，所以自古以来把它列为针刺法的主体。历代针灸文献中所讲的刺法，多指毫针的临床应用而言。

（一）毫针的构造和规格

毫针是针刺治疗的主要针具，是古代九针之一，可分为五个部分：

针尖（又名针芒）：针的前端锋锐部分。

针身：针尖与针柄之间（毫针的长短、粗细规格主要指针身而言）。

针根：针身与针柄连接的部分。

针柄：在针身后，一般用铜丝或铝丝缠绕，呈螺旋状，是执针着力的地方。

针尾：指针柄末端，一般用铜丝或铝丝横缠绕成，呈圆筒状，是温针装置艾绒的地方。

（二）毫针的选择

针尖须圆而不钝，但也不宜太尖锐，以形如松叶尖端者为佳，并须注意是否有卷毛或钩曲；针身以挺直、光滑、坚韧而富有弹性者为佳，并须注意有无斑驳、锈痕、曲折及上下是否匀称等情况；针根要牢固，如有剥蚀损伤往往容易折断，宜加注意；针柄以金属丝缠绕紧密均匀、便于捻转运针为佳，而不宜过长或过短。现在虽然使用一次性针具较多，但针刺前也应该按以上要求严格检查针具。

（三）针刺操作前的准备

1. 针刺的指力和手法

必须通过练习以达到熟练的程度。操作熟练者进针快，透过皮肤时仅微疼或不痛，运用手法自如，患者乐于接受。手法不熟练，动作不协调，就会使患者感觉不舒服，从而对针刺产生一种恐惧心理，影响疗效，因此在临床实践以前必须努力练好指力及针法，才能保证疗效。

2. 针刺前的准备工作

在施行操作以前必须检查好所用的各种针具、器械，例如：毫针、镊子、艾绒、火罐、消毒棉球等。更主要的是，医者态度要认真负责，使患者消除对针刺的恐惧心理。《素问·针解》篇中指出："手如握虎者，欲其壮也；神无营于众物者，静态观患者，无左右视也。"《灵枢·九针十二原》篇中也说："持针之道，坚者为宜，正指直刺，无针左右，神在秋毫，属意病者，审视血脉，刺之无殆。"说明医者在施术时，必须十分专心，审慎从事，应该把精神集中于全部操作过程，要注意手法和刺激量，还要密切观察进针后患者的反映情况。

3. 针刺时患者的体位

患者的体位是否合适，对于正确取穴和进行针刺操作有一定的影响。部分重症和体弱的患者，体位的选择更为重要。如体弱、精神紧张者必须采用卧位，以防止出现晕针现象。针刺后留针时不能再随意移动肢体，防止患者疼痛，更要防止出现折针现象。常用体位分述如下：

（1）仰靠坐位：适用于头面、颈前和上胸部等的穴位。

（2）俯伏坐位：适用于头顶、后项和背部等穴位。

（3）侧俯位：适用于侧身部以少阳经为主的穴位。

（4）仰卧位：适用于前身部以任脉、足三阴、阳明经为主的穴位。

（5）伏卧位：适用于背腰部以督脉、太阳经为主的穴位。

根据取穴的要求，四肢放置要有适当的姿势，如：仰掌式、曲肘式、屈膝式等。另外，有一些特殊的穴位要采取特定的体位。

四、针刺方法

（一）进针法

针刺操作分刺手和押手。持针的手称为刺手，按压穴位局部的手称为押手，故常称右手为刺手，左手为押手。《灵枢·九针十二原》篇说："右主推之，左持而御之。"《难经·七十六难》也说："知为针者信其左，不知为针者信其右。"《标幽赋》中进一步说："左手重而多按，欲令气散；右手轻而得之，不痛之因。"都是说明针刺时双手协作的重要性。常用的进针方法有以下四种：

1. 指切进针法

操作时以左手拇、食或食、中指的指甲压在穴位上，右手所持的针即紧靠指甲缘刺入皮肤。此法多用于短针的进针。

2. 夹持进针法

用左手拇、食二指夹持针身下端，将针尖固定在针刺穴位的皮肤表面部位，右手持针柄使针体垂直，在右手指力下压时，左手拇食二指同时用力协助将针插入皮肤。此法适用长针进针。

也有单用右手拇食二指持针体下端，露出针尖二三分，对准穴位，快速刺入，然后根据需要选用适当的押手方法进针。

3. 舒张进针法

左手五指平伸，食、中二指稍分开置于穴位上，右手持针从食、中二指之间刺入，行针时，左手食、中二指可挟住针身，避免针身弯曲。长针深刺时应用此法。

对于皮肤松弛或有皱纹的部位，可以拇、食二指或食、中二指将穴位部的皮肤向两侧撑开，使之紧张，以便针刺。

4. 撮捏进针法

以左手拇、食二指将穴位处的皮肤捏起，右手持针于捏起处刺入。

（二）针刺的角度、方向和深度

在针刺治疗时，掌握正确的角度、方向和深度是针刺操作过程中的一个重要环节。取穴正确与否，不仅要找准皮肤表面的位置，还必须与正确的针刺角度、方向和深度结合起来，才能充分发挥治疗效果。临床上针刺穴位的角度、方向和深度虽然应根据穴位的特点来决定，但还要兼顾患者的体质、病情等不同情况灵活运用。

1. 角度

针刺角度，根据穴位的部位和所要求达到的组织等情况来综合考虑，后者则是决定针刺方向的重要因素，所以针刺的角度必须有一定的方向。

（1）直刺：针刺方向与皮肤呈90°直角刺入，用于肌肉丰厚处。

（2）斜刺：一般针刺方向与皮肤呈40°～60°角刺入，适用于骨骼边缘和不宜于深刺的穴位。

（3）横刺：又称沿皮刺，一般针体与皮肤呈15°左右刺入，多用于头部皮肤浅薄处的穴位，有时施行透穴时也应用。

2. 深度

针刺进针的深度要适当，应根据不同部位、不同疾病及穴位下面组织器官不同进针深度各有不同的要求进针。《素问·刺要论》中指出："病有浮沉，刺有浅深，各至其理，无过其道。"就是说要根据不同深浅组织及病情的需要，来决定针刺的深浅。同一个穴位，往往由于治疗不同的疾病而需要有不同的深浅刺法。

（三）基本手法

基本手法是针刺的基本动作，有以下两种：

1. 提插

当针尖穿透表皮层，针身在皮下或肌肉内进行上下、进退的运动，称为提插。向下进入为插，向上引退为提。运用此法时指力要均匀，提插幅度不宜过大。施手法1～3分钟为宜。

2. 捻转

在进针达到一定深度后，以右手拇指和食、中二指执住针柄，一前一后交替转动，即为捻转手法。在运用时，捻转的幅度一般在180°～360°左右，必须注意不能只是单向转动，否则针身可牵缠肌肉纤维，使患者增加疼痛。

（四）辅助手法

辅助手法是进行针刺时在某些情况下应用的辅助方法。

1. 循法

针刺不得气可以用来催气。其法用手指顺着经脉的循行经络，轻柔地上下循按。《针灸大成》中记载："用指于所属部分经络之路，上下左右循之，使气血往来，上下均匀，适用于得气感迟缓的患者。"

2. 摇法

摇法的作用可以行气，针身摇动可以加强得气感应，如卧倒针身而摇，可以使感应向一定方向传导。

3. 弹法

本法是留针过程中的一种催气手法。操作时用手指轻弹针尾，使针体微微摇动，以加强得气的感应。

4. 飞法

本法的作用也用于催气。《医学入门》中记载："以大指次指捻针。连搓三下如手颤之状，谓之飞。"操作时以捻转为主，一般连续用较大的幅度捻转数下，然后放手，拇、食二指张开，如飞鸟展翅之状，一捻一放，反复数次，可以使针刺感增强。

5. 刮法

用左手拇、食二指挟住针身上端，右

手拇指抵压针柄顶端，用食指或中指指甲刮针柄；或用右手拇、食二指作螺旋形从下向上刮针，称为"旋刮术"，可以加强感应扩散。

6. 震颤法

右手持针做小幅度较快速的提插，状如颤动，也可使感应加强。

（五）针刺的强度和时间

针刺治疗必须达到一定的刺激量才能显示作用，而针刺量学的构成以刺激的强弱和运针施手法的时间为主要因素，不同的穴位、组织、疾病、体质，针刺治疗量均有不同的要求，必须严格掌握手法量学概念，才能达到较好的效果。

（六）滞针和弯针

1. 现象

针刺入后，捻转和提插时感觉针下沉重紧沉，捻转提插均困难或针柄歪斜而不易退针。

2. 原因

进针过猛，提插时指力不均匀或单向捻转使肌纤维缠绕针体，患者精神高度紧张而导致肌肉痉挛或进针后患者体位的改变，均易引起滞针和弯针。

3. 处理

由于患者紧张或局部肌肉紧张而导致的滞针，可以延长留针时间或滞针临近部位再刺一针，以宣散气血，缓解痉挛；由于捻转时肌纤维缠绕太紧而导致的滞针，可以向反方向轻轻退转，使之松解；因体位移动而导致滞针的，先纠正体位。折针时，嘱患者保持原有体位，切勿惊慌乱动。若折断后有部分针身暴露于皮肤外面者，可以用镊子夹住折断针身部拔出。如果断

针深入皮下或肌肉层者，必须立即施外科手术取出。倘折在重要脏器附近，更要维持原有体位，防止活动后残留体内的针体刺伤器官，待外科手术后方可活动。

（七）晕针

凡在针刺后患者突发面色苍白、多汗、心慌、头晕、眼花、胸闷、泛恶、四肢发冷、脉象沉细，严重者神志昏迷、仆倒于地、唇甲青紫或大小便失禁者，均称晕针。此种情况多发生于初次接受针刺者，其主要原因是由于患者体虚、精神过度紧张或空腹所致。只要针刺前对患者多加解释，了解患者当时的体质情况、精神状态及最近饮食睡眠情况，尽量采用卧位，针刺施手法时必须由弱至强，随时观察患者神态变化，是可以防止晕针的。

（八）损伤重要的脏器组织

1. 外伤性气胸

发生外伤性气胸的原因，是由于胸背部及锁骨附近针刺过深而刺伤肺脏，患者突发胸痛、胸闷憋气、呼吸困难、发绀并有血压下降、休克现象；X光胸透检查可进一步确诊，并可观察漏出的空气多少和肺组织受压的情况。有的病例在针刺当时并无明显异常现象，隔几小时后才慢慢出现胸疼、呼吸困难等症状，宜加注意。

防止气胸的发生，针刺时思想必须集中，选择适当体位，根据患者胖瘦掌握进针深度，提插手法的幅度不宜过大，胸背部可采用斜刺或横刺。一旦发生气胸，轻者可予镇咳药，取半卧位休息片刻，气胸可以自行恢复，但应严密观察。如发现呼吸困难，有紫绀、休克现象，应立即采取急救措施。

2. 刺伤脑、脊髓

在项部正中的哑门、风府以及两侧的风池穴、颈1~2夹脊等穴进行针刺时，如果方向、角度和深度不适当，可以误伤延脑，延髓部位受损后果严重。

3. 刺伤心、肝、脾、肾等重要脏器

在临近重要脏器部位的穴位进行针刺时，应注意捻转幅度及提插深度，特别对肝、脾肿大，心脏扩大，脏器下垂者尤其要慎重。刺伤脏器会引起内出血，出现腹膜刺激症状，剧烈疼痛，血压下降，导致休克。少量出血可采用局部冷敷止血，待瘀血吸收后症状可以缓解；如果症状不减，血压继续下降，必须迅速急救处理。大血管也有刺伤的可能，会造成大量出血，也必须注意防止。

4. 刺伤神经干

针刺神经干和神经根部位的穴位时手法不当可能损伤神经组织，出现沿神经分布路线发生灼痛、麻木、运动障碍等神经炎症状。可用按摩理疗等方法帮助缓解症状；如果用针刺缓解症状时，要防止再次伤及神经根及神经主干。

5. 局部血肿

微量出血，针孔局部出现小块青紫，是刺破小血管所引起，一般不加处理自可消失。如果出现青肿疼痛较为严重、活动受限者，可先用冷敷止血，再用热敷等物理疗法帮助血肿吸收。针刺前必须仔细检查针具是否有问题，进针时避开毛细血管。毛细血管丰富部位进针尤须注意。

五、皮肤针疗法

皮肤针疗法是多针浅刺的一种方法。其针具可分为七星针、梅花针和丛针等。针刺时一般疼痛较轻微，尤适用于儿童，故有"小儿针"之称。

皮肤针的起源很早，在《灵枢·官针》篇中有"毛刺者，刺浮痹皮肤也""扬刺者，正内一，傍内四，而浮之，以治寒气之搏大者也""半刺者，浅内而疾发针，无针伤肉，如拔毛状，以取皮气"。这里讲的毛刺、扬刺、半刺，也就是现在皮肤针刺法的依据。"正内一，傍内四"的五针排列针刺方法，已经具有了梅花针的雏形了。

皮肤针不局限于腧穴，也不是单纯地"以痛为输"，而是以中医学整体观念为理论根据。《素问·皮部论》记载："凡十二经络脉者，皮之部也。是故百病之始生也，必先于皮毛。"十二经皮部同十二经脉、十二脏腑有密切联系，叩击皮部可以疏通脏腑经络之气，从而起到调整机体功能的作用。督脉又为阳脉之总纲，两侧为足太阳膀胱经。五脏六腑的腧穴都在背部，表明这些部位在治疗疾病上的重要性。皮肤针常以脊背为主要治疗部位，也是基于这一原因。

（一）针具

一般皮肤针以梅花针为主要针具。

（二）操作方法

针具及需治疗部位皮肤消毒后，以右手拇指、中指、无名指、小指握住针柄，食指伸直压在针柄上，针尖对准皮肤叩击，运动腕部弹力，使针尖刺入皮肤后立即弹出，如此反复叩击。可根据病情需要按一定路线成行叩击，也可以在一定范围内环形叩击，或在一个点上进行重点叩击。

（三）刺激部位

一般均以背部脊柱两侧部位为主，并按不同疾病配用其他部位，列表如下（表3-1）：

表3-1　皮肤针常规刺激部位表

分区		刺激部位	适应证	备注
背部	脊柱两侧（分3行）	第一行距脊柱1cm，第二行距脊柱约2cm，第三行距脊柱3～4cm，各叩刺2～3行或滚刺1行	各种内脏及肢体疾患	都用作主穴
	肩区（冈上区）	沿斜方肌上缘叩刺2～3行或滚刺1～2行	肩胛部酸痛，上肢瘫痪，呼吸系统疾病	常配合相应脊柱两侧部位用作主穴
	肩胛区	沿肩胛骨环形叩刺2～3行或滚刺全区		
	腰旁区	自肩胛骨下至髂骨上，在脊柱第三行外约2～3cm，纵行叩刺2～3行或滚刺1行	腰痛，肝、胆、胰、胃、肾等疾病，下肢瘫痪	
	骶区	沿骶部和臀部向上弧形叩刺2～3行，或滚刺1～3行	腰痛，泌尿生殖病，肠病，下肢瘫痪	按不同疾病用作配穴
头颅部	顶区	自前发际至两耳直上横行叩刺5～7行	头痛，神经衰弱	
	额区	自前发际至眉毛上缘横行叩刺3行		
	枕区	自枕骨至后发际横行叩刺2～3行		
	颞区	自耳向颞部放散性叩刺1～5行		
	眼区	沿上下眼睑横行叩刺1～3行	眼病，面瘫	
面颊部	口区	沿口唇环行叩刺1～2行	面瘫	
	下颌区	沿下颌骨向上弧形叩刺1行		
	颊区	沿颧骨弓横行叩刺1～3行		
胸腹部	肋间区	沿肋间叩刺，每肋1～2行	胸部疾病（包括心肺病）	
	胸肋区	沿胸骨、肋弓及锁骨叩刺1～2行		
	上腹部	自肋骨弓以下至脐上纵横交叉叩刺3～7行或滚刺全区	肝、胆、脾、胃病	
	下腹部	自脐以下至耻骨上缘纵横交叉叩刺3～9行或滚刺全区	肠病，泌尿、生殖系统疾病	
	腹股沟区	沿腹股沟叩刺1～2行或滚刺1行	生殖系统疾病	
颈部	颈前区	沿颈前部肌腹纵行叩刺1～3行	颈部疾病，消化系统病	
	颈侧区	沿胸锁乳突肌纵行叩刺1～3行		
	颔下区	沿下颌骨下缘弧形叩刺1～2行		
四肢部		按十二经脉循行路线进行叩刺，每经1～2行或滚刺1行	内脏及肢体疾患	

（四）适应证

一般疾病均可应用，对头疼、高血压、近视眼、痛经、肋间神经疼、神经衰弱、胃肠疾病、局部皮肤病等效果尤佳。对老年、小儿或精神紧张惧怕针刺者，均可以使用本法。

（五）注意事项

（1）治疗一般以不出血为度，叩刺多从上到下、由内向外。

（2）局部皮肤如有溃疡或损伤与急性传染病者不宜使用。

（3）注意检查和消毒针具。

六、皮内针疗法

皮内针疗法，是古代针刺留针方法的发展，它以特制的小针留置于穴位皮内较长时间，因此又称埋针。压耳针治疗时常用。

（一）针具和使用

皮内针比较原始的有颗粒式和揿钉式两种，平时可浸泡在70%乙醇内备用。现代所用皮内针，均为灭菌后一次性使用的各种操作简便的皮内留置针，每一种均有其特点，用于耳穴留置的种类更多。也有许多可结合物理治疗的，如可以用电刺激或磁疗等。

皮内针疗法选穴多在不妨碍正常活动的部位，多采用背部穴、四肢及耳部穴位。

（二）适应证

临床多用于疼痛性疾病，如：神经性头疼、偏头疼、胃疼、胆绞痛等；对于慢性病及神经衰弱、高血压、哮喘、月经不调等症也均有一定的效果。

（三）注意事项

（1）取穴不宜过多，一般可以两侧穴位交替使用。

（2）埋针要选择易于固定和不妨碍肢体活动的部位。

（3）天气炎热、气候潮湿季节，埋针时间不宜过长，防止发生感染。

七、芒针疗法

芒针是一种特制的长针，是在古代九针中的长针基础上发展而来的。

（一）针具和用法

芒针的质量与毫针相仿，其针尖不宜过于锋利，其粗细也同毫针。针身长度有5寸、7寸、1尺、1.5尺、2尺等，针柄较毫针略长。

芒针的持针姿势，以右手拇、食、中三指持针柄，左手拇、食、中三指夹持针体的近下端，为了防止摇摆，针体应紧靠中指，这样两手协作，右手捻动针柄，同时左手的拇、食二指向下稍加压力，缓缓按压推进；在进针时也需双手协作，左手操纵进展，右手捻转为辅；退针时，左手夹持轻提，右手边捻边提。在进退操作过程中，均宜缓慢。

（二）针刺的方向和深度

针刺的方向和深度主要根据局部解剖的特点和患者的胖瘦情况来掌握。如直刺可以用于腹部、侧腹的深处；斜刺用于腰背、臀部或肘膝关节的上下斜穿处；横刺用于头面、背胸部；有重要脏器的体表部也须用沿皮横刺。操作时必须随时注意观察和询问患者的感觉反应，以便掌握针刺的方向和深度。如果患者有不正常的感觉，应立即停针。进针达到一定深度时应有酸胀感，切勿盲目深刺，一般以有得气感为度，即可出针。凡属虚证者感应要缓和，属实证者感应可稍强。

（三）适应证和禁忌证

目前多用于一些适宜于深刺的慢性病症，如精神病、肠胃病、月经不调、风湿痹痛等。一般在毫针治疗效果不佳或治疗需要用透穴方法时使用。

对体质虚弱和消瘦的患者须慎用，在躯干部针刺要加倍谨慎。

（四）注意事项

（1）由于芒针刺得深，感应强，所以操作时必须取慎重态度，防止刺伤内脏或大血管。

（2）由于芒针针身长而细，很容易发生弯针、滞针以至折针，所以针刺前必须注意针具的检查。

（3）进针时必须缓慢，切忌快速提插，遇到阻力须退针或改变方向再进针。

（4）患者体位必须舒适持久，防止发生晕针。

八、刺络疗法

刺络疗法是用三棱针、小眉刀、皮肤针等器具刺破患者身体上的一些浅表部位的血管，放出少量血液治疗疾病的一种方法。古代称为"刺血络"。如九针中的锋针就用在"泻热出血"。《灵枢·九针十二原》篇中还提出了"宛陈则除之"的治疗原则。《灵枢·血络论》进一步阐明刺血法应用的范围，如血脉"盛坚横以赤""小者如针""大者如筋"等有明显瘀血现象的才能"写之万全"。可见古人对刺血疗法是有丰富经验的。临床实践证明，此法确有开窍、泄热、活血、消肿等作用。

（一）用具

粗毫针、三棱针、小眉刀、皮肤针、陶瓷碎片、刀片等。

（二）操作方法

用具及刺血部位消毒后，可按疾病需要做点刺，刺破放血。对于需要大面积刺血者，如某些皮肤病，可做散刺、用皮肤针重叩。根据病情不同掌握出血量的多少，一般一次出血量以数滴到10ml为宜。

（三）适应证

用于急、慢性扁桃体炎，神经性皮炎，过敏性皮炎，急性扭伤，中暑，痈疖，发热，头痛，鼻炎，急性结膜炎，急性角膜炎，指趾麻木，丹毒，湿疹，淋巴管炎，静脉炎，急性昏迷等症。

（四）注意事项

（1）对患者做好解释工作，消除其对放血的顾虑。

（2）针刺不可过猛，防止刺入太深，创口过大，损伤其他组织。

（3）严格消毒，防止感染。

（4）对体弱、贫血、低血压、妊娠及产后者宜慎重使用。对有出血倾向及血管瘤患者不宜使用。

九、温针疗法

温针是在毫针刺后，于针尾燃点艾绒加温的一种治疗方法。其名称最早见于《伤寒论》，这是在针刺的基础上，借艾火热力以温通经脉，宣气行血，用来治疗寒滞经络、气血痹阻的一类疾病。

（一）操作

仍以针刺为主，施用手法后，留针不

动，然后在针尾装一段2cm长的艾卷，将其点燃。

（二）适应证

以偏于寒性的一类疾病为主，如风湿痹证、冷麻不仁、形体虚寒、便溏、腹胀等症皆可应用。

（三）注意事项

（1）凡不能安静留针病症，如抽搐、痉挛等慎重使用。

（2）有一些热性病和高血压等慎重使用。

（3）防止艾火烫伤患者。

十、火针疗法

火针是一种用特制的粗针烧热后刺入一定的部位以治疗疾病的方法。《内经》称为焠刺。明代吴鹤皋说："焠针者，用火先赤其针而后刺，此治寒痹之在骨也。"后世医家一般用于瘰疬、痈疽等。

（一）适应证及操作

适用外科疾患，如痈疽、瘰疬及大脚风等症。用于排脓时选针要粗些；用于阴证坚肿使其起消散作用时，当选择细针。刺时先将针身在酒精灯上烧红，对准病变部迅速刺入，然后立即退出，使脓血顺针孔自然流出，不做挤压。

（二）注意事项

使用火针时须细心慎重，动作要敏捷，一刺即达到一定深度；同时要避开血管及内脏，以防伤及。

十一、电针疗法

电针疗法是针刺穴位得到感应后，在针上通以电流，利用电刺激代替手的机械刺激，以加强刺激强度。在电刺激的频率选择方面，应该考虑到人体神经对电刺激的传导问题，一般神经对电刺激的传导不超过2500次/秒的范围。如果用高于这个频率的电脉冲刺激人体，神经上的冲动传导也不会多于2500次/秒，因此在选择电脉冲频率上应多加考虑。

（一）适应证

凡针刺治疗的适应证，一般均适用于电针；对某些神经痛和神经麻痹等疾患，效果更佳。

（二）处方选穴

电针选穴一般选其主穴，但需用两个穴位，使两个穴位之间有电流通过感。

（三）注意事项

（1）电针刺激量一般不大于单纯针刺量，同时也要注意由电针引起的肌肉强烈收缩会出现弯针、折针或晕针现象。

（2）近延脑部位的穴位如用电针，更要注意调至患者耐受为止，切不可做强烈电刺激，否则会有引起心跳、呼吸停止的危险。

（3）在对严重的心脏病患者、高血压病患者用电针时，要密切观察心律、血压变化情况。

十二、艾灸法

艾灸法，是用艾绒或艾绒加一些药物制成的卷，在体表穴位上烧灼、温熨，借灸火之热透入肌肤，以达到温通气血、经络的作用。一般灸法与针法合用，更能提高疗效，所以临床上经常统称为针灸治疗方法。

（一）灸用材料

目前临床常用的材料仍是以艾叶为主，

将艾叶制成绒，可以加一些药物在内，制成卷备用。《本草》载："艾叶能灸百病。"《本草从新》说："艾叶苦辛、生温、熟热、纯阳之性，能回垂绝之阳，通十二经，走三阴，理气血，逐寒湿，暖子宫……以之灸火，能透诸经而除百病。"艾叶易燃烧，气味芳香，燃烧时热力温和，能穿透皮肤，直达深部，几千年来一直被临床所采用。

（二）灸法分类

灸法所用的材料是以艾绒为主，但施灸的方法不同，可以做直接灸、间接灸、温针灸、温筒灸，另外有天灸（药物发疱法）等。现将临床上常用的几种灸法介绍如下：

1. 直接灸法

用艾绒做成艾炷直接放在皮肤上，根据灸量大小又可分为化脓灸和非化脓灸二种。

（1）化脓灸：用黄豆大小的艾绒直接放在皮肤上点燃，让艾绒直接烧伤皮肤，造成局部组织的烫伤后产生化脓现象，以改善体质，增强抗病力，从而达到治疗和保健作用。《针灸资生经》中曾说："凡着艾得灸疮，所患即瘥；若不发，其病不愈。"说明古代灸法，一般要求达到化脓即所谓"灸疮"，而且把灸疮的发或不发看成是取得疗效的关键。目前临床上对哮喘、慢性胃肠病、体质虚弱等多采用本法。

（2）非化脓灸：采用小炷艾粘附于皮肤点燃，不等艾火烧到皮肤立即取下，此法连续灸3~7壮，以局部皮肤红晕为止。此法不留瘢痕，患者易接受。现在临床多用艾绒制成的艾条点燃后距离皮肤半寸处做回旋，直至皮肤局部发红有温热感为止。此法治疗风温痹痛效果最佳。

2. 间接灸

也称间隔灸。灸炷不直接接触皮肤，中间有衬隔物品。衬隔物品多种多样，如衬隔姜、蒜、盐、附子、胡椒、黄土、黄蜡，另外还有一些中药等。衬隔物品是什么，即称之为什么灸法，如"隔姜灸"。

另外有一种灸法为辅灸或长蛇灸，使患者伏卧位，于脊柱正中自大椎穴开始至肾俞为止，中间衬隔蒜泥，上加艾绒，然后在大椎和肾俞部位点火，使之向中间漫燃。本法民间用来治疗虚劳症。近年有许多关于铺灸的报导，中间的衬隔物也有许多不同物品，均有较好疗效。

3. 温针灸

是临床上最常用，而且既简便又安全，患者最易接受的一种方法。按针刺要求施好手法，在针尾放置2cm左右的艾卷，将其底部点燃，使其热力随针进入肌肤，以达治疗作用。

4. 温筒灸

本法是一种特制的金属器具，将艾绒和药物放入筒内点燃，将此器具放在需灸的部位来回温烫，至皮肤红晕发热为止。本法适用于小儿和惧怕针灸治疗者。

5. 天灸

又称自灸。天灸和自灸的名称见于《针灸资生经》，近代又称为"发疱疗法"。这是将刺激性药物敷贴于穴位上，使局部充血起疱，有如灸疮，因而得名。天灸可根据药性和贴敷的时间长短来调整，可以达到皮肤潮红，不至起泡。天灸的药物有多种，如毛茛、斑蝥、白芥子、旱莲草、蒜泥等。

（三）灸治注意事项

（1）根据体质和病情选用比较合适的

灸法。

（2）施灸过程中患者的体位要注意，防止艾火掉下误伤其他部位或衣物。

（3）对不能安静或痉挛、抽搐的患者，不能用灸法。

（4）对局部感觉麻痹的患者用灸时要注意观察皮肤变化。

（5）做化脓灸时要向患者做好解释工作，征得患者同意后才能施灸。

（6）做化脓灸时面部、心区、大血管、肌腱和皮肤皱纹的部位不可直接灸，避免造成瘢痕和挛缩，影响功能。

（7）实施化脓灸法后，局部化脓要严格处理，防止化脓部位感染，而且不宜做过重的体力劳动。

十三、铺棉灸

铺棉灸是利用优质医用脱脂棉花制成薄如蝉翼的薄棉片，平铺于患病皮肤的表面，以燃媒点燃，使薄棉片一燃而尽的一种非艾灸法。在临床上，这种方法又称作"棉花灸""棉片灸""薄棉灸""贴棉灸"等。

（一）操作方法

（1）在手干燥之后，从大的蓬松脱脂棉团上，轻轻撕取一小块棉片，不宜以棉签上的棉花为材料，大小约 $1cm \times 1cm \times 0.2cm$。一手拿起棉花片，另一手与之配合将棉花片稍微扯松、变扁，即从棉片边缘选取一点，用手指将棉花纤维轻轻向外拉伸，注意不要拉断。以最开始的点为起点，逐渐向外拉伸棉花纤维，注意用力要均匀，使棉花纤维分布均匀，逐渐展开，使之呈薄片状（薄如蝉翼）。在拉伸过程中，如果出现不均匀的情况，要

及时调整棉花纤维的分布，使之薄厚均匀，最后形成长宽为 $3cm \times 3cm$、厚约 $0.1mm$、重约 $20mg$ 的棉花薄片，夹在书内保存备用。

（2）令患者取相应的体位，将实施治疗的部位充分暴露。取已准备好的面积约 $3cm \times 3cm$ 的棉花薄片，如果皮损面积小于 $3cm \times 3cm$，可剪小棉片；如果皮损范围较大，可做多个 $3cm \times 3cm$ 棉片，分而灸之。将棉花薄片放在皮损的部位，要求灸疗范围大小应略广于皮损部位 $1mm$，并使棉片的部分边缘稍向上翻起，用火柴点燃翻起的棉片边缘，棉花迅速燃尽。在皮损部位重复以上操作 3 次后，用棉签将棉花燃烧后的黑色灰烬轻轻拭尽。为了防止烫伤，最后在实施治疗的部位，用棉签薄薄涂抹一层万花油或者京万红软膏。

（二）适应证

该疗法主要用于带状疱疹及后遗神经痛、神经性皮炎、银屑病、顽固性湿疹、老年性皮肤瘙痒等皮肤病。

（三）注意事项

（1）在薄棉片制作过程中，切勿使薄片有洞眼，以免施灸时灼烧或烫伤皮肤。

（2）操作者保持手部干燥，防止手指粘起棉片。

（3）操作环境要求无风，治疗时，操作者尽量平稳呼吸，以防止吹起棉片。

（4）不可在眼睑、乳头、阴部等部位施灸。

十四、穴位埋线疗法

穴位埋线疗法，是将不同型号的羊肠线，根据需要有选择地埋入穴位，通过羊

肠线对穴位的持续刺激作用，达到治疗疾病的一种外治方法。近年来，由于此方法施术简单，疗效持久，价格低廉，因此该疗法的临床应用日趋广泛，所取得的临床疗效也颇令人满意。

（一）适应证

消化系统疾病如慢性胃炎、胃溃疡、十二指肠溃疡、便秘等；呼吸系统疾病如哮喘、咳嗽、鼻炎等；精神神经系统疾病如脑血管疾病后遗症、偏头痛、三叉神经痛、面瘫等；内分泌代谢疾病如糖尿病、单纯性肥胖病等；骨科疾病如腰腿痛、骨痹、颈椎病等；皮肤科疾病如银屑病、顽固性带状疱疹后神经痛、痤疮等；妇科疾病如月经不调、围绝经期综合征、绝经后骨质疏松症、梅核气等；男科疾病如前列腺炎、阳痿等；儿科疾病如小儿遗尿、五迟五软等。

（二）器具和穴位

皮肤消毒用品、洞巾、注射器、镊子、埋线针或经改制的9～12号腰椎穿刺针（将针芯前端磨平）、持针器、0～1号铬制羊肠线、0.5%～1%盐酸普鲁卡因或1%的利多卡因、剪刀、消毒纱布及敷料等。埋线针是坚韧特制的金属钩针，长约12～15cm，针尖呈三角形，底部有一缺口。如用切开法需备尖头手术刀片、手术刀柄、三角缝针等。

埋线多选肌肉比较丰满的部位的穴位，以背腰部及腹部穴最常用。如哮喘取肺俞，胃病取脾俞、胃俞、中脘等。选穴原则与针刺疗法相同。但取穴要精简，每次埋线1～3穴，可间隔2～4周治疗一次。

（三）操作方法

1.穿刺针埋线法

常规消毒局部皮肤，镊取一段约1～

2cm长已消毒的羊肠线，放置在腰椎穿刺针针管的前端，后接针芯，左手拇食指绷紧或捏起进针部位皮肤，右手持针，刺入到所需的深度；当出现针感后，边推针芯，边退针管，将羊肠线埋植在穴位的皮下组织或肌层内，针孔处覆盖消毒纱布。也可用9号注射针针头作套管，28号2寸长的毫针剪去针尖作针芯，将00号羊肠线1～1.5cm放入针头内埋入穴位，操作方法如上。

用特制的埋线针埋线时，局部皮肤消毒后，以0.5～1%盐酸普鲁卡因作浸润麻醉，剪取羊肠线一段（一般约1cm长），套在埋线针尖缺口上，两端用血管钳夹住。右手持针，左手持钳，针尖缺口向下以15°～40°方向刺入，当针头缺口进入皮内后，左手即将血管钳松开，右手持续进针直至肠线头完全埋入皮下，再进针0.5cm，随后把针退出，用棉球或纱布压迫针孔片刻，再用纱布敷盖保护创口。

2.三角针埋线法

在距离穴位两侧1～2cm处，用龙胆紫作进出针点的标记。皮肤消毒后，在标记处用0.5%～1%的盐酸普鲁卡因作皮内麻醉，用持针器夹住带羊肠线的皮肤缝合针，从一侧局麻点刺入，穿过穴位下方的皮下组织或肌层，从对侧局麻点穿出，捏起两针孔之间的皮紧贴皮肤剪断两端线头，放松皮肤，轻轻揉按局部，使肠线完全埋入皮下组织内。敷盖纱布3～5天。每次可用1～3个穴位，一般20～30天埋线一次。

3.切开埋线法

在选定的穴位上用0.5%盐酸普鲁卡因作浸润麻醉，用刀尖刺开皮肤（0.5～1.0cm），先将血管钳探到穴位深处，经过浅筋膜达肌层探找敏感点按摩数秒钟，休息1~2分钟。然后用0.5~1.0cm长的羊肠线4~5根埋于肌层内。羊肠线不能埋在脂肪层或过浅，以防止不易吸收或感染。切口处用丝线缝合，盖上消毒纱布，5~7天后拆去丝线。

（四）注意事项

（1）严格无菌操作，防止感染。三角针埋线时操作要轻、准，防止断针。

（2）埋线最好埋在皮下组织与肌肉之间，肌肉丰满的地方可埋入肌层，羊肠线不可暴露在皮肤外面。

（3）根据不同部位，掌握埋线的深度，不要伤及内脏、大血管和神经干（不要直接结扎神经和血管），以免造成功能障碍和疼痛。

（4）皮肤局部有感染或有溃疡时不宜埋线。肺结核活动期、骨结核、严重心脏病或妊娠期等均不宜使用本法。

（5）羊肠线用剩后，可浸泡在70%乙醇中，或用新洁尔灭处理，临用时再用生理盐水浸泡。

（6）在一个穴位上作多次治疗时应偏离前次治疗的部位。

（7）注意术后反应，有异常现象应及时处理。

（五）术后反应

1. 正常反应

由于刺激损伤及羊肠线（异性蛋白）刺激，在1~5天内，局部可出现红、肿、痛、热等无菌性炎症反应。少数病例反应较重，切口处有少量渗出液，亦属正常现象，一般不需处理。若渗液较多凸出于皮肤表面时，可将乳白色渗液挤出，用70%乙醇棉球擦去，覆盖消毒纱布。施术后患肢局部温度也会升高，可持续3~7天。少数患者可有全身反应，即埋线后4~24小时内体温上升，一般约在38℃左右，局部无感染现象，持续2~4天后体温恢复正常。埋线后还可有白细胞总数及中性多形核细胞计数的增高现象，应注意观察。

2. 异常反应

（1）少数患者因治疗中无菌操作不严或伤口保护不好，造成感染。一般在治疗后3~4天出现局部红肿、疼痛加剧，并可能伴有发烧。应予局部热敷及抗感染处理。

（2）个别患者对羊肠线过敏，治疗后出现局部红肿、瘙痒、发热等反应，甚至切口处脂肪液化，羊肠线溢出，应适当作抗过敏处理。

（3）神经损伤，如感觉神经损伤，会出现神经分布区皮肤感觉障碍；运动神经损伤，会出现所支配的肌肉群瘫痪，如损伤了坐骨神经、腓神经，会引起足下垂和足踇趾不能背屈。如发生此种现象，应及时抽出羊肠线，并给予适当处理。

十五、针刀疗法

针刀疗法是一种介于手术方法和非手术疗法之间的闭合性松解术。针刀疗法是将东方中医学的基本理论和西方医学的手术解剖基本理论融为一体，具体地说是在中国古代九针的基础上，结合西医学外科用手术刀而发展形成的，是与软组织松解手术有机结合的产物。用这样的治疗器械，可以精确、微创、安全到达病灶部位，对粘连、钙化、挛缩、僵硬、增生的组织进行松解、切割、剥离等项治疗。针刀疗法是一种不开刀的闭合性手术疗法，具有见效快、痛苦小、疗程短、不易复发、不留手术创痕等优点。

（一）器具

针刀疗法针具是由金属材料做成的，在形状上似针又似刀的一种针用具。是在古代九针中的镵（音蝉）针、圆针、锃（音迪）针、锋针、铍（音披）针、圆利针等基础上，结合西医学外科用手术刀而发展形成的。其形状和长短略有不同，一般为10～15cm左右，直径为0.4～1.2 mm不等。分手持柄、针身、针刀三部分。针刀宽度一般与针体直径相等，刃口锋利。

（二）操作

针刀疗法操作的特点是在治疗部位刺入深部到病变处进行轻松的切割、剥离等不同的刺激，以达到止痛祛病的目的。

（1）体位的选择以医生操作时方便、患者被治疗时自我感觉体位舒适为原则。如在颈部治疗，多采用坐位；头部可根据病位选择仰头位或低头位。

（2）在选好体位及选好治疗点后，作局部无菌消毒，即先用乙醇消毒，再用碘酒消毒，乙醇脱碘。

（3）医生戴无菌手套，最后确认进针部位，并做以标记。对于身体大关节部位或操作较复杂的部位可敷无菌洞巾，以防止操作过程中的污染。

（4）为减轻局部操作时引起的疼痛，可作局部麻醉，阻断神经痛觉传导。

（三）临床应用

主要用于各种慢性软组织损伤引起的顽固性疼痛；部分退变性疾病，如颈椎病、腰椎间盘突出症、骨性关节炎等；肌肉、肌腱和韧带积累性损伤、肌紧张、外伤后遗症等；某些无菌性炎症，如筋膜炎、腱鞘炎、肩周炎、髌下脂肪垫炎、网球肘等；某些脊柱相关性疾病，如偏头痛、颈性眩晕、痤疮、乳腺增生、哮喘、胃肠功能紊乱、慢性胃炎、胃溃疡、结肠炎、痛经、月经紊乱、尿频、性功能障碍等多种疑难杂症。

（四）针刀的禁忌证

（1）一切严重内脏病的发作期。

（2）施术部位有皮肤感染、肌肉坏死者。

（3）施术部位有红肿、灼热，或在深部有脓肿者。

（4）施术部位有重要神经血管或有重要脏器而施术时无法避开者。

（5）凝血机制不良或有其他出血倾向者。

（6）体质极度虚弱不能耐受手术者。

（7）血压较高，且情绪紧张者。

（8）有以上7种情况之一者，即使有针刀疗法适应证，也不可施行针刀手术。

（五）针刀疗法的安全性

（1）在进行针刀治疗时，医生应严格按照针刀的进针四步规程操作，并熟悉相关的解剖知识。如果操作规范，对解剖结构掌握清楚，针刀治疗是很安全的。

（2）在手术操作不规范的情况下，可出现组织水肿、炎症反应、神经血管损伤等，严重的可出现脊髓损伤。

十六、刮痧疗法

刮痧是传统的自然疗法之一，它是以中医皮部理论为基础，用器具（牛角、玉石、火罐）等在皮肤相关部位刮拭，以达到疏通经络、活血化瘀之目的。清代郭志邃著有《痧胀玉衡》一书，完整地记录了各类痧症百余种。著名中医外治家吴尚先对刮痧给予了充分肯定，他说："阳痧腹痛，莫妙以瓷调羹蘸香油刮背，盖五脏之系，咸在于背，刮之则邪气随降，病自松解。"

（一）操作方法

1. 刮痧

用边线光滑的汤匙、铜钱或硬币，在患者身体的施治部位上顺序刮动的治疗方法，称为刮痧疗法。

操作方法如下：

（1）患者取舒适体位，充分暴露其施治部位，并用温水洗净局部。

（2）用边缘光滑的汤匙（或调羹、铜币等）蘸上麻油（菜籽油、花生油、豆油或清水均可），在需要刮痧的部位反复地刮。

（3）刮痧部位通常只有在患者背部或颈部两侧。根据病情需要，有时也可在颈前喉头两侧，胸部、脊柱两侧，臂弯两侧或膝弯内侧等处。也同按照病情需要，选择适合的部位。

（4）每一部位可刮2～4条或4～8条"红痕"。每条长6～9cm。按部位不同，"红痕"可刮成直条或弧形。刮痧之后，应用手蘸淡盐水在所刮部位轻拍几下。

（5）应用较小的刮匙，在有关穴位处施术。常见的穴位有足三里、天突、曲池及背部的一些腧穴。在穴位处刮痧，除了具有刮痧本身的治疗效果外，还可疏通经络，行气活血。

2. 扯痧

在患者的一定部位或穴位上，用手指扯起皮肤，以达到治疗疾病的方法，称之为扯痧疗法。扯痧疗法在我国民间流传久远，每当感受暑湿引起的痧症或不适，常用手指将患者的皮肤反复捏扯，直至局部出现瘀血为止。本方法简便，容易掌握，容易施用，效果较好。

操作方法如下。

（1）部位选择：腹部（下脘、石门、天枢）等；颈部、肩部（肩井等）；背部。

（2）患者坐位或卧位，充分暴露局部皮肤。

（3）术者用拇指腹和食指第二指节蘸冷水后，扯起一部分皮肤及皮下组织，并向一侧牵拉拧扯，然后急速放开还原。也可用拇、食、中三指的指腹夹扯皮肤，依上述手法连续地向一定的方向拧扯，重复往返数次，以所扯皮肤处发红为止。

（4）如病症较重时，扯拉的力量可加大，直至皮肤出现红斑。

（5）扯痧对皮肤有较强的牵拉力，故常可引起局部和全身机体反应，扯拉患者局部可有疼痛感，扯后周身有松快舒适感。

3. 揪痧

将中指和食指弯曲如钩状，蘸水夹揪皮肤，造成局部瘀血。这种揪痧使皮肤出现血痕的除痧方法，称揪痧疗法。本法民间称之为"揪疙瘩"。施行本法时不需要任何器具，只需用手指即可。揪痧疗法灵活，可根据病情选择施治部位，头痛、发热、身体乏力，自己可以给自己揪，故揪痧也是一种非常实用的自我疗法。

操作方法如下：

（1）患者伏案而坐或取俯卧位，充分暴露施治皮肤。

（2）术者将中指和食指弯曲成钩状，蘸冷水后，用食、中两指的第二指节侧面相钳去夹揪皮肤。此时常发出"咯"的响声，"揪疙瘩"之名即由此而来。夹揪时要随夹随压随拧，然后急速松手。由于外力的夹、压、挤，可将皮下毛细血管夹破，使血液渗出组织间，造成局部瘀血。

（3）一般在局部夹揪20次左右，以皮肤出现血痕为度。如果病情较重者，夹揪的力量要大，直至皮肤形成红斑。揪痧时，由于夹痧的作用，对皮肤有较强的牵拉力，故常可引起局部和全身反应，使施治处皮肤潮红，且稍有痛感，但痧被揪出、局部出现瘀血后，则患者周身舒展。本法适用于皮肤张力不大的头面部及腹、颈、肩、背部等处。

4. 放痧

以针刺静脉或点刺穴位出血，用于因痧而达到治病的施治方法，叫做放痧疗法。

操作方法如下：

（1）患者取舒适体位，充分暴露其施治部位。

（2）如在静脉放痧时，应先将患者左上臂近心处用布带或止血带捆紧，嘱患者握掌。然后，在局部用碘酒棉球消毒皮肤，再用75%乙醇脱碘。待干后，用消毒三棱针在肘静脉处缓慢刺入半分至1分深，随即缓慢拨出。针刺后，让患者张开手掌，而后挤压放血，随放血处置一干棉球，压迫片刻。

（3）在穴位放血时，可根据病情需要，经皮肤消毒后，用三棱针或缝衣针直接点刺。

5. 挤痧

对因痧引起疾患，用两手大拇指的指甲互相挤压皮肤的治疗方法，叫做挤痧疗法。

操作方法如下：

（1）患者坐位或卧位。

（2）术者用两手大拇指的指甲背在施治部位处做有规律、有秩序的互相挤压，直至局部皮肤出现"红点"为止。

（3）依病施治，"红点"可大可小，一般要求大如"黄豆"，小似"米粒"。

（二）适应证

外感疾病，慢性阻塞性肺病，急慢性支气管炎，支气管哮喘，高血压，偏头痛，中风后遗症，急慢性胃炎，急慢性病毒性肝炎，周围型面瘫，肩周炎，强直性脊柱炎，筋膜疼痛综合征，神经性皮炎，荨麻疹，乳腺增生，围绝经期综合征，小儿遗尿，抽动-秽语综合征，慢性前列腺炎，睑腺炎（麦粒肿），急慢性鼻窦炎及预防保健等。

（三）注意事项

（1）保持室内空气新鲜、流通，注意保暖，避免直接吹风。

（2）刮痧后最好饮用一杯温开水（淡盐水为佳），30分钟内忌洗澡，禁食生冷油腻食物；夏季刮痧不要对着风扇，冬季刮痧治疗后应注意保暖。

（3）刮痧后1~2天内，如刮拭部位出现疼痛、痒、虫行感、冒冷/热气或皮肤表面出现风疹样变化等现象，均为正常。

（4）如用于美容时，可用具有润肤紧肤作用的刮痧油或膏，手法宜轻。

（5）刮拭第七颈椎（大椎穴）手法宜轻。

（6）胸部乳头禁刮。

（7）孕妇腰腹部禁刮。

（8）年老体弱者应轻手法刮拭。

（9）皮肤病如溃疡、严重过敏、痣瘤、皮下有不明原因包块、新鲜的伤口禁刮。

（10）骨折患者骨折部位禁刮。

（11）凝血机制障碍疾病如白血病、血小板减少等患者禁刮。

（12）下肢静脉曲张、下肢水肿的患者，刮拭方向应从下向上刮拭，用轻手法。

（13）保健刮痧和头部刮痧可不用介质，可隔衣刮，手法宜轻。给小儿手法宜轻，隔衣刮。

（14）空腹、过度疲劳、低血糖、过度虚弱和神经紧张患者忌刮；低血压、特别怕痛的患者轻刮。

（15）再次刮痧时间需待上次痧疹消退（5~7天左右）后再进行。

（16）经过正确的刮痧治疗数次后，若病情没有减轻或反而加重，应去医院做进一步检查，并改用其他方法治疗。

（17）施刮痧术的用具必须清洗消毒，特别是给乙肝患者或乙型肝炎表面抗原阳性携带者刮痧时，由于皮下渗血，肝炎病毒可能污染用具。施术后，用具一定要经高压消毒，以防止血源性传播。

（18）需要特别注意的是，刮痧也和针灸一样，有可能像晕针一样出现晕刮。症状多表现为头晕、面色苍白、心慌、出冷汗、四肢发冷、恶心欲吐等。遇到这样的情况时首先要冷静，立即让患者平卧并饮用1杯温糖开水，迅速用刮板刮拭患者百会穴（重刮）、人中穴（棱角轻刮）、内关穴（重刮）、足三里穴（重刮）、涌泉穴（重刮），如未明显好转，要及时送往医院。

第二节　推拿疗法

推拿疗法，是用手或肢体其他部位，按各种特定的技术和规范化动作，在体表进行操作，通过功力的"深透"而产生治疗作用的一种治疗方法。

一、推拿手法的概念

推拿治病主要是靠手法技术的运用来治疗疾病的。推拿手法的各种基本动作，均来源于人类的日常生活动作，如推、拿、按、压、摩、揉、捏等，都是人们日常生活中常使用的动作，但不是有一定技术要求、合乎一定规范的动作，是不能与推拿手法相提并论的。《医宗金鉴·正骨心法要旨》中说："法之所施，使患者不知其苦，方称为手法也。"又说："……但伤有轻重，而手法各有所宜，其痊可之迟速，及遗留残疾与否，皆关乎手法之所施得宜……"由此可见，推拿手法在临床运用上是很值得重视的。

二、手法的技术要求

（一）松解类手法的基本技术要求

松解类手法的种类较多，每一种手法都有其特定的技术要求，但一般认为均必须符合持久、有力、均匀、柔和的基本技术要求，从而达到深透的作用效果。

1. 持久

是指手法能够严格按照规定的技术要求和操作规范，持久操作足够时间而不变形，保持动作的连贯性。因为不少推拿手法在临床应用时，需要操作较长的时间才能取得预期的疗效，如果缺乏持久性，势必影响疗效。

2. 有力

是指手法必须具备一定力量、功力和技巧力。力量是基础，功力和技巧力需要通过功法训练和手法联系才能获得。在力的运用上须根据治疗对象、施治部位、病症虚实而灵活掌握。其基本原则是既保证治疗效果，又避免发生不良反应。

3. 均匀

一方面指手法的操作必须具有一定的节律性，不可时快时慢；另一方面指手法的作用力在一般情况下保持相对稳定，不可忽轻忽重。当然，操作时根据治疗对象、部位、疾病的性质不同，手法的轻重应有所不同。

4. 柔和

是指手法操作应做到轻而不浮，重而不滞，刚中有柔，刚柔相济。动作稳柔灵活，用力和缓，讲究技巧性，变换动作自然流畅，毫无涩滞。

5. 深透

是指手法作用的最终效果不能局限于体表，而要达到组织深处的筋脉、骨肉、脏腑，使手法的效应能传之于内，如《小儿推拿广义》所说的"外呼内应"，即是此意。要做到这一点，必须保持上述4个方面技术要求的协调统一。首先，手法操作应具有一定的力量，功力和技巧力，不能失于柔和，一般都是采用逐渐加力的施力方式，同时富于节律性的变化，即要符合举运的要求，然后通过一定时间的积累，最终达到"深透"的作用效果。所以说手法是一种技术难度大、技巧性高的操作技能，只有通过刻苦训练，细心体会，才能逐步掌握，娴熟运用。

（二）整复类手法的基本技术要求

在病理状况，错缝关节周围的肌肉、韧带等软组织多呈痉挛、紧张状态，给手法操作带来一定难度，如果野蛮操作，也会因之造成危险。因此，为了保证手法的安全性和有效性，整复类手法的操作应符合稳、准、巧、快的基本技术要求。

1. 稳

是对整复类手法安全性方面的要求，强调在施行手法整复时，首先要考虑到安全问题，它包括排除整复手法的禁忌证和具体手法的选择应用两个方面。就手法操作本身而言，应做到平稳自然、因势利导、避免生硬粗暴。一般来说，某一个关节可以通过多种手法来实现整复目的，可根据具体病情、患者适宜的体位，以及手法的特异性作用而选择安全性相对高的手法，不能过分依赖单一的扳法。此外，也不可一味追求手法整复时"咔嗒"声的出现，它并不是判断手法整复成败的唯一标准。

2. 准

是对整复类手法有效性方面的要求，强调进行关节整复时，一定要有针对性。首先必须具有明确的手法应用指标，即明确诊断，做到手法与病症相合；其次，在手法操作过程中，定位要准确，如施行拔伸类手法时，通过变换拔伸力的方向和作用点，可以使应力更好地集中于要整复地关节部位，而在施行脊柱旋转扳法时，则可以通过改变脊柱屈伸和旋转的角度以及手指的支点位置，使应力集中于需要整复的关节部位。

3. 巧

是对整复类手法施力方面的要求，强调运用巧力，以柔克刚，即所谓"四两拨千斤"，不可使用蛮力、暴力。从力学角度分析，大多数整复类手法是运用了杠杆原理，因此，在施行关节整复类手法时，力的支点选择和力的组合运用十分重要，同时还要考虑到不同体位下的灵活变化，要尽可能地借患者自身之力以完成手法的操作，只有这样，才能符合"巧"的技术要求。正如《医宗金鉴·正骨心法要旨》所说："一旦临证，机触于外，巧生于内，手随心转，法从手出。"

4. 快

是对整复类手法发力方面的要求，强调发力时要疾发疾收。首先，需要对发力时机做出判断，它主要依靠手下的感觉，一般在关节活动到极限位置而又没有明显阻力的时候发力；其次，术者无论采用哪一个部位发力，一般都是运用自身机制的等长收缩方式进行，即所谓的"寸劲"，极少有形体和关节大幅度的运动；另外，需要对发力时间和力的大小进行控制，不能过大过小。

以上4个方面的技术要求应贯穿于每一个整复手法操作的全过程，只有这样，才能确保手法的安全性和有效性。明·张介宾在《类经·官能》中告诫："导引者，但欲营运气血而不欲有所伤也，故惟缓节柔筋而心和调者乃胜是任，其义可知。今见按摩之流，不知利害，专用刚强手法，极力困人，开人关节，走人元气，莫此为甚。病者亦以谓法所当然，即有不堪，勉强忍受，多见强者致弱，弱者不起，非惟不能去病，而适以增害。用若辈者，不可不为知慎。"而《医宗金鉴·正骨心法要旨》则明确指出："法之所施，使患者不知其苦，方称为手法也。"这里的手法，实则指的便是整复手法。

三、手法补泻原则

补虚泻实是中医推拿治疗的基本法则。推拿手法的补泻是通过医者手法作用力的大小、速度的快慢以及方向的不同等给机体一定的刺激，激发机体整体与局部的调控功能，从而达到扶正祛邪的目的。推拿治疗虽然无直接补泻物质进入人体内，但

传统推拿学的经验告诉我们：通过由轻重、缓急、顺逆、上下、左右、刚柔等不同因素组合的手法动力作用的刺激，凡是能够产生发汗、散寒、退热、祛邪、软坚化结、破瘀、通便、催吐、排毒、消肿及抑制、分解作用的即为泻法；而产生扶正、壮阳、益气、活血、生血、温中暖胃、健脾、降逆、平喘、强身健体、生津滋养、止泻及兴奋、合成作用的则为补法。形成补泻效应的作用因素主要有以下几个方面。

（一）轻重补泻

就一般规律而言，轻手法为补，重手法为泻。即作用时间较短的重刺激，可抑制脏器的生理功能，可谓之"泻"；作用时间较长的轻刺激可活跃兴奋脏器的生理功能，可谓之"补"。

（二）方向补泻

推拿临床主要是遵循经络迎随补泻与推拿特定穴方向补泻的原则来施术。从手法补泻角度而言，基于经络循行方向，顺经络循行方向部位的手法操作为"补"，逆经为"泻"。是谓"顺经为补，逆经为泻"。如推拿治疗小儿泄泻配合推上七节骨有明显的止泻作用，大便秘结配合推下七节骨则有明显的通便作用，即推上为补，推下为泻。摩腹时逆摩为补，顺摩为泻。多数推拿方向补泻的手法与针刺是相同的，但是推拿方向补泻也有其独特之处。如清天河水是一种泻法，其操作是由腕推向肘，即也是由外推向里、向心方向推等。虽然这些补泻手法与一般的方向补泻规律不同，但是临床上作为一种特殊的补泻手法还在应用。另外小儿推拿手法传统上还存在男左女右的区别，男由右向左旋手法为补，

反之为泻；女由左向右旋手法为补，反之为泻。现在临床治疗中，已不再区分男女，都采用统一操作手法。

（三）频率补泻

从手法频率快慢而言，操作频率快则为"泻"，慢则为"补"，是谓"急摩为泻，缓摩为补"。手法徐缓，频率低，幅度小，则刺激量小，适合病程长、病情缓、体质弱的患者，有疏通气血、扶正补虚的作用；手法疾快、频率高、幅度大，适合于病情急迫、病情重、体质强壮的患者，有醒脑开窍、活血化瘀、消肿止痛的作用。

（四）时间补泻

手法持续操作时间的长短，也是调控手法补泻效应的重要因素。重而操作时间较短的手法为泻，轻而操作时间较长的手法为补。

当然在临床上，并不是单凭某一个因素就可以达到补泻的目的，而是需要综合应用。一般情况下，凡用力清浅、操作柔和、频率舒缓、顺着经络行走方向用力（在腹部为逆时针方向施术），并持续时间较长的操作手法为补法，对人体有兴奋、激发与强壮作用；反之，凡用力深厚、操作刚韧、频率稍快、逆着经络行走方向用力（在腹部为顺时针方向施术），并持续时间较短的操作手法为泻法，对人体有抑制、镇静和祛邪作用。此外，强度、频率与操作时间适中，在经线上来回往复操作（在腹部先顺后逆方向施术）的手法为平补平泻法，又谓和法，有平衡阴阳，调和气血、脏腑的功效。但是，必须明确，有关手法的补泻作用的调控方法，还要遵循辨证施治的原则，在临床上灵活运用。

四、手法刺激量

推拿治疗疾病时，不同刺激量的手法对治疗效果有直接的影响。手法的刺激量主要取决于手法的压力，但和手法的着力面、受力方式以及操作时间的长短、医生手法的功力、所治疾病的性质、手法施术部位均有一定的关系。同时，治疗时手法刺激应随患者年龄、性别、体质的强弱而随时变化。

（一）手法的压力、着力面、受力方式与刺激量

在一般情况下若其他因素相同，则手法的刺激量与手法的压力成正比关系，如按法、点法等，压力越大、刺激量越大。手法的刺激量和手法着力面积成正比。受力方式是指手法力量变化的速度。急剧变化的冲击力刺激量大，缓和渐进的力刺激量弱。

（二）操作时间与刺激量

手法操作时间的长短与刺激量有一定的关系，但临床治疗时手法操作时间的长短与刺激量的大小，很难做出明确的规定，一般来说，操作时间较短（约1~2分钟左右）的手法如按法、点法、压法、掐法以及运动关节类手法，刺激量大，操作时间较长的如擦法、一指禅推法、摩法、揉法等（一般可连续操作5~10分钟）刺激量小。

（三）功力与刺激量

就手法力度形成的刺激量而言，力度越大，刺激量越强。但力度所形成的刺激量和具体操作者的功力有一定的关系。手法的刺激量所产生的作用有两重性，其一

是对经络系统的调整作用；其二是对组织结构的破坏作用。刺激量只有在一定的限度内，对经络系统的调整作用才随着刺激量的增加而增加，达到一定的临界点后，这一作用非但不增加，反而引起对组织结构的破坏急剧增加，这就要求推拿医生要具备一定的功力，只有具备一定功力的手法才能在适量的刺激量范围内最大限度有效的对经络系统、脏腑以及局部肌肉组织起良性调整作用。

（四）病症与刺激量

不同的病症需要不同的刺激量，同一病的不同阶段需要不同的刺激量，而针对不同病症以及不同的病理阶段选择合适的手法刺激对提高疾病治疗效果是显而易见的。辨病辨证选择适当的手法，以形成适应于相应病症的刺激量，从而达到治疗的目的，好比处方用药，是首先要考虑的，选择的是否恰当，将直接影响治疗的效果。

（五）部位与刺激量

一般情况下，病变范围较广，部位较深，肌肉比较丰厚的部位，用接触面积大而深沉有力刺激量大的手法，如腰臀部操作，用按法、肘压法、指节骨搽等，而病变范围虽然较广，但部位较浅，肌肉较薄弱的部位，用接触面积大而柔和、刺激量小的手法，如在胸胁部操作时用擦法、揉法等。头面部操作时，多采用刺激量小柔和且轻灵的手法，如一指禅偏峰推法、拇指外侧揉法、抹法、扫散法等；四肢关节部多属软组织损伤病，可根据病情的长短以及疾病的急慢选择不同的刺激量。

总之，每一种手法在每一次治疗过程中及整个治疗过程中，刺激量都要由小到大，循序渐进，治疗开始时选用较轻的手法，而后力量逐渐加强，直至患者能忍受的适当强度，治疗结束前再由最大强度慢慢减弱，使患者有个适应的过程。同样的道理，关节被动活动幅度也要由小到大，逐渐增加。但是，对每一个手法来说，刺激量从量上很难有一个具体、客观的表述，很难说每一个手法在某一个某部、某一个穴位对以及对某一病症的刺激量有多少千克。所以在手法刺激量的掌握和选择上，要根据患者疾病的性质、病症的部位，选用的穴位，以及患者的性别、年龄、体质的强弱和医生操作的习惯、手法的功力等因素综合考虑，灵活运用。

五、基本手法

（一）摩法

这是最早应用于推拿治疗的手法之一。推拿古称按摩，如《素问·血气形志》中说："形数惊恐，经络不通，病生于不仁，治之以按摩醪药。"这里所说的"按摩"，当然是指治疗方法，但从中也可看出按法和摩法在当时是具有代表性的两种手法。摩是抚摩之意。摩法是用食、中、无名指指面或大鱼际肌腹或手掌心附着在体表的一定部位上（使用手指做摩法的称指摩法，用大鱼际肌腹的称为鱼际摩法，用手掌心的称为掌摩法），通过肩关节在前外方向的小幅度旋转，使着力面在治疗部位做有节奏的环形平移摩擦的手法。

1. 动作要领

（1）肩关节放松，肘关节自然微屈，以上肢自身重力作为预应力按放在治疗部位。

（2）指摩法时，腕关节略屈并保持一

定的紧张度，适合在面积较小的部位操作；掌摩法适宜在面积较大的部位施术，以全掌贴压在治疗部位。各式摩法在做圆周按摩时，要求在四周均与着力，不能一边重一边轻。

（3）操作时，仅与皮肤表面发生摩擦，不带动皮下组织，每分钟频率约100～120周/分，指摩法动作轻快，而掌摩法动作宜稍缓。《石室秘录》说："摩法不宜急，不宜缓，不宜轻，不宜重，以中和之义施之。"

（4）根据摩法的操作频率和运动方向，决定手法的补泻作用，例如急摩为泻，缓摩为补，顺摩为泻，逆摩为补。

2. 功效

提神醒脑、行气舒肝、温中和胃、消积导滞、温阳益气。

3. 适应证

摩法刺激舒适和缓，临床应用广泛，常用于治疗胃肠道疾患、呼吸道疾患、生殖系统疾患以及四肢痛症等。

（1）脘腹胀痛、消化不良、泄泻、便秘等胃肠道疾患，可配合大、小鱼际揉法于中脘、天枢、神阙及全腹部操作。

（2）咳嗽、哮喘、胸闷气紧等呼吸道疾患，可摩膻中、期门、日月，可配合搓法，搓摩胁肋，也可配合按揉背部膀胱经上的背腧穴。

（3）痛经、月经不调、阳痿、遗精等生殖系统疾患，可摩下腹部的关元、气海及腰骶部，并配合揉关元、气海及横擦肾俞及腰骶部。

（4）外伤肿痛、风湿痹痛等四肢痛症，可摩患处，常常配合局部的大鱼际轻揉，以行气活血、消肿散瘀。

（5）阳虚、中气不足等症，可摩关元、气海、膻中，有温阳补气之功。

古人对摩法虽有"缓摩为补，急摩为泻"之说，但因其手法轻柔，一般临床上都把它作为补法。古代还常根据病情，把中药磨成粉，按照各种药物的药性，配制成各种药膏、药汁、药酒、药粉等涂于施术部位，而后进行推拿按摩，以加强手法的治疗效果，称为膏摩。膏摩适用范围广泛，曾被应用于内科、外科、妇科、儿科、伤科及五官等诸科，用以治疗伤寒、中风、口眼歪斜、痹痛、惊风、伤筋、脱臼、骨伤疼痛等。近代也有用葱姜汁、冬青膏、松节油等作为摩法的辅助用药。

（二）推法

推法是临床上普遍应用的手法之一。它是用指或掌着力于人体一定部位或穴位上，作单方向的直线或弧形移动。根据着力部位的不同分为：拇指推法、多指推法、掌推法、鱼际推法、拳推法、肘推法。拇指推和多指推法——多用于头面、颈项、四肢等部；掌推法——多用于胸胁部、腰背部；大鱼际推法——多用于头面、四肢部；拳推法——多用于腰背、臀部及下肢部；肘推法——适用于肌肉肥厚处或感觉迟钝处。

1. 动作要领

（1）拇指推法操作方法：用两手或单手拇指罗纹面着力于体表的一定部位，其余四指自然分开固定于体表，腕关节微屈，拇指向四指的方向作单方向的直线推动。

（2）多指推法操作方法：除拇指外的四指伸直并拢，以第一及第二指骨的指腹着力于施术部位上，腕关节微屈，通过前臂向前斜下方的主动施力，使四指向指端方向作单方向的直线推动。

（3）掌推法操作方法：全手掌按压于施治部位，五指微分开自然伸直，以全手掌的掌指面为着力面，通过前臂向前斜下方的主动施力，带动手掌向指端方向作单方向的直线推动。

（4）鱼际推法操作方法：用掌根和大鱼际着力于体表，腕关节稍背伸，五指微屈自然放于体表，通过前臂向前斜下方的主动施力，带动掌根和大鱼际向虎口方向作单方向的直线推动。

（5）拳推法操作方法：手握实拳，以食指、中指、无名指及小指的近侧指间关节的背侧关节突起部着力于体表，腕关节用劲伸直，通过前臂向前斜下方的主动施力，带动背侧关节突起部作单方向的直线推动。

（6）肘推法操作方法：屈肘，将肘关节鹰嘴部着力于施治部位，以肩关节为支点，通过上臂部向前斜下方的主动施力，带动肘关节鹰嘴部作较缓慢的单方向直线推动。

2. 功效

舒经通络、活血化瘀、行气止痛、理筋整复。

3. 临床应用

该手法灵活多变，可在全身各部位操作，患者常感觉温热舒适，是临床常常采用的推拿治疗方法之一。用于治疗各种痛症及气机阻滞的各类疾患。

（1）风湿痹痛、腰腿痛、软组织损伤、局部肿痛等痛症。腰腿痛、风湿痹痛，可用掌推法、拳推法或肘推法推脊柱两侧夹脊穴、背俞穴及肢体外侧。常常配合揉法作推揉法操作，亦常配合按法、擦法、点法、拿法作用于上述部位。

（2）胸胁胀闷不舒，烦躁易怒等气机郁阻病症。用掌推法推胸胁部，沿胸部正中向下直推，可摩法、擦法配合使用，并按揉背部的肝俞、胆俞等穴，行气舒肝解郁。

（3）高血压、头痛、头昏、失眠等气机上逆病症。常用拇指推桥弓、眉弓，掌推脊柱两侧膀胱经以平肝潜阳、降气止逆，常配合按揉太阳、抹前额、拿揉颈项及揉中脘、摩腹等操作手法。

（4）腹胀、便秘、食积不化等气滞中焦病症。可用掌推法推脘腹部，配合脘腹部的揉法、振法、摩法使用。

（5）足疗法中的运用，常采用拇指推法在足部的反射区，按向心方向推动，多用于慢性病的治疗。

4. 注意事项

（1）常适当运用一些介质以防止皮肤破损。

（2）在关节端部推动时，推得方向应指向肌肉肌腱的起止点，有利于理筋顺筋，在肢体中部推动时，则固定一端推向另一端。

（3）推动的方向不同所起的作用也不同，顺静脉的方向推动有利于消肿，顺动脉的方向推动则加强活血化瘀，顺经络为补，逆经络为泻，向上推为升，下推为降。

（4）推动的速度不可过快，压力不可过重也不可过轻。

（三）一指禅推法

用拇指指端、偏峰或罗纹面着力于施术部位或穴位，通过前臂的主动摆动带动腕关节有节律的摆动，从而产生轻重交替、持续不断的作用力的一种手法，称为一指禅推法。根据着力点的不同分为指端推法、罗纹面推法、屈指推法和偏峰推法。指端推法、罗纹面推法——适用于全身各部腧穴。屈指推法——多用于背部腧穴。偏峰推法——适用于头面部。一指禅推法是"一指禅推拿"流派的主要手法。

1. 动作要领

（1）一指禅指端推法的操作方法：以拇指指端着力于体表施术部位、穴位上，拇指自然伸直，其余四指的指间关节和掌指关节自然屈曲。腕关节自然屈曲90°，腕部放松，悬腕，垂肘120°、沉肩，前臂的主动摆动带动腕关节有节律的左右摆动，摆动中拇指指间关节自然的伸直与屈曲交替，使产生的功力通过拇指指端轻重交替、持续不断地作用于施术部位或穴位上。摆动频率每分钟120~160次。

（2）一指禅罗纹面推法的操作方法：以拇指罗纹面着力于体表施术部位或穴位上，拇指自然过伸，其运动过程同一指禅指端推法，唯其拇指指间关节在尽量保持在自然的过伸位而不屈曲。

（3）一指禅偏峰推法的操作方法：以拇指桡侧缘着力于一定的部位或穴位上，拇指自然伸直并内收，其余指间关节及掌指关节自然伸直，腕关节微屈或自然伸直，其运动过程同一指禅指端推法，仅其腕关节的摆动幅度较小，有时只为旋动。

（4）一指禅屈指推法的操作方法：拇指屈曲，指端压在食指桡侧缘或以罗纹面附于食指指背，以拇指指间关节桡侧或背侧着力于施术部位及穴位上，其余四指屈曲，运动过程同一指禅指端推法。

2. 功效

舒经活络、活血祛瘀、调和营卫、解痉止痛。

3. 临床应用

一指禅推法刺激中等，渗透力强，灵活度大，接触面小，适用于全身各部，治疗全身各种疾患。

（1）适用于头面诸疾：头痛、失眠、面瘫、近视、咽喉肿痛等。面部多采用一指禅偏峰推法，头痛、失眠以太阳穴为重点，可由太阳向上至神庭穴，再沿前发际推至太阳，由太阳沿眉弓返回印堂，左右交替，呈"∞"形路线反复数次，以行气活血，镇静安神，常与按揉太阳、抹前额和按揉三阴交等方法配合使用；面瘫，以一指禅偏峰推法始于人中，经迎香、四白、下关、太阳、颊车、地仓，返回至人中，左右交替，呈"∞"形路线反复数次，多与抹面等配合使用；近视，用一指禅偏峰推法推眼眶周围诸穴，呈"∞"形路线反复数次，从而缓解眼肌痉挛，可与按揉法按揉眼周诸穴配合使用；咽喉肿痛，用一指禅指端推法推动下廉泉等穴，使口腔内产生清凉感，唾液增多，或用缠法。

（2）四肢关节酸痛，颈项强痛、落枕、颈椎病，腰痛等痛症。颈项强痛、落枕、颈椎病，用一指禅推法从哑门沿颈椎正中推至大椎穴，再由两侧风池穴沿膀胱经推至颈根部，反复数次以舒经活络、活血祛瘀、解痉止痛，也可用一指禅屈指推法沿上述线路操作，常与拇指按揉穴位及颈项拿法等配合使用；四肢关节疼痛，则常用一指禅推法推关节周围穴位并配合穴位的按揉法、弹拨法治疗。

（3）便秘、泄泻、胃脘痛等胃肠道疾病，冠心病、胆绞痛等胸腹疾患，痛经、月经不调等妇科疾病。便秘、泄泻、胃脘痛等胃肠道疾病，可用一指禅推法推足太阳膀胱经第一侧线，重点推脾俞、胃俞、肝俞、胆俞、大肠俞等穴位，同时推天枢、中脘等穴，常与腹部摩法配合使用，以健脾和胃，调整胃肠功能；冠心病，用一指禅推法推心俞、膏肓俞、膈俞，多配合拇指按揉法按揉内关及胸部的摩法，达到活血通脉、行气止痛的作用；胆绞痛，则用一指禅屈指推法推背腧穴，以胆俞、膈俞、气海俞为主，常配合胸椎的侧扳法及阳陵泉、胆囊穴拇指按揉法。至于痛经、月经不调等妇科疾病，可根据具体病情随症选穴应用。

4. 注意事项

（1）一指禅推法操作过程中着力部位的压力变化、摆动的幅度要均匀，动作灵活，使产生的力自然轻重交替，而患者无不舒适感。

（2）一指禅推法操作过程时，着力部位应吸定，不要随腕部的摆动与体表之间产生滑动及摩擦，紧推慢移时应在吸定的基础上缓慢移动。

（3）临床操作中可采用屈伸拇指指间关节和不屈伸拇指指间关节两种术式，一般指端推采用屈伸拇指指间关节，而罗纹面推多采用不屈伸拇指指间关节，前者较为灵活、刺激柔和，后者着力较稳、刺激较强，推拿医师应熟练掌握两种操作方法，以便临床灵活选择使用。

附：缠法

一指禅推法的频率提高到每分钟220～250次，称为缠法。为提高一指禅推法的频率，使频率达到每分钟规定的次数，用拇指指端或偏峰着力于体表减少接触面，减少腕关节摆动的幅度，同时降低对体表的压力来达到提高摆动的频率。缠法相对一指禅推法而言，每次的刺激量减小，对皮肤的压力减小，但由于频率的加快，每分钟的刺激量并没用减少，刺激量的堆积更强的作用于皮下组织，因此缠法具有较

强的消散作用，临床常用于实热证及痈疖等外科病症的治疗。本法只有在熟练掌握一指禅推法的基础上才能正确操作。

（四）擦法

用手掌紧贴皮肤，稍用力下压并做上下或左右直线往返摩擦，使之产生一定的热量，称为擦法。根据具体着力面的不同可分为：掌擦法、大鱼际擦法、小鱼际擦法、拇指擦法、四指擦法。掌擦法——应用广泛，可用于全身各部，大鱼际擦法——适用于四肢及面额部，小鱼际擦法——适用于胸背部、腰骶部，拇指擦法、四指擦法——多用于面额部。

1. 动作要领

（1）掌擦法操作方法：用掌面紧贴皮肤，手掌及腕关节自然伸直，以肩关节为支点，通过肘关节及肩关节的屈伸活动带动手掌作快速的直线往返运动，使体表产生热量。

（2）大鱼际擦法操作方法：掌指并拢微屈，以大鱼际及掌根部桡侧缘紧贴皮肤，其余操作同掌擦法。

（3）小鱼际擦法操作方法：掌指并拢稍用劲绷直，腕关节伸直稍桡偏，用小鱼际的尺侧缘紧贴皮肤，其余操作同掌擦法。

（4）拇指擦法操作方法：将拇指指腹着力于体表，其余四指自然伸直固定局部，腕关节屈曲，通过掌指关节及腕关节的屈伸运动带动拇指在体表来回摩擦。

（5）四指擦法操作方法：四指并拢伸直，以四指的罗纹面着力于体表，腕关节微屈，以肘关节为支点，肘关节及腕关节的屈伸活动带动手指在体表来回摩擦。

2. 功效

温经通络、活血止痛、温阳散寒、宽

胸理气。

3. 临床应用

擦法压力轻，摩擦力强，局部有明显的温热感，局部可出现潮红、痧线、瘀点，又有清热、透热之功。可用于治疗以下疾病：

（1）咳嗽、哮喘、肺气肿等呼吸系统疾病，可以横擦胸部和直擦背部膀胱经，以宽胸理气、止咳平喘，配合按揉风门、肺俞、心俞及胸胁部摩法应用。

（2）腹胀、腹泻、消化不良、胃下垂等消化系统病症，直擦背部膀胱经、横擦腰骶部和两下肢足三里，可于脘腹部摩法、揉法配合应用。

（3）四肢伤筋、软组织肿痛、风湿痹痛等运动系统疾病，可采用指擦患部，配合局部摩法以行气活血、消肿止痛。

（4）阳痿、遗精、月经不调、女子不孕等生殖系统疾病，宜用横擦肾俞、腰骶部以温肾壮阳、暖宫调经，可与腰骶部和少腹部的摩法配合使用。

（5）头痛、眩晕、高血压等疾病，可用拇指擦法擦印堂、太阳、迎香等穴位。

（6）外感发热、阳明热证等热证，宜用重擦法擦背部膀胱经，使局部出现潮红、痧线。

4. 注意事项

（1）操作中往返用力均匀稳当，操作者呼吸自然，不可屏气，往返频率120次/分。

（2）压力方向为前斜下方，压力不大也不小，压力过大则手法重滞，并容易擦破皮肤；压力过小则摩擦力不够，不易生热。

（3）擦动的路线要保持直线不要歪斜，否则不能达到治疗效果。

（4）擦法操作不可隔衣进行，应充分暴露施术部位，擦法的距离宜长不宜短，掌握好手法操作要领，不要擦破皮肤。

（5）为更好地保护好皮肤，擦时应使用一定的介质（如冬青膏、红花油、按摩乳等），既可防止破皮，又可使擦的热度深透，加强疗效。

（6）该手法操作完毕后，在该部位不应再用其他手法，以免导致皮肤受损，故多为结束手法。

（五）搓法

用双手指、掌或指掌相对紧贴于受术部位或单手、双手掌面着力于体表，作方向相反，自上而下地来回摩擦揉动的手法称为搓法。《厘正按摩要术》云："搓以转之，谓两手相合，而交转以相搓也，或两指合搓，或两手合搓，各极运动之妙。"根据用力方式的不同分为：夹搓法、推搓法。夹搓法——适用于四肢部及胁肋，推搓法——适用于脊柱、躯干部。

1. 动作要领

（1）夹搓法的操作方法：用双手指、掌或掌指相对用力夹住操作部位，以肩关节为支点，肩关节的主动屈伸运动带动双上肢作快速的相反方向的搓动，同时作上下往返移动。

（2）推搓法的操作方法：用单手或双手送掌掌面着力于治疗部位，以肘关节为支点，前臂部主动用力，快速的左右搓动时，作较缓慢的推去拉回的动作。

（3）操作者沉肩坠肘，肩肘关节放松，上身稍前屈，双手自然伸开，五指并拢，以手指、掌或掌指着力于操作部位。

（4）夹搓法挟持力均匀柔和，以挟持住为宜，搓动频率快，速度由快到慢，由慢到快，上下移动要慢。

（5）整个操作过程要协调，一气呵成。搓动时掌面在施术部位体表有小幅度的位移，患者有较强的松动感。

2. 功效

舒经通络、活血止痛、调和气血、祛风散寒、舒筋解痉。

3. 临床应用

该法为临床常用的辅助手法之一，作用温和舒适，可用于治疗：

（1）肢体痹痛、肩背酸痛、关节活动不利等症。肢体痹痛、关节活动不利多用夹搓法；肩背酸痛，腰背强痛，多用推搓法于局部操作。

（2）胸闷、胸胁屏伤、肝郁气滞等症。用夹搓法搓胸胁，可配合擦、摩胸胁。

4. 注意事项

（1）手法施力要深沉，但不可用暴力，以免损伤皮肤。

（2）施术时双手用力对称，搓动要快，移动要慢。指、掌、腕配合协调，动作要轻快灵活，力量要均匀连贯，快慢适宜，以皮肤发热为度。

（3）施术者不能屏气，呼吸自然均匀。

（六）抹法

用单手或双手拇指罗纹面或掌面紧贴皮肤，在体表作上下、左右往返抹动或弧形曲线的抹动的手法称之为抹法。根据着力面的不同可分为拇指抹法、多指抹法、掌抹法。拇指抹法——适用于面额部，多指抹法——多用于头顶部，掌抹法——适用于面部、腹部以及四肢部。

1. 动作要领

（1）拇指抹法操作方法：用单手或双手拇指罗纹面着力于操作部位，其余手指置于相应的位置作固定，通过拇指掌指关节的主动屈伸活动，带动拇指作上下或左右、直线或弧形曲线的抹动。可根据施术部位的不同而灵活采取不同的抹动。

（2）多指抹法的操作方法：用双手食指、中指和无名指罗纹面分置于前额部正中线两侧，以腕关节为支点，通过腕关节的主动屈伸动作，带动手指自前额部向两侧分抹，经太阳穴至耳上角，反复操作数次。

（3）掌抹法的操作方法：以单手或双手掌面紧贴于施术部位，腕关节放松，以肘关节为支点，通过肘关节的主动屈伸动作，带动掌面做上下或左右、直线或弧形曲线的抹动。

2. 功效

舒筋活络、开窍醒神、舒肝解郁。

3. 临床应用

临床常用于治疗感冒、头痛头昏、失眠、面瘫、高血压以及肢体疼痛等病证，如：

（1）感冒、头痛头昏、面瘫等头面疾病。感冒、头痛头昏宜用拇指抹法抹前额部及两侧太阳穴，可配合按揉太阳、攒竹、分推眉弓，一指禅推法推前额；面瘫，用多指抹法抹面，多在患侧操作，可配合按揉迎香、攒竹、颊车、地仓等法。

（2）肢体酸痛、软组织损伤等痛症。宜用掌抹法在疼痛局部操作，常用推法、按揉法结合使用。

（3）高血压、肝郁气滞、失眠等症。常采用多指抹法在头角两侧反复操作以舒肝解郁，行气安神。

4. 注意事项

（1）注意抹法与推法的区别，推法是

单方向的直线运功，抹法则是或上或下，或左或右，或直线往返，或曲线运转，根据部位灵活变化运用。

（2）抹法操作时用力要求"轻而不浮、重而不滞"，频率宜轻快，动作均匀协调，不可带动皮下组织。

（3）在抹法中掌抹法最重，性平降；多指抹法最轻，性升散，临床应用应有区别，且抹法多用作结束手法。

（4）作为常用的面部保健推拿手法之一，在操作时常用适当的介质以润滑皮肤。

（七）㨰法

小指掌指关节背侧着力于一定的部位，由腕关节的伸屈和前臂的旋转的复合运动，使小鱼际与手背在施术部位上作持续不断地㨰动的手法称为㨰法。根据着力面的不同可分为：小鱼际㨰法、掌指关节㨰法、拳尖㨰法。小鱼际㨰法——肩臂部，掌指关节㨰法——肩颈部、胸背部，拳尖㨰法——腰臀部及下肢后部。

1. 动作要领

（1）小鱼际㨰法的操作方法：拇指自然伸直，无名指和小指的掌指关节屈曲90°，其余掌指关节及指间关节自然屈曲，手背呈一自然弧形，以第五掌指关节背侧为起始着力点，吸定于体表治疗部位上，以肘关节为支点，前臂主动摆动，带动腕部作伸屈和前臂旋转运动，使小鱼际尺侧部在施术部位上进行持续不断的㨰动。

（2）掌指关节㨰法的操作方法：仍以第五掌指关节背侧为起始着力点，以小指、无名指、中指及食指的掌指关节背侧为㨰动着力面，腕关节稍屈向尺侧，前臂作主

动的前后推旋，带动腕关节的小幅度的屈伸活动，其余手法动作同法。

（3）拳尖㨰法的操作方法：拇指自然伸直，余四指半握空拳状，以小指、无名指、中指及食指的第一指间关节背侧为起始着力点，肘关节屈曲100°～120°，前臂作主动的前后推拉摆动，带动腕关节作无尺、桡偏移的屈伸活动，使小指、无名指、中指及食指的第一指背、掌指关节背侧、指间关节背侧为㨰动着力面，在治疗部位上产生持续的㨰动。

2. 功效

舒筋活血、滑利关节、缓解痉挛、消除疲劳。

3. 临床应用

本法接触面积大，压力大，刺激量大，渗透性强；广泛应用于颈、肩背、腰臀及四肢等肌肉较丰厚的部位。适用面广，为伤科、内科、妇科的常用手法，常用于：

（1）颈椎病、肩周炎、腰椎间盘突出等。痹症、半身不遂，多在四肢伸肌群及屈肌群反复使用，常配合各关节的被动运动手法；颈椎病，先以掌指关节㨰法于风池穴操作，并配合揉法，再沿颈部后群肌肉从风池至肩井小鱼际㨰法反复操作，配合颈肩部的拿法；腰椎间盘突出症，沿脊柱两旁竖脊肌从上至下用掌指关节㨰法和拳尖㨰法反复施用，再沿臀部顺坐骨神经走行部位从上至下到跟腱上方用此法反复操作，在腰眼、环跳、承扶、承山等处可作重点操作部位；肩周炎，以小鱼际㨰法于肩周操作，主要着力于三角肌、冈上肌及肌腱袖等部位，配合肩关节的被动运动；临床上治疗该类疾病常配合按揉法、拿法、扳法、摇法、拔伸法等手法，以共同达到舒筋通络、活血化瘀、解痉止痛、滑利关

节、松解粘连等作用。

（2）糖尿病、高血压等内科疾病，常运用拳尖㨰法于腰背两侧膀胱经循行的线路、臀部及下肢后侧面上施治。

（3）痛经、月经不调等妇科疾病，在腰骶部的八髎穴上采用掌指关节㨰法和拳尖㨰法治疗，常配合八髎、三阴交、阴陵泉等穴位的按揉和点穴手法治疗。

（4）保健推拿常用手法之一，该手法有很好的解除肌肉痉挛、缓解肌肉疲劳、增强肌肉及韧带活力的作用，故常作为保健推拿的常用手法，除头面、腹部、手足外全身都可应用。

4.注意事项

（1）该手法操作过程中要充分放松腕关节，腕关节的屈伸活动是由前臂的主动运动带动的自然运动，禁止运用腕关节的拙力从而造成腕关节出现折刀样的突变动作，使动作出现打击感、跳动感；并造成腕关节的僵硬，使腕关节的屈伸幅度不够，从而减少了手背部的接触面积，使动作缺乏柔和感。

（2）操作的体表接触面应为肌肉丰厚处，尽量避免掌指关节的骨突部与脊椎棘突或其他关节的骨突处发生猛烈撞击。

（3）㨰法对体表产生均匀一致的刺激，前和后时着力轻重一致，避免出现"有去无回"或"有来无去"而产生顿拙感。

（4）临床使用时常结合肢体关节的被动运动，此时应注意动作的协调性，作到"轻巧、迅速、随发随受"。

（八）揉法

用手掌大鱼际、小鱼际、掌根、肘尖或手指罗纹面着力吸定于一定部位或穴位，带动该处的皮下组织，一起做轻柔和缓

的回旋运动的手法称之为揉法。根据用力部位的不同可分为：掌根揉法、大鱼际揉法、小鱼际揉法、拇指揉法、中指揉法、多指揉法、迭掌揉法。大鱼际揉法——适用于头面部、胸胁部等病变部位较浅处；小鱼际揉法——常用于四肢部、脘腹部；掌根揉法——适用于腰背及四肢面积大而平坦的部位；中指揉法、拇指揉法及多指揉法——适用于全身各部的腧穴，皮下脂肪薄处如：头面、胸胁小关节处；迭掌揉法——多用于臀部、腰背等肌肉丰厚处。

1.动作要领

（1）掌根揉法的操作方法：用掌根部自然着力于治疗部位或穴位上，腕关节充分放松并稍背伸，手指自然弯曲，以肘部为支点，前臂作主动摆动带动腕部作轻柔和缓的回旋运动。摆动频率100~200次/分。

（2）大鱼际揉法的操作方法：以大鱼际自然吸定于治疗部位或穴位上，手指自然伸直，腕关节充分放松，以肘部为支点，前臂作主动摆动带动腕部摆动，使大鱼际和吸定部位的皮下组织一起作轻柔和缓的回旋运动。摆动频率200次/分。

（3）小鱼际揉法操作方法：用小鱼际自然吸定于治疗部位或穴位上，手指自然屈曲，其余操作同大鱼际揉法。

（4）拇指揉法的操作方法：用拇指罗纹面自然吸定于某一部位或穴位上，其余四指自然伸直放于体表，以肘部为支点，前臂作主动摆动带动手及大拇指作轻柔的小幅度旋转运动。摆动频率120~160次/分。

（5）多指揉法的操作手法：用食、中、环指指腹着力于施术部位或穴位上，拇指

自然伸直，以肘部为支点，前臂作主动摆动带动三指、腕关节及指下的皮下组织作小幅度的回旋运动。摆动频率120～160次/分。

（6）中指揉法操作方法：用中指指腹着力于施术部位或穴位上，其余手指自然伸直，腕关节微屈，以肘部为支点，前臂作主动摆动带动腕关节、中指及指下的皮下组织作小幅度的回旋运动。摆动频率120～160次/分。

（7）迭掌揉法的操作方法：用两手掌迭掌，下一手掌的掌根按于治疗部位，肘关节伸直，以肩关节为支点，以上身的摆动带动手臂、腕关节及治疗部位的皮下组织作回旋运动。摆动频率40～60次/分。

2. 功效

调和气血、舒筋活络、缓解痉挛、消肿止痛、消积导滞、健脾和胃。

3. 临床应用

该手法用力轻柔和缓、深透，可使皮下组织产生摩擦而产生温热作用，适用于全身各部。常用于多种内科杂症、软组织损伤及各种痛症，如：

（1）脘腹胀痛、胸闷胁痛、腰痛、头痛及四肢伤痛等痛症。脘腹胀痛，可采用小鱼际揉法、大鱼际揉法及掌根揉法揉腹，结合腹部穴位的点压；胸闷胁痛，可用小鱼际揉法、大鱼际揉法沿任脉、肋间隙操作；腰痛可用迭掌揉法或掌根揉法揉肾俞、命门、腰阳关等穴；头痛、眩晕，用中指揉法、拇指揉法揉头面穴位；四肢伤痛，多用拇指、大鱼际揉法在疼痛部位或穴位上操作；痛症临床治疗上常配合穴位的按揉法、疼痛部位的摩法、拿法。

（2）便秘、泄泻、食欲不振等内科疾病。常根据不同病情辨证施治，采取顺时针或逆时针的揉动方向，配合腹部的摩法、推法、拿法等手法治疗。

（3）头面部及腹部保健。一般采取低频率的揉法，以每分钟60次左右为宜。

4. 禁忌证

（1）伤筋的急性期（伤后的24小时内）不宜采用揉法治疗，以免加重局部的皮下出血，加重肿胀。

（2）局部有皮损或传染性皮肤病者。

（3）局部肿胀较重或关节内积液较多者，不宜用揉法在局部操作。

（九）抖法

用双手或单手握住患者的上肢或下肢远端，静止用力作连续的小幅度的上下颤动，使肌肉、关节有轻松感，达到放松肌肉、关节目的的手法。根据抖动的部位不同分为抖上肢法、抖下肢法、抖腰法。

1. 动作要领

（1）上肢抖法：患者取坐位，上肢放松。医者站于前外侧，上身略微前倾，用双手握住患者的手腕部，慢慢将其向前外侧方向抬起至约70°～80°，即停住在这一角度，然后稍微用力作连续的小幅度的上下颤动，使肘、肩关节有舒松感。抖动的幅度要小，而频率要快，每分钟约200次左右。

（2）下肢抖法：患者仰卧，下肢放松。医者站于其足侧，用双手分别握住患者的两踝部将其抬起至离床面约30cm左右，然后做上下并兼有内旋的连续抖动，使大腿及髋部有舒松感。下肢抖动的幅度应比上肢大些，而频率则慢些。

（3）抖腰法：患者俯卧，助手站在患

者头侧固定其两腋部，术者站在脚侧，双手分别握住患者两踝部，两臂伸直，与助手相对用力，牵拉其腰部，然后身体前倾，准备抖动，随身体站直起立之势，瞬间用力，作1～3次较大幅度的抖动，使抖动产生较大幅度的波浪状运动，向上传至腰部。

2. 功效

舒筋活络、滑利关节、活血祛瘀。

3. 临床应用

本手法主要用于四肢关节和腰部，常用于治疗四肢以及腰部的疼痛疾患，如：

（1）肩周炎、颈椎病、髋部伤筋等四肢的疼痛疾患。肩周炎、颈椎病等常用上肢的抖法；髋部伤筋、腿部疼痛等则用下肢抖法；常与搓法相配合运用，作为上、下肢部治疗的结束手法。

（2）腰椎间盘突出症及腰扭伤、腰椎下关节滑膜嵌顿等腰腿疼痛性疾病，用抖腰法，可以理筋整复、松解粘连，常配合运腰法及腰部斜扳法。

4. 注意事项

（1）抖动前要使患肢充分放松，使肌肉处于最佳松弛状态。

（2）抖动时要适当地牵拉肢体，使肢体绷直。

（3）抖动应通过上肢肌肉强直性静止用力产生，使抖动幅度尽量的小，避免使肢体产生大幅度的波动。

5. 禁忌证

（1）对于有习惯性肩、肘、腕关节脱位病史者，严禁使用本手法。

（2）腰部疼痛剧烈，不能耐受者；腰部肌肉痉挛，不能放松者；以及腰椎滑脱等疾病不适用本手法。

（3）对于有骨质疏松、年老体弱的患

者慎用该手法。

（十）振法

将指端或手掌紧贴体表上，通过前臂和手部的肌肉强力地静止性用力，作持续性快速振动，使治疗部位产生高速振动的手法称为振法。根据着力部位的不同分为指振法、掌振法。指振法——适用于头面、胸腹及全身各部腧穴，掌振法——多用于胸腹部。

1. 动作要领

（1）指振法操作方法：以食指或中指端垂直放与体表治疗部位，其余手指自然并拢，注意力集中于指端，通过前臂屈肌群和伸肌群交替的强直性静止用力，产生快速的振动，使受术部位产生温热感、松动感。

（2）掌振法操作方法：以掌面紧贴于治疗部位，腕关节自然背伸，注意力集中于掌部，通过前臂屈肌群和伸肌群交替的强直性静止用力，产生快速的振动，使受术部位产生温热感、松动感。

2. 功效

镇静安神、温中散寒、行气消积、升举阳气。

3. 临床应用

该手法常用于治疗以下疾病：

（1）头痛、失眠、焦虑等病症，常采用指振太阳、印堂，掌振百会等穴，以镇静安神。

（2）消化不良、胃脘痛、胃下垂等，可采用指振中脘或掌振脘腹部以温中散寒、行气止痛、消食化积，常配合胃脘部的按揉法、摩法。

（3）咳嗽、气喘、胸闷不舒等症，常用指振膻中穴，以宽胸理气，可配合胸胁部的推法、搓法、摩法。

（4）痛经、月经不调、宫冷不孕等症，多用掌振少腹部、腰骶部，常配合横擦腰骶部，少腹部的摩法等治疗，以调经活血、暖宫散寒。

4. 注意事项

（1）操作时除前臂主动静止性用力外，其余部位不要做故意的摆动及颤动，也不可向施术部位加以压力。

（2）指掌贴附体表自然，既不可离开体表，也不可施加压力。

（3）操作要使治疗部位产生温热感及松动感，并从操作部位向周围扩散。

（十一）拿法

用拇指和其余手指相对用力，提捏或揉捏肌肤的手法称之为拿法。有"捏而提起谓之拿"的说法。"推拿"的说法最早出现于明代，由"按摩"到"推拿"名称的改变也体现了推拿手法运用的飞速发展。根据拇指与其配合手指的数目，可分为三指拿法、五指拿法。三指拿法——适用于颈、肩部，五指拿法——适用于头部、腰部及四肢部。

1. 动作要领

（1）用拇指于其他手指相对用力，在挤捏肌肤的同时用腕关节的力量向上提起肌肤，继而放下，并用拇指和其他手指施以揉动，持续有节律的进行以上手法的重复操作。

（2）挤捏和提起时用拇指和其余手指的指面着力，避免使用指端着力。

（3）操作中拇指和其余手指的指面、虎口及掌面尽可能的紧贴体表。

（4）操作中腕关节要放松，动作灵巧、连绵不断，力量柔和，富有节律性。

（5）拿法是一复合手法，提捏中含有揉法的作用，实际上包含了捏、提、揉三种成分。

2. 功效

舒筋通络、解痉止痛、发散风寒、升举阳气、行气活血、消积导滞。

3. 临床应用

该手法即有力又柔和，患者感觉轻松舒适，临床应用比较广泛。常用于治疗临床各种疾患。

（1）落枕、颈椎病、肩周炎、偏瘫、四肢酸痛等症。落枕、颈椎病，可拿颈项部、肩井部及患侧上肢；肩周炎、偏瘫、四肢酸痛、运动性疲劳等，可自四肢近端拿向远端，可配合四肢的捏法、揉法、抖法等手法应用。

（2）感冒、头痛身痛、发热恶寒等症。风寒外感、头痛身痛，常拿风池、颈项部、肩井及头部，多采用重拿法，以发汗解表；风热外感，可用轻拿法拿肩井、颈项部，轻快柔和以解肌发表。常配合抹头面、颞部扫散等手法治疗。

（3）腹痛、腹胀、消化不良等症。可采用腹部的拿法或拿肚角的方法，配合腹部的摩法、推法、振法等手法。

4. 注意事项

（1）拿时一紧一松的提起、放下，用力由轻到重，和缓而有节律性，逐步达到渗透的作用，切忌突然的加力、减力。

（2）操作中要注意腕关节的灵活性，动作协调，可双手交替操作或同时操作，避免死板僵硬。

（3）初习者不可用力久拿，避免损伤手指和腕关节。

（十二）捻法

用拇指和食指夹住患者的指、趾或肌

53

腱等部位，作对称、快速的捻线状的搓揉，并上下往返移动的手法。

1. 动作要领

用拇指罗纹面与食指桡侧缘或罗纹面相对捏住施术部位，稍用力做对称的、快速的捻线状的搓揉动作，并做上下往返移动。

2. 功效

理筋通络、消肿止痛、活血祛瘀、滑利关节。

3. 适应证

本手法常用于手指间关节、足趾间关节及浅表肌肤、肌腱处，常作为上肢手法治疗的常规手法之一。常用于治疗指间关节扭伤、类风湿关节炎、屈指肌腱腱鞘炎等筋伤疾患。如：指间关节损伤、类风湿关节炎，常捻关节左右两侧处或手指左右两侧，从上到下依次捻动，可配合手指的牵拔法；屈指肌腱腱鞘炎，捻患指的腹侧面为主，可配合推法、揉法治疗。

4. 注意事项

（1）操作时两指夹持力以能夹持住施治部位为宜，太重则捻动呆滞，太轻则摩擦过大，揉动力减少。

（2）捻动时，常常稍同时牵拉施治部位，使之理筋、顺筋作用更好。

（3）捻法与搓法相似，搓法着力部位是手掌，夹持部位较大，用力大，搓动、上下移动幅度大；捻法着力部位是手指，夹持部位较小，用力小，搓动、上下移动幅度小。

（十三）捏法

以拇指和其他手指相对用力，在操作部位作有节律的、一紧一松的挤捏，并作匀速上下移动的手法称之为捏法。根据拇指与其他手指配合的多寡分为：三指捏法、五指捏法。三指捏法——适用于颈部、肩部，五指捏法——适用于四肢、背部。

1. 动作要领

用拇指与食、中指的指面，或用拇指和其他手指的指面自然贴附在体表的两侧，相对用力挤捏，随即放松，再用力挤捏、放松，反复重复挤捏和放松动作，并循序匀速移动。

2. 功效

通经活络、行气活血、解痉止痛、消炎利肿。

3. 适应证

本手法刺激中等，轻重适中，常用于治疗以下疾病：

（1）疲劳性四肢酸痛、四肢关节疼痛、颈痛等痛症，四肢部用捏法自四肢的近端捏向远端，可配合四肢部的拿法、揉法治疗；颈椎病、颈痛，以捏法从两侧风池穴向下捏至颈根部，常配合颈部指按法、指揉法、弹拨法及拿法等手法施用。

（2）水肿、脉管炎、骨折后期四肢肿胀等，常采用向心性挤捏，可配合向心性推法、抹法等使用。

4. 注意事项

（1）操作中避免指端用力，应用指面着力，腕关节放松。如用指端着力则失去挤压的作用。

（2）挤捏移动的方向不同，作用有差异。抬高肢体，向心性移动，能使津血归心、消炎利肿；反之，肢体下垂，离心性移动，可使气血发散、活血化瘀。临床应用应加以区别。

（3）挤捏时不要含有揉、提的手法，如捏中带揉、提，则类似拿法。

（4）挤捏前，可先在腋下或腹股沟处

点按、弹拨，从而使经脉畅通。

（十四）按法

按法是最早应用于推拿治疗的手法之一。本法动作简单，便于掌握，在临床应用中又有很好的治疗效果，因此至今仍为各种推拿流派中的常用手法。用手指或掌心着力在体表某一部位或穴位上，逐渐用力下压称按法。《医宗金鉴》谓："按者，谓以手往下抑之也。"《厘正按摩要术》说："按字从手从安，以手探其穴而安于其上也。"根据着力面的不同，可分为指按法、掌按法。指按法——可用于全身各处穴位，掌按法——适用于面积大而平坦的部位。

1. 动作要领

（1）指按法操作方法：用拇指指峰、罗纹面或整个指腹按压在体表，其余四指自然伸直置于相应的位置，固定助力，腕关节屈曲40°～60°，拇指垂直向下用力按压，用力从轻到重，到最大力时停顿片刻，渐减压力，再重复加压，使整个动作过程既平稳又富有节奏性。

（2）掌按法操作方法：用双手或单手手掌掌面紧贴体表，手指自然伸直放于体表，腕关节背伸，肘关节微屈，上半身前倾，将上半身的重量渐通过肩、肘传至手掌面，垂直向下按压，用力方式同指按法。掌按法用于腰背及胸腹时要患者配合呼吸，呼气时逐渐用力向下按，吸气时逐渐减压。

2. 功效

舒筋通络、解痉止痛、温经散寒。

3. 临床应用

指按法有接触面小的特点，刺激强度容易控制，对全身各个穴位都可以使用，具有开通闭塞、散寒止疼等作用。《素问·举痛论》说："寒气容于肠胃之间，膜原之下，血不得散，小络急引故痛，按之则血气散，故按之痛止。"又说："寒气客于背俞之脉，则脉泣，脉泣则血虚，血虚则痛，其俞注于心，故相引而痛，按之则热气至，热气至则痛止矣。"《肘后备急方·治卒心痛方》也记载有"闭气忍之数十度，并以手大指按心下宛宛中取俞"的治法。现代应用按揉心俞、膈俞治心绞痛，按足三里、中脘治胃疼，按合谷治牙痛等。

掌按法治疗面积大，要求在比较平坦的部位施治，所以经常用于腰、背部、腹部等，具有疏松筋脉、温中散寒的作用，常用于治疗急、慢性腰疼和腹部一些疾病。

4. 注意事项

（1）指按法接触面积小而刺激较大，故临床操作中常与揉法结合应用，边按边揉，有"按一揉三"的说法，即重按一下，轻揉三下，形成有规律的按揉结合的连续手法操作。

（2）按法的用力一定要逐渐加压，从轻到重，从重到轻，禁止突发突止，暴起暴落。

（3）掌按法在腰胸部应用时要注意患者的骨质情况，避免造成医疗事故。

5. 禁忌证

（1）骨质疏松、骨结核、骨肿瘤等骨质病变时禁用掌按法。

（2）严重肺胸疾患禁用掌按法。

（3）有心脏疾患或严重代谢疾患时禁用按法。

（4）年老体弱、孕妇等禁用按法。

（十五）压法

用拇指罗纹面、掌面或肘关节尺骨鹰嘴部着力于治疗部位持续按压的手法称为压法。根据着力部位的不同，分为指压法、掌压法、肘压法。指压法——可用于全身各处穴位，掌压法——适用于面积大而平坦的部位，肘压法——主要用于腰臀部等肌肉丰厚部位。

1. 动作要领

（1）指压法操作方法：用拇指指峰、罗纹面或整个指腹按压在体表，其余四指自然伸直置于相应的位置，固定助力，腕关节屈曲40°~60°，拇指垂直向下用力持续按压。其手法形态同指按法。

（2）掌压法操作方法：用双手或单手手掌掌面紧贴体表，手指自然伸直放于体表，腕关节背伸，肘关节微屈，上半身前倾，将上半身的重量通过肩、肘渐传至手掌面，垂直向下持续按压，其手法形态同掌按法。

（3）肘压法操作方法：一手握拳，肘关节屈曲，用肘关节尺骨鹰嘴部的最高点着力于治疗部位，另一手握住该手的拳背面，手臂抬起帮助稳定肘关节，上半身前倾，将上半身的重量通过肩渐传至肘关节尺骨鹰嘴部，垂直向下持续按压。

2. 功效

舒筋通络、解痉止痛。

3. 临床应用

指压法、掌压法与指按法、掌按法的作用和适应证相同；肘压法多用于治疗腰肌劳损、腰椎间盘突出以及顽固性腰腿痛等疾患。

4. 注意事项

同按法。

（十六）拨法

以手指端深按于治疗部位，进行单方向或往返的拨动的手法，称之为拨法。又称为指拨法、拨络法等。该手法是临床常用的手法之一，其临床应用有"以痛为腧，不同用力"的说法。根据着力指端的不同可分为拇指拨法、三指拨法。操作部位位于术者同侧时常用拇指拨法，操作部位在对侧时，则可用三指拨法。

1. 动作要领

（1）拇指拨法的操作方法：五指自然伸直，腕关节自然屈曲，以拇指端着力于治疗部位，其余手指置于相应位置以固定和助力。拇指用力下压至一定的深度，使局部产生酸胀感时，再做与肌腱、韧带、肌纤维或经络成垂直方向的单向或来回拨动。若单手指力量不足时，亦可用双拇指重叠进行拨动。

（2）三指拨法的操作方法：五指自然伸直，腕关节自然伸直，食指、中指和无名指并拢，以其指端着力于治疗部位，下压至一定的深度，使局部产生酸胀感时，再做与肌腱、韧带、肌纤维或经络成垂直方向的单向或来回拨动。在颈部操作时，常用两手相向对称用力下压拨动。

2. 功效

解痉止痛、松解粘连、活血祛瘀。

3. 临床应用

该手法刺激较强，着力面积小，可在全身多处应用，尤多用于阿是穴。该手法有很强的的作用，常用于治疗各种伤筋疾病：

（1）颈椎病、落枕、颈椎小关节紊乱等颈部伤筋，常在颈椎两侧及项背部酸痛点或有筋结、筋聚等处拨动，并配合颈部的前俯、后仰、侧屈等被动活动。

（2）肩周炎、网球肘、弹响髋等四肢伤筋疾病。肩周炎，常在疾病的后期软组织粘连严重，功能障碍时，拨动肱二头肌长、短头肌腱附着处及三角肌与肱三头肌交接处和肩贞、天宗等穴位，并配合肩关节的被动运动；网球肘，常拨动肱骨外上髁前臂伸肌肌群附着处；弹响髋，则常拨动髂胫束在股骨粗隆上滑动处。

（3）腰肌劳损、腰椎小关节紊乱等腰部伤筋。常在痛点或肌痉挛处拨动，如腰椎横突、髂棘后上缘等处。

治疗以上伤筋疾病时常配合病变处的按揉法、点法等同时使用。

4. 注意事项

（1）操作中，拨动用力要注意掌握"以痛为腧，不痛用力"的原则。先在某一体位于患处找到最痛的一点，用拇指按住此痛点，顺后转动患部肢体，在运动中找到并保持在指端下的痛点由痛变为不痛的新体位，然后再使用拨法。

（2）操作时，要与弹拨法区别，弹拨法力量更强，且拨法对皮肤无摩擦移动，而弹拨法除对肌纤维、肌腱或韧带施以弹拨外，与表皮之间亦有较重的摩擦。

（十七）拍法

五指并拢，用虚掌拍击体表的手法，称之为拍法。拍法可单手操作，也可双手同时操作。

1. 动作要领

五指自然并拢，掌指关节自然微屈，使掌心空虚，沉肩，垂肘，腕关节放松，肘关节主动屈伸运动，带动虚掌有弹性、有节奏平稳地拍击施术部位。用双掌操作时，以双掌一起一落交替拍击施术部位。拍击时要有弹性、有节奏感，不可拍实治疗部位。直接接触皮肤拍击时，以皮肤轻度潮红为度。

2. 功效

活血化瘀、解痉止痛、益气升阳。

3. 临床应用

常用于肩背部、腰骶部和下肢后侧，用于治疗各种痛症、肢体麻木、感觉减退等症。

（1）腰背筋膜劳损、腰椎间盘突出症，可用拍法拍背部、腰骶部及下肢后侧，常反复操作，具有很好的活血化瘀止痛的作用，也常配合背部、腰骶部及臀腿部击法应用。

（2）风湿痹痛、局部感觉迟钝及肌肉痉挛等症，常配合患部的揉法、击法、弹拨法使用。

（3）常作为推拿结束手法和保健手法使用。

4. 注意事项

（1）拍击时应用虚掌，忌平掌拍击。

（2）拍击时用力应与体表垂直，不可偏移，一拍即起，不可拍实，否则易抽击皮肤而疼痛。

（3）拍击的动作干脆利落，不可在体表产生拖、拉等动作。

（4）要掌握好临床适应证，对有结核、冠心病、肿瘤等症者禁用拍法。

（十八）击法

用拳背、掌根、掌侧小鱼际、指尖或桑枝棒击打体表一定部位，称为击法。根据接触体表的部位或使用器械可分为：拳击法、掌击法、侧击法、指尖击法、桑枝棒击法。拳击法——多用于颈背部，掌击法——适用于脊柱及臀部、下肢后侧，侧击法——多用于四肢部、肩颈部，指尖击法——适用于头顶，桑枝棒击法——多用于肩胛区、腰臀部及下肢后侧。

1. 动作要领

（1）拳击法操作方法：握拳，腕关节

稍背屈，不可屈伸，前臂外旋，通过肘关节的屈伸使拳背有节律地平击在施治部位。

（2）掌击法操作方法：五指微屈，手指自然分开，背伸腕关节，以掌根着力，通过肘关节的屈伸使掌根有节律地击打在施治部位。

（3）侧击法操作方法：五指自然并拢，掌指部伸直，腕关节伸直稍桡偏，通过肘关节的屈伸使单手或双手小鱼际部有节律地击打在施治部位。

（4）指尖击法操作方法：拇指伸直，其余四指自然分开屈曲，腕关节放松，通过前臂的主动运动带动腕关节的屈伸，以使四指尖有节律击打在施治部位。

（5）桑枝棒击法操作方法：手握桑枝棒一端，通过前臂的主动运动，带动腕关节的反复屈伸，使棒有节律地击打在施治部位。

2. 功效

舒筋通络、活血祛瘀、行气止痛。

3. 临床应用

常用于颈椎病、四肢痹痛、腰椎间盘突出症、偏瘫、截瘫等疾病的治疗，如：

（1）颈椎病、腰椎间盘突出症等：颈椎病引起的上肢麻木疼痛，可拳击大椎，操作时患者宜取坐位，颈腰伸直，切不可于颈前屈位时击打，可配合颈项部拿法、拨法、按揉法使用；腰椎间盘突出症引起下肢疼痛者，用掌根击法重击环跳穴，常配合腰臀部、下肢后侧拍法及侧击法治疗。

（2）风湿痹痛、肢体麻木者，用侧击法或棒击法击打患肢的肌肉丰厚处，常配合患处的拿法、拍法使用。

（3）疲劳酸痛、肌肉萎缩、偏瘫、截瘫等症，可用棒击法击打疲劳或萎缩的肢体，常配合患处的拿法、揉法治疗。

（4）头痛、头晕、失眠等症，多用指尖击法于头顶、前额操作。

4. 注意事项

（1）本手法刺激较强，在头部、心前区、两肾区操作时宜轻，避免造成损伤。

（2）击打要避免使用暴力。

（3）严格掌握各种击法的适应部位和适应证。

（4）有风心病、脑梗死、高血压病史的患者忌用本法。

（十九）叩法

以小指尺侧或空拳的尺侧缘叩击体表的手法，称之为叩法。叩法刺激程度较击法为轻，有"轻击为叩"的说法，可类同于击法范畴。常可分为：佛手掌叩法、屈拳叩法，两种叩法没有严格的部位操作差别。屈拳叩法多用于头顶部，而佛手掌叩法可以全身操作。

1. 动作要领

（1）佛手掌叩法操作方法：双手并拢，十指自然分开，两手手指自然紧贴，掌心空虚，两腕关节背伸，呈拜佛状，指、掌、腕关节放松，前臂主动旋转，使小指尺侧节律性叩击体表，若操作正确，常可发出"嗒嗒"声响。

（2）屈拳叩法操作方法：手握空拳，四指在外包绕在内的拇指，手指及腕关节放松，通过肘关节的主动屈伸，使拳的小鱼际部和小指部节律性地叩击施治部位，操作正确，常可发出"嗒嗒"声响。

2. 功效

行气活血、舒筋通络、镇静安神、醒脑开窍。

3. 临床应用

常用于治疗头痛、头晕、四肢肌肉疲

劳、肩背疼痛等症，如：

（1）颈椎病、颈椎小关节紊乱等病症，对其所引起的肩背痛，常以佛手掌叩法叩击肩背部，可配合拿肩井等治疗。

（2）四指疲劳酸痛、倦怠疲劳等症，可用佛手掌叩法从四肢近端叩向远端，反复施行，常配合四肢部拿法、捏法等治疗。

（3）头痛、头晕、失眠等症，可采用屈拳叩法于头部百会、四神聪、印堂等部位操作，常于手法结束时应用。

4. 注意事项

（1）叩击时不要施以重力，重力叩击就失去了叩法的作用。

（2）操作时要尽量产生空响声，使局部产生振动感，受术者感觉轻松舒适，而无被实力击打感。

（二十）弹法

用指端背侧着力在施治部位施以弹动的手法，称之为弹法。

1. 动作要领

用拇指指腹抵住中、食指背侧相对用力，用指的驱动爆发力驱开中指或食指，使食指或中指指甲突然着力于患者体表，一弹即收，着力平稳。弹击时力度由轻渐重，以不引起疼痛为度。弹动时用力均匀，着力平稳，快而不急，缓而连贯，弹动富有节奏，频率120～160次/分。

2. 功效

舒筋通络、祛风散寒、调和气血。

3. 临床应用

本手法可适用于全身各部，尤以头面、颈项部最为常用，用于治疗头痛、项强、呃逆上气等症。

（二十一）摇法

使关节做被动的和缓回旋运动的手法，

称为摇法。根据运动的关节的不同可分为：颈项摇法、腰椎摇法、肩关节摇法、肘关节摇法、腕关节摇法、髋关节摇法、膝关节摇法、踝关节摇法。

1. 动作要领

（1）颈项摇法操作方法：受术者坐位，颈项部放松，术者用一手扶住患者头顶后部，另一手托住其下颌部，两手臂协调运动，使头颈部做顺时针和逆时针环转摇动，反复摇转数次。

（2）腰椎摇法操作方法

①仰卧位摇腰法：患者仰卧位，两下肢并拢，自然屈膝屈髋，术者双手分别按住两膝关节，一手按患者膝关节，另一手按住足踝部，双手协同用力，带动腰部做顺时针或逆时针方向的摇转运动。

②俯卧位摇腰法：患者俯卧位，两下肢并拢自然伸直，术者一手按压腰部正中，一手从患者双下肢大腿前方穿过，抱起双下肢，做顺时针或逆时针方向的摇动，同时按压腰部的一手适当的施加一定的压力。

③站立位摇腰法：患者站立位，双手平伸扶墙，术者一手扶按其腰部，另一手扶按于其脐部，两手做一前一后协调的环转揉动，使患者腰部做顺时针或逆时针方向的摇转运动。

④滚床摇腰法：患者坐于诊断床上，术者站在其后方，助手按住患者双膝以固定，患者上身后仰靠在术者身上，术者用两手臂环抱其胸部并双手交锁固定，适当做向上牵托时，按顺时针或逆时针方向缓慢摇转。

（3）肩关节摇法操作方法

①托肘摇肩法：患者坐位，肩部放松，患侧肘关节自然屈曲，术者站于受术者患侧，用一手扶按住肩关节上部，另一

手从其前臂下方穿过，以手腕托住肘关节，用手拿住肘关节上方，使其前臂放在术者前臂上，然后双手协调用力，让患肩做顺时针或逆时针方向的从小到大幅度的环转摇动。

②牵拉摇肩法：患者坐位，肩部放松，术者站于其患侧，用一手扶按住肩关节上方，另一手握住其手部，稍用力做手臂牵拉，待手臂拉直后，保持一定牵拉力的情况下，使其肩关节做顺时针或逆时针方向的环转摇动。

③大云手：患者坐位，双上肢放松自然下垂。术者站于其前外方，两足成"丁字步"，面向患者而立，双手掌握住患肢的腕关节，适当牵拉上肢并使上肢内收逐渐上抬，在托起上肢的过程中，位于下方的一手逐渐翻掌，当上举至160°时，即呈虎口向下位握住腕部，然后另一手顺势由腕部沿前臂、上臂滑移至肩关节上部稍作停顿，两手协调运动，按于肩部的一手固定肩关节并略向下按，握腕的一手上提，使肩关节上抬，然后使肩关节外展，从后下方摇落回初始下垂位置，下落时扶按肩部的一手随势沿上臂、前臂滑落回腕关节，呈初始时两手掌握住腕部状态。此为肩关节大幅度摇转一周，反复摇转数次。在摇转肩关节的过程中，要配合脚步的移动以调节身体的重心，当使肩关节向上及向后外方摇转时，前足进一小步，身体重心向前；当使肩关节向下及向前外下方复原时，前足退步，身体重心后移。

（4）肘关节摇法：患者坐位，上肢放松，术者用一手托握住其肘关节后部，另一手握住其腕部，使肘关节做顺时针或逆时针方向的被动环转运动。

（5）腕关节摇法：患者五指自然伸直，掌心向下，手臂前伸，术者双手合握住其手掌部，用两拇指平按于腕关节背侧，余指分别握住其大、小鱼际部，在适当牵拉的时，术者两手臂协调运动，使患者腕关节做顺时针或逆时针方向的环转运动；或者术者用一手握住其腕关节上部，另一手握住其并拢伸直的四指，两手做背向用力牵拉时，使患腕做顺时针或逆时针方向的环转运动。

（6）掌指关节摇法：患者四指自然伸直并拢，掌心向下，手臂前伸，术者用一手握住其掌部一侧，另一手握住其伸直并拢的四指，两手做背向牵拉用力时，使患者掌指关节做被动的顺时针或逆时针方向环转运动。

（7）髋关节摇法：患者仰卧位，一侧髋膝屈曲，术者一手扶按于其屈曲的膝关节前部，另一手握住足踝部或足跟部，将髋、膝关节屈曲的角度维持在90°左右，然后两手做协调运动，使其髋关节做被动的顺时针或逆时针方向的环转运动。

（8）膝关节摇法：患者仰卧位，一侧髋膝屈曲，术者一手托扶其屈曲的膝关节后腘窝部，另一手握住足踝部或足跟部，然后两手做协调运动，使其膝关节做被动的小范围的顺时针或逆时针方向的环转运动。

（9）踝关节摇法：患者仰卧位，下肢自然伸直放松，术者用一手握住其足踝部上方，另一手握住足趾部，稍向上牵拉时水平位的顺时针或逆时针方向环摇运动；或患者俯卧位，受术下肢屈膝，术者用一手扶按于其足跟部，另一手握住足趾部，两手协调运动，做垂直方向的顺时针或逆时针环摇运动。

2. 功效

滑利关节、松解粘连、解痉止痛、行气活血。

3. 临床应用

该类手法用于全身各关节处，多用于治疗关节及其周围软组织损伤，如下：

（1）落枕、颈椎病、颈项部软组织损伤，可用颈项部摇法摇颈项部，常配合颈项部拿法、揉法、扳法应用。

（2）肩关节周围炎、肩部软组织损伤等，可用肩关节摇法摇肩，可配合肩部拿法、牵抖法、揉法使用，肩关节周围炎早期，应使用小幅度摇法，以患者舒适为度。

（3）急性腰扭伤、腰背筋膜劳损、腰椎间盘突出症的恢复期，常用腰部摇法摇腰。

（4）髋关节扭伤、髋关节滑膜嵌顿、股骨头无菌性坏死，常用髋关节摇法摇髋。

（5）肘、腕、膝、踝关节扭挫伤，骨折后遗症等，可用肘、腕、膝、踝关节摇法。

（6）常作为保健手法使用，各关节摇转时应缓慢，使受术者感觉舒适、轻松。

4. 注意事项

（1）摇法使用前应先用和缓轻柔的手法如，揉法、拿法等，使肌肉放松，疼痛缓解后才操作摇法。

（2）摇法的幅度要限制在正常的生理范围内及患者能耐受的范围内，禁止使用暴力、蛮力。

（3）摇转时速度应逐渐加快，不可突然快速摇动。

（4）摇转时其运动轨迹是圆锥形，常用一手固定关节的一端，另一手摇动；或以关节为中心，两手同时做相向的环转运动。

5. 禁忌证

（1）对于有习惯性脱位病史的患者禁用摇法。

（2）对于椎动脉型、交感型、脊髓型颈椎病慎用摇法。

（3）颈部外伤、腰椎滑脱、脊柱骨折等病症禁用摇法。

（4）对于四肢伤筋疑为肌腱、韧带断裂伤禁用摇法。

（二十二）扳法

用双手同时做相反方向或同一方向协调扳动某关节，使关节产生伸展、屈曲或旋转等运动形式的手法，称之为扳法。扳法是推拿常用的手法之一，也是正骨推拿流派的主要手法，扳法应用于关节，多以"巧力寸劲"使关节做短暂、快速的运动。根据扳动的关节不同分为：颈椎扳法、胸椎扳法、腰椎扳法、肩关节扳法、肘关节扳法、腕关节扳法、髋关节扳法、膝关节扳法、踝关节扳法。

1. 动作要领

（1）颈椎扳法：包括颈椎斜扳法、旋转定位扳法、寰枢关节旋转扳法。

①颈椎斜扳法操作方法：患者坐位，颈项放松，头略前俯或中立位，术者立于其侧后方，用一手扶住其后头顶部，另一手托握住其下颌部，两手协调反向运动，使颈椎做侧方旋转，当旋至最大限度稍有阻力时，略停顿片刻，随即双手用"巧力寸劲"协调、快速扳动，使颈椎过旋，此时颈椎可发出"咔嗒"的弹响声，随即松手。可按同法做另一侧的扳动。亦可在患者仰卧位时操作，患者仰卧位，全身放松，术者用一手托握住其下颌部，另一手扶持住其枕后部，两手协调用力，在适当地做

颈椎牵引的同时，使颈椎做侧方旋转，当旋至最大限度稍有阻力时，略停顿片刻，随即双手用"巧力寸劲"协调、快速扳动，使颈椎过旋，此时颈椎可发出"咔嗒"的弹响声，随即松手。

②颈椎旋转定位扳法：患者坐位，头颈微前屈，颈项放松。术者立于其棘突偏歪侧后方，用一手拇指顶按住患椎棘突旁，另一手兜托住下颌部，在适当地做向上牵引颈椎的同时，将其头部缓慢的旋转，当旋转到有阻力时为停顿一下，随即用"巧力寸劲"做一相反方向的扳动，即兜托下颌部的一手略向上提，顶按棘突的拇指同时用力向对侧外上方推动，此时颈椎常可发出"咔嗒"的弹响声，同时拇指下亦有棘突弹跳感，随即松手。

③寰枢关节旋转扳法：患者坐位，头颈微前屈，颈项放松。术者立于其侧后方，用一手拇指顶按住第二颈椎棘突旁，另一手以肘弯部兜托住下颌部，肘臂部协调用力，将颈椎均匀地向上拔伸，在维持牵引的基础上使颈椎旋转，当旋转到有阻力时略为停顿一下，随即用"巧力寸劲"做快速扳动，同时顶住棘突的拇指亦同时做相反方向的推动，此时颈椎常可发出"咔嗒"的弹响声，同时拇指下亦有棘突弹跳感，随即松手。

（2）胸椎扳法：包括扩胸前顶后扳法、挺胸对抗复位法、拉肩式胸椎扳法、搂胸膝顶法和仰卧压肘胸椎扳法。

①扩胸前顶后扳法：患者坐位，两手十指交叉扣住并抱于枕后部。术者立其后，用双手分别握住患者两肘部，以一侧膝关节顶在患椎棘突上，同时嘱患者主动向后扩胸至最大限度，并深呼吸，在患者呼气末，术者两手托其肘快速小幅度将两肘向后扳动，同时膝关节前顶，此时胸椎常可发出"咔嗒"的弹响声，随即松手。

②挺胸对抗复位法：患者坐位，挺胸双上肢相握上举，术者立其后，用一手扶持住双上臂远端，另一手拇指抵住患椎棘突上，术者顺势向后扳动其双上肢的同时，拇指用力向前推动所按棘突，此时胸椎常可发出"咔嗒"的弹响声，随即松手。

③搂胸膝顶法：患者坐位，双上肢自然下垂，术者双上肢绕过患者肩关节外侧，搂住其胸部，十指于其胸前交叉扣住，以一侧膝关节顶在患椎棘突上，同时嘱患者主动向后扩胸至最大限度，并深呼吸，在患者呼气末，术者双上臂搂住其双肩部向后扳动，同时膝关节前顶，此时胸椎常可发出"咔嗒"的弹响声，随即松手。

④拉肩式胸椎扳法：患者俯卧位，全身放松，术者立于其健侧，用一手穿过对侧腋窝兜托住其肩前部，另一手用掌根按压在患椎棘突旁，兜托住肩部的一手将其肩部拉向后上方，同时按压其患椎的一手将患椎向健侧推动，当有阻力时略为停顿一下，随即用"巧力寸劲"做快速、有控制的扳动，此时胸椎常可发出"咔嗒"的弹响声，随即松手。

⑤仰卧压肘胸椎扳法：患者仰卧位，两臂交叉置于胸前，两手分别抱住对侧肩部，全身放松；术者一手握拳，拳心向上，将拳垫在其背脊柱的患椎处；另一手按压在其交叠的双肘部。嘱患者做深呼吸，在其呼气时，压肘的一手顺势下压，待呼气将尽未尽时，随即用"巧力寸劲"做快速、有控制地向下按压，此时胸椎常可发出"咔嗒"的弹响声，随即松手。

（3）腰椎扳法：包括腰椎斜扳法、腰

椎定位旋转扳法、直腰旋转扳法、腰椎后伸扳法。

①腰椎斜扳法：患者侧卧位，在上的下肢屈膝屈髋，在下的下肢自然伸直，术者面对患者而立，用一手或肘部扶按于其肩前部，另一手或肘扶按于患者的臀髂部。两手或两肘协调用力，先使其腰部作小幅度的扭转活动，即扶按于肩部和臀髂部的手或肘同时用较小的力量向下按压，使肩部向背侧、臀部向腹侧转动，压后即松，使腰部形成小幅度的扭转而放松。待腰部完全放松后，再使腰部扭转至有明显阻力时，略停片刻，然后施以"巧力寸劲"做快速、有控制的扳动，此时腰椎常可发出"咔嗒"的弹响声，随即松手。

②腰椎定位旋转扳法：患者坐位，腰部放松，双手扣住放于枕后部，腰前屈到某一需要角度后，以棘突向右侧偏歪，相应做右侧旋转扳动为例：一助手位于其左侧前方，用两下肢夹住其左侧小腿部，双手按压于左侧下肢股上部，固定患者的下肢和骨盆。术者位于患者的右侧后方，用左手拇指顶按住腰椎偏歪的棘突侧方，右手臂从右腋下穿过，并用手掌勾住其颈项后部，右掌缓慢下压，至术者左拇指感觉其棘突活动、棘突间隙张开时停止加压，保持此时的腰部前屈幅度，然后右侧手臂缓慢用力，左拇指顶住腰椎偏歪的棘突为支点，先使其腰部向右屈至一定幅度后，再使其向右旋转至最大限度，略停片刻后，右掌下压其项部，右肘部托住其右肩部向上抬，左手拇指同时用力向对侧顶推偏歪的棘突，双手协调用力，以"巧力寸劲"做快速、有控制的扳动，常可听见"喀"的一声，左拇指可感觉棘突的弹跳感，术者随即松手。

③直腰旋转扳法：患者坐位，两下肢分开，与肩同宽，双上肢自然下垂，腰部放松。以向右侧扳动为例：术者立于患者的左侧，用两下肢夹住其左小腿部及股部以固定，右手从其右腋下穿过，以手掌和腕部勾托住其右肩部，左手掌抵住其左肩部后方，然后两手协调用力，右手腕及掌牵托住患者肩部上提的同时向后拉肩，左手掌则前推左肩后部，使其腰部向右旋转，至有阻力时，略停片刻，以"巧力寸劲"做快速、有控制的扳动，常可听见"喀"的一声，随即松手。另一种操作方法，患者坐位，双上肢自然下垂，腰部放松。术者立于患者对面，用两下肢夹住其双小腿部及股部以固定，以左手掌抵于其肩前，右手掌抵于其肩后，两手协调用力，一推一拉，使患者腰部向右侧旋转，至有阻力时，略停片刻，以"巧力寸劲"做快速、有控制的扳动，常可听见"喀"的一声，随即松手。

④腰椎后伸扳法：患者俯卧位，双下肢并拢，全身放松，术者用一手按压其腰部，另一手臂环抱住其双下肢膝关节上方部，托住其双下肢缓慢上抬，使其腰部后伸，当后伸至最大限度时，略停片刻，两手协调用力，以"巧力寸劲"做快速、有控制的下压腰部与上抬下肢的相反方向的扳动。

（4）肩关节扳法：包括肩关节前屈扳法、外展扳法、内收扳法、旋内扳法、上举扳法。

①肩关节前屈扳法：患者坐位，上肢放松自然垂于体侧，术者半蹲于患肩前外侧，将患侧上臂放于术者内侧前臂上，双手十指交叉放于患者肩部，从其前后方将患肩扣住。然后术者缓缓起立，双手臂协

调用力，将患臂缓缓上抬，至肩关节前屈有阻力时，略停片刻，以"巧力寸劲"，做一增大幅度的快速扳动，随即放下。在做扳动之前，为使肩关节尽量放松，常先使患者肩关节做小幅度的前屈数次或做小范围的环转摇动数次，再做扳动。

②肩关节外展扳法：患者坐位，上肢放松自然垂于体侧，术者半蹲于患肩外侧，将患者患侧上臂的肘关节上部放在术者肩上，双手十指交叉放于患者肩部，从其前后方将患肩扣住。随后术者缓缓起立，双手臂协调用力，使其肩关节缓慢外展，至有阻力时，略停片刻，以"巧力寸劲"，做一肩关节外展位增大幅度的快速扳动。

③肩关节内收扳法：患者坐位，患侧上肢屈肘紧贴于胸前，手搭扶在对侧肩部。术者立于其身后，用一手扶按于患侧肩部以固定，另一手穿过其健侧肩部，托住其患侧肘关节外侧并缓慢向胸前上提，上提时保持肘紧贴胸前，至有阻力时，略停片刻，以"巧力寸劲"，做一增大幅度的快速扳动。

④肩关节旋内扳法：患者坐位，患侧上肢的手和前臂置于腰部后侧。术者立于其身后，用一手按住其患侧肩部以固定，另一手握住其腕部将患肢小臂沿其腰背部缓缓上抬，至有阻力时，以"巧力寸劲"，做一较快速、有控制地上抬其小臂的动作。

⑤肩关节上举扳法：患者坐位，双上肢放松自然下垂。术者立于其患侧后方，用一手握住患侧前臂近腕关节处，将其上肢自前屈外展位缓缓上抬，至120°～140°时，用另一手并排握住其前臂下段，双手协调用力，向上逐渐牵拉其

上肢，至有阻力时，以"巧力寸劲"，做一较快速、有控制地向上牵拉动作。肩关节上举扳法还可在患者卧位时操作：患者侧卧位，患侧在上。术者坐于其头侧端，操作同上。

（5）肘关节扳法：患者仰卧位，患侧上肢放松平放于床面。术者坐于其患侧，用一手托握住其患肘关节后上方，另一手握住其前臂远端，先使肘关节做缓慢地屈伸和摇动，以使肘关节充分放松，然后根据其关节的功能障碍具体情况决定办法的应用。如是肘关节屈曲功能受限，则在其放松后，使肘关节缓慢屈曲，至有明显阻力时，用握住前臂的一手持续用力加压使肘关节维持屈曲，维持片刻后，双手协调用力，以"巧力寸劲"，做一较快速、小幅度地加压扳动，随即松手。如是关节伸直受限，则以反方向用力施法。

其他如腕关节、髋关节、膝关节和踝关节等处的扳法，均可参照肘关节扳法操作。

2. 功效

滑利关节、理筋整复、松解粘连、舒筋活络、解痉止痛。

3. 临床应用

扳法广泛地应用于全身各部关节，治疗各种软组织损伤及神经血管卡压综合征，如：

（1）颈椎病、落枕、寰枢关节半脱位等颈椎疾病：颈椎病、落枕，可使用颈椎斜扳法，对于椎动脉型、脊髓型颈椎病则不适用扳法，颈椎间盘突出早期虽无脊髓受压者，亦应慎用或不用扳法；颈椎后关节紊乱，可用颈椎旋转定位扳法；寰枢关节半脱位，可用寰枢关节旋转扳法，但应密切观察患者的反应，并

谨慎操作。

（2）腰椎间盘突出症、脊椎后小关节紊乱等胸腰椎疾病：胸椎或腰椎后小关节紊乱，常采用扩胸前顶后扳法、挺胸对抗复位法、拉肩式胸椎扳法、搂胸膝顶法和仰卧压肘胸椎扳法和腰部斜扳法；腰椎间盘突出症，可使用腰椎斜扳法、腰椎定位旋转扳法、直腰旋转扳法、腰椎后伸扳法及直腿抬高扳法。对于腰椎间盘突出症突出物较大，硬膜囊受压明显者禁用后伸扳法。

（3）肩周炎、四肢关节外伤后功能障碍等病症：肩周炎，可用肩关节前屈扳法、外展扳法、内收扳法、旋内扳法、上举扳法，在肩周炎后期粘连较重时，使用扳法宜从小量分解开始，以患者能耐受为度，循序渐进，逐步分解，切忌一次性分解粘连，造成肩周软组织的大面积撕裂伤。四肢外伤骨折后关节功能障碍者，应用四肢关节扳法，也应以患者能耐受为度，循序渐进，逐步取得疗效为治疗原则。

（4）治疗一些内科杂症，也常采用颈、胸、腰椎的扳法治疗，临床上有"疑难杂症取之脊"的说法。如胆绞痛，可采用胸椎扳法治疗。

4. 注意事项

（1）患者被扳动的部位要先放松，再扳动，扳动后再次放松。

（2）操作时医者的姿势要注意既有利于发力，有能顺应关节的运动规律，动作自然协调，避免生硬、机械。

（3）扳动时不可逾越关节运动的生理范围，以免造成关节周围的肌肉、韧带及神经的损伤，扳动要在生理范围和患者能耐受的范围内操作，如患者不能耐受同样易造成损伤。

（4）扳动时禁止使用暴力、蛮力，要充分理解手法操作的"稳""准""巧"，严防出现医疗事故。

（5）扳动时用力要有控制，不可刻意追求弹响声。在颈、胸、腰椎扳法操作中，常可听到"喀"的弹响声，一般认为是关节复位、手法成功的标志，但操作中未能出现这种声响，不可刻意追求，若为追求声响，反复扳动，易使关节紧张度增大，常是造成不良后果的诱因。

5. 禁忌证

（1）椎动脉型颈椎病、脊髓型颈椎病、腰椎间盘突出症有脊髓受压症状及体征者忌用脊椎扳法。

（2）诊断不明确的脊柱外伤及有脊髓症状体征者禁用扳法。

（3）有骨质病变者，如骨关节结核、骨肿瘤等禁用扳法。

（4）对于四肢关节外伤，骨折未愈合者禁用扳法。

（5）有严重骨质增生、骨质疏松症者慎用扳法。

（二十三）背法

医者和患者背靠背站立，用双肘挽住患者的肘弯部，将患者背起使其双脚离地，同时以臀部着力颤动，牵伸患者腰脊柱，称为背法。背法可分为反背法、正背法及侧背法，现临床多用的是反背法，即背靠背所操作的背法，其他两种已非常少用。

1. 动作要领

术者和患者背靠背站立，双足分开与肩同宽，以两肘关节勾套住患者两肘部，然后弯腰、屈膝、挺臀，将患者反背起，使其双足离地，短暂维持一会儿，以牵引患者腰脊柱；然后术者腰臀部用力做小幅度的左右摆动或上下抖动，以使患者腰部放松；待其腰部放松后，做快速的伸膝挺臀动作，同时以臀部着力轻度颤动或摇动患者腰部。

2. 功效

舒筋通络、滑利关节、整复脱位。

3. 临床应用

本手法常用于治疗腰脊柱的疾病，如：

（1）腰椎后关节紊乱、滑膜嵌顿等病症，应用背法常能立即见效，患者症状完全消失，无需使用其他手法。

（2）急性腰扭伤，常先针刺人中或后溪透合谷等治疗使腰部肌肉痉挛缓解，然后采用背法，背后配合腰部的点法、揉法、按法操作。

（3）腰椎间盘突出症，使用背法可使突出物还纳或移位，有利于神经根受压症状的解除，但在腰椎间盘突出症急性期疼痛剧烈时不宜使用，另外，中央型大块突出者也不可使用背法治疗。

4. 注意事项

（1）操作的时间不宜过长，如操作时间过长，可导致患者脊柱长时间过伸，颅内压升高而出现头晕、头痛、恶心、呕吐等不良反应。

（2）操作时要根据患者的体质、病情、耐受力调整挺臀的力量、速度，避免猛使暴力。

（3）操作完毕后，将受术者缓慢放下时，要注意保护好患者，避免因体位行改变或颅内压的改变而失衡跌倒。

5. 禁忌证

（1）腰部持续紧张、痉挛者，疼痛较剧烈者禁用。

（2）年老体弱或有较严重的骨质增生、骨质疏松及其他骨病者禁用。

（3）有严重的心胸疾患者禁用。

（4）有高血压病史，严重眩晕、恶心、呕吐等症状者慎用。

（二十四）拔伸法

固定关节或肢体的一端，沿其纵轴方向牵拉另一端，使关节或半关节伸展的手法，称之为拔伸法。其又称为"牵引法""牵拉法""拉法"和"拔法"，是正骨推拿流派常用手法，包括全身各部关节、半关节的拔伸牵引方法。根据拔伸的关节或半关节分为：颈椎拔伸法、肩关节拔伸法、腕关节拔伸法、指间关节拔伸法、腰椎拔伸法、骶髂关节拔伸法、踝关节拔伸法。

1. 动作要领

（1）颈椎拔伸法：包括掌托拔伸法、肘托拔伸法和仰卧位拔伸法三种。

①掌托拔伸法：患者坐位，术者立于其后，双手掌心向上，双前臂尺侧放于患者肩颈部，以双手拇指指端或罗纹面顶住其两侧风池穴，两手掌分置于其两侧下颌部，用两手掌及拇指顶托住患者头部，缓慢向上拔伸，同时两前臂下压，利用杠杆力的作用，使患者的颈椎持续地向上牵引1~3分钟。

②肘托拔伸法：患者坐位，术者立于其后，用一手横托住患者的枕后部以固定助力，以另一上肢肘弯部托住其前下颌部，手掌自然扶住一侧面部加强固定，两手协调用力托住患者的头部缓慢地向上牵引，使其颈椎持续地向上牵引1~3分钟。

③仰卧位拔伸法：患者仰卧位，术者坐于其头端，面向患者，用一手托扶住其枕后部，另一手托扶下颌部，两手臂协调用力，托扶住患者的头部沿水平

线向其头顶端缓慢牵引，使其颈椎持续地水平位牵引。

（2）肩关节拔伸法：包括上举拔伸法、对抗拔伸法、手牵足蹬拔伸法。

①上举拔伸法：患者坐位，双上肢自然下垂。术者立于其患侧后方，用一手托握住患肢侧上臂下段，并将其手臂自前屈位或外展位缓慢抬起，至肩关节外展120°～140°时，用另一手握住其前臂近腕关节处，同时托上臂的一手自然上移，握住其前臂，两手协调用力，向上缓慢地拔伸，至有阻力时，以钝力持续进行牵引。

②对抗拔伸法：患者坐位，双上肢自然下垂。术者立于其患侧，用双手分别握住其腕部和肘部，保持肩关节外展位持续牵拉。助手协助固定其身体上半部或嘱患者身体向另一侧倾斜对抗用力。

③手牵足蹬拔伸法：患者仰卧位，患肩位于床边。术者立于患者患侧，面向其头面部，以临近患者一侧下肢的脚掌置于其腋下，双手握住其腕部或前臂部，沿水平线斜向外下方缓慢牵拉，同时顶住腋下的脚掌用力与之对抗，手足协调用力，使其肩关节在外展位20°～40°得到持续牵引，牵引一定时间后，再逐渐使肩关节内收、内旋。

（3）腕关节拔伸法：患者坐位。术者面向患者而立，用一手握住患者前臂下端，另一手握住其手掌部，两手同时向相反方向水平用力，缓慢地进行拔伸。

（4）指间关节拔伸法：用一手握住患侧腕关节，另一手捏住患指末节掌背面，两手同时向相反方向用力，缓慢地拔伸其指间关节。

（5）腰椎拔伸法：患者俯卧位，双手用力抓住床头，或一助手双手扶住其腋下，帮助固定其身体上部。术者立于患者足端，用双手分别握住其两足踝部，同时向足端斜上方逐渐用力牵拉。在牵拉中，术者可站于矮几上，身体上半部顺势后仰，两肘关节伸直，以加强牵拉的力量。

（6）骶髂关节拔伸法：患者仰卧位，患侧膝关节屈曲，另一侧下肢自然伸直，会阴部垫一软枕。术者立于患侧，面向患者头部，一手扶按其患膝前部，另一手臂穿过其腘窝，握住扶膝一手的前臂，并用腋窝挟住其小腿下段，同时用一足后跟抵住其会阴部软枕上，手足协调用力，将其下肢向下方逐渐拔伸，术者身体亦随之而后仰，以增强拔伸之力。

（7）踝关节拔伸法：患者仰卧位，术者用一手握住其患足掌前部，一手托握住其足后跟，两手协同用力，将其患踝向肢体远端拔伸，助手可握住患者的患肢小腿下段与术者作对抗牵拉，在拔伸过程中，可配合踝关节的屈伸活动。

2. 功效

理筋整复、松解粘连、滑利关节、顺筋舒筋、解痉止痛。

3. 临床应用

本法广泛用于治疗各种伤筋疾病：四肢各关节粘连、功能障碍，颈椎病，腰椎间盘突出症，四肢关节脱位，骨折等。

（1）颈椎病、腰椎间盘突出症等：颈椎病，宜用颈椎拔伸法，操作时注意根据颈椎的正常生理屈度，调节拔伸的角度，避免触及颈部两侧的颈动脉窦；腰椎间盘突出症、腰椎后关节紊乱、急性腰扭伤，常用腰部拔伸法配合腰部的拿法、扳法。

（2）肩周炎、肘关节强直等四肢关节粘连、关节功能障碍疾病：使用相应的各关节的拔伸法，配合关节的扳法、摇法等手法。

（3）广泛应用于各部的骨折、脱位的手法复位。

4. 注意事项

（1）拔伸时要注意顺应关节的生理特点，调节拔伸的力量和方向。

（2）拔伸中禁止突然的暴力牵拉，以免造成神经、肌肉组织的牵拉损伤。

（3）关节复位时不可在疼痛、痉挛较重的情况下拔伸，以免增加患者的痛苦及软组织的对抗反映，造成手法的失败。

六、手法的临床应用

（一）手法的选择

进行推拿治疗时，选用什么手法，好比开处方用药一样，首先要注意辨证，然后再考虑用什么手法。如果是治疗范围较广、部位较深、肌肉比较丰满的部位，则可选用接触面大、深刻有力的手法，如㨰法、按法、压法等；反之，治疗范围较小、部位较浅、肌肉较薄弱的部位，应用柔和、深透作用强的一指禅推法、揉法；筋腱部的治疗可选用拿法；关节障碍者则用摇法、扳法、背法等。

上述手法的选择只是就一般情况而论，在临床实践中各种手法配合使用，又形成了一些复式手法，在应用时也应根据各人的经验而灵活运用，充分发挥各种手法的优点，增强患者的适应性并加强疗效。

（二）操作时间

一般治疗时间在 15~30 分钟之间，但也要根据手法而定。手法以轻柔缓和为主，操作时间可以稍长；如果手法以压力大、刺激强为主，时间不易太长，操作时间太长反而会产生不良后果。总之，临床应用

时还要根据治疗的部位和病变程度、患者的年龄和身体健康状况等具体情况做出具体的分析，灵活掌握操作时间。

第三节　拔罐疗法

拔罐法又名吸筒疗法，是以罐子为工具，利用燃烧热力排去罐中的空气造成负压，使罐子吸附于施治部位的皮肤，造成瘀血现象的一种疗法。拔罐法在古代称为"角法"，系用牲畜的角制成作为排脓之用。古代医家在治疗疮疡脓肿时用它来吸血排脓，后来又扩大应用于肺痨、风湿等内科病。唐代《外台秘要》中记载："患痷瘰（肺痨之类病）等病……即以墨点上记之，取三指大青竹筒，长寸半，一头留节，无节头削令薄如剑，煮此筒子数沸，及热出筒，笼墨点处按之，良久……数数如此角之，令恶物出尽，乃即除。"清代《本草纲目拾遗》中提到"火罐气"说："罐得火气合于内，即牢不可脱……肉上起红晕，罐中有水出，风寒尽出。"这些文献记载都对拔罐疗法有指导作用。随着医疗实践的不断发展，使得拔罐疗法有了新的发展，进一步扩大了治疗范围和提高了治疗效果，已成为针灸治疗方法的一种重要辅助治疗手段。

一、罐子的种类

火罐的种类很多，临床常用的有以下几种：

（一）竹罐

用坚固的毛竹制成，罐长 3~6cm，有竹节一端为底部，口径为 3~6cm 不等，罐

口一定要光滑。其特点：轻巧，不易跌碎，但因需沸水煮沸借其热气才能施用，故随时使用不十分方便。

（二）陶罐

由陶土烧制而成，罐两端较小，中间略向外展，形同腰鼓，口径的大小仍有区别，根据需要制成不同罐口径。其特点：吸力大，使用方便，但对随时观察罐内皮肤变化有影响，尤其做刺络放血时需观察出血量，不能使用此罐。

（三）玻璃罐

用玻璃制成，形如球状，罐口光滑，有大、小不同型号。其特点：质地透明，使用时可以随时掌握出血量，是目前临床上最多使用的拔罐用器具。其缺点容易摔碎损坏，使用时要轻取、轻放。

（四）抽气罐

在罐的底部装有抽气用的橡皮塞，抽出罐内空气，使罐内形成负压。此种罐也有多种，虽然制作方法不同，形状不同，但其功能大同小异，均是将罐内空气吸出使之成负压，吸附于局部皮肤，造成局部充血，达到其治疗目的。

二、吸拔方法

（一）火罐法

用燃烧时火焰的热力，排去罐内空气，使罐内成负压，将罐吸着皮肤上。有下列几种方法。

1. 投火法

将乙醇棉球或纸片点燃后投入罐内，然后速将火罐罩在施治部位。此法适用于侧面横拔，否则会因燃烧物落下而烧伤皮肤。

2. 闪火法

用镊子或止血钳夹住蘸有95%乙醇的棉球，点燃后送入罐内，在罐内烧一下再抽出，迅速将罐子罩在应拔的部位上，即可吸附。

3. 贴棉法

用1cm见方的棉花一块，不要过厚，略浸乙醇，贴在罐内壁中上段，以火点着，迅速罩于选定的部位上，即可吸附。

4. 架火法

用一个不易燃烧及传热不快的块状物，直径2~3cm，放在应拔罐的部位，上置乙醇棉球，点燃后将火罐扣上，可产生较强吸力。

（二）水罐法

一般应用竹罐，将竹罐放在水中煮沸，用镊子取出，甩去水液，用毛巾紧扪罐口，趁热罩在施治部位，即能吸住。

（三）抽气法

必须是特制的抽气罐，将罐放在施治部位上，再做抽气，使罐内呈负压，吸附在施治部位。

三、拔罐法的临床应用

（一）单罐

适用于病变范围小的部位或某一疼痛点，在病变部位或压疼点上选择口径大小适合的火罐即可。

（二）多罐

适用于病变范围比较广泛的疾病，可以根据病变的组织、解剖形态等情况，酌量吸拔数个火罐，可按病变部位纵横排列，也称之为"排罐法"。

（三）闪罐

用闪火法将罐子拔住，然后立即取下，再用闪火将罐子吸附，此种方法反复多次吸拔，至皮肤潮红为止。此法多用于皮肤麻不仁或功能减退的虚证。

（四）留罐法

一般情况均使用留罐，即罐子拔上后须留置一定时间，一般留置5~15分钟，但要随时观察罐内的变化，吸力较大的罐不能留置时间过长，夏季、皮肤薄处留罐时间不宜过长。

（五）走罐（又称"推罐"）

选口径比较大的火罐，罐口要平滑，先在罐口涂一些滑润油脂，用闪火法将罐吸住后，以手握住罐底，稍倾斜，即后半边着力，前半边略提起慢慢向前推动，这样在皮肤表面上下左右来回推拉数次，至皮肤呈现潮红为度。适用于病变部位大、肌肉丰厚部位，如脊背、大腿等部。

（六）药罐

常用药罐有二种。

1. 煮药罐

将竹罐放入配制煮好的药液中，再煮15~20分钟，按水罐吸拔的要求吸拔。多用于治疗风湿痹痛。

2. 贮药罐

在抽气罐内放一定的药液（约为罐子的1/3~2/3），药液根据不同疾病所需的药物配制而成，然后按抽气罐吸拔法吸附于皮肤。也有用火罐内放药液，再按火罐的吸拔方法，吸在皮肤上。此法常用于治疗风湿病、咳嗽、哮喘、感冒、溃疡病、慢性胃炎、消化不良、皮肤病等。

（七）针罐

先在一定部位施行针刺，待达到一定针刺的刺激量后，将针留在原处，再以针刺部为中心，拔上火罐。如果与药罐合用，也称为"针药罐"，多用于风湿病，其治疗效果比单用火罐效果更佳。

（八）刺络拔罐

先用三棱针、粗毫针、皮肤针等，在病变部位上经消毒后刺破皮肤，然后拔上火罐。此法用玻璃罐最佳，因为可以直接观察其出血量。用于各种急慢性软组织损伤、神经性皮炎、皮肤瘙痒、丹毒、神经衰弱、胃肠神经官能症等，临床治疗效果最佳为带状疱疹和过敏性哮喘，可以在治疗后即刻起到缓解疼痛及止喘的作用。

四、适应证

拔罐方法一般适用于风湿病、腹疼、胃疼、消化不良、头疼、高血压、感冒、咳嗽、哮喘、腰背疼、月经疼、毒蛇咬伤、疮疡初起及一些皮肤病变等。

五、注意事项

（1）患者要有舒适的体位，应根据不同部位选择不同口径的火罐，注意选择肌肉丰满、富有弹性，没有毛发和骨骼、关节凹凸部位，以防掉罐。

（2）拔罐时火力要足，罐口靠近拔罐的部位，操作要迅速轻巧，做到稳、准、快，才能将大罐拔紧，否则不能产生疗效。

（3）皮肤有溃疡、水肿及大血管的部位，不宜拔罐；高热抽搐者，不宜拔罐；孕妇的腹部和腰骶部也不宜拔罐。

（4）带有自发性出血和损伤后出血不止的患者，不宜使用拔罐法，更不宜用刺络拔罐法。

（5）拔罐后局部皮肤常有青紫瘀血现象，一般几天以后即消失。如皮肤上有小的水疱，几天以后也能吸收，所以不需处理。水疱过大，也可用消毒注射器将疱内液体抽掉，涂龙胆紫后覆盖敷料。

（6）如经刺血拔罐后，针孔可能有些出血，可用干棉球拭去。

（7）使用走罐时，不能在骨突出处推拉，以免损伤皮肤或火罐漏气脱落。

（8）使用多罐时，火罐排列距离一般不宜太近，否则因皮肤被火罐牵拉，会产生疼痛，同时罐子也会互相排挤，不易拔牢。

（9）起罐时手法要轻缓，以手抵住罐边肌肉按压一下使气漏入，罐子自然脱落。不可以强拉或旋转。

第四节　药物疗法

药物疗法，是以中医基本理论为指导，遵循辨证论治原则，使用中药进行康复治疗的方法。需要进行康复医疗的患者多属慢性病及老年病，病程一般较长。根据中医学"久病必虚"的理论，此时患者的脏腑功能往往失调，首先表现为正虚，即气血不足；其次为邪实，如气滞、血瘀、痰饮、食积等。在治疗时，应根据患者的具体情况，适当选用以补虚为主，或祛邪与补虚兼顾的方药。对于需要康复的患者，在使用药物时应当掌握以下两点。

首先，重视正邪关系。中医认为"邪之所凑，其气必虚"。长期患病或慢性病急性发作之后，必致损伤正气，故在用药时应注意脏腑气血不足，加以补养。脏腑中肾为先天之本，脾为后天之本，尤宜留

意补其亏损。若患者内有留邪，也应按照"养正则邪自除"的精神，使用扶正药物，使气血充旺，同时适当配用祛邪药物。孙思邈在《备急千金要方》中提出康复患者的用药原则是"若初瘥，气力未其平复者……须服药者，当以平药和之"。孙氏的"平药和之"，指的是在用药时，一定要照顾到人的正气。药性务须平和，以免伤正。清代尤乘对于患病后需康复的患者，比喻为"凡病后，如水浸泥墙。已干之后，最怕重复冲激，再犯不救"，要求慎重对待这些患者。因此，康复患者在接受治疗时，与初病的患者不同。当体内有邪，必须用祛邪药物时，剂量不宜过大，以免损伤已亏损的正气；在需要扶正时，也应适可而止，不要用峻补的药物或用药过量，以免产生阴、阳偏盛之弊。

其次，注意辨证用药。中医在治疗患者时，常据患者的年龄、性别、病情、体质条件等进行辨证用药。使用中药进行康复医疗，尤应重视辨证。理由如下：

（1）患者多属老年或有长期病史，体质较差，症状多样，病情较为复杂，因而增加了辨证的难度。在治疗时，必须辨明阴阳气血的盛衰、痰瘀食气的留滞等具体情况，然后选用方药，以免药不符证，反而偾事。

（2）药物疗法有内治、外治之分，剂型有汤、丸、膏、散之异。有些疾病可以通过内服中药汤剂来治疗，但有的疾病如痹证、痿证等，采用药物外治或内服丸剂，可能收到更好的效果。因此，辨证用药的含义还包括根据不同的病症选用不同类型的药物疗法，从而取得更好的康复效果。

对康复患者进行辨证时，要注意病因、病位、病性、患者的体质等方面。

（1）辨病因。中医辨证目的在于寻求引起疾病的原因，从而针对致病原因进行

治疗，即"辨证求因，审因论治"。康复患者常因病期较长，病情复杂，故而确定病因较为困难。在辨证时要根据患者的主症，确定疾病的症结所在，结合三因学说，仔细加以辨证。尽管患者可能患有多种疾病，但主证往往反映患者的主要痛苦，亦即主要疾病。针对主要疾病进行治疗，可从根本上改善患者的健康状况。

（2）明病位。确定某脏腑有病及该脏腑的阴阳气血津液的盛衰后，才能有目的地进行治疗。中药的功用与归经有密切关系。归经不同，治疗效果也会出现差异。病位不同，治疗方法随之而异。如同属气滞，肺气不宣用麻黄、杏仁，肝气不舒用青皮、木香；同属血虚，肝血虚用四物汤，心脾血虚用归脾汤等。

（3）定病性。应注意以下二点：一是分寒热。中医在治疗疾病时，患者表现有热象则用寒药，有寒象则用热药。另外在疾病发展的不同阶段，寒热表现会发生变化，应予认真区分。若由于热极生风、肝风内动引起中风，如脑血管意外时，应当采用滋阴退热的药物；中风的急性期渡过后，患者并无热象而遗留瘫痪时，可采用温热的活血化瘀药物来促使肢体运动功能的恢复。二是辨虚实。如前所述，需要康复的患者常为正气虚弱。但在一定的情况下，这些患者可能以实证为主。有时，患者还会有与实际情况相反的表现。古人的经验是"大实有羸状误补益疾，至虚有盛候反泻含冤"。一旦虚实混淆，辨证有误，错投药物，可能产生严重后果。应当在错综复杂的症状中分辨虚实，采用正确的治疗方法。

（4）识体质。中医历来重视体质与疾病之间的联系。古代医家对于不同体质的人易患哪些疾病，以及同一疾病发生于不同体质的患者可产生不同症状等都进行过研究。如吴德汉于《医理辑要》中说："易风为病者，表气素虚；易寒为病者，阳气素弱；易热为病者，阴气素衰；易伤食者，脾胃必亏；易劳伤者，中气必损。"若对康复患者的体质有所认识，不仅可以了解疾病的性质，还能推测患者可能发生的病变，有助于正确进行辨证。

使用药物进行康复医疗，要严格掌握其适应证。古人认为，凡属神志之病，即精神、情志方面的病，多非药物所能奏效，当采用其他治法；而精气受损或病邪留滞之病，可用药物补救，但还应注意补阳过甚易助火，补阴过甚可碍胃，祛邪太急则伤正之流弊，需予留心。康复医疗的范围涉及慢性病与老年病，使用方药范围甚广，现择其要者列举于下。

一、四季常用方剂

中医学的基本内容之一是整体观念，即人的生理、病理变化与四季气候改变密切相关。根据不同季节，给需要康复的患者服用相应的方剂，将有助于康复。

（一）春季

患者在春季出现精神困倦、胸闷咳嗽、痰多等症，容易感冒或引起旧病复发，可用以下方剂。

1. 细辛散

［功用］除昏倦，明目，和脾胃，除风气，祛痰涎。

［成分］细辛30g，川芎60g，炙甘草15g。

［服法］共为末，每用10g，水煎服。热呷，可常服。

2. 坠痰饮子

［**功用**］治春时胸膈不利，或满闷。

［**成分**］半夏研末6g，生姜3g，枣7枚。

［**服法**］水煎后于临睡时频服。

（二）夏季

患者在夏季多有脾胃不和、腹痛腹泻或不思饮食等症，可用以下方剂。

1. 豆蔻散

［**功用**］治脾胃不和，不思饮食，胸膈气滞噎塞。

［**成分**］草蔻120g，薏苡仁120g（炒香至黄为度），和姜用大麦蘖子300g，神曲（炒黄）120g，杏仁120g（炒黄去尖），炙甘草120g，干姜60g（炮制）。

［**服法**］上药共为细末，每用4g，沸汤点服，不计时候。

2. 诃子散

［**功用**］治夏月脾胃忽生冷气，心腹胀满疼闷，泄泻。

［**成分**］诃子皮5个，大腹皮5个，甘草15g，炙白术15g，草蔻（微炒）14个。将以上药物，用面裹烧令面熟黄，去面并皮，再加入人参（去芦头）15g。

［**服法**］共为细末，每用7g，水1盏，入生姜少许，枣2枚，同煎至六分，去渣温服。

（三）秋季

患者在秋季出现痰喘咳嗽、腹泻食少等症，可用以下方剂：

1. 保救丹

［**功用**］治长年各种嗽痰，并劳嗽痰壅。

［**成分**］蛤蚧（涂麻油，用烘焙法，炙酥，易粉）1个，皂角（去外皮）2个，干地黄10g，炙五味子10g，杏仁（去皮尖）10g，半夏10g，浆水（包括酒、酒糟、醋，根据病情，对药物的炮制原料不同）煮丁香少许。

［**服法**］共为细末，炼蜜为丸，如桐子大，每日于饭前服5丸，姜汤送下。

2. 高青丸

［**功用**］治中气不和，精神倦怠，不思饮食，泄泻。

［**成分**］高良姜、青木香各30g。

［**服法**］共为细末，煮枣肉为丸，桐子大，以姜汤服15～20丸。

（四）冬季

患者在冬季易出现畏寒、痰嗽、便秘等症，可用以下方剂。

1. 八仙丸

［**功用**］治肾阳不足，元气虚弱，便秘。服之可壮筋骨，益颜容，固精髓。

［**成分**］泽泻90g，茯苓60g，丹皮90g，附子90g，生干地黄去（皮、脐）240g，山茱萸120g，山药120g。

［**服法**］共为细末，炼蜜为丸，如桐子大。每日空腹用温酒或盐汤服30丸。

二、扶正常用方剂

患者处于康复阶段，常表现为虚损不足，具体可分为气虚、血虚、阴虚、阳虚四类。由于病情变化，还可以出现气血或阴阳俱虚的情况。扶正系指滋养、补益气血阴阳之不足，常根据各脏腑阴阳气血不足，选用相应方剂。

（一）补气

补气剂是指治疗诸脏气虚，主要是肺、脾、心气不足的方剂。适用于周身倦怠无力，气短，汗出，声低懒言，食欲不振，活动后则症状加剧，面色㿠白，舌淡有齿痕，苔白，脉弱等。常用药物有人参、党参、黄芪、甘草、白术等。代表方剂有：

1. 四君子汤

[**功用**] 益气健脾。

[**成分**] 党参10g，白术、茯苓各9g，炙甘草6g。

[**服法**] 共为细末，每用6g，水1盏，煎至七分，去滓，不拘时服。

2. 补中益气汤

[**功用**] 补中益气，升阳举陷。

[**成分**] 黄芪15～20g，甘草5g，炙党参10g，当归10g，橘皮6g，升麻3g，柴胡3g，白术10g。

[**服法**] 水煎服。或做丸，每服10～15g，每日2～3次，温开水或姜汤下。

3. 参苓白术散

[**功用**] 益气健脾，渗湿止泻。

[**成分**] 莲肉500g，薏苡仁500g，砂仁500g，桔梗500g，炒白扁豆（姜汁浸，去皮，微炒）750g，茯苓1000g，人参1000g，甘草1000g，白术1000g，山药1000g。

[**服法**] 共为细末，每服6g，枣汤调下。

4. 生脉散

[**功用**] 益气生津，敛阴止汗。

[**成分**] 人参10g，麦冬15g，五味子6g。

[**服法**] 1剂煎3次，1日服完。

（二）补血

补血剂是治疗血虚证的方剂，适用于血虚引起的头晕、眼花，面色苍白无华，心悸，失眠，唇舌色淡，爪甲枯瘪，大便干燥；妇女经水愆期、量少色淡，脉细等。常用药物有当归、熟地、白芍、阿胶、首乌、龙眼肉等。代表方剂如下。

1. 四物汤

[**功用**] 补血调血。

[**成分**] 当归10g，川芎8g，白芍12g，熟地12g。

[**服法**] 水煎服。1剂煎3次，早、午、晚空腹时服。

2. 归脾汤

[**功用**] 益气补血，健脾养心。

[**成分**] 白术30g，茯苓30g，黄芪30g，龙眼肉30g，炒酸枣仁30g，人参15g，木香15g，炙甘草8g，当归3g，炙远志3g。

[**服法**] 加生姜6g、红枣5枚，水煎服。

（三）气血双补

气血双补剂是治疗气血俱虚证的方剂，适用于由气虚血亏引起的头晕目眩、心悸气短、周身倦怠、面色无华、舌质淡、脉虚细等症。代表方剂有：

1. 八珍汤

[**功用**] 补益气血。

[**成分**] 当归10g，川芎5g，白芍8g，熟地15g，人参3g，白术10g，茯苓8g，炙甘草5g。

[**服法**] 清水2盏，加生姜3片、大枣2枚，煎至八分，食前服。

2. 人参养心汤

[**功用**] 益气补血，养心安神。

[**成分**] 白芍90g，当归30g，陈皮30g，黄芪30g，桂心30g，人参30g，白术30g，炙甘草30g，熟地黄20g，五味子20g，茯苓20g，远志15g。

[**服法**] 共为散，每服12g，水1盏半，加生姜3片、红枣2枚，煎至七分，去滓温服。

（四）补阴

补阴剂是治疗阴虚证的方剂。适用于肢体羸弱，面容憔悴，口燥咽干，虚烦不眠，大便干燥，小便短少，甚则骨蒸盗汗，呛咳无痰，颧部色红，梦遗滑精，腰酸背痛，脉沉细数，舌红少苔，少津等。常用药物有地黄、麦冬、天冬、龟甲、玉竹、旱莲草、女贞子、桑椹、百合等。代表方剂有：

1. 六味地黄丸

［功用］滋补肝肾。

［成分］熟地24g，山茱萸12g，山药12g，泽泻9g，茯苓9g，丹皮9g。

［服法］共为细末，炼蜜为丸，每服10g，每日3次，空腹用开水服下。

2. 左归丸

［功用］滋阴补肾

［成分］熟地240g，山药120g，枸杞20g，山茱萸120g，川牛膝90g，菟丝子120g，鹿胶120g，龟胶120g。

［服法］共为细末，炼蜜为丸。早、晚空腹服10g，淡盐汤送下。

3. 二至丸

［功用］补肾养肝。

［成分］女贞子300g，旱莲草300g。

［服法］共为细末，炼蜜为丸，早、晚各服10g，开水送下。

（五）补阳

补阳是治疗肾阳虚证的方剂。适用于腰膝酸痛，四肢不温，酸软无力，少腹拘急冷痛，小便不利或频数，阳痿早泄，肢体羸瘦，消渴，脉沉等。常用药物有巴戟天、补骨脂、肉苁蓉、淫羊藿、菟丝子、仙茅、锁阳等。代表方剂有：

1. 肾气丸

即八仙丸（见前页）。

2. 右归丸

［功用］温补肾阳，填精补血。

［成分］熟地240g，山药120g，山茱萸90g，枸杞120g，鹿角胶120g，菟丝子120g，杜仲120g，当归90g，肉桂

60～120g，制附片60～180g。

［服法］共为细末，炼蜜为丸。早、晚各服15g，开水送下。

三、祛邪常用方剂

康复患者除正虚外，常兼有病邪留滞的邪实证。主要有气滞、血瘀、痰饮及食积等，故在补虚的同时，应配用祛邪方药。

（一）理气

理气剂能够疏通气机，适用于气机郁滞的病证。气滞主要有脾胃气滞与肝气郁滞之分。脾胃气滞的表现有脘腹胀满，嗳气吞酸，呕恶食少，大便异常等。肝郁气滞的表现有胸胁胀痛，疝气痛，月经不调及痛经等。常用药物有青皮、陈皮、厚朴、枳实、木香、香附、川楝子、乌药、橘核等。代表方剂有：

1. 越鞠丸

［功用］行气，舒肝，解郁。

［成分］苍术、香附、川芎、神曲、栀子各等份。

［服法］制成水丸，每服6g，每日2～3次，温开水送服。

2. 厚朴温中汤

［功用］温中行气，健脾燥湿。

［成分］厚朴、陈皮各30g，炙甘草、茯苓、木香、草蔻各15g，干姜2g。

［服法］加生姜3片，水煎服。

（二）活血化瘀

活血化瘀剂可行血散瘀，适用于瘀血内停的病证。中医理论认为久病必瘀，故慢性病或老年患者大多兼有瘀血。表现局部疼痛，皮色暗紫，肌肤粗糙、出血，经少或闭，有肿块等。常用药物有桃仁、红花、丹参、郁金、川芎、延胡索、三棱、莪术、赤芍、五灵脂、姜黄、乳香、没药、

水蛭等。代表方剂有：

1. 补阳还五汤

[功用] 补气，活血，通络。常用于中风后遗症。

[成分] 黄芪30g，当归6g，赤芍6g，地龙5g，川芎3g，红花3g，桃仁3g。

[服法] 水煎服，每日2次。

（三）祛痰

祛痰剂能够消除痰饮，治疗各种痰证。临床表现有咳嗽喘促，眩晕，呕吐，癫狂惊痫及痰核瘰疬等。常用药物有半夏、南星、瓜蒌、竹茹、白芥子、海藻、昆布、桔梗、竹沥、天竺黄、皂荚等。代表方剂有：

1. 温胆汤

[功用] 理气化痰，清胆和胃。

[成分] 半夏、竹茹、枳实各6g，陈皮9g，甘草3g，茯苓5g，生姜5片，枣3枚。

[服法] 收煎服，每日2次。

2. 半夏天麻白术汤

[功用] 燥湿化痰，平肝熄风。

[成分] 半夏9g，天麻、茯苓、橘红各6g，白术15g，甘草4g，生姜3片，枣3枚。

[服法] 水煎服，每日2次。

（四）消导

消导剂能够消食导滞，适用于食积内滞等病证。表现有胸脘痞闷，嗳腐吞酸，恶食呕逆，腹痛泄泻等。常用药物有山楂、神曲、莱菔子、谷芽、鸡内金等。代表方剂有：

1. 保和丸

[功用] 消食健胃。

[成分] 山楂180g，神曲60g，半夏、茯苓各90g，陈皮、连翘、莱菔子各30g。

[服法] 共为细末，水泛为丸，每服6g，温开水送下，日2次。

四、老年人常用方药

引起老年人死亡的主要疾病有心脑血管病变、恶性肿瘤与肺炎等。老年人经常出现的症状有低体温、血压异常、疲乏、食欲减退、眩晕、失眠、精神异常及二便不利等。这些病证与中医的虚证密切相关。因此，对老年患者进行药物康复时，应以补虚为主，尤以补脾肾最为重要。除补虚外，老年人常见的心、脑血管病与肿瘤，在中医辨证时，多有瘀血表现，有时还兼痰湿、气滞等。此时应在补虚的基础上进行化瘀、祛痰、行气等。由于老年人的组织器官已发生退行性变化，适应调节功能减弱，一般多有阴阳失衡、气血衰弱的表现，因此在补虚时务适可而止，不得峻补太过，防止过偏或留邪于内，做到补而不滞，温而不燥，滋而不腻。在祛邪如化瘀、祛痰时要保存正气，不得一味猛攻，防止伤正，做到"汗而勿伤，下而勿损，消而勿伐"，使气血流通，阴阳平衡，脏腑功能得以恢复。由于治疗心、脑血管病症的药物已在专章中介绍，本文仅就老年人常见症状的药物康复简述如下。

（一）低体温

老年人的体温调节能力降低，且因活动减少，产生热量不足，营养摄入不够，故常致体温过低，自觉寒冷。中医辨证属于阳虚，应采用温补阳气的方药。根据阴阳互根的原理，补阳时应兼顾补阴，以免出现偏颇。常用药物有肉桂、附子、菟丝子、肉苁蓉、巴戟天、鹿角胶、淫羊藿等。代表方剂有：

1. 当归四逆汤

[功用] 温经散寒，养血通脉。

［成分］当归12g，桂枝9g，芍药9g，细辛1.5g，通草3g，大枣8枚。

［服法］水煎服，每日3次。

2. 回阳救急汤

［功用］温中回阳，益气生脉。

［成分］熟附子9g，干姜5g，肉桂3g，人参6g，白术9g，茯苓9g，陈皮6g，甘草5g，五味子3g，半夏9g

［服法］水2盅，姜3片，加药煎成后，人工麝香0.1g，每日2次调服，中病即止。

（二）血压异常

老人常见高血压或低血压。高血压的中药治疗见专节。低血压常因体位改变引起，且随年龄增加而发生率上升。临床表现为软弱无力，眩晕，站立时可晕倒。中医辨证属于气虚下陷，可用补气升陷法治疗。常用药物有黄芪、升麻、枳壳、桔梗、柴胡、党参等。代表方剂如下。

1. 举元煎

［功用］益气升提。

［成分］人参10g，黄芪20g，甘草6g，升麻4g，白术5g。

［服法］水煎服，每日2次。

2. 升陷汤

［功用］益气升陷。

［成分］黄芪18g，知母9g，柴胡5g，桔梗5g，升麻3g。

［服法］水煎服，每日2次。

（三）疲劳

高龄老人易感疲劳，日常活动常需缓慢、吃力地去完成。原因有抑郁、内分泌失调、代谢紊乱、肥胖、慢性消耗性疾病与服用药物不当（如服镇静剂过多）等。中医辨证多属气血两虚或痰湿内蕴。可用补气养血或利湿化痰法治疗。常用药物有人参、党参、黄芪、黄精、阿胶、当归、清半夏、茯苓、陈皮、甘草等。代表方剂有：

1. 十全大补汤

［功用］温补气血。

［成分］人参8g，肉桂8g，川芎5g，地黄15g，茯苓10g，白术10g，甘草5g，黄芪15g，当归10g，白芍8g。

［服法］加生姜3片，大枣5枚，水煎服，每日2次。

2. 二陈汤

［功用］燥湿化痰，理气和中。

［成分］半夏15g，橘红15g，茯苓10g，甘草5g。

［服法］加生姜3片，乌梅1枚，水煎服，每日2次。

（四）食欲减退

老人常患多种慢性疾病，慢性疾病如肝、肾与脾胃病等的末期能导致食欲减退。无食欲可以是老人患胃癌的首发症状，也可以是精神抑郁的早期表现。中医辨证属于脾虚。可用健脾、醒脾法治疗，常用药物有党参、白术、桂枝、砂仁、山药、山楂、鸡内金、香橼、谷麦芽等。代表方剂有：

1. 资生丸

［功用］健脾开胃，消食止泻。

［成分］白术45g，人参5g，薏苡仁45g，茯苓45g，山楂60g，橘红60g，黄连9g，白豆蔻10g，泽泻10g，桔梗15g，藿香15g，甘草15g，扁豆45g，莲肉45g，山药45g，芡实45g，炒麦芽30g。

［服法］制蜜丸，每服6g，每日3次。

（五）失眠

老人的体力与脑力活动较少，加之多

有白天睡觉、傍晚即上床的习惯，因此不易入睡。有的可因各种疼痛、夜晚尿频、焦躁、抑郁而影响睡眠。中医辨证多属心肾不交或思虑过度，可用滋阴、清热、安神法治疗。常用药物有阿胶、白芍、黄连、酸枣仁、茯苓、牡蛎、知母等。代表方剂有：

1.黄连阿胶汤

［功用］交通心肾，清热安神。

［成分］黄连8g，阿胶10g，黄芩6g，白芍10g。

［服法］水煎后用鸡蛋黄1个搅匀同服，每日2次。

2.酸枣仁汤

［功用］养血安神，清热除烦。

［成分］炒酸枣仁15g，甘草3g，知母8g，茯苓10g，川芎5g。

［服法］水煎服，每日2次。

（六）二便异常

老人常出现尿潴留、便秘、二便失禁等情况。慢性尿潴留，可见于使用抗胆碱能药物、粪块堵塞、前列腺肥大与糖尿病。中医辨证属于癃闭。便秘是老人常见症状，多与活动少、饮水少、进食含纤维素的食物少与长期卧床有关。二便失禁的原因甚多，包括神经、肌肉控制能力下降及局部疾病等。中医辨证属于气虚不能固摄。癃闭可用温肾益气、利尿药物，如肉桂、附子、车前子等；便秘可用养血、润肠药物，如生地、当归、麻仁等；二便失禁可用补气、升提、固涩药物，如党参、升麻、覆盆子、诃子等。代表方剂有：

1.济生肾气丸加味

［功用］温阳益气，补肾利尿。

［成分］熟地15g，山药30g，山茱萸30g，泽泻30g，茯苓30g，丹皮30g，肉桂15g，附子15g，牛膝15g，车前子30g，炒麦芽100g。

［服法］制蜜丸，每服6g，每日3次。

2.五仁丸

［功用］润肠通便。

［成分］桃仁15g，杏仁30g，柏子仁10g，郁李仁10g，松子仁10g，陈皮120g。

［服法］制蜜丸，每服12g，每日2次。

3.真人养脏汤

［功用］温补脾肾，涩肠固脱，治大便失禁。

［成分］人参6g，当归9g，白术10g，肉豆蔻12g，肉桂3g，甘草6g，白芍15g，木香9g，诃子12g，罂粟壳20g。

［服法］为粗末，每次用20g，水煎服，每日2次。

4.桑螵蛸散

［功用］调补心肾，涩精止遗，治小便失禁。

［成分］桑螵蛸、远志、菖蒲、龙骨、人参、茯神、当归、龟甲各30g。

［服法］共研为末，夜间临睡前，用人参汤调服药末6g。

五、外治方法

中药剂型较多，药物治疗亦不限于内服。从《内经》时代开始，在药物治疗方面即有内治与外治。清代吴师机撰《理瀹骈文》一书，总结前代用药外治的经验，认为通过外治，使药物经皮肤黏膜透入人体，可治疗一切疾病。药物外治的方法随疾病性质与病变部位而异。如胸以上病有涂顶、覆额、罨眉心、点眼、塞耳、擦项、敷手腕、敷膻中（胸口）、敷背心等法；脐以上病有敷脐、熨脐、熏脐、蒸脐、填脐等法；脐以下病有坐浴、坐熏、熏洗、摩腰、暖腰、兜肚、敷脐、贴腿肚、敷足心等法。因此，在使用中药进行康复医疗时，除采用内服汤剂或丸、散、膏、丹外，还应重视药物的外治。

药物外治，可分为不加温、加温和蒸洗三大类：

（一）不加温

中药经加工后，采取适当方式固定于人体局部，使药力可以持续发挥作用，不影响患者的正常活动及工作，适用于病情较轻、病程较长的患者康复。如脾虚患者，可于心口脐上贴健脾膏；脾肾两虚者贴脾肾双补膏；肺虚则于胸部贴补肺膏；肝虚则于肝区贴补肝膏；肾阳不足，可于脐上贴红缎膏（注：有川椒、附子、肉桂、韭子等）。其他诸膏成分，可参阅《理瀹骈文》，或将温阳药物填入肚兜及护膝内用。

（二）加温

古人曾云，灸熨熏蒸，助阳退阴。灸熏属针灸康复。熨、蒸是对药物加温后进行外治。熨与蒸的区别在于前者不加水，而后者需加水。

熨法是指将中药温热后置于患部或对置于患部的药物进行加热（如电热药疗器），从而治疗疾病的方法，促使药力透入局部，借以增强疗效。适用于内外科一些慢性疾病。举例如下。

1. 熨药方

［功用］治伤折腕损，蹉跌筋骨俱伤，暗肿痛无疮口。

［成分］生地500g，生姜500g，艾叶、川椒各100g，芫花、松脂各150g。

［用法］共研末，分3分，每分用醋500ml，于锅内炒令热，用布裹熨痛处，冷则再炒熨之。

2. 太乙真人熏脐法

［功用］治劳伤，失血，精神倦怠，痰火，遗精，白浊、阳痿，妇人赤白带，宫冷等。

［成分］人工麝香适量，龙骨、虎骨、蛇蜕、附子、川椒、艾叶、丁香、木香、小茴香、乳香、没药、雄黄、朱砂、五灵脂、夜明砂、两头尖、青盐各等份。

［用法］上药研末，用布袋装后置脐上，用热熨斗熨之。

（三）蒸洗

蒸洗是指用中药加水煎煮后，用药液浸泡整个身体或病患部位。此法又称药浴。亦有利用中药加水煎煮后产生的水蒸气进行吸入或熏蒸患者身体的方法，使患者得以康复。这种治法是通过温热与药气作用于患者体表及黏膜，促使腠理开发，气血流畅，祛除病邪，起到祛风散寒、温经除湿、活血化瘀、调和营卫的功效，适用于脏腑虚寒、气血不足、气滞血瘀等证。举例如下：

1. 千金翼疗猥退风方

［功用］治身体疼痛，四肢不遂，腰脚缓弱，骨节懈怠等。

［成分］苍耳子5升，杨桃2升，蒴藋、赤小豆各2升半，盐2升。

［用法］上药加水煮后，将有病肢体浸入，直至药液凉后为止。

2. 民间验方

［成分］蒴藋、桃枝并叶、菖蒲各3升，秫米5升。

［用法］上药加水煮，以米熟为度，以大盆盛，做小竹床子罩盆，人坐盆上，四面用席围挡，以通身汗出为度。

第五节　浴疗法

一、药浴

药浴是对不同病证，按照中医辨证施治的原则，选择适当的中药煎水洗浴的一种治法。

（一）药浴康复的原理

药浴是把身体浸泡在药液中，使药液直接与皮肤接触，达到治疗之目的。药物可以通过皮肤透入体内，再通过血脉吸收，循行至疾病所在处，发挥作用。此外，药浴的热量可以促进血液循环，加速代谢产物的清除，促使康复。所以，药浴可弥补内服药物的某些不足。

（二）药浴康复的方法

根据中医的辨证结果，选择合适的药物包入纱布中，然后放在水内煮沸20分钟，或先将药物研成粗末装在布袋中煎煮，或者提炼中药成液体制剂，直接倒入热水中，然后把肢体浸泡入药液内洗涤，即可起到有效的康复效果。

（三）药浴适应证

1. 运动系统疾病

各种骨折、挫伤、脱位的治疗后期残存的关节僵硬、肿胀、疼痛等，风湿性关节痛、腰肌劳损、腰椎间盘突出症、肩关节周围炎等。

2. 外科疾病

痔疮、肛瘘、肛门瘙痒等。

3. 妇科疾病

子宫脱垂、阴部瘙痒等。

4. 内科疾病

神经衰弱、失眠、关节炎、痛风等。

（四）常用药浴方剂

1. 运动系统疾病用方

（1）上肢洗方（经验方）

[组成] 伸筋草15g，透骨草15g，荆芥10g，防风10g，千年健10g，刘寄奴10g，红花10g，桂枝12g，苏木10g，威灵仙10g，川芎10g。

[功用] 活血舒筋，通利关节。

[主治] 上肢骨折、脱位、扭、挫伤。

（2）下肢损伤洗疗（经验方）

[组成] 伸筋草15g，透骨草15g，五加皮、三棱、莪术、秦艽、海桐皮各12g，牛膝、木瓜、红花、苏木各10g。

[功用] 活血消肿，通利下肢关节。

[主治] 下肢骨折、脱位，扭、挫伤后筋络挛缩、强直、活动不利。

（3）风伤洗剂（《林如高正骨经验》）

[组成] 柚叶9g，橘叶9g，侧柏15g，桑寄生9g，骨碎补9g，风不动9g，桑枝9g，上牛膝9g，白茄根9g，穿山龙9g，忍冬藤9g。

[功用] 祛风理湿，和营通络。

[主治] 损伤后期风湿入络、挛缩痹痛。

（4）旧伤洗剂（《林如高正骨经验》）

[组成] 桃仁、红花、三棱、莪术、乌药、企边桂、当归尾、泽兰、生川乌、生草乌各9g，羌活、土牛膝、独活各15g。

[功用] 舒筋活络，活血止痛。

[主治] 久伤蓄瘀作痛。

（5）散瘀和伤汤（《医宗金鉴》）

[组成] 马钱子15g，红花15g，生半夏15g，骨碎补9g，甘草9g，葱须30g，醋60g（后下）。

[功用] 活血消肿，祛瘀止痛。

[主治] 软组织损伤、瘀阻疼痛、筋

脉挛缩之证。

（6）八仙逍遥汤（《医宗金鉴》）

[**组成**]防风3g，荆芥3g，川芎3g，甘草3g，当归6g，苍术10g，丹皮10g，川椒10g，苦参15g，黄柏6g。

[**功用**]祛风散瘀，活血通络。

[**主治**]风寒湿邪外侵，筋脉挛缩，关节伸屈不利。

2. 外科疾患洗浴方

（1）桃根坐浴液（《千金方》）

[**组成**]桃树根60～90g。

[**功用**]清热解毒。

[**主治**]痔疮。

（2）葱归溻肿汤（《医宗金鉴》）

[**组成**]独活、白芷、当归、甘草各9g，葱头7个。

[**功用**]疏导腠理，通调血脉。

[**主治**]痈疽初肿。

（3）淋渫药（《御药院方》）

[**组成**]威灵仙、荆芥穗、枳壳、乳香各30g，凤眼草60g，细辛8g。

[**功用**]祛风，活血，止痛。

[**主治**]肠风痔疮经久不愈、痔已成漏、脓水不尽之证。

3. 妇科疾患洗浴方

（1）撮痒方（《疡医大全》）

[**组成**]陈鹤虱30g，苦参、威灵仙、当归尾、蛇床子、狼毒各15g。

[**功用**]杀虫止痒，祛风燥湿。

[**主治**]外阴瘙痒。

（2）蛇床子散（经验方）

[**组成**]蛇床子、川椒、明矾、苦参、百部各10g。

[**功用**]杀虫燥湿，祛风止痒。

[**主治**]滴虫、霉菌性阴道炎，老年阴痒。

（3）治疗阴痒方（《中医妇科学》）

[**组成**]透骨草10g，蒲公英、马齿苋、紫花地丁、防风、羌活、独活各5g，艾叶6g，甘草3g。

[**功用**]清热解毒。

[**主治**]湿热下注，阴部瘙痒。

（4）治疗子宫脱垂方（《中医妇科学》）

[**组成**]丹参15g，五倍子、诃子肉各9g。

[**功用**]收敛固涩。

[**主治**]子宫脱垂。

4. 内科疾病洗浴方

（1）治疗高血压方（《中国传统康复医学》）

[**组成**]豨莶草、罗布麻叶、牡蛎、首乌藤、吴茱萸各等量。

[**功用**]平肝潜阳，镇惊安神。

[**主治**]高血压。

（2）悦肤沐浴方（《御药院方》）

[**组成**]零陵香36g，玫瑰花18g，细辛15g，白檀香21g，丁香18g，白芷30g，枸杞30g，薄荷21g，皂角90g，藁本30g，茅香30g，白及30g，白蔹30g，沉香15g，川芎24g。

以上药物研末，每次30～60g煎水沐浴。

[**功用**]行气活血，祛风通络。

[**主治**]夜寐不安、头目眩晕之神经衰弱。

二、矿泉浴

矿泉浴，是利用具有治疗意义的天然泉水，促进人体疾病的痊愈和身心康复的方法。

（一）矿泉浴康复原理

泉水性味甘平，多有补养之功。《本草

纲目·水部》说："盖水为万化之源，土为万物之母，饮之于水，食之于土。饮食者，人之命脉也，而营卫赖之。"人体脏腑气机的升降出入赖水以濡润，则营卫和，阴阳调。故李时珍的《本草纲目》又提出"人赖水土以养生"，饮用泉水能"令人体润，毛发不白"，并有养生、延年益智之功效。

矿泉水所以对患者身心具有康复治疗意义，主要有以下几方面原因：第一是由泉水本身的性味功效所决定的，如泉质气味甘平，人饮之者，瘤疾皆除；外浴泉水，气味辛热，"其水温热若汤，能愈百病"。第二是泉水所含矿物质不同，对机体的影响亦异，而且泉质"性从地变，质与物迁"，所以产生不同的治疗意义。如"泉虽温而不离其母气，惟下有朱砂泉者气最正，可愈风湿之疾"。说明水土不同，疗效各殊。第三是由泉水的温度、水压、浮力等自然物理因子刺激人体，鼓动阳气，温通经络，流畅气血，怡神畅志，故能促进疾病的痊愈和身心的康复。

（二）矿泉浴康复的方法

矿泉水浴疗法，包括浸浴和其他浴疗两大类方法。浸浴的部位不同，则疗效也不同。而其他浴疗的方式则与温度和时间有关。

1. 浸浴法

浸浴法，是将患者全身、半身或局部浸泡在矿泉水中的浴疗方法。多用于精神病证、风湿挛痹、关节畸形、肢残肌萎、腰肌劳损等常见康复疾病。

（1）全身浸浴。患者仰卧浸泡在专备的矿泉浴盆或浴池中，多以水浸平乳头，则不影响心跳和呼吸。精神病患者需用宽布支持腰部或臀，使之舒适安静。全身浸浴用于康复患者，常配合以下两种操作方法：

①浴中训练。凡肢体关节活动不利者，利用水的浮力，患者体重减轻十分之九，易于肢体活动。全身浸浴是实施肢体活动自我训练的好方法，若患肢瘫痪者，还可用健肢辅助练功进行自疗。

②浴中按摩。全身浸浴，除皮肤疮癣疾患外，凡按摩适应证的康复患者，均可配合水下按摩法（简称浴摩法）；也可以用柔软毛刷擦摩患部（又称毛刷擦浴法），皆有流畅筋肉、活血通络之功。对于消除皮肤瘢痕疙瘩等疗效尤为显著。浴中自我按摩可由患者健肢施术，若医疗按摩需专备的按摩浴池。由于静水压力可达（40~60）g/cm^2，故医者掌握按摩手法要比常规按摩手法轻，时间不宜过长，应根据病情和体质灵活掌握。

（2）半身浸浴：让患者坐于专备的矿泉浴盆或浴池，水面浸泡平脐或平腰，古谓"深汤中坐，浸至腹上"。上身覆盖大毛巾，以免受凉。根据病情选用不同温度的矿泉水，一般具有强壮、振奋阳气或镇静安神的功效。

（3）局部浸浴。是将患部或躯体的一定部位，在矿泉水中浸浴。常用的有盆浴、手臂浴、足浴三种方式。

①盆浴。用面盆将前阴诸疾或痔漏手术后的患部浸泡在矿泉水中，浸至臀部，下肢及上身均不湿水，古谓"浅汤中坐之"。

②手浴。将手置于矿泉水盆中，浸泡至手臂。分冷、热两种方法。

③足浴。患者取坐势，将双足浸泡于盆中。如《本草纲目》说："以水一盆浸两足，立上。"或用新汲水，"随左右洗足即止"。分冷、热两种方法。热水约39℃~42℃，每次15~30分钟，用以活血

通滞；而冷水浴只需3~5分钟。

④头浴。头浴古称"淋射"，如《本草纲目》谓"淋射项上及哑门上"，或"取新汲冷水，从头浇之，尽二十斛"。将矿泉水淋浸患者头部，或用专备的头浴面盆浸洗之，浴后需用干毛巾擦干头发。

以上根据局部病变情况，分别选用冷、温、热或冷热交替的方法，有舒筋通络、镇静安神作用。

三、日光浴

利用太阳光照射人体，促进疾病、身心康复的方法，即称日光浴。古称"晒疗"。

日光浴与一般在日光照晒的环境中从事劳动、工作有所不同，前者是有目的地照射人体一定部位，并尽量让日光接触肌肤，且时间、环境均有所选择。

（一）日光浴康复的原理

日光浴的作用机制，主要是以天时阳气补人体之阳气。人体督脉行于背脊正中，总督一身之阳经，而称阳脉之海。督脉起于胞中，下出会阴，后行于腰脊正中，经项部，进入脑内，属脑，并由项沿头部正中线，经头顶、额部、鼻部、上唇，至上唇系带处，并有支脉络肾贯心。背日而照，借日光直补督脉阳气，具有全身影响。尤其对脑、髓、肾精肾阳亏乏者，其补阳之效益彰。此等患者，往往在寒冬季节病情加重，甚至入冬即紧缩室内，有的不敢揭被下床，及至春夏之时阳气焕发，则病情渐趋缓解，逐步出户，如是者更需日光治疗，也证明日光确有补人阳气之功。至于面目照射，除有一定的补阳作用外，对某些面疮也有疗效，其作用机制按中医理论颇费解。全身照射则为一般强身壮体之用，

为日常摄生所必需。

（二）日光浴康复方法

日光浴在实施中应该注意下列各项。

（1）地点。以江湖海滨、旷野林间为佳，应选择空气清爽、环境安静、清洁、日照充足之处，避免闷热、烟尘和不卫生的场所。居住于城市之人，也可在庭院、阳台上进行。

（2）时间。一般依气候的寒暑而定。大约夏季以7时~9时和16时~18时最为适宜；春、秋两季可在8时~11时，在庭院进行为佳。每次日光浴时间在1小时左右，可因人而异，中间也可以在阴凉处休息一下再进行。总的说来，除冬季外，一般以早晨接受日光浴为最有效。

（3）设施。准备睡椅、座椅、毛巾、草帽、墨镜、录放机、饮料之类。因为头部不可曝晒、久晒，以免发生头晕、头痛，可戴草帽或毛巾遮盖。眼睛也不宜阳光久晒，可戴墨镜避光，亦可闭上双眼。日晒久了，口干舌燥，需适当喝些饮料。夏日以清凉饮料为宜，冬天宜温热饮料，春秋按患者喜好酌定。在进行日光浴过程中，可播放优美欢快的音乐，以减少烦闷感。在江边、湖边、海滩边或温泉附近进行日光浴，可根据体力配合游泳、泉浴。一般进行日光浴20~30分钟，随即去阴凉处休息数分钟，然后下水游泳或泉泳，再进行一次日光浴。一定不要在晒热身体时立即下水，也不宜多次交替进行，以免过度疲劳有害身体。最好不要在进行日光浴时看书或睡觉。兹将常用之具体方法分述如下。

1. 背光浴

以日光照晒背部为主，也可适当转身。

患者背日坐定或卧定，让日光充分照晒背部，历时1小时左右，或以患者自觉背脊温暖、遍体和畅为度。夏日阳光强烈，当背部觉热时，即当转身，以免直接晒久损伤皮肤，尤其是不常晒太阳的患者，更不宜勉强。

2. 面光浴

患者仰面对日光坐定，让身体各部都能接受日照。如系坐势，可先背面、后正面，再右侧、左侧，依次进行。如系睡势，则应依次按仰卧、左侧卧、俯卧、右侧卧姿势进行。每个侧面日照的时间，仍以自觉有热感时，即变换体位。

每次日光浴毕，可稍作休息，饮点清茶，之后才可进行其他活动。

（三）适应证

1. 背光浴

用于阳气虚弱、肾督精亏、禀赋不足引起的各种病证，如老年阳虚怯寒、慢性久咳、虚损、肾亏腰痛、眩晕、健忘，小儿佝偻、鸡胸、解颅、智能低下等证。

2. 面光浴

用于青年面部痤疮（疣）等。

3. 全身光浴

用于老人一般性摄生健体、病后康复。

四、空气浴

充分利用自然界中的新鲜空气促进人体身心康复的方法，即称空气浴。

空气浴与气功中的"呼吸功"不尽相同，后者以意领气，呼吸微徐；前者行自然深呼吸，全身浴于空气之中。空气疗法与人工氧气治疗也不同，前者所吸新鲜空气中成分较后者复杂得多，而后者常用于急诊之抢救。

（一）空气浴的康复原理

空气浴的作用原理有两方面：一方面，是通过鼻的呼吸途径，达到呼出"浊气"，以调和五脏，吸入"清气"，以补养五脏的目的。《内经》所谓"圣人服天气而通神明"，《寿世保元》所谓"吸清气以补心"，都是讲的通过鼻呼吸空气而益人体。另一方面，人体卫气生于水谷，源于脾胃，根于下焦，布于肌表，为人体抵抗外邪入侵的主要防御力量。而卫气的充实和开阖功能，即靠人体自身的调和，又须经常接受外界风寒（空气）对肌肤的刺激以得到锻炼。一个不与大自然空气接触的人，必定是羸弱不堪的。此即徐灵胎《回溪医案》所谓"避风太过，阳气不接，卫气不闭"的道理。

在大自然的风寒中锻炼，今称为空气浴。同时呼吸新鲜空气中的维生素（空气负离子），现代公认，是可以改善健康状况的。

（二）空气浴的康复方法

空气浴的环境与时间的选择十分重要。以林园、田间、河畔、草地等车辆行人少去之处为佳。以旭日初升、凉露未收、万籁俱寂、千家未炊之时为优。此时的空气，才能称为新鲜空气或"清气"。凡空气污染、烟尘密布之处，以及深夜之时，均不宜做空气疗法。做空气浴康复疗法时应深呼吸，吸气与呼气的动作要领如下：

（1）吸气动作。两手掌向上，手心向下，同时平伸，徐徐向前向上，尽量抬高，高过头时则缓缓外展，随着胸廓的逐渐扩大，吸气由浅而逐渐加深，并尽力吸气，使之达到最大限度。

（2）呼气动作。双手臂徐徐向下放并内收，同时尽力收腹，此时随着胸廓的逐渐缩小，呼气由浅而深，并尽力呼出。此一呼吸，为一息深呼吸，连续七息为一次深呼吸，根据体力情况，每晨可作一至四次不等。

体力条件较好的患者，可先慢跑或做一套五禽戏、八段锦或其他扩胸运动后，再做深呼吸，效果更好。体力差者，也要先散步，随意舒展双臂之后，才进行深呼吸，也可以做呼吸功（详见"气功疗法"）。

不能去户外进行深呼吸的患者，在天气不甚寒冷之时，也要尽量敞开窗户，让新鲜空气吹入。同时，可以呼吸功代替。民间流传所谓打春阳气转，天气渐变暖，万物得复苏，莫忘把窗开。说明开窗的重要性，也说明春夏时之阳气升发，空气疗法的效果更好。

空气浴是外练卫气的最好方法，主要目的是让大自然的清气尽量与皮肤接触。体虚者可逐渐减衣，应以不觉受凉为度。体强者，尽量裸露各部皮肤，只穿短裤进行。

进行空气浴时，先做浴前准备，一般以两人合作为佳。在脱下上衣之后，用毛巾帮助对方擦热肌肤，然后，在做一套五禽戏、八段锦、太极拳中，接受大自然的空气淋浴，时间半小时至1小时，以微发热不汗出为度。

也可以在一阵慢跑或散步之后进行。也可以在深呼吸之后或与深呼吸同时进行。

（三）适应证

空气浴应用甚广，诸如常人摄生、防病，一般慢性虚弱性病证，都可应用，有益无损。其中尤以肺卫病证最为需要。此类患者久咳咯痰，肺胀喘息，易患感冒，卫虚气弱，对气候变化的适应力差，采用空气浴能收到较好的疗效。

正在或近期咳血、吐血者，暂不宜深呼吸；有外感发热或体力太虚者，不宜脱衣行空气浴。

五、森林浴

利用森林环境的影响，促进人体疾病、身心康复的方法，称为森林浴。

森林与高山有密切联系，但森林疗法与高山疗法是有区别的，前者是指1500米以下的森林地带，包括山林和平丘之地，疗效的产生是以环境因素影响为主；后者是指1500米至3000米的高山，疗效的产生包含环境与气候等多种因素的影响。

（一）森林浴康复的原理

森林植物的绿色，给人以优美和宁静之感，使人消除疲劳，焕发精神。而树林又有减少噪音对人的干扰的作用。在这样的环境中，人的心绪平静，神情安宁，自然有益于身心的康复。绿色植物所具有的吸附尘埃、净化空气的功能，为人体生命活动提供了至关重要的新鲜空气，因而可以增强人的体质和正气，促进疾病的康复。森林地带云多、雾多、雨多，有"内陆的海洋"之美称。而且冬天林内温度比林外高，夏天林内温度比林外低，气候凉爽，平稳宜人，不至使人因炎热而损耗津液和阳气，当然有利于人体疾病康复。此外，森林中自然音乐：鸟语、松涛、雨声、流水声……使人静而不寂。其生气勃勃、变幻离奇的景象，使人倍增生趣，乐而忘忧。这些对人体形神的康复，都会产生良好影响。所以，近年来兴起了森林医院、绿色医院，让患者进行森林浴、森林散步等，效果一般较好。

（二）森林浴康复方法

森林浴对森林的选择要求，以常绿植

物组成的混交林（两种以上的树种组成）为优。若是营建康复中心，则须选择环境幽静，风景秀丽，气象稳定，气候适宜，无瘴气、毒虫的地方。兹将进行森林浴的具体方法叙述如下：

1. 留居森林疗法

在森林中居住半年以上，进行康复治疗活动，称为留居森林法。其中又分定居法和暂居法两种：2年以上为定居，半年至2年为暂居。住所可以是专修的康复机构，也可因便选择寺院之类的住所。是采用定居法还是暂居法，当视病情久暂与康复程度而定。在留居期间，一日之中有程序地进行康复活动，才能达到森林浴的目的。只是居住在森林里面，不进行康复活动还不算森林疗法。

在森林中，每天除了针对不同的疾病进行相应的日常康复治疗之外，还可根据患者的体力、爱好，参照下述以《素问·四气调神大论》精神为指导制订的甲、乙两种"森林方"进行治疗。

（1）甲种森林方：适用于炎热季节。具体治疗方法如下。

①6：00～6：30，起床。

②6：30～7：20，到室外林间慢跑或散步，做一套太极拳或五禽戏、八段锦等（按医生根据病情需要开出的医疗、体育处方进行），行深呼吸5～10次。此过程中要使情绪放松、安静，而神志又有积极进取、信心坚定之意。其活动以微似有汗为度，勿大汗出。采取慢跑或散步，以及做早操的时间久暂，总以患者体力为限，但必须做深呼吸或呼吸功，以达到呼吸精气的目的。

③7：20～8：00，返回住地，早餐。

④8：00～11：30，接受其他治疗或室内外自由活动、休息。

⑤11：30～12：30，午餐，略事休息。

⑥12：30～15：00，在指定的荫凉、幽静、避风的林区，静静地躺在露天简易床上，专心致志地听松涛、鸟语和泉水声，任自己自然入眠，以达到森林浴的目的。

⑦15：00～17：30，自由活动，在林中弈棋、看书、聊天、弹琴、唱歌或返回住地休息。

⑧17：30～18：00，晚餐，略事休息。

⑨18：10～19：00，闲情逸致地漫步在指定的林间小道上，或站，或坐，量力而行，观赏大自然的美景和森林中的景象，以达到山林逸兴的目的。

⑩19：00～20：00，返回住地，或洗浴，或看电视新闻，或休息，自由活动。

⑪20：00～20：30，在住地观森林夜景或赏月，或信步，或坐，或立，从万籁俱寂的环境中，导使神情入静。

⑫20：30，就寝。

（2）乙种森林方：适用于寒凉季节。具体治疗方法如下。

①7：00～7：30，起床。

②7：30～8：10，到室外林间活动，如甲种森林方②。

③8：10～8：40，返回住地，早餐。

④8：40～11：30，接受其他治疗，或室内外自由活动、休息。

⑤11：30～12：30，午餐，略事休息。

⑥12：30～15：00，住地午休。

⑦15：00～17：00，自由活动，或室内弈棋、看书、聊天，或附近林边漫步唱歌、弹琴。

⑧17：00～17：40，晚餐，略事休息。

⑨17：40～18：40，林间小道活动，如甲种森林方⑨。

⑩18：40～19：30，返回住地，如甲种森林方⑩。

⑪19：30～20：00，其活动如甲种森林方⑪。

⑫20：00，入睡。

室外森林中的各种活动，一般都要在医护人员的看护、指导和帮助下进行。对行动不便的患者，要用车推到森林中参与部分活动，决不能让其孤寂地躺在室内，增加自卑感。

2. 旅居森林法

10天至半年时间居住森林区进行康复治疗，称为旅居森林法。旅居期间，根据季节适当采用甲种或乙种森林方。

此外，古代还有"辟园林于城中"（《老老恒言》）之法，近代探索"模拟森林法"（满足森林气象的主要指标，用之于病房），当然不能与自然森林法同日而语。

（三）适应证

诸神情病证、慢性虚弱病证、喘咳、心痛、胸痹、眩晕、中风、消渴、瘫痪、慢性眼病等。

六、蒸汽浴

利用中药加水煎煮时产生的蒸汽熏蒸患者身体，以促进疾病康复的方法，称为蒸汽浴。近年来，还应用蒸汽作室内消毒防病，也取得较好效果。

（一）蒸汽治疗法康复原理

蒸汽疗法，通过温热与药气作用于患者体肤表面，使毛窍疏通，腠理开发，气血活畅，使郁者得疏，滞者得行，从而达到温经散寒、祛风解表、活血通络、化瘀消肿、宣水除湿之功效。只要气血和畅，营卫调和，则脏腑气机和顺，即有以通为补之义。药之外用与药之内服同理，故蒸汽浴的作用，又与所选用之方剂有关。用清热解毒之品，则有清热解毒之用；用辛温解表之剂，则有发散风寒之功；用活血化瘀之方，则有通络祛瘀之效。总之，当根据病情，辨证用方。另外，药气通过鼻吸途径，也起相当的作用，尤其是使用芳香性药物更是如此，不可不知。

蒸汽浴的具体应用，有蒸全身者，主要用于外感风寒，发散解表，或慢性虚弱性病证，旨在提高患者全身的功能；有蒸病患局部者，如四肢的瘫、痿、强痛、筋骨劳损、肿疡、前后阴疮痒等，如选用蒸汽治疗床或蒸汽浴房。

（二）蒸汽浴常用方药

1. 发汗解表方（根据《理瀹骈文》）

生姜、葱白，或羌活、苍术、生姜、明矾，或紫苏，或生姜、陈皮、苍耳、薄荷。上述诸药亦可合而用之。各药剂量30～60g。

2. 风湿痹痛方（根据《理瀹骈文》治痛除湿诸方而成）

海风藤、豨莶草、防风、秦艽、桑枝、松节、木瓜、白芷、细辛、川芎、当归、羌活、续断。除细辛10g，其余药各30～50g。

3. 活血化瘀方

当归、羌活、独活、忍冬藤、红花、桂枝、透骨草、扦扦活、伸筋草、老紫草、海桐皮、络石藤、川牛膝。上药桂枝20g，红花10g，其余药各30～60g。

4. 凉血活血方

忍冬藤、红藤、赤芍、丹皮、蒲公英、野菊花、泽兰、薄荷、海风藤、老鹳草。

各药30～60g。

5. 头风痛方

菊花、川芎、蚕沙、僵蚕、九节风、苍耳。各药适量。同时，还可根据病情，灵活选取方药熏蒸。

6. 皮肤瘙痒方（民间验方）

地肤子、白鲜皮、土茯苓、当归、蝉蜕、皂角刺、丹参各100g，加水1L浸泡60分钟左右，用小火煎熬半小时，去渣取汁备用。

（三）蒸汽浴的适应证

脏腑虚寒，慢性气血虚弱，经脉寒凝气滞血瘀等症，凡有出血倾向或正在出血证、肝阳上亢诸证、痈肿化脓诸证、瘾疹、皮肤溃烂、肿瘤、肺痨、怀孕、月经期间以及湿热病等，均禁用蒸汽浴。现将具体选方、用法叙述如下。

1. 发汗解表方

用于风寒外感，头痛、身痛、无汗出者。蒸疗1～2次取微汗出，然后拭干皮肤，随即安睡。

2. 风湿痹痛方

用于周身筋肉、关节、肩背、腰腿背部风湿或寒痹痛，麻木、拘强等证。如全身多处疼痛可蒸全身，某一局部、肢体疼痛可蒸局部。

3. 活血化瘀方

用于痹证、痿证、瘫证、肢体筋肉外伤久痛等。

4. 凉血活血方

用于痹证、痿证兼血热，或外伤筋肉久痛兼血热者。

5. 头风痛方

治多年之头风痛、偏头痛。

6. 皮肤瘙痒方

治老年性皮肤瘙痒、荨麻疹、风疹等。

七、砂浴

以天然热砂外用促进人体某些疾病康复的方法，称为砂浴。这种疗法在唐代便有记载，如孙思邈《千金要方·卷三》治落水死方载"熬砂覆死人，面上下有砂，但出鼻口耳，砂冷湿即易"。唐代陈藏器已将该法用于风湿痹痛的治疗。《本草纲目·河砂》说"砂，小石也"，与泥土是不同之物。热沙浴多用河砂和沙漠地带的砂。如寒冷季节或无河砂、漠砂之地，也可以用人工炒热的砂，不过效果较差而已。至于煅砂内服治病，今已少用。

（一）砂浴康复的原理

砂浴的作用机制，可由砂的来源不同而略有差别。若是河砂，可能具有日光疗法、空气疗法、热疗与局部按摩疗法的综合作用。使用西北砂地的砂石，可能还多一个磁疗的作用。人工热砂，就只有温热和局部按摩作用了。

因砂粒较粗，接触皮肤形成自然的滚动，所以有按摩作用。而天然砂疗，必在烈日下实施，故有日光浴、空气浴两者的功用。又必用温热之砂，故兼温热之用。据研究，西北砂石多带磁性，人体接触之，自然要受磁性的影响。这些作用和影响，归根到底，是以活血化瘀、除湿通络、扶助正气而起到康复作用。

（二）砂浴康复的方法

根据不同地域的砂质，而有不同的方法，兹分别叙述如下。

1. 西北漠地砂浴疗法

6～8月是砂疗的最佳季节。如气温平均40℃，则10cm深度的砂层为41℃～58℃，20cm的砂层约为36℃～44℃。一般以

10cm较适宜。砂疗分局部砂埋和全身砂埋两种，前者适于下半身病证，后者适于上半身或全身性病证。操作时要除去衣物，裸露身体，埋入砂中，头部用伞遮着，时而揭伞接受阳光，每次半小时至2小时不等，视体力强弱而定，并常吃瓜、水果或饮料，以抗酷暑，完毕温水洁身。每天进行1次，一般10~15天为一疗程，有效或体力佳者，可作3~4疗程。

2. 四季热泉砂浴疗法

在特设的温泉砂浴坑进行。砂子宜细，身着短裤，或坐或卧（露头），埋入砂中，温度以40℃~50℃为宜。每次20~40分钟，每日进行1次，以15~20天为一疗程。

3. 夏季河砂浴疗法

在夏季烈日曝晒之河滩进行。掘砂坑或铺砂为床，裸肌肤或坐或卧于其中，冷即换坑，埋砂半小时至2小时不等，以取微汗出为度，然后温水洗浴，身净着衣。15~20天为一疗程。

4. 炒砂浴疗法

将砂炒热铺于局部（不要过热，免伤皮肉），或在砂坑中将砂烧热，坐卧其中，以砂埋之（露头）。适于无砂场的地区。

（三）适应证

适用于风湿痹证、筋骨肘肩麻痹、疼痛、腰痛、瘫证、痿证、脱疽（未溃）、皮肤病、脾胃虚弱证，以及一些慢性妇科病证、肝阳上亢、阴虚火旺、心悸怔忡诸证者忌用。

八、泥浴

利用天然泥土作外用以达到康复疾病的方法，称为泥浴。

（一）泥浴康复的原理

由于各种医用泥土的性味不同，所以康复机制也不一样。温泉泥辛热，有活血通络作用；真黄土甘平，有补益脾胃之功；白善土温无毒，多用于寒证之治疗。泥浴就是根据泥土的性味，选择外用泥土洗浴以清热解毒，活血通络，祛风除湿，从而达到康复疾病的目的。

（二）泥浴的康复方法

泥浴分热泥浴和冷泥浴两种。

1. 热泥浴

选用温泉天然热泥洗浴或用黄土和燕窠土煮水浴之。每日1次。

2. 冷泥浴

选用黄土泥浆浴之或黄土搅拌澄清之水浴之。每日或间日1次。

（三）适应证

温泉泥浴治疗斑秃、脱发、失眠等慢性痼疾。燕窠泥浴治疗小儿易惊等情志病证或诸般风痒。

九、洞穴浴

洞穴浴，是指利用自然环境中的天然洞穴，或掘地为窟为屋的人工洞穴，进行摄生防病和康复治疗的方法。亦称洞穴康复法。

（一）洞穴浴的康复原理

天然洞穴、人工石窟或土屋，其环境特别安静，能使人精神宁静，情绪稳定，心志怡悦，对神情损伤者十分有利。洞中多为恒温，冬暖夏凉，寒暑变化的影响较小，有利于正气虚弱、适应能力差的患者康复。而且岩洞内的尘埃和微生物很少，也是隔离治疗的理想环境。李时珍《本草纲目》说："诸土皆能胜湿补脾。"而岩洞之中"土"气最盛，对湿盛脾虚的病证，可借助自然之"土"气，以健脾除湿。外治与内治同理。

（二）洞穴浴康复的方法

在进行洞穴疗法时，根据病情配合气功、导引、按摩、音乐、文娱、香气等疗法，效果更好。

1. 天然洞穴浴

（1）病房式：在洞口或洞内设置病床，让患者昼夜都住在里面，配备专门护理人员，进行各种治疗活动。一个岩洞中床位的多少，患者的安排，都应以保持洞中环境安静为原则。对神情异常而狂躁、喧嚷不宁的患者，不宜和其他患者同住一洞。同时，必须每天一两次洞外活动。

（2）游洞式：即白天去洞穴，晚间回洞外的住房或病房安睡。洞中可设置简易床位，患者可在洞中做气功、导引、推拿、按摩等康复活动，也可以短暂地休息。

2. 人工石窟（土屋）疗法

（1）石窟法：将岩墙挖凿成窟，或利用石穴。由于洞小，配合香气疗法最妙。先清洁环境，下铺中草药，用行军床亦可，令患者卧其上。一日1~2次，每次1~3小时不等。如头痛、眩晕，可铺桑叶、夏枯草、菊花；发热、外感，铺菊花、桃叶、松柏叶等；皮肤疮疡，铺金银花、野菊花、蒲公英等。铺垫中草药，视病情而定，以柔软舒适为原则。如石窟较浅者，只适于夏季热天使用，多采取游洞式进行，深石窟才宜于病床式。

（2）土屋法：在靠山或山林中用石筑或土砖或泥土造屋，如"窑洞"式住房，也是康复治疗的好场所。

（三）适应证

洞穴浴疗法应用很广，诸如养生长寿、调摄情志、外伤战疾、皮肤疮疡、诸般杂病均可。其中失眠、头痛、眩晕（高血压者）、顽疮和脾胃虚弱、病后体弱等，效果尤佳。采取游洞式或病房式，当依患者行动是否方便，以及洞穴的深度与设施而进行选择。患者行动方便，或岩洞较浅者，取游洞式；患者行动不便，岩洞条件较好，则取病房式。一般说病房式的效果较好。

第六节　物理疗法

一、磁疗法

（一）概述

应用不同类型的磁场，作用于机体、经络、腧穴，以达到治疗和预防疾病目的的方法，称为磁疗法。近年来随着生物磁学和磁生物学的发展，在医学上引起了医学工作者和磁学工作者的重视，称之为融合高技术磁性医疗，很多人做了大量的临床观察与实验研究。临床常见的理疗中的磁疗，是利用磁的物理性质和生物磁学的特性，将磁能作用于病灶部位，从而达到治疗疾病的目的的。

磁场作用于人体时可以改变人体生物电流的大小和方向，并可感应产生微弱的涡电流，影响体内电子运动的方向及细胞内外离子的分布、浓度和运动速度，改变细胞膜电位，影响神经的兴奋性，改变细胞膜的通透性、细胞内外的物质交换生物化学过程。磁场的方向还可以影响体内脂质、肌浆球蛋白、线粒体等大分子的取向，从而影响酶的活性和生物化学反应。

磁场可以通过对神经的刺激反射作用于全身，通过对体液的作用影响组织的新陈代谢和生理病理过程，并通过磁能产生的信息来疏通经络、调整气血以治疗疾病。

（二）磁疗用具

1.磁体

（1）磁体的形状和规格：磁体根据形状的不同，可分为磁片、磁块、磁柱、磁珠。其中，磁片多用于贴敷，磁柱多安装在磁疗机头上，磁珠多用于耳穴。临床上用的大多是磁片，它分大、中、小三种型号，大号的直径在30mm以上，中号的直径在10～30mm，小号的直径在10mm以下。磁珠直径为3mm，厚2mm。

（2）磁体材料与强度：磁体的制造通常采用五种材料，即永磁铁氧体、稀土钴永磁合金、铝镍钴磁钢、钐钴磁铁和钕铁硼永磁合金。贴敷于体表的磁体磁场的强弱，是与材料的性质、磁体的大小及厚度有关。表面磁场随磁体厚度的增加而变大，随直径的增加而变弱。磁片、磁珠为铁氧体材料，磁场强度300～3000Gs（$1Gs=10^{-4}T$）。其中锶铁氧体不易退磁，表面磁场强度较高，可达1000Gs左右。而钡铁氧体磁场强度只有数百高斯。

2.磁疗机

目前常用的磁疗机有如下三种。

（1）旋转机（简称"旋磁机"）：是临床上应用较多的磁疗机，其形式有多种多样，有台式和便携式，有一用和多用等。其结构简单，用一只微型电动机带动2～4块磁体旋转，形成了一个交变磁场或脉动磁场。磁铁柱选用直径5～10mm、长度5～7mm、表面磁场强度在3000～40000Gs的钐钴合金永磁体。机器旋转速度要求在1500转以上，转盘与皮肤保持一定的距离，对准穴位进行治疗。

（2）电磁疗机：它是目前临床上应用较多的一种磁疗机，是由电磁铁通以电流，产生恒定磁场或交变磁场。临床上所用交流电磁疗机大多是矽钢片上绕以一定数量的漆包线，通电后产生一定强度的交变磁场，交变磁场频率一般为50周/秒，磁场强度为500～3000Gs。磁头的形状不一，圆形的一般用于胸腹部及四肢，凹形的常用于腰部，环形的多用于膝关节，条形的多用于穴位或会阴部。

（3）震动磁疗器（又称按摩磁疗器）：它是由通常用的"电动按摩器"改装而成。在按摩器的顶端打几个孔，装入2～4个磁体。使用时，接通电源后，装入的磁体一起发生震动，形成脉动磁场。这种磁疗机对人体腧穴有磁场和机械按摩两种作用。

（三）磁疗作用

1.镇痛作用

磁场可抑制神经的生物电活动，降低末梢神经的兴奋性，阻滞感觉神经的传导，提高痛阈，并可加强血液循环，缓解因缺氧、缺血、水肿和致痛物质积聚所引起的疼痛，还可提高某些致痛物质水解酶的活性，使致痛物质分解转化而达到镇痛。

2.消炎、消肿作用

实验证明，在磁场作用下可起到消炎、消肿作用，主要是通过对抗渗出，以及轻度抑制炎症发展过程，加强血流速度，改善血液循环，促使某些酶活性增强，降低致炎物质浓度，改善病理过程，提高肌体的非特异性免疫能力等而起到治疗作用。体液磁化后，水分子团可以变小，水分子的缔合链变短有利于渗液的吸收和改善。

3.镇静作用

磁场可加强大脑皮层的抑制过程，改

善睡眠，调整自主神经功能，缓解肌肉痉挛。有人观察1000例以上患者，在磁场与患者接触24小时后，约有50%的患者睡眠改善，表明磁疗有一定的镇静作用。

4. 降压作用

磁场可以加强大脑皮质的抑制作用，使患者睡眠改善，调整中枢神经和自主神经系统的功能，使血压下降；另外，磁疗还可使血脂下降。

5. 调节作用

实验表明，人体的经络穴位有电磁特性，穴位处是人体的电磁活跃点，因此有人认为经络的实质可能与人体的电磁分布有关。在一般情况下，人体处于地球的弱磁场作用下（约0.3~0.6Gs），而磁疗所加的磁场强度比地球磁场要大许多倍，故可以对机体的生物电现象发生影响，从而调节经络的平衡，使机体恢复健康。

6. 治癌作用

曾有报道：强磁场对某些肿瘤细胞有抑制增殖作用。

（四）常用的磁疗方法

1. 磁疗剂量

磁疗剂量按磁场强度分为三级：①弱剂量：<100mT，适用于头、颈、胸部与年老、年幼、体弱者；②中剂量：100~300mT，适用于四肢、背、腰、腹部；③强剂量：>300mT，适用于肌肉丰满部位、肿瘤。

临床使用贴敷法治疗急性浅表病症约3~7天，慢性病或病变深的贴敷时间可适当延长。如果采用动磁法，每次治疗时间为20~30分钟，若分区治疗，每区或每穴治疗5~10分钟。均每日治疗1次，3~4周为一疗程，疗程之间休息5~7天。病程短

的浅表疾患，疗程可以相应缩短。

2. 磁疗操作方法

磁疗法所使用的器材不同，其操作方法也不同，临床上可分为静磁法、动磁法、电磁按摩法和磁水饮疗法。

（1）静磁法。静磁疗法的贴敷法有直接贴敷法、间接贴敷法、磁针贴敷法及耳磁法。即将磁片贴敷在穴位表面，产生恒定的磁场，达到防治疾病的作用。

①直接贴敷法。即根据治疗部位选择大小适宜的磁片，用胶布将其直接贴敷在穴位处或压痛处。磁铁表面的磁场强度为数百至2000Gs。贴敷的方法有三种：a.单置法。即只单独使用一块磁片，将其极面对准治疗部位，用于浅表的局部病变。b.对置法。即用两块磁片将其异名极面贴在两个相对的穴位上，如内膝眼与外膝眼、阳陵泉与阴陵泉、内关与外关对贴异名极性磁片，可使磁力线充分穿过治疗部位。c.并置法。选用穴位相距较近，为使磁力线深达内部，根据同名极性相斥的原理，用同名极性磁片贴敷之。

②间接贴敷法。可将磁片缝到内衣、衬裤、鞋、帽内，或缝制专用口袋，将磁片装入后带在身上，使穴位受到磁场作用，达到治疗目的。如用磁性降压带作用于内关、外关、三阴交等穴，以治疗高血压、神经衰弱等疾病。

③磁针法。先将皮内针或短毫针刺入穴位，得气后使针尾伏倒在皮肤上，再压上一块磁片，用胶布固定。这种方法可以使磁场通过针体导入深层组织，产生针与磁的综合效应。常用于五官科疾病，也可用于腱鞘炎及良性肿物等疾病。

④耳磁法。用胶布将直径3mm的小磁珠，固封于患者耳穴以取代耳针的一种磁

疗方法。常用于治疗失眠及各种皮肤病。磁场强度200~500Gs或1000Gs以上，每次只贴一耳，每次贴3~5个腧穴，不宜过多，以免磁场相互干扰。一般5~7天换贴另一耳。

（2）动磁法：此法可分脉动磁场法、交变磁场法和电磁法。

①脉动磁场法。即用旋转磁疗机，对准穴位旋转，使之产生脉动磁场进行治疗。若病症部位较深，可用两个同名极性的旋转磁疗机，对置治疗部位进行治疗。若病变部位呈长条形，部位浅，可采用异名极性的旋转磁疗机，并置于发病区。如神经、血管、肌肉等疾病常采用这种形式。

②交变磁场法。用电磁疗机的磁头置于治疗部位，调节好磁场强度和交变的脉冲频率。

③电磁法。以低频、中频电流与静磁场联合治疗。治疗时以磁片为电极，通以低频脉冲电流、音频电流，调制中频电流，贴在皮肤上直接治疗。

（3）电磁按摩法：患者采取舒适的体位，暴露治疗部位，将电磁按摩器的机头置于腧穴或患病部位，根据临床症状选取不同配穴，打开电源开关，使磁片随按摩器在患者的治疗部位震动。每次治疗时间为20~30分钟，每日治疗1~2次。

（4）磁水饮疗法：将水缓慢通过磁水器进行处理后，患者每天饮1500~2000ml，每天早晨空腹时饮用，每天1次，15天为一个疗程。

（五）适应证

磁疗的适应证比较广泛，涉及多个科别。

1. 内科

高血压、神经衰弱、冠心病、支气管炎、胃下垂、胃及十二指肠溃疡、失眠、梅尼埃病、支气管哮喘、慢性结肠炎、胃炎、帕金森综合征、风湿痛、关节炎、头痛、三叉神经痛、坐骨神经痛、糖尿病、肝炎、偏瘫、胃肠功能紊乱、肋间神经痛、类风湿性关节炎、癫痫、脑血管意外后遗症。

2. 外科

急慢性扭挫伤、腱鞘炎、腱鞘囊肿、肩周炎、创伤性关节炎、术后瘢痕痛、肾结石、腰肌劳损、前列腺炎、遗尿症、浅表性毛细血管瘤、颞颌关节功能紊乱、颈椎病、耳郭浆液性软骨膜炎、肛门部位病变、胆囊炎、肱骨外上髁炎、胆结石、血栓闭塞性脉管炎、静脉曲张。

3. 皮肤病

带状疱疹、神经性皮炎、皮肤慢性溃疡、急性荨麻疹、冻伤、流行性腮腺炎、丹毒、湿疹。

4. 儿科、妇科

小儿抽搐、疳积、小儿单纯性消化不良、遗尿，小儿麻痹后遗症、痛经、月经不调、盆腔炎。

5. 五官科

急性结膜炎、眼底或视网膜出血、急慢性喉炎、咽喉炎、扁桃体炎、过敏性鼻炎、脉络膜炎、角膜炎、泪道阻塞、视网膜挫伤、睑腺炎（麦粒肿）、外耳道疖肿、耳郭假性囊肿。

（六）注意事项

（1）磁疗的治疗剂量，应根据患者的年龄、体质、病情、治疗部位、使用方法、磁场强度、选穴原则灵活运用。其治疗剂量的大小掌握上，应根据磁场表面的强度，对于年老、体弱、儿童、久病者，可施用

200～1000Gs的小剂量进行治疗，若无不良反应，可酌情逐步增加剂量；对于年轻、体壮、初病者，可施用1000～2000Gs的中等剂量或大剂量进行治疗；对于急性疼痛或急性炎症者如骨折、肾绞痛等，可施用2000Gs以上的大剂量进行活动。

（2）根据病情辨证审因，在明确诊断的基础上选择穴位。对于外伤引起的局部肿痛，则可取阿是穴。对高血压、神经衰弱、胃肠功能紊乱等病可循经取穴。对肩周炎、腰肌劳损、颈椎病、坐骨神经痛等疾病，常常可局部取穴与循经取穴两者相结合。

（3）对于首次接受磁疗的患者，应在2天内进行复查，因磁疗的副作用大多在两天内出现。副作用产生的临床症状为心悸、恶心、呕吐、一时性呼吸困难、嗜睡、乏力、眩晕、低热等。临床症状较轻者，可继续治疗；临床症状严重者，应停止治疗。

（4）如果患者白细胞计数在4×10^9/L以下者，不宜接受治疗；若白细胞计数略高于4×10^9/L者，在接受磁疗中应定期复查血象；当白细胞计数低于4×10^9/L的患者，应停止治疗。

（5）运用电磁疗机时，在治疗过程中应询问患者，局部是否感到温度过热。如若过热应隔垫纱布或更换磁头，待降温后再用，避免烫伤皮肤。

（6）磁片在使用中应注意防止受潮生锈，防止跌撞引起磁片破裂或退磁，磁片忌用高温消毒，可以乙醇消毒。

（7）磁疗法目前尚无绝对禁忌证，但对以下情况可不用或慎用：如严重的心、肺、肝和血液疾病（急性心肌梗死、急腹症、出血、脱水），急性传染病、高烧、体质极度衰弱者，新生儿、孕妇。

二、电疗法

（一）直流电及直流电药物离子导入方法

1. 直流电疗法

（1）概述：应用直流电作用人体以治病的方法称为直流电疗法。本疗法的作用机制，是在直流电作用下，使机体组织内各种不同电荷的离子分别向着与自己符号相反的电极移动，使组织内离子浓度发生变化，从而引起组织内理化反应的改变，起到治疗作用。直流电分为平稳直流电、脉动直流电、断续直流电。临床多用平稳直流电，电压输出为50～100V，电流强度50～100mA。

（2）技术操作：采用直流电疗机，用1～3cm直径的铅质金属薄片或导电橡胶电极，电极外可用棉织品做成一个面积超过电极板边缘0.5～1cm的衬垫，用温水浸湿，挤出过多的水分，置于病变或相应部位，安放电极板，并加以固定。电流强度以衬垫面0.1～0.4 mA/cm^{2}计，治疗时间15～25分钟，每日或隔日1次，15～20次为一个疗程。

（3）作用

①具有促进局部小血管扩张、改善局部营养和代谢的作用。其机制是在直流电作用后，由于电泳、电渗的结果，阴极下组织水分增多，蛋白颗粒分散，密度降低，使细胞膜结构疏松，通透性增高，从而产生改善机体组织营养，加强组织再生，转化瘢痕和松解粘连等效能。阴极作用大于阳极。

②影响神经系统功能。在直流电作用下，阳极下组织兴奋性降低，阴极下组织

兴奋性升高。通过局部组织和颈交感神经节的作用，可影响皮质的兴奋和抑制过程，通过自主神经影响头、颈、上肢和胸腔内脏器官的功能，影响血管舒缩功能。

③促进骨折愈合作用。将阴极直接置于骨不连接处，阳极置于附近皮肤，以10～20mA直流电，连续通电1～4个月，直流电阴极引起低氧、偏碱和高钙浓度的环境，促进骨生长，达到骨折愈合的作用。

④促进静脉血栓溶解退缩作用。在直流电作用下，阳极侧血栓首先松脱，而后阴极侧退缩，当退到一定程度时，血管重新开通。

⑤改善心脏功能。当直流电强度近于机体本身生物电流的微弱直流电（0.001 mA/cm^2），阳极作用于心区，能改善心肌缺血，促进心肌兴奋性、传导正常化，消除心律不齐和恢复心室收缩功能，以改善心脏功能。

⑥抑癌作用。用铂电极置于肿瘤中心和周边，以20～60mA，对直径1cm的肿瘤通电30分钟。由于直流电的电解、电泳、电渗结果，造成高酸、高碱、脱水、水肿、低氧、离子分布失衡等不利于肿瘤生存的条件，最终导致肿瘤组织变性、坏死。

（4）临床应用：直流电疗法因极性、刺激强度和治疗持续时间的不同，可引起兴奋，也可引起抑制，故可产生促进血液循环，提高机体代谢，改善组织营养状态的作用。临床治疗病种为神经损伤、神经痛、周围神经炎、慢性关节炎、关节痛、深静脉栓塞、营养不良性溃疡、骨折不连接和延迟连接、胸膜炎、冠心病、自主神经功能障碍、溃疡病、慢性淋巴结炎、慢性盆腔炎、前列腺炎、手术后肠粘连、癌症等病症。

（5）注意事项

①治疗部位的皮肤应保持清洁无破损。

②治疗前应检查所需要的电极板是否完全包裹在湿的衬垫内，是否暴露在湿垫外，是否与皮肤接触。若有异常应及时纠正，以防止通电时电极板灼伤皮肤。

③治疗时电流强度应逐渐加大，治疗结束时电流强度应缓慢调低，以防止机体肌肉组织不适应而产生痉挛。

④治疗后衬垫应洗刷干净，并煮沸消毒，以消除电解物质，防止寄生离子影响治疗效果。

2. 直流电药物离子导入疗法

（1）概述：用直流电将药物离子通过皮肤、黏膜、伤口和穴位导入体内的治疗方法，称为直流电药物离子导入疗法。电荷运动具有"同性相斥"的特点，根据这个原理，在电解质溶液中通入直流电，可使药物溶液中的阳离子从阳极、阴离子从阴极导入体内。

（2）药物导入的途径和作用原理：药物离子主要经皮肤汗腺、毛孔、穴位进入皮内或经黏膜上皮细胞间隙进入黏膜组织。直流电直接导入的离子主要堆积在表皮内形成"离子堆"；或在穴位注入药物，使穴位内形成药液的高浓度状态。直流电电流可使导入的药物"离子堆"或穴位中高浓度状态的药液，通过渗透、扩散，渐渐进入淋巴和血液，从而发挥药理作用。

（3）药物导入的特点

①优点：a.导入穴位的药物在局部表浅组织浓度较高，作用持续时间长，疗效持久，一疗程（12～15天）肝素导入疗效可保持2个月。b.导入体内的药物成分是发挥治疗作用的关键。c.直流电和药物相互协调发挥综合作用，同时兼有反射治疗作用。

②不足：导入药量少（为衬垫中药物总量的2%~10%），药物导入浅（约1~2cm），对全身影响较小，作用较慢等。

（4）技术操作

①药物直流电离子导入法。与直流电疗法基本相同。将滤纸或纱布浸药物溶剂后置衬垫上，通以直流电10~15分钟。除衬垫法外，还可用电水浴法、体腔法以及创面导入法等。

②穴位直流电离子导入法。取中西药注射液，在一定的穴位注入，每穴位注入药液0.5~2ml，拔去针管，留下针头，用稳定直流电通电3~5分钟，患者产生明显针感后，即完成治疗。每日或隔日一次，15次为一疗程，需休息7天左右，根据病情再决定下一个疗程。

（5）施治原则：在治疗前，要根据患者体征、体质，辨证分析明确诊断后，选取中西药或选取穴位，选药、选穴要少而精，药物一般只选用1~2种，穴位一般选2个。

（6）适应证和药物（液）的选择。

适应证：流感、扁桃腺炎、腮腺炎、支气管炎、哮喘、高血压、冠心病、溃疡病、肝胆疾患、癌症、胃病、风湿病、发烧、头痛、身痛、神经炎、神经损伤、慢性溃疡、伤口和窦道、瘢痕粘连、角膜混浊、虹膜睫状体炎、妇科各种炎症、泌尿系感染。

药物（液）的选择：

①流感、扁桃腺炎、腮腺炎：50%抗流感针（由山豆根、金银花、连翘各25g，板蓝根15g，薄荷水50g制成）。

②支气管炎、哮喘：50%喘咳平（由麻黄15g、川贝10g、前胡15g、黄芩15g、冬花10g、半夏15g、桑皮15g、苏叶10g、杏仁15g、地龙15g制成）。

③高血压：50%降血敏（地龙15g、生杜仲15g、夏枯草15g、桑寄生15g、槐米20g、豨莶草20g、大黄10g制成）。

④溃疡病、肝胆疾患、癌症、痛经：50%复方元胡注射液（由醋制延胡索100g、天仙子50g制成）。

⑤胃病：100%胃安康（由延胡索50g、龙胆草50g、陈皮50g、草豆蔻25g、莱菔子50g、党参50g制成）。

⑥肝炎、胆囊炎：50%肝胆消炎针（由板蓝根25g、栀子10g、茵陈10g、大黄10g制成）。

⑦发烧、头痛、身痛：50%痛宁（由防风、柴胡、细辛、葛根、连翘各50g，白芷30g制成）。

⑧泌尿系感染：50%泌尿消炎针（由黄柏50g、木通50g、竹叶20g制成）。

⑨妇科各种炎症：50%三八注射液（由蒲公英50g、漏芦50g、丹参50g、苦参25g制成）。

⑩风湿症：50%风湿灵（由独活50g、威灵仙50g、地龙50g、全蝎5g制成）。

⑪各种炎症：50%消炎针（由大黄、黄柏、黄芩、板蓝根、苦参、蒲公英、重楼各50g制成）。

⑫鼻衄：50%止血注射液（由生地50g、茜草50g、小蓟50g白茅根50g制成）。

⑬慢性炎症、软化瘢痕和粘连：选用钙、溴、咖啡因可调整大脑皮层功能碘、透明质酸酶、胰蛋白酶，从而消除以上病症。

⑭瘫痪：可选用新斯的明。加兰他敏、士的宁。

⑮各种疼痛：选用普鲁卡因。

⑯伤口感染、炎症：选用抗生素。

⑰冠心病：选毛冬青、川芎嗪、烟酸阿司匹林。

（7）禁忌证：急性湿疹、对直流电过敏、心衰、出血倾向等。

（二）低频脉冲电疗法

用频率1000Hz以下的脉冲电流治疗疾病的方法称为低频脉冲电疗法。脉冲电流由于电压或电流呈短促的变化，使机体内离子浓度比急剧改变，故而对运动神经、感觉神经和自主神经均有强烈的刺激作用。脉冲电流形态多样，常用的有方波、三角波、指数曲线波、锯齿波、正弦波、梯形波等；脉冲还分为单向、双向、连续或调制。在康复治疗中，常用的低频脉冲电疗法有神经肌肉电刺激疗法、功能性电刺激疗法、经皮电刺激神经疗法、间动电疗法、感应电疗法、超刺激电疗法等。其中前四种疗法尤为常用。

1. 神经肌肉电刺激疗法

以低中频电流刺激神经肌肉所进行的治疗方法，称为神经肌肉电刺激疗法。

（1）失神经肌的电刺激

①技术操作

治疗时机：确诊后第一个月（损伤2～3周）应尽早治疗，此时期肌肉萎缩最快；若失神经数日仍应坚持治疗，防止肌纤维化发生。

波形及参数：选择适宜的强度变率的三角波，根据神经变性程度选择不同的$t_{升}$，轻度失神经10～50毫秒，中度失神经50～150毫秒，重度失神经150～300毫秒，极重失神经400～600毫秒，再依次确定$t_{降}$等于$t_{升}$的2/3或1/3，$t_{宽}$等于$t_{升}$、$t_{止}$等于$t_{宽}$的3～5倍及脉冲频率$f=\dfrac{1000}{t_{升}+t_{止}}$Hz。

方法：点状电极阴极刺激病肌，用双极法时，阳极置于远端，电流强度以病肌明显收缩为准。一次治疗病肌收缩40～60次（分4段进行，每段间歇3～5分钟），每日治疗1～6次。

作用：使肌肉节律性收缩，促进局部血液循环，延缓病肌萎缩，防止肌肉大量

失水和电解质、酶系统等代谢紊乱，阻止肌肉纤维化、硬化和挛缩；同时本法还可促进神经再生和神经传导功能的恢复。

②适应证：下运动神经元麻痹、神经断裂。

（2）痉挛肌及其拮抗肌的交替电刺激方法

①技术操作：将波宽（0.2～0.5毫秒）和频率（0.66～1Hz）相同，但出现时间有先后（相隔0.1～1.5秒）的两组方波，分别通过两对小电极进行刺激。一组刺激痉挛肌，另一组刺激拮抗肌，电流强度以引起肌肉明显收缩为宜，可单独调节，间隔时间也可调节（通6秒，断12秒），使两者交替收缩，2～3日治疗一次，每次30～60分钟。

②作用：利用两组电流交替刺激痉挛肌及拮抗肌。刺激痉挛时，可兴奋神经肌梭和高基氏腱器，反射性地引起痉挛肌本身抑制；刺激拮抗肌时，通过交互抑制亦对痉挛肌发生抑制性影响。由于两组电流交替出现，两种抑制亦交替出现，故使肌肉在治疗期间始终处于抑制状态，达到松弛痉挛肌的目的。亦可改善肢体血液循环，有助于肌力和功能恢复。

③适应证：脑血管意外偏瘫、小儿脑性瘫痪、脊髓外伤引起的痉挛性瘫痪、帕金森病等（采用频率50Hz，$t_{宽}$1毫秒，$t_{升}$1毫秒的新感应电流，通电10分钟，间歇5分钟，再刺激10分钟）。

④禁忌证：肌萎缩侧索硬化症、多发性硬化病进展期及失用性萎缩。

2. 功能性电刺激

用电刺激作用于丧失功能的器官或肢体，以其产生的即时效应来代替或纠正器官和肢体功能的一种方法。而用电刺激于神经肌肉以补偿或纠正肢体的功能，称为

神经肌肉功能性电刺激疗法。

（1）技术操作：电刺激的基本脉冲波形为方波，亦可选用梯形、三角或调幅正弦波，脉宽0.1～1毫秒（短的脉宽可减少对感觉神经的刺激），成组脉冲宽度可达1.8秒；频率20～100Hz（常偏低端取）。刺激器临床分为两类：一类是输出来自1～8个通道的多通道刺激器，各通道可以同时或按一定延时先后刺激一组以上的肌群，各通道脉冲组的宽度、刺激强度又各自可调；第二类是便携机，可产生低频电流刺激神经肌肉，开关可以放在鞋跟内或肘部、前臂等，以一组或多组方式对患者进行较长时间的电刺激。作为助行器，其通或断由步行速度决定，即站立期断，摆动期通，通常需通电0.8～1.0秒左右。

（2）作用：脑血管意外或其他原因导致上运动神经元损害时，就不能产生随意肌收缩运动。这时如给以适量、适时的电刺激，在刺激运动神经肌肉的同时，也刺激传入神经，经脊髓投射到高级中枢，可促进功能重建，影响患者心理及整个生命活动、社会活动。因此，神经肌肉功能性电刺激，在康复治疗中具有十分重要的意义。

（3）适应证：偏瘫、脑性瘫痪、截瘫、马尾或其他脊髓损伤引起的排尿功能障碍、呼吸功能障碍、突发性脊柱侧弯等疾病。

（4）禁忌证：带有心脏起搏器者。

3. 经皮电刺激神经疗法

通过皮肤将特定的低频脉冲电流输入人体以治疗疼痛的方法，称为经皮电刺激神经疗法。

（1）技术操作

电刺激参数：①频率：2～160Hz；②波宽：2～220微秒；③强度：患者有舒适感，不出现肌肉收缩的阈下强度；④电流形态：常用单向或双向不对称方波和被单向方波调制的中频电流等。

治疗时电极置触发点、有关穴位、运动点或病灶相应神经节段上，频率选择多以患者感到能缓解症状为准。每次治疗半小时，也可长达一小时或数小时，每日一至数次。治疗骨不连时，电极在病灶处对置或交叉；有石膏时，置石膏的远近端。每日3～4次，每次30～60分钟，连续治疗数月。

（2）作用

①镇痛作用。外周神经和急性疼痛，以3～10Hz的高强度和较高频率刺激可加强镇痛效果；中枢和慢性疼痛以较低频率、强度可减轻疼痛。

②促进血液循环。目前国外多采用的TENS仪器较多，本仪器对局部血液循环有良好的促进作用。

③促进骨生长。以100～300微秒较大脉宽，以1～2Hz的低频率，以小于20mA的小电量的TEAS，不仅可镇痛，同时还可促进骨生成。

（3）适应证：各种急慢性疼痛（偏头痛、神经痛、幻痛、肩痛、关节痛、术后切口痛、产痛、心绞痛、癌痛等）以及骨不连患者。

（4）禁忌证：带有心脏起搏器者禁用，颈动脉窦区慎用。

4. 间动电疗法

应用间动电流作用于人体，以治疗疾病的方法，称为间动电疗法。间动电流又称Beman's电流，是将50Hz正弦交流电整流后叠加在直流电之上的一种低频脉冲电流。这种电流经调制可出现6种波形，即疏波、密波、疏密波、间升波、断续波、起伏波。

（1）技术操作：临床治疗可将两个电极分别放置于痛点、神经根、神经干走行区、交感神经节、肌肉及邻近部位。每次可选1~2或2~3种波形，每个部位治疗时间为3~6分钟，每日1~2次治疗。疗程：急性病一个疗程以5~6次为宜；慢性病一个疗程以10~12次为宜。操作应注意先后顺序，先开直流电1~3mA，然后再加入脉冲电流，以患者耐受程度为治疗量标准。

（2）作用：间动电流具有很好的镇痛、促进周围血液循环和锻炼肌肉的作用。其原理是：瞬时动力可激活组织细胞的功能，感觉、运动神经受刺激引起局部发麻、肌肉颤动和皮肤充血；瞬时动力反应消失后，感觉、运动神经进入抑制状态，痛阈短时上升，疼痛减轻，持续10秒至数分钟；停止间动电流治疗后，由于交感神经受抑制，血管肽等物质形成，可促使血管扩张，改善血液循环，病灶积液和致痛物质被排除而达到镇痛作用。一般于治疗后持续数小时或更久，反复多次治疗后，人体逐渐适应，会产生继发抑制反应。

（3）适应证：①脑血管病所致的瘫痪、头痛、外伤性截瘫、急性扭挫伤、失用性肌萎缩、肩周炎、关节痛、坐骨神经痛。②与其他低频电疗法相同。

（三）中频电疗法

应用频率为1~100千赫（kHz）的电流治疗疾病的方法，称为中频电疗法。临床可分为三种，即干扰电疗法、正弦调制中频电疗法和音频电疗法。中、低频电疗法有各自不同的特点。中频电对自主神经、内脏功能的调节作用，优于低频电疗法，其作用可达组织深部，在引起肌肉强烈收缩时，皮肤无明显刺痛，但对运动、感觉神经的刺激作用却不及低频电疗法明显。目前医学界认为刺激病变肌肉最适宜的电

流已不是单纯的低频脉冲电，而是由低频调制的中频电流。

中频电流的作用有以下几种：①双相元电解作用。②有镇痛和明显的促进血液循环作用。③对神经肌肉组织有明显的兴奋作用。④克服组织电阻，其作用可达组织深处，这方面优于低频电。⑤中频电流可由低频（0~150Hz）调制而成，兼有低、中频电流特点。

1. 干扰电疗法

干扰电疗法（又名交叉电流），是将两种不同频率的正弦电流，交叉地输入人体，在电力线的交叉部位形成干扰场，在组织深部产生低频调制（差额变化0~100Hz）的中频电流，从而以治疗疾病的一种方法。这种深部内生的低频调制中频电流，含有中频的成分，可应用较大的电流强度，因此兼有中频和低频电疗的特点。

（1）技术操作：电流强度以患者耐受量计，每日1次，每次20~30分钟，每个疗程6~12次。使用干扰电疗机，取4个电极或4联电极，使两路电流尽可能在病灶处交叉，可使用固定法、移动法或吸附固定法。

（2）作用

①以干扰电作用20分钟（50Hz固定差额），使皮温升高，促进局部血液循环，加快对渗出、水肿和血肿的吸收。

②以干扰电作用20分钟（100Hz或90~100Hz差额），明显升高皮肤痛阈，发挥镇痛作用。

③在对运动神经和骨骼肌刺激下，可在深部组织产生0~100Hz差额电流，加强内脏平滑肌的收缩，张力亦增高。

（3）适应证：胃肠功能紊乱、胃下垂、弛缓性便秘、术后尿潴留、肩周炎、关节和软组织损伤、周围神经麻痹、肌肉萎缩、

某些血液循环障碍性疾病。

（4）禁忌证：严重心脏病、出血倾向、急性炎症、局部有金属。

2. 正弦调制中频电疗法

采用一种低频调制的中频电流治疗疾病的方法，称为正弦调制中频电疗法。临床上以4种波形进行治疗，即连调、交调、间调、变调。其频率为2000～5000Hz，调制频率10～150Hz，调制深度0%～100%。

（1）技术操作：采用正弦调制中频电疗机，强度以有明显震颤感为宜，进行离子导入时按直流电疗法计量（可偏大）。每日治疗1次，每次选用2～3种波形，每种波形治疗时间3～8分钟，6～12次为一个疗程。

（2）作用

①低中频电流4种波形和不同的频率、幅度交变出现，可克服机体对电流的适应性。

②不同波形的主要作用：a.连调波：止痛、调节神经功能，用于刺激自主神经节。b.间调波：用于刺激神经肌肉。c.交调与变调波：止痛显著，可加速血液循环和炎症吸收作用。

③影响神经肌肉兴奋性。以下病历可选用间调波：a.失用性肌萎缩，用通断比1秒：1秒，频率50Hz，调制幅度100%。b.对部分失神经肌肉，用通断比1秒：2秒，频率20Hz，调制幅度100%。c.对完全失神经肌肉，用通断比1秒：3～5秒，频率10Hz，调制幅度100%。d.对脑卒中肌肉痉挛和混合性软瘫，用频率150Hz（肌肉痉挛明显者），100～30Hz（轻度痉挛），调制幅度50%～15%。e.对神经源性膀胱功能障碍，用频率30～20Hz，调制幅度80%～100%，通断比5秒：5秒。f.儿童脑性瘫痪，肌无力可选交调、间调波（30～100Hz，调幅50%～100%）；肌强直可选变调波（70Hz，调幅75%）；痉挛肌用连调波（100～120Hz，调幅50%）。g.药物、离子导入，选正弦调制中频电流导入药物离子量多，导入较深。h.选用不同的波形、频率、幅度的电流作用，可使淋巴管径增大，对促进淋巴回流有较好的作用。

（3）适应证：适用于神经肌肉电刺激和药物离子导入，治疗视神经炎、虹膜炎、角膜炎、输尿管结石。

3. 等幅中频电疗法

选用等幅中频电疗机通电1000～5000Hz（常用2000Hz）的等幅中频正弦电流治疗疾病的方法，称为等幅中频电疗法。

（1）技术操作：通电强度以患者可耐受的震颤感为宜，每日1次，每次20～40分钟，10～30次为一疗程。电极以铝板或铜片包衬垫放于病区或其周围。

（2）作用：对术后、烧伤瘢痕有镇痛、消炎退肿、止痒、软化瘢痕、松解粘连、促毛发生长等作用。

（四）高频电疗法

使用频率为100kHz～3000kHz、波长为3m～1mm的高频电流治疗疾病的方法，称为高频电疗法。高频电疗法分为长波、中波、短波、超短波、微波五个波段。近几十年来，短波、超短波、微波疗法得到广泛的研究和应用，而长波、中波疗法的应用则很少。

高频电主要通过产生热与热外效应，作用于人体，有改善血液循环、镇痛、消炎、降低肌肉张力、提高免疫力和治癌等作用。

1. 短波疗法

应用频率3～30MHz、波长100～10m

的短波电流治疗疾病的方法，称为短波疗法。该疗法临床常采用的频率是13.56MHz、27.12MHz，波长为22.12m、11.26m的电流。短波疗法以电感场法和电容场法进行疾病的治疗。

（1）技术操作：短波治疗机一般为200～300W，治癌机为1～2kW。

①电感场法。a.电缆法：治疗时以电缆环绕肢体3～4周（每圈间距2～3cm），或平绕成各种形状置于治疗部位，或绕成螺旋状放在圆胶木盒内成为盘状电极，固定于活动肢体上。b.涡流电极法：电极内有线圈和电容，以单极法治疗。电缆或电极与皮肤的间隙为1～2cm，间隙小作用表浅，间隙大作用较深。

②电容场法。短波疗法的治疗剂量分为4级，划分级别的标准是以患者的温热感觉程度进行区分。Ⅰ级剂量：无温热感，临床适应于急性疾病。Ⅱ级剂量：有温热感，临床适用于亚急性、慢性疾病。Ⅲ级剂量：明显温热感，临床适用于慢性疾病。Ⅳ级剂量：强烈热感，但患者尚能耐受，临床适用于肿瘤。

③治疗时间和疗程。常见病每次治疗时间为10～15分钟或15～20分钟，每日1次，10～15次为一疗程；急性肾功能衰竭每次治疗时间为30～60分钟，每日或隔日1次，15～20次为一个疗程；恶性肿瘤在放疗或化疗同时或之后进行治疗，每次30～40分钟或40～60分钟，每周2～3次，7～15次为一个疗程，可与放疗、化疗同步进行。

（2）作用：短波疗法具有高频电疗法共有的生物学效应和温热效应，而温热效应更为显著，所以运用本疗法可起到扩张血管、改善组织血液循环、镇痛、缓解肌肉痉挛等作用。

（3）适应证：颈椎病、肩周炎、腰背肌筋膜炎、关节炎、扭伤、挫伤、坐骨神经痛、肺炎、胃炎、急性肾功能衰竭、恶性肿瘤等。

（4）禁忌证：带有心脏起搏器与金属异物者，妊娠，心肺功能衰竭，出血倾向。

2. 超短波疗法

应用频率30～300MHz、波长为10～1m的超短波电流治疗疾病的方法，称为超短波疗法。该疗法临床采用的频率为38.9MHz、40.68MHz、42.85MHz、50.00MHz，波长为7.7m、7.37m、7.0m、6.0m的电流。超短波的频率高于短波，非热效应比短波明显，脉冲超短波主要产生非热效应。

（1）技术操作：超短波治疗机有50W、200～300W、1～2kW（治癌用）三种。电极形状有圆形（橡皮板或玻璃罩式）与短形（橡皮板式）二种，治疗时选用的电极面积应稍大于病灶部位。电极与部位保持不同间隙具有不同的治疗作用，电极间隙小时作用表浅，产生温热作用；电极间隙大时作用较深，无温热作用。小功率机表浅治疗的电极间隙为0.5～1cm，深部治疗为2～3cm；大功率机表浅治疗为3～4cm，深部治疗为5～6cm。

超短波疗法的治疗时间和疗程一般每次治疗10～15分钟，急性炎症5～10分钟，急性肾功能衰竭30～60分钟，每日治疗1次，10～15次为一个疗程。恶性肿瘤的治疗方法与短波疗法相同。

（2）作用：超短波疗法具有镇痛、消炎、促进组织修复、提高机体免疫能力的作用。

（3）适用证：对扭挫伤、神经炎、神经痛、关节炎具有较好的疗效。对腹腔内炎症、急性肾功能衰竭、恶性肿瘤有一定的疗效。

（4）禁忌证：与短波疗法相同。

3. 微波疗法

应用频率300～3000MHz、波长为1m～1mm的微波电流治疗疾病的方法，称为微波疗法。微波按其波长不同又可分为分米波（波长100～30cm，频率300～10000兆赫）、厘米波（波长10～1mm，频率30000～300000MHz）与毫米波三个波段。毫米波尚未应用于治疗，临床治疗以分米波和厘米波较为广泛。临床分米波疗法常用频率为915MHz、433MHz，波长为33cm、69cm的电流。厘米波疗法常用频率为2450MHz，波长为12.24cm的电流。

（1）技术操作：分米波、厘米波治疗机一般为200W，治癌机为500～700W。

①辐射器：分为非接触式辐射器、接触式辐射器和专用辐射器。非接触式辐射器根据形状不同又分为半球形、圆柱形、长形、马鞍形，用于体表，与体表保持10cm左右的距离，适用于较大面积的病灶治疗；接触式辐射器分为聚焦体腔、马鞍形和凹槽式辐射器；专用辐射器用于外耳道、阴道、直肠等部位的治疗。

②治疗时间和疗程：每次治疗10～15分钟，眼部治疗使用凹槽式辐射器8～10分钟。每日或隔日1次，10～15次为一疗程。

（2）作用：微波的主要作用是热效应，因其频率较高，非热效应亦很显著，在两个效应作用下，起到止痛均匀的作用。另外微波可使小动脉毛细血管扩张，血液循环增强，代谢产物得到及时清除，起到消炎、促进伤口愈合的作用。

（3）适应证：适应于急慢性炎症、风湿痛、关节炎、骨质增生、痛风、慢性溃

疡、周围血管病、术后疼痛、恶性肿瘤等。

（4）禁忌证：与短波、超短波疗法相同。

第七节　气功疗法

气功是我国劳动人民在长期的生活劳动以及与疾病衰老斗争过程中逐渐认识和创造出来的。在历史上，由于源流不同、历史时期不同、内容和操作方面不同，气功就有舞、导引、吐纳、按跷、坐忘、禅定、禅观、存想、止观、行会、服气、食气、胎息、内丹术、五禽戏、六字诀等各种名称，出现了丰富多彩的气功功法及有关理论。众多文献资料证明，气功不是起源于宗教。我国宗教界的练功内容及其文献，是气功的流而不是源。自汉代起，气功疗法就被列入医学的四大门类之一，是中医学的一个重要组成部分。《黄帝内经》就系统地阐明了气功原理、功法及练功效应，如"恬淡虚无，真气从之，精神内守，病安从来，呼吸精气，独立守神，肌肉若一"；"……净神不乱思，闭气不息七遍，以引颈咽气顺之，如咽甚硬物，如此七遍后，饵舌下津无数"等。以后历代不少医家对气功都很重视，并有较深的造诣和论述。如汉代张仲景的《金匮要略》，华佗的"五禽戏"，隋唐巢元方等的《诸病源候论》，孙思邈的《备急千金要方》，王焘的《外台秘要》，宋代医学大全《圣济总录》，金代刘完素的《素问玄机原病式》，张从正的《儒门事亲》，李杲的《兰室秘藏》，元代朱丹溪的《丹溪心法》，明代李时珍的《本草纲目》，清代陈梦雷、蒋延锡等编辑的《古今图书集成》，汪昂的《勿药元诠》，以及近代张锡纯的《医学衷中参西录》等，

都有关于气功的记载。历代医学以中医理论为基础，博取各气功流派之所长，在实践中逐渐形成了我国气功的精深理论和丰富多彩的功法。

新中国建立之后，气功疗法在我国得到了广泛普及，尤其是在20世纪80年代，气功的科学研究迅速深入发展，在气功的物理化学效应、生物医学基础、临床医学和传统医用气功理论研究几个领域内，取得丰硕成果。

一、康复机制

现代常规的医学手段，多以具有一定质量和固定形态的生命结构作为研究和治疗的对象，并在这个领域里已取得了辉煌的成果。而气功学，则开辟了一个以无固定形态结构的生命微粒、能量流和信息流，作为研究对象的新医学时代。气功的"气"是什么？现代科学实验表明，所谓"气"是普通存在于宇宙和人体内，有质量的微粒和无质量的能量流及信息流，是客观物质的存在。而人体的"内气"，又不同于自然科学已揭示的微观质能运动的一般规律，它在人体意念的内向作用调节下，可以出现有序化程度的跃进和能级跃进，从而表出超越一般微观质能的特殊性能。从现代物理学的角度理解的人则认为：气功是一门专门应用和协调人体生物场的"能量流"来进行自我锻炼的科学方法。那么，它对人体的一切作用，就是通过改变人体的"能量流"来实现的。气功疗法的实质，就是人体通过各种内向的自我心身锻炼——调神、调身、调气、有目的编排和自我的调节，来协调人体生物场的"能量流"，或平衡阴阳、调和气血来达到防病治病、增强体质、延缓衰老、提高人类整体素质的

一种方法。

二、气功在康复中的应用

调身、调息和调心是气功三大要素，或称基本方法。

调身是指注意体位姿势和全身放松的锻炼调息是指呼吸及行气的锻炼；调心是指思想人静和守意锻炼。只有三者密切结合，相互协调，才能把气功练好。通过"三调"使躯体、内脏、神经、内分泌等系统功能得到充分调理，增强人体免疫功能，达到健康、防病、治病、延年、益寿的目的。要想达到练功的预期效果，必须正确地掌握练功要领。

（一）调身

调身就是自觉地调整控制身体，保持一定姿势或进行一定动作，以达到锻炼心身的目的。调身的基本要求是形正、体松、意守，"形不正则气不顺，气不顺则意不守，意不守则意散乱"。形正则生势，静有顶天立地、包容宇宙气概，动则敏捷迅速，有排山倒海之势。气功调身的姿势，不外行、立、坐、卧，古人称为"四威仪"，并要求"行如风，立如松，坐如钟，卧如弓"。

1. 行功

静站2~3分钟后，先左脚向前迈出一步，脚跟先着地，上身和两手向右摆动，鼻吸气，口呼气；当左脚落实后，再将右脚向前迈出一步，脚跟先着地，身子和两手向左摆动，鼻吸气，口呼气，如此一步一步向前走，一般可作半小时后收功。

2. 站功

三圆式最常用，其做法是两脚分开，宽与肩齐，脚尖稍向内，膝微屈，含胸，

两臂抬起，与肩同高，然后缓缓下降，手与乳头平，两手相距约30cm，两臂如抱大球，两手指屈曲作握球状，眼口微闭，面带笑容。

3. 坐功

常用的姿势有平坐、自由盘膝、单盘膝式。

（1）平坐式

端坐在方凳上，足着地，两腿分开，躯干与大腿、大腿与小腿约为90°角。双手放膝盖上或握拳放小腹之前，下颌回收，垂肩含胸，口、眼微闭，舌抵上腭，面带微笑。

（2）自由盘膝式

端坐木板床上，两腿叉成八字形，自然盘坐着，两手放小腹前或放在两膝盖上。

（3）单盘膝式

端坐在木板床上，右小腿放左小腿上面，或左小腿放右小腿上面，两手放小腹前或放在两膝盖上。

4. 卧功

不外乎侧卧与仰卧，适用于年老体弱者。仰卧于木板床上，上半身垫高些，呈斜坡状，腿伸直，两手放两侧。侧卧于木板床上，头枕平，上身直，上腿弯曲放下腿上，上面的手放臀部，下面的手放枕上，手心向上，余与上同。左右侧卧均可，但心脏病患者以右侧卧为妥。

（二）调息

调息就是通过调整和控制呼吸运动，来扩大肺活量，促进身体代谢和血液循环，帮助消化和吸收，以达到保健强身，防治疾病的目的。比较常用的呼吸方法有以下几种。

1. 自然呼吸法

这是每个人出生后具备的生理呼吸，丝毫不加意念支配。呼吸自然、柔和、均匀，但其缺点是不够深长。

2. 顺呼吸法

吸气时膈肌下降，腹部外凸；呼气时膈肌上升，腹部内凹。这种呼吸法膈肌上下移动幅度大，腹肌前后运动量大，可逐渐练成腹式呼吸。

3. 逆呼吸法

与顺呼吸法相反，吸气时膈肌上升，腹部内凹；呼气时膈肌下降，腹部外凸。它较顺呼吸法的运动的幅度和强度为大。

4. 停闭呼吸法

有两种，一种是在一呼一吸之间将呼气时间拉长。另一种是在一呼一吸之间将吸气时间拉长。

5. 鼻吸口呼法

人的正常呼吸是鼻吸鼻呼。但当呼吸道有病，内腔变狭，呼吸不畅时，可采用此法。

6. 气通任督脉法

采用逆呼吸法，用鼻吸气，同时以意领气，意想气到了脐丹田，然后下至会阴；呼气时以意领气，意想气由会阴循脊柱至百会，由鼻呼出，故又名小周天呼吸法。

7. 潜呼吸法

这是在练顺呼吸法或逆呼吸法后，自然出现的一种呼吸法。其特点是：吸气绵绵，呼气微微，息息均匀，呼吸出入用手试之于鼻，没有明显的感觉，故又称潜息法。

8. 真息法

古人云："盖凡息即停而真息自动。"所谓息停，不是强闭不出，而是虚极静笃，心愈定而息愈微，神凝气结，止此一息。此时，从外表来看呼吸好像停止，但实际上，仍在用肚脐呼吸，腹中在旋转跳动，故又称"胎息"，这是功夫的较高阶段。

以上八种呼吸法中，顺呼吸法对防治心、脑血管疾病疗效较好。停闭呼吸法和逆呼吸法对防治消化系统疾病疗效较好。鼻吸口呼法对防治呼吸系统疾病疗效较好。气通任督脉法对防治神经系统疾病疗效较好。各种呼吸法应根据病情辨症采用，以免发生偏差。不论哪种呼吸法，每练10～20分钟后，都要改为自然呼吸法，以免呼吸肌过于疲劳，发生麻痹，使人憋闷，甚至发生危险，即古人所称"走火入魔"。因此，练气功必须练养结合，练呼吸要在柔和自然的基本原则指导下，逐步做到深长、细匀、缓慢，切不可急于求成。

（三）调心

调心就是调整精神状态使之入静，是气功最基本的功夫。练功效果取决于入静的深度，越静则效果越好，反之则差。入静，是指一种稳定的安静状态，集中意念于一点，即意守丹田或留意呼吸。这时对外界刺激（如声音、光线等）的感觉减弱，甚至连位置感和重量感也消失，亦即大脑皮质进入了保护性抑制状态。常用的入静方法有下列五种。

1. 意守法

意念高度集中于身体某一点，常用的是意守丹田或气海（脐下一寸三分）。意守时，要排除杂念，但不必过分注意，要似守非守，不即不离，松静自然，恰到好处。

2. 随息法

意念集中在呼吸上，只留意于腹式呼吸的起伏。但不可加意指挥，以便形成意气和一，达到入静。

3. 数息法

一呼一吸谓之一息。练功时，默数呼吸次数，从一到十，十到百，数至耳无所闻，目无所见，心无所虑，就自然可以达到入静。

4. 默念法

默念的字句要单纯，其目的是用一念代万念，用正念代邪念，以帮助入静。如，默念"松静"二字，不少人可念得一心不乱、杂念不生、心旷神怡、舒适入静的境界。

5. 听息法

用耳朵听自己的呼吸的出入，以听不到为好，在听不到的情况下去听，以助入静。

以上五种调心入静法，初练时，可以意守法开始，逐渐过渡到随息法或听息法，或始终练一种。

三、气功基本功法

（一）站桩功

站桩功又称站式气功，是气功疗法中的一种重要姿势。根据西医学的解释，认为这种功法可以使血液循环畅通，新陈代谢旺盛，消化功能增强，扩大肺活量，调节神经功能，锻炼全身肌肉。因此，锻炼久了，可以达到疏通经络，调和气血，平衡阴阳，保养心神及增强体质的作用。但此功法对久病体弱或病情较重者则宜禁用。

1. 练功前的准备工作

宽衣松带，如领扣、腰带、鞋带等要松开，以免过紧影响呼吸及血液循环。

2. 姿势

立正站好，全身放松，头颈正直，下颌回收，含胸垂肩，弓腰收臀，松肩，松腰，松胯，全身感到舒适，轻松自然，面带笑容，心神平静，精神愉快。

3. 功法

（1）健胃桩：这种功有帮助消化、增进饮食的作用。姿势：在上述姿势的基础上，左脚旁开一步，宽与肩齐。两手轻轻抬起与肩同高，然后缓缓下降。两膝关节微屈，膝盖与足尖齐。手与乳头平，如抱球状。精神集中，意守脐丹田（肚脐）。吸气时腹部轻轻外凸，腰向前微动；呼气时腹部内凹，腰往后微动。要求舒适自然，不可用劲。腰部运动约30次后，静站5分钟。

（2）健肾桩：这种功法有防治肾虚腰痛，健肾强身的作用。姿势：在上式的基础上，两手放于两胯之前方如扶案状，左右距离约30cm，意守命门（命门位于第十四椎节下，前对肚脐）。以腰为轴，左右各划小圆圈30次。要求舒适自然，缓慢均匀。然后静站5分钟。

（3）降压桩：这种功法有降低血压的作用。姿势：在上式的基础上，双手放于两髋之侧方，两手自然下垂，手与髋之距离，左右各15cm，呈金钟式。由小腿先颤动一下，而后由下而上全身微微颤动。不拿劲，自觉轻松，意守足心涌泉穴。颤动约2～3分钟后，改为静站3～5分钟。

（4）健肺桩：这种功法有扩大肺活量、增强肺组织的作用。姿势：站好后两腿分开，宽与肩齐，两手从两侧轻轻上抬，双手高与肩齐，各成半圆形。用逆呼吸法，吸气时腹部内凹，呼气时腹部外凸。鼻吸口呼，意守脐丹田。约15次后，改为静站3～5分钟。

（5）养心桩：这种功法有强心镇静的作用。姿势：在前式基础上，两手由肩下移至胸前，左右臂各成一圆形，高与腋窝

平，自然呼吸法，意守脐丹田。身体不动，精神处于松静状态。约5分钟收功。

以上五项功法可以灵活掌握，根据自己的病情，练1～2项或全练均可。但对重症高血压及重症心脏病（动脉硬化性高血压症，风湿性心脏病）、梅尼埃病、低血压等病禁忌。肺结核患者，不能采用停闭呼吸法和逆呼吸法，应采用自然呼吸法。

（二）放松功

放松功是在默念"松"字的同时，有步骤地逐渐放松身体各个部位，使身体调整到自然、舒适、轻松的状态。该功法有疏通经络、活跃气血、协调内脏、增强体质和康复保健作用。

1. 预备

取站立、坐式或卧式均可。舌抵上腭，两目垂下，含胸拔背，调匀呼吸，意守丹田。

2. 三线放松法

（1）放松路线：第一条线（两侧放松）：头部两侧—颈部两侧—两肩—两上臂—两肘—两前臂—两腕—两手至十指。第二条线（前面放松）：面部—颈前部—前胸—上腹部—小腹部—两大腿前面—两膝—两小腿前—足背—两脚十趾。第三条线（后面放松）：头枕部—颈后部—背部—腰部—两大腿后面—两腘窝—两小腿后面—足跟至两脚底。

（2）放松方法：从第一条线自上而下地进行放松后，再依次做第二条及第三条线放松功。在默念"松"字的同时，意念随下行放松的各部位逐一进行。这样一条接一条线地放松，环环相扣，共练3～5个循环。三线放松法，实际是"前、后、左、

右"四面放松法。

3. 局部放松法

在上述功法的基础上，可针对身体某一部位，如疼痛部位、病变点等，进行单独的局部放松功。意守局部，默想该处"松软"20~30次。

4. 整体放松法

将整个自身作为一个单独体，进行全面放松。可从头到足笼统地、似流水般地向下一次性默念放松，或想象从高处向下飞行降落中进行放松。

（三）内养功

内养功，是以默念字句与呼吸锻炼相结合的一种功法。它强调默念字句中，呼吸停顿，舌体起落，气沉丹田等动作。其特点为大脑静，脏腑动，故对神经、循环、消化系统均有良好的调节作用。适用于年老或体弱的骨伤患者。

1. 预备

多取卧式或坐式。宽衣松带，精神放松，意念归一。

2. 默念词句与呼吸锻炼相结合

默念字句法：一般从三个字开始，最多不宜超过九个字。如"安静松""静坐健身""安静养神延年益寿"等。呼吸锻炼法默念第一个字时吸气；默念中间字时停顿呼吸（中间字数越多，停顿呼吸时间越长）；默念最后一个字时呼气。

3. 腹式呼吸法

吸气时舌抵上腭，使气自然引入小腹，意念想象"气沉丹田"；呼气时将舌放平，使气自然呼出。应只注意吸气，不注意呼气。

（四）强壮功

强壮功是通过意守丹田和调整呼吸的练功法，使内气强盛，有利于康复、健身和治疗疾病的作用。

1. 预备

站立位，两脚平行开立，与肩等宽，含胸拔背，头颈正直，舌抵上腭，口唇微闭，松肩坠肘，两手呈抱球状置于胸前（相距15~20cm），塌腕舒指，调匀呼吸，意守丹田，自信身体强壮，以"力拔山兮"之劲而练之。

2. 要求

练功时精神应放松，而思想要集中，意守丹田，但应"似守非守"，不要紧张。

3. 呼吸锻炼

应从自然呼吸、深呼吸自然过渡到腹式呼吸，使呼吸练得深、柔、匀、长，在此基础上再进行逆腹式呼吸锻炼，使小腹丹田充实、鼓荡。

（五）周天功

小周天功、大周天功、内丹术统称为周天功，是康复保健、益寿延年的重要功法，也适用于一些慢性病的治疗。

1. 姿势

取盘坐式，或平坐式，含胸竖脊，悬顶松肩，两眼微闭，舌抵上腭，调匀呼吸，排除杂念。

2. 练功方法

先行顺腹式呼吸，熟练后再改练逆腹式呼吸，意守丹田（守而不死），使呼吸调整至细、软、绵、长，腹肌升降起伏紧密与呼吸相配合，以活泼自在为好。锻炼一段时间后，自然会感到小腹丹田处有一股温暖元气，逐渐聚集增多，当聚集到相当程度，会自然出现一种热气流动感。在练功出现上述气的效应时，即可以意念指挥内气沿任、督脉环行，步骤为从下丹田经下鹊桥（会阴），过尾闾（长强穴），经督脉上行，过夹脊关（命门穴）、玉枕关至头顶，经两眉间过上鹊桥（印堂穴），循任脉从口唇正中沿胸腹下行，仍然回到丹田穴，为一小周天。每次练功后，都要意守丹田片刻，使气归原，然后搓搓手和面部，即可收功。

（六）采日精月华功

日精为太阳之气，月华为太阴之气。采日精能补阳气，采月华能益阴气。采日精月华功，是古人借日月之精华，用以益阳补阴的重要功法。

1. 采日精法

在清晨太阳初起之时，面向东方站立，两脚平行与肩同宽，全身放松，调匀鼻息，微垂目帘。两眼凝视柔和微红的日光，湛然无念，存想将日精徐徐吸入，吞而咽之，以真意缓缓送入丹田，然后头微低随之尽量将气呼出，是为一咽。如此九咽后，微闭双眼，静默片刻，并想象金红色的阳光，纯精之气流注体内，自上向下地洗涤了周身。

2. 采月华法

在晚8～11时，到空气新鲜、空旷之处，面对月亮方向，松静站立。调匀呼吸，意守月光。微垂目帘，两眼凝视清明的月光，以鼻吸气，细吸月华，意想充满一口，微微闭息凝神，慢慢咽下并缓缓送至丹田，然后头微低，随之将气呼出，是为一咽。如此七咽后，静守片刻，并想象银蓝色的月光，清精之气，自上而下地洗涤了周身。最后再自然活动一会儿，即可收功。

四、练气功的要领

尽管气功的功法很多，但不论哪一种功法，都离不开放松、姿势、入静、呼吸、养精五项基本动作。而各种功法在这五项动作中，又各有不同的练法。而决定采用哪一种姿势，首先必须考虑练功者的体质和病情。对久病体弱、热量供应不足者，如胃下垂、胃及十二指肠溃疡、慢性肝炎、慢性肾炎、肺结核、支气管哮喘等患者，采用卧式优于坐式，这可减少热量的消耗和久坐劳累之弊。体力尚可，疾病本身又适合练坐式者，如高血压、动脉硬化性心脏病、脑动脉硬化、神经官能症等，可练坐式。意守身体某一部位如丹田、某一内脏，能促使大脑皮层加速入静。但意守必须守得恰当，即似守非守，若有若无，不即不离。如果守得太死太紧，容易发生头晕脑胀等副作用。采用哪种呼吸方法，一方面要掌握循序渐进，防止急于求成；另一方面要根据病情调整呼吸。任何呼吸的锻炼，都要轻松而不紧张，平稳而深，自然柔和，吸气绵绵，呼气微微，恰到好处，并且使呼吸系统的所有器官都参加活动。要真正练好气功，收到治病强身康复医疗效果，必须掌握好练功要领：松静自然，意气相随，练养结合，动静结合，循序渐进，持之以恒，因人因病而异。

五、练功时正常效应与异常反应

练功到一定时期，一定会出现正常效应与异常反应。正常效应的出现，主要是练功得法，循序渐进，坚持锻炼，对姿势、意守、呼吸、入静等气功的重要环节有较深的领会，以及严格遵守了注意事项才取得的。如在练功中出现：口中唾液分泌增多；头脑清新；精神旺盛；睡眠增多；全身发热，身出微汗；胃肠蠕动增强，食量增加；皮肤发痒，肌肉跳动；新陈代谢旺盛，各种舒适轻松的感觉。以上这些效应，并不是人人在练功当中都会出现的。有的人可能早些，有些人可能晚些，也有的人可能不出现。但这不是主要目的，切忌有意追求，也不能过分注意，否则就违反练功自然原则。练功当中由于对放松、意守、入静、呼吸等重要环节掌握不当，体会不深，还能出现异常反应，如：头晕、头胀、头痛等；胸腹满闷、呼吸不畅；心跳加快、胸肋作痛；呼吸浅短，腹部发胀；口干、舌燥、耳鸣；身体摇动；寒热的感觉；遗精。为了防止上述异常反应的出现，初练气功者，最好请有经验的气功师指导。

第八节　太极拳疗法

太极拳取"太极"为名，以我国古代《易经》哲理为指导思想。《易·系辞》云："易有太极，是生两仪。"太者，大也，初也。极者，端也，始也。太极是宇宙间派生万物之本原，包含有动、静，阴、阳两个方面。动而生阳，静而生阴，既对立又统一，相互消长转化，不断运动，变化无穷。因而太极图以浑圆一体，阴阳合抱表示之。太极拳正是以这种理论为依据，讲求动静、阴阳。形体外动，意识内静。形动于外，则分虚实、运阴阳。拳路整体以浑圆为本，一招一式均由各种圆弧动作组成。按太极图形组成各种动作：意守于内，以静御动，用意识引导气血运行周身，如环无端，周而复始。这样，即达到了动静结合、内外合一、形神兼备、浑然一体的境地，体现了"太极"本意的内涵，借以激发人体自身的阴阳气血，达到阴平阳秘的状态，使生命力更加旺盛。所谓"太极拳"，是以"太极"哲理为依据，以太极图

形组编动作的一种拳法。其形在"太极"，意在"太极"，故而得名。"太极拳"经过数千年的整理、改编，至今已发展成多种类型。按照架式的不同一般分为三大类：①大架式，其特点舒展大方，轻灵而沉稳。②中架式，其特点以柔见长。③小架式，其功架紧凑，步态灵活。以不同地区的风格来分，则有杨氏太极拳、陈氏太极拳、吴氏太极拳、武氏太极拳、孙氏太极拳等五类。新中国成立后，国家体委在杨氏太极拳的基础上，改编和精练集中原有套路中的主要结构和技术内容，改变过去那种先难后易的锻炼顺序，编制"简化二十四式太极拳"，在运动量和强度上更利于疾病康复。

一、康复机制

太极拳是一种意识、呼吸、动作密切结合的运动，以意领气，以气运身，用意念指挥身体的活动，用呼吸协调动作，融武术、气功、导引于一体，是内外合一的内功拳。所以练习太极拳要求精神专注，将神收敛于内，而不被他事分神。神内敛则得养，内无思想之患，则身心愉快；精神宁静乐观，则百脉通畅，气血周流，机体自然健旺。《素问·上古天真论》云："恬淡虚无，真气从之，精神内守，病安从来。"太极拳以呼吸协同动作，气沉丹田，以激发内气营运于身。张景岳云："上气海在膻中，下气海在丹田，而肺、肾两脏所以为阴阳生息之根本。"肺主气，司呼吸；肾主纳气，为元气之根。肺肾协同，则呼吸细匀长缓。这种腹式呼吸不仅可增强和改善肺的通气功能，而且可以益肾而固护元气，丹田气充，则鼓荡内气周流全身，脏腑、皮肉皆得其养。

太极拳强调意念的作用，要以意领气，

以气运身，内气发于丹田，通过旋腰转脊的动作带动全身。即所谓"以腰为轴"，一动无有不动。气经任、督、带、冲诸脉，上行为肩、臂、肘、腕，下行为胯、膝、踝以至于手足四末。周流于全身之后，气复归于丹田。故周身肌肉、筋骨、关节、四肢百骸均得到锻炼，具有活动筋骨、疏通经脉、行气活血的功效。

由于太极拳将意、气、形结合成一体，使人体的精神、气血、脏腑、筋骨均得到锻炼，达到阴平阳秘的平衡状态，所以能起到有病治病、无病健身的作用。正如《素问·上古天真论》曰："提挈天地，把捏阴阳，呼吸精气，独立神守，肌肉若一，故能寿敝天地。"太极拳之所以利于康复，道理也在于此。

二、锻炼要领

各门派虽然在姿势和动作上有所不同，但其基本要求大致如下。

（1）神静，体松，由松入柔。排除思想杂念，保持神静，神静则气血疏通，体松则经脉畅通，气血周流。

（2）虚灵顶颈，含胸拔背。顶有虚灵自然之意，头容正直，神贯于顶，不可用力，用力则项强，气血不能流通。含胸，使气沉于丹田。胸忌挺出，挺则易气滞。拔背，气贴于背，能含胸则自然拔背，能拔背则力由脊发。

（3）分虚实，用意不用力。全身皆在右腿，则右腿为实，左腿为虚；全身皆在左腿，则左腿为实，右腿为虚。虚实能分，而后轻动轻灵，用意不用拙力，以留滞于筋骨血脉之间，然后能轻灵变化，圆转自如，用意之所至，气即至焉，气血流注，周流全身。

（4）沉肩坠肘，坐腕舒指。沉肩，肩松开下垂，若不能松，两肩端起则气亦随之而上。坠肘，肘往下松坠，若悬起则肩不能沉。坐腕，要成圆，忌成弯角，则气血流通。舒指，指要张开，手心略内含如抓圆球之状，自然舒张大方。

（5）上下相随，内外相合。手动、腰动、足动、眼神亦随之动，方可谓上下相随，有一不动即散乱。随着动作变化，总是一开一合，一虚一实，开中有合，合中有开，虚中有实，实中有虚，如此交替变换。

太极拳要求在脚，发于腿，主宰于腰，形于手指，只有手足腰协调浑然，才能达到意气形的效果。以腰为轴，运用螺旋形弧形动作，以及反复缠绕运动，用意不用力，动作连绵不断，一开一合，合中有开，开中有合，交替变换，呼吸均匀，气沉丹田，动作连绵不断，气血通畅轻柔，自然意气相合，百脉周流。掌握以上要领才能在动中求静，"以静御动"，形神合一，刚柔相济。意在培补先天之本肾，益肾固本，通调任督二脉，从而使一身之阴阳平和，气正体和，气归丹田。

三、适应证及注意事项

太极拳有固肾、健脾、通经脉、行气血之功效，对各种慢性病症有良好的康复作用，如胃脘痛、泄泻、胁痛、眩晕、头痛、失眠、风湿痹证，以及咳、喘、胸痹、痿证的病后康复锻炼。

（一）采用适当运动量

运动量的大小需因人而异，根据各人的具体情况而定。一般在练后精神、食欲、睡眠、病情即有好转，则表示运动量适中；

练拳后精神、食欲、睡眠变差，病情加重，则表示运动量过大，应适当减小。

（二）时间选择

练拳一般可在早晨或傍晚。因早晨人刚醒，练拳后可把全身的脏腑器官从抑制状态转到兴奋状态，加上早晨空气新鲜，打拳后能以饱满的精神去工作与学习。经过一天劳累，再练一套拳，可以消除疲劳，舒筋活络，行气活血，有利于睡眠。

（三）场地的选择

良好的场地、环境是保证练好拳的重要条件，因此，户外练拳时应选择空气新鲜、阳光充足、环境优雅之处；夏季应避免在阳光下进行，以防中暑；冬季宜选择风小、阳光充足之处，如在户内则应保持室内空气新鲜，这样能获事半功倍之功效。练习时服装以宽大为宜，如遇出汗，切忌脱衣或行冷水。

四、简化太极拳（二十四式）套路介绍

简化太极拳，是按照由简到繁，由易到难的原则，对已在群众中流行的太极拳进行改编、整理而成。它改变了过去那种先难后易的锻炼顺序，去掉原有套路中过多的重复姿势动作，集中了原套路的主要结构和技术内容，便于掌握，易学易懂。这套拳共八个组，包括从"起势"至"收势"共二十四个姿势动作。练习者可连贯演练，也可以选择单式或分组练习。

（一）第一组

1. 起势

①身体自然直立，两脚开立，与肩同宽，脚尖向前；两臂自然下垂，两手放在大腿外侧；眼平看前方。（图3-1）

要点： 头颈正直，下颏微向后收，不要故意挺胸或收腹。精神要集中（起势由立正姿势开始，然后左脚向左分开，成开立步）。

②两臂慢慢向前平举，两手高与肩平，与肩同宽，手心向下。（图3-2、图3-3）

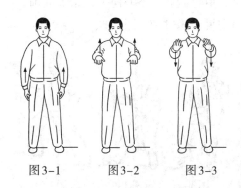

图3-1　　　　图3-2　　　　图3-3

③上体保持正直，两腿屈膝下蹲；同时两掌轻轻下按，两肘下垂与两膝相对；眼平视看前方。（图3-4）

要点： 两肩下沉，两肘松垂，手指自然微屈。屈膝松腰，臀部不可凸出，身体重心落于两腿中间。两臂下落和身体下蹲的动作要协调一致。

2. 左右野马分鬃

①上体微向右转，身体重心移至右腿上；同时右臂收在胸前平屈，手心向下，左手经体前向右下划弧至右手下，手心向上，两手心相对成抱球状；左脚随即收到右脚内侧，脚尖点地；眼看右手。（图3-5、图3-6）

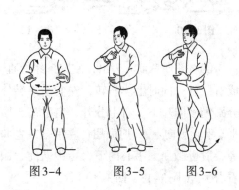

图3-4　　　　图3-5　　　　图3-6

②上体微向左转，左脚向左前方迈出，右脚跟后蹬，右腿自然伸直，成左弓步；同时上体继续向左转，左右手随转体慢慢分别向左上、右下分开，左手高与眼平（手心斜向上），肘微屈；右手落在右胯旁，肘也微屈，手心向下，指尖向前；眼看左手。（图3-7、图3-8、图3-9）

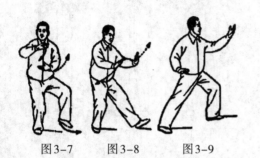

图3-7　　　　图3-8　　　　图3-9

③上体慢慢后坐，身体重心移至右腿，左脚尖翘起，微向外撇（大约45°～60°），随后脚掌慢慢踏实，左腿慢慢前弓，身体左转，身体重心再移至左腿；同时左手翻转向下，左臂收在胸前平屈，右手向左上划弧至左手下，两手心相对成抱球状；右脚随即收到左脚内侧，脚尖点地；眼看左手。（图3-10、图3-11、图3-12）

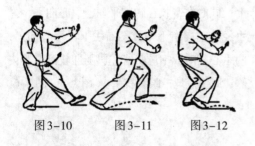

图3-10　　　　图3-11　　　　图3-12

④右腿向右前方迈出，左腿自然伸直，成右弓步；同时上体右转，左右手随转体分别慢慢向左下、右上分开，右手高与眼平（手心斜向上），肘微屈；左手落在左胯旁，肘也微屈，手心向下，指尖向前；眼看右手。（图3-13、图3-14）

⑤与③相同，只是左右相反。（图3-15、图3-16、图3-17）

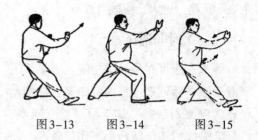

图3-13　　　　图3-14　　　　图3-15

⑥与④相同，只是左右相反。（图3-18、图3-19）

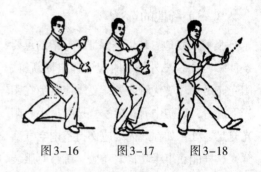

图3-16　　　　图3-17　　　　图3-18

要点：上体不可前俯后仰，胸部必须宽松舒展。两臂分开时要保持弧形。身体转动时要以腰为轴。弓步动作与分手的速度要均匀一致。做弓步时，迈出的脚先是脚跟着地，然后脚掌慢慢踏实，脚尖向前，膝盖不要超过脚尖；后腿自然伸直；前后脚夹角约成45°～60°（需要时后脚脚跟可以后蹬调整）。野马分鬃式的弓步，前后脚的脚跟要分在中轴线两侧，它们之间的横向距离（即以动作行进的中线为纵轴，其两侧的垂直距离为横向）应该保持在10～30cm。

3. 白鹤亮翅

①上体微向左转，左手翻掌向下，左臂平屈胸前，右手向左上划弧，手心转向上，与左手成抱球状；眼看左手。（图3-20）

②右脚跟进半步，上体后坐，身体重心移至右腿，上体先向右转，面向右前方，眼看右手；然后左脚稍向前移，脚尖点地，成左虚步，同时上体再微向左转，面向前

方，两手随转体慢慢向右上、左下分开，右手上提停于右额前，手心向左后方、左手落于左胯前，手心向下，指尖向前；眼平视前方。（图3-21、图3-22）

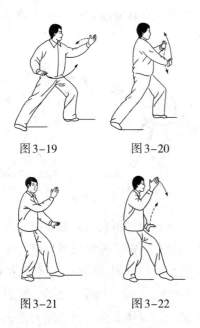

图3-19　　　　图3-20

图3-21　　　　图3-22

要点： 完成姿势胸部不要挺出，两臂都要保持半圆形，左膝要微屈。身体重心后移和右手上提、左手下按要协调一致。

（二）第二组

4. 左右搂膝拗步

①右手从体前下落，由下向后上方划弧至右肩外，手与耳同高，手心斜向上；左手由左下向上，向右划弧至右胸前，手心斜向下；同时上体先微向左再向右转；左脚收至右脚内侧，脚尖点地，眼看右手。（图3-23、图3-24、图3-25）

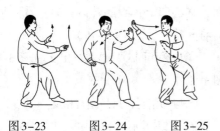

图3-23　　　图3-24　　　图3-25

②上体左转，左脚向前（偏左）迈出成左弓步；同时右手屈回由耳侧向前推出，高与鼻尖平，左手向下由左膝前搂过落于左胯旁，指尖向前；眼看右手手指。（图3-26、图3-27）

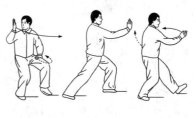

图3-26　　　图3-27　　　图3-28

③右腿慢慢屈膝，上体后坐，身体重心移至右腿，左脚尖翘起微向外撇，随后脚掌慢慢踏实，左腿前弓，身体左转，身体重心移至左腿，右脚收到左脚内侧，脚尖点地；同时左手向外翻掌由左后向上划弧至左肩外侧，肘微屈，手与耳同高，手心斜向上；右手随转体向上、向左下划弧落于左胸前，手心斜向下；眼看左手。（图3-28、图3-29、图3-30）

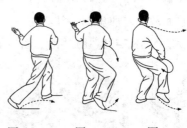

图3-29　　　图3-30　　　图3-31

④和②相同，只是左右相反。（图3-31、图3-32）

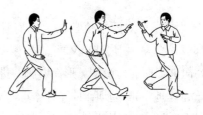

图3-32　　　图3-33　　　图3-34

⑤和③相同，只是左右相反。（图3-33、图3-34、图3-35）

⑥和②相同。（图3-36、图3-37）

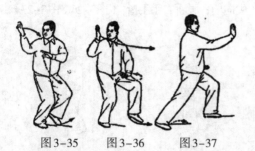

图3-35　　图3-36　　图3-37

要点： 前手推出时，身体不可前俯后仰，要松腰松胯。推掌时要沉肩垂肘，坐腕舒掌，同时须与松腰、弓腿上下协调一致。搂膝拗步成弓步时，两脚跟的横向距离保持约30cm左右。

5. 手挥琵琶

右脚跟进半步，上体后坐，身体重心转至右腿上，上体半面向右转，左脚略提起稍向前移，变成左虚步，脚跟着地，脚尖翘起，膝部微屈；同时左手由左下向上挑举，高与鼻尖平，掌心向右，臂微屈；右手收回放在左肘里侧，掌心向左；眼看左手食指。（图3-38、图3-39、图3-40）

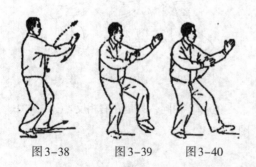

图3-38　　图3-39　　图3-40

要点： 身体要平稳自然，沉肩垂肘，胸部放松。左手上起时不要直向上挑，要由左向上、向前，微带弧形。右脚跟进时，脚掌先着地，再全脚踏实。身体重心后移和左手上起、右手回收要协调一致。

6. 左右倒卷肱

①上体右转，右手翻掌（手心向上）经腹前由下向后上方划弧平举，臂微屈，左手随即翻掌向上；眼的视线随着向右转体先向右看，再转向前方看左手。（图3-41、图3-42）

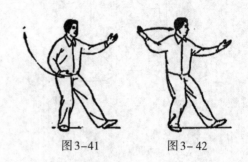

图3-41　　　图3-42

②右臂屈肘折向前，右手由耳侧向前推出，手心向前，左臂屈肘后撤，手心向上，撤至左肋外侧；同时左腿轻轻提起向后（偏左）退一步，脚掌先着地，然后全脚慢慢踏实，身体重心移到左腿上，成右虚步，右脚随转体以脚掌为轴扭正；眼看右手。（图3-43、图3-44）

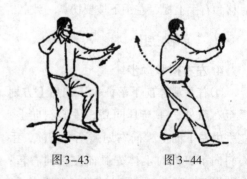

图3-43　　　图3-44

③上体微向左转，同时左手随转体向后上方划弧平举，手心向上，右手随即翻掌，掌心向上；眼随转体先向左看，再转向前方看右手。（图3-45）

④与②相同，只是左右相反。（图3-46、图3-47）

⑤与③相同，只是左右相反。（图3-48）

⑥与②相同。（图3-49、图3-50）

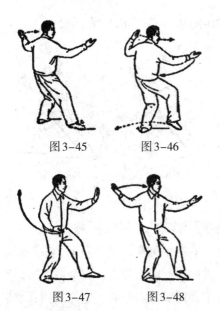

图 3-45　　　　图 3-46

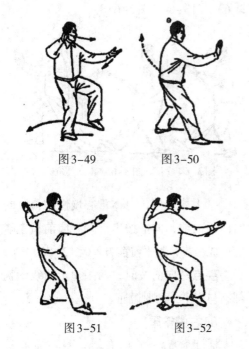

图 3-47　　　　图 3-48

⑦与③相同。（图 3-51）

⑧与②相同，只是左右相反。（图 3-52、图 3-53）

图 3-49　　　　图 3-50

图 3-51　　　　图 3-52

要点：前推的手不要伸直，后撤手也不可直向回抽，随转体仍走弧线。前推时，要转腰松胯，两手的速度要一致，避免僵硬。退步时，脚掌先着地，再慢慢全脚踏

实，同时，前脚随转体以脚掌为轴扭正。退左脚略向左后斜，退右脚略向右后斜，避免使两脚落在一条直线上。后退时，眼神随转体动作先向左或右看，然后再转看前手。最后退右脚时，脚尖外撇的角度略大些，便于接做"左揽雀尾"的动作。

（三）第三组

7. 左揽雀尾

①上体微向右转，同时右手随转体向后上方划弧平举，手心向上，左手放松，手心向下；眼看左手。（图 3-54）

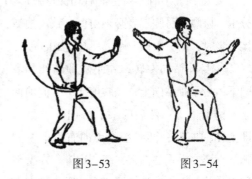

图 3-53　　　　图 3-54

②身体继续向右转，左手自然下落逐渐翻掌经腹前划弧至右肋前，手心向上；右臂屈肘，手心转向下，收至右胸前，两手相对成抱球状；同时身体重心落在右腿上，左脚收到右脚内侧，脚尖点地；眼看右手。（图 3-55、图 3-56）

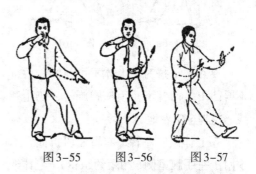

图 3-55　　　图 3-56　　　图 3-57

③上体微向左转，左脚向左前方迈出，上体继续向左转，右腿自然蹬直，左腿屈膝，成左弓步；同时左臂向左前方掤出

（即左臂平屈成弓形，用前臂外侧和手背向前方推出），高与肩平，手心向后；右手向右下落于右胯旁，手心向下，指尖向前；眼看左前臂。（图3-57、图3-58）

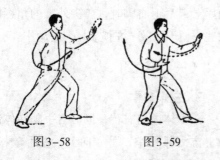

图3-58　　　　　图3-59

要点：掤出时，两臂前后均保持弧形。分手、松腰、弓腿三者必须协调一致。揽雀尾弓步时，两脚跟横向距离不超过10cm。

④身体微向左转，左手随即前伸翻掌向下，右手翻掌向上，经腹前向上、向前伸至左前臂下方；然后两手下捋（lǚ音吕），即上体向右转，两手经腹前向右后上方划弧，直至右手手心向上，高与肩齐，左臂平屈于胸前，手心向后；同时身体重心移至右腿；眼看右手。（图3-59、图3-60）

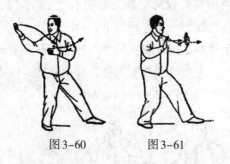

图3-60　　　　　图3-61

要点：下捋时，上体不可前倾，臀部不要凸出。两臂下捋须随腰旋转，仍走弧线。左脚全掌着地。

⑤上体微向左转，右臂屈肘折回，右手附于左手腕里侧（相距约5cm），上体继续向左转，双手同时向前慢慢挤出，左手心向右，右手心向前，左前臂保持半圆；同时身体重心逐渐前移变成左弓步；眼看左手腕部。（图3-61、图3-62）

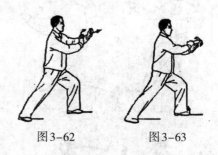

图3-62　　　　　图3-63

要点：向前挤时，上体要正直。挤的动作要与松腰、弓腿相一致。

⑥左手翻掌，手心向下，右手经左腕上方向前、向右伸出，高与左手齐，手心向下，两手左右分开，宽与肩同；然后右腿屈膝，上体慢慢后坐，身体重心移至右腿上，左脚尖翘起；同时两手屈肘回收至腹前，手心均向前下方；眼向前平看。（图3-63、图3-64、图3-65）

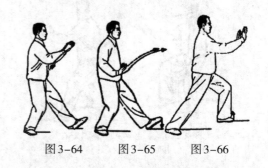

图3-64　　　　图3-65　　　　图3-66

⑦上式不停，身体重心慢慢前移，同时两手向前、向上按出，掌心向前；左腿前弓成弓步；眼平看前方。（图3-66）

要点：向前按时，两手须走曲线，腕部高与肩平，两肘微屈。

8. 右揽雀尾

①上体后坐并向右转，身体重心移至右腿，左脚尖里扣；右手向右平行划弧至右侧，然后由右下经腹前向左上划弧至左肋前，手心向上；左臂平屈胸前，左手掌心向下与右手成抱球状；同时身体重心

再移至左腿上，右脚收至左脚内侧，脚尖点地；眼看左手。（图3-67、图3-68、图3-69、图3-70）

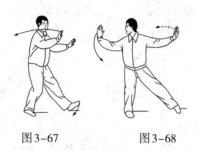

图3-67　　　　　　图3-68

②同"左揽雀尾"③，只是左右相反。（图3-71、图3-72）

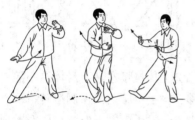

图3-69　　　图3-70　　　图3-71

③同"左揽雀尾"④，只是左右相反。（图3-73、图3-74）

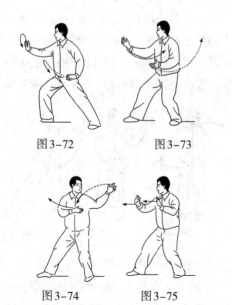

图3-72　　　　　　图3-73

图3-74　　　　　　图3-75

④同"左揽雀尾"⑤，只是左右相反。

（图3-75、图3-76）

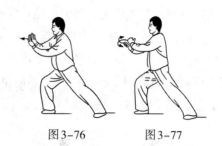

图3-76　　　　　　图3-77

⑤同"左揽雀尾"⑥，只是左右相反。（图3-77、图3-78、图3-79）

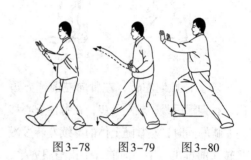

图3-78　　　图3-79　　　图3-80

⑥同"左揽雀尾"⑦，只是左右相反。（图3-80）

要点：均与"左揽雀尾"相同，只是左右相反。

（四）第四组

9. 单鞭

①上体后坐，身体重心逐渐移至左腿上，右脚尖里扣；同时上体左转，两手（左高右低）向左弧形运转，直至左臂平举，伸于身体左侧，手心向左，右手经腹前运至左肋前，手心向后上方；眼看左手。（图3-81、图3-82）

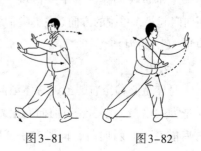

图3-81　　　　　　图3-82

②身体重心再渐渐移至右腿上，上体右转，左脚向右脚靠拢，脚尖点地；同时右手向右上方划弧（手心由里转向外），至右侧方时变勾手，臂与肩平；左手向下经腹前向右上划弧停于右肩前，手心向里；眼看左手。（图3-83、图3-84）

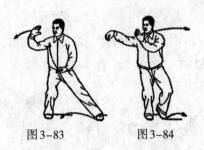

图3-83　　　　图3-84

③上体微向左转，左脚向左前侧方迈出，右脚跟后蹬，成左弓步；在身体重心移向左腿的同时，左掌随上体的继续左转慢慢翻转向前推出，手心向前，手指与眼齐平，臂微屈；眼看左手。（图3-85、图3-86）

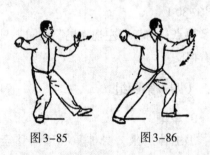

图3-85　　　　图3-86

要点：上体保持正直，松腰。完成式时，右肘稍下垂，左肘与左膝上下相对，两肩下沉。左手向外翻掌前推时，要随转体边翻边推出，不要翻掌太快或最后突然翻掌。全部过渡动作，上下要协调一致。如面向南起势，单鞭的方向（左脚尖）应向东偏北。（大约为15°）

10. 云手

①身体重心移至右腿上，身体渐向右转，左脚尖里扣；左手经腹前向右上划弧至右肩前，手心斜向后，同时右手变掌，

手心向右前；眼看左手。（图3-87、图3-88、图3-89）

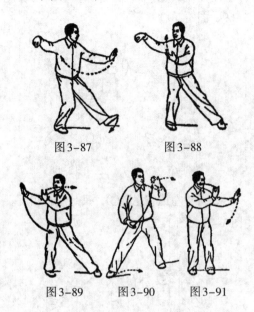

图3-87　　　　图3-88

图3-89　　　图3-90　　　图3-91

②上体慢慢左转，身体重心随之逐渐左移；左手由脸前向左侧运转，手心渐渐向左方；右手由右下经腹前向左上划弧至左肩前，手心斜向后；同时右脚靠近左脚，成小开立步（两脚距离约10~20cm）；眼看右手。（图3-90、图3-91）

③上体再向右转，同时左手经腹前向右上划弧至右肩前，手心斜向后；右手向右侧运转，手心翻转向右，随之左腿向左横跨一步；眼看左手。（图3-92、图3-93、图3-94）

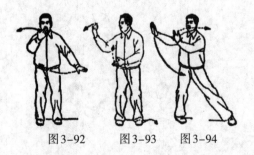

图3-92　　　图3-93　　　图3-94

④同②。（图3-95、图3-96）

⑤同③。（图3-97、图3-98、图3-99）

要点：身体转动要以腰脊为轴，松腰、松胯，不可忽高忽低。两臂随腰的转动而

运转，要自然圆活，速度要缓慢均匀。下肢移动时，身体重心要稳定，两脚掌先着地再踏实，脚尖向前。眼的视线随左右手而移动。第三个"云手"的右脚最后跟步时，脚尖微向里扣，便于接"单鞭"动作。

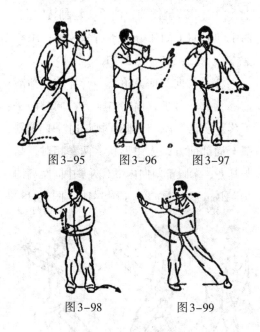

图3-95　　　图3-96　　　图3-97

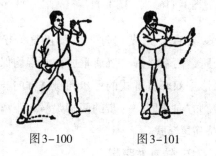

图3-98　　　　　图3-99

⑥同②解。（图3-100、图3-101）

图3-100　　　　　图3-101

11. 单鞭

①上体向右转，右手随之向右运转，至右侧方时变成勾手；左手经腹前向右上划弧至右肩前，手心向内；身体重心落在右腿上，左脚尖点地；眼看左手。（图3-102、图3-103、图3-104）

②上体微向左转，左脚向左前侧方迈出，右脚跟后蹬，成左弓步；在身体重心移向左腿的同时，上体继续左转，左掌慢慢翻转向前推出，成"单鞭"式。（图3-105、图3-106）

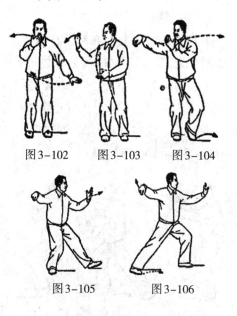

图3-102　　　图3-103　　　图3-104

图3-105　　　　图3-106

要点：与前"单鞭"式相同。

（五）第五组

12. 高探马

①右脚跟进半步，身体重心逐渐后移至右腿上；右手变掌，两手心翻转向上，两肘微屈；同时身体微向右转，左脚跟渐渐离地；眼看左前方。（图3-107）

②上体微向左转，面向前方；右掌经右耳旁向前推出，手心向前，手指与眼同高；左手收至左侧腰前，手心向上；同时左脚微向前移，脚尖点地，成左虚步；眼看右手。（图3-108）

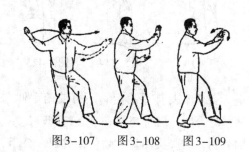

图3-107　　　图3-108　　　图3-109

要点：上体自然正直，双肩要下沉，左肘微下垂。跟步移换重心时；身体不要有起伏。

13. 右蹬脚

①左手手心向上，前伸至右腕背面，两手相互交叉，随即向两侧分开并向下划弧，手心斜向下；同时左脚提起向左前侧方进步（脚尖略外撇）；身体重心前移，右腿自然蹬直，成左弓步；眼看前方。（图3-109、图3-110、图3-111）

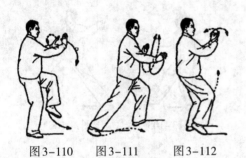

图3-110　　图3-111　　图3-112

②两手由外圈向里圈划弧，两手交叉合抱于胸前，右手在外，手心均向后；同时右脚向左脚靠拢，脚尖点地；眼平看右前方。（图3-112）

③两臂左右划弧分开平举，肘部微屈，手心均向外；同时右腿屈膝提起，右脚向右前方慢慢蹬出；眼看右手。（图3-113、图3-114）

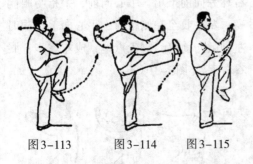

图3-113　　图3-114　　图3-115

要点：身体要稳定，不可前俯后仰。两手分开时，腕部与肩齐平。蹬脚时，左腿微屈，右脚尖回勾，劲使在脚跟。分手

和蹬脚须协调一致。右臂和右腿上下相对。如面向南起势，蹬脚方向应为正东偏南（约30°）。

14. 双峰贯耳

①右腿收回，屈膝平举，左手由后向上、向前下落至体前，两手心均翻转向上，两手同时向下划弧分落于右膝两侧；眼看前方。（图3-115、图3-116）

②右脚向右前方落下，身体重心渐渐前移，成右弓步，面向右前方；同时两手下落，慢慢变拳，分别从两侧向上、向前划弧至面部前方，成钳形状，两拳相对，高与耳齐，拳眼都斜向内下（两拳中间距离约10～20cm）；眼看右拳。（图3-117、图3-118）

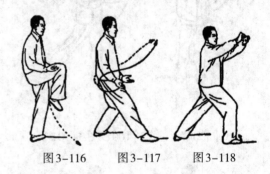

图3-116　　图3-117　　图3-118

要点：完成式时，头颈正直，松腰松胯，两拳松握，沉肩垂肘，两臂均保持弧形。双峰贯耳式的弓步和身体方向与右蹬脚方向相同。弓步的两脚跟横向距离同"揽雀尾"式。

15. 转身左蹬脚

①左腿屈膝后坐，身体重心移至左腿，上体左转，右脚尖里扣；同时两拳变掌，由上向左右划弧分开平举，手心向前；眼看左手。（图3-119、图3-120）

②身体重心再移至右腿，左脚收到右脚内侧，脚尖点地；同时两手由外圈向里圈划弧合抱于胸前，左手在外，手心均向后；眼平看左方。（图3-121、图3-122）

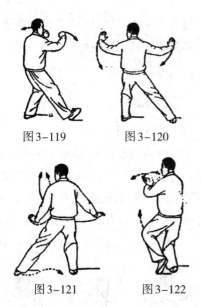

图3-119　　　　　图3-120

图3-121　　　　　图3-122

③两臂左右划弧分开平举，肘部微屈，手心均向外；同时左腿屈膝提起，左脚向左前方慢慢蹬出；眼看左手。（图3-123、图3-124）

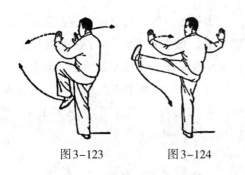

图3-123　　　　　图3-124

要点： 与右蹬脚式相同，只是左右相反。左蹬脚方向与右蹬脚成180°（即正西偏北，约30°）。

（六）第六组

16.左下势独立

①左腿收回平屈，上体右转；右掌变成勾手，左掌向上、向右划弧下落，立于右肩前，掌心斜向后；眼看右手。（图3-125、图3-126）

②右腿慢慢屈膝下蹲，左腿由内向左

侧（偏后）伸出，成左仆步；左手下落（掌心向外）向左下顺左腿内侧向前穿出，眼看左手。（图3-127、图3-128）

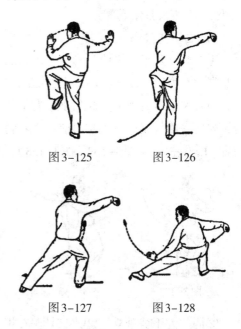

图3-125　　　　　图3-126

图3-127　　　　　图3-128

要点： 右腿全蹲时，上体不可过于前倾。左腿伸直，左脚尖须向里扣，两脚脚掌全部着地。左脚尖与右脚跟踏在中轴线上。

③身体重心前移，左脚跟为轴，脚尖尽量向外撇，左腿前弓，右腿后蹬，右脚尖里扣，上体微向左转并向前起身；同时左臂继续向前伸出（立掌），掌心向右，右勾手下落，勾尖向后；眼看左手。（图3-129）

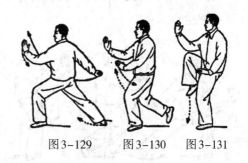

图3-129　　　图3-130　　　图3-131

④右腿慢慢提起平屈，成左独立式；同时右手变掌，并由后下方顺右腿外侧向前弧形摆出，屈臂立于右腿上方，肘与膝相对，

手心向左；左手落于左胯旁，手心向下，指尖向前；眼看右手。（图3-130、图3-131）

要点：上体要正直，独立的腿要微屈，右腿提起时脚尖自然下垂。

17. 右下势独立

①右脚下落于左脚前，脚掌着地；然后左脚前掌为轴，脚跟转动，身体随之左转；同时左手向后平举变成勾手，右掌随着转体向左侧划弧，立于左肩前，掌心斜向后；眼看左手。（图3-132、图3-133）

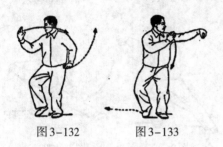

图3-132　　　图3-133

②同"左下势独立"②，只是左右相反。（图3-134、图3-135）

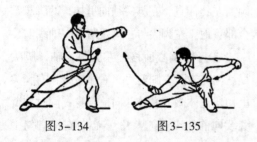

图3-134　　　图3-135

③同"左下势独立"③，只是左右相反。（图3-136）

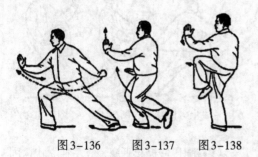

图3-136　　图3-137　　图3-138

④同"左下势独立"④，只是左右相反。（图3-137、图3-138）

要点：右脚尖触地后必须稍微提起，然后再向下仆腿。其他均与"左下势独立"相同，只是左右相反。

（七）第七组

18. 左右穿梭

①身体微向左转，左脚向前落地，脚尖外撇，右脚跟离地，两腿屈膝成半坐盘式；同时两手在左胸前成抱球状（左上右下）；然后右脚收到左脚的内侧，脚尖点地；眼看左前臂。（图3-139、图3-140、图3-141）

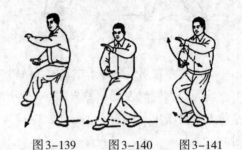

图3-139　　图3-140　　图3-141

②身体右转，右脚向右前方迈出，屈膝弓腿，成右弓步；同时右手由脸前向上举并翻掌停在右额前，手心斜向上；左手先向左下再经体前向前推出，高与鼻尖平，手心向前；眼看左手。（图3-142、图3-143、图3-144）

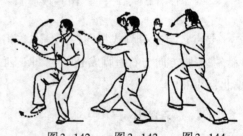

图3-142　　图3-143　　图3-144

③身体重心略向后移，右脚尖稍向外撇，随即身体重心再移至右腿，左脚跟进，停于右脚内侧，脚尖点地；同时两手在右胸前成抱球状（右上左下）；眼看右前臂。（图3-145、图3-146）

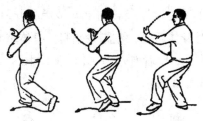

图3-145　　　图3-146　　　图3-147

④同②，只是左右相反。（图3-147、图3-148、图3-149）

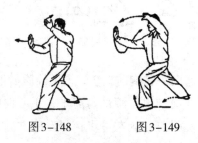

图3-148　　　　　图3-149

要点： 完成姿势面向斜前方（如面向南起势，左右穿梭方向分别为正西偏北和正西偏南，均约30°）。手推出后，上体不可前俯。手向上举时，防止引肩上耸。一手上举一手前推要与弓腿松腰上下协调一致。做弓步时，两脚跟的横向距离同搂膝拗步式保持在30cm左右。

19. 海底针

右脚向前跟进半步，身体重心移至右腿，左脚稍向前移，脚尖点地，成左虚步；同时身体稍向右转，右手下落经体前向后、向上提抽至肩上耳旁，再随身体左转，由右耳旁斜向前下方插出，掌心向左，指尖斜向下；与此同时，左手向前、向下划弧落于左胯旁，手心向下，指尖向前；眼看前下方。（图3-150、图3-151）

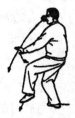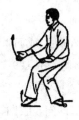

图3-150　　　　　图3-151

要点： 身体要先向右转，再向左转。完成姿势，面向正西。上体不可太前倾。避免低头和臀部外凸。左腿要微屈。

20. 闪通臂

上体稍向右转，左脚向前迈出，屈膝弓腿成左弓步；同时右手由体前上提，屈臂上举，停于右额前上方，掌心翻转斜向上，拇指朝下；左手上起经胸前向前推出，高与鼻尖平，手心向前，眼看左手。（图3-152、图3-153、图3-154）

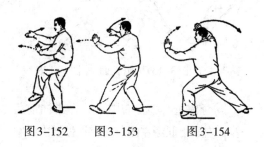

图3-152　　　图3-153　　　图3-154

要点： 完成姿势上体自然正直，松腰、松胯；左臂不要完全伸直，背部肌肉要伸展开，推掌、举掌和弓腿动作要协调一致。弓步时，两脚跟横向距离同"揽雀尾"式（不超过10cm）。

（八）第八组

21. 转身搬拦捶

①上体后坐，身体重心移至右腿上，左脚尖里扣，身体向右后转，然后身体重心再移至左腿上；与此同时，右手随着转体向右、向下（变拳）经腹前划弧至左肋旁，拳心向下；左掌上举于头前，掌心斜向上；眼看前方。（图3-155、图3-156）

②向右转体，右拳经胸前向前翻转撇出，拳心向上；左手落于左胯旁，掌心向下，指尖向前；同时左脚收回后（不要停顿或脚尖点地）即向前迈出，脚尖外撇，眼看右拳。（图3-157、图3-158）

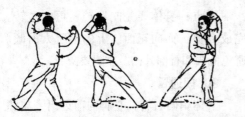

图3-155　　图3-156　　图3-156（附正面）

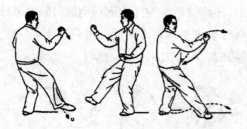

图3-157　图3-157（附正面）　图3-158

③身体重心移至右腿上，左脚向前迈一步；左手上起经左侧向前上划弧拦出，掌心向前下方；同时右拳向右划弧收到右腰旁，拳心向上；眼看左手。（图3-159、图3-160）

④左腿前弓成左弓步，同时右拳向前打出，拳眼向上，高与胸平，左手附于右前臂里侧；眼看右拳。（图3-161）

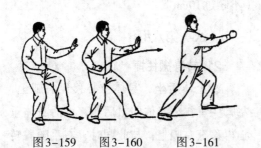

图3-159　　图3-160　　图3-161

要点：右拳不要握得太紧。右拳回收时，前臂要慢慢内旋划弧，然后再外旋停于右腰旁，拳心向上。向前打拳时，右肩随拳略向前引伸，沉肩垂肘，右臂要微屈。弓步时，两脚横向距离同"揽雀尾"式。

22. 如封似闭

①左手由右腕下向前伸出，右拳变掌，两手手心逐渐翻转向上并慢慢分开回收；同时身体后坐，左脚尖翘起，身体重心移至右腿；眼看前方。（图3-162、图3-163、图3-164）

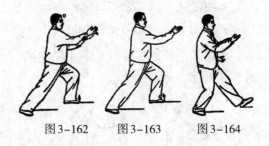

图3-162　　图3-163　　图3-164

②两手在胸前翻掌，向下经腹前再向上、向前推出，腕部与肩平，手心向前；同时左腿前弓成左弓步；眼看前方。（图3-165、图3-166、图3-167）

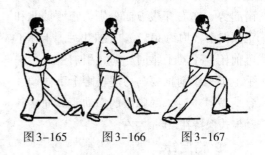

图3-165　　图3-166　　图3-167

要点：身体后坐时，避免后仰，臀部不可凸出。两臂随身体回收时，肩、肘部略向外松开，不要直着抽回。两手推出宽度不要超过两肩。

23. 十字手

①屈膝后坐，身体重心移向右腿，左脚尖里扣，向右转体；右手随着转体动作向右平摆划弧，与左手成两臂侧平举，掌心向前，肘部微屈；同时右脚尖随着转体稍向外撇，成右侧弓步；眼看右手。（图3-168、图3-169）

②身体重心慢慢移至左腿，右脚尖里扣，随即向左收回，两脚距离与肩同宽，两

腿逐渐蹬直，成开立步；同时两手向下经腹前向上划弧交叉合抱于胸前，两臂撑圆，腕高与肩平，右手在外，成十字手，手心均向后；眼看前方。（图3-170、图3-171）

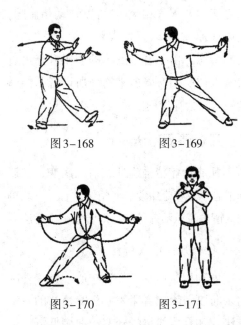

图3-168　　　　　图3-169

图3-170　　　　　图3-171

要点：两手分开和合抱时，上体不要前俯。站起后，身体自然正直，头要微向上顶，下颌稍向后收。两臂环抱时须圆满舒适，沉肩垂肘。

24. 收势

两手向外翻掌，手心向下，两臂慢慢下落，停于身体两侧；眼看前方。（图3-172、图3-173、图3-174）

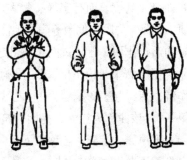

图3-172　　图3-173　　图3-174

要点：两手左右分开下落时，要注意

全身放松，同时气也徐徐下沉（呼气略加长）。呼吸平稳后，把左脚收到右脚旁，再走动休息。

第九节　音乐疗法

音乐康复是以传统音乐艺术为主体内容，以调节人的情志、心理，促进心身康复的一种方法。它包括侧重于情志康复的音乐，侧重于疾病治疗的音乐，以及用于移情易性、自然养生的音乐。

我国传统的音乐、歌咏艺术起源很早。《吕氏春秋》就有《大乐》《侈乐》《适音》《古乐》《音律》《制乐》《明理》等有关音乐、歌曲的专篇论述。其中《大乐》中说："音乐之所由来者远矣。"所谓"远矣"，就是说音乐产生于更早的远古时候。《古乐》载："听凤凰之鸣，以别十二律，其雄鸣为六、雌鸣亦六。"由此可见，音乐、歌曲皆起源于自然之声音。《侈乐》说："乐之有情，譬之若肌肤形体之有情性也。有情性则必有性养矣。"《适音》说："故乐之务，在于和心。"表明当时已认识到音乐具有感化人之情性的作用。医学家将音乐引入医学领域，探讨对人的生理、病理，以及益寿养生、防病治病的作用，始见于《黄帝内经》。《灵枢·邪客》说："天有五音，人有五脏；天有六律，人有六腑……此人之与天地相参。"说明自然音乐（自然界的音响，如鸟语、虫鸣等）的五音、律吕等对人的脏腑神情有影响。《灵枢·五音五味》详细记载了五音调治的内容，所谓五音，即宫、商、角、徵、羽五种不同的音阶。五音分别与五脏匹配，即：肝—角、心—徵、脾—宫、肺—商、肾—羽。这种匹配的意义是，各脏有病其发声常出现与之相应的音阶，各音阶又会侧重影响与之相应的脏腑。明清时期，音乐作为一种治疗手段被医家所重视。明代张景岳在《类经附翼·律解》中说："乐者，天地之和气也。律吕者，乐之声音也。盖人有性情则有诗辞，有诗辞则有歌咏，歌咏生则被之五音而为乐，音乐生必调之律吕而和声。"《类经附翼·律原》："律乃天地之正气，人之中声也。律由声出，音以声生。"他还认为，音乐"可以通天地而合神明"，连一种单一的音调也会影响人的神情，故有"闻木（角）音则惕然而惊者"之论。擅长外治法的吴师机在所著《理瀹骈文》序中云："七情之病也，看花解闷，听曲消愁，有胜于服药者也。"清代名医徐灵胎因著《乐府传声》而被誉为音乐理论家，备受中外推崇。中国先哲的论述，为后世开展音乐疗法奠定了基础。

一、康复机制

音乐养生康复治疗作用，主要是由曲调的节奏、旋律以及响度、力度等确定的，而节奏、旋律是治疗作用的关键。音乐是怎样产生节奏和旋律的呢？张景岳《类经附翼·律原》谓："声成文谓之音，音之数五，律之数六，分阴分阳。"音以宫、商、角、徵、羽作为音符，组成五音阶。然后在宫商角徵羽基础上形成各种均（调）如"姑洗均"即C调。各种"调"的变化关系以阴阳升降为基本形式。张景岳又说："律吕者，乐之声音也。"由于律为阳，吕为阴，根据阳中有阴，阴中有阳，则阳律生阴，阴吕生阳。律吕的变化规律，遵循《类经附翼》总结的乐音体系，即"律吕相生卦气图"，这样才能产生旋律、节奏等起治疗作用的音乐要素。按照"律吕相生卦气图"，阴阳升降运动变化的方向应为"律左吕右"，左升右降，通过"心识"而"心为声音之主"，故音乐可以"通神明"。音乐之声"与人气相生"，可以"动荡血脉，流通精神"，可以"使人喜，使人悲"，以调畅情志。由于音乐旋律的阴阳升降可以协调人体阴阳升降的平衡，所以音乐能够产生康复治疗作用。

二、康复方法

凡能治疗精神病证、情志病变，或调畅情志以及稳定康复患者情绪的音乐，均可归入情志音乐治疗范围，即音乐情志疗法。

（一）音乐安神法

即利用某些具有安神宁心、镇静催眠的乐曲以消除患者紧张、焦躁情绪的一种方法。凡是旋律缓慢轻悠，曲调低沉、柔绵婉转、清幽和谐的乐曲，多能调节情志偏激一类病证。如梁代古曲《幽兰》（又名《碣石调·幽兰》），为梁代琴家丘明的传谱，记谱年代约为唐代武则天时期，后被改编为瑟曲。该曲对深山幽谷葱郁馥香的兰花进行了描写，结构短小精练，曲调清丽委婉幽雅。全曲共四段，古有"芝兰生于深谷，不以无人而不芳"之语。听这一乐曲，有如身入其境，而有宁静、馨香之感。对心烦、狂躁、失眠、偏激等病态神情，自有良好的治疗作用。晋代古曲《梅花三弄》（桓伊），据《晋书·桓伊传》载：《梅花三弄》作者桓伊，"善音乐，尽一时之妙，为江左第一"。该曲称为三弄，是因为笛曲有上声弄、下声弄、游弄，合称三弄。《中国音乐史略》认为此曲式特点是：①大量运用叠句。②每个乐段结尾都有一个相同的尾句，可能是清乐中的"送"。③用一个主题旋律在高、低、实之间悠扬婉转，有使人除烦、安乐、静气的功效。其他如流传很广的二胡独奏曲《病中吟》《空山鸟语》，古筝独奏曲《平沙落雁》等，均有安神宁志的功效。

（二）音乐开郁法

音乐开郁法，是利用具有开畅胸怀、舒解郁闷功效的乐曲对患者进行康复治疗的一种方法。运用音乐开郁当选择节奏明快、旋律流畅的曲目，多有振奋阳气的康复作用，故可用于情志郁结所致的各种病证。或调畅康复患者的情绪，尽量使之精神、心理处于最佳状态。如汉魏古曲《流水》（无名氏），曲调结构精巧，开朗明快。它通过对山涧深处潺潺溪流汇成浩瀚汪洋的描写，使人陶醉于大自然的优美景色之中，从而心旷神爽，郁闷顿消。又如，唐代名曲《阳关三叠》，源于王维七律诗《送元二使安西》。诗中有"阳关"与"渭城"两个地名，故又称《阳关曲》或《渭城曲》。其曲式有三叠结构，故又称《阳关三叠》。宋、元、明、清对此曲不断改编。上段从"更尽"开始，旋律忽然来一个大跳，使情绪高涨起来，最后又变为惜别情绪。该曲创造出一个感人至深的美的环境，体现出苏轼所谓"味摩诘（王维的字）之诗，诗中有画；观摩诘之画，画中有诗"的艺术魅力。凡因怀念亲友、神情郁闷不快，此曲有寄托哀思、开畅情怀、舒肝解郁之妙用。《桃叶歌》是"明清乐"中的一曲，以优美动听和谐为特点，能娱心乐神，使人轻松爽快。凡心意不顺、忧郁不解，皆可选此类乐章抒发感情。《金水河》《喜洋洋》《假日的海滩》等，都是组成音乐处方的乐曲。

（三）音乐悲哀疗法

音乐悲哀疗法，是利用令人凄清悲凉的音乐，对患者进行康复治疗的一种方法。由于乐曲情调低沉，节律缓慢，旋律深沉，故能使体内阴阳气机偏降，致使情绪低沉而产生悲疗的作用。如《小胡笳》，据说为汉末著名女琴家蔡文姬所作。《小胡笳》现存琴曲载于明朝朱权的《神奇秘谱·太古神品》书中。全曲主题是一首抒情小曲，曲调凄清悲凉，感人至深，听之使人声泪俱下。近人黎锦花的《葬花》，贺绿汀的《天涯歌女》《四季歌》等，均具有悲哀的效果，适合于对兴奋型精神病患者或情志偏激易怒、过喜伤阳的患者在精神情志上进行康复。

（四）音乐激怒疗法

一般情况下，音乐不令人发怒，但有些乐曲曲调亢奋，能激昂情绪，增强胆力，具有协助怒疗的功效。当选用情调悲愤、旋律明快或内容悲壮的乐曲，协助促怒疗法。如唐代乐曲《离骚》，是唐末陈士康根据屈原作品谱曲，具有激奋内心，触发愤怒的艺术效果。激怒的途径有多种。岳飞《满江红》与近代《国际歌》《松花江上》等曲谱，是通过悲壮的手法；而《黄河大合唱》与《大刀进行曲》等，则是用直接烘托的手法。

（五）音乐喜乐疗法

所谓音乐喜乐疗法，是指利用使人轻松、欣快、喜悦的音乐，对患者进行康复治疗的方法。主要是通过情调愉快、旋律悠扬、节奏明快多变、音色优美的乐曲，以愉悦心境。能使人轻松、欣快、喜悦之传统乐曲甚多，其中以百鸟乐曲最为高妙。如以笛子独奏的《百鸟行》和《荫中鸟》，其特点是：模拟清脆悦耳的布谷鸟和黄鹂歌声，令人觉察春日万物欣欣向荣，喜悦欢乐无比。又如以高胡演奏的《鸟投林》，笙独奏的《孔雀开屏》《柳底莺》《穿帘燕》，笛子独奏的《鹧鸪飞》，古筝独奏的《平沙落雁》，打击乐曲合奏的《八哥洗澡》，民乐唢呐独奏的《百鸟朝凤》等，皆是反映自然界禽鸟之鸣的传统音乐，患者从中享受天然之乐，沉醉于自然美景，无患无忧，唤起热爱生活之情，一切消沉懊悔、悲观失望，早已置之度外。《百鸟朝凤》也是一曲脍炙人口、令人喜悦的乐曲。其特点是使各类鸟群有声有色地进入乐曲意境。布谷鸟声声迎美景，画眉鸟呼唤"子规"啼，鹦鹉学舌穿插交响而错落有致，蝉长鸣，蛙鼓噪，则表现出夏季气氛，"咕咕苗"则描绘了秋天的来临。《百鸟朝凤》形象地描绘出春夏秋冬四季分明的景色，具有欢乐、轻快的旋律特点。

三、音乐养生法

历代医家将音乐引入医学，除了用于调神怡情以外，还用于调神养生、延年益智。嵇康《养生论》是推崇音乐养生的代表作。历代不少曲目都以音乐养生而命名，如《颐真》乐曲。《神奇秘谱》解题说："颐，养也。道书谓寡欲以养心，静息以养真。"由此可见，音乐养生的重点，是养心和养真气，以精、气、神为本，以音乐为手段，通过养生达到康复的目的。在康复中，主要用于二期康复，抗衰养老，延年益智。偏于养生的音乐，主要有古典音乐类和自然音乐类。

（一）音乐长寿法

音乐具有长寿意义，故不少曲目以此命名，如唐代的《长寿乐》乐曲。音乐长寿之道，贵在促进患者保持乐观的情绪，开朗的性格，高尚的德行和高雅的情趣，这是防病抗衰、延年益寿的根本。音乐帮助《内经》实现"内无思想之患，以恬愉为务"。音乐用于摄生防病、延年益寿，强调和畅性情，故"善养此心"则"志意和，精神定，悔怒不起，魂魄不散，五脏俱宁"。因此，音乐长寿的第一要义是调摄精神，充实康复患者尤其是老年人的精神生活。具体当采取以心为主、抗衰为先的方法，选用古典音乐和自然音乐是实现长寿的主要途径。康复患者，尤其是老人和情志波动大的患者，因其神气不足，在乐曲中，单一的音调太过或偏激，易使患者引起情志更加波动，如"闻木（角）音则惕然而惊者"。所以古典乐曲的情调变化，正好考虑了这一点。许多典雅的古曲亦有类似这种情况，如《梅花三弄》《昭君怨》等。古曲情调变化多，客观上对患者的情志波动起到综合协调的作用。"乐之体，以心为主"，即寓此义。因此，选用以养心神为主的古典音乐，是实现养生长寿的重要途径。要实现长寿，必然以抗衰为先，而音乐的抗衰作用，早已为中医所重视。近代医学证实了音乐能推迟大脑衰老，而大脑对内脏及躯体起到重要的调节作用。历代中医各家都喜欢采用音乐养生，故长寿者比比皆是。传统上长于抗衰老的音乐，主要是一些典雅的传统曲目、民族民间乐曲以及若干自然音乐曲目。

（二）音乐益智法

《旧唐书》载："皇甫曾求音乐，每思涸则奏乐，神逸则著文。"说明音乐确有激发灵感，益神生智的作用。中医的音乐益智法，重在养神生智，故选曲原则要因人因地辨证施曲。老人益智乐曲以选听年轻时熟悉和喜欢听唱的歌曲为宜，容易产生益智效果。青年益智乐曲，以选听古典乐曲，内容健康的宫廷音乐、民族乐曲或典雅的交响乐曲为佳，并积极参与催人奋进的音乐活动，才能达到益智的目的。儿童音乐教育是防治弱智儿童智能偏低的最佳方法。儿童受到音乐教育，可以通神明、益智慧。通过学习音乐或音乐演奏方法，对于儿童预防弱智和智能康复有一定意义。

四、临床应用

乐曲本身的节奏、旋律、速度、响度、谐调等不同，临床上的治疗效果也各异。应通过诊断，在辨证施曲的原则指导下，选择适当的乐曲组成音乐处方。中医强调阴阳辨证病因病机治疗，注重整体调节。这与现代强调音乐要针对病理治疗而不是病态治疗是相一致的。

（一）音乐情志疗法

主要是针对精神病证，尤其是情志病证，也可协调康复患者的情志活动。

1. 音乐安神法

宜用于失眠、头痛、烦躁易怒、惊恐证、癫狂证、经来狂言谵语证等，以及需要进行音乐安神疗法的各类康复者。

2. 音乐开郁法

宜用于郁证、痫证、眩晕等病证，以及需要进行音乐安神疗法的各类康复患者。

3. 音乐悲哀法

宜用于喜笑不休证、狂证、怒郁证等，也适用于配合其他康复方法进行情志、心理治疗。

4. 音乐激怒法

宜于忧郁证、思郁证等，以及用于综合协调各种康复患者的情志活动。

5. 音乐喜乐法

宜用于悲哭证、郁证、诈病、嗜睡证等，凡精神创伤的一切康复患者，均可采用音乐喜乐法。

（二）音乐养生法

1. 音乐长寿法

适宜常见康复病证的二期康复，可防病防残，抗衰养老，延年益智，以及提高老弱病残者的精神生活质量。

2. 音乐益智法

宜于防治弱智儿童、智残痴呆证以及神气衰老、记忆力减退等，含有智能康复的意义。

（三）传统音乐治疗曲目（详见表3-2）

角调音乐具有木气的属性，能防治气的内郁；徵调音乐具有火气的特征，有利防治气机的下陷；宫调音乐具有土气的特征，以利防治气的升降紊乱；商调音乐具备金气的特点，以防治气的耗散；羽调音乐为水气的体现，利于防治气的上逆或过分上炎。这就是五行音乐能影响人体气机运化，能平秘阴阳、调理气血、保持体内气机动态平衡、维护人体健康的原因所在。

（四）现代音乐治疗曲目（详见表3-3）

五、康复疗程

10日为一疗程，每日治疗2~3次，每次1小时左右，疗程与一次治疗时间因素有关。

应根据康复患者的音乐修养、性格特征、年龄、经历等因人施曲。

表3-2　五行音乐表

理论依据	曲目	调式	意境	功效	适用证
脾属土，在音为宫，在志为思	黄庭骄阳	阳韵	骄阳似火，湿气尽消	温中健脾，升阳益气	食少腹胀，神疲忧郁，腹泻、脏器下垂等
	玉液还丹	阴韵	清泉润泽，清凉甘甜	清火和胃，清积导赤	胃脘胀痛，内火郁积
肺属金，在音为商，在志为忧	晚霞钟鼓	阳韵	晚霞满天，钟鼓振荡	补益肺气，宽胸固表	喘咳无力，自汗怕风
	秋风清露	阴韵	秋月清朗，清露寒爽	滋阴清热，润肺生津	干咳少痰，身心烦热
肝属木，在音为角，在志为怒	玄天暖风	阳韵	春风和暖，阳光明媚，万物葱荣	补益肝气，散寒解郁	眩晕耳鸣，夜寐多梦，肢体麻木
	碧叶烟云	阴韵	春风清寒，绿叶青翠	清肝泻火，平肝潜阳	头晕胀痛，烦躁易怒，面红目赤，失眠多梦
心属火，在音为徵，在志为喜	荷花映日	阳韵	夏日炎炎，荷花清香四溢	补益心阳，养心安神	心悸不安，胸闷气短，失眠多梦
	雨后彩虹	阴韵	雨后爽洁，彩虹明丽	清心降火，安神定志	心胸烦热，面红口渴
肾属水，在音为羽，在志为恐	伏阳朗照	阳韵	冬日正午，阳光温暖，寒中见暖	温补肾阳，固精益气	腰膝酸软，畏寒肢冷，滑精阳痿，宫寒带下
	冰雪寒天	阴韵	冰雪清寒，天地纯净	清心降火，滋肾定志	心烦意乱，眩晕耳鸣，梦遗闭经

表3-3　现代音乐治疗曲目

曲目名	治疗目的	康复对象
《摇篮曲》	康复体重	早产婴儿或小儿体重不足者
《小提琴协奏曲》	降血压	高血压病患者
《催眠曲》	镇静安神	失眠患者
《瑜伽功音乐》	康复失眠	失眠患者
《莫扎特小步舞曲》《肖邦马祖卡舞曲》	通大便	老弱病残而便秘者
门德尔松《仲夏夜之梦》	兴奋精神激发情绪	精神抑郁证、老年孤独症等

六、音乐治疗在康复医学中的应用

西医学发展证实，许多疾病的发生不但与生理因素有关，而且与心理社会因素密切相关。人们对健康也提出越来越高的要求，健康不但需要一个健全的躯体，还要有一个健全的心灵，心理治疗对人们的心身健康起着越来越重要的作用。作为心理治疗方法之一的音乐治疗，是一种有效的治疗手段。有关音乐对心身疾病的治疗，综合各方面的研究结果，发现采用听放松性音乐的方法能降低高血压病患者的血压、皮肤电阻、心率，改善头痛、头昏、头胀、胸闷、心悸及失眠等临床症状。音乐使残疾人的认知功能和社会功能重新发展完善。对于脑瘫及脑损害的儿童，选择合适音乐可以改善脑瘫与肌萎缩患者运动的协调。镇静性音乐能使手足徐动症的患者放松。通常多动症的儿童注意力不够集中，通过音乐组的游戏，可帮助他们变得合群及控制注意力。应用音乐治疗脑中风的患者，在进行音乐治疗后，中风患者的运动能力改善，社会交往增多，情绪稳定性增加。音乐治疗正在康复医学中发挥越来越重要的作用。

第十节　中医食疗

饮食是人体营养的主要来源，是维持人的生命及其活动的必要条件。大量事实证明，饮食调理得当，不仅可以保持人体的正常功能，提高机体的抗病能力，还能治疗某些疾病；反之，饮食不足或调理不当，则既可诱发某些疾病，又能导致人体早衰。所以，饮食调养与饮食治疗是中医康复医学的重要组成部分。

一、药用食品

我们的祖国，神州广袤，物产丰富，可供人调养的食品比比皆是，食物药源更是随处可见。无论是瓜果蔬菜、禽卵乳汁，还是海鲜野味、麦菽籽实，对疾病都有一定的调养、治疗作用。

历代医家十分重视饮食的补养与治疗作用。早在《内经》中就有"谷肉果菜，食养尽之，无使过之，伤其正也"的记载。战国时期名医扁鹊曾指出："君子有疾，期先命食以疗之，食疗不愈，然后命药。"在我国最早的一部药物专著《神农本草经》中，就载有诸如山药、莲子、赤小豆、蜂蜜、大枣等许多药用食品的性味、归经、功效及应用范围。晋代的《肘后方》中也有利用海藻治瘿病，利用羊肝治雀盲的记载。医圣张仲景更是强调："所食之味，有与疾相宜，有与疾为害，若得宜则益体，害则成疾。"唐代名医孙思邈也认为："夫为医者，当须先洞晓病源，知其所犯以食治之；食疗不愈，然后命药。"明代李时珍在《本草纲目》中更收载了大量的药用食品和药膳方剂。此外，以干姜驱胃寒、山楂消肉积、大豆愈脚气、乌梅治蛔厥、鳗鲡疗痨瘵等食疗的经方、验方，则在历代的医籍中有大量的记载，多不胜数。本章仅挑选出几十种对人体有补益、清热、利水、消导等功效的食品。补益类食品能补益人体气血阴阳之不足，以调养和治疗各种虚弱证候。然而虚证有气虚、血虚、阴虚、阳虚之分，而补益食品根据其性能与应用范围也大致可分为补气、补血、补阴、补阳四类。但是，每一种补益食品都有它的禁忌范围，食用时应予注意。对于病情较重者则药、食并投，以食为辅。清热、利水、消导类食品适用于热病后期、暑热烦渴、肝阳上亢、水肿及饮食积滞患者的辅助食疗。

（一）补气食品

补气食品具有补益强壮作用，能增强人体的生理功能和体力，主要适用于气虚之证，而尤以脾肺气虚为主。脾为后天之本，气血生化之源，脾胃气虚可见倦怠乏力、纳呆食少、脘腹胀满、大便泄泻；肺主一身之气，肺气不足，则见气短、少气、言微、自汗。凡出现以上症状者，都可以运用补气食品来进行饮食调养。

1. 糯米（《千金·食治》）

［别名］江米、元米。

［科属］为禾本科植物糯稻的种子。

［性味］甘，温。

［归经］入脾、胃、肺经。

［功效］补中益气。

［应用］

（1）治消渴，口渴饮水无度，小便数：炒糯壳与桑白皮煎汤饮服。

（2）治气虚自汗：糯米与小麦麸同炒，研为细末，用猪瘦肉汤调服。

（3）治脾胃虚弱所致的食后腹胀，大便溏软，或泄泻、完谷不化等：糯米与大枣、山药、莲子煮粥食用。

（4）治脾胃虚寒所致的脘腹隐痛：糯米与大枣、胡桃仁煮粥食用。

（5）治噤口痢：糯谷炒后去壳，以姜汁拌湿后再炒为末，开水调服。

（6）用于虚劳、身体羸瘦的饮食调养：将糯米纳入猪肚内蒸熟食用。

（7）用于妇女产后或身体虚弱者的饮食调养：将糯米酿酒，与红枣煮沸后，加入鸡蛋煮熟食用。

（8）治妊娠胎动不安，小腹隐痛：糯米与黄芪、川芎煎汤饮服。

（9）治腰痛：将糯米炒极熟，盛长袋中，缚于患处，并以盐、酒调服少许八角茴香。

［注意事项］

（1）痰热内盛者忌食。

（2）肺热咳嗽、痰黄黏稠、口渴咽干者忌用。

（3）脾虚所致的消化不良者慎用。

［现代研究］每100g含蛋白质6.7g、脂肪1.4g、碳水化合物76.3g、粗纤维0.2g、钙19mg、磷155mg、铁6.7mg、维生素$B_1$0.19mg、维生素$B_2$0.03mg、烟酸2.0mg。

2. 粟米（《别录》）

［别名］粟谷、籴米、小米、籼粟、谷子、白粱粟、稞子、黄粟、寒粟。

［科属］为禾本科植物粟的种仁（其储存陈久者名陈粟米）。

［性味］甘，咸，凉（陈粟米：苦，寒）。

［归经］入脾、胃、肾经。

［功效］和中，益肾，除热，解毒。

［应用］

（1）治脾胃虚弱，食不消化，呕逆反胃：以粟米磨粉，做成梧桐子大小，煮熟后，用淡盐汤送服。

（2）用于妇女产后的辅助食疗：以粟米煮粥，调少许红糖食用。

（3）治脾胃虚弱所致的气血不足，或泄泻：粟米与大枣、怀山药煮粥食用。

（4）用于小儿消化不良之调养：以粟米、怀山药共研细末，煮糊，调少许白糖喂食。

（5）治消渴口干：以陈粟米做米饭食用。

［注意事项］忌与杏仁同食用，同食

可令人吐泻。

[现代研究]每100g含蛋白质9.6g、脂肪0.9g、碳水化合物76.3mg、粗纤维1g、钙23mg、磷270mg、铁3.8mg、胡萝卜素0.66mg、维生素$B_1$0.31mg、维生素$B_2$0.10mg、烟酸3.6mg。

3. 扁豆（《别录》）

[别名]蛾眉豆、南扁豆、藊豆、沿篱豆、凉衍豆、羊眼豆、膨皮豆、茶豆、南豆、藤豆。

[科属]为豆科植物扁豆的白色种子。

[性味]甘，平。

[归经]入脾、胃经。

[功效]健脾和中，消暑化湿。

[应用]

（1）治小儿消化不良：炒扁豆与车前子、藿香煎汤，调白砂糖饮服。

（2）治赤白带下：白扁豆炒为末，米汤调服。

（3）治水肿：将扁豆炒黄，磨成粉，于饭前以灯心汤调服。

（4）治霍乱：白扁豆与香薷煎汤饮用。

（5）治消渴口渴引饮：白扁豆与天花粉煎汤饮服。

（6）治脾虚纳呆、身重、四肢无力：扁豆与党参、怀山药、薏苡仁煎汤服用。

（7）预防中暑：扁豆与薏苡仁煮粥食用。

（8）治妇女妊娠后胎动不安、呕逆少食：白扁豆与粳米煮粥食用。

[注意事项]

（1）外感寒邪及疟疾病患者不宜用。

（2）用量不宜过大，否则会导致气机壅滞而见脘腹胀满。

（3）宜加热煮熟食用。

[现代研究]每100g含蛋白质23.0g、脂肪0.4g、碳水化合物54.9g、粗纤维9.9g、

灰粉3.9g。

4. 落花生（《滇南本草图说》）

[别名]长生果、花生、落地松、落花生、地豆、落地生、及地果、南京果、番果。

[科属]为豆科植物落花生的种子。

[性味]甘，平。

[归经]入脾、肺经。

[功效]健脾和胃，利肾去水，理气通乳，治诸血症。

[应用]

（1）治久咳、秋燥干咳、小儿百日咳：花生与百合、沙参、白果、冰糖煎汤饮服。

（2）治疗妇女产后乳汁缺少：花生与猪前蹄、少许王不留行，共炖汤饮服。

（3）治脚气：生落花生，与大枣、赤小豆共煮汤饮服。

（4）治疗血小板减少性紫癜或贫血：花生（带红皮）、大枣生食。

（5）治慢性肾炎水肿：落花生（带红皮）与红枣煎汤代茶饮。

[注意事项]

（1）体寒湿滞及肠滑便泄者不宜食用。

（2）痛风急性期患者禁食。

（3）糖尿病患者及高脂蛋白血症患者慎用。

（4）跌仆瘀肿者不宜食用。

（5）发霉的花生禁食。

[现代研究]

（1）成分：每100g含蛋白质26.2g、脂肪39.2g、碳水化合物22.1g、粗纤维2.5g、钙67mg、磷378mg、铁1.9mg、胡萝卜素0.04mg、维生素$B_1$1.07mg、维生素$B_2$0.11mg、烟酸9.5mg。

（2）药理研究：发现花生有止血作用。口服花生米能缓解血友病患者的出血症状，

不仅对A型血友病患者（缺乏Ⅶ因子所引起）有效，而且对B型血友病患者（缺乏Ⅸ因子）更有效，对其他某些轻症出血患者亦有止血功效。

（3）临床报道：①将落花生衣制成100%注射液，可治疗各种出血症。一般少量出血症每日肌内注射1~2次，每次2~5ml，通常在2日内可收到止血效果。严重大出血可行静脉注射，每日1~2次，每次20~40ml，一般在12小时内有止血效果。②可治疗慢性气管炎。取花生衣60g，加水煎约10小时，过滤，浓缩到100ml，加糖每日2次分服，10日为一疗程。治疗407例，近期控制8例，显效74例，好转230例，无效95例。

5. 栗子（《千金·食治》）

[别名] 板栗、大栗、栗果、毛栗、棋子、栗楔。

[科属] 为壳斗科植物栗的种仁。

[性味] 甘、温。

[归经] 入脾、胃、肾经。

[功效] 养胃健脾，补肾强筋，活血止血。

[应用]

（1）治疗脾胃虚寒所致的泄泻：将栗子肉与大枣、茯苓、大米一同煮粥食用。

（2）治疗老年人肾虚腰膝酸软无力：将栗子风干，每日空心食生栗7枚。

（3）治疗小儿腿脚软弱无力，三四岁尚不能行走者：每日食生栗4~5枚。

（4）治疗老年慢性支气管炎，见咳嗽、气短、痰白或痰少者：将栗子肉与瘦猪肉煮熟食用。

（5）治疗吐血、便血者：栗子生吃，每日5~8颗。

（6）治疗口腔溃疡：每日食用栗子若干。

（7）治疗山岚嶂气、疟疾：将栗子火煅为末，每服9g，用姜汤送服。

[注意事项]

（1）消化不良、湿热内蕴、颜面水肿、风湿痛等症忌用。

（2）本品难以消化，不宜多食。

（3）发霉及变质虫咬者，不宜食用。

[现代研究] 每100g含蛋白质4.0g、脂肪1.1g、碳水化合物39.9g、粗纤维1.0g、钙15mg、磷77mg、铁1.5mg、胡萝卜素0.02mg、维生素$B_1$0.07mg、维生素$B_2$0.15mg、烟酸1.0mg、维生素C60mg。

6. 大枣（《本经》）

[别名] 红枣、良枣、美枣、干枣。

[科属] 为鼠李科植物枣的成熟果实。

[性味] 甘、温。

[归经] 入脾、胃经。

[功效] 补脾和胃，益气生津，调营卫，解药毒。

[应用]

（1）治疗小儿腹泻、腹胀、面黄、身体瘦弱：大枣与小米煮粥食用。

（2）治疗老年体弱，大便溏薄：大枣与山药、粳米煮粥食用。

（3）治疗妇人脏躁，喜悲伤、欲哭，数欠伸：大枣与甘草、小麦煎汤饮服。

（4）治疗虚劳烦闷不得眠：大枣与葱白煎汤饮服。

（5）治中风惊恐虚悸，四肢沉重：大枣与青粱粟煮粥食之。

（6）治疗气虚自汗：大枣与黑豆、黄芪煎汤饮服。

（7）用于脾虚体弱或手术后调养：大枣与党参、乌梅、冰糖前汤饮服。

（8）治疗非血小板减少性紫癜：每次10只，每天吃3次，至紫癜全部消退为止。

一般每人约需红枣 0.5～1kg。

（9）治疗卒急心痛：乌梅一个，枣二个，杏仁七个。一处捣，男用酒、女用醋送下。

［注意事项］

（1）胃脘满闷，痰湿内盛，小儿食积，肠道寄生虫，及齿病疼痛者忌用。

（2）不宜与葱同食，令人内脏不和。

［现代研究］

（1）成分：每100g含蛋白质3.3g、脂肪0.4g、碳水化合物72.8g、粗纤维3.1g、钙61mg、磷55mg、铁1.6mg、维生素B$_1$0.06mg、维生素B$_2$0.15mg、烟酸1.2mg、维生素C12mg。

（2）药理研究：①小鼠每日灌服大枣煎剂，共3周，体重的增加较对照组明显升高，在游泳试验中，其游泳时间较对照组明显延长，证明有增强肌力作用。②对用四氯化碳损伤肝脏的家兔，每日喂给大枣煎剂，共1周，血清总蛋白与白蛋白较对照组明显增加，说明大枣有保肝功效。

（3）临床报道：①降低血清谷丙转氨酶水平。对于急慢性肝炎、肝硬化患者的血清转氨酶活力较高的患者，每晚睡前服红枣花生汤（红枣、花生、冰糖各30g，先煎花生，后加红枣、冰糖）1剂，30天为一疗程，观察12例均有效。②治非血小板减少性紫癜。红枣，每日吃3次，每次10枚，至紫癜全部消退为止。一般人约需红枣500～1000g。③预防输血反应。输血前15～30分钟服红枣汤（红枣20枚、地肤子、炒荆芥各9g）。据46人次观察，无反应者占2/3左右，且很少出现反应。但对激素未能防止反应的病例，红枣汤亦无效。

7. 莲子（《本草经集注》）

［别名］薂、莲实、水芝丹、藕实、泽芝、莲蓬子。

［科属］为睡莲科植物莲的果实或种子。

［性味］甘、涩、平。

［归经］入心、脾、肾经。

［功效］养心、补脾、益肾、涩肠。

［应用］

（1）治脾虚泄泻，纳呆食少：莲子与山药、糯米、鸡内金（少量），煮粥食用。

（2）用于脾胃不足，身体瘦弱，四肢无力的调养：莲子与发菜、腐竹、瘦猪肉，共煮汤食用。

（3）治久痢不止：老莲子（去心）为末，以陈米汤调下。

（4）治噤口痢：石莲子剥去壳，将肉并心，碾为细末，以米汤调服。

（5）治心经虚热，小便赤浊：石莲肉（连心）与炙甘草碾为细末，用灯心草煎汤调服。

（6）治反胃：石莲肉与豆蔻碾成细末，用米汤趁热调服。

（7）治产后胃寒咳逆，呕吐不食，或腹作胀：石莲肉与白茯苓、丁香碾为末，以米汤调服。

（8）治病后胃弱，不消水谷：将莲肉和粳米炒熟，与茯苓研为细末，砂糖调和，以温开水送服。

（9）治小便白浊，梦遗泄精：将莲肉与益智仁、龙骨碾为末，空心用清米饮调下。

（10）治心阴亏损，心悸，夜寐不安：莲子肉与百合、龙眼肉、五味子煎汤饮服。

［注意事项］中满痞胀及大便燥结者，忌食。

［现代研究］每100g含蛋白质16.6g、脂肪2.0g、碳水化合物61.8g、粗纤维2.2g、

钙89mg、磷285mg、铁6.4mg。

8. 山药（《药谱》）

［别名］薯蓣、玉延、修脆、薯药、怀山药。

［科属］为薯蓣科植物薯蓣的块茎。

［性味］甘、平。

［归经］入肺、脾、肾经。

［功效］健脾、补肺、固肾、益精。

［应用］

（1）治脾胃虚弱，见心腹虚膨，手足厥冷，或饮过苦涩凉剂，晨朝未食先呕，或闻食即吐，不思饮食：将山药切成小丁块，晾干，一半炒熟，一半生用，研成细末，以米汤调服。

（2）治痰气喘急：山药捣烂半碗，入甘蔗汁半碗，和匀，炖热饮之。

（3）治下焦虚冷，小便频数，瘦损无力：将山药于沙盆内研细，入铫中，以酒一大匙，熬令香，旋添酒一盏，搅匀，空腹饮之，每旦一服。

（4）用于脾胃虚弱、肾精亏损的调养：用山药粉同曲米酿酒饮服。

（5）治疗小儿腹泻：将山药研细磨粉与米粉按1∶2的比例给患儿混合服用，每天喂食2~3次即可。

（6）治噤口痢：干山药一半炒黄色，一半生用，研为细末，用米汤调下。

（7）治消渴，善饥，口渴，溲多：山药与天花粉，水煎分服。

（8）治妇女白带过多：炒山药与炒扁豆，浓煎代茶饮。

［注意事项］

（1）凡有实邪、便燥者忌用。

（2）山药与甘遂不要一同食用；也不可与碱性药物同服。

（3）山药不宜与猪肝、黄瓜、南瓜、胡萝卜、笋瓜、海味等同用。

［现代研究］每100g含蛋白质1.5g、碳水化合物4.4g、粗纤维0.9g、钙14mg、磷42mg、铁0.3mg、胡萝卜素0.02mg、维生素B$_1$0.08mg、维生素B$_2$0.02mg，烟酸0.3mg、维生素C4mg。

9. 荔枝（《本草拾遗》）

［别名］丹荔、离枝、丽枝、勒荔、火山荔。

［科属］为无患子科植物荔枝的果实。

［性味］甘、酸、涩。

［归经］入脾、肝经。

［功效］生津、益血、理气、止痛。

［应用］

（1）治呃逆不止：荔枝连皮烧存性，为末白汤调下。

（2）治老年人五更泻：荔枝干果与粳米、莲子煮粥食用。

（3）治脾虚泄泻：荔枝干果与怀山药、大枣、莲子煮粥食用。

（4）治脾虚大便溏软：荔枝干果与扁豆水煎饮服。

（5）治疗小儿疮痘出不快：荔枝壳煎汤饮服。

（6）治疗胃痛，小肠气痛，妇女血气刺痛：将一枚荔枝核煨成性，研成末，以酒调服。

（7）治疗喉痹肿痛：用荔枝皮、花或根煮水，细细含之。

［注意事项］

（1）阴虚火旺致牙龈肿痛、鼻衄、咽喉干痛者慎用。

（2）鲜品不宜多食，多食则生内热。亦不宜空腹食用。

［现代研究］每100g含蛋白质0.7g、脂肪0.6g、碳水化合物13.3g、粗纤维

0.2g、钙6mg、磷34mg、铁0.5mg、维生素$B_1$0.02mg、维生素$B_2$0.04mg、烟酸0.7mg、维生素C3mg。

10. 猪肚（《本草经集注》）

[科属] 为猪科动物猪的胃。

[性味] 甘、温。

[归经] 入脾、胃经。

[功效] 健脾胃，补虚损。

[应用]

（1）治脾胃虚弱、水湿不化之泄泻：猪肚洗净切片，与粳米、山药煮粥，加盐调味食用。

（2）治脾胃气虚、身体消瘦、倦怠乏力、脘腹胀满等症：将炒枳壳、砂仁纳入猪肚内，煮熟后，饮汤食肉。

（3）治脾胃虚寒所致胃脘隐痛、得热则缓、口淡不渴、泛吐清水等症：猪肚切片，加生姜、肉桂入于碗内，添水隔水炖烂食用。

（4）治胃寒疼痛：猪肚与白胡椒共煮熟后食之。

（5）治小便数：猪肚内纳入少许黄连，蒸熟后去药食用。

（6）治臌胀水肿：将大虾蟆装入健猪肚内，用麻扎紧煮熟，去虾蟆，连汤淡食之。

（7）治消渴，饮水无度，小便数，身体瘦弱：猪肚与豆豉共煮熟烂，饮汤食肉。

（8）治下痢、水泄：猪肚内纳入大蒜，煮熟后连大蒜一同食之。

（9）治肾虚遗精：猪肚与带心连衣红莲子煮熟后连大蒜一同食之。

（10）治男子肌瘦气弱，咳嗽渐成劳瘵：白术、牡蛎（烧）各四两，苦参三两。为细末，以猪肚一个，煮熟研成膏，和丸如梧子大。每服三四十丸，米饮下，日三四服。

[现代研究] 每100g含蛋白质14.6g、脂肪2.9g、碳水化合物1.4g、维生素$B_1$0.05mg、维生素$B_2$0.18mg、烟酸2.5mg。

11. 牛肉（《别录》）

[科属] 为牛科动物黄牛或水牛的肉。

[性味] 甘、平（黄牛肉：甘、温）。

[归经] 入脾、胃经。

[功效] 补脾胃，益气血，强筋骨。

[应用]

（1）治脾胃气虚所致的泄泻、浮肿、四肢无力、脱肛等症：黄牛肉煮肉取汁。

（2）治身体虚弱，倦怠乏力，筋骨酸软：水牛肉切薄片，与粳米煮粥，加少许盐食用。

（3）治脾胃虚寒，不思饮食，身体瘦弱：牛肉与砂仁、陈皮加调料炖熟烂食用。

（4）治腹中痞积：黄牛肉加少量山药，同煮熟烂，饮汁食肉。

[注意事项]

（1）黄牛肉性温，素有痰火、湿热证者均不宜食用。

（2）牛肉禁止与栗子、红糖、盐菜、鲶鱼、田螺、白酒、橄榄等同食。不宜与牛膝、仙茅同用。

[现代研究] 每100g含蛋白质20.1g、钙7mg、磷170mg、铁0.9mg、维生素$B_1$0.07mg、维生素$B_2$0.15mg、烟酸6.0mg。

12. 牛肚（《食疗本草》）

[别名] 牛百叶、牛脑、肚尖、牛肚。

[科属] 为牛科动物黄牛或水牛的胃。

[性味] 甘、平。

[归经] 入胃经。

[功效] 补虚损，益脾胃。

[应用]

（1）用于补五脏、疗气血之不足：牛肚，加生姜，少许醋煮熟食用。

（2）治疗脾胃虚弱所致之纳呆食少、气短乏力、食后脘腹胀满等症：牛肚与黄芪同煮熟，饮汤食肉。

（3）治脾虚大便溏软：牛肚与薏苡仁、莲子煮粥食用。

（4）治疗脾胃虚弱，消化不良：牛肚同砂仁、生姜、陈皮共煮熟，食肉喝汤。

（5）治腹中癖积：黄牛肉一斤，恒山三钱。同煮熟，食肉饮汁，癖必自消。

[现代研究] 每100g含蛋白质14.6g、脂肪3.7g、碳水化合物0.5g、钙22mg、磷84mg、铁0.9mg、维生素$B_1$0.04mg、维生素$B_2$0.20mg、烟酸3.6mg。

13. 鸡肉（《别录》）

[科属] 为雉科动物家鸡的肉。

[性味] 甘，温。

[归经] 入脾、胃经。

[功效] 温中，益气，补精，添髓。

[应用]

（1）治脾胃虚寒所致的纳呆食少，脘腹隐痛：公鸡一只，收拾干净，腹内放陈皮、桂皮、党参、干姜，加调味品煮熟烂，饮汤食肉。

（2）治肝血不足，头晕，眼花，月经量少：母鸡肉与枸杞子、当归、首乌共煮熟，去药，食肉喝汤。

（3）用于身体虚弱、诸虚百损的食疗：母鸡肉与冬虫夏草共煮熟食用。

（4）用于妇女产后的饮食调养：黄母鸡一只，收拾干净，腹内加入百合、白粳米，加调味品煮熟，去药，食肉喝汤，可补气养血及通乳。

（5）用于营养不良所致浮肿病的辅助食疗：黄雌鸡与百合、当归、大枣共煮熟，食肉饮汤。

（6）治肾阳不足、小便频数、夜尿多，或阳痿等症：黑公鸡一只，加肉苁蓉、少许白酒炖熟食用。

（7）治病后气血不足、心悸气短、面色萎黄、倦怠、盗汗等症：母鸡肉与百合、莲子、粳米煮粥食用。

（8）治反胃：反毛鸡一只，煮熟去骨，加人参、当归、食盐煮烂食之。

（9）治肾虚耳聋：黑公鸡一只，加水及少许白酒煮熟，趁热食之。

（10）治婴儿湿疹，乳头皲裂、冻疮溃烂乌鸡肉、水火烫伤、口腔溃疡等症：外擦蛋黄油具有清热解毒、收敛生肌的作用。

[注意事项]

（1）外感风热及邪毒未净者忌食用。

（2）肝阳上亢所致头晕目眩、烦躁头痛者或患黄疸、疟疾等病者忌食。

（3）不宜过食，多食则易生风动血。

[现代研究] 每100g含蛋白质14.6g、脂肪2.5g、碳水化合物0.7g、钙11mg、磷190mg、铁1.5mg、维生素$B_1$0.03mg、维生素$B_2$0.09mg、烟酸8.0mg。

14. 雉（《别录》）

[别名] 野鸡、疏趾、华虫、雉鸡、环颈雉、山鸡。

[科属] 为雉科动物雉的肉或全体。

[性味] 甘、酸、温。

[归经] 入脾、胃经。

[功效] 补中益气。

[应用]

（1）治消渴饮水无度：雉一只，与豆豉煮熟，调入精盐，饮汤食肉。

（2）治脾胃气虚，下痢不止：雉肉与陈皮加调味品做成馄饨，煮熟，空腹食下。

（3）治产后下痢，腰腹痛：以雉肉做馄饨食用。

（4）治肾虚小便频数，气短乏力：雉

肉与冬虫夏草煮汤食用。

（5）治疗肝血不足所致的视物昏花，夜盲：雉肉与胡萝卜加油盐炒熟食用。

（6）用于脾胃气虚所致的大便溏软或泄泻的饮食调养：雉肉与怀山药共煮熟，加调味品食用。

[注意事项]

（1）有痼疾之人不宜食用。

（2）不宜与胡桃肉同食。

[现代研究]每100g含蛋白质24.4g、脂肪4.8g、钙14mg、磷236mg、铁0.4mg。

15. 鸽（《嘉祐本草》）

[别名]白凤、家鸽、鹁鸽、飞奴肩鸽。

[科属]为鸠鸽科动物原鸽、家鸽或岩鸽的肉或全体。

[性味]咸、平。

[归经]入肝、肾经。

[功效]滋肾益气，祛风解毒。

[应用]

（1）治妇女血虚月经量少或经闭：鸽肉与鳖甲、夜明砂、龟甲共炖熟、去药，饮汤食肉。

（2）治消渴饮水不知足：鸽肉与怀山药、玉竹共炖熟，食肉饮汤。

（3）治肝肾不足或老人体虚，头晕，视物昏花：白鸽与枸杞子、黄精共炖熟食用。

（4）治中气虚弱，气短乏力，纳呆食少：白鸽与黄芪、党参、怀山药共煮汤饮服。

（5）治肠风下血：鸽肉与地榆、臭椿皮、槐角共煮至鸽肉熟，取汁饮服。

（6）治疗恶疮疥癣、阴证腹痛等症：治股癣：鸽屎50g，醋500ml，醋煮沸后加入鸽屎调成糊状，涂于患处。治鹅掌风：鸽屎白和雄鸡屎炒研，煎水日洗。治瘰疬：鸽屎配壁虎，一同研末，以香油调和，涂

搽患处。治阴证腹痛：鸽粪炒后研末，热酒调匀，澄清服之，即愈。

[现代研究]每100g鸽肉含蛋白质22.14g、脂肪1g、灰粉1g。

16. 鲫鱼（《别录》）

[别名]鲫、鲋、鲫瓜子、月鲫仔、土鲫、细头、鲋鱼、寒鲋。

[科属]为鲤科动物鲫鱼的肉或全体。

[性味]甘、平。

[归经]入脾、胃、大肠经。

[功效]益气健脾，开胃，通乳，利湿。

[应用]

（1）治脾胃虚弱，纳呆，身倦乏力：鲫鱼同豆豉、陈皮加调味品煮熟，饮汤食肉。

（2）治疗产后乳汁不足：鲫鱼同通草、猪前蹄煮汤，熟后去药饮汤食肉。

（3）治疗中气下陷所致的胃下垂、脱肛、气短乏力等症：鲫鱼与黄芪、枳壳煮汤，熟后去药饮汤食肉。

（4）治卒病水肿：将鲫鱼收拾干净，鱼腹中纳入商陆、赤小豆，煮熟烂，去鱼，食豆饮汁。

（5）治全身水肿：活鲫鱼收拾干净，鱼腹中纳入砂仁面、甘草末，清蒸烂熟，食之。

（6）治消渴饮水：将鲫鱼去肠留鳞，鱼腹中纳入茶叶，煨熟后食用。

（7）治小肠疝气：鲫鱼同小茴香煮熟食用。

（8）治妇人血崩：将鲫鱼去肠，鱼腹内加入血竭、乳香用绵包好，烧存性，热酒调服。

（9）治产后臂痛抽筋：将活鲫鱼用香油炸焦，食后服少许热黄酒。

（10）用于久泻久痢、不思饮食、脾胃

虚弱、大便不固的患者：鲫鱼1尾，不去鳞、鳃，腹下作一孔，去内脏，装入白矾2g，用草纸或荷叶包裹，以线扎定，放火灰中煨至香熟。取出，随意食之，亦可蘸油盐调味食。

[注意事项]

（1）不宜与沙参、麦冬同用。

（2）忌与厚朴同用。

[现代研究] 每100g含蛋白质13.0g、脂肪1.1g、碳水化合物0.1g、钙54mg、磷203mg、铁2.5mg、维生素$B_1$0.06mg、维生素$B_2$0.07mg，烟酸2.4mg。

17. 海参（《本草从新》）

[别名] 海鼠、刺参、沙噀。

[科属] 为刺参科动物刺参或其他种海参的全体。

[性味] 甘、咸、温。

[归经] 入心、脾、肾经。

[功效] 补肾益精，养血润燥。

[应用]

（1）治血虚证：海参与大枣焙干为末，用温开水送服。

（2）治阴虚肠燥之便秘：海参、木耳入猪大肠煮食。

（3）用于肾阳虚、小便频数、阳痿的调养：海参与羊肉加姜、盐等调味品煮食之。

（4）用于产后、病后或体弱者补益：海参与瘦猪肉加调料炖熟烂食用。

（5）治休息痢：海参每日煎汤服用。

（6）治肺结核咯血：海参1个，白及粉9g。加适量水煎煮。吃海参喝汤。

（7）治高血压：海参50g，冰糖适量。早晨空腹食用，每日三次。

（8）治贫血：海参（干鲜品均可）1个，冰糖、黑木耳适量。

（9）治月经不调：海参10g，阿胶6g，

米汤适量。空腹时以米汤冲服，每日2～3次。

（10）治冠心病：水发海参250g，糯米100g，冰糖200g。

[注意事项] 凡痰多、泄泻、邪气未尽之脾虚痰湿患者忌用。

[现代研究] 每100g含蛋白质14.9g、脂肪0.9g、碳水化合物0.4g、钙357mg、磷12mg、铁2.4mg、维生素$B_1$0.01mg、维生素$B_2$0.02mg、烟酸0.1mg。

18. 泥鳅（《滇南本草》）

[别名] 鳅鱼、和鳅、鳅、鳛。

[科属] 为鳅科动物泥鳅的肉或全体。

[性味] 甘、平。

[归经] 入脾、肺经。

[功效] 补中益气，壮阳，解渴，祛湿邪。

[应用]

（1）治肾阳虚所致的阳痿、早泄等症：泥鳅与虾共煮熟食之。

（2）治消渴饮水无度：将泥鳅阴干，去头尾，烧黑，与干荷叶共碾为细末，遇渴时用水调服。

（3）治湿热黄疸，小便不利：泥鳅炖豆腐食用。

（4）用于脾胃虚弱或肾虚患者的饮食调养：泥鳅用花生油煎好，加盐煮熟食用。

（5）治疗小儿营养不良、自汗等症：泥鳅与山药、大枣、黄芪、党参煎汤服用。

（6）治中气不足，脱肛，内痔下坠：泥鳅同米粉煮成羹食之。

（7）治上下肢肌肉隆起处肿痛：将泥鳅与盐、冷饭粒共捣烂，外敷患处。

（8）治湿热皮肤起疹发痒：泥鳅同折耳根、蒲公英共煎汤饮服。

（9）治水肿：泥鳅与大蒜，不加盐，炖煮食用。

（10）治小儿盗汗、泄泻：泥鳅150g，剖腹去肠杂，入热油锅内煎至金黄色时，加入清水、少量上等鱼露调味，煮熟食用。

[注意事项] 忌狗血。

[现代研究]

（1）成分：每100g含蛋白质18.8g、脂肪2.8g、钙459mg、磷243mg、铁2.7mg、维生素$B_1$0.14mg、维生素$B_2$0.29mg、烟酸9.0mg。

（2）据临床报道，泥鳅可治疗传染性肝炎。取活泥鳅放清水中养一天，使其肠内杂物排净，然后用干燥箱烘干，研粉，每次10g，日服3次。治疗40例，24例自觉症状消失，肝脾肿大消退，肝功能恢复正常；8例自觉症状基本消失了，肝缘在肋下0.5～1cm以内，肝功能基本恢复正常；3例自觉症状基本消失，肝缘在1～2cm以内，肝功能改善；5例无效。

曾将20例黄疸型传染性肝炎分两组对照观察，结果泥鳅粉治疗组7例临床治愈，平均治愈天数为25.8天；保肝疗法对照组4例临床治愈，平均治愈天数38天。泥鳅粉对促使黄疸消退及转氨酶下降，比较明显，尤以急性肝炎更为显著；对肝功能其他项目的恢复，也较一般保肝药物治疗为快；对迁延型和慢性肝炎的肝功能也有较明显的改善作用。

19. 鳝鱼（《雷公炮炙论》）

[别名] 黄鳝、长鱼、罗鳝、蛇鱼、海蛇。

[科属] 为鳝科动物黄鳝的肉或全体。

[性味] 甘、温。

[归经] 入肺、脾、肾经。

[功效] 补虚损，除风湿，强筋骨。

[应用]

（1）治气血虚损所致的心悸气短、倦怠无力、头晕眼花等症：鳝鱼与瘦猪肉、黄芪共煮熟，去药食肉喝汤。

（2）治中气下陷所致的脱肛、子宫脱垂等症：鳝鱼加调料煮熟，食肉饮汤。

（3）治口眼㖞斜：大鳝鱼一条，以针刺头上血，左斜涂右，右斜涂左，以平正即洗去。

（4）治久痢虚证，便脓血：将鳝鱼去肚杂，以新矾焙枯，和红糖研末，温开水吞服。

（5）治内痔出血：鳝鱼煮食。

（6）治风寒湿痹，筋骨软弱无力：黄鳝与党参、当归、牛蹄筋共煮，熟后去药饮汤食肉。

（7）治鼻衄或外伤出血：将黄鳝血焙干为末，吹入鼻中或敷以伤口。

（8）治慢性肝炎：黄鳝2～3条去肠杂，芦根30g，桑寄生60g，同煮汤，用适量。

[注意事项] 外感发热、疟疾、腹部胀满等症忌用，阴虚发热者慎用。

[现代研究] 每100g含蛋白质17.2g、脂肪1.2g、碳水化合物0.6g、钙40mg、磷62mg、铁0.7mg、维生素A 428IU、维生素$B_1$0.06mg、维生素$B_2$0.04mg、烟酸2.5mg。

20. 饴糖（《本草经集注》）

[别名] 胶饴、饧、糖稀、软糖、饧糖。

[科属] 为米、大麦、小麦、粟或玉米等粮食经发酵糖化制成糖类食品。

[性味] 甘、温。

[归经] 入脾、胃、肺经。

[功效] 缓中，补虚，生津，润燥。

[应用]

（1）治虚劳里急，腹中疼，四肢酸痛：以桂枝、芍药、生姜、大枣、甘草煎汤取汁，将药汁与饴糖稍煮后饮服。

（2）治心胸中大寒痛，呕不能饮食，腹中寒痛：以人参、川椒、干姜煎汤，纳入饴糖稍煮后服用。

（3）治大人或小儿顿咳不止：白萝卜捣汁一碗，加入饴糖蒸化，分服。

（4）治气阴不足所致的倦怠乏力，气短，自汗，口渴，干咳等症：以百合、太子参、沙参水煎取汁，调入饴糖饮服。

（5）治阴虚口燥咽干，咳嗽：饴糖拌红皮萝卜片，放置一夜，溶成糖水后饮服。

（6）治胃脘痛，泛酸，嗳气：将乌贼骨、白及、陈皮研为细末，以饴糖调开水送服。

（7）治伤寒咳嗽甚剧者：饴糖于蔓菁、薤汁中煎一沸，顿服之。

（8）治哮喘咳嗽：胶饴拌轻粉，熬焦为丸，嚼化。

（9）治胎坠不安，心烦：饴糖调砂仁药汁服用。

（10）治大便干结不通：饴糖拈成指头大，用香油涂拌绿矾末，塞肛门内。

（11）治服药过剂，心中烦闷者：饴糖加热后频频饮服。

[注意事项]

（1）湿热内盛者或内有食积者忌服。

（2）脾胃湿滞、胃脘胀满、呕吐者忌用。

[现代研究] 每100g含蛋白质0.2g、脂肪0.2g、碳水化合物82.0g、维生素B$_1$0.90mg、维生素B$_2$0.17mg、烟酸2.1mg。

（二）补血食品

补血食品具有滋养人体阴血的功效，主要适用于血虚证。由于心主血，肝藏血，体阴而用阳，脾统血，所以血虚证一般表现为面色无华、唇甲苍白、心悸怔忡、头晕目眩、视物昏花、女子月经不调等症状。故凡见上述症候者，皆可挑选补血食品来进行饮食调理。

1. 胡萝卜（《日用本草》）

[别名] 胡芦菔、红芦菔、金笋、黄萝卜、红萝卜、丁香萝卜。

[科属] 为伞形科植物胡萝卜的根。

[性味] 甘、平。

[归经] 入肺、脾经。

[功效] 健脾，化滞。

[应用]

（1）治小儿脾胃虚弱，纳呆食少：将胡萝卜与红糖加水煮熟软后食用。

（2）治眼睛干涩，或雀目：胡萝卜与羊肝切片，煮熟食用。

（3）治小儿百日咳：胡萝卜与红枣煎汤，随意分服。

（4）治麻疹：胡萝卜与芫荽、荸荠煎汤饮服。

（5）治中老年人脾肾不足，畏寒喜暖，口淡不渴，纳呆，小便清长或阳痿：胡萝卜与羊肉加调料煮熟，饮汤食肉。

（6）治脾胃虚弱、食欲不振、高血压、夜盲症：胡萝卜250g，洗净切片，粳米100g，同放锅内共煮粥，调味。

（7）治角膜软化症：胡萝卜100g，鸡蛋2个。先将胡萝卜切片放入锅中加清水煮沸。鸡蛋去壳，放入煮熟，食时调味，饮汤吃蛋。每日1次，7天为1疗程。

[注意事项] 过量食用胡萝卜后，可引起皮肤黄染，但停食2～3个月后，则黄染自行消退，对健康无害。

[现代研究]

（1）成分：每100g含蛋白质0.6g、脂肪0.3g、碳水化合物7.6g、粗纤维0.7g、钙32mg、磷30mg、铁0.6mg、胡萝卜素3.62mg、维生素$B_1$0.02mg、维生素$B_2$0.05mg、烟酸0.3mg、维生素C13mg。

（2）药理研究：干胡萝卜石油醚提取部分，分离出的无定形黄色成分，溶于杏仁油，注射于人、兔、狗均有明显的降血糖作用。

2. 葡萄（《本经》）

[**别名**]山葫芦、草龙珠、蒲桃、提子。

[**科属**]为葡萄科植物葡萄的果实。

[**性味**]甘、酸、平。

[**归经**]入肺、脾、肾经。

[**功效**]补气血，强筋骨，利小便。

[**应用**]

（1）治气血不足，肾虚腰部冷痛：每日饮葡萄所酿之酒一小杯。

（2）治热淋：将葡萄汁、藕汁、生地黄汁、蜂蜜，共煎熟，于饭前饮服。

（3）治心烦口渴：鲜葡萄捣汁，与蜂蜜熬熟，温开水调服。

（4）治吹乳：葡萄一枚，于灯焰上燎过，研细，热酒调服。

（5）治胎气上逆，胸腹胀满，坐卧不安：鲜葡萄捣碎，煎汤饮服。

（6）治声音沙哑、声带炎：以葡萄汁及甘蔗汁各150ml混合，温热之后服用，每日服用3次。

（7）治细菌性痢疾：以鲜葡萄及生姜各榨汁25ml混合后，再加入以沸水冲泡之绿茶100ml，并添入一些蜂蜜，趁热顿服即可发挥效用。

（8）高血压：以葡萄汁、芹菜汁各20ml，温热后服用，每日服用2次，以10天为一疗程，可达到降压的作用。

（9）初期慢性肾炎：以葡萄干、桑椹、生薏仁各25g，加白米200g同煮成粥，分

早晚2次热服，配合药物治疗可促进痊愈。

[**注意事项**]风热外感表证见发热恶寒、口干咽痛、舌尖红、脉浮数者忌食。

[**现代研究**]每100g含蛋白质0.4g、脂肪0.6g、碳水化合物8.2g、粗纤维2.6g、钙4mg、磷7mg、铁0.8mg、维生素$B_1$0.05mg、烟酸0.2mg。

3. 龙眼肉（《开宝本草》）

[**别名**]益智、龙目、龙眼干、荔枝奴、骊珠、圆眼、桂圆。

[**科属**]为无患子科植物龙眼的假种皮。

[**性味**]甘、温。

[**归经**]入心、脾经。

[**功效**]补益心脾、养血安神、敛汗、止泻。

[**应用**]

（1）治虚劳、气血不足、身体羸弱：龙眼肉与白糖上锅蒸熟食用。

（2）治气血不足，心悸，怔忡：龙眼肉加白糖，煎汤饮服。

（3）治脾虚泄泻：龙眼肉与生姜煎汤饮服。

（4）治妇人产后浮肿：以龙眼肉干、大枣、生姜煎汤服用。

（5）用于妇女产后身体虚弱之调养：将龙眼肉与鸡蛋炖熟食用。

（6）治肝肾亏虚，头晕，眼花，心悸：龙眼肉与桑椹、枸杞子水煎，调白糖服用。

（7）温补脾胃，助精神：龙眼肉以好烧酒浸泡百日，每日饮服一小杯。

（8）治脑肿瘤贫血、低烧不退者：龙眼肉30g，西洋参10g，蜂蜜少许。将龙眼肉、西洋参、蜂蜜放入杯中，加凉开水少许，置沸水锅内蒸40～50分钟即成。每日早、晚口服。龙眼肉和西洋参可吃。

（9）治巨幼红细胞性贫血：龙眼肉

15g，桑椹子30g，加蜂蜜适量炖服，每日1剂，疗程不限。

（10）治失眠、心悸：龙眼肉、炒酸枣仁各10g，芡实12g，煮汤睡前饮。

（11）治胃寒痛：龙眼核三颗，烧炭存性，研末，冲热酒服。

（12）治急性胃肠炎：龙眼核炒干研末，每次15g，开水冲服。

（13）治便血：龙眼核（去黑皮）研末，每日空腹时开水送服6g。

（14）治疝气疼痛：龙眼核500g，洗净，放瓦上焙干研末，每次10g，用黄酒送服。

[注意事项]

（1）内有痰火及湿滞停饮者忌服。

（2）外感初起之表证者忌用。

（3）鲜品不宜多食。

[现代研究]

（1）成分：每100g含蛋白质5.0g、脂肪0.2g、碳水化合物65.4g、粗纤维0.6g、钙30mg、磷118mg、铁4.4mg、维生素$B_2$0.6mg、烟酸2.5mg、维生素C34mg。

（2）药理研究：龙眼肉水浸剂（1:2）在试管内，对奥氏小芽孢癣菌有抑制作用。

4. 羊肝（《药性论》）

[科属]为牛科动物山羊或绵羊的肝脏。

[性味]甘、苦、凉。

[归经]入肝经。

[功效]养血，补肝，明目。

[应用]

（1）治肝血不足所致的视物昏花、夜盲症：羊肝与枸杞子共煮熟食用。

（2）治小儿雀目，至晚忽不见物：青羊肝切片，掺以谷精草蒸熟食之。

（3）治虚劳证：羊肝与羊后腿肉、枸杞子、陈曲米共煮熟，饮酒食肉。

（4）治肝肾阴亏，目赤热痛，视物不分明：青羊肝煮熟，加酱、醋调味食之。

（5）用于血虚证的饮食调养：羊肝与菠菜、鸡蛋煮熟，调味食用。

（6）用于预防白内障：羊肝与熟地、黄连同捣烂，混合为丸，空腹服用。

（7）治疗痨久不瘥，食少泄痢：羊肝一具（去脂膜，切片），白矾三两（烧令汁尽）。以酽醋三升，煮羊肝令烂，入砂盆内研。后入白矾，和丸如梧桐子大。每服空心及晚食前，以粥饮下十丸，渐加至三十丸。

（8）治目瞳散大昏耗、视物乏力，因有热而益甚者：羊肝一具。切片晒干（冬日可用慢火焙干），轧细，用猪胆汁和为丸，桐子大，朱砂为衣。每服二钱，开水送下，日再服。

[注意事项]

（1）不宜与梅子、苦荀同用。

（2）以青羊的肝脏补益作用为佳。

[现代研究]每100g含蛋白质18.5g、脂肪7.2g、碳水化合物3.9g、维生素A 29900U、维生素$B_1$0.42mg、维生素$B_2$3.57mg、烟酸18.9mg、维生素C17mg。

5. 菠菜（《履巉岩本单》）

[别名]菠棱、赤根菜、波棱菜、波斯菜、鼠根菜、角菜、鹦鹉菜。

[科属]为藜科植物菠菜的带根全草。

[性味]甘、凉。

[归经]入肠、胃经。

[功效]养血，止血，敛阴，润燥。

[应用]

（1）治血虚，头晕眼花，面色无华者：菠菜与少量姜丝共煮，当水煮沸时打入鸡蛋，调入精盐食用。

（2）治消渴引饮、日至一石者：将菠菜根与鸡内金共捣为末，用米汤调服。

（3）治老年性便秘：将菠菜煮熟后，拌芝麻油及盐食用。

（4）治肝阳上亢，头痛头眩、面赤：将菠菜与海蜇皮切丝，放入沸水中烫过，加调味品食之。

（5）治夜盲症：将菠菜与猪肝急火炒熟淡食。

（6）治痔疮便血、高血压、老年人或体弱者大便秘结：鲜菠菜120g，粳米100g，加适量水煮粥服用。

（7）治口干咽燥、血液胆固醇增高：菠菜根适量，煎汤常服。

（8）治跌仆损伤：菠菜洗净挤汁，每次100ml，米酒送服，每日2～3次。

[注意事项]

（1）便溏及腹泻者忌食。

（2）小儿不宜一次多食。

（3）放置过久的菠菜不宜食用。

（4）不宜与含钙丰富的食物共食。

[现代研究] 每100g含蛋白质2.4g、脂肪0.5g、碳水化合物3.1g、粗纤维0.7g、钙72mg、磷53mg、铁1.8mg、胡萝卜素3.87mg、维生素$B_1$0.04mg、维生素$B_2$0.13mg、烟酸0.6mg、维生素C39mg。

（三）补阴食品

补阴食品多具养阴增液，生津润燥之功，长于治疗阴虚液亏诸证。阴虚证候随脏腑不同而表现各异。如肺阴不足则见干咳少痰，口燥咽干，骨蒸潮热；肝阴亏虚则见头晕耳鸣，目暗夜盲，指甲干枯，夜寐不安；肾阴亏虚则见潮热盗汗，梦遗；胃阴亏损则舌红欲饮，甚或呕秽。补阴食品各有所长，可随症选用。

补阴食品一般甘凉滋腻，凡脾肾阳虚、中气不足、痰湿内盛者应避免食用。

1. 梨（《别录》）

[别名] 玉乳、果宗、蜜父、快果。

[科属] 为蔷薇科植物白梨、沙梨、秋子梨等栽培种的果实。

[性味] 甘、微酸、凉。

[归经] 入肺、胃经。

[功效] 清热化痰，生津润燥。

[应用]

（1）治肺阴不足，咽干口燥；咳嗽痰少，苔少：将梨与百合、冰糖用水煮，待百合熟时，饮汤食梨。

（2）治太阴温病、口渴甚者：将雪梨放新汲凉水内浸半日，捣取汁，时时频饮。

（3）治小儿心脏风热，昏懵躁闷，不能食：将雪梨切片，煎汤，去渣后加粳米煮粥食用。

（4）治急惊风热痰壅盛：梨汁和牛黄服之。

（5）治风热感冒后，口干、咳嗽、痰稠、大便干燥之症：将梨挖去核，纳入川贝，蒸熟食用。

（6）治反胃呕吐、药食不下者：将丁香纳入梨中，用湿纸包裹，煨熟食用。

（7）治肺痿：将梨与百合、菠菜根、珍珠母煎汤饮服。

（8）治失音：雪梨与罗汉果、乌梅水煎服用。

（9）治消渴：江南雪梨用蜜熬作膏，温开水调服。

[注意事项]

（1）肺寒咳嗽及脾虚便溏者忌食。

（2）妇人产后，小儿痘后，及胃寒呕吐者均不宜食用。

[现代研究] 每100g含蛋白质0.1g、脂肪0.1g、碳水化合物9g、粗纤维1.3g、钙5mg、磷6mg、铁0.2mg、胡萝卜素0.01mg、

维生素B₁0.02g、烟酸0.1mg、维生素C4mg。

2. 桑椹（《唐本草》）

[别名] 桑实、黑椹、文武实、乌椹、桑枣、桑果、桑粒。

[科属] 为桑科植物桑的果实。

[性味] 甘、寒。

[归经] 入肝、肾经。

[功效] 补肝益肾，滋液熄风。

[应用]

（1）治血虚生风，血痹风痹，肝肾阴亏，腰膝酸软：以桑椹同砂糖熬膏，温水冲服。

（2）治心肾虚弱不寐及老年肠燥便秘：鲜桑椹，水煎服。

（3）治水肿：以桑椹捣汁，同糯米、曲米酿酒，适量饮服。

（4）治肝肾阴亏，头晕眼花：桑椹同枸杞子水煎服。

（5）治瘰疬：将黑桑椹榨干，熬成膏取用。

（6）治贫血：鲜桑椹子60g，桂圆肉30g，炖烂食，每日2次。

（7）治肺结核：鲜桑葚子60g，地骨皮15g，冰糖15g。水煎服，每日早晚各1次。

（8）治血虚腹痛、神经痛：鲜桑葚子60g，水煎服。或桑椹熬膏，每日10～15g，用温开水和少量米酒冲服。

（9）治自汗、盗汗：桑葚子10g，五味子10g，水煎服，每日2次。

（10）治肠燥便秘：桑葚子50g，肉苁蓉、黑芝麻各15g，枳实10g，水煎服，每日1剂。

[注意事项]

（1）脾胃虚寒泄泻者忌食。

（2）忌用铁锅煎煮。

（3）桑椹采紫者为第一，红者次之，青则不可用。

[现代研究] 每100g含胡萝卜素0.01mg、维生素B₁0.03mg、维生素B₂0.06mg、烟酸0.9mg、维生素C19mg。

3. 黑芝麻（《纲目》）

[别名] 胡麻、乌麻、乌麻子、油麻、巨胜、巨胜子、狗虱、交麻。

[科属] 为胡麻科植物脂麻的黑色种子。

[性味] 甘、平。

[归经] 入肝、肾经。

[功效] 补肝肾，润五脏。

[应用]

（1）治肝肾不足，头晕，目眩，皮肤燥涩：黑芝麻与桑叶研为细末，以粳米汤调服。

（2）治老年阴虚所致的肠燥便秘：将黑芝麻、松子、胡桃肉共捣烂，于清晨空腹加蜂蜜调服。

（3）治妇人产后乳少：黑芝麻炒熟后研末，加少许盐，用猪蹄汤冲服。

（4）治久病咳嗽，干咳无痰，咽干口渴者：黑芝麻、甜杏仁共捣烂，用开水冲服。

（5）治头发早白：黑芝麻与枸杞子、何首乌煎汤服用。

（6）治继发性脑萎缩：黑芝麻50g，核桃仁100g，一齐捣碎，加适量大米和水煮成粥。

[注意事项]

（1）脾虚便溏者忌食。

（2）下元不固见精滑、阳痿、白带多者不要食用。

（3）有一种叫壁虱胡麻的种子，为亚麻的种子，功效与本品不同，但惯称为"胡麻子"，故使用时应注意鉴别。

[现代研究]

（1）成分：每100g含蛋白质21.9g、脂肪61.7g、碳水化合物4.3g、粗纤维6.2g、钙564mg、磷368mg、铁50mg。

（2）黑芝麻有致泻作用，小牛喂食过多的黑芝麻可发生湿疹、脱毛及瘙痒。

4.黑大豆（《本草困经》）

[别名]黑豆、乌豆、冬豆子、橹豆、枝仔豆。

[科属]为豆科植物大豆的黑色种子。

[性味]甘、平。

[归经]入脾、肾经。

[功效]补阴，利水，祛风，解毒。

[应用]

（1）治脚气病，邪气入腹，心下烦闷：以黑大豆煮浓汁，频频饮服。

（2）治消渴：将黑大豆置牛胆中阴干，研为细末，温水调服。

（3）治盗汗：黑大豆同浮小麦，煎汤饮服。

（4）治妇女月经不调：将黑大豆炒熟研末，与苏木同煎，加红糖调服。

（5）治小儿丹毒：将黑大豆煎浓汁，外涂。

（6）解巴豆中毒：黑大豆煎汤，频频饮服。

（7）治老人腰疼：黑豆同塘虱鱼，煮汤食用。

（8）治胎动不安，腰疼：黑豆250g，黄酒750g，水煎分作数次服食。

（9）治血丝虫病：黑豆、红糖各30g，薤白一把，水酒四杯，水六杯同煎，空腹时顿服。

[注意事项]

（1）忌与蓖麻子、厚朴同用。

（2）中满者或消化不良者宜慎食之，

黑豆若炒熟食之则其性极热，易生热性疾病。

[现代研究]

（1）成分：每100g含蛋白质39.9g、脂肪17.3g、碳水化合物19.0g、粗纤维4.7g、钙214mg、磷454mg、铁7.8mg、胡萝卜素0.31mg、维生素$B_2$0.19mg、烟酸2.1mg。

（2）药理研究：黑大豆中含微量的大豆黄酮及染料木素（水解产物），两者皆有雌激素作用。大豆黄酮对离体小鼠小肠有解痉作用，其效力为罂粟碱的37%。

5.豆腐（《本草图经》）

[科属]为豆科植物大豆种子的加工制成品。

[性味]甘、凉。

[归经]入脾、胃、大肠经。

[功效]益气和中，生津润燥，清热解毒。

[应用]

（1）治休息痢：醋煎白豆腐食之。

（2）治产后乳汁不足：先将猪前蹄、香菇煮熟，再加入豆腐、丝瓜煮熟，吃豆腐喝汤。

（3）治阴虚肺热咳嗽：先煎天冬、麦冬、百部取药汁，再用药汁煎煮豆腐食用。

（4）用于妇女气血不足、月经不调或体质虚弱、身体羸瘦者的饮食调养：豆腐与羊肉、生姜加调料煮熟食用。

（5）治人初到一地，因水土不服而呕吐者：水煮豆腐加生姜末、醋拌食之。

（6）小儿麻疹出齐时清热用：豆腐250g，鲫鱼2条，煮汤食用。

（7）治支气管哮喘：豆腐500g，麦芽糖60g，生萝卜汁1杯，混合煮开，一日2次分食。

（8）治下肢溃疡：先将患处用淡盐水

或浓茶水洗干净，将豆腐渣敷患处，每天换1次。

（9）治臁疮：豆腐渣500g，花椒30g，放锅内同炒，趁热敷患处。

（10）治盗汗：豆腐锅巴250g左右，加水煮汤食。

[现代研究] 每100g含蛋白质7.4g、脂肪3.5g、碳水化合物2.7g、粗纤维0.1g、钙277mg、磷57mg、铁2.1mg、维生素$B_1$0.03mg、维生素$B_2$0.03mg、烟酸0.2mg。

6. 小麦（《本草经集注》）

[科属] 为禾本科植物小麦的种子。

[性味] 甘、凉。

[归经] 入心、脾、肾经。

[功效] 养心，益肾，除热，止渴。

[应用]

（1）治消渴口干：小麦煮粥食之。

（2）治泻痢肠胃不固：将小麦面炒令焦黄，空腹温水调服。

（3）治妇人脏躁，喜悲伤欲哭，数欠伸：小麦与大枣、甘草煎汤饮服。

（4）治妇人乳痈不消：将小麦面炒黄，同米醋煮成糊，外涂于乳上。

[注意事项] 小麦不宜与汉椒同食。

[现代研究]

（1）成分：每100g含蛋白质9.4g、脂肪1.9g、碳水化合物72.9g、粗纤维2.4g、钙43mg、磷330mg、铁5.9mg。

（2）陈小麦可治疗外科感染。取陈小麦1000g，加水1500g，浸泡3天后捣烂，过滤，去渣，滤液，沉淀后取沉淀物晒干，小火炒至焦黄研细。临用时将其粉加醋调成糊状，外敷疮疖、丹毒等患处，日2次，已溃者敷疮口四周。

7. 木耳（《本经》）

[别名] 檽、树鸡、黑木耳、木檽、木蛾、云耳。

[科属] 木耳科植物木耳的子实体。

[性味] 甘、平。

[归经] 入胃、大肠经。

[功效] 凉血，止血。

[应用]

（1）治崩中漏下：将黑木耳炒干，研为末，加适量头发灰，用好酒调服。

（2）治新久泻痢：将黑木耳炒干，同鹿角胶（炒）研为末，以温酒调服。

（3）治一切牙痛：木耳同荆芥煎汤漱之，痛止为度。

（4）治内外痔疮，大便时肛门疼痛或下血：将黑木耳煮熟，调入砂糖食用。

（5）治胃出血：黑木耳适量，清水浸泡一夜，煮烂后加白糖适量食用。

（6）治面部色斑、面色萎黄暗黑：黑木耳30g，猪瘦肉200g，红枣20枚，煮熟服食，每日1次。

[注意事项] 大便不实者忌用。

[现代研究]

（1）每100g含蛋白质10.6g、脂肪0.2g、碳水化合物65.5g、粗纤维7.0g、钙357mg、磷201mg、铁185mg、胡萝卜素0.03mg、维生素$B_1$0.15mg、维生素$B_2$0.55mg、烟酸2.7mg。

（2）采用黑木耳加食用白糖治疗压疮创面。观察了26例患者，同时与26例患者采用传统的方法作对照组。结果显示：采用黑木耳加食用白糖治疗后1~3天，压疮创面分泌物明显减少，创面愈合天数减少3.54天。因此，本治疗方法具有吸收创面渗出液、减少分泌物、抑制细菌生长、促进创面愈合的作用。

8. 白木耳（《本草再新》）

[别名] 银耳、白耳子。

［科属］为银耳科植物银耳的子实体。

［性味］甘、淡、平。

［归经］入肺、脾经。

［功效］滋阴润肺，养胃生津，润肠止血。

［应用］

（1）治肺阴不足所致的干咳少痰：白木耳加冰糖，放于砂锅内加清水煮熟烂后食用。

（2）治胃阴不足，口干口渴：白木耳与玉竹、冰糖水煎饮服。

（3）治气阴不足，咽干口燥，心悸气短：白木耳与太子参、冰糖水煎饮服。

（4）用于肺痨患者的饮食调养：将白木耳、冰糖、鸡蛋、猪油制成银耳羹食用。

（5）用于气阴两虚、身体瘦弱、倦怠乏力者的饮食调养：白木耳与大枣放入碗内，加水蒸熟食用。

（6）治心烦失眠、干咳痰少、饮食减少：白木耳10g，温水泡发蒸1小时。鲜莲子30g（去心）开水浸泡。光鸡1只煮沸，加入少量米酒、食盐、白糖、味精，倒入白木耳、鲜莲子，煮熟佐膳食用。

（7）治肺热咳嗽、咯血、齿衄、鼻衄、崩漏：白木耳30g，冰糖适量，水煎烂食。每日2次。

［注意事项］风寒咳嗽者忌用。

［现代研究］

（1）每100g含蛋白质5.0g、脂肪0.6g、碳水化合物78.3g、粗纤维2.6g、钙380mg、维生素$B_2$0.14mg、烟酸1.5mg。

（2）动物试验，银耳糖浆能显著增强巨噬细胞的吞噬能力，对放射损伤有保护作用。抗肿瘤多糖（A、B、C）对小鼠肉瘤-180有抑制作用。

9. 海松子（《开宝本草》）

［别名］松子、松子仁、新罗松子。

［科属］为松科植物红松的种子。

［性味］甘、温。

［归经］入肝、肺、大肠经。

［功效］养液，熄风，润肺，滑肠。

［应用］（1）治肺阴不足，干咳少痰，咽干：以松子仁、胡桃仁研为末，和熟蜂蜜，温开水调服。

（2）治阴虚肠燥便秘：松子仁、柏子仁、大麻子仁同研为膏，以熟蜂蜜调服。

（3）治肝肾阴虚所致的头晕眼花：松子仁同枸杞子、白菊花、黑芝麻煎汤服用。

（4）用于久咳久喘，动则喘甚，肺肾俱虚者的饮食调养：松子仁、胡桃仁、杏仁共捣烂为泥，以白蜜调为膏服用。

（5）治风痹寒气，虚羸少气及五脏劳伤，咳嗽吐痰，骨蒸盗汗，心神恍惚，饮食不甘，遗精滑泄等证：松子仁同麦门冬、金樱子、枸杞子、白蜜熬为膏，早晚用白汤调服。

（6）松子仁膏：取松子仁500g，去除杂质，捣碎、研细呈膏状，盛于瓶内。每次15g，一日3次，温酒送下。健康人经常食用，可以强壮身体，抗老防衰，延年益寿。

［注意事项］

（1）痰湿内盛者勿食用。

（2）脾胃虚弱、便溏腹泻者忌食用。

［现代研究］每100g含蛋白质16.7g、脂肪63.5g、碳水化合物9.8g、粗纤维4.6g、钙78mg、磷236mg、铁6.7mg。

10. 百合（《本经》）

［别名］白百合、蒜脑薯。

［科属］为百合科植物百合、细叶百合、麝香百合及其同属多种植物鳞茎的鳞叶。

[性味] 甘、微苦、平。

[归经] 入心、肺经。

[功效] 润肺止咳，清心安神。

[应用]

（1）治肺病吐血：新百合捣汁，和水饮服或煮食。

（2）治肺阴虚，干咳少痰，咽喉干燥，少苔：百合与款冬花、沙参、冰糖水煎，空腹服用。

（3）治咳嗽不已或痰中带血：将百合焙干，与款冬花共研为末，姜汤送服。

（4）治疗咽喉干咳、热病后余热未尽、烦躁失眠等症：绿豆100g、粳米或糯米适量，加水适量煮熟，再加入50g洗净的鲜百合略煮片刻即可。在食用之前，加入白砂糖或者冰糖调味。

（5）治肺痨：将百合、百部、白及研为细末，同蜂蜜熬成膏服用。

（6）治疗脾胃虚弱的胃脘痛、心脾虚或心阴不足的心烦不眠症：净百合30g，莲子25g，糯米100g，加红糖适量，共煮粥食。

（7）治疗咳嗽疲乏、食纳减少、消渴（即糖尿病）等症：百合20g，怀山药50g，猪胰脏100~150g。将猪胰切块、洗净，以清水同时放入百合和怀山药煮45分钟以后，取汤加少量盐饮用。

[注意事项]

（1）风寒咳嗽者忌食。

（2）脾胃虚弱、寒湿阻滞、大便溏泄者不宜食用。

[现代研究]

（1）成分：每100g含蛋白质4g、脂肪0.1g、碳水化合物28.7g、粗纤维1g、钙9mg、磷91mg、铁0.9mg。

（2）据临床报道，百合煎剂对氨水引起的小鼠咳嗽有止咳作用；小白鼠肺灌流使流量增加，并能对抗组胺引起的蟾蜍哮喘。

（3）百合的主要活性成分——百合多糖，具有调节免疫、抗肿瘤、降血糖和清除自由基等药理作用。

11. 燕窝（《本经逢原》）

[别名] 燕蔬菜、燕窝菜、燕菜、燕根。

[科属] 为雨燕科动物金丝燕及多种同属燕类用唾液或唾液与绒羽等混合凝结所筑成的巢窝。

[性味] 甘、平。

[归经] 入肺、胃、肾经。

[功效] 养阴润燥，益气补中。

[应用]

（1）治痨瘵或肺阴虚证，见干咳少痰、午后潮热、盗汗、手足心热、口干思饮、倦怠乏力：将燕窝与银耳、冰糖加适量水蒸熟食用。

（2）治肺肾阴虚之咳喘，痰稠难咳出或老年痰喘：将白梨挖去核心，纳入燕窝、川贝、冰糖，蒸熟食用。

（3）治胃阴不足之反胃、呕吐：将燕窝隔水炖熟，与煮沸后的牛奶共同食用。

（4）治噤口痢：将白燕窝与人参一起隔水炖熟，徐徐食之。

（5）治老年疟疾及久疟，小儿虚疟，胎热：燕窝与冰糖加适量水，蒸熟食用。

（6）治肺胃阴虚所致的潮热、盗汗、干咳、痰中带血等症：燕窝与西洋参隔水炖熟食之。

（7）治疗肺结核，干咳少痰，咳血，盗汗，潮热，胃中灼热，噎嗝反胃等症：燕窝15g，用温水浸泡，去净绒毛蒸熟，然后与糯米100g同煮粥食用。

［注意事项］

（1）肺胃虚寒、湿痰停滞或有表邪者忌食用。

（2）注意区分真伪：燕窝为不整齐半月形，长约2～3寸，宽约1～1.5寸，凹陷成为兜状，附岩石面较平，黏液凝成物排列较整齐，外面隆起，内部粗糙呈丝瓜络样。质硬较脆，断面似角质。入水以后则胀大而柔软。假燕窝多没有边和毛，附岩面亦不明显，如白色则如银丝。

［现代研究］每100g含蛋白质49.9g、碳水化合物30.6g、钙42.9mg、磷30mg、铁4.9mg。蛋白质中主要为组氨酸2.7%，精氨酸2.7%，胱氨酸2.4%，色氨酸1.4%，酪氨酸5.6%等，其氨基酸总含量为56%。

12. 猪肉（《本草经集注》）

［科属］为猪科动物猪的肉。

［性味］甘、咸、平。

［归经］入肾、肝、胃经。

［功效］滋阴，润燥。

［应用］

（1）治肝肾阴虚所致的头晕眼花、腰膝酸软等症：瘦猪肉与枸杞子煮汤食用。

（2）治阴虚肺燥之干咳少痰、口渴咽干：瘦猪肉与杏仁、沙参、百合共煮汤饮服。

（3）治阴亏便秘：猪肉与玄参、麦冬、生地共煎汤饮服。

（4）用于体虚汗出的饮食调养：瘦猪肉与浮小麦、黑豆共煮烂，饮汤食肉。

（5）用于暑热、口渴汗出的饮食调养：瘦猪肉与冬瓜、荷叶共煮汤，加盐调味饮服。

（6）治小儿疮疖脓肿，下肢湿毒：猪瘦肉60～120g，生地30g，土茯苓60g，同煮汤服食。

（7）治痔疮：猪瘦肉60g，槐花30g，煮汤服食。

（8）治疗虚火牙痛、口舌黏膜糜烂、虚烦失眠等症：猪瘦肉100g与蚝豉50g共煮汤食用。

［注意事项］

（1）湿热痰滞内蕴者慎用。

（2）不宜与吴茱萸、苍耳、乌梅、黄连、胡黄连、桔梗、大黄、巴豆同用。

［现代研究］每100g含蛋白质9.5g、脂肪58.8g、碳水化合物0.9g、钙6mg、磷101mg、铁1.4mg、维生素$B_1$0.53mg、维生素$B_2$0.12mg、烟酸4.2mg。

13. 牛乳（《本草经集注》）

［科属］为牛科动物黄牛或水牛的乳汁。

［性味］甘、平。

［归经］入心、肺、胃经。

［功效］补虚损，益肺胃，生津润肠。

［应用］

（1）治大病后不足，各种虚劳证：黄牛乳烧开后温服。

（2）治阴虚肠燥之便秘：牛乳与蜂蜜煮沸后饮服。

（3）治噎嗝反胃：将牛乳煮沸，调入韭菜汁饮服。

（4）治消渴，心脾中热，下焦虚冷，小便多，渐羸瘦：将羊乳、牛乳合并煮沸饮服。

（5）治神经衰弱，失眠：每晚睡前服热牛奶一杯。

（6）治胃痛，胃溃疡：牛奶、羊奶各125ml，混合煮沸，每天早晨空腹服1次。

（7）适用于疳积瘦弱，食之即吐的患儿：公丁香2粒，姜汁1茶匙，牛奶250ml，同煮沸，捞去丁香，白糖少许调味饮用。

［注意事项］脾胃虚寒作泻，中有痰

湿积饮者慎服。

[现代研究] 每100g含蛋白质3.3g、脂肪4g、碳水化合物5.0g、钙120mg、磷93mg、铁0.2mg、维生素A 140IU、维生素$B_1$0.04mg、维生素$B_2$0.13mg、烟酸0.2mg、维生素C1mg。

14. 兔肉（《别录》）

[科属] 为兔科动物蒙古兔、草原兔、东北兔、华南兔、家兔的肉。

[性味] 甘、凉。

[归经] 入肝、大肠经。

[功效] 补中益气，凉血解毒。

[应用]

（1）治消渴羸瘦，小便不禁：兔1只，去皮爪五脏，收拾干净，加佐料清炖熟烂，饮汁食肉。

（2）治消渴：兔肉与怀山药同煎浓汁，将药汁放凉，口渴即饮。

（3）用于脾胃虚弱、纳呆食少、四肢无力者的调养：将兔肉与大枣、山药、枸杞子、党参共煮汤饮服。

（4）用于肺痨之人的调养：将健康孕兔之胎兔搅碎烘干，研为粉末，清水送服。

（5）治脾虚气弱、头晕心悸：兔肉200g，怀山药50g，枸杞25g，党参25g，黄芪25g，大枣10枚，同煮汤食用。每日1次。

（6）治病后体弱，过敏性紫癜：兔肉500g，红枣20～30枚，同煮汤，加适量油盐调味食用。

（7）治肝血不足，头晕眼花，夜盲：兔肝2具，大米100g，同煮粥，用适量油盐调味食用；或用兔肝1具，枸杞子、女贞子各10g，水煎服。

[注意事项] 脾胃虚寒者忌食用。

[现代研究] 每100g含蛋白质21.2g、脂肪0.4g、碳水化合物0.2g、钙16mg、磷175mg、铁2.0mg。

15. 白鸭肉（《别录》）

[科属] 为鸭科动物鸭的肉。

[性味] 甘、咸、平。

[归经] 入脾、胃、肺、肾经。

[功效] 滋阴养胃，利水消肿。

[应用]

（1）用于腹水症的饮食调养：将青头雄鸭收拾干净，煮熟烂，饮汤食肉。

（2）治疗虚性水肿：将青头雄鸭收拾干净，鸭腹中纳入大蒜，扎好蒸熟食用。

（3）用于肾阴不足、身体瘦弱患者的饮食调养：乌骨白鸭肉与火腿肉同粳米煮粥食用。

（4）用于脾肾不足、身体虚弱、水肿患者的夏季饮食调养：白鸭与瘦猪肉、海参、冬瓜、芡实、薏苡仁、莲叶共煮，至鸭肉熟烂，加入调料，饮汤食肉，有很好的清补作用。

（5）用于久病后体虚的饮食调养：白鸭肉与红枣同粳米煮粥食用。

（6）治血晕头痛：老鸭同猪蹄煮食，补气而肥体；同鸡煮食。

[注意事项]

（1）外感初起或时邪未净者忌食。

（2）脾胃阳虚、泄泻或肠风下血者忌食用。

[现代研究] 每100g含蛋白质16.5g、脂肪7.5g、碳水化合物0.5g、维生素$B_1$0.07mg、维生素$B_2$0.15mg、烟酸4.7mg。

16. 凫肉（《纲目》）

[科属] 为鸭科动物绿头鸭的肉。

[性味] 甘、凉。

[归经] 入脾、胃、肺、肾经。

[功效] 补中益气，消食和胃，利

水，解毒。

［应用］

（1）用于素体虚弱或病后体虚、浮肿的调养：凫肉切片，与粳米煮粥，加调味品食用。

（2）治脾胃虚弱，纳呆食少，水肿：野鸭肉与赤小豆、陈皮煮熟烂，饮汤食肉。

（3）治肠胃虚弱，不思饮食，消化不良，身体羸瘦：野鸭肉与党参、怀山药、生姜共煮熟，加盐调味食用。

（4）治身体虚弱，疮疡久溃不敛：凫肉用清水煮熟，加盐调味食之。

（5）治久疟：野鸭1只，去羽毛和内脏，生姜9g，大枣15g，加少量油、盐、酒，炖熟，分几次服。

（6）治十种永病不瘥：①青头鸭一只，剥去毛、足、头及肠，和粳米煮，令熟，着五味姜葱豉，任意食之。切勿入盐。②青头鸭1只（退净），草果五个。上件，用赤小豆半升，入鸭腹内煮熟，五味调，空腹食。

［注意事项］不宜与木耳、胡桃、豆豉食用。

［现代研究］每100g含蛋白质16.5g、脂肪7.5g、碳水化合物0.5g、维生素$B_1$0.07mg、维生素$B_2$0.15mg、烟酸4.7mg。

17. 乌骨鸡（《纲目》）

［别名］乌鸡、药鸡、羊毛鸡、松毛鸡、黑脚鸡、丛冠鸡、竹丝鸡。

［科属］为雉科动物乌骨鸡的肉或除去内脏的全体。

［性味］甘、平。

［归经］入肝、肾经。

［功效］养阴退热，补益肝肾，健脾止泻。

［应用］

（1）治脾虚滑泻：将乌骨鸡一只收拾干净，取少许豆蔻、草果烧存性，掺入鸡腹内，扎定煮熟，空腹服之。

（2）治虚劳骨蒸羸瘦：乌骨鸡肉与冬虫夏草、怀山药共煮汤食用。

（3）治肾虚所致的赤白带下、遗精、白浊：乌鸡1只，收拾干净，鸡腹内放入适量莲子肉、糯米、胡椒，用线扎紧煮熟，空腹食用。

（4）治血虚经闭：乌骨鸡肉与丝瓜、鸡内金共煮汤，加调料食用。

（5）治噤口痢因涩药太过伤胃，闻食口闭，四肢逆冷：将乌骨鸡1只，去皮及内脏，加茴香、高良姜、红豆、陈皮及调料同煮熟烂，饮汁食肉。

（6）用于脏器下垂、贫血、慢性肝炎、病后虚弱的辅助治疗：乌骨鸡1只，太子参、全当归、制何首乌适量，葱、生姜、料酒、盐少许。同煮食肉喝汤。

［现代研究］每100g含蛋白质23.3g、脂肪1.2g、碳水化合物0.1g、钙13mg、磷189mg、铁2.8mg。

18. 蜂蜜（《纲目》）

［别名］白蜜、白沙蜜、蜂糖、石蜜、石饴、食蜜、沙蜜、蜜糖。

［科属］为蜜蜂科昆虫中华蜜蜂所酿的蜜糖。

［性味］甘、平。

［归经］入肺、脾、大肠经。

［功效］补中，润燥，止痛，解毒。

［应用］

（1）治阴虚肺燥之干咳少痰，口燥咽干，手足心热：将白梨、萝卜切块，与白蜜共蒸熟食之。

（2）治肺肾虚弱、久咳、动则喘咳甚、腰膝酸软者：将胡桃肉捣烂，调入蜂蜜食用。

（3）治老年人或病后阴虚肠燥所致的便秘：将黑芝麻捣烂，调入蜂蜜，用热开水冲化食用。

（4）治脾胃虚弱，纳呆食少，消化不良：将鸡内金、山药水煎去渣取汁，调入蜂蜜服用。

（5）治胃及十二指肠溃疡：将甘草、陈皮水煎取汁，调入蜂蜜服用。

（6）治口疮：用蜜浸大青叶含之。

（7）解乌头毒：用温开水冲服白蜜。

（8）治妊娠小便不通：蜂蜜与冬瓜汁各1杯，共调服。

（9）治一切水火烫伤和疮疡：蜂蜜搽患处，或加生葱白共捣烂外敷患处。

（10）治经久不愈的肺燥咳嗽，干咳无痰，或痰中带血：川贝末5g，蜂蜜30g，蒸半小时服用。

［注意事项］

（1）痰湿内蕴、中满痞胀及肠滑泄泻者忌服。

（2）不宜与生葱、莴苣同食。

［现代研究］

（1）成分：每100g含蛋白质0.3g、碳水化合物79.5g、钙5mg、磷16mg、铁0.9mg、维生素$B_2$0.04mg、烟酸0.2mg、维生素C4mg。

（2）利用蜂蜜治疗胃、十二指肠溃疡，有很好的疗效。用法为：每日用新鲜蜂蜜100g，于早、中、晚饭前分服；服至第10日后，每日增加至150~200g。观察20例，治疗后15例壁龛消失，3例改善，18例疼痛完全消失，2例减轻。疼痛消失时间最短6天，平均22.2天。

（3）治疗低色素性贫血，经临床观察，治疗后红细胞与血红蛋白有显著的增加。方法是：每日80~100g，分3次服。

（4）慢性肝炎患者，常服蜂蜜，有很好的调补作用。方法是：每日100g，分3次用温开水冲服。

19. 鸡子（《本经》）

［别名］鸡蛋、鸡卵。

［科属］为雉科动物家鸡的卵。

［性味］甘、平。

［归经］鸡子黄入心、肾经。

［功效］滋阴润燥，养血安胎，安神。

［应用］

（1）治阴虚肺燥所致的咳嗽痰少、口渴、咽干、气短乏力者：先煎银耳和北沙参，后打入2只鸡蛋，熟后加冰糖服用。

（2）治雀目：鸡蛋与猪肝煮熟食用。

（3）用于产后的调养：鸡蛋煮熟后去壳，蘸炒芝麻食用。

（4）治妊娠胎动不安：将鸡蛋与阿胶用清酒微火煎成鸡子羹食之。

（5）治妇女血虚，月经不调或身体虚弱：当归10g煎水，放入鸡蛋2个，红糖30g，每月经后食1次。

（6）治先兆流产：先将苎蔯子3g，捣烂煎汤约15分钟，再打入2个鸡蛋煮成荷包蛋，趁热吃蛋喝汤。

（7）治虚寒胃痛：鸡蛋1个，胡椒粉（7粒，研粉），共煎熟食。

（8）治风寒腹泻：鸡蛋1~2个，醋煮熟食之，或用白酒炒鸡蛋或冲蛋食之。

（9）治小面积烧烫伤：鸡蛋1个取蛋白，调硼酸粉5g成糊状，涂于消毒纱布上，敷于烫伤处。

［注意事项］脾胃虚弱，有宿食积滞未清者，忌食。

［现代研究］每100g含蛋白质14.7g、脂肪11.6g、碳水化合物16g、钙55mg、铁2.7mg、维生素A 1440IU、维生素

$B_1$0.16mg、维生素$B_2$0.31mg、烟酸0.1mg。

20. 鳖（《名医别录》）

[别名] 甲鱼、团鱼。

[科属] 鳖科动物中华鳖的肉。

[性味] 甘、平。

[归经] 入肝经。

[功效] 滋阴凉血。

[应用]

（1）治疗肝肾阴虚所致的腰膝酸软、头晕眼花、男子遗精等症：鳖1只，去内脏及头，与枸杞子、女贞子、山药共煮熟，去药食肉。

（2）治久疟不愈：鳖1只，去肝、肠，用猪肉炖熟，入盐少许服食。

（3）治疗臌胀：取鳖1只，去内脏及头，与大蒜、槟榔共煮熟，饮汤食肉。

（4）治肺痨、阴虚潮热、盗汗、手足心热、咳嗽：鳖肉与百部、地骨皮、生地共煮，去药饮汤食肉。

（5）治妇女血虚经少，经闭，身体羸瘦，肌肤甲错，便秘：以清水煮食鳖肉。

（6）治产后失血，大便秘结：鳖肉与百合共煮熟食用。

[注意事项]

（1）脾胃阳虚及孕妇忌食用。

（2）忌与苋菜、鸡子同食。不宜与薄荷同煮。

[现代研究] 每100g含蛋白质17.3g、脂肪4.0g、钙15mg、磷94mg、铁2.5mg、维生素$B_1$0.62mg、维生素$B_2$0.37mg、烟酸37mg。

21. 龟（《名医别录》）

[别名] 乌龟、水龟、元绪、金龟。

[科属] 为龟科动物乌龟的肉。

[性味] 甘、咸、平。

[归经] 入肝、肾、肺经。

[功效] 益阴补血。

[应用]

（1）治肺痨吐血：龟肉与冬虫夏草、沙参共炖熟食用。

（2）治痢及便血：龟肉加砂糖、川椒、盐，煮熟食用。

（3）治肾虚阳痿，小便频数：将乌龟炖汤，饮汤食肉。

（4）治妇女崩漏带下：将乌龟与猪肝肉煨熟，去壳，加盐食用。

（5）治小儿遗尿：将龟肉与狗肉煮熟烂，加盐食之。

（6）用于精血不足，肾阳虚衰，眩晕耳鸣，阳痿尿频，或小儿遗尿等：乌龟1只，取肉切块；羊肉半斤，切块。加水适量，以小火炖汤，放猪脂、食盐调味服食。

[注意事项] 不宜与猪肉、苋菜同食。

22. 鳗鲡鱼（《名医别录》）

[别名] 风鳗、鳗鱼、蛇鱼、白鳝、青鳝、白鳗。

[科属] 为鳗鲡科动物鳗鲡的全体或肉。

[性味] 甘、平。

[归经] 入肝、肾经。

[功效] 补虚羸，祛风湿，杀虫。

[应用]

（1）治疗一切虚劳、身体羸弱之证：将鳗鲡鱼收拾干净，与荷叶、山药一同清蒸熟烂食用。

（2）治骨蒸劳瘦及肠风下虫：鳗鲡鱼加酒、盐、醋炖熟食用。

（3）治雀目：鳗鲡鱼与荸荠清水炖熟食用。

（4）治老年人肾虚，久咳不愈：鳗鲡鱼与黑豆、盐水炖熟食用。

（5）治妇人带下，阴痒：鳗鲡鱼加盐清炖食之。

（6）治五痔瘘疮，杀虫：鳗鲡1头，治如食法，切作片炙，着椒、盐、酱调和食之。

［注意事项］

（1）孕妇及患有时病者忌食。

（2）脾胃虚弱，便溏泄泻者勿食。

（3）脾肾不足、痰多者忌食。

［现代研究］ 每100g含蛋白质19.0g、脂肪7.8g、钙46mg、磷70mg、铁0.7mg、维生素A 78IU、维生素$B_1$0.06mg、维生素$B_2$0.12mg、烟酸2.4mg。

23. 甘蔗（《名医别录》）

［别名］ 干蔗、薯蔗、竿蔗、接肠草、糖梗。

［科属］ 为禾本科植物甘蔗的茎秆。

［性味］ 甘、寒。

［归经］ 入肺、胃经。

［功效］ 清热，生津，下气，润燥。

［应用］

（1）治阴虚内热，口燥咽干，干咳者：甘蔗汁与青粱米煮粥食用。

（2）用于热病后津伤之口渴，或暑热季节之口渴的调养：天花粉、知母水煎取汁，调入甘蔗汁饮服。

（3）用于小儿麻疹的辅助食疗：甘蔗、荸荠、胡萝卜、胡荽水煎代茶饮。

（4）小儿口疳：将甘蔗皮烧黑研末外敷。

（5）治突然恶心，频频干呕：将甘蔗汁烧热饮服。

（6）治小便疼痛、泌尿系感染、尿频、尿急、尿血等症：甘蔗汁、生藕汁各60g拌匀，一日2次分服。

（7）治大便燥结：青皮甘蔗汁、蜂蜜各1杯拌匀，每日早晚空腹饮。

（8）治婴儿湿疹：甘蔗皮、甘草煎汤洗。

（9）治肺燥咳嗽、咽干痰稠：甘蔗汁50ml，梨汁50ml，两汁混匀服，每日2次。

［注意事项］

（1）脾胃虚寒所致痰湿内盛，脘腹胀满疼痛，呕吐者忌用。

（2）不宜多食久食，过食易致脘腹胀满，内生痰湿。

［现代研究］

（1）成分：每100g含蛋白质0.2g、脂肪0.5g、碳水化合物12.4g、粗纤维2.3g、钙8mg、磷4mg、铁1.3mg。

（2）药理研究：在榨去汁的甘蔗渣中，含有对小鼠艾氏癌和肉瘤-180有抑制作用的多糖类，主要由五碳糖和六碳糖组成。

（3）本品含糖类，由蔗糖、葡萄糖、果糖三种成分构成，己酸、柠檬酸、甘氨酸、琥珀酸及10多种氨基酸等。甘蔗多糖具有免疫性的抗癌、抗病毒作用，还有抗高血脂作用。

24. 白砂糖（《本草纲目》）

［别名］ 白糖、石蜜、糖霜、白霜糖。

［科属］ 为禾本科植物甘蔗的茎汁，经精制而成的乳白色结晶体。

［性味］ 甘、平。

［归经］ 入肺、脾经。

［功效］ 润肺，生津。

［应用］

（1）治肺阴不足，干咳少痰、胸中烦热、咽干口渴等症：白糖与桑白皮、杏仁、枇杷叶水煎服。

（2）治胃阴不足，胃脘疼痛、口渴或食蟹后胃脘不舒者：以白砂糖开水冲服。

（3）用于暑热季节的饮食调养：以绿豆煮汤，加白砂糖饮服，有清热解暑生津的作用。

（4）治脾胃虚弱，饮食后不消化：白

砂糖与山楂、怀山药煎服，或做成丸剂服用。

（5）治疗烫伤：以鲜蒲公英捣汁，加白砂糖外涂患处。

（6）治压疮，下肢溃疡：绵白糖粉撒于创口处，用纱布包扎。5～7天更换一次。

（7）白糖煮浓汤饮，可解食鱼、蟹后不适，吃大蒜后口臭。

[注意事项]

（1）痰湿内盛、身重肢倦、脘腹胀满者忌用。

（2）久食、过食有助热、损齿之弊。

[现代研究] 每100g含蛋白质0.3g、碳水化合物99.0g、钙32mg、铁1.9mg。

（四）补阳食品

补阳食品多性味甘温，具有温肾壮阳、补精髓、强筋骨等作用，其适用范围主要为肾阳虚证。肾为先天之本，内寄元阴元阳，且主骨生髓。故肾阳虚弱通常表现为全身功能衰退的证候，如神倦畏寒、四肢不温、腰膝酸软、阳痿滑精、尿频遗尿等。所以凡见以上症候者，均能利用补阳食品来温补调养。

补阳食品性多温热，宜在冬季进补，阴虚内热者忌食。

1. 胡桃仁（《纲目》）

[别名] 胡桃肉、核桃仁。

[科属] 为胡桃科植物胡桃的种仁。

[性味] 甘、温。

[归经] 入肾、肺经。

[功效] 补肾固精，温肺定喘，润肠。

[应用]

（1）治肾虚耳鸣遗精：胡桃仁与五味子加蜂蜜拌匀，于睡前嚼服。

（2）治肾阳虚衰，小便频数：将胡桃仁炒熟，临睡前嚼之，用温黄酒送下。

（3）用于老年人肾气不足、腰酸腿软的调养：胡桃仁同糯米煮粥，加糖食用。

（4）治肺肾不足之虚喘，动则尤甚、呼多吸少者：胡桃仁与人参水煎服。

（5）治妇女血崩不止：将胡桃仁烧存性、研为细末，空腹以温酒调下。

（6）治老年人便秘：将胡桃仁与黑芝麻共捣烂，以温开水冲服。

（7）治虚性眩晕：将胡桃肉与鲜荷蒂捣烂，水煎服用。

（8）治虚寒证的恶心吞酸：核桃肉捣烂，用姜汤送服。

（9）治神经衰弱、健忘、失眠，梦多，食欲不振：核桃肉、黑芝麻、桑叶各30g，捣如泥状，作丸，每服10g，一日2次。

[注意事项]

（1）痰火积热见发热咳喘、烦躁不安、咳痰黄稠者忌食。

（2）阴虚火旺而致衄血、吐血者禁用。

（3）本品性温，富含油脂，多食易动火生痰及影响脾胃消化。

[现代研究]

（1）成分：每100g含蛋白质19.6g、脂肪69.0g、碳水化合物5.4g、粗纤维1.1g、钙43mg、磷388mg、铁3.9mg、胡萝卜素0.16mg、维生素$B_1$0.30mg、维生素$B_2$0.16mg、烟酸1.7mg、维生素C3mg。

（2）药理研究：给犬喂食含胡桃油的混合脂肪饮食，可使其体重增长很快，并能使血清白蛋白增加，而血胆固醇水平之升高则较慢，胡桃仁可能影响胆固醇的体内合成及其氧化、排泄。

（3）核桃的有效成分之一为胡桃醌，胡桃醌对小鼠自发性乳腺癌和移植性乳腺癌有明显的抗癌活性，可使艾氏腹水癌细胞的有丝分裂异常；对HePA小鼠生命延长率为95%，抑制S18实体型达50%。

2. 韭菜（《滇南本草》）

[别名] 丰本、起阳草、懒人菜、草钟乳、长生韭、壮阳草、扁菜。

[科属] 为百合科植物韭的叶。

[性味] 辛、温。

[归经] 入肝、肾、胃经。

[功效] 温中，行气，散血，暖胃，解毒。

[应用]

（1）治阳虚肾冷，阳道不振，或腰膝冷疼，遗精梦泄：韭菜与胡桃肉用芝麻油炒熟，日食之，服1月。

（2）治反胃：韭菜汁、牛乳、生姜汁搅匀，烧开后放温服用。

（3）治喉猝肿不下食：将生韭菜捣汁，烧开放温后含漱。

（4）治下痢、泄泻：韭菜与粳米煮粥食用。

（5）治产后血晕：将韭菜切碎放入瓶中，注热醋，以瓶口对鼻。

（6）治妇女子宫脱垂：生韭菜洗净煎水，熏洗外阴部。

（7）治中暑昏迷：韭菜捣汁，滴鼻。

（8）治夜盲：韭菜100g，洗净切段；羊肝100g，切片。用铁锅旺火炒熟后食用。每日2次。

（9）治白带：韭菜根30g和鸡蛋1粒，白糖15g，加水同煮，连服数日。

[注意事项]

（1）阴虚内热及疮疡、目疾患者均忌食。

（2）热病后不可食用。

（3）患疟疾、痘疹者均忌食。

[现代研究]

（1）成分：每100g含蛋白质2.1g、脂肪0.6g、碳水化合物32g、粗纤维1.1g、钙48mg、磷46mg、铁1.7mg、胡萝卜素3.21mg、维生素 B_1 0.03mg、维生素 B_2 0.09mg、烟酸0.9mg、维生素C39mg。

（2）药理研究：以韭菜鲜汁作抑菌试验，对痢疾杆菌、伤寒杆菌、金黄色葡萄球菌、大肠杆菌、变形杆菌等均有抑制作用；韭菜总黄酮提取液对Fenton体系产生的·OH自由基有很好的清除作用；韭菜粗提液对肝脏具有一定的保护作用，起辅助护肝作用；韭菜醇沉上清和沉淀均能抑制血浆凝集，且醇沉上清抗凝血效果更强；韭菜粗提液能显著提高雄性小鼠血清中NO和睾酮含量，以及性器官重量变化显著，具有显著的改善性功能作用，但对提高小鼠抗疲劳功能作用不明显。

3. 羊肉（《三草经集注》）

[别名] 羖肉、羝肉、羯肉。

[科属] 为牛科动物山羊或绵羊的肉。

[性味] 甘、温。

[归经] 入脾、肾经。

[功效] 益气补虚，温中暖下。

[应用]

（1）治肾阳不足之阳痿：羊肉与海虾一同煮熟，饮汤食肉。

（2）治产后血虚有寒之腹中疼痛，或血虚经寒之小腹疼、月经痛：羊肉与当归、生姜煮汤饮服。

（3）治肾阳虚，畏寒肢冷，腰膝酸软，小便清长：将肥羊肉煮熟切片，以姜、蒜等调料拌食之。

（4）治脾胃虚弱，身体瘦弱，纳呆食少：将羊肉切薄片与粳米煮粥，加调料食用。

（5）治久疟不愈：羊肉、鳖肉，同煮汤，加适量食盐调味食用。

（6）治阳痿、性欲减退：肉苁蓉、羊肉、粳米、生姜同煮粥，熟时加入适量油盐、调味食用。

（7）治妇女月经不调，血虚经少，血枯经闭，痛经，经期头痛，乳胀，子宫发育不良，胎动不安，习惯性流产，产后腹痛、血虚头晕，面色苍白症：羊瘦肉、生姜、当归，适量食盐调味，用小火焖煮至熟，分数次食用。

[注意事项]

（1）凡外感时邪或内有宿热者忌食用。

（2）不宜与南瓜同食，食则容易使人气滞壅满而发病。

（3）本品反半夏、菖蒲。

[现代研究]每100g含蛋白质11.1g、脂肪28.8g、碳水化合物0.8g、钙11mg、磷129mg、铁2.0mg、维生素B$_1$0.07mg、维生素B$_2$0.13mg、烟酸4.9mg。

4.狗肉（《别录》）

[科属]为犬科动物狗的肉。

[性味]咸、温。

[归经]入脾、胃、肾经。

[功效]补中益气，温肾助阳。

[应用]

（1）治老年肾阳不足，小便频数，遗尿：将狗肉同黑豆加调味品煮熟烂食用。

（2）治脾胃虚寒，肠中积冷，胀满刺痛：以肥狗肉同粳米、豆豉、盐煮粥食之。

（3）治虚寒疟疾：以黄狗肉加姜、葱等调味品，炖熟烂食用。

（4）治痔漏：将狗肉切片煮熟，蘸盐汁，空腹食用。

（5）治肾阳虚头痛、眩晕：以狗肉加天麻、党参、附子，水煎去药渣，饮汁食狗肉，每日1料。

[注意事项]

（1）凡患者阴虚内热、多痰多火者慎勿食之。

（2）反商陆，畏杏仁，不宜与菱同食。

[现代研究]每100g含嘌呤类27mg、肌肽109mg、钾325mg、钠49mg、氯28mg。

5.鹿肉（《别录》）

[科属]为鹿科动物梅花鹿或马鹿的肉。

[性味]甘、温。

[功效]补五脏，调血脉。

[应用]

（1）治肾阳不足，畏寒肢冷，腰膝酸软，阳痿：鹿肉、胡桃肉加盐煮熟，饮汤食肉。

（2）治产后乳汁缺少：鹿肉加调味品煮熟烂食之。

（3）用于气血虚弱、倦怠乏力、面色不华者的调养：将鹿肉与黄芪、大枣共煮熟，饮汤食肉。

（4）治中风口偏不正，用生鹿肉与生椒捣烂外敷，正即去之。

（5）治痈疽恶疮，骨疽，瘘管：鹿角尖，水磨取其浓汁，每次3g，黄酒调服。

[注意事项]

（1）本品性温，阳盛或阴虚内热者忌食。

（2）以冬季食用为宜。

[现代研究]每100g含粗蛋白质19.77g，粗脂肪1.92g，灰分1.13g。

6.雀（《别录》）

[别名]家雀、瓦雀、宾雀、麻禾雀、树麻雀、老家贼。

[科属]为文鸟科动物麻雀的肉或全体。

[性味]甘、温。

[归经]入心、肾、膀胱经。

［**功效**］壮阳益精，暖腰膝，缩小便。

［**应用**］

（1）治老人脏腑虚损羸瘦，阳气乏弱：将麻雀肉与粳米同煮粥，加葱、盐调味，空腹食用。

（2）治肾阳不足，阳痿，早泄，小便频数，夜尿多：将麻雀除去五脏，用生油炸香，蘸盐食用。

（3）治身体虚弱，头晕气短，腰膝冷痛：将雀与瘦猪肉炖熟食用。

（4）治百日咳：将麻雀肉与冰糖炖熟食用。

（5）治老人哮喘，小儿百日咳，慢性气管炎等症：以麻雀加百合、冰糖，同蒸熟食用。

［**注意事项**］

（1）凡口干咽燥、咳嗽痰少、感冒发热、大便秘结等阴虚火旺或阳盛及阳强易举等症忌用。

（2）孕妇不宜食用。

［**现代研究**］每100g麻雀肉含蛋白质21.88g、脂肪9.57g、磷281.2mg、钙253.6mg、铁10.71mg，无机盐1.97g。

7. 虾（《别录》）

［**别名**］青虾。

［**科属**］为长臂虾科动物青虾等多种淡水虾的全体或肉。

［**性味**］甘、温。

［**归经**］入肝、肾经。

［**功效**］补肾壮阳，通乳，托毒。

［**应用**］

（1）治肾阳虚之阳痿：虾肉与韭菜加调味品炒熟食用。

（2）治产后乳少或乳汁不通：鲜虾肉用黄酒炖烂，以猪蹄汤送服。

（3）用于脾肾阳虚患者的调养：鲜虾肉与豆腐加调料炖熟食用。

（4）治肾虚腰膝酸软，神疲乏力：鲜虾与冬虫夏草，水煎服用。

（5）治手足颤动：鲜虾肉与补骨脂，水煎服用。

（6）治神经衰弱：虾壳与酸枣仁、远志，水煎服用。

（7）治肾虚月经过多：鲜虾仁、核桃仁与猪肾同炒，熟食服用。

［**注意事项**］凡阴虚火旺者以及患有皮肤疥疮、湿疹、皮癣症者均忌食。

［**现代研究**］

（1）成分：每100g含蛋白质20.6g、脂肪0.7g、碳水化合物0.2g、钙35mg、磷150mg、铁0.1mg、维生素A 360IU、维生素$B_2$0.11mg、烟酸1.7mg。

（2）药理研究：犬静脉注射青虾肉提取物，可使淋巴中蛋白浓度升高、凝固性下降，胸导管淋巴流量显著增进，血浆中有磷酸腺苷类（ATP）出现，而组胺之增加不显著。从青虾头和青虾肉中分别鉴定出16种和14种脂肪酸，不饱和脂肪酸的相对百分含量分别为67.44%和60.65%。

（五）清热解毒、利水、消导食品

清热解毒类食品其性多寒凉，适用于热证。如热病伤阴、暑热烦渴、热痢、咽喉肿痛及肝阳上亢之头晕目眩等症，皆可挑选本类食品进行调养。

利水类食品一般具有通利水道，渗水除湿功能，适用于水湿壅盛、小便不利、水肿之症或小便淋漓涩痛之淋证的辅助食疗。

消导食品具有健脾胃、促进消化、消积导滞的作用，适用于饮食积滞、消化不良、脘腹胀满、不思饮食等症的食疗。

1. 绿豆（《开宝本草》）

[**别名**]青小豆。

[**科属**]为豆科植物绿豆的种子。

[**性味**]甘、凉。

[**归经**]入心、胃经。

[**功效**]清热解毒，消暑，利水。

[**应用**]

（1）用于夏季清热解暑：绿豆洗净加水，用大火烧开片刻，取汤停冷色碧饮服。

（2）治小便淋漓涩痛，湿蕴下焦者：取冬麻子捣烂水浸，澄滤取汁，再以冬麻子汁煮陈皮、绿豆，至豆熟食用。

（3）治赤痢经年不愈：鲜绿豆角蒸熟食之。

（4）解乌头毒：绿豆同生甘草煎汤饮服。

（5）治痈疽：绿豆与赤小豆、黑豆、川姜黄共捣为细末。未发起者用姜汁、井水调敷；已发起者，用蜜水调敷。

（6）治小儿遍身火丹并赤游肿：绿豆与大黄研为末，以薄荷蜜水调涂。

（7）治烫伤：以绿豆粉加入白酒，调成糊状，加少许冰片，调匀。外敷患处。

（8）治脸上褐斑：常吃绿豆、百合可消退。

[**注意事项**]

（1）脾胃虚寒、大便溏泻者忌食。

（2）不可与榧子壳同用。

[**现代研究**]

（1）成分：每100g含蛋白质23.8g、脂肪0.5g、碳水化合物58.8g、粗纤维4.2g、钙80mg、磷360mg、铁6.8mg、胡萝卜素0.22mg、维生素$B_1$0.53mg、维生素$B_2$0.12mg、烟酸1.8mg。

（2）临床报道：①治疗腮腺炎。用生绿豆100g置小锅内煮至将熟时，加入白菜心2～3个，再煮约20分钟，取汁顿服，每日1～2次，治疗34例（病程3～4天），全部治愈。②治疗铅中毒。每天取绿豆200g，甘草15g，煎汤，分2次配合维生素C 300mg内服，10～15天为一疗程。9例轻度中毒及28例铅吸收者，经连续治疗2个疗程，基本治愈。

2. 赤小豆（《本经》）

[**别名**]红豆、赤豆、红小豆、全红小豆、朱赤豆、虱拇豆、朱小豆。

[**科属**]为豆科植物赤小豆或赤豆的种子。

[**性味**]甘、酸、平。

[**归经**]入心、小肠经。

[**功效**]利水除湿，和血排脓，消肿解毒。

[**应用**]

（1）治水肿，水鼓腹大，动摇有声，皮肤黑者：赤小豆与白茅根同煮，至豆熟时去白茅根食里。

（2）治脚气病：赤小豆与大蒜、生姜、少许商陆根一同水煮至豆熟，去药食赤小豆并饮其汁。

（3）治妇女产后乳汁不行：煮赤小豆取汁饮，或食赤小豆粥。

（4）治小儿腮颊热肿：赤小豆与荷叶共研为末，加蜂蜜调和涂之。

（5）治疮疡初起：以赤小豆末醋调外敷。

（6）治大腹水病，面色黑者：赤小豆与活鲤鱼加水煮至豆熟，食豆饮汤。

（7）治产后恶露不下，腹痛：赤豆微炒，水煎代茶随意饮服。

[**注意事项**]

（1）津液亏损者勿食。

（2）蛇咬者百日内忌之。

[**现代研究**]

（1）每100g含蛋白质21.7g、脂肪

0.8g、碳水化合物60.7g、粗纤维4.6g、钙76mg、磷386mg、铁4.5mg、维生素B$_1$0.43mg、烟酸2.1mg。

（2）赤小豆外敷治疗小儿急性淋巴结炎36例和疖腮24例，起效时间平均为1.2天，完全消肿时间平均3.8天。方法：取赤小豆50～70粒研细末，过40目筛，用鸡蛋清调成糊状，外敷肿胀部位，厚度约0.5cm，盖以无菌纱布，每次贴敷3～4小时，每日贴敷1次。

3. 水芹（《千金翼本草》）

［别名］水英、楚葵、芹菜、野芹菜。

［科属］为伞形科植物水芹的全草。

［性味］甘、辛、凉。

［归经］入肺、胃经。

［功效］清热，利水。

［应用］

（1）治下焦湿热，小便淋漓涩痛：用白根的水芹菜，去叶捣汁，温水和服。

（2）治小儿湿热内蕴，长期低热不退：水芹菜、大麦芽、车前子水煎饮服。

（3）治妇女湿热下焦，白带绵绵不断者：水芹与景天水煎服。

（4）治小儿疖腮初起：将水芹捣烂，加茶油调和，外敷患处。

（5）治梅核气：水芹捣成汁，加蜂蜜文火熬成膏，开水冲服。

（6）治肺结核咳嗽：取芹菜茎，洗净后切碎，蜜水炒食用。

（7）治头痛：芹菜取茎，洗净后捣烂，和鸡蛋一起炒熟食用。

［注意事项］脾胃虚弱、中气虚寒者忌食。

［现代研究］

（1）成分：每100g含蛋白质2.2g、脂肪0.3g、碳水化合物1.9g、粗纤维0.6g、钙160mg、磷61mg、铁8.5mg、胡萝卜素0.11mg、烟酸0.3mg、维生素C6mg。

（2）临床报道：水芹可治疗高血压病。选水芹下半部分之茎约10cm及全根，其根之粗细最好在2cm直径以上，洗净取10根，加水500ml，煎取200ml为头汁，晨间空腹服用。以同法再煎取二汁，傍晚空腹进食。

4. 藕（《本经》）

［别名］光旁、莲藕、藕丝菜。

［科属］为睡莲科植物莲的肥大根茎。

［性味］甘、寒。

［归经］入心、脾、胃经。

［功效］

（1）生用：清热，凉血，散瘀。

（2）熟用：健脾，开胃，益血，生肌，止泻。

［应用］

（1）治小便频数热淋：生藕汁、生地黄汁、葡萄汁各等份，入少许蜂蜜温服。

（2）治燥咳、痰稠难咳或少痰者：生藕汁与生梨汁调和饮液。

（3）治噎膈证：鲜藕汁、芦根汁、甘蔗汁、牛乳加少许生姜汁，徐徐饮服。

（4）治红白痢：鲜藕汁与蜂蜜隔水炖成膏服。

（5）治眼热赤痛：取莲藕一个，连节，以绿豆纳入中空处，加水煮至豆熟，连藕食之。

（6）治大便下血：藕节晒干研末，以人参、白蜜煎汤调服。

（7）治食蟹毒：鲜藕汁频频饮服。

（8）治冻脚皲裂：取藕蒸熟、捣烂涂之。

（9）防暑：鲜莲藕洗净切片，加冰糖适量，水煎代茶饮。

［现代研究］每100g含蛋白质1g、脂

肪0.1g、碳水化合物19.6g、粗纤维0.5g、钙19mg、磷51mg、铁0.5mg、维生素B₁0.11mg、烟酸0.4mg、维生素C25mg。

5. 大蒜（《本草经集注》）

[别名] 独蒜、胡蒜、葫、独头蒜。

[科属] 为百合科植物大蒜的鳞茎。

[性味] 辛、温。

[归经] 入脾、胃、肺经。

[功效] 行滞气，暖脾胃，消癥积，解毒，杀虫。

[应用]

（1）治脾虚，水湿不得运化，大腹肿满或水肿：以大蒜、田螺、车前子熬成膏剂，外敷脐中。

（2）治小儿顿咳，长久不愈者：大蒜与红糖、生姜水煎服。

（3）治哮喘：紫皮大蒜，捣烂如泥后放入红糖，加适量水熬成膏，早晚服用。

（4）治疟疾：独头蒜，于白炭上烧之，研为末，温水调服。

（5）治食螃蟹中毒：干蒜煮汁饮之。

（6）治妇女阴肿阴痒：大蒜煎汤洗之，见效乃止。

（7）治鼻衄：将大蒜捣烂，外敷足心。

（8）治痢疾：生大蒜头三五瓣，捣烂开水送服。

[注意事项]

（1）凡肺胃有热、肝肾阴虚火旺者禁食用。

（2）凡患目疾、咽喉肿痛、口舌生疮者禁用。

[现代研究]

（1）成分：每100g含蛋白质4.4g、脂肪0.2g、碳水化合物23.6g、粗纤维0.7g、钙5mg、磷44mg、铁0.4mg、维生素B₁0.24mg、烟酸0.9mg、维生素C3mg。

（2）药理研究：①大蒜素是一种植物性广谱抗菌药。对痢疾杆菌、大肠杆菌、金黄色葡萄球菌、枯草杆菌有较强的抑制作用；对伤寒、霍乱、白喉、结核等也有抑制作用；并能抑杀立克次体和阴道滴虫。②大蒜挥发性物质、大蒜浸出液、大蒜汁体外试验对多种致病真菌，包括白色念珠菌有抑制或杀灭作用。③大蒜能刺激胃液分泌，增强胃肠蠕动，增进食欲，促进消化及吸收功能。④大蒜能减慢心率，增加心肌收缩力，扩张毛细血管，利尿，降低实验性动脉粥样硬化兔的血压。

（3）临床报道：①治疗阿米巴痢疾。用10%大蒜浮游液或大蒜浸出液70～80ml（37℃～38℃）作保留灌肠，每日1次，6次为一疗程。同时每日取紫皮生大蒜1颗，分3次生食。治疗100例，平均住院时间为7天，治愈率为88%。②治疗伤寒、副伤寒及副伤寒甲带菌者。用大蒜片2g，每4小时一次，服至体温正常，后继续用药7～9天。一疗程9～16天。治疗伤寒、副伤寒12例，除1例并发肠穿孔外，其余11例在给药后12～72小时体温开始下降，体温降至正常水平平均为94.5小时，临床症状及体征亦随体温下降而改善或消失。

6. 荸荠（《日用本草》）

[别名] 水芋、乌芋、凫茈、黑山棱、乌茨、地粟、马蹄、红慈菰、马薯。

[科属] 为莎草科植物荸荠的球茎。

[性味] 甘、寒。

[归经] 入肺、胃经。

[功效] 清热，化痰，消积。

[应用]

（1）治咽喉肿痛：鲜荸荠绞汁冷服。

（2）治湿热黄疸、小便不利者：鲜荸

荠洗净捣碎,煎汤代茶饮。

(3)治痢疾,下痢赤白:取完好荸荠,洗净拭干,用好酒浸泡,用时取2枚细嚼,以原酒送下。

(4)治妇人血崩:荸荠烧存性,研为细末,以好酒调服。

(5)治小儿口疮:荸荠烧存性,研末掺之。

(6)治痰核、瘰疬:荸荠、海蜇等量,煮汤服。

(7)辅助治疗发热烦渴、痰热咳嗽、津液不足等症:荸荠汁、鲜藕汁、梨汁各等量,随意饮服。

[注意事项]

(1)凡脾肾阳虚及血虚者不宜食用。

(2)虚劳咳嗽忌食。

[现代研究]

(1)成分:每100g含蛋白质1.5g、脂肪0.1g、碳水化合物21.8g、粗纤维0.6g、磷68mg、维生素$B_1$0.04mg、维生素$B_2$0.02mg、烟酸0.4mg、维生素C3mg。

(2)药理研究:荸荠对金黄色葡萄球菌、大肠杆菌及产气杆菌均有抑制作用。荸荠皮具有较强的抗氧化活性,可有效地清除羟自由基,抑制红细胞膜、肝、肾、脾、脑等机体组织的氧化损伤。

7. 山楂(《本草衍义补遗》)

[别名]鼠查、山里红果、映山红果、海红、酸查。

[科属]为蔷薇科植物山楂或野山楂的果实。

[性味]酸、甘、微温。

[归经]入脾、胃、肝经。

[功效]消食积,散瘀血,驱绦虫。

[应用]

(1)治食肉后不消化:山楂肉水煮食

之,并饮其汁。

(2)治小儿乳食停留,疳疾:将山楂(去皮核)与蜂蜜共熬成膏,温水调服。

(3)治血瘀实证之闭经:将生山楂肉煎取浓汁,调入红糖,空腹饮服。

(4)治产妇恶露不尽,腹中疼痛:将山楂打碎煎汤,调入红砂糖,空腹温服。

(5)治赤白痢疾:将山楂与红糖(治白痢),或白糖(治赤痢)煎汤饮服。

(6)治肠风下血:将山楂连肉带核一起烧成灰,用米汤调服。

(7)治腹泻:山楂炒焦研细末,白糖水送服。

[注意事项]

(1)脾胃虚弱无积滞、气虚便溏、脾虚不食者均忌食。

(2)生食多后,令人嘈杂易饥,有损齿之弊。

[现代研究]

(1)成分:每100g蛋白质0.7g、脂肪0.2g、碳水化合物22.1g、粗纤维2.0g、钙68mg、磷20mg、铁2.1mg、胡萝卜素0.82mg、维生素$B_1$0.02mg、维生素$B_2$0.05mg、烟酸0.4mg、维生素C89mg。

(2)药理研究:①山楂有降血压作用。对麻醉兔静脉注射山里红片乙醇浸出物,可使血压缓慢而持久地下降,维持3小时左右。蟾蜍全身血管灌流则使血管扩张。本品尚有收缩子宫的作用。②山楂有抗菌作用。以焦山楂煎剂做体外试验,对各型痢疾杆菌及铜绿假单胞菌均有明显的抑制作用。③山楂有扩张冠状动脉及强心作用。山楂所含黄酮、黄烷衍生物能扩张冠状动脉,并有显著的镇静作用。新鲜山楂果实和叶中含二聚黄烷花青素前体,水解后能生成表儿茶酸及花青素离子,能增加心肌收缩力，增大心室及心房的运动振幅，增大冠状动脉血流量，可防止由于电解质不平衡引起的心律失常。

（3）临床报道：①用于降低血清胆固醇。每日用山楂50g、毛冬青100g，分2次煎服，观察20例，治前血清胆固醇平均为253.2mg/dl，治疗后下降至207mg/dl，平均每例下降46.2mg/dl，经统计学处理，差异非常显著。②治疗高血压、冠心病。生山楂15g，水煎服，日1次。

8. 西瓜（《日用本草》）

［**别名**］寒瓜。

［**科属**］为葫芦科植物西瓜的果实。

［**性味**］入心、胃、膀胱经。

［**功效**］清热解暑，除烦止渴，利小便。

［**应用**］

（1）治肾病水肿：鲜西瓜皮与鲜白茅根煎汤饮服。

（2）治牙痛：经霜西瓜皮烧灰，敷患处牙缝内。

（3）治心火上炎，心烦口渴，舌尖红，或口舌生疮，小便不利者：取西瓜瓤，绞汁饮服。

（4）解醉酒：灌服凉西瓜汁。

（5）治水火烫伤：西瓜皮晒干，烧成灰，与冰片共研为细末，香油调和外敷。

（6）治夏季感冒发热：西瓜、番茄各适量绞汁，代茶水饮用。

［**注意事项**］中焦虚寒湿盛者忌食。

［**现代研究**］

（1）西瓜每100g含蛋白质1.2g、碳水化合物4.2g、钙6mg、磷10mg、铁0.2mg、胡萝卜素0.17mg、烟酸0.2mg、维生素C3mg。

（2）西瓜及其瓤、皮、籽、茎具有降血糖、杀虫、抗菌、抗炎、解热、镇痛等

作用，可用于治疗非特异性阴道炎、腰痛、红痱、溃疡、前列腺增生症、尿毒症、肾盂肾炎、腹泻、黄疸型病毒性肝炎等多种病症。

9. 冬瓜（《本草经集注》）

［**别名**］水芝、白瓜、地芝、东瓜、枕瓜。

［**科属**］为葫芦科植物冬瓜的果实。

［**性味**］甘、淡、凉。

［**归经**］入肺、大小肠、膀胱经。

［**功效**］利水，消痰，清热，解毒。

［**应用**］

（1）治消渴、口渴喜饮、小便频数者：冬瓜连皮切块，与少许黄连煎汤饮服。

（2）治水肿、腹满、气喘、小便不利者：冬瓜连皮切片，与赤小豆煎汤食用。

（3）治小儿泻痢，口渴：单捣冬瓜汁，熬开后放温饮服。

（4）用于暑热时节饮食调养：以冬瓜熬汤，调少许盐食用。

（5）治浮肿：冬瓜与鲤鱼同煮至汤色变白时饮服。

（6）治鱼蟹中毒：捣冬瓜汁生饮。

（7）治痔疮疼痛：冬瓜煎汤外洗。

（8）治肺痈：打碎冬瓜籽、鲜芦根同煎服。

（9）治妇女妊娠小便不通：冬瓜汁1杯，调冬蜜1杯服食。

（10）治子肿及荨麻疹：冬瓜皮煮汤饮。

［**注意事项**］

（1）脾肾阳虚、大便泄泻或遗精、早泄者忌食。

（2）脾胃虚弱、身体瘦弱者勿食。

［**现代研究**］每100g含蛋白质0.4g、碳水化合物2.4g、粗纤维0.4g、钙19mg、磷12mg、铁0.3mg、烟酸0.3mg、维生素

C16mg。

10. 茶叶（《本草便读》）

[别名] 茗、苦茶、腊茶、细茶。

[科属] 为山茶科植物茶的叶芽。

[性味] 苦、甘、凉。

[归经] 入心、肺、胃经。

[功效] 清头目，除烦渴，化痰，消食，利尿，解毒。

[应用]

（1）治咽喉肿痛：细茶、黄柏、薄荷、冰片共研为细末，吹敷咽喉处。

（2）治血痢：腊茶加盐水梅、少许醋，煮开后饮服。

（3）治小便不利，小腹胀满：茶叶与海金沙共捣为细末，煎生姜、甘草汤调服。

（4）治疟疾：雨前茶与胡桃肉（捣碎）、川芎入茶壶内以滚水冲泡，于发作前趁热频频饮服。

（5）用于暑热季节的饮食调养：茶叶、白菊花、佩兰煎汤，放凉饮服，有清热去暑之功。

（6）治绕脐腹绞痛：陈细茶、生姜，捣烂煎浓汁，温服。

[注意事项]

（1）失眠者忌服。

（2）忌与威灵仙、土茯苓同用。

[现代研究]

（1）成分：每100g含蛋白质25.9g、脂肪3.0g、碳水化合物52.5g、粗纤维5.4g、钙311mg、磷360mg、铁39.5mg、胡萝卜素5.46mg、维生素$B_2$1.22mg、烟酸4.7mg、维生素C27mg。

（2）药理研究：①对中枢神经系统的作用。茶叶所含咖啡因能兴奋高级神经中枢，使精神兴奋，思维活跃，消除疲劳。②对循环系统的作用。咖啡因、茶碱可直接兴奋心脏，扩张冠状动脉。对末梢血管有直接扩张作用。③利尿及其他作用。咖啡因、茶碱能抑制肾小管的再吸收，故有利尿作用。咖啡因能增强胃液分泌，故活动性消化性溃疡患者不宜多饮茶。④抑菌作用。茶叶对伤寒杆菌，福氏、史密氏、宋内氏痢杆菌及金黄色葡萄球菌均有较强的抑菌作用。

二、药膳

（一）概述

药膳是用药物和食物相配合，通过烹调加工而成的美味佳肴。它具有防病治病、养生保健、延年益寿的作用。

中国药膳，具有悠久的历史，是几千年来我国人民同疾病作斗争、追求身心健康的实践中积累起来的宝贵的食疗经验。《黄帝内经》最早记载了用药膳治病，全书共载13方，内服方有10首，属药膳者居6首。唐代孟诜总结唐以前中医食疗的成果，创《食疗本草》，这是最早的食疗专著。我国历代有关中医食疗的著作很多，从汉代到清末，就有三百多部，而散见于诊籍、医案、医话及其他著述中有关食疗和药膳的内容，更不可胜数。

药膳的配制须以中医基本理论为指导，进行合理加工和合理烹调。

1. 以中医基本理论为指导

饮食调理，必定要遵循中医基本理论，也要讲求理、法、方、药（食物），即在正确辨证的基础上，立法、择药或选食配方、制膳，以满足康复治疗所必需的食疗、食补、营养的不同要求。

（1）辨证配膳：配制药膳，须结合时令、地理、环境因素，运用辨证方法，推求病因、病位，就其体质做出综合判断。只有认清了"证"，才能依照标本缓急的原则，确立治则，选食配药，合理配制。

（2）辨析食、药性味：中药有四气五味，食物也有其性味。不同性味的药物和食物对机体产生不同的影响，因而只有掌握药（食）性理论，并能辨析具体药物和食物的性味特点，才能按照确立的治则，恰如其分地选食配药。

（3）配伍、组方原则：药膳配方须遵循中药学"七情"配伍及方剂学"君、臣、佐、使"组方原则。在食、药配用时，应选用有助于增强疗效、减少毒副作用的配伍方案。

2. 与现代医学相结合

随着医学科学的发展，现代营养学及营养治疗有了很大的发展，它在热量及营养素的供给上讲究定性定量，使临床营养成为现代医学综合治疗中的重要手段之一。

将传统药膳与现代营养理论和实践相结合，不仅可使药膳的配制更符合营养学要求，还可提高药膳的疗效。

在药膳的选药方面，不但要重视传统药性理论，还要注意吸取中药现代药理、药化研究的新成果，提高用药水平。

3. 合理加工药物

药膳用药必须品种无误，以优质药材为佳，并作合理加工。

生药首先要炮炙。合理炮炙可增强药物的治疗作用，提高用药的安全性。通常，炮炙后的药材需经溶剂提取，制为药液。常用的溶剂为水、乙醇等；提取加工的过程为粉碎、提取、过滤、浓缩、精制等。常用的提取方法包括煎煮、渗漉、回流等。

具体方法的选择，应从药物的药性特点、成分特点以及安全性、经济性等角度考虑权衡。

4. 合理烹调

药膳的烹调方法须有利于发挥应有的疗效，还应注意色、香、味、形的完美，满足患者的心理要求。

烹调加药，可酌情采用食、药合制及食、药分制的方法。使用名贵药材、可食性药材及无特殊异味的药材时，可采用食、药合制的方法，其中形状美观及可食性药物可与食物一起呈形于膳食中；不适于显露在膳食中的药材，可包成布包与食物合制，熟后弃去。用药复杂、药物不宜与食物同制时，可采用药、食分制的方法，事先提取药液，然后根据烹调及药性特点，酌情采用烹制前加药、烹制中加药或烹制后兑药的方法。

常用药膳的烹调方法包括蒸、炖、烧、煨、炒、熘、卤、炸、烤、凉拌及制药粥、药酒、饮料等。烹制中，各种不同的因素，如温度、烹调时间、烹调酸碱度、影响药物成分的溶解度等，都会影响药效及营养成分。在选用烹调方法时，须考虑这些因素。

通常，炖、蒸、煮的方法适于烹调康复药膳，它有利于有效成分的溶出，使食物熟透，便于消化吸收。对于畜禽水产类食物，加药使用药、食合制方法。炒、熘等速成烹法，有利于保护维生素类物质，应用亦较多，加药使用药、食分制法。炸、煎食物可刺激味蕾，促进食欲，但偏油腻，不易消化，烹制温度亦高，一般不宜作为烹制康复药膳的主要方法。

药膳的整个制作过程都必须注意饮食卫生，符合饮食卫生法规的规定。

（二）补益药膳

补益药膳是以补益药和食物为主组成，具有滋补强壮、抗老防衰的作用。它适用于身体虚弱或年老体衰的人在平日饮膳中选用。

1. 人参胡桃汤

[用料] 人参3g，胡桃肉3个。

[制法] 将人参切片，胡桃肉瓣成小块，放入砂锅内，加水适量。置炉上，用武火烧沸，再用文火煎熬1小时。

[用法] 饮汤并吃掉人参渣及核桃肉。

[功效] 益气固肾。

[应用] 肺肾气虚引起的喘证。症见动则气喘，气短自汗，易疲劳，面色㿠白，形体羸瘦。

2. 黄芪粥

[用料] 黄芪40g，粳米100g，红糖少量，陈皮末1g。

[制法] 将黄芪入砂锅，加水400ml，煎至200ml，去渣留汁；粳米淘洗干净，再加水600ml左右，煮至米花汤稠为度。在粥将成时，调入陈皮、红糖，稍沸即可。

[功效] 补气升阳，益卫固表，托毒生肌，利水消肿。

[应用] 气虚体弱，倦怠无力，食少便溏；久泻脱肛，阴挺；表虚不固自汗；痈疽不溃或溃久不敛；面目浮肿，小便不利。

3. 红枣黑木耳汤

[用料] 黑木耳15g，红枣15枚，冰糖适量。

[制法] 将黑木耳用温水泡开，摘去蒂头，洗净，红枣洗净，同放入锅内，加水适量，置武火上烧沸，改用文火慢炖1小时，至黑木耳熟烂再入冰糖，令溶化即可。

[用法] 炖好后稍置，即可食用。

[功效] 补血。

[应用] 阴血亏虚，面色苍白。

4. 芪蒸鹌鹑

[用料] 鹌鹑2只，黄芪15g，生姜2片，葱白1段，胡椒粉1g，食盐1g，清汤250g。

[制法] 将鹌鹑宰杀沥尽血，在75℃左右的水中浸湿后去尽毛，洗净，由背部剖开，去内脏和爪，冲洗干净，再入沸水中约1分钟后捞出；黄芪片洗净，滤干，纳入鹌鹑腹中；再将鹌鹑置于蒸盆中，加进清汤，盖好盖，上笼蒸30分钟即可；食前加食盐、胡椒粉调味。

[用法] 佐餐食之。

[功效] 补脾肺，行水湿。

[应用] 脾肺气虚，食欲不振，肢体浮肿或泄泻。

5. 当归生姜羊肉汤

[用料] 当归90g，生姜150g，羊肉500g。

[制法]

（1）将当归、生姜用清水洗净后，顺切成大片，装入纱布袋。羊肉洗净，剔去筋膜，切成小块。

（2）取洁净砂锅，放入羊肉、当归、生姜，加入清水适量，置武火上烧沸后，去掉浮沫，改用文火煮，炖至羊肉熟烂即成。

[用法] 去当归、生姜，饮汤食肉。早、中、晚温食。

[功效] 温中补血，祛寒止痛。

[应用] 血虚气亏而引起的腹部隐隐作痛，虚劳不足及妇女产后，血虚里寒，腹中绵绵作痛。

6. 当归黄芪鸡

[用料] 嫩母鸡1只，炙黄芪100g，当归20g，黄酒30g，胡椒粉3g、食盐、葱、姜适量。

[制法]

（1）鸡宰杀后去毛，去内脏和爪，洗

净，用开水焯去血污，再冲洗干净，滤干。

（2）葱、姜洗净，姜切片，葱切段。

（3）当归、黄芪饮片洗净，以纱布包好，装入鸡腹内，再将鸡腹向上，放入蒸盆内，加入清汤、食盐、黄酒、胡椒粉及葱、姜，盖好盖，上笼蒸3小时，鸡熟透取出。

（4）去掉葱姜，加味精调好味即可。

［功效］补气生血。

［应用］气血亏损，面色姜黄，头晕目眩，及产后、大失血后血虚发热者。

7. 龙眼羹

［用料］龙眼肉15～30g，大枣15g。

［制法］将龙眼肉、大枣洗净，置于蒸盆中，加水适量，加盖，上笼蒸透。

［用法］做羹食之。

［功效］益脾养血。

［应用］脾虚血亏，妇女崩漏，各种贫血及血小板减少等病症。

8. 乌鸡汤

［用料］雄乌鸡1只，陈皮3g（去白），高良姜3g，胡椒6g，草果2个，葱、醋、酱适量。

［制法］乌鸡去毛、内脏，洗净，切作小块，陈皮等四味用纱布包好，与鸡块同入锅内，放入葱、醋、酱，加水适量，同煮，至鸡肉熟烂。

［用法］空腹，分数次温热食之。

［功效］气血双补，固肾调精。适用于月经病气血不足、肾虚者，症见经期不准，经量少而色淡，神疲气短，多梦失眠，头昏腰酸，面色苍白。

9. 菠菜猪肝汤

［用料］菠菜125g，猪肝125g，熟猪油、生姜、葱白、肉汤或鸡汤、味精、食盐、水淀粉各适量。

［制法］

（1）将菠菜洗净，在沸水中烫片刻，脱去涩味（除去其所含的草酸），切段。

（2）将鲜猪肝切成薄片，与食盐、味精、水淀粉拌匀。

（3）生姜、葱白洗净，分别切成片和丝。

（4）将肉汤（清汤亦可）烧沸，加入姜片、葱丝、熟猪油，煮几分钟后，放入猪肝和菠菜，煮熟即可。

［用法］佐餐常服。

［功效］养血润燥，补肝明目。

［应用］血虚萎黄，视力减退，夜盲，大便涩滞等。

10. 花生炖猪蹄

［用料］花生米200g，猪蹄4个，葱、生姜、绍酒、食盐适量。

［制法］

（1）将猪蹄去毛，洗净，用刀划口，花生米洗净，葱切段，生姜切片，并绍酒、食盐放入锅内，加清水适量。

（2）将锅置武火上烧沸，改用文火慢炖，至熟烂即可。

［用法］食肉饮汤。

［功效］补血，通乳，托疮。

［应用］血虚，妇女产后乳少，停乳，四肢疼痛，浮肿，疮疡肿痛。

11. 补肾鳖肉汤

［用料］鳖肉200g，枸杞子30g，怀山药30g，熟地20g，女贞子20g，食盐、味精、黄酒、葱、姜适量。

［制法］

（1）将活鳖宰杀，用开水烫数分钟，刮去背部及裙边上的黑膜，剥去足上白衣，去爪、尾，破腹壳，去内脏，滤净血，洗净。

（2）将药材洗净，用纱布将女贞子、熟地包好。

（3）将鳖肉、药物、佐料放入铝锅内，调好味，先用武火烧开，再以文火将鳖肉煮熟，去药包、姜葱后，即可食用。

［用法］佐餐食用，吃肉喝汤。

［功效］滋阴补肾。

［应用］肾阴不足、腰疼、头晕耳鸣、眼花、遗精等症。

12. 荔枝粥

［用料］干荔枝5个（去壳），粳米50g。

［制法］粳米淘洗干净，与荔枝同置砂锅内，加水400ml左右，同煮为粥，以汤稠表面有粥油为度。

［用法］晚餐服食，连服3～5天为一疗程。

［功效］益气生津，和脾开胃，行气止痛。

［应用］病后体弱，热病津伤，气血不足，烦渴，咽喉肿痛，心燥，胃脘寒痛，五更泻，口臭，牙痛。

13. 珠玉二宝粥

［用料］生山药60g，薏苡仁60g，柿霜饼24g。

［制法］先将山药、薏苡仁捣成粗渣，加水煮至烂熟，再将柿霜饼切碎，调入融化。

［用法］每日早晚温热食之。

［功效］清补脾肺，甘润益阴。

［应用］脾肺气阴亏损，饮食懒进，午后低热，劳嗽干咳等。

14. 八珍糕

［用料］党参60g，茯苓60g，白术60g，扁豆60g，莲子肉60g，薏苡仁60g，山药60g，芡实60g，粳米粉2.5kg，糯米粉2.5kg，白糖2.5kg。

［制法］将党参、茯苓等共研成细粉，与米粉、白糖混合均匀，用水和面入模脱块成糕，蒸熟，置于烤箱内烘干。

［用法］作早餐食用，每次50～100g。

［功效］健脾养胃，益气和中。

［应用］脾胃虚弱，消化不食，食少腹胀，脾虚便溏等。

15. 炒黄面

［用料］白面500g。

［制法］将白面粉放铁锅内炒至焦黄，每日晨起空腹滚开水冲调30g。亦可略放盐或白糖。

［功效］止泻固肠。

［应用］泻痢肠胃不固。

16. 莲肉粥

［用料］莲肉15g，粳米50g。

［制法］将莲子肉泡发后，在水中用刷子擦去外皮，摘去莲心，冲洗干净后放入锅内，加入清水，置火上煮熟烂，备用。再将粳米淘洗干净，放入锅内，加水煮成稀粥。把莲肉掺入粥中，搅匀，可加冰糖适量。

［用法］每日早晚温热服食。

［功效］健脾止泻，益肾固精，养心安神。

［应用］脾虚泄泻，大便溏薄；肾虚不固，遗精，带下；心悸，虚烦，夜寐多梦。

17. 鲫鱼羹

［用料］鲫鱼1条1000g，大蒜2头，胡椒6g，小椒6g，陈皮6g，砂仁6g，荜茇6g，葱、酱、盐适量。

［制法］将鲫鱼去鳞、腮和内脏，洗净，纳以上药物与调料于鱼腹中，按烧鱼的烹饪方法炖煮为羹。

［用法］空腹食之。

［功效］健脾利湿，温中补虚。

［应用］脾胃虚弱，不欲饮食，食后不化，虚羸无力；痢下白冻，久治不愈。

18. 人参升麻粥

［用料］人参5~10g，升麻3g，粳米30g。前2药水煎取汁，与粳米同煮为粥。

［用法］空腹食用。日1剂，连服1周。

［功效］补气摄血，升阳举陷。

［应用］适用于气虚月经过多，过期不止，色淡质稀清如水，面色㿠白，气短懒言，心悸，肢软无力。

19. 薯蓣拨粥

［用料］山药100~150g（或干山药45g），白面粉100g，葱姜、红糖各适量。

［制法］

（1）将鲜山药洗净，刮去外皮，捣烂，或将干山药捣罗为末。

（2）将山药同面粉相和，加入冷水调成糊后入沸水中搅匀煮作面粥，再加入葱、姜、红糖，稍煮即可。

［用法］空腹食用。

［功效］健脾益气，养心。

［应用］适用于脾胃虚弱、心气不足、食欲不振、消化不良、心慌心跳、自汗盗汗、腹泻久痢、男子遗精、妇人带下等症。

20. 期颐饼

［用料］党参180g，生鸡内金90g，白面粉250g，白糖适量。

［制法］

（1）先将生芡实用水淘去浮皮，晒干，打细，过筛。

（2）将鸡内金打细，过筛，置盆内，加开水浸半日许。

（3）将芡实粉、白面粉、白糖，用浸有鸡内金的水和匀，作成极薄小饼，烙成焦黄色，如饼干样。

［用法］可以随时服食。

［功效］补益老人，化痰理气。适用于老人气虚，不能行痰，致痰气郁结，胸胁满闷，胁下作痛。凡气虚痰盛的老人皆宜，并治疝气。

（三）解表药膳

是用辛散药物与食物组成的药膳。它具有发汗、解肌、透疹等作用。

解表药膳多用辛散轻扬之品，不宜久煎久煮，以免药性耗散，作用减弱。同时，凡服用解表药膳后，宜避风寒，或增加衣被，以助汗出。但解表出汗，以遍身微汗为最佳。

解表药膳适用于感冒和外感病的初起，表现症状为：恶寒，发热，头痛，身疼，苔白或黄，脉浮等。

1. 葱豉汤

［用料］葱白3支，淡豆豉15g。

［制法］葱白、豆豉洗净，将葱白切成段，加水适量煎煮，去滓取液。

［用法］趁温服用。

［功效］散寒解表。

［应用］外感风寒轻症，头痛，无汗，微恶风寒，鼻塞等。

2. 苏叶粥

［用料］大米50g，苏叶5g。

［制法］先将大米、苏叶洗净，大米加适量清水煮成粥，临熟加入苏叶再煮10分钟即可。

［用法］趁热食用。

［功效］散寒，解表，和中。

［应用］外感风寒轻症兼有气滞，恶寒头痛，无汗，脘痞不适等。

3. 生姜粥

［用料］粳米50g，生姜5片，连须葱数根，米醋适量。

［制法］用砂锅煮米做粥，生姜捣烂与米同煮，粥将熟时放入葱、醋。

［用法］趁热食用。

［功效］解表散热，温胃止呕。

［应用］适宜于外感风寒暑湿之邪而引起的头痛、身痛、恶寒、无汗、呕逆等症。

4. 姜苏饮

［用料］生姜15g，紫苏叶10g，红糖20g。

［制法］将生姜、紫苏叶放入砂锅或搪瓷杯，加水约500g，煮沸入红糖。

［用法］趁热服。

［功效］解表散寒。

［应用］对风寒感冒，有恶心、呕吐、胃痛、腹胀者有效，特别对肠胃型感冒、孕妇感冒最宜。

5. 白菜绿豆饮

［用料］白菜根茎头1个，绿豆芽30g。

［制法］将白菜根茎、绿豆芽洗净，白菜根茎切片，然后同置汤锅内加水适量煎煮15分钟，去滓取液。

［用法］每日饮用2~3次。

［功效］清热解毒。

［应用］风热外感，头痛，身热，口干，鼻塞，无汗或少汗等。

6. 银花薄荷饮

［用料］金银花30g，薄荷10g，鲜芦根60g，白精适量。

［制法］先将金银花、芦根加水500g，煮15分钟，后下薄荷煮沸3分钟，滤出加适量白糖。

［服法］温服。

［功效］清热解表。

［用料］对风热型发热较重的感冒有明显效果，对温病初起、高热烦渴患者最宜。

（四）清热药膳

以清热药和食物为主组成的药膳。具有清热、泻火、解毒、滋阴透热等作用。

对于温、热、火所致的里热证皆可适用。其中由于里热证有在气分、血分、脏腑等不同，应用清热药膳，必须分清热在气在血，在脏在腑，辨别热证的虚实、真假，以及屡用清热药膳而热不退的真阴不足之证，区别对待。

1. 双花粥

［用料］金银花30g，粳米30g。

［制法］金银花洗净，煎取浓汁去渣约150ml。粳米淘洗干净，加水300ml，与金银花煎汁煮为稀薄粥。

［用法］每日早晚2次温服。

［功效］清热解毒。

［应用］温病发热，疮、痈、疖肿，风热感冒，咽喉肿痛，热毒泻痢，下痢脓血等。

2. 石膏粥

［用料］生石膏60~200g，粳米100g。

［制法］将生石膏捣碎，入砂锅，加水300ml，煎至200ml，去渣留汁，再入淘净的粳米，加水600ml，同煮为稀粥。

［用法］早晨、下午温热服食。

［功效］清热泻火，除烦止渴。

［应用］高热不退，神昏谵语，烦躁不安，口渴咽干，肺热喘急，中暑自汗，胃火头痛，牙痛。

3. 石膏牛角饼

［用料］石膏60g，水牛角粉60g，知母10g，丹皮15g，大青叶15g，面粉200g，

冰糖适量。

［**制法**］将石膏、水牛角粉、知母、丹皮、大青叶水煎30分钟，去渣留汁，加冰糖适量，稍煎待溶即可。凉后以汁和面，常法烙饼。

［**服法**］分2～3次服。

［**功效**］清热解毒，凉血化斑。

［**应用**］适用于重症肝炎，肝昏迷，尿毒症，过敏性紫癜急性白血病，败血症等。

4. 马齿苋粥

［**用料**］鲜马齿苋60g，粳米50g。

［**制法**］将马齿苋洗净，切成1cm长节，粳米淘洗干净，放入锅内，加水适量，置武火上烧沸，再用文火熬煮至米花汤稠。可调入红糖少许。

［**用法**］每日2次，空腹温热食之。

［**功效**］清热解毒，凉血止血。

［**应用**］湿热泻痢，腹痛，里急后重，下痢赤白，赤白带下，热淋，血淋。

5. 葛根粉粥

［**用料**］葛根粉30g，粳米60g。

［**制法**］将粳米淘洗干净，与葛根粉同入砂锅内，加水800ml左右，用文火煮至米花粥稠即成。

［**用法**］每日早晚餐或上下午点心，温热服食。

［**功效**］清热除烦，生津止渴。

［**应用**］烦热口渴，头痛项强，斑疹不透，脾虚泄泻。

6. 蒲公英汁

［**用料**］鲜蒲公英150g，白糖15g。

［**制法**］将鲜蒲公英洗净，捣烂，以纱布取汁，加入白糖即成。

［**用法**］每日1剂，分2次服。

［**功效**］清热解毒，消痈散结。

［**应用**］适用于暑疖红、肿、热、胀、痛、破流脓水，口苦咽干，便秘溲赤，舌苔黄腻，胀滑数等症。

7. 苦瓜炒肉丝

［**用料**］青苦瓜250g，瘦猪肉100g，植物油、葱、生姜、食盐适量。

［**制法**］

（1）将苦瓜洗净，对破开，去内瓤，切成丝，入沸水中略余以去苦味。

（2）将锅烧热，放植物油，等油八成热时，放葱姜煸香，再放肉丝，爆炒片刻，至肉丝变色将熟时加入苦瓜，食盐翻炒至熟。

［**功效**］除热解烦，清心明目。

［**应用**］中暑发热，烦热引饮，目赤目痛，倦怠乏力。

8. 鱼腥草拌莴笋

［**用料**］鲜鱼腥草100g，莴笋500g，食盐2g，酱油10g，醋10g，蒜10g，味精适量，麻油适量。

［**制法**］摘净鱼腥草，洗净，去根，用沸水焯过，捞出，切成段；莴笋去外皮，洗净，切成细丝；大蒜去皮，拍成蒜泥；将鱼腥草、笋丝放于盘中，加入盐、酱油、醋、味精、蒜泥、麻油拌匀即可。

［**用法**］做凉菜适量食之。

［**功效**］清热解毒，利湿排脓。

［**应用**］肺痈胸痛，咳吐脓痰；肺热咳嗽，咳痰黄稠；膀胱湿热，小便热赤淋痛等。

9. 五汁饮

［**用料**］梨汁，藕汁（或用蔗汁），荸荠汁，麦冬汁，鲜苇根汁。

［**制法**］临时斟酌多少，和匀凉服，不拘时，如不甚喜凉者，可温服。

［**功效**］生津止渴，清热解暑。

［**应用**］高热灼伤津液而引起的口渴、吐白沫等症。

10. 雪羹汤

[**用料**] 荸荠100g，海蜇皮60g。

[**制法**] 先将海蜇皮漂洗去掉碱味，切碎；再将荸荠洗净，去皮，切成薄片，放入砂锅内，加水适量，煎熬成汤。

[**用法**] 不拘时饮服。

[**功效**] 清热泄火，养阴生津，化痰消积。

[**应用**] 温热病口干渴，胸中烦热，咽喉肿痛，大便秘结，肺热咳嗽痰多，高血压，小儿积滞。

（五）泻下通便药膳

以泻下药物和食物为主组成的药膳。具有通导大便、排除肠胃积滞的作用。

保持大便通畅对于中老年人有很重要的意义。特别是老年人新陈代谢低下，解毒功能也低，应当及时排出肠内糟粕及代谢产物，否则滞留体内会造成危害。

老年人以及病后体弱、产后血虚者，常因精血亏少，津液不足，不能滋润肠道，造成便秘。症见便秘燥结，时觉头晕心悸，口唇爪甲发白，腹胀隐痛，精神倦怠，脉细涩，可用滋阴降火、润肠通便的药膳。

1. 釜底抽薪蜜

[**用料**] 熟大黄60g，蜂蜜500g，黄酒40ml。

[**制法**] 先将熟大黄快速洗净，用黄酒浸润1小时，然后将熟大黄倒入陶器内，加2小碗冷水，文火煎10分钟，滤取汁液后，再加冷水1小碗，文火煎10分钟，再次滤取汁液。将两次滤取的药液和蜂蜜一起倒入瓷容器内，加盖密封，隔水加热30分钟后，离火冷却，装瓶备用。

[**用法**] 每次1汤匙，每日2次，饭后温开水送服。

[**功效**] 通腑泄热，利血脉。

[**应用**] 长期大便燥结，胃热口臭，咽干喉痛。

[**注意事项**] 属实火者方可使用。大便变稀薄、腹泻，每日2次以上者，应停服数日，待大便次数正常后，继续使用治疗咽炎。

2. 硝菔通结汤

[**用料**] 芒硝20g，鲜萝卜1000g。

[**制法**] 将萝卜洗净，切片，同芒硝和水共煮，至萝卜烂熟，汤之咸味适口为度。

[**用法**] 温饮顿服之。

[**功效**] 泻下，软坚，清热。

[**应用**] 实热积滞，大便燥结，气郁痰火扰心所致的癫狂。

3. 芝麻粥

[**用料**] 黑芝麻40g，粳米100g。

[**制法**] 将黑芝麻洗净晒干，炒熟研细。粳米淘洗干净，加水煮成稠粥，加入芝麻粉，调匀，再煮至锅中微滚即停火，盖紧闷3分钟后即可食用。

[**用法**] 早晚空腹及晚餐温热食之。

[**功效**] 补肝肾，益脾胃，润大肠。

[**应用**] 肝肾精血不足，头晕目眩，腰膝酸软、疼痛，大便燥结，皮肤干燥，妇人乳少。

4. 首乌当归鸡汤

[**用料**] 鸡肉300g，首乌15g，当归15g，枸杞子10g。

[**制法**] 将首乌、当归、枸杞子洗净加水1000ml，加入带骨乌鸡肉，烧开后文火熬煮30分钟，即可。

[**功效**] 滋阴补血，补肾益精，润肠通便。

[**注意事项**] 但腹泻、胀气、湿痰重的人忌食。

5. 菠菜粥

［用料］菠菜100～150g，粳米100g。

［制法］新鲜菠菜连根洗净，在沸水中烫片刻，脱去涩味（除去其所含的草酸），切寸段。粳米淘净，加水做粥，米熟入菠菜煮烂即可。

［用法］每日早晚餐服食。

［功效］养血止血，清热润燥。

［应用］血虚，便血，肠燥便秘。

（六）涩精止遗药膳

由收敛固涩的药物和食物组成。适用于肾虚失藏、精关不固之遗精滑泄；或肾虚不摄，膀胱失约之遗尿、尿频。老年人肾气日衰，命门之火不足，气化功能降低，司膀胱开合排尿的功能随之减弱，故而常出现小便频数、遗沥不尽等症状。经常服用益肾固涩的药膳，加强膀胱启闭功能，症状便可解除。

1. 芡实粉粥

［用料］芡实粉30～60g，粳米60g。

［制法］先将芡实煮熟，去壳，研粉，晒干备用。每次取芡实粉30～60g，粳米淘洗干净，置砂锅内，加水1000ml，用文火煮至米花粥稠，上见粥油为度。

［用法］每日早晚餐，温热服食。

［功效］补脾祛湿，益肾固精。

［应用］脾虚泄泻，日久不止，肾虚遗精，小便不禁，白带过多。

2. 山茱萸粥

［用料］山茱萸15～20g，粳米100g，白糖适量。

［制法］山茱萸洗净，粳米淘洗干净，同入锅中，加水450ml，煮至米花粥稠，调入白糖。

［用法］早晚餐食用。

［功效］补益肝肾，收敛固涩。

［应用］肝肾亏虚，头晕目眩，耳鸣，腰膝酸痛，阳痿遗精，小便频数，虚汗不止。

3. 金樱子粥

［用料］金樱子10～15g，粳米100g。

［制法］将金樱子洗净，放砂锅内，加水200ml，煎至100ml，去渣取汁，入粳米，再加水600ml，煮成稀粥。

［用法］早晚温热服食，5～7天为一疗程。

［功效］收涩，固精，止泻。

［应用］遗精滑精，遗尿，小便频数，脾虚久泻，脱肛，妇女白带过多，子宫下垂、崩漏等。

4. 芡实煮老鸭

［用料］芡实200g，老鸭1只（约1000g），葱、姜、食盐、黄酒、味精等适量。

［制法］将鸭宰杀，去毛及内脏，洗净鸭腹内血水。芡实洗净，放入鸭腹内。将鸭子放入砂锅内，加葱、姜、食盐、黄酒、清水适量，用武火烧沸后，转文火煮2小时，至鸭酥烂，再加味精搅匀即成。

［用法］每周1～2次，佐餐食用。

［功效］补益脾胃，除湿止泻，固肾涩精。

［应用］适用于脾肾亏虚、下元不固而致的腰膝酸软、脘闷纳少、肠鸣便溏、久泻久痢以及遗精、带下等。

［注意事项］本方为补涩之剂，凡湿热为患之遗精白浊，尿频带下，泻痢诸证，则不宜食用。

（七）祛湿药膳

以祛湿药物和食物为主组成。具有化湿利水、通淋泄浊作用。常用来治疗水湿之证。

1. 鲤鱼汤

［**用料**］新鲜鲤鱼1条500g，小椒末1.5g，芫荽末1.5g，葱、料酒、姜、盐、荜茇、醋适量。

［**制法**］

（1）先将鲤鱼去鳞、鳃和内脏，洗净切块，再与小椒末、芫荽末、葱、料酒淹拌。

（2）下入清汤内煮，鱼熟加入生姜、盐、荜茇、醋调制即可。

［**用法**］每日多次温热饮服。

［**功效**］利水，消肿，下气，通乳。

［**应用**］水肿胀满，咳嗽气喘，胎动不安，产后乳汁不通，黄疸。

2. 泥鳅炖豆腐

［**用料**］泥鳅150g，豆腐100g，葱、生姜、绍酒、食盐、味精各适量。

［**制法**］

（1）将泥鳅去头和内脏、洗净，放入锅内，加葱、生姜、食盐、绍酒、水适量。

（2）将锅置武火上烧沸，改用文火炖煮至五成熟时，加入豆腐，再炖至泥鳅熟烂，加味精少许。

［**用法**］食泥鳅、豆腐，喝汤，每日2次。

［**功效**］补中气，祛湿邪，利小便。

［**应用**］湿热黄疸，小便不利，食少体弱。

3. 薏米怀山牛尾汤

［**用料**］薏苡仁100g，怀山药30g，桂圆肉10g，红枣4粒、牛尾（去皮）1条、姜2片。

［**制法**］薏苡仁、怀山、桂圆肉和红枣洗净备用；牛尾洗净斩件，氽水捞起；将适量清水倒入煲内烧开，放入所有材料武火煮沸，转文火煲2个小时，下盐调味

饮用。

［**功效**］补肾健脾，祛湿利水，调理关节。

［**应用**］脾虚水盛，小便不利。

（八）行气活血药膳

行气药膳，是由辛温通达药物和食物组成的药膳，具有舒畅气机的作用。适用于脘腹气滞所致的各种病证，如脘腹胀满、嗳气吞酸、呕恶食少、大便失常等。

理血药膳，是由辛甘温入血分的药物与食物组成的药膳。它具有活血调血或止血的作用。适用于血瘀或出血证，如妇女产后瘀阻腹痛、心血瘀阻之胸痹、咳血、痰中带血等。软坚散结药膳具有化痰软坚、消散瘿瘤的作用，用以治疗瘿瘤、瘰疬。

1. 橘皮汤

［**用料**］橘皮12g，生姜24g。

［**制法**］将橘皮、生姜洗净，生姜切成片，同放砂锅中，加水500ml，置炉上煎煮，至药液剩200ml左右时即成。

［**用法**］温服70ml。

［**功效**］理气和胃，温中止呕。

［**应用**］胃寒气逆而引起的干呕、呕吐。

2. 萝卜饼

［**用料**］白萝卜250g，面粉250g，瘦猪肉100g，姜、葱、食盐、菜油各适量。

［**制法**］

（1）猪肉剁碎，萝卜切细丝炒至五成熟，与猪肉调和为馅。

（2）将面粉加水适量，和成面团，揉好后，做成小面剂，擀成薄皮。

（3）将萝卜肉馅包入面皮中，制成夹心小饼，放入油锅中烙熟。

［**功效**］消食健胃，行气化痰。

［应用］消化不良，食欲不振，脘腹胀满，咳喘痰多。

3. 砂仁藕粉

［用料］砂仁5g，木香1g，藕粉30g，白糖适量。

［制法］将砂仁、木香研为细粉拌入藕粉，混匀。将混匀的藕粉以少量冷开水调为稠糊状，再冲入滚开水，加糖拌匀即成。

［用法］每次1小碗，晨起早餐用。

［功效］理气，和胃，止呕。

［应用］脾胃失和，脘满胀痛，不思饮食、时呕恶等。

4. 丁香柿蒂茶

［用料］丁香3g，柿蒂6g，红茶1g。

［制法］将丁香、柿蒂洗净，加水适量煎煮，去滓取液。将茶叶放入杯中，丁香柿蒂液煮沸冲入杯中，盖好闷片刻即可饮用。

［用法］代茶饮。

［功效］温中，降逆，止呃。

［应用］胃气虚寒，失于和降，呃逆连声、呕恶胸痞等症。

5. 山楂粥

［用料］生山楂25～35g，粳米50g，红砂糖10g。

［制法］将山楂洗净，煎取浓汁150ml，去渣，然后加淘洗干净的粳米，清水400ml，煮至米花汤稠为度，调入红砂糖，稍煮片刻即可。

［用法］每日早晚空腹温热服食。

［功效］消食化积，活血散瘀。

［应用］食滞不化，肉积不消，脘腹胀满，腹痛泄痢，产后瘀阻腹痛，恶露不尽及高血压病，冠心病，高脂血症。

6. 桃仁墨鱼

［用料］墨鱼1条，桃仁6g。

［制法］将墨鱼去骨皮，洗净，桃仁洗净。将洗净的墨鱼、桃仁放于铝锅内同煮，至鱼熟透，去汤。

［用法］食墨鱼肉，可作早餐食之。

［功效］通经活血。

［应用］阴血不足，冲任失调之月经闭止，或月经过少而衍期者，可辅以此膳。

7. 川芎白芷炖鱼头

［用料］鲢鱼头250g，枣（干）80g，川芎12g，白芷12g，姜3g，盐3g。

［制法］川芎、白芷、红枣和生姜洗净，红枣去核，生姜去皮，切片。大鱼头冲水洗净，洗去血污、斩件。将川芎、白芷、红枣、姜、大鱼头放入炖盅，加适量水，盖上盖，放入锅内。隔水炖约4小时。加入细盐调味，即可饮用。

［功效］行气活血，祛风止痛。可以活血、预防头晕、头痛、妇女月经、骨痛不适。

［注意事项］

（1）川芎恶黄芪、山茱、狼毒，畏硝石、滑石、黄连，反藜芦。

（2）白芷恶旋覆花。

8. 三七鳖甲炖瘦肉

［用料］猪肉（瘦）120g，三七10g，鳖甲30g，枣（干）20g，盐3g，姜3g，味精1g。

［制法］将三七、鳖甲、红枣洗净；猪瘦肉洗净，切块；把全部用料一齐放入炖盅内，加开水适量，炖盅加盖，文火隔开水炖3小时，调味即可。

［功效］活血化瘀、软坚散结；早期肝硬化属血瘀郁结者，症见右胁疼痛，肝脾肿大，形体消瘦，饮食不振，体倦乏力，大便不畅，小便不利，舌边有瘀点，脉细弦或细涩。

[注意事项]

（1）脾胃虚寒之食后便溏者忌饮用本汤。

（2）鳖甲忌苋菜，相克。

9. 泽兰红糖饮

[用料] 泽兰9g，艾叶6g，赤砂糖30g。

[制法] 将泽兰叶、艾叶、红糖水煎。

[功效] 活血化瘀，温经止痛。适用于由瘀湿导致的痛经。

[注意事项] 赤砂糖与生鸡蛋、皮蛋同食会中毒。

10. 元胡益母草枣蛋

[用料] 鸡蛋210g，益母草30g，延胡索10g，枣（干）15g。

[制法] 将延胡索、益母草、大枣、鸡蛋加清水适量，煮至鸡蛋熟后，去壳再煮片刻，去渣取汁。

[功效] 活血理气，化瘀止痛。适用于经行量少、血瘀作痛、舌质紫暗有瘀点或瘀斑者。

[注意事项] 鸡蛋与鹅肉同食损伤脾胃；与兔肉、柿子同食导致腹泻；同时不宜与甲鱼、鲤鱼、豆浆、茶同食。

11. 阿胶粥

[用料] 阿胶15g，粳米100g。

[制法] 粳米、阿胶洗净，将阿胶置于铝锅内，放适量水，没过阿胶，加热将其溶化。粳米加水煮粥至熟，兑入溶化的阿胶即可。

[用法] 作粥食之，每次1小碗，日2次。

[功效] 养血止血。

[应用] 各种原因所致血虚、出血，如鼻衄、咯血、便血等。

12. 昆布海藻煮黄豆

[用料] 昆布30g，海藻30g，黄豆60g。

[制法] 上三味洗净，加水适量，共煮至熟烂，加盐或糖食用。

[用法] 一日内分2～3次食。

[功效] 软坚散结，消痰利水。

[应用] 瘿瘤、瘰疬。

（九）止咳祛痰药膳

以辛开苦降或甘润的药物和食物组成。具有宣肺止咳、消除痰饮、降气平喘作用。使用止咳、祛痰、平喘药膳时，应注意辨清病情的寒热虚实与有无兼夹，分别予以不同的药膳，务使药膳与病证相合。

1. 燕窝汤

[用料] 燕窝9g，冰糖3g。

[制法] 将燕窝用温开水泡发后，择净燕毛，置大碗中，入冰糖，加清水250ml，隔水炖熟。

[用法] 每日早晨服用。

[功效] 养阴润燥，益气补中。

[应用] 虚损，痨瘵，咳嗽，痰喘，咯血，吐血，久痢，久疟，噎嗝反胃。

2. 银耳羹

[用料] 白木耳20g，冰糖适量。

[制法] 将白木耳用温水泡开，摘去蒂头，洗净，放入锅内，加水适量，置武火上烧沸，改用文火慢炖2～3小时，至白木耳熟烂黏稠，调入冰糖令溶化即成。

[用法] 早晨和晚上睡前服用。

[功效] 滋阴润肺，养胃生津。

[应用] 虚劳咳嗽，痰中带血，咯血，虚热口渴。

3. 落花生粥

[用料] 花生45g，粳米60g，冰糖适量。

[制法] 将花生捣碎（不去红衣），粳米淘洗干净，同入锅中，加水600～800ml，

煮至米花汤稠为度。

［**用法**］每日早晨空腹温热食之。

［**功效**］健脾开胃，润肺止咳，养血通乳。

［**应用**］肺燥干咳，少痰或无痰，脾虚反胃，贫血，产后乳少。

4. 海蜇皮冷拌萝卜丝

［**用料**］海蜇皮100g，白萝卜250g，细盐、酱油、白糖、米醋、味精、麻油适量。

［**制法**］海蜇皮洗去咸味，在清水中浸泡2~4小时，洗净，滤干，切丝；萝卜洗净，去皮切丝。将萝卜丝、海蜇皮丝倒入碗中，滤去余水，加上述调味品拌匀即可。

［**用法**］佐餐食之。

［**功效**］健胃消食，顺气化痰。

［**应用**］胃热、痰火盛的高血压，慢性支气管炎，缺碘性甲状腺肿大等。

5. 川贝酿梨

［**用料**］大雪梨6个，糯米100g，川贝粉12g，冬瓜条100g，冰糖100g。

［**制法**］将糯米蒸成熟饭；雪梨洗净去皮，挖去核心；将冬瓜条切碎，冰糖适当粉碎；将糯米饭、川贝粉、冬瓜、冰糖拌匀，填入梨中，放加盖瓷器中蒸50分钟。

［**用法**］食梨，每次1个，早晚各食1次。

［**功效**］润肺化痰，降火止咳。

［**应用**］肺热、肺燥之肺痨咳嗽，干咳少痰，咯血等。

6. 姜汁杏仁猪肺汤

［**用料**］猪肺250g，甜杏仁12g，生姜汁2匙。

［**制法**］猪肺洗净、切块，甜杏仁洗净，将猪肺与杏仁在铝锅中加水共煮，将熟时加入生姜汁及食盐少许。

［**用法**］食猪肺，喝汤。

［**功效**］温肺，止咳，化痰。

［**应用**］老年慢性支气管炎，虚寒喘咳，痰多色白，便秘等症。

（十）安神药膳

以滋养安神的药物和食物组成，具有安神作用。常用于阴血不足、虚阳偏亢之证。症见虚烦少寐，心悸盗汗，梦遗健忘，舌红苔少等。本类药膳配伍特点是治本、治虚为主，通过滋养安神，达到心神安宁、阴承火降的作用。

1. 甘麦大枣汤

［**用料**］甘草9g，小麦15g，大枣10枚。

［**制法**］水煮，去渣，取汁代茶饮。

［**功效**］养心安神，补脾益胃，和中缓急。

［**应用**］脏躁，精神恍惚，常悲伤欲哭，不能自主，心烦失眠，坐卧不安，甚则言行失常，周身疲倦等。

2. 桂圆莲子粥

［**用料**］桂圆肉30g，莲子肉（带心）50g，冰糖适量。

［**制法**］将莲子磨成粉，用冷开水调成稠糊状，再兑入适量沸水冲调，加入桂圆肉，煮成粥状，放入冰糖溶化。

［**用法**］每晚睡前食用1小碗。

［**功效**］养血，益气，安神。

［**应用**］心脾两虚，面白无华，心悸失眠，食少。

3. 玉灵音

［**用料**］鲜龙眼肉500g，白糖50g。

［**制法**］将鲜龙眼去皮、核，放入瓷碗内，加白糖。碗口罩一层丝棉，在饭锅上反复蒸、晾3次。

［**用法**］每次以开水冲服1匙（4~5

粒），每日2次。

[功效] 补心脾，益气血。

[应用] 心脾两虚或气血不足所致惊悸、怔忡、失眠、健忘、虚劳赢弱。

4. 白醋鸡蛋

[用料] 陈白醋1.5g，鸡蛋1个。

[制法]

（1）将鸡蛋打入碗中，将白醋放入其中。

（2）将放有白醋鸡蛋的碗置笼屉上，蒸熟即成。

[服法] 趁热服食，可加少量蜂蜜调味，每日晨起1碗蒸蛋，连服半月以上。

[功效] 养心安神。

[应用] 适用于心气虚、心血不足的心悸、失眠等症。

5. 参砂蒸蛋

[用料] 苏条参（或潞党参）、怀山药各30g，朱砂6g，鸡蛋1个。

[制法]

（1）先将苏条参或潞党参、山药研成细末，与朱砂拌匀备用。

（2）每次用6g混合药末，与鸡蛋在碗内搅均匀，蒸锅上蒸熟即成。

[服法] 每日晨起1碗蒸蛋，连服半月以上。

[功效] 补气养血，安神。适用于气血虚、心脾不足之心悸、失眠、食少纳呆等症。

[注意事项] 血脂高，肝有器质性病变者不宜服用。

三、药酒

酒在医疗上的应用，是医学史上的一项重大发明。它是最早的兴奋剂（少量用之）和麻醉剂（多量用之），更能通血脉，行药势，还可以作溶剂。随着人们医药知识的日益丰富，用药经验和药物品种的不断增多，又从单纯用酒治病发展到制造药酒。

在几乎所有的历代名医著作中都载有用药酒以及酒炙、酒炒、酒洗、酒浸、水酒合煮、酒糊为丸、酒服等法治病的方药与事例。早在《黄帝内经》中记有"汤液醪醴"。在长沙马王堆汉墓出土的帛书《五十二病方》中，酒的应用十分普遍，是各种药物中使用最多的一种药物。《本草纲目》中记载有200多种药酒，对药酒的制作和服法都作了精辟的阐述。至清代，药酒的品种更加丰富，药酒疗法已发展成为比较完整和成熟的一种治疗方法。

历代医家在长期的医疗实践中，认识到酒既是兴奋剂，又是较高级的药物。它是由谷物和酒曲所酿成的流质，其气悍，质清，味苦甘辛，性热。具有散寒滞、开瘀结、消饮食、通经络、行血脉、温脾胃、养肌肤的作用。可以直接当"药"，治疗关节酸痛、腿脚软弱、行动不利、肢寒体冷、肚腹冷痛等症。亦可在治病开处方中，把某些药物用"酒渍"或"以酒为使"，来引导诸药迅速奏效。这就使酒与药有机地结合起来，形成了完整的药酒方。药酒在医疗上的应用十分广泛。药酒不但能治疗内科、妇科疾病，而且治疗外科疾病也独具风格。如治疗痔疮及皮肤皱裂等病。药酒还可以预防疾病，如屠苏酒，目的是预防瘟疫流行病等。利用药酒延年益寿在医疗实践中已经得到证实。如寿星酒，功用是补益老年人，壮体延年；回春酒，久服阳事雄壮，须发乌黑，颜如童子，目视不花，常服身体轻健；延寿酒，和气血，壮精神，益肾和胃，轻身延年。

但在服用药酒时应注意以下几方面：①酒量小的患者，在服用时可加适量的冷开水冲淡饮服，可以在服用时兑上适量的葡萄酒或黄酒饮服。②老年人服用时，应注意饮后有无不良反应，如出现醉酒、呕吐、心跳加速、血压升高等症状，应立即停服，或在医务人员的指导下服用。③服用药酒后，应禁服其他药物，尤其是化学制剂的药品，以免因酒的作用而增强某些药物的毒性，或引起其他副作用，造成生命危险。④若在寒冷季节或地区配制，饮用药酒，可将原饮用量稍增多；在炎热季节或地区，则应将原饮用量稍减少。

（一）补气益血类

1. 人参酒（《本草纲目》）

［用料］人参30g，白酒1.2L。

［制法］用纱布缝一和人参大小相当的长袋，装入人参，缝封后，放入酒中浸泡数日；然后入砂锅内，在微火上煮，将酒煮至500～700ml时，取酒入瓶，密封，冷却，存放。

［用法］每日1次，每次服10～30ml，以上午服用较佳。

［功效］补中益气，温通血脉。

［应用］虚劳羸瘦，气短懒言，四肢倦怠，不思饮食，面色萎黄，喜暖畏冷，自汗乏力。

2. 宁心酒

［用料］龙眼肉500g，桂花120g，白糖240g，白酒5L。

［制法］浸泡，封固经年，愈久愈佳，其味清美香甜。

［用法］每随量饮，不可喝醉。

［功效］安神益智，宁心悦颜。

［应用］失眠等症。

3. 八珍酒（《万病回春》）

［用料］全当归26g，炒白芍18g，生地黄15g，云茯苓20g，炙甘草20g，五加皮25g，肥红枣36g，胡桃肉36g，白术26g，川芎10g，人参15g，白酒1500ml。

［制法］

（1）将所有的药用水洗净后研成粗末。

（2）装进用三层纱布缝制的袋中，将口系紧。

（3）浸泡在白酒坛中，封口，在火上煮1小时.

（4）药冷却后，埋入净土中，五天后取出来.

（5）再过三至七天，开启，去掉药渣包将酒装入瓶中备用。

［功效］滋补气血，调理脾胃，悦颜色。

［用法］每次10～30ml，每日服3次，饭前将酒温热服用。

［应用］用以治疗因气血亏损而引起的面黄肌瘦，心悸怔忡，精神萎靡，脾虚食欲不振，气短懒言，劳累倦怠，头晕目眩等症。

4. 补血益气酒（《经验良方》）

［用料］熟地黄50g，黄芪50g，川芎30g，白芍30g，白酒1L。

［制法］上药洗净，共研粗末，装入纱布袋中，扎口，入白酒内浸泡，1个月后过滤，去渣留液，装瓶备用。

［用法］每日2次，每次20ml，早晚饮用。

［功效］补气养血，调理冲任。

［应用］气血亏损，肢软无力，面色苍白，或萎黄不华，头晕目眩，舌淡脉细，以及月经不调，或月经过多，脐腹空痛等血虚症状。

5. 熙春酒 (《随息居饮食谱》)

[用料] 枸杞子150g, 龙眼肉150g, 女贞子150g, 淫羊藿150g, 生地120g, 绿豆120g, 猪油400g, 白酒5L。

[制法] 先将生地、女贞子捣成粗末, 绿豆捣破, 枸杞子拍烂, 与龙眼肉共装入白布药袋中; 次将酒倒入瓷坛, 猪油入锅炼过, 趁热倒入酒中搅匀, 再把药袋置于酒坛中, 加盖密封; 21日后再开启, 即可饮用。

[用法] 每日3次, 每次10~20ml, 饭前饮用。

[功效] 补肾养肝, 润肺止咳, 益气血, 强筋骨, 泽肌肤, 美毛发。

[应用] 腰酸遗精, 头目眩晕, 老年人咳嗽, 筋骨酸痛, 小便不利, 腹满胀痛, 肌肤甲错, 心悸不安, 健忘失眠。

6. 人参固本酒 (《蓑竹堂经验方》)

[用料] 何首乌60g, 枸杞子60g, 生地黄60g, 熟地黄60g, 麦门冬60g, 天门冬60g, 人参60g, 当归60g, 茯苓30g, 白酒6000ml。

[制法]

(1) 将所有药材捣成碎末。

(2) 装入纱布袋, 放进干净的坛子里。

(3) 倒入白酒浸泡, 加盖再放在文火上煮沸。

(4) 约1小时后离火, 冷却后将坛子密封。

(5) 7天后开启, 将药渣除去, 装瓶备用。

[功效] 补肝肾, 填精髓, 益气血。

[用法] 每次10~20ml, 每日早晚2次, 将酒温热空腹服用。

[应用] 适于中老年因肝肾虚、气血不足而引起的腰膝酸软、体乏无力、精神

萎靡、失眠健忘、食欲不振之症。

7. 强身药酒 (《江苏药品标准》)

[用料] 党参 (炒) 1000g, 五加皮500g, 制首乌750g, 牛膝500g, 生地黄500g, 女贞子 (酒制) 500g, 鸡血藤500g, 白术 (炒) 500g, 木瓜500g, 香附 (制) 250g, 丹参500g, 陈皮250g, 山药500g, 半夏 (姜制) 250g, 泽泻500g, 桔梗250g, 六神曲 (焦) 500g, 大枣250g, 山楂 (焦) 500g, 红花125g, 麦芽 (炒) 500g, 白酒86L。

[制法] 以上21味加入白酒86L作溶媒, 分2次热回流提取, 每次2小时, 然后回收药渣内余酒, 合并做酒液, 过滤, 静置沉淀, 滤取清液, 即得。性状: 棕色澄清液体, 气香, 味微苦、涩。乙醇量应为33%~38%。

[用法] 口服。每日2次, 每次15~20ml。

[功效] 强身, 活血, 健胃。

[应用] 身体衰弱, 神倦力乏, 脾胃不和, 食欲不振。

(二) 温肾壮阳类

1. 长春酒 (《清宫秘方》)

[用料] 天冬 (去心) 30g, 麦冬 (去心) 30g, 熟地45g, 山药40g, 牛膝70g, 杜仲70g, 山茱萸30g, 茯苓30g, 人参10g, 木香15g, 柏子仁40g, 五味子24g, 巴戟天45g, 川椒9g, 泽泻40g, 石菖蒲30g, 远志30g, 菟丝子45g, 肉苁蓉120g, 枸杞子100g, 覆盆子45g, 地骨皮40g, 白酒3.5L。

[制法] 上述诸药, 洗净研成细粉, 混拌。然后用白纱布3层作袋, 装入药粉, 扎口, 置入酒中, 密封。浸泡30余日, 过滤, 去渣留液, 装瓶备用。

［用法］每日1次，每次5～15ml，临睡前饮用。

［功效］补虚损，壮筋骨，调阴阳。

［应用］肾阳肾阴俱损，体倦腰困，神衰力弱，以及老年妇女阴道出血。

2. 仙灵酒（《奇方类编》）

［用料］淫羊藿120g，当归60g，金樱子500g，川芎30g，巴戟天30g，牛膝30g，菟丝子60g，肉桂30g，补骨脂60g，沉香15g，小茴香30g，杜仲30g，白酒10L。

［制法］将上药捣成细末，用白纱布袋盛之，置于净器中，再入白酒浸泡，加盖。然后将净器放入锅中，隔水加热约1小时，取出净器，密封口，7日后开封，过滤装瓶备用。

［用法］每日2次，每次15～30ml，早晚空心温服。

［功效］补肾壮阳，固精，养血，强筋骨。

［应用］腰膝无力，下元虚冷，行走无力，阳痿，遗泄。

3. 仙茅加皮酒（《万病回春》）

［用料］仙茅（用米泔水浸，去赤水尽，晒干）90g，淫羊藿（洗净）120g，五加皮90g（酒洗净），酒1.5L。

［制法］将药捣碎，用白纱布袋盛之，悬入醇酒小坛内浸泡，密封，7日后开启，去掉药袋，过滤后装瓶备用。

［用法］每日早、晚各饮10～20ml。

［功效］补肝益肾，壮阳强身，散寒除痹。

［应用］腰膝筋脉拘急，肌肤麻木，关节不利，阳痿，子宫寒冷不孕。

4. 鹿茸虫草酒（《补肾益寿药酒方》）

［用料］鹿茸15g，冬虫夏草10g，天冬6g，白酒750ml。

［制法］将上药共捣碎末，装入净瓶中，入白酒浸泡，密封，15日后开启，静置澄明即成。

［用法］每日2次，每次饮10～15ml。

［功效］补肾，壮阳，填精。

［应用］病后体弱，神疲无力，阳痿，腰酸，咳嗽。

5. 蛤参酒（《圣济总论》）

［用料］蛤蚧1对，人参30g，甘蔗汁100ml，白酒1.5L。

［制法］将蛤蚧去掉头足，捣成粗碎末，将人参捣成碎末，两药用细纱布盛之；然后将白酒、甘蔗汁倒入净坛中搅匀，放入药袋，加盖密封，14日开启，过滤去渣，装瓶备用。药渣可研成极细粉剂。

［用法］每日2次，每次10～20ml，早晚空腹饮用。服完药酒，可冲服药粉，每次9g，温开水冲服。

［功效］补肺肾，壮元气，定喘助阳，强壮身体。

［应用］元气亏损，久病体虚，精神不振，失眠健忘，气短乏力，喘促不止。

6. 补肾生精酒（《益寿方选》）

［用料］淫羊藿500g，锁阳、巴戟天、黄芪、熟地各250g，枣皮、附片、肉桂、当归各100g，肉苁蓉210g，枸杞子、菟丝子、桑椹子各150g，韭子、车前子各60g，甘草110g。肾阳偏虚，精子数正常但存活率低者。重用黄芪、肉桂、附片，加党参、黄精、阳起石、仙茅、海狗肾、金樱子等；肾阴偏虚，精子数少，精液少，精子存活率基本正常者，重用熟地、枣皮、枸杞子、桑椹子等，可加首乌、桑寄生、女贞子等。

［制法］上药用60度白酒10kg浸泡7～15天即可饮用。

［用法］每天3次，每次25～50ml，饭

前饮，用菜送下。

　　［功效］补肾益精，滋阴壮阳，抗老延年。

　　［应用］用于阳痿、精子减少症、精子成活率低，腰膝酸软，四肢无力，耳鸣、眼花。

7. 健脾滋肾壮元酒（《益寿方选》）

　　［用料］杜仲（盐水炒断丝）26g，车前子（微炒）10g，广陈皮14g，怀山药33g，鹿茸1对（去毛，切片）。

　　［制法］上药盛装，用甜酒、烧酒各2.5kg煮约3柱香时间取出，以凉水泡一夜即可取出酌饮。

　　［用法］每天早晚各服1次，每次25～30ml。

　　［功效］补肾壮阳，益气健脾，抗老延年。

　　［应用］用于肾阳亏虚、脾胃虚弱引起的阳痿、遗精、腰膝酸软、消化不良等。

（三）滋阴填精类

1. 三仙酒（《补肾益寿药酒方》）

　　［用料］桑椹60g，锁阳30g，蜂蜜60g，白酒1L。

　　［制法］将桑椹捣烂，锁阳捣碎，两药共倒入净器中，入白酒浸泡，密封，7日后开封，过滤去渣，将蜂蜜炼过，入药酒中，拌匀，贮入瓶中，即可饮用。

　　［用法］每日2次，每次空腹饮10～20ml，空腹温饮。

　　［功效］补肾养肝，益精血，润燥。

　　［应用］腰酸，眩晕，体倦，大便秘结。

2. 山萸苁蓉酒（《民间验方》）

　　［用料］山药25g，肉苁蓉60g，山茱萸30g，五味子35g，杜仲40g，川牛膝30g，菟丝子30g，茯苓30g，泽泻30g，熟地黄30g，巴戟天30g，远志30g，白酒2L。

　　［制法］以上12味，共捣粗末，置于净器中，用醇白酒浸泡之，封口，春夏5日、秋冬7日后开取，去渣备用。

　　［用法］每日2次，每次10～20ml，早晚空心温服。

　　［功效］补肝肾，暖腰膝，安神定志，充精补脑。

　　［应用］肝肾亏损，头昏耳鸣，怔忡健忘，腰膝软弱，肢体不温。

3. 女贞子酒（《本草纲目》）

　　［用料］女贞子250g，白酒0.75L。

　　［制法］把女贞子置于净瓶中，用酒浸泡，封口，5日后启封，过滤，去渣备用。

　　［用法］每日2次，每次10～30ml，空心饮服。

　　［功效］滋阴补肾，养肝明目。

　　［应用］阴虚内热，腰膝酸软，头晕目眩，须发早白。

4. 甘露酒（《寿世编》）

　　［用料］熟地黄60g，桃仁60g，枸杞子60g，当归60g，龙眼肉60g，杜仲60g，葡萄干60g，红枣肉60g，白酒5L。

　　［制法］将上药捣为粗末，用白纱布袋盛之，置于净器中，入白酒浸泡，封口，14日后开启，去掉药袋，过滤装瓶备用。

　　［用法］每日3次，每次10～15ml，空腹温饮。

　　［功效］补肝肾，养精血，安心神。

　　［应用］腰膝酸困，精神不振，倦怠乏力，面色憔悴，怔忡心悸，失眠健忘。

5. 地黄首乌酒（《经验方》）

　　［用料］生地400g，何首乌500g，酒

曲100g，糯米2.5L。

［制法］上药煎煮取浓汁，同酒曲、糯米如常法酿酒，密封之，春夏5日，秋冬7日启之，中有绿汁，宜先饮之。乃滤汁收贮备用。

亦可将上药煎取的浓汁，兑入2L白酒中，上火再煮沸30分钟，过滤，去渣取液装瓶备用。

［用法］每日3次，每次10～20ml。

［功效］补肾益精，养阴生津，清热凉血。

［应用］阴虚骨蒸，烦热口渴，阴津耗伤，须发早白，热性出血症，肝肾精血亏损的遗精、带下，腰膝酸疼，肌肤粗糙，体力虚弱，不能孕育。

［注意事项］勿食生冷、炸物及猪、马、牛、犬肉。

6. 红颜酒（《万病回春》）

［用料］胡桃肉120g，红枣120g，杏仁30g，白蜜100g，酥油70g，烧酒1L。

［制法］先将杏仁去皮尖，煮五沸，晒干，与胡桃肉、红枣一起捣碎，再将蜜、油溶化兑入烧酒中，最后将3药一并入酒内，浸泡7日后，过滤去渣，装瓶备用。

［用法］每日2次，每次10～20ml，午晚空心温服。

［功效］补肾，乌须发，润肺，泽肌肤。

［应用］肺肾两虚，腰痛脚弱，咳嗽气喘，老人便秘，久痢。

7. 泡酒方（《慈禧光绪医方选议》）

［用料］鲜石菖蒲20g，鲜木瓜20g，桑寄生30g，小茴香10g，九月菊20g，烧酒1.5L。

［制法］以上5味，用纱布袋盛之，置于净器中，用烧酒浸泡之，7日后用。

［用法］每日早晨空心温服10～15ml。

［功效］清心，柔肝，补肾。

［应用］眩晕，耳鸣，阳虚恶风，消化不良，行走无力。

8. 枸杞麻仁酒（《补肾益寿药酒方》）

［用料］枸杞子500g，胡麻仁300g，火麻仁150g，生地黄300g，糯米1.5L，酒曲120g。

［制法］将生地加工成碎片，酒曲碎为粗末，胡麻仁蒸熟后捣烂，备用。将枸杞子捣破，置砂锅中，加水3L，煮至药2L取下，倒入净坛中候冷；炊糯米为饭，待冷后倒入坛内，加入生地、胡麻仁、火麻仁、酒曲等搅拌均匀，加盖密封，置保温处14日后开启，压去糟渣，过滤后装瓶备用。

［用法］每日3次，早、午、晚随量温饮。

［功效］滋肝肾，补精髓，益气养血，滋润五脏。

［应用］虚羸黄瘦，食欲不振，腰膝酸软，遗精，视物模糊，须发早白，大便秘结。

9. 蟠桃酒（《卧云山人传方》）

［用料］棉籽50g，红枣50g，当归身100g，枸杞子100g，牛膝100g，肉苁蓉100g，山茱萸100g，菟丝子100g，鱼鳔100g，茯苓100g，熟地黄100g，巴戟天50g，白酒3L。

［制法］棉籽取净仁，烧酒拌透，下用黄酒、水各半蒸一炷香；红枣黄酒煮熟，取净肉；茯苓，人乳拌蒸。然后上述12味药共捣末，装入纱布袋中，扎口，置于酒中。浸泡30天后，过滤，去渣备用。

［用法］每日2次，每次10～20ml，早晚各饮1杯。

[功效] 补肝肾，壮腰膝，益精血。

[应用] 诸虚百损，可延年益寿。

（四）健脾和胃类

1. 人参茯苓酒（《民间验方》）

[用料] 人参30g，生地30g，茯苓30g，白术30g，白芍30g，当归30g，红曲面30g，川芎15g，桂圆肉120g，冰糖250g，白酒2L。

[制法] 以上9味，共捣为碎粗末，装入白布袋中，扎口，置于净器中，用高粱白酒浸泡4～5日，去渣再加冰糖250g，装瓶备用。

[用法] 每日任量徐徐饮之。

[功效] 补气血，益脾胃，宽膈进食。

[应用] 气血亏损，脾胃虚弱，形体消瘦，面色萎黄。

2. 山核桃酒（《中药制剂汇编》）

[用料] 山核桃3000g，白酒5L。

[制法] 取青核桃3000g捣碎，置净器中，加白酒浸泡，密封，20天后开启，以酒变褐为度，过滤去渣，装瓶备用。

[用法] 每日3次，每次服10ml。

[功效] 收敛，消炎，止痛。

[应用] 急、慢性胃病。

3. 吴萸酒（《本草纲目》）

[用料] 吴茱萸50g，黄酒1L。

[制法] 取吴茱萸（色绿、饱满者为佳）研为碎末，置于瓶中，入黄酒浸泡，密封3～5日后开启，过滤后即可饮用。

[用法] 每日3次，每次10ml，空腹饮用。

[功效] 温中止痛，理气燥湿。

[应用] 中恶心痛，心腹冷痛。

[注意事项] 阴虚火旺者忌饮此酒。

4. 茯苓酒（《饮膳正要》）

[用料] 云茯苓60g，白酒0.5L。

[制法] 将茯苓捣成小块，纱布袋盛之，泡入白酒中封固，浸泡1周后启封备用。

[用法] 每日1次，每次10～30ml，临睡前饮用。

[功效] 补虚益寿，强筋壮骨，减肥。

[应用] 肌肉沉重、麻木、身体肥胖、痰湿重而脾气不足者，亦可用于冠心病、心区隐痛、神惊健忘者。

5. 胃痛药酒（《中药制刑汇编》）

[用料] 地榆64g，青木香64g，白酒1L。

[制法] 将药洗净，捣碎，用白纱布袋盛之，置净器中，加白酒浸泡，密封，15日后开启，去掉药渣，过滤装瓶备用。

[用法] 口服。每日2次，每次10ml。

[功效] 行气，消胀，缓痛。

[应用] 慢性胃炎。

6. 姜附酒（《医宗必读》）

[用料] 干姜60g，制附子，黄酒0.5L。

[制法] 以上2味，共研细末，浸酒中封口，7日后启，过滤，去渣备用。

[用法] 每日3次，每次10～20ml，食前温饮为佳。

[功效] 温中散寒，回阳通脉，温肺化饮。

[应用] 心腹冷痛，呃逆呕吐，泻痢，完谷不化，寒饮喘咳，痰白而清稀，肢冷汗地。

7. 薯蓣酒（《食医心鉴》）

[用料] 生山药250g，黄酒1.5L。

[制法] 用竹刀把山药刮皮，切成碎块。先把酒放入砂锅内煮沸，再放入山药。如药锅大，酒可适量增多，约煮半小

时，待山药熟，捞出来，拌入蜂蜜50g，另存，酒亦另存。

［**用法**］每日清晨，漱口完毕，以葱花、花椒、食盐适量，拌上山药15g许，空腹食下。然后饮煮剩之酒30ml。

［**功效**］补气养阴，滋脾固肾。

［**应用**］食欲不振，腹胀便溏，咳嗽喘息，遗精，小便频数，妇女白带，以及老年人的糖尿病。

（五）止嗽化痰类

1. 人参蛤蚧酒（《卫生宝鉴》）

［**用料**］人参15g，茯苓15g，贝母20g，桑白皮15g，知母20g，杏仁24g，甘草20g，蛤蚧1对，白酒1L。

［**制法**］蛤蚧先用河水浸泡5天，逐日换水，洗去腥气，之后与诸药共研粗末，纱布包缝，浸入酒中，浸泡30日后，过滤，去渣备用。

［**用法**］每日2次，每次5～10ml，早晚饭前饮用。

［**功效**］益气清肺，止咳平喘。

［**应用**］咳久气喘，痰稠色黄，或咳吐脓血，胸中烦热，身体日渐羸瘦，或面目浮肿，脉浮虚，或日久成为肺痿。

［**注意事项**］因外邪引起的喘咳症状，不宜饮用。

2. 竹黄酒（《药酒与骨滋》）

［**用料**］竹黄（为肉座菌科真菌竹黄的子座，生在竹竿上，主要产于四川、安徽、江苏、浙江等地）60g，白酒1L。

［**制法**］将竹黄置净器内，入白酒浸泡，密封，5日后开启，装瓶备用。

［**用法**］日服2次，每次5～10ml。

［**功效**］化痰止痛。

［**应用**］咳嗽痰多，胃气痛。

［**注意事项**］灰指甲、鹅掌风等皮肤

病患者忌服。

3. 桑萸根皮酒（《民间验方》）

［**用料**］桑白皮250g，吴茱萸根皮50g，黄酒1.5L。

［**制法**］将以上2味切成细末，与黄酒入锅内煎煮，待酒液煎至0.5L时，离火，候温，过滤去渣，收藏备用。

［**用法**］上液分为3份，每日服1份，空腹时温服。

［**功效**］泻肺行水，清肺止咳。

［**应用**］肺热咳喘，痰多而黄，身热口渴，甚者吐血。

4. 葶苈酒（《圣济总录》）

［**用料**］葶苈子100g，白酒0.5L。

［**制法**］将葶苈子捣碎，用白纱布袋盛之，置于净瓶中，入白酒浸泡，封口，3日后开启，去掉药袋，过滤后备用。

［**用法**］每日2次，每日20ml，饮后以小便通利为度。

［**功效**］逐饮行水，泻肺定喘。

［**应用**］咳嗽气喘，痰多，胸胁痞痛，水肿，小便不利（属痰火上犯、肺气壅实者）。

［**注意事项**］凡肺气虚引起的喘促，脾虚肿满、气虚引起的小便不利者，均忌饮此酒。

5. 蜜膏酒（《千金方》）

［**用料**］蜂蜜250g，饴糖250g，生姜汁125ml，生百部汁125ml，枣肉（捣泥）75g，杏仁（捣泥）75g，橘皮末60g。

［**制法**］先将杏仁和水1L，文火煮取0.5L，过滤后去渣，再入蜂蜜、生姜汁、饴糖、生百部汁、枣肉、橘皮末，文火再熬，煎取1L。

［**用法**］每日3次，每次2勺，温酒送服，细细咽之。

［**功效**］疏风散寒，止咳平喘。

［应用］肺气虚寒，风寒所伤，语声嘶哑，咳唾上气，喘嗽，以及寒郁热邪、音哑等症。

（六）强筋壮骨类

1. 大生地酒（《太平圣惠方》）

［用料］生地120g，杉木节50g，牛蒡根120g，丹参30g，牛膝50g，大麻仁60g，防风20g，独活30g，地骨皮30g，白酒1.5L。

［制法］以上9味，共捣为粗末，用白纱布袋盛之，置于净器中，入白酒浸泡，密封口，7日后开启，去掉药袋，过滤去渣，收瓶贮之。

［用法］每顿饭前，随量温饮。

［功效］清虚热，祛风，活血，消肿。

［应用］足胫虚肿，烦热疼痛，行步困难。

2. 川乌杜仲酒（《太平圣惠方》）

［用料］杜仲（微炒令黄）40g，羌活40g，炮姜20g，制附子40g，萆薢40g，地骨皮30g，川椒（微炒去汗）15g，肉桂30g，川芎30g，五加皮40g，续断40g，炙甘草20g，天花粉20g，秦艽30g，石斛30g，制乌头30g，桔梗30g，细辛25g，防风40g，酒2L。

［制法］将药共捣碎，用白纱布袋宽松盛之，置于净器中，入酒浸泡，密封，5日后开启，去掉药袋，过滤装瓶备用。

［用法］每日3次，每次温饮15ml，饭前服。

［功效］补肾壮阳，强腰止痛，祛风散寒除湿。

［应用］肾虚腰痛，风寒腰痛，久坐湿地所致的腰痛，坠伤腰痛。

3. 巨胜酒（《食医心鉴》）

［用料］黑芝麻（巨胜子）100g，薏苡仁30g，干地黄250g，白酒1L。

［制法］上述诸药，用生绢袋装之，缝口，置于酒中，浸泡5~7天，过滤去渣，备用。

［用法］每日2次，每次20~30ml，饭后饮用为佳。

［功效］强筋益骨，逐散风湿。

［应用］肝肾不足，以致筋骨失养，挛急，脚腿不利，头晕眼花，便秘，须发早白。

［注意事项］大便溏泄，腹部虚寒者，不宜饮此酒。

4. 壮骨驻颜酒（《寿亲养老新书》）

［用料］干地黄70g，熟地黄50g，川椒30g，牛膝75g，生黑大豆70g，山药50g，赤白何首乌各75g，肉苁蓉70g，枸杞子70g，藁本30g，白酒2.5L。

［制法］先将赤白何首乌研末，且晨蒸，日出晒，夜间露，如此九蒸九晒九露。再与诸药共捣为末，纱布包好，浸入酒中，浸泡30天，过滤，去渣备用。

［用法］每日2次，每次10~20ml，早晚饮用。

［功效］补肾壮骨，轻身延年，补精益血。

［应用］肝肾不足，眩晕目昏，面色不华，须发早白，健忘少寐，腰膝无力。

（七）祛风散寒除湿类

1. 丁公藤风湿药酒（《中华人民共和国药典》）

［用料］丁公藤1000g，桂枝30g，麻黄37.5g，羌活3g，当归3g，川芎3g，白芷3g，补骨脂3g，乳香3g，猪牙皂3g，陈皮13g，苍术3g，厚朴3g，香附3g，枳壳20g，白术3g，山药3g，黄精8g，菟丝子3g，小茴香3g，苦杏仁3g，泽泻3g，五灵脂3g，蚕沙6.5g，白酒4.25L。

［制法］将丁公藤蒸2小时后，与桂枝等24味，置容器内，入白酒密闭浸泡，浸泡期间加温2～5次，每次使浸液达35℃，浸泡40天，滤过，即得。

［用法］每日2～3次，每次10～15ml。外用擦患处。若有肿痛黑瘀，用生姜捣碎炒热，加入药酒适量，擦患处。

［功效］祛风除湿，消瘀止痛。

［应用］风寒湿痹，手足麻木，腰腿酸痛，跌仆损伤。

［注意事项］孕妇可外擦患处，但忌擦腹部和忌内饮。

2. 三藤酒（《民间验方》）

［用料］络石藤90g，海风藤90g，桑寄生90g，木瓜60g，五加皮30g，白酒3L。

［制法］以上5味，切成薄片，置于净器中，入白酒浸泡，按冷浸法制成药酒2～3L即成。

［用法］每日1～2次，每次30ml，空腹温饮。

［功效］祛湿，舒筋，通络。

［应用］风湿性关节炎及关节疼痛。

3. 牛膝复方酒（《太平圣惠方》）

［用料］石斛60g，杜仲60g，丹参60g，生地60g，牛膝120g，酒1.5L。

［制法］以上5味，共捣碎，用白纱布袋盛之，置于净器中，入酒浸泡，密封，7日后开启，去掉药袋，过滤装瓶备用。

［用法］每日3次，每次饭前温饮10ml。

［功效］补肝肾，强筋骨，活血通络，滋阴益精。

［应用］肾虚腰痛，关节不利，筋骨疼痛。

4. 附子杜仲酒（《古今图书集成》）

［用料］杜仲（炙去粗皮）50g，淫羊藿15g，独活25g，牛膝25g，附子（炮裂去皮脐）30g，酒1L。

［制法］将药捣碎，用白纱布袋盛之，置于净器中，入酒浸泡，密封，7日后开启，去掉药袋，过滤后装瓶备用。

［用法］每日3次，每次饮10～20ml。

［功效］温阳通里，散寒逐湿，强腰益肾。

［应用］感冒后身体虚弱，腰膝疼痛，行步困难。

5. 追风活络酒（《药酒汇编》）

［用料］红曲、紫单、独活、红花、天麻、补骨脂（盐制）、血竭、川芎、乳香、没药、秦艽谷20g，当归、防风各30g，木瓜、杜仲（盐制）、牛膝、北刘寄奴、制草乌、土鳖虫、白芷各10g，麻黄30g，白糖800g，白酒1500ml。

［制法］将前21味，除红曲、紫草外，血竭、乳香、没药共研成细末，过筛混匀，余16味酌予碎断。上药各药与白酒、白糖同置罐内，于水浴中加热煮沸后，再入缸中，密封，浸泡30天后，滤取酒液，残渣压榨后回收残液中的酒液，合并滤过，贮备用。

［用法］口服。每次服10～15ml，日服2次。

［功效］追风散寒、舒筋活络。

［应用］受风受寒，四肢麻木，关节疼痛，风湿麻痹，伤筋动骨。

［注意事项］孕妇忌服。

6. 风湿关节酒（《中药制剂汇编》）

［用料］牛膝（去头）90g，防风120g，木瓜60g，威灵仙60g，草乌（甘草、金银花水制）90g，桂枝90g，蓖麻150g，川芎150g，松节150g，当归150g，鸡血藤120g，穿山甲240g，苍术150g，白芍150g，乌梢蛇（酒制）150g，人

参120g，佛手150g，老鹳草240g，甘草120g，红曲240g，五加皮240g，羌活90g，独活240g，红糖3000g，白蜜5000g，45度白酒50L。

[制法]将加工炮制合格的药材置净器内，装回流罐，白酒分25L、15L、10L，做3次加入，每次均加热至酒沸半小时，酌加红曲兑色，放出药液，压榨残渣，榨出液与三次浸出液合并，置罐内，混均匀，密封，贮存至1个月，静置滤过装瓶密封备用。

[用法]口服。每日2次，每次15～30ml。

[功效]祛风散寒利湿，活血通经止痛。

[应用]关节疼痛，肩背沉酸，四肢麻木。

[注意事项]孕妇勿服。

7. 骨质增生酒（《百病中医膏散疗法》）

[用料]岩马桑、钩藤根、四块瓦、见血飞各30g，野荞麦、威灵仙根、五香血藤、鹿衔草、凤仙花根、地龙、土鳖虫各40g，水冬瓜根皮、淫羊藿各60g，川红花、青藤香、三七各20g，55度白酒2500ml。

[制法]将前16味洗净，切碎，置容器中，加入白酒，密封，浸泡7～10天后即可取用。

[用法]口服。每次服15～20ml，日服3次。

[功效]舒筋活络，散瘀止痛。

[应用]增生性或肥大性关节炎。

（八）跌仆损伤

1. 复方红花苏木酒（《中药制剂汇编》）

[用料]红花500g，苏木2500g，两背针（皮）2500g，50%食用乙醇7.5L，高粱酒7.5L。

[制法]将药置净器中，入食用乙醇、高粱酒浸泡，密封，15天后开启，滤过去渣，装瓶备用。

[用法]每日2次，每次服20～30ml。外用适量，擦患部至有灼热感。

[功效]活血祛瘀，消肿止痛。

[应用]跌仆损伤引起的瘀血肿痛。

[注意事项]孕妇、有内出血者忌服。

2. 续筋接骨酒（《民间验方》）

[用料]透骨草10g，大黄10g，当归10g，白芍药10g，丹皮6g，生地15g，土狗10个，土虱30个，红花10g，自然铜末3g，白酒0.35L。

[制法]以上10味，除自然铜外，均捣为粗末，用好酒350ml煎取一半，候温，过滤去渣，分作3份。

[用法]每日用1份药酒送服自然铜末1g。

[功效]接骨续筋，止痛。

[应用]跌伤，打伤。

[注意事项]孕妇忌饮此酒。

3. 伤痛灵擦剂（《百病中医熏洗熨擦疗法》）

[用料]三棱、莪术、三七、红花、制草乌透骨草各15g，血竭、生大黄（急性用9g）、板子（急性用9g）各6g，白兰12g，冰片30g，白酒适量。

[制法]将前11味烘干，共研细末，备用。

[用法]外用。每取药末适量，用白酒调成稀糊膏状，外涂擦患部，每日涂擦3次。药层干后洒白酒，保持湿润，促使药力透入。

[功效]活血化瘀，消肿止痛。

［**应用**］急慢性软组织损伤、网球肘、纤维组织炎及陈旧性躁、腕关节扭挫伤。

4.跌打损伤酒（《中药制剂汇编》）

［**用料**］柴胡12g，续断6g，当归12g，马钱子（去毛）6g，川芎12g，骨碎补（去毛）6g，黄芩6g，红花4g，桃仁6g，三棱4g，五灵脂6g，乳香（醋制）3g，赤芍6g，苏木6g，白酒65度1L。

［**制法**］将药共研为粗末，混匀，装入棉布袋内宽扎，与白酒共入罐内，密封浸泡，30天后开启，去掉药袋，澄清滤过，装瓶备用。

［**用法**］每日2次，每次服30～60ml。亦可外用涂擦患处。

［**功效**］舒筋活血，消肿止痛。

［**应用**］跌仆损伤，瘀血凝滞，肿痛不消，筋络不舒。

四、药茶

我国是盛产茶的故乡，追溯历史已相当久远，相传远在4000多年前的神农时代已经发现了茶。根据记载，茶叶很可能是最早作为药用植物被人们发现的。战国早期著作《神农本草经》中说："神农尝百草，日遇七十二毒，得茶而解之。"东汉《增产本草》指出："茶味苦，饮之使人益思，少卧，轻身，明目。"说明了茶的保健作用。根据历代中医药书籍记载和实践证明，茶不但是优良的饮料，而且具有多种保健功能及治疗多种疾病的作用。据药理研究，茶叶含有咖啡碱、茶碱、可可碱、嘌呤碱、黄酮类、儿茶素、酚类、酯类、芳香油化合物、蛋白质和氨基酸、多种维生素以及钙、磷、铁、碘、锰、钼、锌、铜、锗、氟、硒等恒量元素和微量元素，对人体防病、治疗有着重要的作用。

我国的茶叶品类繁多，一般分为五大类：红茶，系发酵而成，性偏温；绿茶，未经发酵，味微苦寒；乌龙茶，属半红半绿，气香味醇；花茶，加花坯加工而成，气芳重，能舒气；紧压茶（茶砖、沱茶），偏苦涩，消脂解腥秽。一般可根据地区习惯、季节气候分别选用。一般说来，茶具有醒脑提神、清利头目、消暑止渴、降脂减肥、下气消食、解毒止痢等功效。

茶叶中含有咖啡因，能兴奋高级神经中枢，增强大脑皮层的兴奋过程，使精神兴奋，思维敏捷，消除疲劳。长期饮茶能清热降火，防治眼病。茶能明目主要与其含有多种维生素有关，如维生素A是眼视网膜的重要营养物质，如缺乏可引起夜间视力障碍，发生夜盲症。维生素B_1、B_2、C等都是维持正常视力不可缺少的物质。茶是防暑降温的重要饮料，饮热茶可以扩张血管，开放汗腺，散发体内热量，同时热茶饮后增加尿量，使部分热量随尿排出体外，以达到消暑降低体温的目的。目前降脂减肥茶种类很多，主要以绿茶为主。绿茶中含有大量的茶多酚、黄酮类槲皮素及多种维生素，尤其是大量维生素C等物质，茶多酚能溶解脂肪，黄酮类槲皮素能帮助降低血胆固醇，维生素C能帮助利尿，促进胆固醇排泄。绿茶中含有叶绿素，进入人体后能破坏食物中的胆固醇，阻碍胆固醇消化吸收，从而达到降低体内胆固醇的作用。茶叶中的咖啡碱还能刺激胃液分泌，增进食欲，促进胃的消化功能；茶叶中所含的维生素B族及芳香油，也是开胃进食、帮助消化的物质，故民间人们在鱼肉荤食之后，常饮茶以助消化，解油腻。红茶中含酵母菌类，更有助于食物消化。据体外试验，茶叶煎剂或浸剂，对各型痢疾杆菌均有抗菌作用，一般而言，花茶、绿茶的抗菌效能大于红茶。

此外，茶叶还有其他一些保健康复防病治病的作用，如能减轻醉酒，缓解慢性乙醇中毒症状；长期饮茶有护齿防龋作用；饮茶有助于延缓血管硬化，帮助降低血压；近代研究表明，茶还能缓解核辐射损伤，缓解和防护外辐射所引起的白细胞下降；茶中含有多种具有抗癌作用的物质，可防治皮肤癌等作用。

茶作为绿色食品，具有广阔的开发前景，在目前回归自然的热潮中，药茶在医疗、康复、保健方面将发挥更大的作用。

1. 健身降脂茶（《茶的保健功能与药用便方》）

[用料] 绿茶10g，何首乌15g，泽泻10g，丹参15g。

[制法] 何首乌、泽泻、丹参三药研粗末，纳入热水瓶中，用沸水适量冲泡，盖焖20～30分钟，然后加入绿茶，轻摇，再盖焖5～6分钟。频频饮用，一日饮尽。

[功效] 活血利湿，降脂减肥。

[应用] 血脂偏高，或体形肥胖，都可以用此方作保健饮料。

[注意事项] 有胃溃疡者，不宜饮用。

2. 乌龙消脂益寿茶（《茶的保健功能与药用便方》）

[用料] 乌龙茶6g，槐角18g，何首乌30g，冬瓜皮18g，山楂15g。

[制法] 原方后四味研为细末，置于热水瓶中，用适量沸水冲泡，盖焖约20分钟，再纳入乌龙茶，轻摇热水瓶，继续盖焖5～6分钟。频频饮用，于1日内饮尽。

[功效] 消脂减肥益寿。

[应用]

（1）中老年人高脂血症，高血压或伴发冠心病，常有头晕、胸闷。

（2）体形肥胖，头昏，全身乏力。

[注意事项] 有胃及十二指肠溃疡病者，不宜饮用。

3. 三花减肥茶（《中成药研究》）

[用料] 玫瑰花、茉莉花、代代花各2g，川芎6g，荷叶7g。

[制法] 上药搓碎，置入热水瓶中，用沸水冲泡，盖焖10分钟。频频饮用，1日内饮尽。

[功效] 芳香化浊，行气活血。

[应用] 肥胖症，体重超过正常标准，懒于行动。

[注意事项] 阴虚口渴者不宜饮用。

4. 山楂降脂茶（《中医良药良方》）

[用料] 生、炒山楂各7g，炒陈皮9g，红茶适量。

[制法] 上药放入热水瓶中，冲入沸水大半瓶，塞紧塞子十多分钟。当茶频饮，1日饮完。

[功效] 消食，理气，降脂。

[应用]

（1）过食膏脂，血脂偏高，或伴见头昏脑胀，常常口中黏腻或喉中多痰，或体偏肥胖。

（2）平时胃酸偏低，纳谷呆滞或伴脘闷不舒。

[注意事项] 胃酸过高、有溃疡病者不宜饮用。

5. 酥油茶（《偏方大全》）

[用料] 酥油150g，砖茶、精盐适量，牛奶1杯。

[制法] 先把酥油100g、盐约5g和牛奶倒入干燥茶桶内，再倒入预先煎好的茶

水2kg，然后用细木棍上下抽打5分钟，再放入50g酥油，再抽打2分钟。打好后，倒进茶壶内加热，1分钟左右即可饮用。

［功效］提神，滋补，增强食欲。

［应用］病后体虚，老人、产妇体质虚弱，食欲不旺。

［注意事项］阴虚火旺或脾胃有湿热者忌饮。

6. 杏仁奶茶（《患者保健食谱》）

［用料］苦杏仁10枚，冰糖6g，牛奶半磅。

［制法］取带皮杏仁10枚，捣碎，同冰糖6g，置盖杯中，以沸水适量冲泡，焖置15分钟后，取清液兑入鲜牛奶半磅，饮用。每日1～2次，空腹时服。

［功效］润肺止咳。

［应用］慢性支气管炎，咳嗽迁延不已，体虚瘦弱，动则气急出汗。

［注意事项］痰液黄稠难出者慎用。

7. 灵芝银耳冰糖茶（《实用食疗方精选》）

［用料］灵芝9g，银耳6g，冰糖适量。

［制法］先将银耳用水泡开，拣去杂质及硬梗心，同洗净的灵芝共置砂锅中，文火炖2小时左右，至银耳汤稠，捞出灵芝，调入冰糖屑适量，分2～3次饮用。每日1剂。

［功效］养阴润燥，安神，止咳。

［应用］慢性咳喘，反复发作，致肺肾两虚，症见咳嗽气短，时吐痰涎，心神不安，失眠多梦，怔忡，健忘者，如老年慢性支气管炎，慢性肺心病；亦可用治热病后肺阴不足，出现上述症状者。

［注意事项］脾胃湿热、舌苔厚腻者忌用。

8. 五神茶（《药茶治百病》）

［用料］荆芥、苏叶各10g，茶叶6g，

生姜10g，薄荷3g。

［制法］上药放入热水瓶中，冲入沸水适量，盖焖浸泡10多分钟。频频饮用，1日饮尽。

［功效］发汗散寒。

［应用］感冒风寒，恶寒无汗，头痛，全身酸痛，饮食不香。

［注意事项］流行性感冒发热重者不宜饮用。

9. 午时茶（《经验百病内外方》）

［用料］苍术、陈皮、柴胡、连翘、白芷、枳实、山楂、羌活、防风、前胡、藿香、川芎、神曲、甘草各300g，桔梗、麦芽、苏叶、厚朴各450g，陈茶1kg。

［制法］上药研为粗末，每用10～20g，纳入热水瓶中，冲入适量沸水，盖焖约15分钟。频频饮用，一日内饮尽。

［功效］疏表导滞，化浊和胃。

［应用］（1）外感风寒，头痛咳嗽，全身酸痛，恶寒或伴轻度发热。

（2）内伤饮食，湿滞食阻，脘腹胀满，不思进食，或伴恶寒，呕恶腹泻，倦怠乏力。

（3）晕船晕车，水土不服，也可应用。

［注意事项］感冒高热或食用不洁食物而致食物中毒者均不宜饮用。

10. 姜糖茶（《药茶治百病》）

［用料］生姜10片，茶叶10g，红糖15g。

［制法］上药放入保温杯中，冲入适量沸水浸泡，约10分钟。频频饮用，一日内饮尽。

［功效］发表散寒。

［应用］感冒轻证，头痛而胀，全身酸楚不适，胃口欠佳。

［注意事项］重症感冒发热较高者不宜饮用。

11. 龙胆菊槐茶（《验方》）

[用料] 龙胆草10g，菊花、槐花、绿茶各6g。

[制法] 上药按比例配方，研成粗末，用瓷器贮存。每取30g，放入保温瓶中，冲入沸水500ml，焖泡半小时后去沉渣，即可饮用。一日内分3次服完。

[功效] 泻肝火，清热，明目，凉血。

[应用]

（1）肝经实火导致的眩晕、头痛、目赤肿痛、耳鸣，或高血压病见有上述症状者。

（2）湿热下注的小便涩痛、白浊、阴囊湿痒。

[注意事项] 脾胃虚寒泄泻、舌淡苔白者忌用。

12. 罗布麻降压茶（《中药制剂汇编》）

[用料] 罗布麻叶500g，茉莉花适量。

[制法] 将已干燥的罗布麻叶加入茉莉花，同置于密闭的容器内，熏24小时，将茉莉花弃去，置调节成50℃～60℃低温的烘箱中烘5～10分钟（烘去茉莉花带入的微量水分），分装于滤泡纸袋，每袋4.5g，放在干燥处密贮。每日1～2袋，用沸水冲泡10分钟，不拘时间，代茶频饮。

[功效] 平肝息风，清热，解郁。

[应用]

（1）高血压病所致眩晕、头痛、脑胀。

（2）失眠、惊痫、抽搐，辨证属肝风内动或风热上扰者。

（3）预防感冒。

13. 丹参茶（《药茶治百病》）

[用料] 丹参9g，绿茶3g。

[制法] 将丹参制成粗末，每取9g，加绿茶3g，放热水瓶中，冲入半瓶_水，旋紧瓶塞10分钟后，可代茶不拘时频饮。

[功效] 活血化瘀，清心，化痰。

[应用] 冠心病、心绞痛等的治疗与预防。

[注意事项] 孕妇及无瘀血者慎用。

14. 山楂益母茶（《药茶治百病》）

[用料] 山楂30g，益母草15g，茶叶5g。

[制法] 上三味共研粗末，每日用50g放暖水杯中，冲入沸水，盖焖10分钟后，不拘时代茶频饮。

[功效] 活血，消食积，清心神。

[应用] 冠心病。

[注意事项] 脾胃虚弱及无瘀者忌用。

15. 香蕉茶（《茶的保健功能与药用便方》）

[用料] 香蕉干片50g，茶叶10g，蜂蜜少许。

[制法] 先用沸水1杯，冲沸茶叶，然后将香蕉干片研碎，调蜜入茶水中，当茶饮用。每日1剂。

[功效] 降压，润燥，滑肠。

[应用] 冠心病，动脉硬化，高血压。

[注意事项] 中寒泄泻者忌用。

16. 冬花紫菀茶（《药茶治百病》）

[用料] 茶叶6g，款冬花、紫菀各3g。

[制法] 将上三味药放入热水瓶中，以沸水冲泡至大半瓶，盖焖10多分钟，即可当茶饮用。一日内作数次饮完，弃去沉渣。

[功效] 止咳化痰。

[应用] 外感风寒所致的咳嗽痰多、喘逆气急、恶寒发热等症。

17. 四陈茶（《医学心悟》）

[用料] 橘红、陈香橼、陈枳壳、陈茶叶各等份。

[制法] 上方研细末备用。每用15～20g，置保温杯中，以沸水适量冲泡，盖焖15分钟后频频饮用。每日2～3次。

［功效］化痰和胃，理气宣壅。

［应用］急性胃肠炎，欲吐不得吐，欲泻不得泻，胸闷心烦，舌苔薄黄腻，脉弦数。

［注意事项］脾胃虚弱、气虚者慎用，孕妇慎用。

18. 草姜茶（《药茶治百病》）

［用料］红茶1～2g，干姜3～5g，炙甘草3g。

［制法］将生姜洗净切片，炒干（或直接用干姜饮片），临用前将上方各药按比例剂量置盖杯内加开水300ml，泡5～10分钟。分3次，饭后饮，每日1剂。

［功效］温胃，散寒，止呕。

［应用］胃寒呕吐，喜暖恶寒，大便溏薄者。

［注意事项］阴虚火旺、鼻衄、舌红口干者忌用。

19. 二陈止痢茶（《河南省秘验单方集锦》）

［用料］陈茶叶、陈皮各10g，生姜7g。

［制法］将陈皮切碎，连同茶叶、生姜片共置保温杯中，以沸水冲泡，频频饮之。每日1～2剂。

［功效］清热化湿，行气止痢。

［应用］热痢，里急后重，下痢脓血。

［注意事项］虚寒泻痢、滑泄不禁者忌用，失眠者不宜在睡前服。

20. 山楂木香茶（《河南省秘验单方集锦》）

［用料］炒山楂15g，木香10g，食糖、红茶各15g。

［制法］按原方剂量，将药打成粗粉，置保温杯中，以沸水适量冲泡，加入红糖盖焖15分钟后，频频饮服。每日1剂，痢止后停用。

［功效］健脾理气，解毒止痢。

［应用］下痢赤白，腹痛里急后重者。

［注意事项］湿热痢疾，发热、烦渴、舌红者忌用。

21. 茵陈绿茶（《药茶治百病》）

［用料］茵陈30g，生大黄6g，绿茶3g。

［制法］原方前二味药量加大20倍，共研粗末，每次用30～50g，置保温瓶中，冲入沸水适量泡焖10分钟后，加入绿茶3～4g，再盖焖5分钟，代茶饮用。每日1～2剂，连服10～15天。

［功效］清热利湿，通腑退黄。

［应用］

（1）急性黄疸型肝炎，见身目俱黄，色鲜黄如橘皮，小便黄赤，舌苔黄腻，脉滑数。

（2）阻塞性黄疸，见全身皮肤、巩膜鲜黄，皮肤瘙痒，大便干燥、色如陶土，苔腻，脉滑。

［注意事项］黄疸日久，身目黄染颜色晦暗、形寒喜温者忌用。

22. 川芎茶（《简便单方》）

［用料］川芎3g，茶叶6g。

［制法］取川芎100g为细末，每服药末15～20g，加茶叶末6g和匀，置保温杯中，沸开水适量冲泡，盖焖30分钟后，代茶频频饮用。每日1剂。

［功效］行气活血，祛风止痛。

［应用］

（1）感冒风寒，头痛鼻塞，肢体酸痛。

（2）因血滞气阻所致的反复发作性头痛，如中风后遗症头痛、血管神经性头痛、颅脑损伤后遗症头痛等。

［注意事项］阴虚火旺及气血虚弱者忌服。

23. 黄芩白芷茶 (《丹溪心法》)

[用料] 黄芩 (酒浸炒) 30g, 白芷 30g, 茶叶6g。

[制法] 取黄芩、白芷各30g, 共研细末, 混匀。每服取茶叶6g, 置保温瓶中, 冲入沸水泡焖10分钟, 取清液趁热兑入药末6~12g, 摇匀, 分次代茶饮用。1日内饮完。

[功效] 清热燥湿, 祛风止痛。

[应用]

(1) 眉棱骨痛或面痛, 疼痛阵作, 或向眼眶、颊部放散, 历时短暂如闪电, 咀嚼或谈笑时即能引起发作, 如三叉神经痛。

(2) 湿热上蒸, 清窍不利致头痛如裹, 心中烦闷, 渴不欲饮者。

[注意事项] 脾胃虚寒者忌服。

24. 苏姜陈皮茶 (《药茶治百病》)

[用料] 苏梗6g, 陈皮3g, 生姜2片, 红茶3g。

[制法] 前三味研成粗末, 与红茶共用沸水泡焖10分钟, 不拘时代茶温饮。每日1剂。

[功效] 理气和胃, 降逆止吐。

[应用] 妊娠恶阻, 恶心呕吐, 头晕, 厌食或食入即吐。

25. 散疹茶 (《河南省秘验单方集锦》)

[用料] 生地90g, 苍术30g, 茶叶10g (5岁以下, 生地9g, 苍术3~6g, 茶叶1~3g)。

[制法] 先将生地、苍术加水煎汁, 并以药汁冲泡茶叶于壶内或杯内, 不拘时慢慢饮服, 至全身汗出为止。每日1剂。

[功效] 凉血滋阴, 祛风燥湿。

[应用] 瘾疹 (风疹块), 而属阴虚血热兼夹风湿热毒证者, 类似现代医学之荨麻疹、血管神经性水肿等变态反应性疾病。

[注意事项] 风寒外袭或脾肺气虚者不宜饮用。

26. 枸杞龙眼茶 (《摄生秘剖》)

[用料] 枸杞5g, 龙眼肉3g, 绿茶3g, 冰糖10g。

[用法] 用前二味药的煎煮液30g泡茶、糖饮用。

[功效] 滋肾补心, 安神。

[应用] 阴血不足心悸、失眠、多梦。

27. 消炎洗眼茶 (《饮茶的科学》)

[用料] 优质绿茶25g。

[制法] 加水1500~2000ml, 煎煮至1000ml, 取汁, 温度适度, 用清洁毛巾或纱布沾洗患眼。每日1剂, 时时洗之 (约3~4次)。

[功效] 解毒明目, 去腐生肌。

[应用]

(1) "红眼病" 之目赤肿痛, 多泪。

(2) "眼弦赤烂" 所致眼睑边缘红赤溃烂, 或有溢脓及痂块积聚, 类似西医学之溃疡性睑缘炎。

28. 何风茶 (《外科精要》)

[用料] 何首乌5g, 防风3g, 薄荷3g, 绿茶3g。

[制法] 用前二味药的煎煮液300ml泡薄荷、绿茶饮用, 冲饮至味淡。

[功效] 补血, 祛风, 除湿, 解毒。

[应用] 遍身疮肿痒痛。

29. 生脉茶 (《千金方》)

[用料] 五味子5g, 人参3g, 麦冬3g, 花茶3g, 冰糖10g。

[用法] 用300ml开水冲泡后饮用, 冲饮至味淡。

[功效] 益气养阴。

[应用] 热伤元气, 肢体倦怠、气短

懒言、口干作渴、汗出不止。

30. 三才茶（《儒门事亲》）

［用料］天门冬5g，人参3g，生地3g，花茶3g。

［用法］用前二味药的煎煮液35g泡茶饮用，可加冰糖。

［功效］养阴益气，润肺止咳。

［应用］肺气虚阴咳嗽。

31. 麦冬夏茶（《金匮要略》）

［用料］麦门冬5g，半夏3g，人参3g，粳米3g，甘草3g，绿茶5g。

［用法］用前五味药的煎煮液35g泡茶饮用，冲饮至味淡。

［功效］养阴益气，利咽喉。

［应用］火逆上气，咽喉不利、干咳咯痰。

32. 天贝茶（《本事方》）

［用料］天门冬5g，川贝母3g，茯苓3g，阿胶3g，杏仁3g，绿茶3g。

［用法］用前五味药的煎煮液40g泡绿茶饮用。

［功效］清肺祛痰。

［应用］肺热咳嗽咳血；吐血；肺癌；乳腺癌。

33. 益胃茶（《温病条辨》）

［用料］玉竹5g、沙参3g、麦冬3g、生地3g、绿茶3g、冰糖10g。

［用法］用300ml开水冲泡后饮用，冲饮至味淡。

［功效］益胃生津。

［应用］热病发汗后，当复其阴，以滋养耗伤之胃津；咽喉不利。

第十一节　心理康复

心理康复治疗是一种心理调节或干预，以求达到改变人们的行为、思想或情感的方法。心理康复治疗是针对情绪问题的一种治疗方法，由经过专门训练的人员，以慎重的态度通过语言或非语言因素，影响和改变康复患者的心理活动，减轻和改善患者的异常情志反应，消除其心理障碍，从而促进身心康复。

中医认为，喜、怒、忧、伤、思、悲、恐"七情"中，任何情态失调都可以伤心，心伤可引起其他脏腑功能的失调。即"悲哀忧愁则心动，心动则五脏六腑皆摇"。

从现代心理学的理论来看，所谓七情致病可分为两类：

一类是激情致病，即爆发性强烈情绪如绝望、恐怖、盛怒、狂喜等引起疾病。生活中激情导致心脏病发作的例子是不少见的。

另一类是心境引起的疾病，即在较长时间内持续的、反复的紧张情绪状态致病。身体不健康者易患躯体方面的疾病，如许多传染病、心血管疾病、消化系统疾病等。心理不健康者则易患心理方面的疾病，如各种精神病、神经官能症、人格障碍、心身疾病等。

一般把心理情绪和社会因素在躯体发病中起重要作用的疾病称为心身疾病，包括原发性高血压、脑动脉硬化、冠心病、支气管哮喘、消化性溃疡、糖尿病、甲状腺功能亢进、月经失调以及某些过敏性皮肤病等等。

心理康复疗法的内容十分丰富，常用的有以下几种。

一、语言开导法

医生在认真分析病因、病机的基础上，耐心倾听康复患者的诉说，诱导患者把心灵深处的郁积倾诉出来，并正确运用"语言"这一工具，对患者劝说疏导，"告之以其败，语之以其善，导之以其所便，开之以其所苦"（《灵枢·师传》），解除其思想顾虑，鼓舞其战胜疾病的信心，以求改善患者精神及躯体状况，有利于康复的方法为语言开导法。语言开导是精神康复的基本方法，适用范围很广泛。

二、情志相胜法

医生使用某种方法，有意识地诱导出一种情志，用以抑制和调节致病情志，以此求得身心康复的方法为情志相胜法。

七情分属五脏，其间存在五行制胜关系。悲胜怒，恐胜喜，怒胜思，喜胜忧，思胜恐。思虑过度的郁证、不寐，可设法使患者忿怒，以求康复。过度忧悲所致的心痛，可使患者精神喜悦、欢笑，以助其康复。过度欢喜所致的癫狂、不寐，可用恐惧之言引起患者恐怖，以助其康复。

使用情志相胜法，要注意控制刺激强度。人为制造的，用于治疗的情志刺激，必须超过致病的情志因素，一旦中病又要立即停止。

三、激情疗法

古代医家在临床实践中观察到，处于激情状态的患者，常可表现出一些超乎平素生理功能及体力限度的剧烈反应，包括进行一些常态下难以进行的行为动作，引起一些可以预期的功能反应等。因此有意识地加以诱发，以利用随激情而出现的某些可以预期的强烈机体或行为反应，从而改善躯体功能状态，达到治疗目的的就是激情疗法。包含激怒疗法、羞愧疗法和惊恐疗法，这些方法常用于包括心身疾病在

内的一些躯体疾病中。

四、移精变气法

通过语言或行为，转移患者对病痛的注意力，借以调整其逆乱气机，使精神内守，以求身心康复的方法为移精变气法。

转移患者注意力的方法很多，例如投其所好地与之游戏，使其尽情于所好之事，可致其忘怀。张子和《儒门事亲》记载杨先生治洞泄之疾，即是使用这种方法。还可通过强制剥夺患者的基本生活条件或人为地制造出一种症状，来转移患者对固有病痛的注意。

移精变气法应用较广，对毒瘾患者康复尤为适用。

五、暗示法

暗示法是通过某种措施，诱导患者在不知不觉中接受医生的意志，自然地按照医生的要求产生一些心身反应，从而促进身心康复。

暗示法对不寐证有良好的治疗效果，对癔瘫及假性痴呆的康复也有重要作用。

六、释疑解惑法

循因释疑，据理解惑，阐明真情，剖析本质，以解除患者疑虑、疑惑的方法为释疑解惑法。本法广泛用于心理障碍比较明显，康复信心不足的患者。

七、顺情从欲法

顺从患者意志，满足其心身需要，用以治疗情欲不遂所致的精神病证的方法，称为顺情从欲法。主要用于由情志意愿不遂所引起的心身疾病。

从古今验案看，医家们常用顺情从欲

疗法及时满足患者某些心理的意愿，某些生理性欲望（如食欲），以及提高儿童的安全感等都具有明显的正性心理反应。张景岳曾强调："（此症患者）其在女子，必得愿遂而后可释。"运用此法，要求医生具有敏锐的判断力，能察言观色地洞悉患者的各种意愿，正确分析其合理与否的利弊怎样？客观条件允许与否？对于患者某些不合理或者客观条件尚不允许的意愿要求等，则又要配合进行疏导说服工作。

八、宁神静志疗法

通过静坐、静卧或静立以及自我控制调节等，达到"内无思想之患，外不劳形于事"，抛弃一切恩怨慕恋，以一念代万念。它在医疗实践中有两种作用，一是强壮正气，防病保健；二是增强抗病能力，祛除病疾。

历代医家都把精神内守、静志安神作为常用的心理疗法，并广泛地应用于临床实践，特别在养生和防治心身疾病方面，都取得了良好的效果。

九、行为疗法

行为疗法是把各种心理病态和躯体症状看成是异常行为，认为可以通过学习来调整和改造，以建立新的健康行为。常用的方法有：

（1）习以平惊疗法。就是让患者习惯接触有害的刺激因素，提高其适应能力，使之不再对该刺激因素敏感，以治疗由情志因素所引起的一种心理疗法。该疗法类似于现在的系统脱敏疗法。主要适用于因精神过敏所致的病症。

（2）矫正疗法。通过对患者施以适当的惩罚，把症状和不愉快的体验结合起来，

以矫正病态行为的方法为矫正疗法。主要包含责打法、旋转法、厌恶法等。

（3）捕捉幻物法。本法是当患者幻视时，令其捕捉幻物的疗法。病患因心理变态而发生幻觉，医生让患者捕捉，却无此物。在捕捉过程中通过重新学习，自我调整，矫正变态心理，其病得以自愈。

（4）行为诱导法。通过对患者进行行为诱导，以矫正变态行为，称之为行为诱导法。张子和曾以能食之妇，夸其食香味美，借以诱导病妇，引起食欲，故食增而病愈。

（5）行为满足法。满足患者的行为需要，解除治病因素，为行为满足法。

（6）歌吟疗法。以歌唱或吟咏为主要内容，从而达到调节情志、锻炼肺气的目的，以此来防病治病的一种疗法。多用于胸闷气急、神情抑郁等病症。

（7）舞蹈疗法。以舞蹈活动（含舞蹈运动和欣赏舞蹈）为主要内容的一种防病治病疗法。可用于治疗一些慢性肢体关节病变，欣赏舞蹈多用于郁病、嗜睡病及体残体弱者。

第十二节　康复护理

康复护理是康复治疗的重要组成部分。有些疾病常给人体带来病理性的功能减退和功能障碍。如中风可能有偏瘫、失语，骨折可能造成跛行等后遗症；一些慢性病患者因长期卧床而出现失用性功能障碍。因此，康复护理的目的是使患者尽快恢复健康。

康复护理分为两方面内容，即预防性康复与治疗性康复。预防性康复是在患者

患病期即开始实施的各种康复护理措施，目的是缩短病程，减少后遗症，防止或减轻可能发生的功能障碍，使患者在病愈后能保持正常的活动能力；治疗性康复则针对病伤所造成的功能障碍，通过康复锻炼或充分发挥其残留功能，使患者在可能的范围内保留生活能力。临床康复护理侧重于以下几个方面。

一、一般护理

（一）恰当的卧位

对卧床时间长的患者来说，首要的是防止肢体挛缩与畸形，因此要保持患者的肢体处于功能位置，必要时可使用砂袋固定肢体，以防止发生足下垂、腕下垂及骨折后的畸形愈合。而一些外科手术后为便于引流及减轻疼痛，则须给患者半卧位，如胸、腹部手术后患者应保持有效半卧位状态。

（二）科学的功能锻炼

对于有功能障碍的患者，病情稳定后要及时进行功能锻炼，以恢复其日常生活能力。对行动困难的患者，如半身不遂者，为防止瘫痪肢体肌肉萎缩，一开始就要进行患侧肢体肌肉的被动按摩，待病情稳定后开始训练起床，进而训练从床上移至轮椅，以至离开轮椅独立行走。

（三）体力与耐力的恢复

某些疾病恢复期虽无功能障碍，但需逐步恢复体力及耐力。如急性心肌梗死患者在绝对卧床期后需要逐步增加活动量，以避免加重心脏负担；卧床许久的患者也不能突然间离床活动，需经过坐立和站立的适应过程。

（四）合理安排饮食、起居

在疾病的恢复期合理安排患者的饮食、起居，不仅可以避免疾病加重，还会有助于健康的恢复。一般久病者脾胃多虚弱，饮食宜少食多餐，切忌过饱，以流质、半流质饮食逐步过渡到软食、普通饮食，切忌肥甘油腻及生冷瓜果；对患有慢性消耗性疾病的患者需增加营养，如瘦肉、鱼、蛋类等优质蛋白；某些疾病对饮食有特殊的要求，应予特别注意。如糖尿病患者要给予低糖饮食，并在严格控制摄入量的同时配以适量的运动，以降低血糖；疮疡患者伤口愈合需高蛋白饮食，但应注意忌鱼腥发物；而心肾功能不全者则应适量控制钠盐的摄入量等等。

二、并发症的预防

重症患者尤其是需长时间卧床的患者，如果护理不当极易发生一些并发症，从而导致病情加重甚至死亡。因此，并发症的预防在康复期护理中占有极为重要的地位。

（一）压疮

压疮是卧床患者最常见的并发症。一般医院住院危重患者中，压疮的发生率为3%~4.5%，因此预防压疮的发生及压疮的早期治疗及护理是护理工作的重点。

1. 压疮发生的原因

压疮发生的原因中起决定作用的是压力、摩擦和潮湿，其中压力是最主要的。而一般情况下卧床患者骨骼突出部承受的压力最大。研究证实压力的大小与加压时间的长短是造成压疮的主要因素。

昏迷、瘫痪、脱水患者极易发生压疮，活动受限、大小便失禁、明显消瘦和年龄大于70岁的老年患者均有发生压疮的可能性。

2. 压疮的好发部位

压疮95%好发于身体的下部，如骶尾部、坐骨结节、大粗隆部等。一小部分发生在胫骨内髁、腓骨头、踝、足跟、背部、棘突、肘关节及肩胛部等。

3. 预防及护理措施

（1）解除压迫：每2小时更换体位一次，对易受压的部位垫以枕头，使所受压力分散；更换体位时要检查皮肤是否已经暗红色，如有红斑应避免此处皮肤再度受压；保持衣服及床单平整无皱。

（2）皮肤护理：经常保持皮肤清洁、干燥，必要时可涂以滑石粉，在使用便器及更换床单时避免托、拉、推等生硬的动作，温度允许的条件下应每日温水擦浴一次，对两便失禁者应注意外阴部的皮肤保护。

（3）局部按摩：在擦浴或翻身后对骨突出部位以50%乙醇、红花乙醇或正红花油等，轻轻地进行环形按摩，每次3～5分钟，每日2～4次，但对已经暗红的皮肤禁施按摩。

（4）促进局部血液循环：可选用红外线治疗仪、频谱治疗仪、神灯等治疗仪器局部照射，以促进局部组织血液循环，预防并治疗早期压疮。

（5）压疮的护理：Ⅰ、Ⅱ期压疮均是可逆的，但其护理措施必须得当。应避免局部组织再度受压，可选用红外线照射等进行治疗，改善局部组织的血液循环；对有水疱的可应用无菌注射器吸净疱内液体，使其局部表皮完全服贴后再施以红外线照射等治疗。对表皮已破溃、渗液较多的，可选用具有消炎及收敛作用的地榆油于表面涂抹或油纱外敷后再施以红外线照射治

疗，一般2～3天均可有所恢复。若局部坏死较重或合并感染的Ⅲ期压疮，则应清创并施以祛腐生肌消炎之药物治疗。

（二）肺部感染

久病卧床或极度衰竭的患者由于排痰不利，极易合并发生肺部感染，因此在护理过程中应积极进行预防。

1. 保持室内空气新鲜，温湿度适宜

室温18℃～22℃，定时通风，但要避免穿堂风。

2. 协助患者排痰

护理人员将手掌呈杯形隆起，以患者能耐受的程度有节奏地自下而上、自上而下反复叩击患者的胸背部，每次3～5分钟，每日2次，痰多者可增加叩击次数，对腹部有伤口者叩击后还应协助患者挤压伤口，令其努力用力咳嗽，使痰液排出。

3. 气管切开患者的注意事项

对此类患者室内相对湿度要高一些，必要时可采用空气加湿器，同时要严格掌握吸痰管及气管内套管的清洁消毒。

（三）便秘

久病卧床或年老的患者由于肠蠕动减慢，常会出现便秘。因此，在病情允许的情况下，患者的饮食中应含有充分的纤维素，维持在1～3天排大便一次，否则应及时采取措施。

1. 尾骨前指压法

用于卧床且有便意的患者。使患者取仰卧位，屈膝，施术者站于一侧，挤压自尾骨至肛门间的软组织，频率每分钟一次，压一下，松一下，至患者有立即要排便的感觉为止。

2. 咸菜条、肥皂条、甘油栓通便法

咸菜条直径1cm，长约3～5cm，外涂

食用油，塞入肛门3~5分钟可有便意。肥皂条大小同咸菜条蘸温水塞入肛门。甘油栓塞入后需在直肠内保留至溶化才能排便。

3. 开塞露通便法

取开塞露3~4支，将开塞露封口剪开并使其光滑，先挤出少量润滑管口，然后塞入肛门用力挤压，将药液全部挤入肛门后捏紧肛门至患者不能再忍耐为止。此法对无力排便者效果尤甚。

4. 口服甘露醇法

此法效果可靠，其用量需遵医嘱。

三、心理护理

随着医学模式的转变，心理因素在疾病发生、发展及转归过程中所起的作用越来越被重视，因此，心理护理也是康复期护理的重要组成部分。

由于所患疾病不同以及每一位疾病患者的社会背景、修养的不同，使得病后所产生的心理状态也有所不同。例如长期患病的患者及老年患者多表现为敏感、多疑、情绪低落、焦虑不安、固执易怒、怪癖、自私或孤独抑郁。也有些受到意外创伤或突发绝症的患者，对现实不能接受而产生绝望情绪。还有一部分人性格开朗，对所患疾病缺乏了解，甚至不想了解，表现出盲目乐观的态度等等。因此，护理人员在对患者的护理过程中要细心体会患者的心态，有针对性地对其进行心理诱导。

做好心理护理的关键是使患者对护理人员产生信任感。而这种信任感是建立在良好的第一印象的基础之上的。这包括了护理人员第一次与患者接触时的仪表形象、语言、态度、表情、技术操作的熟练程度等。具备了这种信任感后才会有一个良好的护患关系，此时心理护理才会达到事半功倍之效果。

如果是在家庭中，则患者的子女、亲友要给予患者更多的关心、耐心，勤问候，细心观察患者的情感变化，多与之交谈，疏导其不良情绪，以使其保持良好的心态，促其早日康复。

常用心理康复护理方法主要分为行为心理护理法和情欲心理护理法两大类。

1. 行为心理护理法

主要是针对老弱病残者因身体条件或周围环境的改变，心理不适应而出现的行为反常者而设。具体护理方法包括惩罚护理法、奖励护理法、语言教育法、移情护理法、满足护理法、环境变换法六种。

2. 情欲心理护理法

主要是通过调节患者的情性和欲望，以改变其病态心理活动，促进身心功能恢复，提高社会适应能力的一种康复治疗、护理教育和训练方法。具体护理方法包括残缺心理护理法、老人心理护理法、妇女心理护理法、小儿心理护理法、谈心护理法、暗示护理法、释疑护理法、习惯护理法与心理咨询答疑护理法等。

在康复护理工作中要根据患者不同的心理变化采取相应的护理措施。

四、康复锻炼

（一）锻炼原则

康复锻炼主要针对由于疾病造成肢体功能障碍者，如中风、骨折等久卧床者。其原则是只要病情允许、锻炼越早效果越佳。锻炼要主动与被动相结合；床上与离床运动相结合；以健侧肢体带动患侧肢体；以下肢促进上肢。

（二）康复锻炼的步骤

康复锻炼一般可分为五个步骤进行，即被动运动、推拿、床上锻炼、起坐训练、步行运动锻炼。具体时间长短根据患者的肌力而定。

（三）康复锻炼的方法

1. 被动运动

被动运动与推拿方法结合，可预防关节强直及肢体肌肉萎缩。护理人员协助患者按正常生理活动范围转动各部位关节，活动幅度由小到大，每日2~3次，每次同一动作可重复5~6遍。活动后将肢体平展，从上至下做肢体肌肉的提摄按摩。

2. 主动运动

在肢体肌力恢复至Ⅱ级以上时，可独立进行主动运动。在能够独立坐起或更好一点时开始训练生活能力，如吃饭、洗脸、漱口、梳头、穿衣及离床活动。

需要强调的是，久病卧床的患者要独立坐立，是要经过一段时间锻炼的。在病情稳定且患者能适应的情况下，由护理人员或患者家属协助患者由平卧至低坡半卧位（床头抬高30°），在适应良好的情况下，逐渐增加角度并延长每次半卧位的时间，直至在家属扶持下，背部不靠能静坐一小时，就可让患者坐床沿，双足着地，如因床高或患者腿短不能着地时，可在地上放一脚凳，双足踩于脚凳上。

完成了以上锻炼，才能让患者适应床旁站立及进行行走训练。以上训练往往被人们忽视而造成患者由于突然改变体位，出现体位性低血压，而导致头重脚轻甚或发生意外，从而引发患者对独立活动产生恐惧心理。

第一节　现代康复医学发展简史

一、概说

由于社会的进步、公共卫生保健事业的完善、科学技术的发展、疾病的诊断和治疗水平显著提高，使得许多疾病得到了有效的预防和治疗，延长了患者的生命。但随着人均寿命的延长，老年慢性疾病患者也不断增多，加之工业、交通、竞赛性体育运动、地震等因素，残疾人数量越来越多。为了解决残疾所带来的个人、家庭和社会等问题，康复与康复医学的理念和方法逐渐得到人们的认识。康复治疗的基本技术作为康复医学的重要手段，在残疾的预防和治疗过程中发挥着越来越重要的作用，被广泛应用。

康复涉及许多社会学的内容，其发展必须依靠社会、政府和国际合作。联合国在1971年第26次大会通过2856号决议：《精神迟滞者权利宣言》。1975年第30次大会通过3447号决议《残疾人权利宣言》。1982年第37次大会通过3752号决议，确定1983～1992年为联合国残疾人十年，制定了《关于残疾人的世界行动纲领》。联合国在1993年12月20日 第48/96号决议通过

了《残疾人机会均等标准规则》。国际上还规定每年12月3日是"国际残疾人日"。世界卫生组织于1980年制定了《国际残疾分类》。1981年发表了《残疾的预防与康复》，成为指导工作的重要文件。1994年国际劳工组织、联合国教科文组织、世界卫生组织发表了联合意见书：《社基康复——残疾人参与、残疾人受益》。2001年世界卫生组织又修订通过了《国际功能、残疾与健康分类》（ICF）。2004年又发表了新的CBR联合意见书。2005年第五十八届世界卫生大会通过决议：《残疾，包括预防、管理和康复》。2006年12月联合国大会通过了《残疾人权利国际公约》。从"宣言"到制定"公约"，说明更具有法律与行政的责任，具有约束力。联合国系统这些文件对推动康复事业的发展起了极为重要的作用。

我国在每一个五年计划期间，都制定有中国残疾人事业计划纲要（八五、九五、十五、十一五），提出该五年期间的残疾人事业的总目标和分年度的工作具体指标，分由各省、市、自治区完成，对残疾人工作起了明确的指导作用。我国还规定每年5月第3个星期天为该年全国助残日，每年有特定的目标和主题。开展全国助残日活

动，不仅可以为残疾事业做许多具体、切实、有效的工作，也在不断地教育群众，提高人们对残疾的认识与康复意识。

政府各部委也发布许多相关文件，推动我国残疾人康复事业。近年来，在我国经济逐渐发达地区，康复医疗工作已经逐步遍及各县镇。除有文件规定所要求外，人民群众切身要求是推动康复建立与发展的重要动力。

二、康复医学的发展

（一）国际康复医学的发展历程

康复的概念应用于残疾人事业是在20世纪初，直到20世纪中叶，康复医学才成为一门独立的学科。总体上看康复医学属于较为年轻的学科，但在发展的道路上却走过了一段漫长的历程。归纳起来，康复医学的发生发展经历了萌芽期、形成期、确立期、发展期等几个阶段。

1. 萌芽期

1910年以前为康复医学的萌芽期。人类自古就有利用自然因子（如日光、水、温度 等）、身体运动、被动活动、牵引等各项措施来治疗伤病和强身健体的传统。公元前，希腊人利用温泉、日光、海水、矿泉、磁石、按摩等治疗慢性疼痛、风湿、损伤等疾患。公元1世纪，古罗马采用运动、阅读、对话及音乐治疗心理障碍。

公元2世纪，希腊医生认为垂钓、造房、造船等劳动都可以用于治疗。公元2世纪后，Caelius Aurelianus提出用滑轮悬挂肢体、步行训练、温泉中运动治疗瘫痪患者。

公元5世纪，英国神经学者提出通过主动与被动训练治疗各种瘫痪。

公元16世纪，Ambroise Parey用动静结合的方法治疗骨折，通过运动疗法促进功能恢复。

公元12～17世纪，欧洲创立了许多大学，同时也建了许多医院，兴起了科学研究工作，作业疗法重新被人们重视，在应用于精神科领域的同时，还将骑马等娱乐性活动用于 便秘、腹痛、痛风等内科系统疾病。

公元18世纪，Joseph-Clement Tissot提出用作业疗法、医疗体操进行治疗。

公元19世纪，一些物理因子（光、电、磁等）应用到医学领域。这一阶段，初期的作业疗法、运动疗法、理疗等开始萌芽，精神残疾人的心理治疗、盲人和聋哑人的特殊教育、残疾人的职业训练等工作开始进行。

我国在春秋战国时代已将温热和按摩用于治疗疾病，汉代已用医疗体操或运动疗法来进行医疗保健，马王堆出土的《导引图》中已绘有医疗体操图多种，名医华佗的《五禽戏》是较早的医疗体操，用于健身强体。我国古代武术运动被视为世界上较早的运动疗法之一。这一阶段的主要治疗对象为轻型外伤后遗症、风湿性疾病、聋人与盲人的特殊教育等。

2. 形成期

1910～1946年为康复医学的形成期。这一期间，两次世界大战和世界范围的脊髓灰质炎大流行产生了许多残疾人，也推动了康复医学的发展。

1910年开始，康复一词正式应用在残疾人身上，人们开始关注残疾人的康复治疗。1917年，最早的康复机构美国陆军身体功能重建部和康复部成立。同年成立了美国作业疗法振兴协会。

1918年，美国国会通过了战伤者康复法，为战伤者创建了许多治疗设施，同时进行职业康复训练。1919年，美国开设了波士顿作业疗法专科学校，随后其他地区也相继开办了此类学校，这些学校以后大多发展为大学。1920年，确立了职业康复方法（Smith-Fess法），产生了对战伤者的治疗和职业训练的一些专用名词，如重建（reconstruction）、再调整（recondition）、再教育（reeducation）、恢复期护理（convalescent care）、康复（rehabilitation）等，同年美国成立了物理治疗师协会。

1920～1930年，由于脊髓灰质炎（小儿麻痹症）的流行，许多医务工作者致力于脊髓灰质炎的治疗，出现了手法肌力检查法、增强肌力的运动疗法、矫形器等，物理治疗师的数量有所增加。1922年，《作业疗法与康复》杂志诞生。1923年，成立了美国作业疗法协会，同时发行了该机构的杂志Achieves。1930年，英国的第一所作业治疗师学校成立。

1932年，英国成立了作业治疗师协会，美国作业疗法协会制定了教育、资格认定和会员注册方法，318名会员在严格考核下登记注册。1934年召开了第一次英国作业疗法会议。1938年组织了第一次作业治疗师公认资格考试，作业疗法开始有组织地进行。

1942年，全美康复讨论会给康复下出了第一个定义。1943年，英国发表公告，公开承认了康复的概念。1944年，《物理医学文献》杂志诞生，康复学术体系逐渐形成。第二次世界大战后出现的大量残疾人，进一步提高了社会对康复医学重要性的认识，促进了康复医学的全面发展。

3. 确立期

1947～1970年为康复医学的确立期。

这一期间，开始形成了比较完整的康复医学理念，提出了多学科合作，让残疾人身体-心理-社会全面恢复的理论，并配合有一系列综合、全面的训练技术和方案。康复医学的基本方法、康复医疗机构、康复医学学术组织、各种管理体系基本完善。陆续在西方国家建立起一大批康复中心，并使康复医学在原有物理医学的基础上，发展成为一个新的学科。

第二次世界大战期间及以后，以美国医学家Howard. A. Rusk为代表的康复医学先驱者们做了出色的工作，确立了康复医学的地位。Rusk教授首先在美国倡导创办了纽约大学

医学中心康复医学研究所，直至今日，仍是世界最著名的康复中心和康复人才培训基地。

1947年，美国物理医学会更名为美国物理医学与康复医学会，同时制定了康复医学专业医师的培养制度，出现了专业康复医师。1948年，成立了世界物理治疗联合会（World Confederation for Physical Therapy，WCPT）。

1950年，Rusk.H.A等，将其治疗对象限定为运动功能障碍和部分内脏功能障碍者。将康复医学定义为从医学角度提供的康复手段，并以小组（teamwork）工作的形式向全美推广。同年，成立了国际物理医学与康复联盟（Intemationnal Federation of Physical Medicine and Rehabilitation，IFPMR）。

1952年，在英国，6个会员国代表讨论，制定了加盟该组织的条件、作业治疗师的教育标准及该组织的有关章程。作业疗法与康复杂志更名为美国物理医学杂志。

1954年，成立了世界作业治疗师

联合会（World Federation of Occupational Tharpists，WFOT）。同年，物理医学文献杂志更名为物理医学与康复文献。1955年，Rusk教授在美国成立了世界康复基金会（World Rehabilitation Foundation，WRF）。1956年，全世界注册了52所作业治疗师培养学校。

1922年建立的国际伤残者协会于1969年更名为康复国际（Rehabilitation International，RI）。同年，成立了国际康复医学会（International Rehabilitation Medicine Association，IRMA）。

这一阶段，脊髓损伤康复获得了完整经验。治疗中枢性瘫痪的Brurmstrom技术、Bobath技术、Rood技术等神经生理学与神经发育学治疗方法得到广泛应用。康复工程的方法纳入康复治疗手段。心肺疾病康复开始进行，社区康复的概念逐渐形成。这些工作表明，康复医学的发展已臻成熟。

4. 发展期

康复医学的发展期为20世纪70年代以后。这个时期，在世界范围内康复医学的医疗、教育、科研诸方面都取得了很大的成就，康复医学正向深度发展，已进入神经康复、骨关节康复、内脏系统康复、慢性疾病处理、儿童康复、老年康复等各个领域。在伤病早期，如有功能障碍存在即有康复医学方法的介入，使患者得到及时的治疗，既治愈疾病又获得良好的身体功能。康复医学已成为现代医学不可分割的一部分。现代康复医学和康复事业迅速发展，全面康复的技术水平有了极大提高，保健、预防、医疗、康复紧密结合，互相渗透，为人类的健康提供全面的服务。

这个时期，在世界范围内建立了大量的康复治疗、康复研究、康复教育等机构。许多国家通过立法的形式，保证了康复医疗工作的顺利进行。许多发达国家建立了康复医学数据库，各项康复治疗向着规范化方向发展。康复技术人员的培养、准入制度和方法日臻完善。康复医学的行业组织、学术组织，在康复医学的普及和发展中发挥了越来越重要的作用。

1976年，实现残疾儿童全面就读。1981年，定为"国际残疾人年"。1983年至1992年为国际残疾人10年，以"完全参加与平等"为宗旨，积极地推动了康复事业的发展。康复医学在残疾的防治工作中发挥着不可取代的作用，将为人们平等参与社会、构建和谐的社会氛围做出贡献。

（二）在我国的发展历程

现代康复医学在我国起步较晚，20世纪80年代初引进了现代康复的概念。国内许多专业人员先后去国外学习带回了经验，并在原有的理疗学、医疗体育、疗养学以及相关临床医学的基础上建立、发展，使康复医学成为独立的学科。康复事业在政府高度重视下得到了迅速的发展。

1982年初，卫生部提出选择若干综合医院和疗养院试办康复医疗机构，通过试点逐步推广。1983年，开始筹建集临床、科研、教学为一体的专业康复机构——中国康复研究中心，中山医学院和南京医学院被确定为康复医学进修教育基地，卫生部与世界卫生组织合作在我国举办了首届康复医学培训班。同年成立了我国第一个康复医学专业学术团体——中国康复医学会。

1984年，卫生部科教司向全国高等医学院校发出通知，要求高等医学院校增设康复医学课程。1985年，中华医学会理疗学会更名为中华医学会物理医学与康复医学分会。1986年，成立了中国残疾人康复协会。同年成立了由21个政府部门和残疾人组织的负责人组成的"联合国残疾人10年中国组织委员会"。

1986年以后，《中国康复医学杂志》《中国脊柱脊髓杂志》《中国心血管康复医学杂志》《中国康复理论与实践》等相继创刊。

1987年，我国进行了首次全国残疾人的抽样调查，对全国残疾人的数量、残疾类型、残疾程度等进行了统计，为各项康复医学的开展提供了依据。

1988年国务院批准颁布实施了"中国残疾人事业五年工作纲要"。同年中国康复研究中心落成，全国民政系统康复医学研究会成立。

1989年12月卫生部颁布的医院分级管理（试行草案）中规定，各级医院均负责预防、医疗、保健和康复的服务任务，康复服务内容包括医院康复和社区康复两个方面。

1990年12月28日全国人大常委会通过了我国第一部"残疾人保障法"，自1991年5月15日开始施行。该保障法有总则、康复、教育、劳动、就业、文化生活、福利、环境、法律责任、附则，共计九章54条。该法全面地维护残疾人的合法权益，是发展残疾人事业，保护残疾人平等地充分参与社会生活，共享社会物质文化成果，发展康复医学事业的基本法律保障。在第二章中对康复的职责、指导原则、组织实施、人员培训和康复器具都有明确的规定。

1990年，卫生部、民政部、中国残疾人联合会共同组织编写了大型综合性康复医学专著《中国康复医学》。

1991年7月，卫生部、民政部、中国残疾人联合会联合颁布了"康复医学事业'八五'规划要点"。1991年12月，国务院批转了中国残疾人事业"八五"计划纲要，提出了1991～1995年的总目标：进一步改善残疾人平等参与社会生活的物质条件和社会精神环境，缩小残疾人事业与国民经济和社会发展水平的差距，使残疾人参与机会增多，参与范围扩大，自身素质提高，生活状况改善。

1996年，卫生部颁布了《综合医院康复医学科管理规范》，对康复医学科的性质、功能、人员配置、设备和各项质量标准等有明确规定。同年国家颁布了《中华人民共和国老年人权益保障法》，其中对于设置老年人康复设施等也做了规定。

1997年，全国卫生工作会议提出为广大社区居民提供防治保康一体化的、高质量的基本医疗服务，为社区康复展现出了广阔的发展前景。

1998年人事部编印了《国家职业分类大典》，在卫生技术人员分类中新增设了"康复医学科医师"的项目。1999年人事部、卫生部关于《临床医学专业中、高级技术资格评审条件（试行）》的通知中，已把康复医学专业包括在所评审的专业系列中。

2000年，卫生部的各类医师考试与资格认定中包括了康复医师。同年，首都医科大学与中国康复研究中心合作成立了康复医学院；中国残疾人联合会与北京联合大学共同创办了北京听力语言技术学院。康复治疗专业开始纳入全日制高等教育计划。

2001年，第九届全国人民代表大会批准的《中华人民共和国国民经济和社会发展第十个五年计划纲要》，制定了"改革和完善卫生服务、医疗保障和卫生监督体系，发展基本医疗、预防保健、康复医疗"的卫生工作指导方针。

2002年，卫生部等六部委经国务院转批的《关于进一步加强残疾人康复工作的意见》提出了到2015年实现"人人享有康复服务"的工作目标。

2008年，重新修订了《中华人民共和国残疾人保障法》，为进一步开展残疾人康复医疗工作提供了法律依据。

目前，我国的康复医学及康复事业受到政府、社会和残疾人团体的高度重视，已形成了规范的管理体系，具有中国特色的康复事业在实践中不断地探索、创新，逐步走向成熟，在与国际相接轨的道路上迅速发展。全国成立了各级康复医疗机构；相当一部分医科院校开设了康复医学课程，举办了各种有关康复医学的培训班；康复医疗技术的研究进一步深化；成立了各种康复学术组织，每年组织各种学术活动；出版了一些康复医学专著和译著以及多种康复医学杂志；加强了与国际康复医学界的学术交流。我国以中医传统的康复治疗理论和技术贡献于世，在世界康复医学界占有一定地位。

第二节　现代康复医学理论

一、康复医学基本理论

（一）康复定义

康复（rehabilitation）是达到下述目标的一个过程，旨在通过综合、协调地应用各种措施，消除或减轻病、伤、残者身心、社会功能障碍，达到和保持生理、感官、智力精神和（或）社会功能上的最佳水平，从而使其借助某种手段，改变其生活，增强自立能力，使病、伤、残者能重返社会，提高生存质量。尽管有的病理变化无法消除，但经过康复，仍然可以达到个体最佳生存状态。

"学习"或"再学习"是康复过程中最重要的项目，不仅运动功能需要"学习"或"再学习"，其他一切功能和能力的恢复与重建，也必须要经过"学习"或"再学习"。具有强烈的功能恢复或重建的决心，是进行康复的基础，而学习、锻炼、坚持则是康复取得成效的关键。

康复的各种措施包括医学的、工程的、教育的、社会的、职业的一切手段，分别称为医疗康复（medical rehabilitation）、康复工程（rehabilitation engineering）、教育康复（educational rehabilitation）、社会康复（social rehabilitation）、职业康复（vocational rehabilitation）、从而构成全面康复（comprehensive rehabilitation）。康复针对病、伤、残者的功能障碍，以提高局部与整体功能水平为主线，以整体的人为对象，也许局部或系统功能无法恢复，但仍可带着某些功能障碍而过着有意义、有成效的生活。康复以提高生存质量（the quality of life）最终融入社会（social integration）为目标。

康复工作应尽早进行。使病、伤、残者所丧失或削弱的身、心、社会功能尽快、尽最大可能地恢复、代偿或重建，以达到最佳状态，使病、伤、残者能担负起他们能负担、应负担的社会职能。

康复不仅是训练患者提高其功能，以适应环境；还需要环境和社会的参与，以利于他们重返社会。康复服务计划的制定和实施，要求患者本人、其家庭及所在社区参与。

康复也是一种理念、指导思想。必须渗透到整个医疗系统，包括预防、早期识别、门诊、住院和出院后的患者的医疗计划中。医务人员必须具有三维的思维方式，即不仅治病救命，还要特别注重其实际功能。这一观点应根植于所有医疗人员心中，并付诸行动，使患者实际受益、社会受益。

（二）康复医学定义

康复医学（rehabilitation medicine）是主要利用医学的措施，治疗因外伤或疾病而遗留功能障碍，并导致生活、工作能力暂时或永久性地减弱或丧失的残疾人，使其功能得到最大程度的恢复，为他们重返社会创造条件的医学学科。

康复医学是医学的一个重要分支，具有独特的理论基础、功能评定方法及治疗技术，旨在促进人体病、伤后的恢复，研究功能障碍的预防、评定、治疗等问题，帮助残疾人提高生活质量，回归社会。残疾人康复工作的完成与康复医学有十分紧密的关系，但康复与康复医学不是等同的概念。康复是恢复残疾人的功能和权利的过程。而康复医学本质上是功能医学，它主要是研究患者的功能障碍、伴发功能障碍而产生的各种残疾，以及提高康复治疗效果、改善患者功能障碍、提高患者的生活自理能力。因此，这两个概念应加以区别，正确理解其含义。在国际上，有的国家把康复医学称为物理医学与康复（physical medicine and rehabilitation），这两个名词是同义词。从这个名称可以理解为，康复医学是物理医学的原理、手段融入现代康复的理念和临床康复技术而形成的一个医学学科，但不等于是物理医学。

康复医学（rehabilitation medicinc）是具有基础理论、评定方法及治疗技术的独特医学学科，是医学的一个重要分支，是促进病、伤、残者康复的医学。它研究有关功能障碍的预防、评定和处理（治疗、训练）等问题。与保健、预防、临床共同组成全面医学（comprehensive medicine）。康复医学是卫生保健不可缺少的部分，缺少康复意味着卫生保健模式的缺陷，必须加以补充。

在现代康复医学发源地美国，以及欧洲、南美等国家，仍使用"物理医学与康复"（physical medicine and rehabilitation）作为本学科名称，无论本专科医师培训机构、考试机构、主要学会、杂志、书籍、科室，多使用"物理医学与康复"名称。国际著名康复医学期刊都是以"物理医学与康复"作为其刊名。人们确定"康复医学"与"物理医学与康复"是同义语，可以互换。"物理医学与康复"反映了本学科的发展轨迹、主要手段。但是词语多、长，近来有使用一个词"physiatry"替代的趋势，而且从physiatry派生出系列同语。物理医学与康复专科医师使用physiatrist作为其专有词语。

二、康复医学的原则

康复医学的对象是暂时性和永久性残疾人。其目的是最大限度地恢复其功能，提高生活自理能力，为实现重返社会的目标创造基本条件。做好这项工作应遵循以下基本原则。

1. 早期治疗的原则

早期治疗是指从疾病的预防、疾病或残疾发生后，早期介入康复医学的手段，以尽可能地避免或减轻残疾的出现，维护其最佳功能状态。

早期康复治疗，一方面对原发病进行处理，康复医学的方法尽早融入整个治疗过程中；另一方面要对并发症尽早进行康复医学方法干预，避免或减轻继发性残疾，特别是尽可能地减少废用综合征、误用综合征、过用综合征等的出现。

早期康复治疗的效果，已经被许多临床研究工作所证实。一般认为，只要患者病情稳定，没有康复治疗禁忌证，就应该尽早地进行康复治疗。早期康复医学治疗与其他临床医学治疗同步进行，以提高整体治疗效果。

2. 主动参与的原则

主动参与有两个含义。一是把康复医学的理念和方法主动应用到各类疾病的治疗过程中，扩大康复医学的作用；二是在康复治疗中努力争取患者的主动参与，提高治疗效果。前者可实现康复医学治疗与其他临床医学治疗同步进行，争取治疗的良好时机，取得理想的治疗效果；后者能充分地调动患者的潜能，使得康复医学的技术和方法能得到更好的应用。

患者的主动参与对顺利完成康复治疗起着非常重要的作用。可通过与患者和家属交谈、健康宣教等形式获得患者的主动参与。既要详细了解患者的疾病情况、家庭情况、生活情况、参与社会情况、心理状态等为其制定合理的康复治疗方案和目标，又要让患者了解所患疾病及相关的一些知识、康复治疗的目的和方法、需要患者完成的内容等，争取患者的积极、主动配合。

3. 功能训练的原则

康复医学是研究患者的功能障碍、伴发功能障碍而产生的各种残疾，提高康复治疗效果、改善患者功能障碍、提高患者的生活自理能力的学科。它更加关注的是伤病引起的功能变化，以恢复人体的正常功能为主要目的。这一目的的完成，需要采取各种方法进行功能训练，提高运动、感觉、言语、心理、日常生活、社会活动等各方面的能力。

功能训练包括针对患者肢体或脏器功能训练、辅助器具使用训练、环境利用能力训练等多方面，使患者能够适应家庭和社会生活。

4. 整体康复的原则

康复医学是在整体水平上开展治疗的，把人体视为一个整体来研究功能障碍所带来的一切问题。以多学科的优势，在生物、心理、社会各方面进行全方位的治疗。

整体康复治疗包括两方面的含义。一是从医学角度上采取多学科、多专业合作的方式，针对伤病带来的各种问题进行处理；二是从全面康复的角度上采取医学、教育、职业、社会的各种方法，解决因残疾而带来的各种问题。

5. 团队方式的原则

康复医学的特点是多学科、多专业结合起来的小组工作形式进行康复治疗。康复医学面临的任务是艰巨、复杂的，任何单一的专业或学科均难以解决因伤病所带来的全部问题。因此，康复医学的实践中逐渐形成了多学科、多专业合作的团队工作形式，在残疾的防治工作中起到了非常重要的作用。只有采取这种工作方式，综合协调地发挥各学科和专业的作用，才有可能改善患者的功能，提高参与家庭、社会的能力，完成康复目标。

6. 提高生活质量的原则

生活质量又称生命质量，是指人们

在躯体上、精神上及社会生活中处于一种完全良好的状态。提高残疾人的生活质量是康复医学的重要目标。这一目标是使残疾人在躯体上、心理上、社会上、职业上等全面地得到康复，能够像正常人一样地生活。

三、康复医学的对象、范围

康复医学的主要对象是损伤与急、慢性疾病和老龄带来的功能障碍者，先天发育障碍者。功能障碍是指身体、心理不能发挥正常的功能。这可以是潜在的或现存的，可逆的或不可逆的，部分的或完全的，可以与疾病并存或为后遗症。这些功能障碍问题，临床医学难于解决。康复医学实际涉及临床各专科。康复介入的时间，不仅在功能障碍以后，而应在出现之前，进行预防性康复（preventive rehabilitation），这是一个重要的医疗思想。此项工作进行得好，可以有效地减少残疾的数量与程度。康复医学着眼于整体康复（total rehabilitation），因而具有多科性、广泛性、社会性，充分体现生物、心理、社会医学模式。

临床医学是以疾病为主导（disease-oriented），康复医学是以功能障碍为主导（disability-oriented）。功能障碍又分为器官水平的病损（impairment）、个体水平的残疾（disability）和社会水平的残障（handicap）三个层次。WHO据此在1980年进行了国际残疾分类法。针对不同层次的障碍，有不同的康复对策。对于形态功能障碍要促进功能恢复，对并发症、继发症要进行预防和治疗。对于个体能力障碍，采取适应和代偿的对策。为了发挥瘫痪肢体残存的功能，可利用辅助器、自助具以提高日常生活活动能力，配置代偿功能装备：矫形器、假肢、轮椅等用品。对社会活动障碍的对策是改善环境，对家属、单位、社区进行工作，确保对残障者进行照顾，改造公共设施（如房屋、街道、交通等）和社会环境，使残障者能方便、平等地参与活动。鉴于"残疾""残障"等词语带有一定贬义，在修订后的《国际功能分类》（ICF）中已由"活动受限""参与限制"所取代。

在康复医学发展的初期，是以骨科和神经系统的伤病为主，近年来心肺疾病的康复，癌症、慢性疼痛的康复，也逐渐展开。精神病、感官（视、听）和智力障碍的康复也已列入工作日程。随着康复概念更新，全面康复思想的传播，康复医学范围逐渐扩大，应与临床工作融合。

21世纪的康复医学不仅注意功能恢复或重建的康复，还必须对引起功能改变的病理变化进行干预，使其逆转或终止。两方面的研究需要深入进行，从而创建一些新的理论和技术，提高康复医学的效果，提高投入产出效率。这是社会与患者的更高的需要。

四、康复医学的组成及工作方式

（一）康复医学的组成

康复医学的组成包括康复医学理论基础、康复评定和康复治疗。

1. 理论基础

涵盖康复、康复医学的基本概念、康复医学的基础（包括残疾学、运动学、物理学、功能重建的理论等）以及康复医学与其他临床联系等等。

2. 康复评定

康复评定（rehabilitation evaluation and

assessment）是康复治疗的基础，没有评定就无法规划治疗、评价治疗。评定不同于诊断，远比诊断细致而详尽。由于康复医学的对象是患者及其功能障碍，目的是最大限度地恢复、重建或代偿其功能，康复评定不是寻找疾病的病因和诊断，而是客观地、准确地评定功能障碍的原因、性质、部位、范围、严重程度、发展趋势、预后和转归，为康复治疗计划打下牢固的科学基础。评定多需要仪器，但也有些不需用复杂的仪器。这种评定至少应在治疗的前、中、后各进行一次，根据评定结果，制定、修改治疗计划和对康复治疗效果和结局作出客观的评价。康复医疗始于评定，止于评定。

3. 康复治疗

康复评定明确障碍部位和程度后，规划、设计康复治疗方案。完整的康复治疗方案，包括有机地、协调地运用各种治疗手段。在康复治疗方案中常用的治疗方法有：①物理治疗（physical therapy）。②作业治疗（occupational therapy）。③言语治疗（speech therapy）。④心理辅导与治疗。⑤文体治疗。⑥中国传统治疗。⑦康复工程。⑧康复护理。⑨社会服务。

上述各疗法在不同的康复阶段使用的比重不同。

康复治疗的原则是：早期介入、综合措施、循序渐进、主动参与。

4. 临床康复

临床各科的各个系统疾病在所有阶段，都可以有康复的介入、结合。介入越早结局越好。目前已经形成多个临床康复亚专业：神经康复（neurorehabilitation）、骨科康复（orthopedic rehabilitation）、儿科康复（pediatric rehabilitation）等。

（二）工作方式

康复医学需要多种专业服务，采用多专业联合作战的方式，共同组成康复治疗团队（team work），领导为物理医学与康复医师（physiatrist），成员包括物理治疗师、作业治疗师、言语矫治师、心理治疗师、假肢与矫形器师、文体治疗师（recreation therapist，RT）、社会工作者（social worker，SW）等。在组长领导下，各种专业人员对患者进行检查评定，在治疗方案设定中各抒己见，讨论患者的功能障碍的性质、部位、严重程度、发展趋势、预后、转归，提出各自对策（包括近期、中期、远期治疗方法与目标），然后由物理医学与康复医师归纳总结为一个完整的、分阶段性的治疗计划，由各专业人员分头付诸实施。治疗中期，再召开治疗组会，对计划的执行结果进行评价、修改、补充。治疗结束时，再召开治疗组会对康复效果进行总结，并为下阶段治疗或出院后的康复提出意见。

（三）康复流程

病伤痊愈，往往不能马上恢复工作，所以痊愈出院不等于康复。

康复工作必须从伤病的早期进行，直至患者回归社会或家庭。急性期的康复一般1～2周。其后需要经过相对长时间的康复治疗，时间可能为数周至数月，使患者能达到生活、行动自理，进一步可以回归家庭或社区，直至恢复工作。而在回归家庭或社区之前，往往还需要一个过渡阶段。

有些病伤者可能只经历某一阶段，即可恢复工作，而有些病伤残者虽经努力，仍不能生活自理，终生需要他人帮助。所以在整个流程中的各种机构，均应设置良好的康复服务设施，以满足病伤者的需要。

从医疗和社会结构方面，也应该有相应的机构来解决他们的问题。

医疗机构需要有急性病医院、慢性病医院、日间医院或护理中心、社区医疗站等系列机构，形成对康复对象的相互联系、层层负责的网络体系，在有些地区已经建立，病、伤、残者的康复由此得到保障，对本人、家庭、社会都十分有利。对于需要终生护理的人，社会应建立相应的机构收护。为了伤残人员的再就业，社会也应建立相应的教育、培训机构。

（四）康复成效

各种不同程度、不同类型的功能障碍者，经过康复医学的早期、持续介入，必将取得很好的疗效。南非残疾人运动员奥斯卡·皮斯托瑞斯（Oscar Pistorius）生来下肢异常，腓骨、足趾缺失，经双下肢膝关节以下截肢，在安装碳素纤维储能足后，经过长期艰苦的训练，参加各种短跑竞赛，取得很好成绩，被称为"无腿飞人"（the fastest man on no legs）。人们曾问：Is he Disabled or too-Abled？在2007年6月他参加了国际田联黄金联赛罗马站的400米比赛，与无残疾的选手一起竞争，跑得小组第二名。他的愿望是参加国际奥运会比

赛。经腰椎截肢的患者彭水林，被民间称为"半截人"，经中国康复研究中心精心医治与设计，2007年9月安装功能假肢后独立行走（图4-1）。在英国遭受车祸形成重疝颅脑损伤的名主播刘海若，一度判为"脑死亡"，经北京宣武医院坚持不懈的几年的医疗与康复，获得新生，近来有望恢复主播工作。所以人们常说："康复医学创造奇迹"，其实这是改变观念，发展康复事业的必然结果。

（五）自我康复意识

任何病、伤、残者的康复成效，都取决于他们的自我康复意识。所有康复医学人员，可以起重要的、有时足决定性的作用，但是康复的最终成果，却决定于康复对象本身。常见一些患者在治疗室治疗师指导监督下训练认真，但是总体成效不高，多由于他们回病房或家庭后未坚持使用在治疗室所获得的功能。社会上也有许多丧失双上肢的人，虽无康复专业人员指导、治疗，但是具有强烈的自我康复意识，经过成年累月的自己学习、锻炼，不仅达到生活自理，而且能够掌握一些职业技能，自立于社会，成就于社会。比如他们能够使用双脚做木工，有的能用双脚修

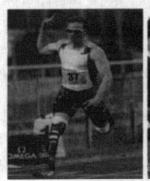 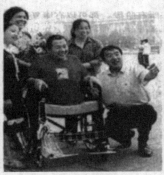 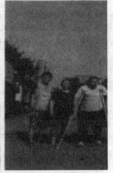

奥斯卡·皮斯托瑞斯　　　　彭水林（以前）　　　　彭水林（现在）

图4-1　康复效果

理手表。在一些脑卒中患者的康复经验中，提到"每天给自己订一个目标"，努力训练达到这一目标，如此循序渐进，持之以恒，终于重新走上工作岗位。人们在治疗师的培训中，要强调他们的教师和监督职能。从事社基康复的人员，被称为"督导员"（supervisor）而不是"治疗员"。在整个康复过程，唤起、强化康复对象的自我康复意识，是极其重要的任务。

五、康复医学的地位

康复医学在整个医学体系上占有十分重要的位置；尤其是在人类物质文明、精神文明建设中，随着生活、文化、经济、技术的提高，人们对生存质量的要求也相应提高，不仅要治好病，疾病治愈后的局部和整体功能也应达到尽可能高的水平。不仅要生存，而且要生活得好，在社会上发挥应有的作用。

（一）存活与康复

由于医学科学技术的进步，抢救存活率显著提高，有后遗症和功能障碍的患者亦随之增多。由于疾病慢性化，需要长期治疗的患者也急剧增多。曾有2度烧伤面积达95%的患者，抢救存活后全身关节包括颞颌关节僵凝，躺卧病床2年多，要

2～3人守护；另一胫腓骨骨折的病例，骨质愈合后，踝关节僵硬，做了三关节固定。这些障碍和不幸如果有康复的早期干预，是完全可以避免的。

（二）康复医学与临床医学

康复医学不仅是医疗的延续，而是应与临床医学齐头并进，应该从医疗的第一阶段就开始进行。病伤情况的不同，所采取的手段有所差异。康复医学除应用一般的医疗技术外，还要实施综合的治疗，运用一些辅助医疗技术，协调有机地进行，构成整体治疗方案。康复医学非常重视人的整体，不仅关心躯体病变，也关心其心理、社会、经济方面，采取专门技术进行综合服务，加速恢复功能。在伤病的抢救期后，应立即得到康复医学专科医师的诊治，及时地实施物理治疗、作业治疗、康复护理等。各治疗部分负担的任务多少，将随时间而有所变化。各种康复疗法不是按先后顺序排列，而是并列。物理治疗开始工作量很大，当恢复到一定程度时，或停止治疗，或给予维持量。相反，作业治疗工作量开始很小，但逐渐增大为主要手段。其后是康复服务延续期，此时物理治疗较少，作业治疗增多。

美国医院协会曾列出综合医院中康复医学的治疗量（表4-1）。

表4-1 综合医院中康复治疗量

住院/门诊	治疗类别	康复医学科	其他各科
住院患者需要康复的比例	物理治疗	90%	25%
	作业治疗	65%	12%
门诊患者需要康复的比例	物理治疗	75%	20%
	作业治疗	25%	5%

从表4-1可以了解医院中康复治疗工作量。随着科学技术进步，学科互相渗透现象日益增多。康复医学从主要注意功能障碍处理的研究，逐渐也注意病理变化的消除。因此物理治疗量必将有所增加。人们认为这是21世纪康复医学的重要趋向。

（三）综合医院必须加强康复

康复必须从早期开始，开始得越早功能恢复的效果越好，费时少，经济、精力耗费少。急性期开始的所有医疗内容，都含有康复的意义。承担医疗第一线任务的综合医院，对康复负有重要的责任，是取得康复成功的关键。可以说：综合医院应是康复的最佳场所，住院期间是最佳时机。

以提高人的整体功能、提高生活质量为目标康复的地位越来越重要，但现阶段医疗思想仍以治病救命为主的情况下，需要经过实际工作的启迪，经过观念的更新，使康复指导思想愈来愈广泛地为临床医学工作者所接受，并将有机地结合到其日常医疗工作之中。从医院设计与发展中，医院领导层必须树立康复意识，建立与强化康复医学学科，使出院患者不仅病愈而且功能恢复、增强，这必将显著提高医院整体医疗质量与社会效益。

（四）临床医师与康复

在患者的全面康复中，临床医师起着非常重要的作用，应该充分掌握康复医学理论和实践，为患者全面康复服务。

1. 观念更新

作为现代医学科学理论与技术的医师，应该逐步具有：①有完整的医学体系概念。医学是由保健、预防、临床与康复四个方面构成的一个完整体系。如果患者的功能不能很好地发挥，不能正常地生活和工作，

这意味着医疗工作并没有结束。康复的观点和技术，应成为医疗计划的一个组成部分，应当是所有临床医师的医疗手段的一个组成部分。②康复不仅是康复医学专科医师的事，而且也应该是每个临床医师的事。③临床医师的工作是处在一个最有利、有效的康复阶段。康复工作进行得愈早，效果愈好，可以节省以后许多精力、经济。④临床医师是二级预防的组织者和执行者。⑤合格的临床医师不仅应对住院、门诊患者负责，还应为出院后的患者负责。不仅是治病救人，还要为患者功能负责。

2. 临床医师的康复职责

临床医师既是临床专科医师，也应是该专科的康复医师，因为康复是所有医师的责任。临床阶段又是康复的最佳时期。在医疗单位必然要有一批受过训练的医师专门从事康复医学工作的康复医师，但是许多临床医师在经过学习后，也可以成为该专科的康复医师。从某种意义上说，这样的专科康复医师对该专科患者的康复，会比康复医学科的专科医师做得更好，因为他们对该科疾病的病理、临床及转归更为熟悉，更清楚可能发挥的潜力。日本的康复医师队伍中，就明确规定了有两类康复医师：康复医学专科医师和认定的康复医师。康复医学专科医师全面掌握康复医学的理论和实践，具有康复医学各方面的知识和经验。认定的康复医师即临床专科康复医师，是从事于某一临床专科的医师，经过培训、学习后，具有康复医学理论知识，能掌握该科疾病的康复知识和处理技能。两种康复医师密切合作，互相补充，从而构成康复医疗工作的中流砥柱。

3. 医学生

作为21世纪医学院校的学生，在学习

期间就应该掌握康复医学的基本概念与技能。因为毕业后将面临的将不仅是要求能治好疾病的社会和人群，而是面对着社会与患者的全面而更加强烈的康复需求，所有各种类别的医疗机构中的任何患者，都需要康复。随着医学科技的进步，人们伤病后的存活率提高，需要康复的人数必然增加。面对着愈来愈多的伤病、慢性病和老年病患者，他们不仅要生存，而且要高质量地生活下去。人们论断：随着医学科学的进步，康复医学必将成为医学的前沿学科。未来的医师必须要识别、了解及解决这些问题。医学生在临床实习中，对许多急性病的治疗和外科手术的神奇效果常会感到吃惊和羡慕；但也会对病房、门诊遇到的许多亚急性、慢性患者和特殊患者的处理办法少、疗效差而感到困惑。为此，医学生更需要尽快、尽多地掌握康复知识，以便能为将来工作上需要解决的这些问题，积累知识与能力。所有的毕业生都应该成为患者康复过程中的积极而可靠的专家。

医学生经过学习以后，除掌握临床所常使用的药物、手术治疗以外，还应了解康复治疗方法。这些方法多样、有效，但在时机选择上，又非常重要。医学生学习后应该掌握。

（1）康复的理论，贯彻生物-社会-心理模式的国际功能分类（ICF）。

（2）康复系统的结构和实践，包括急性、亚急性期康复和各种慢性疾病的康复。

（3）物理治疗、作业治疗和其他康复治疗的原理和潜力。

（4）综合康复方案及其主要适应证。

（5）特殊患者的康复需求，如脑卒中、多发性损伤、下背痛、关节炎、癌症等。

（6）我国与残疾人相关的社会与法制系统，以及关于康复的伦理、人权等问题。

医学毕业生能讨论合理的治疗方法和方式、适应证、禁忌证及一些特殊问题。应熟悉患者在功能方面现存的问题和可能出现的问题，能确定有关身体、心理、社会等功能问题，提出处理的方式。医学生还要理解慢性病患者、残疾人及其家庭所面临的社会、经济、职业和个人的困难与影响，以及解决与消除方法。所有毕业生应能评定神经系统和肌肉骨骼方面疾病的功能障碍，能对此提出康复处理的意见。

医学生应了解康复是涉及有长期问题的患者，需要持续的努力、参与。康复开始得愈早愈好。要不断地调整目标、措施，总的目标是要恢复、增进功能。由于慢性病、残疾可影响到多个系统，所以应以整体为目标，要在身体上、心理上、社会上、职业上加以调整提高，恢复到尽可能高的水平。康复强调对患者的教育，帮助他学会带着伤病、带着残疾生活在家庭、工作和社会环境之中。

第三节　康复治疗技术

康复治疗是康复医学的主要组成部分，是以团队方式进行工作，涵盖物理治疗、作业治疗、言语治疗、心理治疗和矫形器应用。贯彻早期介入、综合措施、循序渐进、主动参与。

一、物理治疗

物理治疗是康复治疗的主体，使用各类物理因子进行治疗。包括声、光、电、磁、力（含运动、压力）、热、冷等，历史悠久，范围宽广，人称三大项（3M）：

运动治疗（movement therapy）、器械治疗（modality therapy）、手法治疗（manual therapy）。

（一）运动治疗

运动治疗在恢复、重建功能中起着极为重要的作用，逐渐成为物理治疗的主体，涵盖几个主要部分。

1. 关节活动技术

（1）主动运动：常用各种徒手体操或器械体操。动作的设计原则是根据患者关节活动受限的方向和程度、肌力的大小以及可以使用的器械，设计出一些有针对性的动作，内容可简可繁，可以个人练习，也可以将有相同关节活动障碍的患者分组集体练习。

（2）主动助力运动：常用的有悬吊练习、滑轮练习和器械练习。悬吊练习是利用挂钩、绳索和吊带组合将拟活动的肢体悬吊起来，使肢体在去除重力的前提下主动活动，类似于钟摆样运动。滑轮练习是利用滑轮和绳索，通过健侧肢体的活动来帮助或带动患侧肢体的活动。器械练习是利用杠杆原理，以器械为助力，带动活动受限的关节进行活动。

（3）被动运动：根据力量来源分为两种，一种是由经过专门培训的治疗人员完成的被动运动，如关节可动范围内的运动和关节松动技术；一种是借助外力由患者自己完成的被动运动，如滑轮练习、关节牵引、持续性被动活动等。

2. 软组织牵伸技术

牵伸是指拉长挛缩或短缩软组织的治疗方法。

（1）目的：主要为改善或重新获得关节周围软组织的伸展性，降低肌张力，增加或恢复关节的活动范围，防止发生不可逆的组织挛缩，预防或降低躯体在活动或从事某项运动时出现的肌肉、肌腱损伤。

（2）种类：根据牵伸力的来源、牵伸方式和持续时间，可以把牵伸分为手法牵伸、器械牵伸和自我牵伸三种。手法牵伸是治疗者对发生紧张或挛缩的组织或活动受限的关节，通过手力牵伸，并通过控制牵伸的方向、速度和持续时间来增加挛缩组织的长度和关节活动范围。机械装置被动牵伸是利用小强度的外部力量，较长时间作用于缩短组织。自我牵伸是由患者自己完成的一种肌肉伸展性训练，可以利用自身重量作为牵伸力。

（3）临床应用：凡是由于软组织挛缩、粘连或瘢痕形成引起肌肉、结缔组织和皮肤缩短、关节活动范围降低，均可采用牵伸治疗。当肌无力和拮抗肌紧张同时存在时，先牵伸紧张的拮抗肌，再增强无力肌肉的力量。牵伸的禁忌证主要为关节内或关节周围组织有炎症，如结核、感染，特别是在急性期；新近发生的骨折、肌肉韧带损伤；组织内有血肿或有其他创伤；神经损伤或神经吻合术后1个月内，关节活动或肌肉被拉长时剧痛；严重的骨质疏松。此外，当挛缩或缩短的组织具有维持关节的稳定性或使肌肉保持一定力量，增加功能活动的作用时，牵伸应慎重，特别是四肢瘫或肌肉严重无力的患者。

3. 肌力训练技术

肌力训练是根据超量负荷的原理，通过肌肉的主动收缩来改进或增强肌肉的力量。

（1）方法：根据肌肉的收缩方式可以分为等长运动和等张运动；根据是否施加阻力分为非抗阻力运动和抗阻力运动。非抗阻力运动包括主动运动和主动助力运动，抗阻力运动包括等张性（向心性、离心性）、等长性、等速性抗阻力运动。

当肌力为1级或2级时，进行徒手助力肌力训练。当肌力3级或以上时，进行主动抗重力或抗阻力肌力训练。此类训练根据肌肉收缩类型分为抗等张阻力运动（也称为动力性运动）、抗等长阻力运动（也称为静力性运动），以及等速运动。

（2）注意事项：由于人体各关节的每一运动，都是由几组肌群分工合作，而不是由一块肌肉单独收缩完成，因此，康复治疗中的肌力训练通常是训练一组肌群，而不是一块肌肉。训练中需要注意以下事项。

①心血管反应：等长抗阻力运动，特别是抗较大阻力时，具有明显的升压反应。加之等长运动同时常伴有闭气，容易引起Valsalva效应，对心血管造成额外负荷。因此，有高血压、冠心病或其他心血管疾病者忌在等长抗阻运动时过分用力或闭气。

②选择适当的训练方法：增强肌力的效果与选择的训练方法直接有关。训练前，应先评估训练部位的关节活动范围和肌力是否受限及其程度，根据肌力等级选择运动方法。

③施加及调整：阻力通常加在需要增强肌力的肌肉远端附着部位，以较小的力量产生较大的力矩。例如，增加三角肌前部肌纤维的力量时，阻力应加在肱骨远端。但在肌力稍弱时，也可靠近肌肉附着的近端。阻力的方向总是与肌肉收缩使关节发生运动的方向相反。每次施加的阻力应平稳，非跳动性。

④掌握好运动量：肌力训练的运动量

以训练后第二天不感到疲劳和疼痛为宜。根据患者全身状况（素质、体力），局部状况（关节活动、肌力强弱），选择的训练方法，每天训练1~2次，每次20~30分钟，可以分组练习，中间休息1~2分钟。

4. 神经发育疗法（neurodevelopment treatment，NDT）

NDT是20世纪40年代开始出现的治疗脑损伤后肢体运动障碍的方法，其典型代表为Bobath技术、Brunnstrom技术、Rood技术、Kabat-Knott-Voss技术（又称为PNF技术）。这些技术具有以下共同特点：

（1）治疗原则：以神经系统作为治疗重点对象，将神经发育学、神经生理学的基本原理和法则应用到脑损伤后运动障碍的康复治疗中。

（2）治疗目的：把治疗与功能活动特别是ADL结合起来，在治疗环境中学习动作，在实际环境中使用已经掌握的动作并进一步发展技巧性动作。

（3）治疗顺序：按照头→尾，近端→远端的顺序治疗，将治疗变成学习和控制动作的过程。在治疗中强调先作等长练习（如保持静态姿势），后作等张练习（如在某一姿势上作运动）；先练习离心性控制（如离开姿势的运动），再练习向心性控制（如向着姿势的运动）；先掌握对称性的运动模式，后掌握不对称性的运动模式。

（4）治疗方法：应用多种感觉刺激，包括躯体、语言、视觉等，并认为重复强化训练对动作的掌握、运动控制及协调具有十分重要的作用。

（5）工作方式：强调早期治疗、综合治疗以及各相关专业的全力配合，如物理治疗（PT）、作业治疗（OT）、语言治疗（ST）、心理治疗以及社会工作者等的积极配合；重视患者及其家属的主动参与，这是治疗成功与否的关键因素。

5. 运动再学习疗法（motor relearning program，MRP）

把中枢神经系统损伤后运动功能的恢复训练视为一种再学习或再训练的过程，以神经生理学、运动科学、生物力学、行为科学等为理论基础，以脑损伤后的可塑性和功能重组为理论依据。认为实现功能重组的主要条件是需要进行针对性的练习活动，练习得越多，功能重组就越有效，特别是早期练习有关的运动。而缺少练习则可能产生继发性神经萎缩或形成不正常的神经突触。MRP主张通过多种反馈（视、听、皮肤、体位、手的引导）来强化训练效果，充分利用反馈在运动控制中的作用。

运动再学习疗法由7部分组成，包含了日常生活中的基本运动功能，分别为：①上肢功能；②口面部功能；③仰卧到床边坐起；④坐位平衡；⑤站起与坐下；⑥站立平衡；⑦步行。

治疗时根据患者存在的具体问题选择最适合患者的部分开始训练，每一部分分为4个步骤：①了解正常的活动成分并通过观察患者的动作来分析缺失的基本成分；②针对患者丧失的运动成分，通过简洁的解释和指令，反复多次的练习，并配合语言、视觉反馈及手法指导，重新恢复已经丧失的运动功能；③把所掌握的运动成分与正常的运动结合起来，不断纠正异常，使其逐渐正常化；④在真实的生活环境中练习已经掌握的运动功能，使其不断熟练。

6. 强制性使用运动治疗（constraint-induced movement therapy，CIMT）

CIMT是20世纪60～70年代美国Alabama大学神经科学研究人员通过动物实验而发展起来的治疗脑损伤的一种训练方法。其基本概念是在生活环境中限制脑损伤患者使用健侧上肢，强制性反复使用患侧上肢。

强制性使用运动治疗主要用于慢性期脑卒中患者（发病6个月～1年后）的上肢治疗。被治疗患者的上肢至少要具备伸腕10°，拇指掌侧或桡侧外展10°，其余4指中任意2指的掌指和指间关节可以伸10°；没有明显的平衡障碍，能自己穿戴吊带（一般第1天在治疗人员监督下练习如何操作），能安全地戴吊带走动；无严重的认知障碍，如感觉性失语、注意力不集中、患侧忽略、视觉缺陷、记忆障碍；无严重合并症；无严重的痉挛和疼痛。

7. 运动处方

运动处方是运动治疗处方的简称，是对准备接受运动治疗或参加运动锻炼的患者，由专科医生通过必要的临床检查和功能评定后，根据所获得的资料和患者的健康状况，为患者选择一定的运动治疗项目，规定适宜的运动量，并注明注意事项。一个完整的运动处方应包括运动治疗项目、运动治疗以及运动治疗的注意事项3方面内容。

（1）运动治疗项目根据运动治疗的目的分为以下几类。

①耐力性项目：以健身，改善心脏和代谢功能，防治冠心病、糖尿病、肥胖病等为目的。如医疗行走、健身跑、骑自行车、游泳、登山，也可以作原地跑、跳绳、上下楼梯等。耐力性项目一般属于周期性、节律性的运动。在运动强度和运动时间相同的前提下，这些运动项目对提高心脏耐力的效果大致相同。此外，乒乓球、篮球、网球、羽毛球等运动项目对改善心血管的

功能也有良好的作用。

②力量性项目：以训练肌肉力量和消除局部脂肪为目的。如各种持器械医疗体操，抗阻力训练（沙袋、实心球、哑铃、拉力器等），一般适合于骨骼肌和外周神经损伤引起的肌肉力量减弱。

③放松性项目：以放松肌肉和调节神经为主要目的。如医疗步行、医疗体操、保健按摩、太极拳、气功等，多适合于心血管和呼吸系统疾患的患者、老年人及体弱者。

④矫正性项目：以纠正躯体解剖结构或生理功能异常为目的。如脊柱畸形、扁平足的矫正体操；增强肺功能的呼吸体操，治疗内脏下垂的腹肌锻炼体操；骨折后的功能锻炼，等等。

（2）运动治疗量：运动治疗中的总负荷量，取决于运动治疗的强度、频度（密度）和治疗的总时间，其中，运动治疗的强度是运动处方中定量化的核心。

①运动治疗强度：直接影响运动治疗的效果和治疗中的安全性，一般采用以下指标来确定其大小。

a.心率：是确定运动治疗强度的可靠指标。在制订运动治疗处方时，应注明运动治疗中允许达到的最高心率，和应该达到的适宜心率即靶心率。根据运动治疗中所选择的最高心率，可以将运动治疗量分为大、中、小三种。大运动量相当于最高心率的80%以上，中运动量相当于最高心率的70%，小运动量相当于最高心率的60%。

有条件时最好通过运动试验来确定靶心率，常用自行车功量仪或活动平板。也可以通过计算得出运动治疗中的心率指标。

极量（最大）心率=210-年龄

亚极量心率=195-年龄

最大心率=休息时心率+（同年龄组预计的最大心率一休息时心率）×60%

b.机体耗氧量：以运动时耗氧量占机体最大耗氧量的百分数（%VO2max）为指标。大强度运动耗氧量约为最大耗氧的70%，中等强度的运动量约为50%～60%，小强度运动约为40%。运动治疗的耗氧量一般占最大耗氧量的40%～60%。

c.代谢当量（metabolic equivalent）。

d.主观感觉：运动治疗中的主观感觉是患者身体对运动治疗量的反映。适宜的运动治疗强度是在治疗中患者感觉舒适或稍微有气喘，但呼吸节律不紊乱。

②治疗频度：每周参与或接受治疗的次数。小运动治疗量每日一次；大运动治疗隔日一次，如果间隔时间超过3天，运动治疗效果的蓄积作用就会消失。

③治疗时间：取决于运动治疗的强度。对耐力性或力量性运动治疗项目，一次运动治疗时间可以分为准备、练习、结束三个部分。准备部分通常采用小强度的活动，使心肺功能、肌肉韧带以及血压逐渐适应练习部分的运动治疗，避免在突然强大的运动后，发生内脏器官的不适应和肌肉韧带的损伤。训练部分是一次治疗的主要部分，至少维持20～30分钟。结束部分主要做一些放松性活动，防止在运动治疗完成后，由于血液聚集于肢体，回心血量减少而出现的一些心血管症状。

（3）注意事项：在实施运动治疗时，需要注意以下几个方面。

①掌握好适应证：运动治疗的效果与适应证是否适当有关。对不同的疾病应选择不同的运动治疗方法。例如，心脏病和高血压的患者应该以主动运动为主，如有氧训练、医疗体操；肺部疾病（如慢性支

气管炎，支气管哮喘，肺气肿）应该以呼吸体操为主；慢性颈肩腰腿痛的患者在手法治疗后，常常要参加一些医疗体操以巩固疗效，预防复发；肢体瘫痪性疾病如偏瘫、截瘫、儿童脑瘫、四肢瘫，除了主动运动之外，大多需要给予"一对一"的治疗，如神经发育疗法、运动再学习技术等。

②循序渐进：运动治疗的目的是要改善患者的躯体功能，提高适应能力。因此，在实施运动处方时，内容应该由少到多，程度由易到难，运动量由小到大，使患者逐渐适应。

③持之以恒：与其他治疗方法（如手术、药物等）不同，大部分的运动疗法项目需要经过一定的时间后才能显示出疗效，尤其是对年老体弱患者或神经系统损伤的患者，因此，在确定了运动治疗方案后，要坚持经常性才能积累治疗效果，切忌操之过急或中途停止。

④个别对待：虽然运动治疗的适应证很广，但在具体应用时，仍需要根据不同的病种，不同的对象，例如性别、年龄、文化水平、生活习惯等，制定出具体的治疗方案，即因人而异，因病而异，这样，才能取得理想的治疗效果。

⑤及时调整：运动处方实施后，还要根据患者的实施情况，定时评定，了解运动处方是否合适。根据评定的结果，及时调整治疗方案（如内容、持续时间、难易程度等），然后，再次实施，再次评定，再次调整，如此循环，直至治疗方案结束。一个良好的治疗方案应该将评定贯穿于治疗方案之中，既以评定开始，又以评定结束。

（二）器械治疗

1. 电疗法

电疗法（electrotherapy）是指应用电治疗疾病的方法。电流频率（frequency，f）的基本计量单位为赫兹（赫，Hz）、千赫（KHz）、兆赫（MHz）、吉赫（GHz），各级之间按千进位换算。电磁波波长的基本计量单位为米（m）、厘米（cm）、毫米（mm）、微米（μm）、纳米（nm）。

根据所采用电流频率的不同，电疗法通常分为直流电疗法、低频电疗法（0～1000Hz）、中频电疗法（1～100kHz）、高频电疗法（100kHz～300GHz）等。电流的波形、波宽、波幅以及波长或频率等物理参数的不同，其产生的生物物理学效应就会各有特点；结合使用不同的电极（包括体表、体腔和组织内电极以及特殊部位的专用电极等，高频电疗的电容电极、电缆电极、电感电极以及各种形状的微波辐射器等）就会有不同的临床用途。常用的电疗法如下。

直流电疗法包括：直流电疗法、直流电离子导入疗法、电化学疗法。

低频电疗法包括神经肌肉电刺激疗法、经皮神经电刺激（transcutaneous electric nerve stimulation，TENS）疗法、电体操疗法、功能性电刺激疗法、痉挛肌电刺激疗法、感应电疗法、电兴奋疗法、电睡眠疗法、间动电疗法、超刺激电疗法、直角脉冲脊髓通电疗法、脊髓电刺激疗法、微电流疗法、高压脉冲电疗法、超低频电疗法等。

中频电疗法包括等幅正弦中频电疗法、正弦调制中频电疗法、脉冲调制中频电疗法、干扰电疗法、音乐电疗法、波动电疗法等。

高频电疗法包括达松伐电疗法、超音频电疗法、中波疗法、短波疗法、超短波疗法、分米波疗法、厘米波疗法、毫米波疗法等。

其他电疗法有静电疗法、高压交变电场疗法、空气离子疗法等。

（1）直流电疗法与直流电离子导入疗法

①概述：直流电是电流方向不随时间而变化的电流。以直流电治疗疾病的方法称为直流电疗法（galvanization, direct current therapy）。借助直流电将药物离子导入人体以治疗疾病的方法称为直流电药物离子导入疗法，或称直流电离子导入疗法、电离子导入疗法（iontophoresis）。

②治疗作用

a.直流电疗法的治疗作用：在直流电场作用下，机体体液中的电解质成分可发生电离和电解、胶体分散体系会发生电泳和电渗，这是直流电产生生理作用和治疗作用的生物物理学基础。直流电对机体的作用见表4-2。

b.直流电药物离子导入疗法的治疗作用：直流电药物离子导入疗法既具有直流电的治疗作用，又具有药物的治疗作用。药物溶液中可以离解为离子的成分，在直流电场的作用下，按照电学"同性相斥"的原理，电极衬垫下的药物离子通过皮肤的汗腺管口、皮脂腺管口、毛孔或黏膜、伤口的细胞间隙导入。导入人体的药物离子不多（＜5%），大分子药物离子导入更少，一般在皮下1cm以内的深度形成"离子堆"，局部浓度较高，可存留数小时至数天，故主要作用于局部组织，但作用表浅而缓慢。导入的药物也可随血液、淋巴液进入远隔部位产生治疗作用，或通过刺激神经末梢或穴位经络产生治疗作用。

表4-2　直流电对机体的作用

作用	阴极下	阳极下
膜电位改变	钠、钾离子相对较多，膜电位下降。易于去极化神经肌肉兴奋性增高	钙、镁离子相对较多，膜电位上升，超极化。神经肌肉兴奋性降低，有镇痛作用
细胞膜通透性改变	水分迁移（电渗），水分较多，蛋白质密度下降，发生膨胀，细胞膜疏松，通透性升高，可促使炎症消散，组织松软	胶体粒子迁移（电泳），水分较少，蛋白质密度增高，易于凝结，细胞膜致密，通透性下降。利于水肿与渗出液消散
静脉血栓退缩血管再通	退向阴极	血栓机化、退缩，离开阳极
促进骨生长	通以10μA的微弱直流电，可促进骨生成、骨折愈合	无
小血管扩张	蛋白质变性、分解，释放组胺、血管活性肽等，血管扩张，组织内离子浓度改变，刺激神经末梢而致局部小血管扩张	
脊髓兴奋性	置于后颈部	置于腰骶部
	产生"上行电流"，提高脊髓的兴奋性	
	置于腰骶部	置于后颈部
	产生"下行电流"，降低脊髓的兴奋性	
反射作用	作用于神经节或反射节段，可调节相应节段神经功能。	

③治疗技术

a.衬垫法：用于体表较平整的部位。治疗使用2个铅片电极或导电橡胶电极，以及与电极形状相似、但稍大于电极、由8层绒布制成的、厚1cm的吸水衬垫。以温水将衬垫浸湿透。进行药物离子导入时，将药液洒在滤纸上，再将滤纸、衬垫和电极依次放在患部皮肤上，作为作用极；另一个衬垫和电极为辅极，与作用极对置或并置。按照治疗需要和药物极性，以导线将两个电极分别与直流电疗机的阴、阳极相接。将电极与衬垫固定稳妥，电极与导线夹不得直接接触皮肤，以免在阴、阳极下产生的酸、碱性电解产物引起烧伤。治疗时，缓慢增加电流强度至0.03~0.1mA/cm^2，通电时电极下可有轻度针刺感。每次治疗15~25分钟，每日或隔日一次，10~15次为一疗程。

b.电水浴法：用于四肢远端凹凸不平的部位。治疗使用陶瓷或塑料盆（槽）。炭棒电极或铅片电极置于盆壁，盆内盛温水。进行药物离子导入时，在盆内加入药液。患肢放入盆水内，另一片状电极与衬垫置于患肢近端或相应节段。单个肢体治疗时（单槽浴）电流强度可至10~15mA，也可2个以上肢体同时治疗（多槽浴）。其余方法与衬垫法相同。

c.眼杯法：用于眼部。治疗使用消毒的特制眼杯电极，进行离子导入时，眼杯内需注入可用于滴眼治疗的药液。治疗时眼杯周围涂少许凡士林，患者低头睁眼，眼眶紧贴眼杯边缘，使角膜与眼杯内液体相接触。另一个片状辅极置于颈后。治疗电流量小，单眼1~2mA，每次治疗10~20分钟，每日或隔日一次，10~15次为一疗程。

d.离子导入用药的选择：用于离子导入的药物应是：易溶于水，易于电离、电解的；明确其可导入的有效成分与极性的；成分纯，不得同时应用几种药物，也不得应用单味、多味中草药煎剂，或阴、阳极交替导入；局部应用有效的。

④临床应用

a.适应证：神经炎，神经根炎，神经痛，自主神经功能紊乱，偏头痛，高血压，动脉硬化，冠心病，溃疡病，颈椎病，肩关节周围炎，关节炎，慢性炎症感染，慢性溃疡，术后浸润，术后粘连，瘢痕增生，注射后硬结，血栓性静脉炎，慢性盆腔炎，功能性子宫出血，颞颌关节功能紊乱等。

b.禁忌证：恶性肿瘤（电化学疗法时除外），高热，意识障碍，出血倾向，孕妇腰腹部，急性化脓性炎症，急性湿疹，局部皮肤破损，局部金属异物，心脏起搏器及其周围，对直流电过敏。

附：电化学疗法（electrochemical therapy，ECHT）

由瑞典医学家Nordcnstrom 1983年首创。基本原理：直流电的电解作用使肿瘤组织局部酸碱度变化而对肿瘤细胞产生化学杀伤。治疗采用后段绝缘套管、前端裸露的针状电极，阳极插入瘤体，阴极插在阳极周围。治疗时需注意保护正常组织。根据肿瘤情况决定电流参数、治疗分区和次数。

（2）低频电疗法：低频电疗法种类繁多，具有镇痛、增强肌力、功能训练与重建、促进伤口和骨质愈合等作用。历史上出现过多种疗法，目前主要方法如下：

①镇痛TENS疗法：TENS疗在国内又

称经皮神经电刺激疗法、经皮电神经刺激疗法、经皮电刺激神经疗法、周围神经粗纤维电刺激疗法等。是通过皮肤将特定的低频脉冲电流输入人体，刺激神经达到镇痛、治疗疾病的方法。这种疗法所采用的电流为频率1~160Hz、波宽2~500/μs、单相或双相不对称方波脉冲电流。

a.治疗作用：镇痛是其主要治疗作用。其他作用还包括增加作用部位血液循环，也可改善缺血心肌的血供，缓解心绞痛；较低频率、较长波宽的脉冲电流可促进成骨效应，加速骨折愈合；也可加速慢性溃疡的愈合；降低偏瘫患者的肌张力，缓解痉挛。

b.治疗技术：治疗仪为可随身佩带的袖珍式或台式；治疗时将两个电极对置或并置于痛点、扳机点、穴位或相应神经节段；根据患者的病情及个人耐受性选择电流类型与强度，每次治疗20~30分钟，每日1~3次；急性疼痛的治疗以数天为一疗程，慢性疼痛的疗程较长。

c.临床应用：适用于各种急慢性疼痛（包括神经痛、头痛、关节痛、肌痛、扭挫伤、术后伤口痛、分娩宫缩痛、截肢后残端痛、幻痛、癌痛等）、骨折后骨连接不良、慢性溃疡、中枢性瘫痪后感觉运动功能障碍等。禁忌证：置入心脏起搏器者，颈动脉窦、孕妇下腹腰骶、头颈、体腔内等部位，认知障碍者。

②电体操疗法：电体操疗法（electrogymnastic therapy）是采用低频脉冲电流刺激肌肉产生收缩达到治疗作用的方法。

a.治疗作用：刺激运动神经可引起较大的募集活动，激活较多肌纤维，肌肉发生收缩，增强肌力；刺激失神经支配肌肉，可保持肌肉性能与质量，有利于运动功能的恢复；电刺激后肌肉发生节律性收缩，肌肉收缩的泵效应可增强肌肉的血液循环，减轻水肿，改善营养，防止、延缓或减轻肌萎缩的发生，防止纤维化、硬化和挛缩；刺激中枢性瘫痪的肌肉时，肌肉的收缩可向中枢输入皮肤感觉、运动觉、本体感觉的信息冲动，促进中枢运动控制功能的恢复和正常运动模式的重建；刺激平滑肌可提高平滑肌的张力。

b.治疗技术：进行失神经肌肉电刺激疗法时采用能输出三角波或方波的低频脉冲诊疗仪。治疗前应先进行强度–时间曲线检查，确定失神经支配的程度以及治疗所应采用的脉冲前沿宽度和刺激强度。没有条件进行强度–时间曲线检查时可参考表4-3选择脉冲电流的参数。

表4-3　失神经肌肉电刺激时可参考使用的脉冲电流参数

失神经程度	$t_%$（ms）	$t_升$（ms）	$t_降$（ms）	$t_止$（ms）
神经失用而肌肉无失神经	1	1	0	20
轻度失神经	10~50	10~50	1	50~150
中度失神经	50~150	50~150	30~100	500~1000
重度失神经	150~300	150~300	100~200	1000~3000
极重度失神经	400~600	400~600	200~300	1000~5000

注：$k+t_{升+止}$=1个脉冲周期，1/脉冲周期=脉冲频率。

治疗时一般以阴极为刺激电极。将点状刺激电极置于患肌或患肌的运动点上，另一个较大的辅极置于肢体近端或躯干，电极下均应放置衬垫。刺激电流的强度以能引起肌肉明显可见收缩而无疼痛为度，避免波及邻近肌肉或引起过强的收缩。肌肉收缩的次数以不引起过度疲劳为度。对大肌肉或病情严重的肌肉，应减少每分钟收缩的次数，刺激数分钟后休息数分钟，反复刺激和休息，达到每次治疗共收缩40~60次，随着病情好转，逐渐增加每次治疗收缩的次数，缩短休息时间，达到每次治疗至少总共收缩80~120次。本疗法每日或隔日治疗一次。

c.临床应用

适应证：下运动神经元伤后病肌失神经支配、失用性肌萎缩、习惯性便秘、宫缩无力等。

禁忌证：痉挛性瘫痪，其余禁忌证与直流电疗法相同。

③功能性电刺激疗法（functional electrical stimulation，FES）是用低频脉冲电流，按照预先设计的程序，刺激已丧失功能的器官或肢体，以所产生的即时效应来代替或纠正器官或肢体功能的康复治疗方法。该疗法可用于许多器官的功能训练，如心脏起搏器、膈肌起搏器、人工耳蜗、电子脊柱矫正器，以及膀胱、尿道和吞咽肌的电刺激（尿失禁、语言吞咽障碍治疗技术）等，以下介绍其在肢体运动功能康复中的使用。

a.治疗作用：上运动神经元发生病损时，下运动神经元完好，通路存在，并有应激功能，但因失去来自上运动神经元的正常运动信号，不能产生正常的随意的肌肉收缩。此时进行适当的功能性电刺激可

以使相应的肌肉收缩，以补偿所丧失的肢体运动功能，同时也刺激了传入神经，冲动经脊髓投射到高级中枢，促使肢体功能的重建以及心理状态的恢复。

b.治疗技术：采用能输出低频脉冲电流的电刺激器。各刺激电极分别置于治疗所需动作的各有关肌肉、肌群的表面或置入其中。刺激器由微机控制，可以预先设置各通道的刺激程序和刺激电流参数。治疗时各通道的刺激电极按预置的程序进行刺激，使各肌肉先后产生收缩活动，形成接近正常的动作。治疗初期每次刺激10分钟，每日数次，随着功能的恢复，逐步延长刺激时间，调节电流参数，最后过渡到自主活动。常用治疗技术示例如下。

垂足刺激器：用于偏瘫足下垂患者，触发开关设在鞋底里跟部，患者足跟离地时，开关接通，位于鞋跟部的触发刺激盒发出低频脉冲电流，通过刺激电极刺激腓总神经使足背屈，直到患者足跟再次着地，开关断开，刺激才停止，下次迈步时又重复。

下肢刺激器：用于胸4~11完全性截瘫患者，使用肌内置入电极技术，控制下肢和躯干各主要肌肉，刺激器的控制采用了一台便携式微信号处理器，施加低频电脉冲，刺激多达32块瘫痪肌肉，以控制下肢运动和躯干的侧屈、侧伸等功能，取得了很好的疗效。采用患侧上肢刺激器，可使偏瘫患者要抓握物品时，触发刺激桡神经，使伸肌群伸展手掌抓握物品。

横膈膜起搏器（diaphragm pacing）：用于呼吸肌功能障碍患者，可经置入的电极刺激两侧的膈神经，也可以利用皮表电极置于颈部膈神经运动点上进行功能性电刺激。

尿失禁治疗仪：适用于运动和感觉功能丧失、无反射膀胱控制的瘫痪患者，利

用体腔或置入电极刺激遥尿肌，但必须脊髓圆锥体功能完好、有助于导尿管连续或间歇排尿、维持肾功能。

吞咽障碍治疗仪（VitalStim therapy）：用于吞咽障碍的配合治疗，电刺激器频率80Hz，波宽700μs，最大治疗电量＜8μC，使用专用体表电极，电极在颈部有多种放置方法；由接受过专门培训（VitalStim Certification Program）的专业人员利用该治疗仪进行吞咽障碍的康复治疗。

吞咽言语诊治仪（Vocastim-Master）：用于吞咽或言语功能障碍者，先用方波和三角波电刺激对咽喉部相关肌肉作电诊断，据此自动生成不同低、中频（调制中频）参数的电刺激程序；配有专用体表电极，电极在颈部和面部多种放置方法，结合语音训练和手动触发电刺激进行康复。

c.临床应用

适应证：脑卒中，脊髓损伤与脑瘫后的足下垂，站立步行障碍，手抓握障碍，马尾或脊髓损伤后的排尿功能障碍，中枢性呼吸肌麻痹，脊柱侧弯等。

禁忌证：置有心脏起搏器者禁用其他部位的功能性电刺激。意识不清、肢体挛缩畸形、骨折未愈合、下运动神经元受损、神经应激性不正常者也不宜应用本疗法。

科技发展使FES含义已大大冲破了传统的康发训练范畴，对于FES的适应证和禁忌证的认识也随养FES技术的不断更新和发展而改变。

附：痉挛肌电刺激疗法（Hufschmidt therapy）

以低频脉冲电流刺激痉挛肌的拮抗肌，引起拮抗肌收缩；或对痉挛肌进行强刺激引起痉挛肌强直收缩，诱发抑制，或先后对一对痉挛肌和拮抗肌进行刺激，通过肌梭和腱器官反射，发生交互抑制，即拮抗肌兴奋使痉挛肌抑制、松弛。

两路方波的低频脉冲电流先后输出，频率0.66～1Hz，波宽0.2～0.5ms。两路脉冲电流的延迟时间为0.1～1.5s。电刺激时采用4个电极，一路的两个电极置于痉挛肌两端肌腱，另一路的两个电极置于拮抗肌肌腹两端。两路电流交替出现，频率与波宽相同，强度以引起明显肌肉收缩为度。每次治疗15～20分钟，1次/日。痉挛肌松弛时间延长后可改为每2～3天治疗一次。

（3）中频电疗法

①等幅中频电疗法：应用频率为1～20kHz等幅正弦电流治疗疾病的方法称为等幅正弦中频电疗法，通常称为等幅中频电疗法（undamped medium frequency electrotherapy），习惯称为"音频电"疗法。

a.治疗作用：主要为消散硬结、软化瘢痕、松解粘连；也可改善局部组织血液循环、促进消炎吸收、镇痛等。

b.治疗技术：2000～8000Hz等幅正弦电流，治疗电流强度为0.1～0.3mA/cm^2，以电极下产生可耐受的麻、颤、刺、抽动感为度，也可酌情采用"感觉阈"上、下或"运动阈"上、下的电流强度。每次治疗15～20分钟，每日或隔日一次，15～20次为一疗程，治疗瘢痕、粘连时疗程可延长至30～50次。

c.临床应用

适应证：瘢痕，关节纤维性挛缩，术后粘连，炎症后浸润硬化，注射后硬结，血肿机化，狭窄性腱鞘炎，肌纤维组织炎硬结，硬皮病，阴茎海绵体硬结，肩关节周围炎，血栓性静脉炎，慢性盆腔炎，肠粘连，慢性咽喉炎，肱骨外上髁炎，神经

炎，神经痛，带状疱疹后神经痛，术后尿潴留，术后肠麻痹等。

禁忌证：恶性肿瘤，急性炎症，出血倾向，局部金属异物，置有心脏起搏器者，心区，孕妇下腹腰骶部，对电流不能耐受者。

②调制中频电疗法：由低频电流调制的中频电流，称为调制中频电流。应用这种电流治疗疾病的方法称为调制中频电疗法（modulated medium frequency electrotherapy），又称脉冲中频电疗法。

以低频正弦波调制的中频电流称为正弦调制中频电流；低频脉冲电流调制的中频电流，称为脉冲调制中频电流。其低频调制波频率多为 1～150Hz，波形有正弦波、方波、三角波、梯形波等，中频载波频率多为 2～8KHz，电流的波形、幅度、频率、调制方式变化多样。

调制中频电流因调制方式的不同可分为4类：连续调制波（简称连调波，调幅波连续出现）；间歇调制波（简称间调波，调幅波与等幅波交替出现）；断续调制波（简称断调波，调幅波号断电交替出现，断续出现调幅波）；变频调制波（简称变调波，两种不同频率的调幅波交替出现）。

各种调制电流可以全波、正半波或负半波的形式出现。

各种调制电流有不同的调幅度。调幅度为0时，中频电流没有调制，为等幅中频电流，没有低频成分，刺激作用不明显；调幅度逐渐增加，调制中频电流的低频电成分逐渐增大，刺激作用逐渐增强。

a.治疗作用：调制中频电流具有低频电与中频电两种电流的特点，作用较深，不产生电解产物，人体对这种多变化的电流容易接受，不易产生适应性，可在多方面产生治疗作用。其治疗作用可体现在镇痛，即时止痛效果更好；促进血液循环和淋巴回流，有利于炎症消散；断调波有锻炼骨骼肌、提高平滑肌张力的作用；作用于神经节或神经节段时可产生区域作用，反射作用，调节自主神经功能。

b.治疗技术：多数中频治疗仪应用微机与数控技术，内存多个由不同方式调制电流组合的多步程序电流处方，治疗时可按患者的疾病选用不同的电流处方，操作简便，有些治疗仪能按患者疾病的具体情况选用相应参数。治疗电流强度为 0.1～0.3mA/cm^2，以电极下产生可耐受的麻刺、麻颤、抽动、肌肉收缩感为度。每次15～20分钟，每日或隔日一次，15～20次为一疗程。

c.临床应用

适应证：颈椎病，肩关节周围炎，骨关节炎，关节炎，肱骨外上髁炎，肌纤维组织炎，腱鞘炎，关节纤维性挛缩，瘢痕，粘连，血肿机化，注射后硬结，坐骨神经痛，面神经炎，周围神经伤病，失用性肌萎缩，溃疡病，胃肠张力低下，尿路结石，慢性盆腔炎，弛缓性便秘，术后肠麻痹，尿潴留等。

禁忌证：与等幅中频电疗法相同。

③干扰电疗法：两路频率分别为 4000Hz 与（4000±100）Hz 的正弦交流电通过两组电极交叉输入人体，在电场线交叉处形成干扰场，产生差频为 0～100Hz 的低频调制中频电流。以这种干扰电流治疗疾病的方法称为干扰电疗法（interferential electrotherapy）。这两路电流被三角波调制，交叉作用于人体时称为动态干扰电疗法（dynamic interferential electrotherapy）。三路 5000Hz 交流电交叉作用于人体时，干扰电流受第三电场调制，称为立体动态干扰电疗法（sterco-dynamic interferential electrotherapy）。

a.治疗作用：干扰电流兼具低频电与中频电的特点，最大的电场强度发生于体内电流交叉处，作用较深，范围较大。不同差频的干扰电流的治疗作用有所不同。90～100Hz差频电流可抑制感觉神经，使皮肤痛阈升高，有较好的镇痛作用。50～100Hz差频电流可使毛细血管与小动脉持续扩张，改善血液循环，促使渗出物吸收。10～50Hz差频电流可引起骨骼肌强直收缩，改善肌肉血液循环，锻炼骨骼肌；也可以提高平滑肌张力，增强血液循环，改善内脏功能。作用于颈或腰交感神经节，可调节上肢或下肢的神经血管功能。还可加速骨折愈合。

b.治疗技术：治疗时使用2对电极/双路或3对电极/叁路电流输出，病变部位处于电极交叉的中心，按病情需要选用1～3种差频。每种差频治疗5～15分钟，电流强度以引起麻颤感或肌肉收缩活动为度，每次20～30分钟，一次/日，15～20次为一疗程。有的治疗仪带有负压装置，电极装在吸盘内，治疗时负压电极吸附于治疗部位上，可产生有规律的抽吸按摩感。

c.临床应用

适应证：颈椎病，肩关节周围炎，关节炎，扭挫伤，肌纤维组织炎，坐骨神经痛，术后肠粘连，肠麻痹，胃下垂，弛缓性便秘，尿潴留，压迫性张力性尿失禁，失用性肌萎缩，雷诺病，骨折延迟愈合等。

禁忌证：与等幅中频电疗法相同。

④低、中频电流的作用特点比较

a.兴奋神经肌肉组织：低频脉冲电每个脉冲都有可能引起一次运动反应，中频电需综合多个电脉冲才能引起一次兴奋，即中频电刺激的综合效应；低频电只能兴奋正常的神经肌肉，而中频电有可能兴奋变性的神经

肌肉，尤其是6000Hz以上的中频电，使用较大的电流强度可使肌肉强烈收缩而不致疼痛，即肌肉收缩阈和痛阈的分离现象。

b.镇痛：疼痛是由体内外伤害性刺激引起的一种复杂的心理生物学过程；疼痛形成和维持的参与因素极其复杂，低中频电疗的镇痛机制是通过对形成和维持疼痛各种因素的干预而实现的，如改善局部血液循环、减轻组织和神经纤维的水肿压迫、缓解缺血性肌肉痉挛、改善局部供氧、促进致痛物质的清除等，有关理论包括闸门控制学说、皮质干扰假说、传入神经纤维（轴突）电紧张性极化作用、内源性镇痛物质的激活以及心理因素等。临床经验显示，以TENS疗法、低频调制的中频电镇痛作用最明显。

c.作用深度：中频电较低频电作用深。

d.频调制的中频电兼有低、中频电流的特点。

（4）高频电疗法

①短波疗法与超短波疗法

a.概述：短波波长100～10m，频率3～30MHz，应用短波治疗疾病的方法称为短波疗法（shortwave therapy）。超短波波长10～1m，频率30～300MHz，应用超短波治疗疾病的方法称为超短波疗法（ultrashortwave therapy）。短波疗法与超短波疗法同属高频电疗法。超短波疗法在国内应用广泛。

b.治疗作用：短波、超短波作用于人体时均可产生明显的温热效应，其作用深度不同，短波可达浅层肌肉，超短波可达深层肌肉与骨。小剂量或脉冲波治疗时无明显温热效应，但可引起生理功能或病理过程的变化，为非热效应。主要的治疗作用机制包括毛细血管、小动脉扩张，通透

性增高，组织血液循环改善，水肿减轻，炎症与病理产物的清除加速；降低感觉神经兴奋性，升高痛阈，并由于组织缺血缺氧和水肿减轻、致痛物质清除而减轻疼痛；吞噬细胞增多，活跃，抗体、补体、凝集素、调理素增多，免疫功能提高，有利于炎症的控制；组织血供改善，成纤维细胞增殖，肉芽和结缔组织生长加快，组织修复愈合加速；温热效应使神经兴奋性降低，骨骼肌、平滑肌的痉挛缓解；作用于神经节段可调节相应区域神经、血管和器官的功能。因此，超短波、短波疗法对炎症有突出的治疗作用。

此外，短波、超短波的高热疗法又称高温疗法（hyperthermia）对肿瘤有选择性加热作用，可杀灭或抑制癌细胞的生长、增殖，与放疗、化疗联合应用时有协同治癌的作用。

c. 治疗技术

治疗设备：短波治疗仪输出波长 22.12m、频率 13.56MHz 或波长 11.06m、频率 27.12MHz 的短波，功率 250W，有电缆电极、电容电极、涡流电极。超短波治疗仪输出波长 7.37m、频率 40.68MHz 的超短波，功率 250W（用于较大、较深部位），50W（用于较小、较浅的部位），有电容电极。短波肿瘤治疗仪的功率达 500~1000W。有的治疗仪可输出脉冲波，用于非热效应治疗。

治疗剂量：按照治疗时患者的温热感程度分为四级：无热量（Ⅰ级剂量）：无温热感；微热量（Ⅱ级剂量）：有刚能感觉的温感；温热量（Ⅲ级剂量）：有明显而舒适的温热感；热量（Ⅳ级剂量）：有刚能耐受的强烈热感。

治疗方法：目前国内多采用电容场法治疗，将两个电容电极对置或并置于治疗部位，以高频电容电场作用于人体，对置法的作用较深，并置法的作用较浅。治疗时在治疗仪输出谐振（输出电流最大、测试氖光灯最亮）的情况下，调节电极与皮肤之间的间隙。大功率治疗的电极间隙较大，小功率治疗的间隙较小；病灶较深时适当加大间隙，较浅时间隙较小；无热量治疗的间隙大于微热量、温热量治疗时。短波、超短波治疗急性伤病时采用无热量，5~10 分钟，每日 1~2 次，5~10 次；治疗亚急性伤病时采用微热量，10~15 分钟，每日 1 次，10~15 次；治疗慢性伤病，急性肾功能衰竭时采用温热量，10~20 分钟，每日 1 次，15~20 次；治疗恶性肿瘤时采用热量，40~60 分钟，每周 1~2 次，6~15 次；与放疗、化疗同步进行。

d. 临床应用

适应证：软组织、五官、胸腹盆腔器官的炎症感染，关节炎，扭挫伤，骨折愈合迟缓，肩关节周围炎，颈椎病，腰椎间盘突出症，股骨头缺血性坏死；神经炎，神经痛，脊髓炎；胃十二指肠溃疡，肾炎，急性肾功能衰竭；静脉血栓形成，压疮等。超短波疗法主要适用于伤病的急性、亚急性期，也可用于慢性期。短波疗法主要适用于伤病的亚急性期、慢性期。脉冲短波、超短波疗法适用于伤病的急性期。短波、超短波高热疗法与放疗、化疗联合应用可以治疗皮肤癌、乳癌、淋巴结转移癌、恶性淋巴瘤、宫颈癌、膀胱癌、直肠癌、食管癌、肺癌、腹腔转移癌、骨肿瘤等。

禁忌证：恶性肿瘤（高热疗法时例外），活动性结核，出血倾向，局部金属异物，置有心脏起搏器，心肺功能不全，颅内压增高，青光眼，妊娠。

注意事项：晶状体、睾丸、小儿骨骺

部位对热敏感，过热可引起损伤，故不宜采用大剂量治疗。皮肤感觉障碍及血液循环障碍部位进行温热治疗易致热灼伤，故宜慎用较大剂量治疗。

②分米波疗法与厘米波疗法

a.概述：微波波长1m ~ 1mm，频率300 ~ 300000MHz，包括分米波、厘米波、毫米波三个波段。分米波波长1m ~ 10cm，频率300 ~ 3000MHz，应用分米波治疗疾病的方法称为分米波疗法（decimeter wave therapy）。厘米波波长10 ~ 1cm，频率3000 ~ 30000MHz，应用厘米波治疗疾病的方法称为厘米波疗法（centimeter wave therapy）。

b.治疗作用：分米波、厘米波疗法的治疗作用与短波疗法类似，其温热效应可改善组织血液循环，镇痛，消散亚急性、慢性炎症，加速组织生长修复，缓解肌痉挛，调节神经功能。高热可杀灭或抑制癌细胞。分米波作用可达深层肌肉，厘米波作用只达皮下脂肪与浅层肌肉。小剂量分米波、厘米波有较明显的非热效应。

c.治疗技术

治疗设备：分米波治疗输出波长33cm、频率915MHz或波长69cm、频率434MHz的分米波，功率300W、700W（用于肿瘤治疗）。厘米波治疗仪输出波长12.24cm，频率2450MHz的厘米波（习惯上将波长30cm以下的微波划为厘米波），功率200W。两类治疗仪均有不同形状、大小不一的体表辐射器及阴道、直肠等腔内辐射器，有的治疗仪可输出脉冲波。

治疗方法：体表治疗时使辐射器距离治疗部位皮肤3 ~ 5cm。体腔内治疗时将辐射器套以清洁乳胶套，外涂液状石蜡后插入体腔内治疗。治疗剂量分级及治疗安排与短波、超短波疗法相同。

防护措施：治疗时需注意保护操作人员与患者的眼部，避免微波直接辐射或由金属物反射至眼部，必要时戴微波防护眼镜，以免引起白内障。

d.临床应用

适应证：软组织、胸腹盆腔器官的亚急性、慢性炎症感染，关节炎，扭挫伤，网球肘，冻伤，肩关节周围炎，颈椎病、腰椎间盘突出症，肌纤维组织炎，坐骨神经痛，溃疡病，伤口愈合迟缓等。分米波、厘米波高热疗法与放疗、化疗联合应用可治疗皮肤癌，乳癌，淋巴结转移癌，甲状腺癌，宫颈癌，直肠癌，前列腺癌，食管癌，胃癌，骨肿瘤等。

禁忌证：与短波、超短波疗法相同。避免在眼、睾丸、小儿骨骺部位治疗。

附：微波组织凝固（microwave tissue coagulation，MTC）

又称微波组织间热凝或微波热凝。治疗采用波长12.24cm、频率2450MHz的厘米波。治疗时将前端呈针形或铲形的小天线直接接触体表病患区或插入表浅赘生物内，或经内镜将小天线伸入体腔内进行高热点凝数秒钟，达到止血或病变组织萎缩，脱落，大的病变组织需分次治疗。本疗法适用于皮肤良性与恶性赘生物，鼻息肉，肥厚性鼻炎，宫颈糜烂，宫颈息肉，宫颈癌，胃息肉，胃溃疡出血，胃癌，食管癌，痔，骨肿瘤等。术中或超声引导下的经皮微波凝固疗法（percutaneous microwave coagulation therapy，PMCT）已成功地应用于较小的肝癌等癌症的治疗。

③毫米波疗法

a.概述：毫米波波长10 ~ 1mm，频率30 ~ 300GHz，为微波的高频段。应用毫米波治疗疾病的方法称为毫米波疗法

（millimeter wave therapy）。

b.治疗作用：毫米波辐射于人体时被水分所吸收，对组织的穿透力很弱，只达表皮。治疗时采取低能量辐射，无温热效应，但其极高频振荡的能量进入组织后，体内RNA、DNA、蛋白质等大分子发生相干振荡谐振，呈现远位的非热效应。可改善微循环，增强免疫功能，加速水肿吸收、炎症消散；可促进上皮生长、伤口愈合，并加速神经再生、骨痂愈合；可降低神经兴奋性，有较好的镇痛作用；作用于神经节段可调节相应区域的神经、血管或器官的功能；保护骨髓造血功能，增强骨髓增殖活动。

c.治疗技术：多采用输出8mm波段的毫米波治疗仪，输出功率密度5～10mW/cm^2，多数治疗采用体表辐射器，有的治疗仪有阴道、直肠腔内辐射器。每次治疗20～30分钟，每日或隔日一次，5～15次为一疗程。

d.临床应用

适应证：胃十二指肠溃疡，高血压，冠心病，颈椎病，关节炎，扭挫伤，肌纤维组织炎，颞颌关节功能紊乱，软组织感染，淋巴结炎，盆腔炎，前列腺炎，伤口愈合迟缓，面神经炎，癌痛，放化疗后内细胞减少等。与放疗、化疗联合应用时可治疗恶性肿瘤。

禁忌证：局部金属异物，妊娠，置有心脏起搏器。

注意事项：避免眼部辐射。注意保持治疗部位干燥。

2. 光疗法

光具有电磁波和粒子流的特点。光波是电磁波谱中的一部分。光波的波长短于无线电波，波长为180nm～1000μm。按波长排列依次分为红外线、可见光、紫外线三部分。可见光在光谱中位于红外线与紫外线之间，波长400～760nm，分为红、橙、黄、绿、青、蓝、紫七色光，临床常用的可见光部分主要为红光（疗法和作用同红外线）、蓝紫光。

应用人工光源或日光辐射治疗疾病的方法称为光疗法（phototherapy）。光疗法在伤病的康复治疗中应用广泛。

（1）红外线疗法

①概述：红外线可分为两段：波长1.5～1000μm的波段为远红外线（长波红外线），波长760nm～1.5μm的波段为近红外线（短波红外线）。应用红外线治疗疾病的方法称为红外线疗法（infrared therapy）。

②治疗作用：红外线辐射机体组织后主要产生温热效应（辐射热），红外线穿透组织的深度很浅，近红外线可达皮下组织，远红外线只达表皮。表浅组织产热后通过热传导或血液传送可使较深层组织温度升高、血管扩张、血流加速，并降低神经的兴奋性，因而有改善组织血液循环、增强组织营养、促进水肿吸收、炎症消散、镇痛、解痉作用。

③治疗技术：采用红外线辐射器（主要发射远红外线）或白炽灯与光浴器（主要发射近红外线与少量可见光）。光浴器适用于躯干、双下肢或全身的大面积治疗，一般红外线灯适用于局部病患。治疗时裸露病患部位，使灯头对准治疗部位中心，灯与皮肤距离30～100cm不等，视灯的功率而异，以患部有舒适的温热感为度。每次治疗15～30分钟，每日1～2次，15～20次为一疗程。

红外线治疗时应保护眼部，可戴防护眼镜或以浸水棉花敷于患者眼部，以免引起白内障或视网膜的热损伤。

附：直线偏振光红外线（linear polarized

light infra-red）疗法

以150W高分子碘灯作点光源，并装有集光镜，由集束光导纤维将光源发射的光线几乎无衰减地传输到照射部位，同时装有吸收0.6～1.6μm以外波长红外线的滤波器。可根据不同用途和照射部位选择透镜单元。疼痛治疗效果显著。

④临床应用

适应证：软组织扭挫伤恢复期、肌纤维组织炎、关节炎、神经痛、软组织炎症感染吸收期、伤口愈合迟缓、慢性溃疡、压疮、烧伤、冻伤、肌痉挛、关节纤维性挛缩等。

禁忌证：恶性肿瘤、高热、急性化脓性炎症、急性扭伤早期、出血倾向、活动性结核，局部感觉或循环障碍者慎用。

（2）蓝紫光疗法

①概述：蓝紫光波长400～760nm，蓝光波长450～490nm，紫光波长400～450nm。以蓝紫光治疗疾病的方法称为蓝紫光疗法（blue and violet light therapy），主要用于新生儿高胆红素血症。

②治疗作用：蓝紫光照射于人体后皮肤浅层血管扩张，血液中的胆红素吸收蓝紫光后，在光和氧的作用下经过一系列光化学变化，转变为水溶性的、低分子量的、易于排泄的无毒胆绿素，经胆汁、再由尿和粪便排出体外，使血液中过高的胆红素浓度下降。

③治疗技术：采用6～10支20W蓝光荧光灯或白光荧光灯（可配用蓝紫光滤色板），设置于光浴箱内，距床面70cm，患儿裸露全身，戴防护眼镜接受照射，在1～3天内连续照射或间断照射（每照6～12小时，停照2～4小时），蓝紫光总照射时间为24～48小时，白光总照射时间为24～72小时。照射过程中每1小时给患儿翻身一次，使其身体前后面交替照射，注意观察患儿体温、肤色、尿粪颜色，检查血胆红素。如患儿黄疸不退或血胆红素不下降，则应考虑改用其他疗法。

（3）紫外线疗法

①概述：应用紫外线治疗疾病的方法称为紫外线疗法（ultraviolet therapy）。

光谱分段及其生物学作用特点为：长波紫外线（UVA，320～400nm）：色素沉着、荧光反应作用强，生物学作用弱；中波紫外线（UVB，280～320nm）：红斑反应最强，生物学作用最强；短波紫外线（UVB，180～280nm）：对细菌和病毒的杀灭和抑制作用强。

紫外线红斑：指一定剂量的紫外线照射皮肤或黏膜后2～6小时，局部出现界限清楚的红斑，红斑持续时间10余小时至数日，局部可有皮肤脱屑或色素沉着，红斑反应强度、持续时间与照射剂量有关。紫外线红斑的性质属非特异性急性炎症反应，其发生机制与神经体液因素有关。

紫外线生物剂量：一个生物剂量即最小红斑量（minimal erythema dose，MED）是指紫外线灯管在一定距离（50cm或30cm）垂直照射下引起机体最弱红斑反应（阈红斑反应）所需的照射时间。

影响紫外线红斑反应程度的因素主要包括：年龄、肤色、部位、皮肤经常受日光照射的情况、是否过敏体质、用药情况、是否用局部温热治疗等。

黏膜对紫外线照射的反应与皮肤不同，由于黏膜无角质层与棘细胞层，故在紫外线照射后产生的扩张血管物质少，又因黏膜的血液循环丰富，扩张血管物质易消散，所以黏膜出现红斑快、消失快。紫外线红斑分级见表4-4。

表4-4 紫外线红斑分级

	红斑等级	生物剂量	红斑反应	症状	皮肤脱屑	色素沉着
亚红斑		1以下	无	无	无	无
阈红斑		1	微红，12小时内消退	较大面积照射时有轻微灼热感	无	无
弱红斑	一级红斑量	2~4	淡红，界清，24小时左右消退	灼热、痒感，偶有微痛	轻微	可有，较轻
中红斑	二级红斑量	5~6	鲜红，界很清，可有皮肤微肿，2~3天内消退	刺痒，明显灼热感	轻度	轻度
强红斑	三级红斑量	7~10	暗红，皮肤水肿，4~5天后逐渐消退	较重度的刺痛和灼热感，可有全身性反应	明显	明显
超强红斑	四级红斑量	10以上	暗红，水肿并发水疱，持续5~7天后逐渐消退	重度的刺痛和灼热感，可有全身性反应	表皮大片脱落	明显

②治疗作用：

a.杀菌、消炎、增加机体防卫和免疫功能：紫外线可直接破坏细菌和病毒的DNA分子结构而起到杀灭作用，红斑反应可加强局部的血液和淋巴循环、升温、新陈代谢，并可使交感神经系统-垂体-肾上腺系统的功能得到调节，增强单核吞噬细胞的功能，增强体液免疫功能。

b.镇痛：通过局部病灶的治疗作用缓解疼痛，并且抑制感觉神经的兴奋性、同时红斑反应产生的反射机制具有中枢镇痛的效果。紫外线红斑对交感神经节有"封闭"作用。

c.脱敏：多次小剂量紫外线照射可刺激组织中组胺酶活性的增加。

d.加速组织再生：小剂量紫外线可刺激DNA的合成和细胞分裂，促进肉芽和上皮细胞的生长，加快伤口愈合。大剂量紫外线则破坏DNA的合成，抑制细胞分裂，促使细胞死亡。

e.促进维生素D生成、防治佝偻病和软骨病：中、长波紫外线照射可促使人体皮肤中的7-脱氢胆固醇形成维生素D_3，维生素D_3经肝、肾羟化形成二羟维生素D_3，促使肠道对钙、磷的吸收以及肾小管对钙、磷的重吸收，保持钙、磷相对平衡，可促进骨盐沉着。

f.光敏反应：光作用于含有光敏剂的组织可产生光化学反应，利用光敏作用的光化学反应治疗疾病的方法称为光敏疗法（photosensitization therapy）、光化学疗法（photochemotherapy）或称光动力疗法（photodynamic therapy）。光敏疗法可用于皮肤、黏膜、血液、骨髓，治疗银屑病、白癜风、白血病、恶性肿瘤等。本节介绍用于银屑病、白癜风的皮肤紫外线光敏疗法。

③光疗技术

a.光源：最常用的人工紫外线光源是高压水银石英灯（氩水银石英灯），类型有立地式、手提式、塔式（集体照射）和水冷式（体腔内照射用）。还有低压水银石英灯和冷光石英灯等。

b.照射技术

红斑量照射法：按不同治疗目的采

用不同强度的红斑量开始照射，以后根据皮肤反应和病情适当增加剂量（增加30%～50%），以达到经常保持红斑反应为目的。

无红斑量照射法：用亚红斑量开始照射，如1/8～1/2生物剂量开始，隔次或隔2次增加1/4～1/2生物剂量，达3～5生物剂量为止，多用于全身照射，按照患者病变和体质可采用基本进度、缓慢进度和加速进度。

c.注意事项：应注意保护患者和操作者的眼睛，避免超面积和超量照射。

④临床应用

适应证：对较表浅组织的化脓性炎症，伤口，皮下痕斑，急性神经痛，关节炎，佝偻病和软骨病等有特殊疗效；也可用于皮肤病和过敏性疾病的治疗；静脉炎，急性坐骨神经痛，急性关节炎，急性支气管炎，肺炎，支气管哮喘等；体腔照射适用于外耳道、鼻、咽、口腔、阴道、直肠、窦道等腔道感染；全身照射适用于佝偻病，骨软化症，骨质疏松症，过敏症，疖病，免疫功能低下，玫瑰糠疹，斑秃，银屑病，白癜风等。

禁忌证：心肝肾功能衰竭，出血倾向，急性湿疹，结核病活动期，红斑狼疮，日光性皮炎，光敏性疾病，应用光敏药物（光敏诊治时除外）等。

（4）激光疗法

①概述：激光（light amplificationby stimulated emission of radiation，laser）是受激辐射放大的光。激光既具有一般光的物理特性，又具有亮度高、单色性好、定向性强、相干性好等特点。应用激光治疗疾病的方法称为激光疗法（laser therapy）。

②治疗作用：低强度激光对组织产生刺激、激活、光化作用，可改善组织血液循环，加快代谢产物和致痛物质的排除，抑制痛觉，有镇痛效应；提高白细胞吞噬能力，增强免疫功能；增强组织代谢与生物合成，加速组织修复。照射穴位时有刺激穴位、经络的作用，因而有"光针"之称。作用于反射区时能调节相应节段的生理功能。

高强度激光对组织有高热、压强、高电磁场作用，可使蛋白质变性凝固，甚至炭化、汽化，用于组织止血、黏着、焊接或切割、分离。

③治疗技术：医用激光器分类可按工作物质（气体、液体、固体半导体等），光输出方式（连续、脉冲等），以及波长分类；小功率激光临床常用He-Ne激光器，输出波长632.8nm的红光激光，功率5～30mW；砷化镓（AsGa）半导体激光器，输出波长904nm的红外激光；或镓铝砷（GaAlAs）半导体激光器，输出波长820、830nm的红外激光，功率5～50mW。可直接进行体表照射或通过光导纤维进行体表或体腔内照射。二氧化碳激光器等高强度激光器在低功率散焦照射时可用于局部温热治疗。低强度激光局部照射每次10～20分钟，穴位或伤口照射每部位3～5分钟，每日或隔日一次，5～10次为一疗程。

大功率激光器常用二氧化碳激光器，输出波长10.6μm的红外激光；或掺钕钇铝石榴石（Nd-YAG）激光器，输出波长1.06μm的红外激光，功率100～200W，用于激光外科治疗。此外还有氩离子（Ar^+）激光器，输出波长514nm和485nm的绿光、蓝紫光激光，功率5～50W；用于专科治疗的染料激光、准分子激光、金属蒸汽激光等。

④临床应用：低强度激光用于皮肤皮下组织炎症，伤口愈合不良，慢性溃疡，窦道，口腔溃疡，脱发，面肌痉挛，过敏性鼻炎，耳软骨膜炎，带状疱疹，肌纤维组织炎，关节炎，支气管炎，支气管哮喘，神经炎，神经痛，外阴白色病变，外阴瘙痒等。禁忌证：恶性肿瘤，皮肤结核，活动性出血。

高强度激光可用于病患部位进行瞬间的凝固、汽化、切割治疗。较小病灶可一次消除，较大病灶可分次治疗，也可以通过内镜进行体腔内治疗。如皮肤赘生物、宫颈糜烂以及胃、直肠、支气管、膀胱内肿物的切割或止血。

治疗时应特别注意对操作者与患者眼睛的防护，戴防护眼镜，避免激光直接辐射或由金属器械反射至眼部。

附：光动力疗法

光动力疗法（photodynamic therapy，PDT）指在特定波长的光作用下使组织细胞内光敏剂发生光化学反应治疗疾病的方法。可用于肿瘤治疗，也可利用荧光反应进行肿瘤的诊断和定位。常用光敏剂血卟淋衍生物（hematoporphyrin derivative，HPD），静脉注射后肿瘤内浓度高于其他正常组织，可用相应波长的光源包括激光进行照射，机制可能是光化学反应所产生的单态氧和自由基损伤细胞而达到治疗肿瘤的目的。

氙光治疗技术

氙光治疗仪的工作物质为氙气（xenon），发光光谱：$260 \sim 1100nm$，即包括紫外线，可见光，近红外线在内的连续波长光（复合波长）。采用特制的照射头，主要用于疼痛治疗。

3. 超声波疗法

（1）概述：人耳能听到的声音是频率为$16Hz \sim 20kHz$的声波。频率高于$20kHz$的声波超过人耳的听阈，称为超声波。应用超声波治疗疾病的方法称为超声波疗法（ultrasound therapy）。研究超声波对机体的作用和反射规律、并加以利用以达到医学上诊断和治疗目的的学科即超声医学。它包括了超声治疗学、超声诊断学和生物医学超声工程等。

超声波是一种机械振动波，在媒质中传播时在不同介质的分界面上发生反射与折射，超声在介质中传播时，强度随传播距离而剧减（衰减）。造成衰减的主要原因有：介质对声波的吸收，散射衰减和声束扩散。超声频率越高，在生物组织中传播时的超声衰减（吸收）越多、穿透能力（半价层或半吸收层）越小；反之亦然。

（2）治疗作用：超声波的机械振动作用于人体时引起微细按摩效应、温热效应、空化效应等多种理化效应连续式超声波的温热作用较明显，脉冲式超声波的非热效应较明显。

①神经兴奋性降低，神经传导速度减慢，有较好的镇痛、解痉作用。

②加强组织的血液循环，提高细胞通透性，改善组织营养，促进水肿吸收。

③提高结缔组织的弹性，使胶原纤维分解，松解粘连、挛缩，瘢痕组织变细而松软。

④低强度或脉冲式超声波可刺激组织的生物合成和再生修复，加速骨痂的生长愈合。

⑤低强度超声波作用于神经节段可以调节其支配区神经血管和内脏器官的功能。

⑥许多实验研究发现超声波有很好的溶栓效应，可使形成血栓的血管再通而恢复血流。

（3）治疗技术：传统的超声波疗法多采用800kHz的连续超声波，近年展开了1～3MHZ高频超声波、30～50kHz较低频超声波以及脉冲超声波的应用。治疗仪有不同直径的声头（换能器）和声头耦合剂（接触剂）。耦合剂的成分主要为液状石蜡、甘油、凡士林、水等。常用的治疗操作方法有：

①接触法：在治疗部位上均匀涂布耦合剂后，将声头紧压其上，开机后即开始治疗，声头固定不动（固定法）或作螺旋形、直线形缓慢移动（移动法），适用于表面较平坦部位的治疗。辐射面较小的声头，可用于穴位超声治疗、小部位（如面部）治疗等；多个声头同时应用，可用于心脑血管性疾病的治疗（如心脑血管超声治疗仪等）。

②超声综合治疗法：是将超声治疗技术与其他治疗方法（包括其他物理因子和化学治疗等）结合作用于机体以治疗疾病，可以取得较单一治疗更好的疗效。这种联合治疗称为超声综合治疗法。包括：超声雾化吸入疗法、超声–电疗法（低中频电疗）、超声药物透入疗法等。

③水囊法：治疗部位皮肤上涂布耦合剂后将不含气的水袋置于其上，再在水袋面上涂以耦合剂，将声头紧压固定于水袋上进行治疗，适用于面积较小、表面不平部位的治疗。

④水下法：在水盆内盛入不含气泡的温水，患部浸入水中，声头放在水下，距离皮肤表面1～2cm，固定或移动，适用于表面凹凸不平的手、足的治疗。

以上各种操作时不得使声头与皮肤之间有任何空气间隙，以免超声波全反射而不能进入人体。固定法治疗时连续波超声波强度0.1～0.5W/cm²，治疗3～5分钟；移动法治疗时连续式超声波强度0.6～1.5W/cm²，治疗8～10分钟；脉冲式超声波强度可达1.0～2.0W/cm²，治疗3～5分钟。骨表面治疗时因超声波引起骨膜振动易致疼痛或热损伤，超声波强度不宜超过0.5W/cm²。超声波治疗每日或隔日一次，10～15次为一疗程。

（4）临床应用

①适应证：软组织损伤，皮肤皮下粘连，关节纤维性挛缩，注射后硬结，狭窄性腱鞘炎，瘢痕增生，骨关节炎，肩关节周围炎，肱骨外上髁炎，骨折后连接不良，慢性溃疡，压疮，坐骨神经痛等。超声波药物透入适用于皮肤癌、乳癌等表浅肿瘤，类风湿性关节炎，某些心脑血管疾病等。

②禁忌证：恶性肿瘤（超声波抗癌药物透入时例外），急性炎症，出血倾向，孕妇腰腹部，小儿骨骺部。眼与睾丸部慎用超声波疗法。

附：高强度聚焦超声波疗法

高强度聚焦超声波（high intensity focused ultrasound，HIFU）疗法是20世纪90年代兴起的聚焦超声波外科疗法，我国近几年已开始用于临床治疗肿瘤。治疗装置由多个1～5MHz的高能超声波换能器组成，换能器可以进行三维方向的移动，可以调节聚焦点的深度和范围，聚焦点的深度可达10～20cm，聚焦点的直径为0.5～1cm。超声波功率可调，可在瞬间使聚焦点的功率强度达10000W/cm²，组织温度达70℃～100°C。这种体外无创治疗对肿瘤所产生的瞬间高温效应、空化效应和机械效应可使肿瘤组织蛋白凝固坏死、滋养血管破坏，肿瘤缺血坏死，周围正常组织无损伤。主要用于腹腔、盆腔肿瘤，如肝癌、肾癌、膀胱癌、前列腺癌、胰腺癌、软组织肉瘤等肿瘤的治疗，也有报告可用于溶栓或治疗其他疾病，但不用于胸腔、头颈与脊柱部，也不用于大血管、空腔脏器紧密邻近或粘连的病变。

4. 磁疗法

（1）概述：磁场作用于人体以治疗疾病的方法称为磁疗法（magnetotherapy）。

①磁场的分类

a. 恒定磁场：磁场的大小和方向不随时间而变化，如磁铁、电磁铁通直流电所产生的磁场。

b. 交变磁场：磁场的大小和方向随时间发生变化，如异名极旋转磁疗器所产生的磁场。

c. 脉动磁场：磁场的强度随时间而变化，而方向不随时间发生变化。如同名极旋转磁疗器所产生的磁场。

d. 脉冲磁场：用脉冲电流通入电磁铁线圈所产生各种形状的脉冲磁场，如各种磁疗机所产生的磁场，其频率、波形和峰值可根据需要进行调节。

②作用机制

a. 磁场对神经和经络穴位的刺激：磁场可以通过对神经的刺激反射作用于全身，或作用于人体一定的穴位出现类似针刺穴位样的感传效应。

b. 产生感生微电流：磁场作用于人体时可以改变人体生物电流的大小和方向，并可感应产生微弱的涡电流，影响体内电子运动的方向和细胞内外离子的分布、浓度和运动速度，改变细胞膜电位，影响神经的兴奋性。

c. 对体液的影响：磁场可以改善血流，促进致痛物质的迅速清除，激活内分泌素、微量元素的作用。磁场的方向还可以影响体内类脂质、肌浆球蛋白、线粒体等大分子的取向而影响酶的活性和生物化学反应。磁场还具有清除体内自由基的作用。

d. 对生物膜的影响：磁场改变细胞膜的通透性、细胞内外的物质交换和生物化学过程，影响膜受体和膜蛋白分子的取向。

（2）治疗作用

①镇痛作用：磁场可抑制神经的生物电活动，降低末梢神经的兴奋性，阻滞感觉神经的传导，提高痛阈，并可加强血液循环，缓解因缺氧、缺血、水肿和致癌物质积聚所引起的疼痛，还可提高某些致痛物质水解酶的活性，使致痛物质分解转化而镇痛。

②消肿作用：磁场可改善血液循环，加速红细胞在血管中的运动，解除毛细血管静脉端的淤滞，促进出血和渗出的吸收，使组织的胶体渗透压正常化，因而消除水肿。

③消炎作用：磁场可改善组织的血液循环，使血管通透性增高，促进炎性产物的排除，并能提高机体免疫功能，增强白细胞吞噬功能，改变组织的理化过程，提高组织的pH，对致病菌有抑制作用，有利于浅层组织炎症的消散。

④镇静作用：磁场可加强大脑皮质的抑制过程，改善睡眠，调整自主神经功能，缓解肌肉痉挛。

⑤降压作用：磁场影响大脑皮质的兴奋与抑制过程，加强其对皮质下中枢的调控，并调节血管舒缩功能，使血管扩张，微循环改善，降低血管平滑肌的紧张度，减少外周阻力，从而使血压下降。

⑥软化瘢痕与松解粘连的作用：磁场可使瘢痕由硬变软，颜色变浅，并可使粘连松解。

⑦促进骨痂生长：磁场作用于骨折部位可引起机体生物电变化，促进成骨细胞、软骨细胞与骨细胞释放大量的钙，从而加快了骨折区的钙沉积，有利于骨痂的生长。

⑧对良性肿瘤的作用：磁场疗法对良性肿瘤也有一定的治疗作用，某些良性肿瘤在磁场作用下逐渐缩小或消失。

（3）治疗技术

①治疗剂量：按磁场强度分为3级。

a.小剂量：磁场强度0.1T以下，适用于头、颈、胸部及年老、年幼、体弱者。

b.中剂量：磁场强度0.1～0.3T，适用于四肢、背、腰、腹部。

c.大剂量：＞0.3T，适用于肌肉丰满部位及良性肿瘤患者。

②治疗方法

a.静磁场法：属于恒定磁场，多采用磁片法。可直接将磁片敷贴于体表病变部位或穴位，一般采用持续贴敷3～5天。磁场强度为0.05～0.3T。治疗时可采用单磁片、双磁片或多磁片。磁片放置可采用并置法或对置法。

b.动磁场法：常用的方法包括旋磁疗法和电磁疗法。旋磁疗法指用微电机带动机头固定板上的2～6块磁片旋转产生旋磁场，对局部进行治疗。包括脉动磁场法和交变磁场法。由于微电机旋转时有震动，对局部有按摩和磁场的双重作用。电磁疗法指用电流通过感应线圈使铁心产生磁场进行治疗的方法。常用的有低频交变磁疗法、脉动磁疗法和脉冲磁疗法等。

动磁场疗法常用的磁场强度为0.2～0.3T，局部治疗时间20～30分钟，每日一次，10～20次为一疗程。

（4）临床应用

①适应证：软组织扭挫伤，血肿，注射后硬结，浅表性毛细血管瘤，乳腺小叶增生，耳郭浆液性软骨膜炎，关节炎，肌筋膜炎，肱骨外上髁炎，肩关节周围炎，肋软骨炎，颞颌关节功能紊乱，单纯性腹泻，婴儿腹泻，神经衰弱等。

②禁忌证：高热、出血倾向、怀孕、心衰、极度虚弱、皮肤溃疡、恶性肿瘤晚期、带有心脏起搏器者。

③不良反应：少数患者进行磁疗后可出现恶心、头昏、无力、失眠、心悸、血压波动等反应，停止治疗后即可消失。

5. 水疗法

（1）概述：应用水治疗疾病、功能康复的方法称为水疗法（hydrotherapy）。水疗是古老的物理治疗方法，天然水源（矿泉、海水、河水等）也是重要的疗养因子。近年人们进一步研究发展了水疗在康复治疗中的作用。

（2）治疗作用：液态的水可与身体各部分密切接触、传递理化刺激而产生治疗作用。

①温度作用：水的比热大、热容量大、导热性强。静止的水通过传导传递热，流动的水通过对流传递热，因此水疗的温热作用强。温水浴与热水浴可使血管扩张充血，促进血液循环和新陈代谢，使神经兴奋性降低，肌张力下降，疼痛减轻。热水浴还有发汗作用。不感温水浴有镇静作用。冷水浴与凉水浴可使血管收缩，神经兴奋性升高，肌张力提高，精力充沛。

②机械作用：静水压可增强呼吸运动和气体代谢，可压迫体表静脉和淋巴管，促使血液和淋巴液回流，有利于减轻水肿。水的浮力可使浸入水中的身体、肢体受到向上的力的支托而漂浮起来，还可减轻负重关节的负荷，便于活动和进行运动功能

的训练。缓慢的水流对皮肤有温和的按摩作用。水射流对人体有较强的机械冲击作用，可引起血管扩张，张力提高，神经兴奋性增高。

③化学作用：水是良好的水溶剂，可以溶解许多物质。水中加入某种药物或气体时，对皮肤、呼吸道具有化学刺激作用，可使机体产生相应的反应。

（3）治疗技术与临床应用

水疗法的种类很多，如冲浴、擦浴、浸浴、淋浴、湿包裹、蒸汽浴、漩涡浴、蝶形槽浴、步行浴、水中运动、水下洗肠等。因所应用的水温、水的成分以及作用方式、作用压力与作用部位的不同，其治疗作用及适应证也不相同。

1）浸浴：患者的全身或一部分浸入水中进行治疗的方法称为浸浴（immersion bath）。全身淡水浴时浴盆内注入2/3水量（约200～250L）的淡水，患者半卧于浴盆中，头、颈、胸部在水面之上。不同个体对温度的感受与耐受略有差异。

①不同温度浸浴的治疗作用与适应证不同。

a.温水浴（37℃～38℃）与不感温水浴（34℃～36°℃）：有镇静作用，适用于兴奋过程占优势的神经症、痉挛性瘫痪等。每次10～20分钟，每日一次，10～15次为一疗程。

b.热水浴（39℃以上）：有发汗、镇痛作用，适用于多发性关节炎、肌炎等。每次5～10分钟，治疗时需用冷毛巾冷敷头部，以防过热。每日或隔日一次，一次为一疗程。

c.凉水浴（26℃～33℃）与冷水浴（26℃以下）：有提高神经兴奋性的作用，适用于抑制过程的神经症。每次3～5分钟，隔日一次，10次为一疗程。

②不同成分的浸浴的治疗作用与适应证不同。

a.药物浴：在淡水中加入适量的药物进行浸浴的治疗方法为药物浴（medicated bath）。药物浴时药物通过皮肤产生治疗作用，有的药物蒸汽通过呼吸道吸入也产生治疗作用。

b.盐水浴（brine bath）：将1～2kg海盐溶解过滤后加入温热浴水中，有促进血液循环、镇痛、发汗作用，适用于多发性关节炎、肌炎、神经炎等。

c.松脂浴（pine resin bath）：在温浴水或不感温浴水中加入50～100g松脂粉或松脂流浸膏，浴水有清淡芳香味，有镇静作用，适用于兴奋过程占优势的神经症、高血压病I期等。

d.苏打浴（soda bath）：在温浴水中加入75～100g碳酸氢钠，有软化角质层作用，适用于银屑病等皮肤病。

e.中药浴：在浴水中加入一定成分的中药，用以治疗皮肤病、关节炎等。药物浴一般每次治疗10～15分钟，每日或隔日一次，15～20次为一疗程。

f.气泡浴：在浴水中通入适量的气泡进行浸浴的治疗方法为气泡浴（bubble bath）。多采用温热浴水，以空气压缩机由浴盆底或四壁向浴水中压入气泡，使浴水中含有直径在0.2mm以上大小不等的气泡。浸浴时气泡附着于人体体表，因其导热性小于水而形成温差，加强了温热浴水的改善血液循环作用，气泡破裂时所产生的机械力对体表起微细按摩作用。适用于肢体瘫痪、周围血液循环障碍等。每次治疗10～20分钟，每日或隔日一次，15～20次为一疗程。

各种浸浴多为全身浴，也可用于下半

身（半身浴），肢体（肢体浴）、会阴部（坐浴）等。

2）漩涡浴：患者全身或肢体在漩涡水中进行治疗的方法称为漩涡浴（whirlpool bath），又称涡流浴。漩涡浴槽中装有漩涡（涡流）发生器，可使槽中浴水发生漩涡。多采用温热浴水。水流和气泡有机械刺激作用和按摩作用，大大加强了温热水的改善血液循环作用。适用于肢体瘫痪、周围血液循环障碍、雷诺病、关节炎、肌炎、神经痛等。每次治疗10～20分钟，每日或隔日一次，15～20次为一疗程。

3）蝶形槽浴：应用蝶形槽进行全身水浴的治疗方法称为蝶形槽浴（butterfly shaped tank bath）或8字槽浴，又称哈伯特槽浴（Habbard tank bath）。蝶形槽的横截面呈蝶形或8字形，可供患者全身浸浴时伸展上下肢进行活动。浴槽附有涡流发生器、气泡发生器、局部喷射装置、水循环过滤装置，有的还有运送患者入浴、出浴的升降装置。治疗时槽内注入2/3水量的温热水，烧伤患者治疗时浴水中可加入适量氯化钠或抗感染药物。患者半卧于水中，露出头、颈、胸部，并加用涡流、气泡、水流喷射。治疗师站在槽外为患者作水中按摩，协助患者作水中运动或进行创面换药等操作。肢体瘫痪、周围血液循环障碍、关节活动障碍患者进行蝶形槽浴可改善外周血液循环、促进运动功能恢复。大面积烧伤、压疮患者进行蝶形槽浴有特殊的治疗作用：水能软化皮肤创面的痂皮，水流有助于清除创面的渗出物、坏死组织和黏着的敷料，并能促进血液循环，有利于创面的清洁和愈合。每次治疗10～20分钟，每日或隔日一次，15～20次为一疗程。

4）水中运动：在水池中进行运动训练的方法称为水中运动（under water exercises）。水中运动池的一端较浅，一端较深，池中可设治疗床（椅）、肋木、双杠等设备及充气橡皮圈、软木、泡沫塑料块等。采用温热水，患者在水中躺（或坐）在治疗床（椅）上，或抓住栏杆进行顺浮力方向或水平面的运动，肢体做屈伸、外展内收训练，或借助漂浮物作逆浮力方向的抗阻运动，进行肢体肌力训练，或借助双杠、栏杆作步行训练、平衡训练、协调训练等。治疗师可在池边或水中指导患者进行运动。由于浮力作用，水中运动比地面运动更轻便，效果会更好，适用于脑卒中偏瘫、颅脑损伤、脊髓损伤、脑瘫、周围神经损伤等神经系统伤病所致肢体运动功能障碍，类风湿性关节炎、骨关节炎、强直性脊柱炎等骨关节伤病，或术后不能进行关节负荷运动的关节活动障碍，心脏病对地面运动耐受不良等。每次治疗5～30分钟不等，每日或隔日一次，15～20次为一疗程。

禁忌证：精神意识紊乱或失定向力，恐水症，传染病，呼吸道感染，心肺肝肾功能不全，严重动脉硬化，癫痫，恶性肿瘤，出血性疾病，发热，炎症感染，皮肤破溃，妊娠，月经期，大小便失禁，过度疲劳。

6. 石蜡疗法

（1）概述：以加热后的石蜡治疗疾病的方法称为石蜡疗法（paraffin therapy）。石蜡疗法是一种良好的传导热疗法。

热传导：两种不同温度的物质直接接触时，热能从温度较高的物质传递至温度较低的物质的方式，称为热传导。热传导的速度与两种物质的温差和导热性有关。传导热能的总量与物质的温度和接触面积有关。石蜡疗法属于传导热疗。

（2）治疗作用

①温热作用：石蜡的热容量大，导热性低，加热后吸收的热最多，保温时间长，冷却时缓慢释放出大量热，能维持较长时间的温热作用。这是石蜡疗法的主要治疗作用和特点，可以使血管扩张，加强组织血液循环，减轻疼痛，促进炎症浸润吸收，加速组织修复，并可缓解痉挛，增强胶原组织的延展性。

②机械作用：石蜡具有良好的可塑性、柔韧性、黏滞性和伸展性，热蜡敷贴于人体时可紧贴皮肤，冷却时体积缩小，对组织产生机械压迫作用，利于水肿的消散。

③润滑作用：石蜡具有油性，敷蜡后皮肤润滑，有利于皮肤护理、瘢痕软化。

（3）治疗技术

采用白色、半透明、熔点为50℃～55℃的医用石蜡。

①蜡饼法：将加热后完全熔化的蜡液倒入盘内，初步冷凝成约2cm厚的蜡块时敷于患部，外部保温，适用于躯干及肢体治疗。

②浸蜡法：石蜡加热完全熔化再冷却至60℃时，患者将手（足）浸入蜡液后即提出，反复浸蜡数次，蜡在手（足）表面凝成手套或袜套样，再继续浸于蜡液中，适用于手、足部治疗。

③刷蜡法：石蜡加热完全熔化又冷却至60℃左右时，用排笔蘸蜡液在患部反复均匀涂刷，使蜡在皮肤表面冷凝成膜，外面再加蜡饼保温，适用于表面不平的部位或面部治疗。

以上各法均每次治疗20～30分钟，每日一次，15～20次为一疗程。

（4）临床应用

①适应证：软组织扭挫伤恢复期，肌纤维组织炎，慢性关节炎，肩关节周围炎，术后外伤后浸润、粘连、增生，坐骨神经痛，皮肤护理等。

②禁忌证：恶性肿瘤，高热，急性炎症，急性损伤，皮肤感染，结核，出血倾向，开放性伤口。

③注意事项

a.慎用于皮肤感觉障碍或血液循环障碍者及老人、儿童。

b.石蜡使用后应注意清除蜡块表面的汗水、毛发等杂物，定时加新蜡，使石蜡保持清洁质纯。

附：热囊疗法（hot pack therapy）

又称热罨包疗法，属于传导热疗法，是一种湿热敷法。治疗用的亚麻布袋内装有许多富含微孔的硅胶颗粒，布袋在70℃～80℃的恒温水箱内加温2小时，吸收大量水和热，治疗时敷于患部，热布袋的湿热和热蒸汽对人体作用较深而持久。每次治疗20～30分钟，每日1～2次，10～15次为一疗程。本疗法适用于病患范围较大的软组织扭挫伤、肌纤维组织炎、慢性关节炎、关节纤维性挛缩、坐骨神经痛等。禁忌证和慎用的注意事项与石蜡疗法相同。

7.冷疗法

（1）概述：利用低温治疗疾病的方法称为低温疗法（hypothermia）。低温疗法可分为两类：利用低于体温与周围空气温度、但在0℃以上的低温治疗疾病的方法称为冷疗法（cold therapy）；0℃以下的低温治疗方法称为冷冻疗法（cryotherapy），其中-100℃以下的治疗为深度冷冻疗法。

（2）治疗作用

①冷作用于皮肤时刺激冷感受器，通过轴索反射立即引起小血管收缩，血液黏

滞度增加，血流速度降低，组织温度下降，施冷超过15分钟时可反射性地引起继发性血管扩张反应，但过长时间冷作用则使血流淤滞，皮肤发绀。

②冷可降低感觉神经尤其是传导痛觉的细纤维的传导速度，痛阈提高，并通过闸门控制机制阻断痛觉冲动的传导而减轻疼痛。

③瞬时的冷刺激可易化 α 运动神经元的活性，使松弛的肌肉立即发生收缩；延长冷刺激时 γ 运动神经元活性降低，运动神经传导速度下降，肌张力与肌力下降，肌痉挛缓解。多用于肢体瘫痪患者的运动功能康复的辅助治疗。

④冷可引起皮肤、皮下、肌肉、关节等组织温度下降，组织代谢率下降，氧耗减少，有利于控制急性炎症，减轻水肿。

（3）治疗技术

①冷敷

冰水冷敷：以含有碎冰的冷水浸透毛巾后拧出多余的水分，敷于患部，每2~3分钟更换一次，持续15~20分钟。

冰袋冷敷：将碎冰块放入袋中，或使用化学冰袋，敷于患部或缓慢移动摩擦，持续15~20分钟。

冰块按摩，将冰块直接放于患部，反复移动按摩，每次5~7分钟。

冷疗机治疗：冷疗机有不同大小的冷疗头，温度可调。治疗时将冷疗头置于患部，缓慢移动，每次10~15分钟。

②冰水浴：病患的手、肘或足部浸入含有碎冰的4℃~10℃冷水中，数秒钟后提出、擦干，作被动运动或主动运动，复温后再浸入，如此反复浸提，0.5小时内浸入3~5次，以后逐渐延长浸入时间达20~30秒，共持续3~4分钟。

③冷吹风：应用冷空气治疗仪，治疗仪内液氮汽化后产生冷气，通过吹风机或喷射器吹向患部，持续5~10分钟，适用于肢体的治疗。

④冷气雾喷射：将装有易汽化冷冻剂（一般多用氯乙烷）的喷雾器，在距患部体表约2cm处向患部喷射5~20秒，间歇0.5~1分钟后再喷，反复数次，共3~5分钟，直至皮肤苍白为止，多用于肢体急性损伤疼痛处，禁用于头面部，以免造成眼、鼻、呼吸道的损伤。

⑤冷压力疗法：采用水囊袖套式或腿（足）套式正压治疗仪（cryotherapy compression unit），治疗时水囊中冷水循环，水温7.2℃，压力60mmHg。多用于肢体软组织损伤急性期、水肿以及某些肢体术后康复治疗。

⑥注意事项

a.冷疗时要注意保护冷疗区周围非治疗区的正常皮肤，防止受冻。

b.严格掌握冷疗的温度和时间，患者出现明显冷痛、寒战、皮肤水肿苍白时应立即中止治疗，防止因过冷而发生冰灼伤、冷冻伤致使皮肤出现水疱、渗出、皮肤皮下组织坏死。

c.接受冷刺激后皮肤出现瘙痒、潮红、水肿、荨麻疹等对冷过敏现象时应立即中止治疗。重者出现心动过速、血压下降、虚脱，应立即中止治疗，平卧休息，保暖，喝热饮料。

（4）临床应用

①适应证：高热，中暑，软组织急性扭挫伤早期，肌肉痉挛，关节炎急性期，骨关节术后肿痛，软组织急性感染早期，皮下出血，鼻出血，上消化道出血等。

②禁忌证：动脉硬化，血管栓塞，雷

诺病，红斑狼疮，高血压，心肺肝肾功能不全，致冷血红蛋白尿，对冷过敏，恶病质。

冷疗法慎用于局部血液循环障碍、感觉障碍、认知障碍、言语障碍者。

附：冷冻手术

采用0℃以下的低温冷冻可使组织细胞内外形成冰晶，发生功能紊乱，细胞脱水皱缩，电解质浓度与pH改变，细胞膜脂蛋白变性，血流淤滞，微血栓形成，从而破坏组织。通常使用的冷冻剂为二氧化碳（$-78℃$）、液氮（$-195℃$）等。治疗可用直接接触法、冷喷法、冷冻剂倾注法等，冷冻疗法多用于皮肤科、五官科、外科、妇科的表浅皮肤黏膜恶性肿瘤、良性赘生物、良性病变。禁忌证与冷疗法相同。

8. 生物反馈疗法

（1）概念：反馈技术是指将控制系统的输出信号以某种方式返输回控制系统，以调节控制系统的方法。反馈控制技术常用于工程、电子技术，用于生物、医学的反馈技术称为生物反馈。应用电子技术和训练使人能对自己体内异常的不随意生理活动，进行自我调节控制，以治疗疾病的方法称为生物反馈疗法（biofccdback therapy，BFT）。

（2）治疗作用：在一般情况下，人对自己体内的生理活动是感觉不到、不能随意控制的，是通过神经体液途径进行自我调节以适应外环境的变化，保持体内环境的相对平衡。生物反馈治疗技术是采用电子仪器将人体内肌电、血管紧张度、汗腺分泌、心率、脑电等不随意活动的信息转变为可直接感知的视听信号，再通过患者的学习和训练对这些不随意活动进行自我调节控制，改变异常的活动，使之正常化。

（3）治疗技术与临床应用

①肌电生物反馈疗法：通过肌电信号反馈，进行治疗的方法称为肌电生物反馈疗法（electromyographic biofeedback therapy，EMGBFT），在临床上应用最早最多。治疗采用肌电生物反馈治疗仪，该治疗仪有3个附有传感器的表面电极，其中2个是记录电极，1个是地极，电极可采集肌电信号。放置电极的部位因病情而异，治疗头痛时电极放在额部，治疗肢体瘫痪时放在患肢上，治疗肺气肿时放在腹部辅呼吸肌上。电极所取得的肌电信号经治疗仪放大、处理，取得积分电压，治疗仪能描记出肌电电压的数值曲线，并显示出不同颜色的灯光和声音信号，反映所测肌肉的紧张度。引导患者学会根据不同的肌电数值和视听信号，仔细体会肌肉紧张和放松的感觉，通过反复学习和训练，达到能按治疗需要自我调节肌电电压从而使肌肉放松或紧张；一般每次训练5分钟，休息5分钟后再训练，反复训练4回，每次总共训练10～15分钟，肌肉收缩75～100下，每日可训练1～3次。患者初步掌握自我感觉和自我控制的方法后可以逐步不用治疗仪进行自我训练，以加强认识和记忆，最后达到能完全脱离治疗仪进行自我控制，有意识地使肌肉放松或紧张，以治疗疾病、改善功能。本疗法适用于头痛、脑卒中后偏瘫、脊髓损伤后截瘫、脑瘫、周围神经损伤、痉挛性斜颈、姿势性腰背肌痛、肺气肿等；也可用于焦虑症、神经症、失眠症、疼痛综合征，进行放松性心理治疗。

②手指皮肤温度生物反馈疗法：通过手指皮肤温度信号反馈进行治疗的方法称为手指皮肤温度生物反馈疗法（finger skin temperature biofeedback therapy，FSTBFT），目前临床应用较多。治疗采用手指皮肤温度生物反馈治疗仪，该治疗仪有一个温度

传感器。治疗时将温度传感器固定于患者示指或中指末节指腹上，治疗仪可显示该处皮肤温度的读数曲线和不同颜色的灯光和声音信号。引导患者学会根据皮肤温度数值和视听信号按治疗需要，通过自我调节皮肤温度上升或下降，而控制指端的血管紧张度；每次训练15～20分钟，每日1～3次。患者初步掌握自我感觉和自我控制的方法后，可以回家借助一般皮肤温度计进行训练，以后再过渡到完全不用仪器进行训练。本疗法适用于雷诺病、闭塞性动脉内膜炎、高血压、神经性头痛、自主神经功能紊乱、过敏性疾病等；也可用于焦虑症、神经症、失眠症、围绝经期综合征、疼痛综合征，进行放松性心理治疗。

③皮肤电阻生物反馈疗法：通过皮肤电阻信号反馈进行治疗的方法称为皮肤电阻生物反馈疗法（galvanic skin response biofeedback therapy，GSRBFT）。采用皮肤电阻生物反馈治疗仪，将两个皮肤电极固定于患者的示指或中指末节的指腹或手掌表面，治疗仪可显示该处的皮肤电阻数值和不同颜色的灯光和声音信号。通过学习和训练使患者能按治疗需要调节皮肤电阻，而随意控制外周血管的舒缩和汗腺的分泌。其余方法和适应证与手指皮肤温度生物反馈疗法相同。

④血压生物反馈疗法：通过血压信号反馈进行治疗的方法称为血压生物反馈疗法（blood pressure biofeedback therapy，BPBFT）。采用血压生物反馈治疗仪，将可连续测血压的装置安放在患者上臂测血压，治疗仪可显示血压数值和不同颜色的灯光和声音信号。通过学习和训练使患者能按治疗需要随意控制外周血管紧张度，使血管扩张、降低血压，或使血管收缩、升高血压。每次训练10～15分钟，每日1～3次，适用于高血压、直立性低血压。

此外，心率生物反馈疗法适用于心动过速、心动过缓、窦性心律不齐、神经症等。脑电生物反馈疗法适用于抑郁症、神经症、失眠、癫痫等。生物反馈训练还可用于产前精神紧张症、胃肠运动功能障碍、排尿功能障碍、颞颌关节功能障碍等。可以采用单项或多项生物信号同时进行生物反馈治疗。

9. 压力疗法

（1）定义：在身体病患部位的外部施加压力以治疗疾病的方法称为压力疗法（compression therapy）。近年临床应用日益增多。

（2）治疗作用

①在肢体外部施加压力可以提高血管外和淋巴管外间质内组织液的静水压，克服毛细血管内压及组织间胶体渗透压的作用，限制液体进入组织间质，迫使组织间液向静脉和淋巴管回流。

②外部施加压力可以限制组织肿胀、增生、变形，改善外形。

③在身体外部以织物持续包裹加压时可起隔热、保温、提高组织温度的作用。

（3）治疗技术与临床应用

①肢体压力疗法：加压方式有三种：间歇性、连续性和梯度连续性。目前多用梯度连续性加压装置，它包括间歇性顺序气压泵和梯度压力臂套和腿套，肢体压力套从远端到近端被分隔成数个小室，由相应的单向阀门管与主机（气压泵）连接，开机后，肢体压力套的各小室顺序充气和放气循环，逐渐增压至预先设置的压力，装置可自动向肢体远端（如手指或足趾）提供较大压力，而近端各部分相继充气后压

力递减，操作者可根据治疗需要调校各部分之间的压力差，梯度则由机器自动控制，逐级下降，从而促使肢体组织间隙的过量积液由肢体远端向近端挤压。每次治疗20~30分钟，每日或隔日一次，15~20次为一疗程。本疗法适用于静脉性水肿、淋巴性水肿、慢性溃疡等。禁用于急性软组织或骨关节感染、急性静脉炎、急性淋巴管炎、深静脉血栓形成急性期、严重动脉循环障碍、肺水肿、心力衰竭、恶性肿瘤、骨折未愈合、急性创伤。

②局部压力疗法：一般多用于肥厚性瘢痕，也可用于肢体水肿。治疗采用压力绷带（compression bandage）、压力套、压力衣（compression garment）。这些材料有伸展性，可根据病情需要选用低度或高度伸展性材料，材料必须柔软、光滑、吸水性好。治疗肥厚性瘢痕时应使压力达到3.33kPa（25mmHg），治疗截肢后残端水肿与下肢水肿时压力可达4.00~5.33kPa（30~40mmHg），以患者感到中度压迫、能耐受而不影响血液循环为度。每天持续加压（洗涤、洗澡时除外），坚持长期应用。

局部加压对预防烧伤后瘢痕肥厚有较好效果。烧伤后早期愈合的伤口不需进行预防性加压，但对烧伤10天后才愈合的伤口应进行预防性加压，每天除局部洗涤与洗澡外应持续加压到瘢痕成熟、变薄、变干、变内、变软为止。

禁忌证与肢体压力疗法相同，也禁用于对压力材料过敏者。

附：体外反搏治疗（External counter-pulsation therapy，ECF）

体外反搏是采用体外压力装置在心脏舒张期序贯地加压于小腿、大腿和臀部，驱动血液向主动脉反流，产生舒张期增压波。由此出现的双脉动血流是体外反搏独特的血流动力学特征。该疗法可增加组织器官的血液灌流，提高血流切应力，促进血管内皮细胞合成并分泌，促进一系列有利于血管内皮修复、抗氧化、抗动脉粥样硬化损伤的生物活性物质的表达等。可用于冠心病、动脉粥样硬化性疾病的防治。

③舱式肢体正负压疗法

治疗仪有一个高度与倾斜度可调、透明、密封的筒状压力舱。治疗前患者裸露病患的上肢或下肢伸入舱内，治疗时通过调节器使舱内压力达+13.3kPa（+100mmHg）~-6.7kPa（-50mmHg），一般先给正压再给负压，均缓升缓降，一个周期为90秒。正压可促使肢体排血，皮肤变为苍白；负压可促使肢体充血，皮肤变红。治疗中可通过治疗舱壁观察皮肤颜色的变化，酌情调节压力与施压时间。一个肢体治疗时每次30分钟至1小时，两个肢体治疗时每个肢体治疗30~45分钟，每日或隔日一次，15~20次为一疗程。本疗法适用于闭塞性动脉内膜炎、动脉硬化、静脉曲张、雷诺病、糖尿病足、慢性溃疡、淋巴性水肿、冻伤等。禁用于静脉血栓形成、动脉瘤、出血倾向、急性感染、恶性肿瘤、心力衰竭等。

（三）手法治疗

1. 西方关节松动技术

关节松动技术（joint mobilization）是指治疗者在关节活动允许范围内完成的一种针对性很强的手法操作技术，具体应用时常选择关节的生理运动和附属运动作为治疗手段。关节的生理运动（physiological movement）是指关节在生理范围内完成的运动，可主动或被动完成，在关节松动技术中属于被动运动；关节的附属运动（associate movement）是指关节在自身及其周围组织允许的范围内完成的运动，是维持关节正常活动不可缺少的一种运动，一般不能主动完成，需他人或本人对侧肢体帮助才能完成。关节松动技术类似于我国传统医学中的手法治疗（推拿术或按摩术），但在理论体系、手法操作及临床应用中，二者均有较大的区别。

（1）手法等级：关节松动技术将操作时的手法分为4级。Ⅰ级：治疗者在关节活动的起始端，小范围、节律性地来回推动关节。Ⅱ级：治疗者在关节活动允许范围内，大范围、节律性地来回推动关节，但不接触关节活动的起始端和终末端。Ⅲ级：治疗者在关节活动允许范围内，大范围、节律性地来回推动关节，每次均接触到关节活动的终末端，并能感觉到关节周围软组织的紧张。Ⅳ级：治疗者在关节活动的终末端，小范围、节律性地来回推动关节，每次均接触到关节活动的终末端，并能感觉到关节周围软组织的紧张。

上述4级手法中，Ⅰ、Ⅱ级用于治疗因疼痛引起的关节活动受限；Ⅲ级用于治疗关节疼痛并伴有僵硬；Ⅳ级用于治疗关节因周围组织粘连、挛缩而引起的关节活动受限。手法分级范围随着关节可动范围的大小而变化，当关节活动范围减少时，分级范围相应减小，当治疗后关节活动范围改善时，分级范围也相应增大。

（2）治疗作用：主要表现在三个方面，即缓解疼痛，改善关节活动范围，增加本体反馈。当关节因肿胀或疼痛不能进行全范围活动时，关节松动可以促进关节液的流动，增加关节软骨和软骨盘无血管区的营养，缓解疼痛；同时防止因活动减少引

起的关节退变，这是关节松动技术的力学作用。关节松动技术的神经作用表现在可以抑制脊髓和脑干致痛物质的释放，提高痛阈。动物实验及临床均发现，关节不活动可以引起组织纤维增生，关节内粘连，肌腱、韧带和关节挛缩。关节松动技术，特别是Ⅲ、Ⅳ级手法，直接牵拉了关节周围的软组织，因此可以保持或增加其伸展性，改善关节的活动范围。

（3）临床应用：主要适用于任何因力学因素（非神经性）引起的关节功能障碍，包括关节疼痛、肌肉紧张及痉挛；可逆性关节活动降低；进行性关节活动受限；功能性关节制动。对进行性关节活动受限和功能性关节制动，关节松动技术的主要作用是维持现有的活动范围，延缓病情发展，预防因不活动引起的其他不良影响。禁忌证主要为关节活动已经过度、外伤或疾病引起的关节肿胀（渗出增加）、关节的炎症、恶性疾病以及未愈合的骨折。

2. 传统手法治疗

传统手法治疗或称按摩、推拿，是指通过手或器械，以力的形式作用于人体，达到防治疾病的一种治疗方法。我国最早的医学著作《黄帝内经》中就有关于按摩的记载。西方康复治疗技术中也有按摩和手法治疗，但二者不是同一个概念，西医中的按摩主要治疗皮肤、肌肉等软组织损伤，而推拿通常在关节活动的终末端，实施快速的手法，多用于关节脱位或小关节紊乱的复位，不可将其与传统医学中的按摩混淆。

（1）按摩种类可以分为手法按摩、器械按摩、自我按摩三类。

①手法按摩：治疗者在患者身体上直接实施不同的手法来产生治疗效果，操作

时需以中医理论为基础，根据病情和病变部位的情况运用不同手法。

②器械按摩：借助于器械产生的外力作用于人体的不同部位，达到治疗作用。其形式包括：a.电动式：如震颤按摩器、按摩椅、滚动式按摩床。b.气压式：如体外反搏器。c.水流冲击式：如漩涡浴槽或漩涡浴池。d.手动式：多为震颤及叩击按摩器。

③自我按摩：借助于手法或器械在自己身体的不同部位实施按摩，具有保健和治疗的双重作用。不论是保健性自我按摩或治疗性自我按摩，均需要在专业人员的指导下进行才能取得良好的疗效。

本节介绍的按摩疗法是指上述第一类的手法按摩。

（2）治疗作用：按摩通过对皮肤、肌腱和关节等处各种感受器的直接的力学刺激，间接的神经反射以及体液循环等来对局部及全身产生影响。因此，其治疗作用的产生与手法实施的部位和力度有密切关系。综合起来主要有以下几个方面。

①调节神经功能：强而快的按摩可以兴奋神经，轻而缓慢的按摩可以抑制神经的兴奋性，从而通过反射引起机体的各种反应。例如，在头部轻柔、节律性的按摩可以抑制大脑皮质的兴奋性，具有镇静和催眠作用。在肢体穴位上用短促、快捷的强刺激按摩可以使脑电图的 α 波增强。按摩肢体可以降低外周感觉神经的兴奋性，提高痛阈而止痛。按摩腹腔太阳神经丛或下胸段和上腰段的反射区，可以刺激消化腺的分泌，调节肠蠕动而改善消化功能。

②促进体液循环：按摩时局部毛细血管扩张，加速静脉血及淋巴液的回流，促进局部血液循环，有利于组织水肿及代谢产物的吸收。肢体的向心性按摩可以加速静脉血回流，有助于肢体远端水肿的吸收或消散。研究发现，贫血患者经过按摩后，末梢血中血红蛋白和红细胞增多，推测按摩促进了储存的红细胞进入血液循环。

③改善关节功能：按摩可以改善关节内部的位置关系，整复脱位的关节，回纳突出的椎间盘，理顺滑脱的肌腱。例如，对桡骨小头半脱位、骶髂关节半脱位等小关节脱位，通过按摩手法可以使其复位；对肱二头肌长头肌腱、腓骨长短肌腱的滑脱，通过按摩可以将其理顺。对损伤的膝关节进行按摩，可以促进关节滑膜的分泌，改善软骨面的营养，并能促使关节腔内渗出物吸收。

④松解软组织粘连：对粘连的软组织实施按摩，可以松解粘连，解除或减轻挛缩。例如跟腱手术后实施按摩，可以软化瘢痕，松解皮肤粘连，改善踝关节的活动范围。

⑤消除疲劳：按摩可以促进肌肉的代谢，消除肌肉疲劳。例如，运动员在训练或比赛前用按摩作为准备活动的一部分，可以增强肌肉和韧带的适应性，减少损伤；在比赛或训练后用按摩可以放松肌肉，有利于消除肌肉疲劳。

⑥增强体质：按摩可以促进新陈代谢，例如，按摩两侧脾俞、胃俞，可以增强胃的蠕动，而按摩足三里则使胃的蠕动减弱。按摩此穴还能提高免疫能力，实验证明，按摩后，血液中的白细胞总数增多，吞噬能力增强，血清补体的效价增高。

⑦心理效应：按摩的心理效应主要是通过以上作用而体现出来。例如，可以放松紧张的情绪，减轻或消除疾病或各种症状产生的心理影响，如焦虑、抑郁等。随

着症状的缓解或改善，也增强了患者参与治疗的信心。

（3）常用手法分为推揉、摩擦、拿按、叩击、振动以及摇动六大类。

①推揉类：包括推法、揉法、㨰法等。推法具有疏通经络、活血化瘀、清头明目、开胸导滞、缓痉镇痛的作用。揉法具有活血化瘀、消肿止痛、宽胸理气、消积导滞的作用。㨰法具有舒筋活血、温通经络、调和气血、滑利关节、促进血行、消除肌肉疲劳的作用。

②摩擦类：包括摩法、擦法、抹法等。摩法具有温筋散寒、消肿止痛、调和气血、消积导滞、放松肌肉的功效。擦法具有温筋通络、行气活血、消肿止痛、健脾和胃、祛风散寒之功效。抹法具有醒脑开窍、镇静明目、舒筋通络之功。

③拿按类：包括拿法、捏法、按法等。拿法具有疏经通络、活血止痛、祛风散寒、缓解痉挛、消除疲劳的作用。按法具有通络、活血、止痛、开闭、松肌的作用。

④叩击类：包括拍捶法、击法等。拍捶具有舒经活络、运行气血之效。击法具有疏通经络、调和气血、兴奋神经的作用。

⑤振动类：包括振法、搓法等。振法具有祛瘀消积、和中理气、调节肠胃功能的作用。搓法的作用力可以达到肌肉和骨骼。

⑥摇动类：包括摇法、抖法、屈伸法、引伸法等。摇法具有舒经活血、滑利关节、解除关节绞锁的作用。抖法具有舒筋通络、解除粘连、活动关节的功能。

（4）临床应用

①适应证：按摩的适应证很广，分为以下几个系统。

a.骨科：软组织损伤，四肢骨折后关节功能障碍，截肢，断肢再植术后，颈、肩、腰、腿痛，椎间盘突出，颈椎病，肩周炎等。

b.外科：烧伤后瘢痕，手术后肠粘连，肢体循环障碍，急性乳腺炎（脓肿未形成前），血栓闭塞性脉管炎等。

c.神经科：神经衰弱，脑血管意外，外伤性截瘫，周围神经损伤，脊髓炎，多发性神经根炎等。

d.内科：高血压，胃肠功能紊乱，胃十二指肠溃疡，风湿及类风湿性关节炎等。

e.儿科：脑瘫，消化不良，婴儿腹泻，脊髓灰质炎，支气管炎，肺炎，新生儿肌性斜颈等。

②禁忌证：局部皮肤、软组织或关节有感染，开放性伤口，烧伤，神经嵌顿，深静脉血栓或栓塞，骨折。全身性疾病如急性传染病、严重感染、恶性疾患、血液病或正在接受抗凝治疗的患者。此外，妇女怀孕及月经期，其腹部、腰骶部不宜实施按摩。

二、作业治疗

（一）概述

1. 作业疗法的定义和目的

作业疗法是指导患者参与选择性、功能性活动的治疗方法。目的是减轻残疾，保持健康，增强患者参与社会、适应环境、创造生活的能力。有效的作业治疗需要患者主动地参与选择性活动，以达到有目的地利用时间、精力进行日常生活活动、工作和娱乐。在患者进行选择性活动的过程中，达到身体功能、心理社会功能和生活能力的康复。选择性活动不仅包括那些可以达到治疗目标的活动，而且包括那些对患者适应环境和适应工作有帮助的活动。作业疗法是重要和必要的。因为作业治疗的最终目标是提高生存质量，训练患者成为生活中的主动角色，积极地进行必需的生活活动，而不是被动地成为他人的负担。作业治疗的基本成分是"教"与"学"，"教"是治疗师的任务，为患者的学习提供环境，用科学的方法设计学习的内容，并给予细致、有步骤、有计划的指导；"学"是源于患者自身内部的过程，通过学习，患者改变以往看问题的眼光和对事物的领悟，把新的理念和知识变为习惯。

2. 作业疗法的种类

（1）按作业名称分类：木工、金工、皮工等；黏土作业；编织作业；制陶作业；手工艺作业；电气装配与维修；日常生活活动；认知作业；书法、绘画；园艺。

（2）按作业治疗方法分类

①感觉运动功能：治疗性练习；神经生理学方法；计算机辅助训练；认知综合功能训练；日常生活活动能力训练。

②娱乐活动。

③工作训练。

④矫形器、自助器具的制作与使用。

3. 作业疗法的治疗作用

（1）增加躯体感觉和运动功能：通过感觉和运动功能的作业训练，结合神经生理学方法、治疗性锻炼改善躯体的活动能力，如增加关节活动度，增强肌肉力量、耐力，改善身体协调性和平衡能力等。

（2）改善认知和感知功能：通过认知和感知作业的训练，提高脑的高级功能的能力，如定向力、注意力、认识力、记忆力、顺序、定义、概念、归类、解决问题、

安全保护等。

（3）提高生活活动自理能力：通过生活活动自理能力的训练，及自助器具的使用，提高患者自行活动能力、自我照料能力、适应环境及工具使用能力等。

（4）改善社会、心理功能：通过作业活动可以改善进入社会和处理情感的能力，包括自我概念、价值、兴趣、介入社会、人际关系、自我表达、应对能力等，并且调动患者的情绪和积极性，增强战胜疾病的自信心。

4. 作业治疗的评定

作业评定主要包括以下内容。

（1）感觉运动功能：维持躯体运动和活动的基本要素。包括：感觉，感知，肌力，肌张力，耐力，关节活动度，关节稳定性，姿势控制，原始反射，腱反射，正常软组织结构，粗大运动，精细运动，越过中线运动，手的活动，单侧肢体运动，双侧肢体运动，对刺激的接收和处理等。

（2）认知综合功能：运用脑的高级功能的能力。包括：觉醒水平，定向力，注意力，认识力，记忆力，顺序，定义，关联，概念，归类，解决问题，安全保护，学习概括等。

（3）日常生活活动能力：是指日常生活中的功能性活动能力。日常生活活动可分为两个层次：①基本日常生活活动：最基本的生存活动技能。包括：活动（如床上活动、转移、行走、上下楼梯等）、自我照顾（如穿衣、吃饭、如厕、修饰、洗澡等）。②工具性日常生活活动（instnimemal-ADL）：需要更多的解决问题的能力、社会能力和有更复杂的环境因素介入。包括做家务（做饭、洗衣、打扫卫生）、社会生活技巧（如购物、使用公共交通工具）、个人

健康保健（就医、服药）、安全意识（对环境中危险因素的意识、打报警电话）、环境设施及工具（如冰箱、微波炉）的使用。另外，性生活也是日常生活活动以及生活质量的一个重要方面。

（4）社会心理功能：是指进入社会和处理情感的能力。包括：自我概念，价值，兴趣，介入社会，人际关系，自我表达，应对能力，时间安排，自我控制等。

（5）环境：指患者在其生活、工作、社会活动中周围环境条件是否对他造成一定的障碍，如对于坐轮椅的患者，在其经常出入的道路中有无轮椅通道，因此对其所在环境设施进行评估，找出不利于患者活动的设施障碍，提出改造的可能。

5. 作业治疗处方

康复医生根据患者性别、年龄、职业、生活环境、个人爱好、身体状况、残疾程度的评定结果，拟定作业治疗计划或阶段性实施方案，如增加手的抓握功能、增加上肢的协调性、增强下肢的肌力，改善和调整心理状态等，称作业治疗处方。作业

治疗处方包括作业治疗的项目、目的、方法、强度、持续时间、频率及注意事项等内容。各种作业的强度见表4-5。

作业时体力、姿势，作业的材料、用具，因作业的不同活动内容而不同。作业治疗一般是循序渐进，从轻到重，从简到繁，而且根据患者的不同情况，对作业活动进行调整，以适应患者需要。疗程中要定期评定，根据功能状态及时调整修订治疗处方。

（二）作业活动训练与方法

1. 作业治疗的流程

患者参与作业活动前要进行评定。作业评定是为了评定患者的功能状态，寻找患者存在的问题，即进行或完成作业活动能力和技能的过程存在哪些功能障碍，明确和设定治疗目标，选择出适合患者功能状态和促进其恢复的作业活动和治疗，之后对患者进展和恢复的不同阶段再行评定，制定适应不同阶段的康复目的和目标，最终达到康复（图4-2）。

表4-5　作业活动的相近代谢当置（MET）值

MET	作业活动项目
1.5～2	桌上工作、电动打字、操作计算机、缝纫、玩扑克
2～3	手动打字、修理收音机、电视机、轻的木工作业、推盘游戏等
3～4	装配机械、推独轮车、焊接、清洁玻璃窗等
4～5	油漆、石工、木工、打乒乓球、跳舞等
5～6	园艺、铲土、溜冰等
6～7	劈木、打网球等
7～8	锯硬木、打篮球等
8～9	击剑

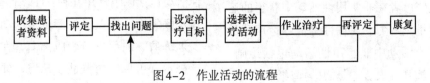

图4-2　作业活动的流程

2. 作业治疗的功能训练方法

功能训练重点是对患者进行感觉运动功能、认知综合功能、日常生活活动、娱乐活动以及就业前训练，从而达到身体功能、心理社会功能和生活能力的康复，重返社会。

（1）感觉运动功能生物力学方法：运用人体运动的生物力学原理进行作业活动的方法是生物力学方法。将力、杠杆、力矩等在人体运动及平衡中的作用原理用于作业活动中，以改善活动范围、增加肌力及耐力、减少变形。生物力学方法主要适用于周围神经系统或骨、软组织疾病导致的运动功能障碍者，例如类风湿性关节炎、骨性关节炎、骨折、截肢、手外伤、烧伤、外周神经损伤、吉兰－巴雷综合征、脊髓损伤、肌营养不良等。这些患者能够控制分离动作和特殊的运动模式，只是肌力、耐力和关节活动度受限。生物力学方法分为以下两种：

1）实用性活动。它是作业治疗最主要的内容和最基本的治疗方式，同时也只有作业治疗这门学科将实用性活动作为重点。实用性活动是患者在日常生活及工作中可应用的、有目的、有功能性的活动，是患者主动参与的活动。其目的性表现在两方面：活动本身的目的及治疗目的。以锯木为例，它本身的目的可能是制作一个书架，而治疗性目的是加强肩、肘部的肌肉功能。当患者专心进行这种活动时，他的注意力将集中在这个动作的最终目标上，而不是这个动作过程本身，这就使患者能够自然地努力完成这个动作。实用性活动旨在使患者患病肢体得到有目的的锻炼和运动，使患者在非实用性活动中获得的运动、力量及耐力、协调性等能够运用到具体的日常活动中。实用性活动包括绘画、书法、演奏、舞蹈、编织、剪纸、泥塑、金工、木工、游戏、体育项目、娱乐活动、自我照顾活动、家务料理等。上述活动的特点为使病变部位肌肉能够交替收缩及放松，关节活动可达到其最大范围；对患者有益的动作模式可重复进行；活动的难度可调整。实用性活动可以从以下几个方面调整作业活动的难度。首先是力量的调整：①从减重运动到抗重力运动，直至负重运动。②增加物体重量。③改变材料的质地，通过增加摩擦力来提高阻力。④变换另一种阻力大的作业活动。其次是关节活动度的改变，例如用毛巾卷在用具的手柄上，以增加手柄尺寸，利于患者抓握。第三，可以通过逐渐提高工作强度、延长时间来锻炼耐力。第四，协调性与肌肉控制能力可通过减少粗大抗阻运动，增加精细控制运动来改善。最后可通过增加活动的复杂程度来达到感知、认知、社会技能。实用性活动能够加强患者主动参与的动机，因此，通过实用性活动，可以锻炼患者的自主随意运动，加强患者的社会意识，同时，也可发现患者的潜能，进行再就业方面的训练。

2）非实用性活动。非实用性活动是强调使用患者的运动功能来完成的活动，活动本身无实用性。患者的注意力集中于活动的过程，而不是最终的成果。此类活动又分为可能性活动与附加活动。可能性活动：是由治疗师设计的模仿现实生活中具体工作活动，目的是通过某种特殊运动模式的反复练习，来提高患者在真实生活中的运动、认知等功能。这种活动可作为实用性活动的中介在作业治疗中使用。可能性活动包括以下常用几种：①斜面砂板磨：在一倾斜平面内模仿打磨木板的动作。主要训练肩、肘部关节、肌肉。②在桌面上堆积木：可训练协调性、抓握、伸指及消除共同运动的组合运动模式。③桌面训练板：用于训练视觉、认知、记忆、解决问题的能力。如拼图、拼板、匹配、游戏板等。④生活、工作中各种精细运动的物品的应用，如拉链、纽扣、门把手、水龙头、电源插座、电灯按钮等。这些练习主要是为患者回归家庭及社会做准备。⑤高级技能训练活动，如计算机操作等。可能性活动为患者进行实用性活动提供了可能性。当患者开始学习某一动作时，比较适于此种活动。这种活动需每天练习，并要纠正其错误，以便患者掌握正确的运动模式。

附加活动是为作业活动作准备的。包括治疗性练习、站立训练、感觉刺激及物理方法等，其中最主要的是治疗性练习。治疗性练习是作业活动的准备阶段，是通过身体的运动或肌肉收缩来提高神经肌肉系统的功能的一种方法。治疗性练习对于骨科疾病及外周神经损伤造成的力弱、弛缓性瘫等比较适用。不适用于炎症早期、体质差或术后早期患者，对痉挛和运动控制不好的患者，效果也不好。

（2）治疗性练习

①增加肌力的练习：主动助力运动、主动运动、抗阻运动，应用的肌肉收缩形式有等长收缩与等张收缩，可达到增加肌力的作用。治疗性练习的主要类型有：a.抗阻等张运动：例如抗阻的斜面磨砂板。b.主动等张练习：如使用锤子，训练上肢肌力，使用橡皮泥训练手的力量。c.主动助力练习：例如上肢借悬吊带进行一些活动，此种活动主要是等张收缩形式。d.被动牵拉：可增加关节活动度。e.主动牵拉：利用主动肌的力量牵拉拮抗肌。f.无抗阻的等张练习。g.抗阻等长练习：用于肌力2+级或3+级的肌肉，任何需要保持姿势的动作均作为此种练习，如抬高上肢绘画；⑧神经肌肉控制练习。

②增加耐力的练习：低负荷、重复多次的练习，可增加肌肉的耐力，训练不同姿势下的耐力。

③增加心肺功能的练习：主要是有氧练习，要达到最大耗氧量的50%～85%。

④增加关节活动度和灵活性的练习：主动运动和被动运动均可增加关节活动度与灵活性。被动运动可借助于治疗师或一些装置的外力来完成。在这种练习中，稍加阻力的持续牵拉的效果比大阻力的反复快速振动要好。

⑤增加协调性的练习：协调性是由本体感觉反馈所控制的自动反应。因此通过多次的练习，患者的神经系统可以自发地控制肌肉的运动，动作就越发的圆滑自如，不需集中更多的注意力，如利用洗碗等增加双侧上肢协调能力。

⑥站立训练、感觉刺激及物理治疗等方法可在作业活动之前作为准备，或在进行作业活动中，来增加作业活动的效果。

（3）神经生理学方法：应用神经生理学理论，使肌张力正常化，引出正常的运动的方法。这种方法的目的是提高患者的运动功能，而不注重患者的动机、主动性、注意力等对动作的影响。可用来为患者进行作业活动提供准备。神经生理学方法中，假设特定的可控的感觉输入，可影响到运动的输出。异常的运动模式可以得到抑制，正常的运动模式可以重新学习。常用的感觉输入方法有本体感觉刺激（如牵拉、抗阻）和皮肤的刺激（刷、擦、冷、热等）。这两种刺激可结合使用，以影响感觉感受器的活性，促进特定肌群的自主运动，抑制异常运动。另外，还可利用反射机制，如紧张性颈反射、腰反射、翻正反应，保护性反应和联合反应等。常用的有Rood方法、Brunnstrom方法、PNF法、Bobath方法等，参见运动治疗部分。

（4）计算机辅助训练（表4-6）。

表4-6 计算机辅助训练表

训练目的	硬件操作	软件应用
单指活动	键盘	多键游戏
拇指间关节活动	键盘	游戏
指掌间、指间关节活动	手控转盘操纵器	适于此种操纵器游戏
手抓握	抓握开关	游戏
手灵巧性	键盘	打字程序
残指断端脱敏	触摸荧光屏	游戏画脚
手指增敏	触摸板上包一层织物	有声音的游戏
腕关节活动	旋腕开关	游戏
前臂旋前、旋后	旋前臂开关	游戏
踝关节活动	踏板开关	专用程序
患肢负重	踏板开关	专用程序
抬头	抬高监视器	游戏
坐位、站位平衡	双手互握、触摸屏幕	游戏
被动运动	双手互握、触及屏幕	游戏
增加协调性	键盘	打字
生活技巧		家庭财产管理软件、网上购物

3. 认知综合功能训练

可对觉醒水平、定向力、注意力、认识力、记忆力、顺序、定义、关联、概念、归类、解决问题、安全保护、学习概括分别进行训练。如提高觉醒水平，可用简单的问题提问或反复声音刺激等；每天进行空间、时间的问答刺激提高患者的定向能力；对患者熟悉的事、物可帮助患者提高记忆力；阅读等逐步使患者理解定义、概念等。

计算机辅助训练是最直观、省力，又能提供反馈的治疗方法。由计算机输出的声音信号帮助患者促进听觉记忆，输出的文字、图画等促进文字、图像记忆，并有利于定义、概念、解决问题和对策，计算机中的各种游戏对患者注意力、认知能力、计划、学习等有促进作用。

4. 日常生活活动能力训练

（1）基本日常生活活动：基本日常生活活动是按一定的训练顺序：吃饭→洗漱→转移→如厕→脱衣服→穿衣服。这是儿童学习ADL的顺序，训练患者时可作为参考。但要根据患者的特殊残疾和局限性、家庭条件等制订训练程序。根据患者的具体情况，教给他一些技巧并作指导，必要时为患者配置辅助器具。主要包括穿脱衣服、吃饭、洗漱、如厕、洗澡等活动的技巧和方法。

（2）工具性日常生活活动：应当教会患者如何安排并进行家务活动（做饭、洗衣、打扫卫生）以节省能量消耗。让患者学会社会生活技巧（如购物、使用公共交通工具）、个人健康保健（就医、服药）、安全意识（对环境中危险因素的意识、打报警电话）、环境设施及工具（如冰箱、微波炉）的使用。

性生活也是日常生活活动以及生活质量的一个重要方面，有躯体障碍的患者都面临着是否可有性生活的问题。若一个人生病后与任何人都不能亲近，包括自己最亲密的人，这种情况会造成患者自尊、自信下降，甚至绝望。作业治疗师可以针对患者在性生活中的问题给予指导。如患者在性生活中存在低耐力、疼痛和运动障碍时应如何处理等。

5. 娱乐活动

娱乐活动是另一类作业疗法中重要的训练内容之一，主要适用于大关节、大肌群或内脏功能障碍者，国外有专门受训的娱乐治疗师来指导训练。娱乐活动可增加患者内在的价值感和自尊感，可增进与家人、朋友的关系。娱乐活动可以是适合患者年龄的各种娱乐活动，如球类、游戏、下棋、文艺等。作业治疗师可对患者的娱乐功能进行评定，提供指导和教育，并可配置一些辅助器具。使患者在娱乐活动中达到治疗疾病、提高生活质量的目的。

6. 工作训练

工作训练为最大程度使患者重返工作而专门设计的有目标的个体化治疗程序，以真实的或模拟的工作活动作为手段。工作活动包括能够为社会创造物质或提供服务的活动，可有报酬或无报酬。作业治疗师可以对工作活动进行分析，评定患者的身体功能状况，为患者设计工作活动，可以是与原工作相近的技能训练，可以是针对性的对有明显手的精细协调功能活动障碍进行技能训练，也可以根据个人爱好选择相应的技能训练，训练中教给患者减轻工作中不适的技巧和自我保护的技巧。

7. 矫形器与自助具

矫形器、自助具的制作与使用：矫形器和自助具是作业治疗的方法之一，常常在临床中应用。

矫形器（Orthosis）是在人体生物力学的基础上，作用于人体四肢或躯干，以预防、矫正肢体畸形，治疗脊、关节、神经和肌肉疾病及功能代偿的体外装置，是利用矫形器治疗疾病和训练患者功能的学科及技术，在康复医学领域占有十分重要的地位。矫形器的基本作用包括：①保护作用：通过矫形器对受损、疾病肢体的固定，保持肢体、关节的正常对线关系，维持肢体功能位置；②稳定作用：通过矫形器对肢体异常活动的限制，维持骨、关节、脊柱的稳定性，有利于病变组织修复，肢体功能重建，缓解痉挛改善功能活动；③代偿作用：通过矫形器的外力源装置，代偿已瘫痪肌肉的功能，对肌力较弱者给予助力，使其维持正常运动；④矫正作用：通过力学原理矫正已出现的畸形，充分保持肢体功能位，以预防潜在的畸形发生和发展。

自助具是帮助肢体功能障碍的残疾人或老年人实现生活自理的辅助用具。可包括：①饮食辅助器具，如特制的勺、叉、碗、杯等，开罐器、防滑垫；②穿着辅助器具，如扣扣子辅助器具、长柄鞋拔子；③梳洗辅助用具，如特制的牙刷、挤牙膏器、特制洗澡刷。

（三）临床应用

1. 适应证

（1）神经科：脑卒中、颅脑损伤、脊

髓损伤、神经肌肉病、老年性痴呆等。

（2）骨科：截肢、腰腿疼、股骨头置换术后、骨折后关节活动度受限等。

（3）儿科：脑瘫、发育迟缓等。

（4）内科：类风湿性关节炎、冠心病、糖尿病、高血压、慢性阻塞肺气肿等。

（5）精神科：抑郁症、精神分裂症等。

2. 禁忌证

意识不清、病情危重、心肺肝肾严重功能不全、活动性出血者等。

三、言语与吞咽治疗

（一）言语治疗

1. 概述

（1）定义：言语治疗，又称为言语训练，是指通过各种手段对有言语障碍的患者进行针对性治疗，其目的是改善言语功能，所采用的手段是言语训练或借助于交流替代设备如交流板、交流手册、手势语等。

（2）适应证：凡是有言语障碍的患者都可以接受言语治疗，但由于言语训练是训练者（言语治疗师）与被训练者之间的双向交流，因此，对伴有严重意识障碍、情感障碍、行为障碍、智力障碍或有精神疾病的患者，以及无训练动机或拒绝接受治疗者，言语训练难以进行或难以达到预期的效果。

（3）治疗环境：由于言语治疗的特殊性，因此，需要一定的设备，对环境也有一定的要求。

①训练器材：包括录音机、呼吸训练器；镜子、秒表、压舌板和喉镜；单词卡、图卡、短语和短文卡；动作画卡和情景画卡；各种评估表和评估用盒；常用物品（与文字配套的实物）。

②环境要求：尽可能安静，避免噪音，以免干扰患者的情绪，分散注意力，加重自我紧张；安排舒适稳定的座椅及高度适当的桌子；室内照明、温度、通风等要适宜。

2. 失语症的言语治疗

（1）治疗目标：轻度失语（包括命名性失语、传导性失语和部分Broca失语和经皮质运动性失语）的治疗目标是改善语言能力，适应职业需要。这类患者大部分都能恢复工作，生活自理。中度失语（包括Broca失语、Wernicke失语以及经皮质感觉和运动性失语）的治疗目标是适应日常交流需要。这类患者一般可以达到日常生活自理的交流水平。重度失语（包括混合性失语和完全性失语）的患者一般很难达到日常生活自由交流水平。

（2）治疗时机：语言训练开始时间应是患者意识清楚，病情稳定，能够耐受集中训练30分钟左右。训练前应做语言评估，根据患者的不同失语类型及其程度给予针对性的训练。如果患者出现以下情况，应暂时停止训练：①全身状态不佳。②意识障碍。③重度痴呆。④拒绝或无训练动机及要求者。⑤接受一段时间的系统语言训练，已达持续静止阶段。尽管失语症患者发病3～6个月是言语功能恢复的高峰期，但临床发现对发病2～3年后的失语症患者，只要坚持系统的和强化的言语训练，仍然会有不同程度甚至明显的改善。

（3）治疗方法：不同类型失语及其程度的言语训练内容见表4-7。

表4-7 不同类型失语及其程度的言语训练内容

失语形式	程度	训练内容
听（理解）	重度	单词（画、文字）匹配
	中度	听简单句作是/否反应，执行简单指令
	轻度	复杂句、短文、长文章
阅读	重度	画字匹配（日常物品，简单动作）
	中度	读短句执行指令
	轻度	复杂句、短文、长文章
说	重度	复述（单音节、单词、系列语、问候语）称呼常用词
	中度	简单句表达
	轻度	描述情景
写	重度	姓名，听写日常用词
	中度	简单句书写
	轻度	复杂句、短文书写，描述性书写，日记
其他		计算，查字典

①语音训练：患者通过照镜子检查自己的口腔动作是不是与言语治疗师做的口腔动作一样。模仿治疗师发音，包括汉语拼音的声母、韵母和四声。言语治疗师画出口形图，告诉患者舌、唇、齿的位置以及气流的方向和大小。

②听理解训练：包括单词的认知和辨别和语句理解训练。

③口语表达训练：包括单词、句子和短文练习。

（4）实用交流能力的训练：对大多数的失语症患者来说，虽然其言语功能与非言语功能（如手势语、绘画等）在许多时候同时受到损害，但与言语功能受损的程度相比，非言语功能的损害可能较轻，即非言语交流能力完全或部分保留。因此，对失语症患者需要同时进行非言语交流的训练。特别是如果经过系统的言语治疗，患者的言语功能仍然没有明显的改善，则更应该考虑进行实用交流能力的训练，以便患者能掌握日常生活中最有效的交流方法。

目前应用较多的训练方法是由Davis和Wilcox创立的PACE技术（promoting aphasics communication effectiveness）。PACE是在训练中利用接近实用交流的对话结构，在言语治疗师与患者之间双向交互传递信息，使患者尽量调动自己的残存能力，以获得实用化的交流技能。

（5）非言语交流方式的利用和训练：非言语交流除了具有传递信息外，对失语症患者来说也是一种重要的交流方式，特别是那些经过系统的言语训练，疗效甚微的严重失语症患者更为必要。非言语交流方式的训练包括手势语（如用点头、摇头表示是或不是），画图（或画图加手势），交流板或交流手册以及电脑交流装置（如电脑说话器、环境控制系统等）。

3. 构音障碍治疗

（1）发音训练：痉挛型构音障碍的喉运动异常主要是内收增强；弛缓型是内收减弱。根据患者具体情况可以选择发音启动训练，持续发音训练，音量控制训练，音高控制训练以及鼻音控制训练。

（2）口面与发音器官训练：包括唇闭合、唇角外展练习，舌的运动和软腭抬高以及唇舌的交替运动训练。

（3）语音训练：大部分构音障碍患者表现发音不清，应把重点放在发单音训练上，然后再逐渐过渡到练习字、词、词组、语句朗读。

（4）语言节奏训练：音色、音量、音高、音长4个要素构成了语言的节奏，音色造成的节奏主要表现在押韵上，音量造成的节奏主要表现在重音上，音高造成的节奏主要表现在平仄和语调上，音长造成的节奏主要表现在速度和停顿上。治疗时应根据患者存在的问题选择针对性的训练方法。

（5）非言语交流方法的训练：重度构音障碍的患者由于言语功能的严重损害，即使经过言语治疗其言语交流也难以进行，为使这部分患者能进行社会交流，言语治疗师可根据每个患者的具体情况和未来交流的实际需要，选择替代言语交流的一些方法并予以训练。目前国内常用且简单易行的有图画板、词板、句子板等。国外采用计算机辅助交流系统来帮助重度构音障碍的患者改善言语交流障碍，取得了良好的疗效。

4. 非言语交流方式的利用和训练

（1）手势语：在交流活动中，手势语不单是指手的动作，还包括头及四肢的动作。手势语在交流活动中，具有标志、说明和调节等功能。训练可以从常用的手势开始，例如用点头、摇头表示是或不是。训练时，治疗师先示范，然后让患者模仿，再进行实际的场景练习，以强化手势语的应用。

（2）画图：对严重言语障碍但具有一定绘画能力的患者，可以利用画图来进行交流。训练前可进行画人的身体及漫画理解等检查。与手势语训练相比较，画图练的优点在于画的图不会瞬间消失，可让他人有充足时间推敲领悟，并可保留以供参照，用画图表达时还可随时添加和变更。训练中应鼓励并用其他的传递手段，如画图加手势、加单字节的口语、加文字等。

（3）交流板或交流手册：适应于口语及书写交流都很困难，但有一定的认识文字和图画能力的患者。交流板或交流手册是将日常生活中的活动通过常用的字、图片或照片表示出来，患者通过指出交流板上或交流手册中的字或图片来表明自己的意图。二者的区别在于交流板内容简单，携带不方便，而交流手册不仅内容多，更可以随身携带。如果交流手册的内容很丰富，患者也可以与人"交谈"。

（4）电脑交流装置：包括按发音器、电脑说话器、环境控制系统等。

（二）吞咽障碍治疗

1. 治疗目的

吞咽障碍的治疗主要是恢复或提供患者的吞咽功能，改善身体的营养状况；改善因不能经口进食所产生的心理恐惧与抑郁；增加进食的安全，减少食物误咽、误吸入肺的机会，减少吸入性肺炎等并发症发生的机会。

2. 治疗方法

（1）基础训练：包括感官刺激和面部肌肉训练。

①感官刺激

触觉刺激：如用手指、棉签、压舌板等刺激面颊部内外、唇周、整个舌部等，以增加这些器官的敏感度。

咽部冷刺激与空吞咽：咽部冷刺激系使用棉棒蘸少许冷冻的水，轻轻刺激腭、舌根及咽后壁，然后嘱患者做空吞咽动作。

味觉刺激：用棉棒蘸不同味道果汁或菜汁（酸、甜、苦、辣等），刺激舌面部味觉，增强味觉敏感件及食欲。

②口、颜面功能训练：包括唇、舌、颊渐进式肌肉训练，屏气-发声运动训练等。

（2）间接吞咽训练：改善咽反射的训练可用冷冻的湿棉签反复刺激患者软腭及咽后壁。闭锁声门练习让患者大声发"啊"。这项练习训练患者随意闭合声带，可有效地防止误咽。声门上吞咽这是一组训练动作，可先让患者充分吸气，憋住，然后慢慢咽唾液，再呼气，最后咳嗽。这是利用停止呼吸时声门闭锁的原理进行训练，最后咳嗽是为了清除喉头周围残存的食物。适用于咽下过程中引起误咽的患者。

（3）摄食训练：首先选择适合患者进食的体位，一般让患者取躯干30°仰卧位，头部前屈，辅助者位于患者健侧。此时进行训练，食物不易从口中漏出、有利于食块向舌根运送，还可以减少向鼻腔逆流及误咽的危险。严禁在水平仰卧及侧卧位下进食。

食物的性状应根据吞咽障碍的程度及阶段，本着先易后难的原则来选择，容易吞咽的食物其特征为密度均一，有适当的黏性，松散且爽滑，通过咽及食管时容易变形、不在黏膜上残留。要培养良好的进食习惯，最好定时、定量，能坐起来不要躺着，能在餐桌上不要在床边进食。

一口量即最适于吞咽的每次摄食入口量，正常人约为20ml。对患者进行摄食训练时，如果一口量过多，或会从口中漏出或引起咽部残留导致误咽；过少，则会因刺激强度不够，难以诱发吞咽反射。一般先以少量试之（3～4ml），然后酌情增加。

吞咽时还要注意以下几点：①空吞咽与交互吞咽，当咽部已有食物残留，如继续进食，则残留积累增多，容易引起误咽。因此，每次进食吞咽后，应反复作几次空吞咽，使食块全部咽下，然后再进食。②侧方吞咽，咽部两侧的"梨状隐窝"是最容易残留食物的地方，让患者分别左、右转，做侧方吞咽，可除去隐窝部的残留食物。③点头样吞咽，会厌谷是另一处容易残留食物的部位。当颈部后屈，会厌谷变得狭小，残留食物可被挤出，继之，颈部尽量前屈，形似点头，同时做空吞咽动作，便可去除残留食物。

（4）电刺激：利用低频电刺激咽部肌肉，改善脑损伤引起的吞咽障碍。近年来国外发展起来的一项新技术，如美国的VitalStim治疗仪和德国的VocalStim治疗仪均是针对脑损伤后吞咽障碍的有效治疗方法。治疗时，将治疗用的表面电极放在咽喉部的表面，当电流刺激咽喉部肌肉时，由于肌肉收缩，迫使患者出现吞咽的动作，达到改善吞咽功能的目的。

（5）注意事项

①下列疾病不适宜进行吞咽训练：运动神经元病、中度至严重老年痴呆症、严重弱智、早产婴儿、脑外伤后有严重行为问题或神智错乱者。

②有以下情况的患者暂时不能进食：昏迷状态或意识尚未清醒；对外界的刺激迟钝，认知严重障碍；吞咽反射、咳嗽反射消失或明显减弱；处理口水的能力低，不断流涎，口部功能严重受损者。

四、心理治疗

康复不仅需加强残疾者躯体功能，还应重视心理及行为方面的康复。心理变化明显影响康复过程及结果，心理变化也常改变残疾的结果。脑损伤后的心理障碍常常是原始的残疾。康复应是直接改变记忆障碍或意识状态。

（一）概念

心理治疗（psychotherapy）又称精神治疗，是应用心理学的原则和方法，通过治疗者与被治疗者的相互作用关系，医治患者的心理、情绪、认知行为等问题。

心理治疗作用是通过语言、表情动作、行为来向患者施加心理上的影响，解决心理上的问题，达到治疗疾病的目的。从广义的角度看，心理治疗是通过使用各种方法、语言的和非语言的交流方式，通过解释、说服、支持、同情、相互之间的理解来改变对方的认知、信念、情感、态度、行为等，达到排忧解难、降低痛苦的目的。从这个意义上来说，人类的亲密关系就构成了"治疗作用"，理解、同情、支持就是"治疗药物"，所以非正式的心理治疗可以表现在父母与子女之间、牧师与信徒之间、夫妻之间、邻里之间、同事之间的心理影响。但正规的心理治疗与非正式的心理帮助不同，一是医师接受过专门训练并且得到社会认可，其次医师的活动有相应的理论系统作为指导。

（二）残疾的心理适应理论

1. 残疾适应理论

残疾的适应理论是按照从内在到外在的连续过程进行划分，强调内在认知事件的理论，称为心理理论（mcntalistic

theories）；强调个体外在事件的理论，称为社会理论（social theories）或行为理论（behavioral theories）；二者合一的整合理论（integrative theories）是把内在的（即心理）方面与外在的（即社会和环境）方面的决定因素融合到一起。

在形成正式的残疾适应理论之前，大多数人认为与残疾相关的痛苦主要是残疾引起的，因此去除或改善残疾有可能减轻痛苦，但实践表明在去除残疾后，一些人仍然能力丧失。以后人们逐步认识到身体的和社会的障碍（患者的外在障碍）是适应问题的主要根源，结果就产生了强调社会学概念的理论如"疾病角色"和"疾病行为"，这些理论增加了在社会水平上对残疾适应的理解。

2. 残疾适应模式

（1）分阶段模式（stage model）：分阶段模式认为人们经历生活剧变后按照可预言的、有顺序的情感反应过程发展。大多数分阶段理论有3～5个步骤：始于震惊，终于某种形式的接受。通常指心理休克期、冲突期及重新适应三个被普遍接受的假设。残疾后的心理反应及适应过程具有下述特点：①存在个体差异：如初期反应除了震惊和麻木外，也有的人表现出表面上的冷静而镇定自若，或恐惧焦虑及歇斯底里的哭喊。②情感反应多变性：残疾发生后情感反应并不一定遵循相同的或一种方式，不一定通过固定的阶段而最终接受。在解决危机处理机制也有多变性。③并不是所有残疾人均能进入最后的接受和重新适应阶段。因此分阶段理论尚有不足，但该理论已广为人们所接受。

（2）行为模式：残疾适应的行为模式（behavioral model）强调外在的因素的重要

作用，这种模式对患者认知功能强调不多，主要注重行为。残疾者需面临4项任务：必须留在康复环境中，消除残疾不适应行为，获得残疾适应行为，取得残疾适应行为的结果。

①由于发生残疾和进入康复环境对大多数人意味着惩罚，常出现逃避或躲避及攻击行为，因此要尽可能减少康复环境中的不利方面，如在一定限度内忍受及毫无敌意对待这些反应；多表示康复进步的指标，建立治疗上的亲切关系，会增加患者继续留在康复环境中的可能性。

②减少残疾不适应行为和获得适应行为：在残疾适应上是同义的。大多数残疾适应行为最初都是低频、低强度、低价值，改变这种状况的措施包括：加强同治疗人员的联系，增加残疾人适应行为的强化因子和引进偶然性干预，以获得残疾适应行为。

③取得残疾适应行为的结果：是残疾适应的最后的最重要的一步。如果在康复机构学到的行为不能应用到患者家庭环境中，就应采用两种方法取得残疾适应行为。第一种方法是重新建立从事有意义的职业或业余的活动。因此职业咨询和有治疗意义的娱乐活动作为住院患者康复的内容是很重要的。在返回家庭环境中逐渐地和系统地练习新学会的技能。第二种方法是通过家庭来发挥作用，确定一名家庭监督和强化家庭计划。

（3）心理应对技术模式：心理应对技术模式（coping skill model）既强调认知因素也强调行为因素，它是在建立在危机理论（crisis theory）的基础之上。危机理论认为人们需要社会和心理相平衡的感觉。在外伤事件后会产生危机和无组织状态，在危机过程中，一个人的特征性行为模式对建立平衡无效，这种失平衡状态通常是短暂的，新的平衡在几天几周内即可建立。

心理应对技术模式包括7个主要的适应任务和7种主要的处理技巧：①否定或最小化危机的严重性，把负性情感减少到可控制水平。②寻找相关知识调节情感痛苦。③需要再保证和情感支持，社会支持通过减少影响效果的感情状态而增强处理能力，建立自信，提高对新知识的接受能力。④学会特殊的疾病相关的过程。⑤设定具体的有限目标，可减少被击倒的感觉以及增加获得某种有意义的东西的可能性。⑥练习有可能的结果，患者从事一些能减轻焦虑、紧张、恐惧和正确的感觉活动。⑦在整个事件过程中寻找到有意义的总目标或方法。

（三）慢性疾病及残疾的心理治疗

无论患何种疾病，当一个人察觉到自己失去健康时，就产生某种痛苦或不适的信息，而对疾病，尤其是严重损害功能或威胁生命的疾病，任何人都不可能无动于衷，都会产生不同程度的心理反应或精神症状。

1. 急性期或新近残疾的心理治疗

针对此期患者心理反应特征应做到以下两点。

（1）要认识到只要使用合理的医疗技术和措施，患者的情况能够改善，急性期患者较容易接受暗示。环境（自然环境与心理环境）的稳定和平静与否，对患者影响很大。处理时应以平静、理解、审慎和合作的态度开展工作，还要帮助亲属也认识到这一点。

（2）行为治疗的基本原则是重建新的

替代行为,目的是帮助病残者在重建的新的病房环境中的生活,从而提高患者的适应能力和技巧,进而追求新的康复目标。例如病残者由自理变为事事求助于人,常常不适应。许多人求助的方式不同,所以效果也不好。特别是新近损伤所致四肢瘫痪而致机体功能失常的患者,为了要水或其他服务而召唤护士时,所用的方法欠佳,而不能使护士给予帮助。但是,如果心理治疗师教给患者交往技巧,以不同的表示方法请求帮助,效果就会好些。这可以同时达到两个目标:其一是改善、增进医患关系,使病残者得到良好的躯体帮助和心理安慰;其二是使患者建立起控制感,并帮助他们学习各种变通行为,以代替沉思、幻想、任性和思想不集中行为。

2. 残疾认同过程中的心理治疗

在病残者的下意识中,康复治疗如同惩罚。惩罚是良性强化刺激的丧失或恶性刺激的开始。残疾突然发生后,患者不但马上失去了过去维持他工作和闲暇时行为的良性强化条件,同时也开始接受恶性刺激,如随之发生疼痛、感觉缺失及功能丧失,为此患者感到非常懊丧。另外患者周围的人们很可能会将各种对他消极的评价以不同的方式影响患者。不论是恶性刺激还是以失去良性强化刺激形式出现的惩罚,都可能会增加从惩罚中逃脱和回避行为。此后患者很可能会把残疾和与他有关的康复治疗看成是导致惩罚的刺激。患者可能表现出不参与康复过程的行为,以回避他认为是惩罚的各种活动。在残疾认同过程中的心理治疗,重点应该放在减少康复治疗中不易为患者接受的方面,减少逃避行为所造成的直接后果。在这个过程中,关键是应首先建立良好的医患关系。

(1)在康复治疗的开始阶段,医师应强调有效行为,要与治疗师一起用积极、双向临时性强化代替自然强化。当患者获得较多的功能行为,并重新参加家庭和工作活动时,有效行为就容易为患者所采用。如果康复治疗人员起不到有效的强化作用,则康复治疗就显得被动,只能忙于对症处理(如止痛,缓解感觉缺失,中止关于残疾的幻想)及一般性的勉励。

(2)康复训练开始时,治疗师应将注意力放在康复训练过程中每次训练任务的强度方面,当增加训练内容时要识别和找出什么是积极的强化刺激,并在初始阶段按1:1的比例连续地实施。然后,在维持或减少强化刺激的同时,通过增加训练任务的内容,来增加预期要完成的训练量。尽可能强化刺激,而不至于成为恶性刺激。如果收到成效,患者在治疗中既可体会到成功的经验,又可以减少孤立感和由感觉缺失造成的不良心理状态,从而进一步强化效果。以上步骤可以减少康复治疗中患者的负性情绪,提高其积极性。

(3)康复过程中当遇到患者出现退缩或攻击行为,应设法减弱这种强化刺激,一方面康复人员能将患者的日常活动与康复内容结合起来,即可达到更好的康复效果。另一方面还应帮助病残者家属认识配合完成康复计划的重要性,当然这种配合不是一味地强化家庭的温情,因为过于密切的交往可强化患者的逃避行为,相反过于冷淡也不利于重建自信心。要让他们懂得他们在康复计划中对进展能起的作用,并能观察到治疗成效。

3. 抑郁状态的心理治疗

后天性肢体残疾最常见的心理问题就是抑郁。脑卒中以及严重脑损伤后至少有

50%的患者出现抑郁。在多发性硬化、运动神经元疾病等进行性神经疾病的患者中几乎都伴有不同程度的抑郁。患先天性残疾或在儿童期继发残疾的患者也有一些时期，如青春期前后、试图离开父母家乡寻求独立时特别容易产生抑郁。重大的生活变动如严重脑外伤是抑郁产生的重要原因。

抑郁可能被看作是一种丧失强化刺激的状态，由于残疾发生带来生活方式的突然改变，失去了过去生活中的鼓励因素，其结果是萌生忧伤和抑郁，这在新近残疾中尤其常见，长期住院也可能出现这种情况。抑郁可以只表现为暂时的情绪低落，也可以表现为有自杀倾向的严重状态。

心理治疗主要依赖于心理治疗师与患者之间建立的相互理解和同情关系。信息和交谈很重要，详细的解释能使患者了解自己的疾病、诊断，以及给家庭、社会、工作带来的影响，能挖掘出患者深层的压力，解决患者的问题。

心理治疗的重点应放在帮助患者迅速得到鼓励的因素：

（1）应该对患者过去从事的在住院条件下易于做到的活动进行分析，还要努力向患者早日提供与治疗有关的操作任务，以诱发患者对强刺激的反应。一般不予药物治疗，只帮助患者做他可以做的事，以此治疗忧伤和抑郁。

（2）让患者完成他确定能胜任的最大难度的训练任务，规定活动周期并弄清发生频率，识别强化刺激因素，开始时可将强化刺激安排较紧凑些，并在执行这些计划中进行认真的监督。

（3）药物治疗：有些抑郁状态十分严重，以至于不能指望患者对强化刺激有反应，可选用抗抑郁药物治疗。在使用药物治疗时，可以逐步的给予与治疗有关的作业，并给一些能起强化作用的临时任务。

4. 焦虑状态的心理治疗

严重疾病或损伤能使患者处于焦虑症的状态，偏瘫、截肢或其他影响身体稳定性者能产生明显害怕摔倒焦虑；慢性阻塞性肺部疾病、一些心脏功能损害状况下能产生与未来生存有关的焦虑；这些反应会进一步加重功能损害。有关截肢、造瘘或其他身体外表改变，能导致一系列社会回避行为。社会和相关的回避行为能伴发认识的改变。包括继发于脑损伤后内在反应和交流技巧。同样，影响到肠道或膀胱控制，引起失禁的恐惧。

焦虑几乎总是导致回避。永久的情感基础和信念持续加重焦虑，如一些心理性认知偏见使得抑郁、焦虑持续存在。在康复期间除了技巧的发展，几种心理治疗方法能使患者在恐惧环境中更放松。

（1）认知疗法：能纠正这些信念，促进恢复。焦虑也产生特殊生理反应，典型特点是过度交感唤醒，调节这种唤醒的程度可作为脱敏策略的基础，广泛的放松技术是可利用的。认知疗法与特殊技巧的建立，使焦虑状态得到控制和自我控制。

（2）药物治疗：特别是应用镇静剂中相对安全而且有效的，但是应尽可能短期应用。停药有一定的危险性，有可能引起症状反弹。抗抑郁药一般也有一定的抗焦虑作用，即使患者没有抑郁，我们也可以应用，有时小剂量的抗抑郁药，在不产生明确副作用的情况下可以产生较好的抗焦虑作用。

（3）良好的交谈技巧：必须强调，无论患者还是护理者、患者的家庭的焦虑，常常是由于医护人员对患者新的或令人担心的症状或疾病的自然过程和诊断未予详细的询问和解释引起。对这种情况，深刻而富于同情心的交谈是最好的方法。

（四）临床神经心理康复

临床神经心理学是研究大脑损伤所引起的高级神经功能紊乱，主要涉及获得性行为的障碍。包括言语障碍、运用认知障碍（技能的障碍），半球间分离引起的障碍（左半球与右半球的功能分离）；由额叶病变引起的适应性行为障碍（选择及预见的障碍）；记忆性障碍等。认知康复训练对增强患者的定向能力、视觉空间分辨力、掌握特定的技巧与技术、发挥代偿记忆、加强分析处理问题能力、促进功能活动有明显的作用。

自20世纪80年代初期脑损伤康复的神经心理治疗文献不断有报道，许多治疗方法被建立，一般认知残疾的神经心理治疗或采用临床理论或采用心理测量方法。临床理论治疗方法利用大脑功能原理及每个患者在认知功能脑损害的效应。而心理测量方法是以认知功能检测结果为基础的治疗方法。

神经心理治疗的分为2个基本水平的治疗。

1. 改善特殊认知缺陷的治疗

该治疗是把继发于脑损伤后特殊认知缺陷作为治疗目标（如记忆缺损、半侧空间忽略等）。分为矫正疗法（remediation）和补偿策略。

（1）矫正策略：认知矫正策略是以丧失能力的恢复或丧失能力通过结合未受损或残余功能重组丧失的功能，主要寻找恢复人的能力；鼓励患者更加有效地使用他们残存的认知功能，通过认知的代偿机制

建立认知活动的新模式，仍可获得功能的进步。

记忆领域这方面的技术发展很快。包括意象法（即通过相关的特定图像记忆信息的方法）在内的记忆策略已被应用，PQRST就是其中之一。这项技术要求患者先预习信息（preview），关于此信息对自己提出问题（questions），再读信息（read），陈述信息（state），检查结果（test）。这实际上是重复策略的扩大，目的是希望信息编码被加深。PQRST法比单纯死记硬背方法要好得多。其他的技术如语义细加工、联想法、视意象、首词或关键词记忆法、编故事等方法均可强化学习水平，提高记忆能力。这些方法彼此存在联系，对同一个患者可以同时应用不同的方法。

（2）补偿策略：补偿策略涉及一套动作整合后的表现。它利用功能重组或功能替代方法。

①功能重组：涉及增加或改变功能输入、储存或输出。例如使用路标、在房门上贴标签、把容易遗忘的物品放在显眼位置或必经之地，让患者避免使用受损的认知功能，利用其未受损的能力换一种方式来完成活动，目的是让患者能够以不正常的方式来进行正常的活动。

②功能替代：涉及代替残损功能的全部新技巧的训练。教会患者使用外部辅助具，通过外在的代偿机制以建立功能活动的新模式，从而获得功能的改善。例如失去阅读能力的脑损伤患者，可以通过听"有声书本"来享受读书的乐趣，严重记忆障碍的患者可以通过外部记忆辅助具，如日志、列表、闹钟、定时器、录音磁带、手机、微型多功能电子提示物等来帮助记得或提醒他们的日常安排。因为患者仍需

要动用残余记忆来记忆他们让外部记忆记住的问题，所以这种方法不能总是见效。此外，有一种无线电控制的商业系统可以运用，它有中心交换台可将信息转换到无线电呼唤机屏群上提醒患者。

2.功能整体方法

脑损伤患者的功能整体康复方法采用强调意识、情感上承认残留缺陷、补偿或矫正认知残损的系统治疗。一般在急性期后采用这种方法，要求家庭完全参与。这些计划都强调逐渐的、整体的、再进入一个脱离环境的目标如职业安置。治疗的时间有时是固定的，即所有患者在同一时间进入和离开。或是通过对治疗安排时间逐个确定患者进入和离开是连续。这些计划提供每日1次，每周4~5天的工作框架。根据计划及患者的情况，治疗的平均时间3~6个月。给脑损伤的患者提供功能整体性神经心理康复时，患者在社会心理、独立生活、雇用状况、减少卫生保健的利用及费用方面均获得显著性效果。

（五）康复心理治疗常用方法

心理治疗的形式有个别心理治疗、集体心理治疗，认知改变、行为改变的治疗，直接治疗、非直接治疗，短程治疗、长程治疗等。

1.支持性心理治疗

通过治疗者对患者的指导、劝解、鼓励、安慰和疏导的方法来支持和协助患者处理问题。适应所面对的现实环境，渡过心理危机称为支持性心理治疗。当残疾发生后患者处于焦虑、易怒、恐惧、郁闷和悲观之中，治疗者给予保证对改善患者情绪和康复是十分有益的。

治疗者应倾听患者陈述，协助分析患者发病及症状迁延的主客观因素，应把患者康复的结局实事求是地告诉患者，并告诉患者从哪些方面努力才能实现其愿望。要调动患者的主观能动性，鼓励患者通过自己的努力改善功能。有时患者会对治疗者产生依赖，这将影响患者的康复。

2.行为疗法和操作条件技术

行为疗法（behaviour therapy）是基于实验心理学的研究成果，帮助患者消除或建立某种行为，从而达到治疗目的。理论基础是行为主义理论中的学习学说、巴甫洛夫的经典条件反射学说及斯金纳的操作条件反射学说。

（1）行为主义理论认为人的心理病态和各种躯体症状都是一种适应不良的或异常的行为，是在以往的生活经历中，通过"学习"过程而固定下来，同样可以通过"学习"来消除或纠正。常用的治疗技术有系统脱敏疗法、冲击疗法、预防法、厌恶疗法；阳性疗法、消极疗法、自我控制法、模仿法、认知行为疗法等。

（2）操作性条件技术是根据斯金纳的操作条件反射原理用奖励-强化法和处罚-消除法，可广泛应用以矫正残疾儿童的不良行为，矫正脑损伤及其他一些残疾人的一些偏属行为和不适应行为。

行为问题，尤其是脑创伤或其他脑部疾病后的行为问题是相当常见的，它可分为不适当的行为过多与适当的行为过少。①不适当的行为过多：包括冲动性、自我中心主义、进攻言语或进攻行为、脾气暴躁、不适当的性行为等。②适当的行为过少：表现为淡漠，缺乏动力，在督促和哄骗下才能完成日常生活活动。这些患者常常轻易的、错误的被认为是懒惰、无动力。

行为问题的治疗方法：

（1）强化良好行为：最常用的是阳性强化。①阳性强化刺激在某些行为发生后给予，它会增加这种行为被重复的可能性：这种刺激可以是直接的、实际的物质，如患者喜爱的食物或饮料；也可以精神鼓励，如表扬；患者认为有价值的纪念品、钱币，并且应该在良性行为后立即以明确而肯定的方式给予，这一点十分关键。②我们还可以运用其他一些相关技术，加强对良性行为的刺激：例如，对一位早晨不愿穿衣的患者，开始在患者注视他的衣服时给予奖励，以后可能是患者去触摸衣服或将衣服放置在床上适当的位置时获得奖励，这样逐渐的，经过一段时间，对患者的每一点进步都予以肯定。③应该对大的进步再给予奖励，例如，患者穿上上衣整个动作全部完成后再给予奖励。有时开始需要提示，一段时间之后应该逐渐减少提示。有时治疗师对良性行为的模仿也是很必要的。④在一些康复中心可以采用代币法，代币作为奖励物，并且可以用来换取额外的食物、饮料、参加集体活动。

（2）抑制不良行为惩罚可以作为阴性强化刺激达到目的。①"暂停技术"：不良行为一出现马上取消阳性强化，是众所周知的一个方法，被广泛地应用。如果表扬是作为一阳性强化刺激给予的，那么在出现不良行为后的一定时期内就不给予表扬。"当场暂停"要求不要注意不良行为，可以继续与患者谈话以促其忘记这种行为或者离开患者。"情景暂停"要求将出现不良行为的患者从现场转入另一房间或者单独的房间并持续特定的一段时间。②"反应代币"：是指在代币情况下，对患者的良性行为给予代币，而对患者的不良行为撤销代币。③厌恶刺激：它是指在患者出现不良

行为后立即给予不愉快的味道、气味、甚至是电休克，这种治疗似乎有用，但道德、伦理方面的谴责作用是明显的。④"差异强化"：即患者出现一些恰当的但并非我们要求的行为时也给予适当的表扬。

3. 认知疗法

其理论基础是：心理障碍的产生是由于错误的认知，而错误的认知导致异常的情绪反应（如抑郁、焦虑等）。通过挖掘，发现错误的认知，加以分析、批判，代之以合理的、现实的认知，就可以解除患者的痛苦，使之更好地适应现实环境。

对慢性病患者，要让他接受疾病存在的事实，用"既来之则安之"的态度去对待，既不要自怨自责，也不要怨天尤人。要看到适应能力可通过锻炼而改善，且能使器官功能处于一种新的动态平衡，从而更好地执行各种康复措施。激发其奋发向上的斗志，积极主动地克服困难，争取各项功能的最佳康复。

4. 社会技能训练

社会技能一般是指一个人有效地应付日常生活中的需求和挑战能力，它使一个人保持良好的精神状态，在他所处的社会文化环境中，在与他人的交往中表现出适当的和健康的行为。它包括：①处理问题技能；②思维技能；③人际交往技能；④自我定向技能；⑤控制情感及行为技能。

社会技能训练用于矫正各种行为问题和增进社会适应能力，以训练对象的需求和问题为中心，强调主动性、积极性、参与性和操作性相结合，强调各种心理技能的实用性，强调训练对象对社会技能的掌握程度。

5. 生物反馈疗法

生物反馈治疗是通过现代生理科学仪

器，训练患者学习利用反馈信息调节自身的心理、生理活动，使疾病得到治疗，身体得到康复。一般情况下，人不能随意控制自己的内脏活动，当患者出现严重残疾如瘫痪，心情紧张、焦虑、恐惧时，人也不能随意控制。利用生物反馈治疗仪采集不被患者感知的生理信息（如内脏活动和各种电生理活动），经仪器处理和放大后，输出可为患者感知的视听信号，使患者了解自身生理活动变化，并逐渐学会有意识地在一定程度上调整和控制，达到治疗康复目的。

生物反馈治疗常用的治疗仪器有：肌电、皮温、皮电、脑电、脉搏及血压等生物反馈仪。适用于焦虑症、恐怖症、高血压、支气管哮喘、紧张性头痛、肢体痉挛、瘫痪（周围神经及中枢神经损伤）、癫痫和慢性精神分裂症等。

五、矫形器、假肢与助行器

康复工程是工程学在康复医学临床中的应用。是利用工程学的原理和手段，通过代偿或补偿的方法来矫治畸形、弥补功能缺陷和预防功能进一步退化，使患者能最大限度地实现生活自理和回归社会。本节主要介绍矫形器（orthosis）、假肢（prosthesis）、助行器（walking aids）。

（一）矫形器

1.概述

（1）定义：是指装配于人体四肢、躯干等部位的体外器具的总称，其目的是为了预防或矫正四肢、躯干的畸形或治疗骨关节及神经肌肉疾病并补偿其功能。

（2）基本功能：主要包括以下几个方面。

①稳定与支持：通过限制肢体或躯干的异常运动来保持关节的稳定性，恢复承重或运动能力。

②固定与矫正：对已出现畸形的肢体或躯干，通过固定病变部位来矫正畸形或防止畸形加重。

③保护与免负荷：通过固定病变的肢体或关节，限制其异常活动，保持肢体、关节的正常对线关系。对下肢承重关节可以减轻或免除长轴承重。

④代偿与助动：通过某些装置如橡皮筋、弹簧等来提供动力或储能，代偿已经失去的肌肉功能，或对肌力较弱部分给予一定的助力来辅助肢体活动或使瘫痪的肢体产生运动。

2.分类

根据安装部位分为上肢矫形器、下肢矫形器和脊柱矫形器三大类。

（1）上肢矫形器：根据功能分为固定性（静止性）和功能性（可动性）两大类。前者没有运动装置，用于固定、支持、制动。后者有运动装置，可允许肢体活动或控制、帮助肢体运动。

上肢矫形器的使用目的是保持肢体于功能位，提供牵引力以防止关节挛缩，预防或矫正上肢畸形，补偿上肢肌肉失去的力量以及辅助无力肢体运动或替代手的功能等。

（2）下肢矫形器：主要作用是支撑体重，辅助或替代肢体功能，限制下肢关节不必要的活动，保持下肢稳定，改善站立和步行时姿态，预防和矫正畸形。选用下肢矫形器必须注意穿戴后对肢体没有明显的压迫，如用KAFO矫形器屈膝90°时不能压迫腘窝；对下肢有水肿的患者，矫形器不宜紧贴皮肤。

（3）脊柱矫形器：主要用于固定和保护脊柱，矫正脊柱的异常力学关系，减轻躯干的局部疼痛，保护病变部位免受进一步的损伤，支持麻痹的肌肉，预防、矫正畸形，通过对躯干的支持、运动限制和对脊柱对线的再调整达到矫治脊柱疾患的目的。

3. 临床应用程序

（1）检查及诊断：包括患者的一般情况、病史、体格检查，拟制作或穿戴矫形器部位的关节活动范围和肌力情况，是否使用过矫形器及其使用情况。

（2）矫形器处方：注明目的、要求、品种、材料、固定范围、体位、作用力的分布、使用时间等。

（3）装配前治疗：主要是增强肌力，改善关节活动范围，提高协调能力，为使用矫形器创造条件。

（4）矫形器制作：包括设计、测用、绘图、取模、制造、装配程序。

（5）训练和使用：矫形器正式使用前，要进行试穿（初检），了解矫形器足否达到处方要求，舒适性及对线是否正确，动力装置是否可靠，并进行相应的调整。然后，教会患者如何穿脱矫形器，如何穿上矫形器进行一些功能活动。训练后，再检查矫形器的装配是否符合生物力学原理，是否达到预期的目的和效果，了解患者使用矫形器后的感觉和反应，这一过程称为终检。终检合格后方可交付患者正式使用。对需长期使用矫形器的患者，应每3个月或半年随访一次，以了解矫形器的使用效果及病情变化，必要时进行修改和调整。

（二）假肢

1. 概述

（1）定义：是用于弥补截肢者肢体缺损、代偿其失去的肢体功能而专门制造、装配的人工肢体。

（2）分类：按结构分为内骨骼式和外骨骼式假肢；按用途分为装饰性、功能性、作业性和运动假肢；按安装时间分为临时性和正式假肢；按解剖部位分为上肢、下肢假肢。

（3）选用原则：虽然每个截肢者都希望能恢复被截去的肢体，尽可能保持正常的肢体外观，但在装配假肢时，要充分考虑到穿戴假肢后对基本功能的影响，以功能代偿为主。例如，有些截肢者装配了装饰性假手反而失去了残手的感觉，由此妨碍了残手发挥功能，此时则不一定勉强装配。

2. 上肢假肢

（1）基本要求：上肢假肢要求能基本达到上肢的功能，外观逼真，容易操纵。同时，假肢要轻便和耐用，穿脱比较方便。

（2）常用类型：包括骨骼式上肢假肢和肌电控制上肢假肢。

①骨骼式上肢假肢：由各种上肢标准零部件组装而成，具有重量轻、美观大方的特点。根据不同患者的需要提供装饰性、自助功能型两种假肢。根据部位分为骨骼式前臂假肢、骨骼式上臂假肢和骨骼式肩部假肢。

②肌电控制上肢假肢：能为上肢截肢患者提供具有良好工作、生活的自理能力。可以根据患者的意志实现手指的自动张开、闭合和旋腕功能。

3. 下肢假肢

（1）基本要求：除了外观逼真，操纵容易，轻便和耐用，穿脱方便外，还要与健侧肢体长度相等，具有良好的承重功能，残肢与假肢接触紧密，行走时残肢在假肢内移动小，步态接近于正常。骨骼式下肢假肢是由下肢假肢标准零部件组装而成，能够为下肢截肢患者提供具有优良功能、行走步态良好的假肢。

（2）常用类型：根据患者截肢部位和适用范围分为踝部假肢、小腿假肢、膝关节离断假肢、大腿假肢、髋大腿假肢、半足假肢。

（三）助行器

辅助人体支撑体重、保持平衡和行走的工具称为助行器。根据其结构和功能，可将分为无动力式助行器、功能性电刺激助行器和动力式助行器。无动力式助行器结构简单，价格低廉，使用方便，是最常见的助行器，本节重点介绍。

1. 杖（crutch）

（1）种类：根据杖的结构和使用方法，可将其分为手杖、前臂杖、腋杖和平台杖四大类，每一类又包括若干类。

①手杖（stick）：为一只手扶持以助行走的工具。

单足手杖：适用于握力好、上肢支撑力强的患者，如偏瘫患者的健侧、老年人等。

多足手杖：由于有3足或4足，支撑面广且稳定，用于平稳能力欠佳、用单足手杖不够安全的患者。

②前臂杖（forearm crutch）：适用于握力差、前臂力较弱但又不必用腋杖者。优点为轻便、美观，使用时，该侧手仍可自由活动。例如，需用该手开门时，手可脱离手柄去转动门把，而不用担心杖会脱手，其原因是臂套仍将杖保持在前臂上，缺点是稳定性不如腋杖。

③腋杖（axillary cmtcrh）：可靠稳定，用于截瘫而上肢功能正常或外伤较严重的患者，杖的长度一般可以调节。

④平台杖（platform crutch）：又称类风湿拐。有固定带，可将前臂固定在平台式前臂托上，前臂托前方有一把手。用于手关节损害严重的类风湿患者或手部有严重外伤、病变不宜负重者，改由前臂负重，把手起掌握方向作用。

（2）长度选择：选择适合长度的杖是保证患者安全，最大限度发挥杖的功能的关键。

①腋杖长度：身长减去41cm，站立时大转子的高度即为把手的位置，也是手杖的长度及把手的位置。测定时患者应着常穿的鞋站立。若患者下肢或上肢有短缩畸形，可让患者穿上鞋或下肢支具仰卧，将腋杖轻轻贴近腋窝。在小趾前外侧15cm处与足底平齐处即为腋杖最适当的长度，肘关节屈曲25°～30°，腕关节背伸时的掌面即为把手部位。

②手杖长度：让患者穿上鞋或下肢支具站立。肘关节屈曲25°～30°，腕关节背伸，小趾前外侧15cm处至背伸手掌面的距离即为手杖的长度。

2. 步行器

步行器可支持体重便于站立或步行，其支撑面积较杖大，故稳定性好。有以下类型。

（1）助行架（walking frame）：是一种三边形（前面和左右两侧）的金属框架，一般用铝合金材料制成，自身很轻，可将患者保护在其中。

①固定型：如下肢损伤或骨折不允许负重时等，双手提起两侧扶手同时向前放于地面代替一足，然后健腿迈上。

②交互型：体积较小，无脚轮，可调节高度。使用时先向前移动一侧，然后再移动余下的一侧向前，如此来回交替移动前进。适用于立位平衡差，下肢肌力差的

患者或老年人，其优点是上厕所也很方便。

③有轮型：用于上肢肌力差，提起步行器有困难者，此时可以向前推助行器。

④老年人用步行车：有4个轮，移动容易；不用手握操纵，而是将前臂平放于垫圈上前进。此车使用于步行不稳的老年人，但使用时要注意身体保持与地面垂直，否则易滑倒。

（2）行走器：是根据钟摆工作原理而设计的一种行走器，适用于胸椎以下损伤的截瘫患者，需要根据患者的情况定做。根据损伤阶段又分为以下两种。

①铰链式行走器（walkabout）：适用于T10或以下完全性截瘫或部分高位不完全性截瘫，辅助截瘫患者达到实用性独立行走的目的。使用时，患者通过转移重心，在位于大腿内侧的矫形器互动铰链装置的作用下，实现下肢的被动前后移动。

②交替式行走器（reciprocating gait orthosis，RGO）：适应于T4以下完全性或更高节段的不完全性脊髓损伤患者，达到实用性独立行走目的。使用时，患者通过躯干肌作用，使重心侧向转移及向前移动或通过主动使骨盆后伸，带动矫形器固定的下肢，在一定活动区域内实现主动向前移动。

（四）轮椅

1. 种类与结构

（1）种类：分为普通轮椅、电动轮椅和特形轮椅。特形轮椅是根据乘坐轮椅患者残存的肢体功能及使用目的从普通轮椅中派生出来的，常用的有站立式轮椅、躺式轮椅、单侧驱动式轮椅、电动式轮椅、竞技用轮椅等。

（2）普通轮椅结构：一般由轮椅架、

轮（大车轮、小脚轮）、刹车装置、椅坐、靠背四部分组成。乘坐轮椅者承受压力的主要部位是坐骨结节、大腿及腘窝部、肩胛区。因此，在选择轮椅时要注意这些部位的尺寸是否合适，避免皮肤磨损、擦伤及压疮。

2. 轮椅的选择

（1）座位宽度：测量坐下时两臀间或两股之间的距离，再加5cm，即坐下后两边各有2.5cm的空隙。座位太窄，上下轮椅比较困难，臀部及大腿组织受到压迫；座位太宽不易坐稳，操纵轮椅不方便，四肢易疲劳，进出大门困难。

（2）座位长度：测量坐下时后臀部至小腿腓肠肌之间的水平距离，将测量结果减以6.5cm。座位太短，体重主要落在坐骨上，局部易受压过多；座位太长会压迫腘窝部，影响局部血液循环，并易刺激该部皮肤，对大腿特短或髋膝屈曲挛缩的患者，则使用短座位较好。

（3）座位高度：测量坐下时足跟（或鞋跟）至腘窝的距离，再加4cm，在放置脚踏板时，板面至少离地5cm。座位太高，轮椅不能推入桌旁；座位太低，坐骨承受重量过大。

（4）坐垫：为了舒适和防止压疮，座位上应放坐垫，可用泡沫橡胶（5～10cm厚）或凝胶垫子。为防止座位下陷可在坐垫下放一张0.6cm厚的胶合板。

（5）靠背高度：靠背越高，越稳定，靠背越低，上身及上肢的活动就越大。低靠背：测量坐面至腋窝的距离（一臂或两臂向前平伸），将此结果减以10cm。高靠背：测量座面至肩部或后枕部的实际高度。

（6）扶手高度：坐下时，上臂垂直，前臂平放于扶手上，测量椅面至前臂下缘的高度，加2.5cm。适当的扶手高度有助于保持正确的身体姿势和平衡，并可使上肢放置在舒适的位置上。扶手太高，上臂被迫上抬，易感疲劳。扶手太低，则需要上身前倾才能维持平衡，不仅容易疲劳，也可能影响呼吸。

（7）其他辅助件：为了满足特殊的患者需要而设计，如增加手柄摩擦面，车闸延伸，防震装置，防滑装置，扶手安装臂托，轮椅桌（方便患者吃饭、写字）等。

3. 临床应用

普通轮椅适合于下列疾病：脊髓损伤，下肢伤残，颅脑疾患，年老、体弱、多病者。在选择轮椅时要考虑到患者的认知功能以及至少有一侧上肢功能正常，能比较熟练地操纵轮椅。

下 篇

第一节 高血压病

高血压病是最常见的慢性病，也是心脑血管病最主要的危险因素。根据2010年修订的中国高血压防治指南，在未使用降压药物的情况下，非同日3次测量血压，收缩压≥140mmHg和（或）舒张压≥90mmHg，即可诊断为高血压。根据血压升高水平，进一步将高血压分为三级：1级高血压（轻度）：收缩压140~159mmHg和（或）舒张压90~99mmHg；2级高血压（中度）：收缩压160~179mmHg和（或）舒张压100~109mmHg；3级高血压（重度）：收缩压≥180mmHg和（或）舒张压≥110mmHg。随着时间的进展，高血压常合并心脏、肾脏、脑、眼底、血管等靶器官的损害，故高血压病患者的诊治除参考血压水平外，还必须对患者进行心血管风险的评估，因此，高血压分级结合危险因素及病史，可将高血压按心血管风险分为：低危、中危、高危、很高危。根据病因不同，高血压可分为原发性和继发性两大类，前者称为高血压病，后者称为症状性高血压。高血压病的病因尚未明确，有高血压家族史、肥胖、饮食中食盐量多以及吸烟的人患病率高。高血压病根据临床

表现，分为缓进型和急进型。缓进型起病隐匿，病程进展缓慢，常见表现有头晕头胀、耳鸣、眼花、失眠等，患病二三十年后逐渐出现器官功能障碍。急进型发病迅速，血压显著升高，大于180/110mmHg，同时伴有视盘水肿或视网膜出血，常于数月至一二年即出现严重的脑、心、肾损害。中国高血压病分期标准为三期：第1期：血压达到确诊高血压水平，临床无心、脑、肾并发症。第2期：血压达到确诊高血压水平，已有器官损伤，但其功能尚可代偿。第3期：血压达到确诊高血压水平，损伤的器官功能已失去代偿。

高血压病属于中医学眩晕、头痛、肝风、肝阳等病证范围。中医学认为，本病的发生多是由于肝、肾、心、脾阴阳的消长、失衡和气血逆乱所致，其中以肝、肾的阴阳平衡失调尤为重要。本病既有肝、肾、心、脾四脏的虚证，又有阳亢、痰浊、血瘀的实证，病机错综复杂。中医治疗本病的原则是调整肝、肾、心、脾四脏阴阳气血的偏盛偏衰，祛除风、火、痰、瘀等实邪，以恢复机体的正常功能，达到维持血压的正常水平，延缓病程进展，控制或减少并发症的发生的目的。与此同时，石学敏院士指出，高血压病是一种血管病变，

所以中医病因病机也应立足于血脉，而"气海"理论囊括了人体卫气血脉等重要体系，与西医学中血压的形成、维持及调节高度吻合，因此，"气海"理论是中医学认识、分析及治疗高血压病的根本，"气海"失司是高血压病的主要病机。

【康复适应证】

高血压病的血压波动幅度较大，降压药物难以控制；或血压基本正常，但头晕等症状明显者可进行康复。

【传统康复治疗】

一、药物疗法

1. 肝火亢盛证

[主症]头痛头晕，面红目赤，烦躁易怒，便干溲赤，口干口苦，舌红苔黄或厚腻，脉弦或弦数有力。

[治疗原则]平肝潜阳，泻热降火。

[推荐方药]龙胆泻肝汤加减：龙胆草12g，黄芩、栀子、泽泻、木通各10g，夏枯草、石决明各15~20g。

2. 阴虚阳亢证

[主症]头晕头痛，头重脚轻，耳鸣眼花，失眠健忘，五心烦热，心悸多梦，腰酸腿软，舌质红、苔薄，脉弦细或细数。

[治疗原则]滋阴平肝。

[推荐方药]天麻钩藤饮加减：天麻10g，钩藤、石决明、黄芩、菊花、生地黄、牛膝、桑寄生、杜仲各15g，首乌藤20g。

3. 肝肾阴虚证

[主症]头昏眼花，目涩而干，耳鸣，手足心热，失眠多梦，腰酸腿软，足跟痛，夜尿频数，舌质干红，少苔或无苔，脉沉细或细弱。

[治疗原则]滋肾养肝。

[推荐方药]首乌延寿丹加减：制何首乌20g，牛膝、菟丝子、女贞子、豨莶草、杜仲、桑寄生、旱莲草、龟甲胶、生地黄、磁石各15g。

4. 阴阳两虚证

[主症]头晕目眩，心悸气短，步履不稳，失眠易惊，形寒肢冷，便溏纳差，遗精阳痿，舌质淡胖，苔薄白水滑，脉沉细弱。

[治疗原则]育阴助阳。

[推荐方药]金匮肾气丸加减：制附片（先煎）6g，肉桂3~6g，生地黄、山药、山茱萸、茯苓各10~15g，丹皮、泽泻各10g，杜仲、牛膝各15g。

5. 痰湿阻逆证

[主症]头痛目眩，头重如裹，心烦胸闷，食少，呕恶痰涎，舌质淡胖，苔白腻，脉滑。

[治疗原则]祛痰化湿。

[推荐方药]温胆汤加减：陈皮、法半夏、茯苓、竹茹、枳壳各10g，黄连6~10g，钩藤、夏枯草各15g，甘草3g。

6. 气虚血瘀证

[主症]头晕目眩，神疲肢倦，气短乏力，胸闷心痛，心悸怔忡，舌紫暗或有瘀点，苔白，脉沉细或涩。

[治疗原则]益气养阴活血为主。

[推荐方药]益气化瘀方：黄芪、丹参各30g，赤芍、川芎、泽泻各10g，葛根、牛膝各15g。

二、针灸疗法

针灸能通其经络，调其气血，使阴阳归于平衡，达到降压及缓解症状的作用。

（一）石氏针刺降压针刺法

1. 治则

活血散风，调和肝脾。

2. 针灸处方

[取穴] 人迎（ST9；足阳明胃经），合谷（LI4；手阳明大肠经），太冲（LR3；足厥阴肝经），曲池（LI11；手阳明大肠经），足三里（ST36；足阳明胃经）

[操作]

①人迎穴：垂直进针，缓缓刺入0.5～1.0寸（同身寸，下同），见针体随动脉搏动而摆动，施以小幅度（＜90°）、高频率（＞120r/min）捻转补法1分钟，留针20分钟。

②合谷、太冲穴：垂直进针0.8～1.0寸，施以捻转泻法，即医者采用面向患者的体位，以任脉为中心，拇指捻转作用力为离心方向，捻转1分钟，留针20分钟。

③曲池、足三里：垂直进针1.0寸，施以小幅度（＜90°）、高频率（＞120r/min）捻转补法1分钟，留针30分钟。

[疗程] 每日2次，每次30分钟，3个月为一疗程。

（二）体针

常用穴位合谷、百会、风池、阳凌泉、三阴交、丰隆、足三里、内关、曲池、太冲等；透针取内关透外关，曲池透少海，实证用泻法，虚证用补法。隔日一次，7天为一疗程。

（三）耳针

常用穴：心、肝区、胆点、降压点，失眠加神门；多梦加胆，头晕加耳尖，四肢麻木加耳郭、四肢相应穴位。用皮内针刺入穴位，胶布固定，隔日一次，嘱患者每天按压穴位数次，以加强刺激，10次为一疗程。

（四）皮肤针

用皮肤针轻叩脊柱两侧，以腰骶椎两侧为重点，兼叩颈椎两侧、前额、后脑及掌心足底，每次15分钟，每日或隔日一次，7～10次为一疗程。

（五）水针

常用穴有足三里、内关、合谷、三阴交、风池、曲池，药物用1%普鲁卡因或利血平。

（六）灸法

艾灸足三里、绝骨或涌泉、石门，每穴3～7壮，至灸穴上见到小疱为度，灸毕，局部覆以小胶布，待灸疮愈合后再灸。

三、推拿疗法

推拿可以疏通经络，活血化瘀，促进血液循环，从而达到平秘阴阳、降低血压的目的。常用手法如下。

（1）推拿背部经脉，自上而下，泻其肝火。

（2）揉命门、肾俞，滋补肾阴。

（3）自上而下抹耳背降压沟。

（4）以双手拇指指腹自印堂穴沿眉弓分推至太阳穴，并轻揉太阳穴数圈后，推向耳后。

（5）从印堂穴向上推入发际，经头顶至项后风池穴，揉风池穴数圈后，转向颈两侧分抹至肩。

（6）用食指或中指抹曲池、尺泽、合谷、大陵、委中、涌泉等穴。

（7）从印堂向上推至神庭，分推法从攒竹至太阳，头顶五指拿法由前向后，并扫散头颞部每侧数次。

（8）按揉项部督脉、膀胱经、胆经，每条线数十次，拿揉肩井每侧数次。

（9）推桥弓，先左后右，每侧数十次。

四、气功疗法

通过调心、调神、调息三方面协同锻炼，发挥平秘阴阳、疏通经络、调和气血、培育元气的作用，对改善大脑功能、自主神经功能状态，纠正血液流变异常，有良好作用，是防治高血压的有效措施之一。常用功法：放松功，意守涌泉、命门、足三里，六字诀中"嘘"字诀。

五、太极拳

太极拳动作缓慢柔和、放松，用意念引导动作，思想集中，动中求静，是一种平衡性和协调性训练，可以降低血压，改善头晕等症状。常选用简化太极拳。

六、降压保健操

（1）预备动作：坐、站姿势均可、保持自然端正，正视前方，沉肩坠肘，含胸拔背，调息存念，意守双足底涌泉穴，全身肌肉放松，练功时采用鼻吸口呼法。可根据个人身体素质选择站、坐姿势。

（2）按揉太阳：以左右手食指罗纹面，紧贴眉梢与外眼角中间向后的一寸凹陷处，按太阳穴，右时针旋转，一周为1拍（四个八拍）。

（3）按摩百会：用左或右手掌，紧贴百会穴旋转，一周为1拍（本穴在头顶，两耳尖连线的中央）（四个八拍）。

（4）按揉风池：以双手拇指罗纹面扫揉双侧风池穴，顺时针旋转一周为1拍（风池穴在颈后发际两侧凹陷处）（四个八拍）。

（5）摩头清脑：两手五指自然分开，用小鱼际从前额向耳后分别按摩，从前至后弧线行走一次为1拍（四个八拍）。

（6）擦颈降压：操作先用左手大鱼际擦右颈部胸锁乳突肌，再换右手擦右颈，一次为1拍（四个八拍）。

（7）揉曲降压：先用右手再换左手、先后按揉肘关节、屈肘尖凹陷处曲池穴。旋转一周为1拍（四个八拍）。

（8）揉关宽胸：先用右手大拇指按揉左后内关穴后，调左手按揉右手内关穴，以顺时针方向按揉一周为1拍（内关穴在腕横两横指，两筋之间）（四个八拍）。

（9）导血下行：分别用左、右手拇指同时按揉双肢小腿足三里穴，旋转一周为1拍（本穴在外膝眼下四横指外侧凹陷处）（四个八拍）。

（10）扩胸调气：两手放松下垂，然后握空拳，屈肘抬起，提肩向后扩胸，最后放松还原。如站势扩胸时，可同时左腿膝提起，还原时跳落地，如此反复，换右跳屈膝提起，最后放松还原（四个八拍）。

七、敷药疗法

1. 神阙敷药

神阙穴属任脉，任脉为阴脉之海，并与阳脉之海的督脉首尾相连，故药敷神阙可调和阴阳，达到阴平阳秘。此外，冲任督一源而三歧，共同贯穿于十二经脉之间，所以神阙又和诸经百脉相通，药敷其中，通过经脉的作用使药物借经脉之道直趋病所。脐粉由吴茱萸、川芎各半组成，混合研为细面。治疗时将神阙穴用乙醇棉球擦净，取药粉5～10g，纳入脐中，上盖麝香止痛膏，3天换药一次，1个月为一疗程，连续3个疗程。

2. 涌泉敷药

吴茱萸研末，醋调敷涌泉穴，外用胶布固定，每日或隔日一次。涌泉为足少阴肾经井穴，通过调整肾经阴阳而达到降压和减轻头痛的作用。

八、药枕疗法

药枕治病是吸入给药法的气味疗法。药枕由野菊花、淡竹叶、冬桑叶、青木香、晚蚕沙、蔓荆子、石菖蒲等药物组成，制成药枕袋作日常睡枕使用，要求每昼夜使用时间不少于 6 小时。芳香类药物含有挥发油，具有祛风定惊、开窍醒脑、扩张外周血管等辅助治疗作用。挥发油蒸发到空气中，香味散发在枕上尺余，通过皮肤、口鼻进入体内，可起到闻香除病的作用。

九、石氏健脑带

石氏健脑带为石学敏院士所发明，其药芯含有多种名贵中草药，通过脑围的七大穴位给药，具有调节血压的作用。要求每日 3 次，每次 15 ~ 30 分钟。必要时可增加使用次数，延长使用时间，以使用者感觉舒适为宜。

十、饮食疗法

1. "三多一少"

高血压病患者日常饮食宜"三多三少"，即多维生素、多无机盐、多纤维素，少盐（每天 3 ~ 6g）、少脂肪、少热量，多吃新鲜蔬、水果等。

2. 药膳与食疗

肝阳上亢者可用鲜芹菜 500g，洗净，用沸水烫 2 分钟，切碎绞汁，每服 1 小杯，每天 2 次；或用芹菜根 120g，放入粳米 500g，同煮为粥食之。

阴虚阳亢者，可用蜂蜜 3 匙，温开水冲服，每天 3 次；或杭菊花 10g、乌龙茶 3g，沸水泡茶饮用；或何首乌 60g，入砂锅煎取浓汁，去渣，入粳米 500g，大枣 3 枚，冰糖适量，同煮为粥，早晚服用。

阴阳两虚者，可用冰糖 500g，食醋 100ml，放入溶化，每次服 10ml，每天 3 次，饭后服。

另有民间验方：用绿豆 100g，海带 100g，大米适量，同煮为粥，长期晚间服用。

【现代康复治疗】

主要适应于临界性高血压病，和第1、2级的高血压病。由于运动可以使血压上升，血压波动幅度过大，故运动疗法对合并脑、心、肾病变的高血压病患者应持慎重态度。

1. 医疗步行

高血压病患者如平地步行时间较长，常可使舒张压明显降低，步行可在清晨、黄昏或临睡前进行。1 ~ 2 次/天，步行 4 ~ 5km、30 ~ 60 分钟。

2. 直流电离子导入疗法

常用药物溶液有 5% ~ 10% 溴化钠，10% 硫酸镁，5% 碘化钾，1% 烟酸或 0.3% ~ 0.8% 川芎碱等。电极置于颈区或颈动脉窦或胸腹交感神经节处。

3. 脉冲超短波疗法

无热量脉冲超短波，电极置于太阳神经丛区域或颈动脉窦处。如无脉冲超短波，也可行超短波微热量肾区治疗。

4. 磁疗

将磁场强度为 0.05 ~ 0.15T 的磁片或磁带贴于曲池、内关、足三里等穴，每日 12 小时，持续 1 个月。磁场疗法能疏通经络，调和气血，增强血液循环，改善神经和血管功能，达到镇静、止痛、降压、消炎等作用。

5. 水疗

如脂浴（36℃～38℃）、氡浴、二氧化碳浴等。高血压病1、2级患者也可去海滨进行疗养康复。

【康复护理】

高血压病患者治疗好转后，仍需注意调护，除不能紧张、急躁、忧虑，保充足睡眠，忌食肥甘咸物外，尚应常服防治血压升高的药物。如用葛根粉调糊当点心；用野菊花、桑叶泡水常饮；用醋泡花生米，每日早晚服花生米数粒等。另外，可常服首乌片，以防血管硬化。

第二节　冠心病

冠心病，即冠状动脉性心脏病，是一种最常见的心脏病，是指因冠状动脉狭窄、供血不足而引起的心肌功能障碍和（或）器质性病变，故又称缺血性心肌病。冠状动脉性心脏病是多种冠状动脉病的结果，但冠状动脉粥样硬化占冠状动脉性心脏病的绝大多数（95%~99%）。因此，习惯上把冠状动脉性心脏病视为冠状动脉粥样硬化性心脏病。40岁后冠心病发病率升高，女性绝经期前发病率低于男性，绝经期后与男性相等。与高血压、高脂血症、血液高黏综合征、糖尿病、内分泌功能低下及吸烟、年龄等因素有关。

根据其临床症状，冠心病可分为5型。

（1）心绞痛型：轻者表现为心悸、胸闷、气短，活动则加剧，重者表现为胸骨后的压榨感、闷胀感，伴随明显的焦虑，持续3~5分钟，常发散到左侧臂部、肩部、下颌、咽喉部、背部，也可放射到右臂，

根据发作的频率和严重程度分为稳定型和不稳定型心绞痛。

（2）心肌梗死型：梗死时表现为持续性剧烈压迫感、闷塞感，甚至刀割样疼痛，位于胸骨后，常波及整个前胸，以左侧为重。部分患者可延左臂尺侧向下放射，疼痛部位与以前心绞痛部位一致，但持续更久，疼痛更重，休息和含化硝酸甘油不能缓解。有时候表现为上腹部疼痛，容易与腹部疾病混淆。伴有低热，烦躁不安，多汗和冷汗，恶心，呕吐，心悸，头晕，极度乏力，呼吸困难，濒死感，持续30分钟以上，常达数小时。

（3）无症状性心肌缺血型：患者平时无症状，但当跑步、饮酒、激动、过度吸烟、严重失眠等情况出现时，易突然心慌、胸闷，严重时心脏停搏，引起猝死。

（4）心力衰竭和心律失常型：部分患者原有心绞痛发作，以后由于病变广泛，心肌广泛纤维化，心绞痛逐渐减少到消失，却出现心力衰竭的表现，如气紧、水肿、乏力等，还有各种心律失常，表现为心悸。还有部分患者从来没有心绞痛，而直接表现为心力衰竭和心律失常。

（5）猝死型：由于冠心病引起的不可预测的突然死亡，在急性症状出现以后6小时内发生心脏骤停所致。主要是由于缺血造成心肌细胞电生理活动异常，而发生严重心律失常导致。

中医学认为，冠心病属"胸痹""心痛"等范畴，其病机是本虚标实。本虚指心气虚、心阳虚和心阴虚；标实指血瘀、痰郁、寒滞。本病始终有心累、短气，是气虚之征；心痛部位恒定，是血瘀之象，故本病一般以气虚、血瘀为基本病机。治疗时应根据情况，据"急则治其标，缓则治其本"的

原则，或先治标，或先治本，或标本兼治。

【康复适应证】

（1）稳定性心绞痛。

（2）隐性冠心病。

（3）冠状动脉搭桥术后。

（4）心肌梗死康复期患者。

【传统康复治疗】

一、药物疗法

1. 胸阳痹阻证

[主症] 胸闷憋气、心悸、胸痛牵及左肩臂，手足发凉，遇冷加重。

[治疗原则] 温通心神，行气止痛。

[推荐方药] 用成药速效救心丸或冠心苏合丸。

2. 心脉痹阻证

[主症] 心胸剧烈绞痛，牵及肩、背、臂部，心烦气短，面色晦暗，口唇紫绀，舌有瘀斑，脉弦或涩。

[治疗原则] 活血化瘀，理气止痛。

[推荐方药] 血府逐瘀汤：当归、生地、牛膝、红花各9g，柴胡、枳壳、赤芍、川芎、桔梗各6g，甘草3g，日1剂，水煎，分2次服。

3. 痰浊内阻证

[主症] 心胸憋闷疼痛，形体肥胖，头身困重，舌苔厚腻或垢浊，脉滑。

[治疗原则] 通阳散结，理气化痰。

[推荐方药] 瓜蒌薤白半夏汤加味：瓜蒌15g，薤白、半夏各9g，郁金9g，片姜黄、石菖蒲各6g，白酒适量，日1剂，水煎，分2次服。

4. 气血阴阳俱虚证

[主症] 心悸咽痛，面色晦暗，自汗，气短，神疲乏力，声息低微，舌淡脉弱或结代。

[治疗原则] 益气补血，通阳复脉，滋阴宁神。

[推荐方药] 炙甘草汤：炙甘草15g，人参6g，生地30g，桂枝、麦冬、麻仁、阿胶（烊化）、生姜片各9g，大枣10枚，酒水各半同煎，日1剂，分2次服。

二、针灸疗法

1. 处方 I

[取穴] 主穴取华佗夹脊第4、5胸椎，配穴取内关（PC6，手厥阴心包经）、三阴交（SP5，足太阴脾经）。

[操作] 华佗夹脊第4、5胸椎棘突左右旁开5～7分，针尖向椎体横突方向刺入，以针感向心性传导为佳，其余配穴亦然。

[疗程] 每日针一次，10次为一疗程，疗程间休息3～4天。

2. 处方 II

[取穴] 内关（PC6，手厥阴心包经）、郄门（PC4，手厥阴心包经）、膻中（RN17，任脉）、心俞（BL15，足太阳膀胱经）、膈俞（BL17，足太阳膀胱经）、厥阴俞（BL14，足太阳膀胱经）。

[配穴] 胸阳痹阻证加关元（RN4，任脉）、命门（GV4，督脉）；心脉痹阻证加血海（SP10，足太阴脾经）；痰浊内阻证加足三里（ST36，足阳明胃经）、丰隆（ST40，足阳明胃经）；气阴两虚加三阴交（SP6，足太阴脾经）、太溪（KI3，足少阴肾经）、足三里（ST36，足阳明胃经）。

[操作] 内关、郄门直刺1寸，施捻转补法1分钟，令针感向肘部放散；膻中迎经向下斜刺1寸施捻转泻法1分钟，令针感向两肋放散；厥阴俞、心俞、膈俞向棘突

方向斜刺1.5寸，厥阴俞、心俞、膈俞向棘突方向斜刺1.5寸，厥阴俞、心俞施捻转补法1分钟，膈俞施捻转泻法1分钟，均令针感沿两肋向前胸放散。治疗时根据不同之证型，加用不同穴位。每日针刺2次。心绞痛发作时立即针刺，施术时间加倍。

三、推拿疗法

推拿能疏通气血，使精神、肌肉得到放松，尤其对于卧床较久的患者，可起到预防某些并发症的作用，如压疮、静脉血栓等。有全身保健按摩和穴位按摩两种。全身保健按摩一般由他人来进行，开始手法宜轻柔，随病情的好转，逐渐增加强。

1. 处方 I

穴位可点按膻中、神门、内关、中脘、心俞、肾俞、心包俞等，也可同时按压耳穴，取心、胸、神门，或于上述穴位用胶布粘贴王不留行籽，每日轻轻按揉数次，效果更好。对于身体状况允许者，可自行按揉足三里、内关、中脘、关元、膻中等穴位。全身按摩每日1次，每次30分钟；穴位自我按摩可日行数次，每次20分钟。

2. 处方 II

令患者仰卧位，先用一指禅依次推下脘、建里、上脘、气海、章门、膻中，后用按揉法施于上穴，力量稍重，以患者能忍受为限。再于心前区接触患者体表行平掌式震颤法，同时顺时针方向转动。之后顺手太阳经自左肩至左小指弹拨，放松上肢肌肉，弹拨时力量稍重且反复3～5次。最后用较快速的擦法施于左前胸部，按揉内关。再让患者取坐位，先依次按揉大椎、肩井（双侧）、大杼、肺俞、厥阴俞、心俞、肝俞、肾俞、天宗、小海、神门、后溪，力量由轻至重，尤以肺俞、心俞、肝俞、肾俞为主，每穴应超过3分钟。然后直擦督脉，再横擦左肩脚内侧，以透热为度。再于左肩脚部行平掌式震颤法，同时顺时针方向转动。最后用较重手法顺手太阳经自肩至腕部弹拨之，以放松左上肢肌肉，反复3次后抖臂结束。

四、气功疗法

最适于伴有高血压、神经痛患者。练功或补气治疗后，可觉头昏减轻，睡眠与情绪改善，心绞痛发作缓解等效果。一般采用内养功、松静功或保健功，以卧式为主，配合坐功，呼吸不必过长，切忌闭气。也可用气功信息仪等装置，对准穴位发放外气，有一定治疗效果。穴位取神门、间使、血海为主，配丰隆、三阴交、足三里、内关、曲池诸穴。

其方法是：患者休息10～15分钟，仰卧，肢体放松，尽量入静，治疗仪辐射头垂直对准穴位，其间距1～2cm左右，每穴位治疗15分钟，每日或隔日一次。

五、体育疗法

中医认为，冠心患者的康复，应取动静结合的原则，静卧以怡养正气，适当活动则调和气血，但应根据情况，在医护人员指导下，有计划、科学地执行。一般而言，康复初期，应以静功为主，可选体态练功的卧式或坐式，身体情况好的可练站功，自然呼吸，意守丹田。待病情有所好转，可练五禽戏、八段锦、太极拳。开始时，可选某一种功法的某一式或几式进行练习，循序渐进，待身体条件允许时，可进行某一功法的完整练习，日练2～3次，每次30分钟。

六、饮食疗法

冠心病的饮食应以素食为主，多吃新鲜蔬菜，少吃油腻荤腥，少吃动物内脏，多吃大蒜、萝卜、芹菜、玉米、山楂等。

食疗偏方与验方可选以下几种：①韭白15g，粳米100g，同煮为粥，每天吃2次。②玉米粥加适量冷水调和，粳米煮沸后入玉米粥，同煮，血压高者可常服。③胡萝卜切丁，同粳米煮粥，早晚食用，适宜于伴有高血压病、糖尿病者。④鲜荷叶一大张，洗净煎汤，去渣，加粳米100g，冰糖适量，同煮为粥。⑤制附片10g，薏苡仁20g，生姜15g，粳米100g，先煎附片1小时，下生姜片，再煎半小时，取汁去渣，然后以薏苡仁、粳米煮成稀粥，每天吃1~2次。

【现代康复治疗】

老年冠心病患者进行康复时一定要从能够承受的最低负荷量开始，逐渐增加体力活动的运动量，以保证安全的康复运动治疗。运动处方包括热身期、锻炼期和恢复期及运动的类型、强度、持续时间等。

1. 热身期

由于老年人对运动反应的生理性应答明显变慢，热身期应在10~15分钟，做好充分的准备活动。活动方式包括柔韧体操、关节活动和低强度有氧运动，使骨骼肌和心血管系统为即将开始的运动做好准备。

2. 锻炼期

步行是心脏康复运动中最简单、应用最广泛的运动类型，如运动中没有心绞痛或心律失常等不适，再逐渐加量；重症或高龄老年可采用卧位踏车功率计，卧位踏车还可减少体位性低血压及其他意外。近几年在各地逐渐兴起的广场健身运动——在欢快的音乐节奏声中，身体有节奏的舞动——是适合老年冠心病患者的一种安全可行的有氧运动方式。老年冠心病患者应限制在低强度运动水平，运动持续时间以每次20~40分钟，每周4~5次为宜，当然要根据个体不同的身体状况掌握。

3. 恢复期

运动之后要进行恢复期的放松运动，其目的是防止突然停止运动，血液潴留于下肢，引起体位性低血压。可以采取与热身期相同的柔韧体操和关节活动，时间3~10分钟。

【康复护理】

1. 精神调养

不良的情志刺激，可引起心绞痛的发作或心肌梗死的发生，甚至会导致猝死。所以冠心患者应注意创造一个良好的自然环境和社会环境，特别注意精神调摄，乐观待病，清心寡欲，恬淡虚无，同时结合文娱、音乐等疗法，愉悦心神，有养有用，寓养于用，促进身心康复。

2. 起居有节

要早起早睡，最好能午睡2小时，以保证充足的睡眠。要慎房事，适四时，避邪气，以减少或避免冠心病发作，逐步使身体得到康复。

第三节 心肌炎

心肌炎是心肌的炎症性病变。最常见病因为病毒感染，细菌、真菌、螺旋体、立克次体、原虫、蠕虫等感染也可引起心肌炎，但相对少见。非感染性心肌炎的病因包括药物、毒物、放射、结缔组织病、血管炎、巨细胞心肌炎、结节病等。以病毒性心肌炎和风湿性心肌炎较多见。近年来，由于抗生素的广泛应用，风湿性心肌炎有了较明显减少，病毒性心肌炎的发病率却不断上升。病毒性心肌炎的临床表现轻重不一，取决于病变的广泛程度与部位，轻者可完全没有症状，重者甚至出现心源性休克及猝死。在心肌炎出现前1~3周，常有病毒感染前驱症状，如发热、倦怠、恶心呕吐等，随后出现心悸、气急、胸闷痛等症，重症患者可并发心功能不全、心源性休克，甚至猝死。

根据其临床表现，病毒性心肌炎属于中医学风湿、心悸、胸痹、心瘅等病证范畴。素体正气不足，复感温热邪毒，是本病的主要原因。本病病位在心，由心而涉及肺脾肾等多个脏腑，故心之气血阴阳虚衰与肺脾肾功能失调为病之本，热毒、痰湿、瘀血为病之标。

中医对本病的治疗要点在于：急性期清热解毒，辅以益气养阴；慢性期扶阳益阴，兼消郁阻。治疗时间应稍长，务求彻底，以免复发。

【康复适应证】

（1）心肌炎恢复期和慢性期：恢复期的临床症状和心电图等改变逐渐好转，但尚未痊愈，病程一般在6个月以上。若因调养失宜或反复感染，或治不得法，使病情迁延，临床症状、心电图和X线检查反复异常，病程达1年以上，则属慢性期。

（2）后遗症期：心肌炎患病日久，临床已无明显症状，但遗留较稳定的心电图异常。

【传统康复治疗】

一、药物疗法

1. 气阴两虚证

[**主症**]心悸怔忡，心前区隐痛，气短乏力，盗汗或自汗，失眠多梦，口燥咽干，舌质红或淡红，脉细无力或兼结代。

[**治疗原则**]补益气阴，养心安神。

[**推荐方药**]生脉散合炙甘草汤加减：太子参20g，玄参、麦门冬、生地黄、白芍、丹参各15g，五味子、大枣、阿胶（烊化）各10g，炙甘草、生姜6g等。

2. 阴虚火旺证

[**主症**]心悸怔忡，口干咽燥，手足心热，面颊潮红，盗汗，失眠多梦，舌质红、少苔，脉细数结代。

[**治疗原则**]滋阴降火，养心安神。

[**推荐方药**]天王补心丹加减：生地、玄参、麦门冬、丹参、茯神、炒酸枣仁各15g、五味子、柏子仁各10~15g、炙远志10g等。

3. 心脾气虚证

[**主症**]心悸气短，倦怠乏力，纳呆食少，面色少华，舌淡，脉缓或有歇止。

[**治疗原则**]补益心脾，调养心神。

[**推荐方药**]归脾汤加减：党参、黄芪、当归、白芍各15g，茯苓、白术、麦门冬、五味子各10g，酸枣仁10~20g，木香、远志、炙甘草各6g等。

4. 气虚血瘀证

[**主症**]心前区隐痛或刺痛，痛有定处，胸闷心悸，气短叹息，唇色暗淡，舌质紫暗或有瘀点，脉细涩或结代。

[**治疗原则**]益气通阳，活血化瘀。

[**推荐方药**]桃仁红花煎加减：桃仁、红花、丹参、赤芍、川芎、生地黄、当归、桂枝、薤白、黄芪各10~15g等。

5. 心脾阳虚证

[**主症**]心悸怔忡，气短乏力，纳差便溏，下肢浮肿，舌淡胖或暗，苔白，脉沉

缓或有间歇。

[治疗原则]健脾利水，温阳定悸。

[推荐方药]苓桂术甘汤加减：获苓15g，桂枝、白术各10g，炙甘草、生姜各6g，丹参15~20g，大枣10g等。

6.心肾阳虚证

[主症]心悸怔忡，气短，动则尤甚，精神萎靡，四肢不温，浮肿，面色㿠白，小便清频，舌淡胖、质暗，脉沉无力。

[治疗原则]温阳利水，益气宁心。

[推荐方药]真武汤加减：附片（先煎）、获苓、白术各10~15g，炙甘草、生姜各6g，桂枝、丹参、赤芍、鹿衔草、泽泻各15g等。

二、针灸疗法

（一）体针

本法适用于病毒性心肌炎引起的缓慢性或快速性心律失常。

[取穴]内关（PC6，手厥阴心包经）、郄门（PC4，手厥阴心包经）、神门（HT7，手厥阴心包经）、膻中（RN17，任脉）、心俞（BL15，手厥阴心包经）、巨阙（RN14，任脉）、曲池（LI11，手阳明大肠经）、外关（TE5，手少阳三焦经）、三阴交（SP6，足太阴脾经）、通里（HT5；手少阴心经）。

[配穴]头昏失眠者加四神聪（EX-HN1）、风池（GB20，足少阳胆经）、太阳（EX-HN5）、百会（DV20,督脉）；恶心呕吐者加合谷（LI4，阳明大肠经）、足三里（ST36，足阳明胃经）。

[操作]1.5寸毫针针刺，行平补平泻手法，留针20分钟。

[疗程]每天一次，10天为一疗程，每次疗程间隔3天，连续治疗2个疗程。

（二）耳针

常用穴位有心、神门、皮质下、胸区、交感等，每次取2~3穴，留针20分钟，或用王不留行籽穴位按压。本法可用于心肌炎各期。

三、气功疗法

气功能增强人体调控功能，改善心血管功能状态，达到消除症状、促进恢复、增强机体抗病能力等作用，是治疗心律失常的有效辅助措施。常用松静功，端坐在椅子上，头微前俯，松肩垂肘，十指舒展，两手掌心向下，分别放于两膝，两脚平分，与肩同宽，两膝屈曲成直角；两目留一线之缝，宁神调息，入静；配合呼吸全身放松，并引气下行，意想温暖的淋浴，缓慢冲洗病邪，全身无病，一身轻松之感，从而诱导精神和心脏的放松；当放松至两脚涌泉穴，意想心脏病变，即将从脚心消失。收功时意想身体各部气息缓缓地向丹田聚集，用左手按在脐部，右手掌心贴在左手背，两手同时自脐中心作顺时针方向由内向外、由小圈到大圈缓缓推转30周，按于心窝部，再反方向推转，止于脐中，然后双手搓热，睁开眼睛，散步收功。

【现代康复治疗】

本病的康复治疗形式取决于疾病的不同类型，康复治疗以步行为主。

1.并发心脏扩大型心衰

本型的病理改变属于弥散性，必须尽早卧床休息，急性期卧床不少于3个月；3个月后可缓慢增加起床时间及增加室内活动范围；6个月后可上午进行康复活动，下午卧床休息。

2. 并发传导阻滞型

应在起搏器及激素治疗消除传导阻滞后进行康复治疗，卧床休息一个半月后，可在室内进行日常生活活动；3个月左右可逐步过渡到室外步行锻炼；一般半年左右可恢复工作与学习。

3. 并发严重心律失常

早期除积极用药物治疗外应卧床休息，在心律失常被控制后可在室内活动；3个月后可到室外进行步行锻炼，并逐渐增加运动强度。

4. 频发早搏型

此型患者占心肌炎患者很大比重，一般卧床休息1个月即可逐步起床进行小幅度活动；3个月后即可逐步到户外进行康复锻炼；4个月恢复学习与工作。

【康复护理】

（1）患者应充分休息，急性期需卧床休息，减轻心脏负担，避免发生心力衰竭或持续性心脏扩大。在临床症状恢复正常后，仍需适当减轻活动量3～6个月，直至心脏病变完全恢复。

（2）在整个过程中，均须注意防止复感外邪，以免导致心肌炎病情反复加重而迁延难愈。

（3）应做好饮食调护，增强机体抗病能力。

第四节　慢性肺源性心脏病

肺源性心脏病，简称肺心病，是指由支气管-肺组织、胸廓或肺血管病变致肺血管阻力增加，产生肺动脉高压，继而右心室结构或（和）功能改变的疾病。根据起病缓急和病程长短，可分为急性和慢性肺心病两类。急性肺心病常见于急性大面积肺栓塞，本节主要讨论慢性肺心病。发病年龄多在40岁以上，为老年人的常见病和多发病，以咳嗽、气喘、痰多、胸闷、气短、心悸甚或脘腹胀满、下肢浮肿、紫绀、神志障碍等为主要症状。

本病属中医学痰饮、咳喘、肺胀范围，其病位虽在肺，实已累及心、脾、肾诸脏，其标虽为痰浊、水饮、血瘀，其本则为脏气已虚，属本虚标实之证，急性发作期常表现为本虚标实，以邪实为主；缓解期主要为肺肾气虚，其次为心脾不足，本虚邪微，以本虚为主，而气虚血瘀则贯穿于两期始终，其邪实部位多在肺，而正虚及肾，往往形成上实下虚的病变。

本病总的治疗原则，是分清标本虚实缓急而治之，治标重在治水、治痰、治瘀；治本重在补肺、补肾、补心脾。急性期以祛邪为主而兼补虚，缓解期以补虚为主而兼祛痰饮。两期均不忘活血化瘀，通畅气血。

【康复适应证】

（1）肺心病缓解期，生活尚能自理者。

（2）心功能Ⅱ级以上者。

【传统康复治疗】

一、药物疗法

主要针对肺肾气虚夹有血瘀这一基本病机，治疗原则以益气补肾为主，佐以祛痰活血。可用下列固定方加减，固定方：党参、黄芪各15g，蛤蚧、冬虫夏草（冲）各3g，熟地黄12g，胡桃肉10g，灵磁石20g，丹参、橘红、法半夏、紫苏子各

10～15g，五味子5～10g。

1. 兼阴虚痰浊

［**主症**］痰白量多，咯之即出，纳少，倦怠，苔白腻，脉滑或沉细无力。

［**治疗原则**］养阴化痰。

［**推荐方药**］熟地黄、黄芪、蛤蚧、苍术、白术、茯苓、厚朴各10g，砂仁5g（后下）等。

2. 兼阴虚痰热

［**主症**］口干，心烦，手足心热，痰黄不易咯出，舌红苔薄黄而腻，脉滑细数。

［**治疗原则**］养阴清热化痰。

［**推荐方药**］党参、黄芪、熟地黄、南沙参、北沙参、麦门冬、桑白皮、黄芩、海浮石等。

3. 兼心气虚

［**主症**］心悸不安，脉结代或沉细。

［**治疗原则**］补益心气。

［**推荐方药**］炙甘草汤加减。（脉结代改善后，再用本方调治。）

二、针灸疗法

［**取穴**］肺俞（BL13，足太阳膀胱经）、肾俞（BL23，足太阳膀胱经）、脾俞（BL20，足太阳膀胱经）、足三里（ST36，足阳明胃经）、内关（PC6，手厥阴心包经）、心俞（BL15，手厥阴心包经）、气海（RN6，任脉）、内关（PC6，手厥阴心包经）、合谷（LI4，手阳明大肠经）、膻中（RN17，任脉）、三阴交（SP6，足太阴脾经）、大椎（DV14；督脉）、血海（SP10；足太阴脾经）、定喘（EX-B1）。

［**操作**］1.5寸毫针针刺，定喘、血海行泻法；肺俞、肾俞、脾俞、内关、心俞、气海行补法；合谷、足三里、三阴交、膻中、大椎行平补平泻法。

［**疗程**］每天1次，12次为一疗程，共2个疗程。

三、拔罐疗法

选大椎、肺俞、膏肓穴拔罐，每日1次，7天为一疗程。

四、体育疗法

1. 太极拳

每天1～2次，每次10～20分钟。

2. 龟式呼吸法

吸气时尽量伸长颈项，把面部和下颌抬起，面向天空；呼气时抬高两肩，把颈部尽量往下缩。吸气慢而深，呼气缓而长。此法主要利用头颈部的伸缩以加强呼吸动力，同时牵拉气管，活动纵隔器官。坚持练习，可以从肺部的上、中、下三个方面加强心肺锻炼改善心肺功能。

五、气功疗法

内养功或强壮功均可选用。

六、饮食疗法

1. 苏子粥&薏苡仁橘红粥

粳米50g，煮粥，另将紫苏子15g煎熬取汁倒入粥内，加冰糖少许食用。

薏苡仁橘红粥：薏苡仁50g，煮粥，半熟时加橘红10g，粥成后加适量白糖食用。

以上适用于湿邪偏盛的痰喘咳症，有补益脾胃、渗水利湿、祛痰止咳的作用。

2. 黄芪粥

黄芪30g，煎汤去渣，用汤加入粳米50g，煮粥。适用于肺虚突出的咳喘。

3. 银耳汤

银耳10g，加冰糖蒸煮，加入少量麦门冬，具有滋阴润肺、益胃生津的作用。

此方适用于肺虚有热、燥咳、咳血，老年性干咳无痰者。

4. 天冬粥

天门冬30g，捣烂取汁，加入粳米50g，同煮粥，有滋补肺肾功效。适用于肾阴不足引起的虚热、口干、咳嗽等。

5. 百合杏仁粥

百合50g，杏仁10g，粳米50g，同煮粥。适用于肺脾气虚之咳喘、自汗者。

6. 芡实粉粥

先以粳米50g，以常法煮粥，再将芡实粉、胡桃肉、红枣肉三药各10g研碎入粥同煮。适用于肾不纳气之肺心病久喘不已、证情尚稳定的患者。

【现代康复治疗】

1. 合理氧疗

长期氧疗可以改善肺心病患者的缺氧症状，增加运动耐受能力，减轻呼吸困难，缓解肺动脉高压，延缓肺心病的发展过程。一般主张氧流量为1~2L/min，浓度为24%~28%，每天吸氧15小时较为合理，以使血氧分压保持在8kPa（60mmHg）左右，而二氧化碳分压不再升高。注意氧气的湿化及温度，鼻导管及湿压瓶应定期清洁消毒。

2. 缩唇呼气法

即在呼气时缩唇，它可改善肺心病患者的气体交换，是通过减少呼吸频率和增加潮气量所致。

3. 呼吸操

主要是训练腹式呼吸来加大膈肌活动度，口诀为"先呼后吸，吸鼓呼瘪，呼时经口，吸时经鼻，呼比吸长，不可用力"。坚持4~6周，通气功能会得到改善。

4. 腹式呼吸

取坐位、卧位或站立位，腰部挺直，双手肩部和胸部自然放松下垂，呼气时轻轻收缩腹部，吸气时腹部自然鼓起，闭口，使空气经鼻孔进入。呼气时间大于吸气时间，一日可多次进行，每次数分钟。提高呼吸效能，纠正过度通气；利于气体交换，提高动脉血氧饱和度。

5. 耐力训练

根据肺功能代偿情况，体力强弱与个人喜好，选用定量的步行、广播体操、太极拳、跑步、爬山等，要有计划地逐步增加运动量，并持之以恒，通过耐力训练增强呼吸肌力，使胸廓的运动性增强，改善血液循环功能与呼吸功能。

【康复护理】

（1）鼓励患者多做户外活动，坚持保健按摩和冷水洗脸，增强机体的耐寒能力。

（2）鼓励患者克服抑郁忧虑情绪，让其对康复医疗计划充满信心。

（3）于患者背部轻轻拍打，左右交替，每次1分钟，以利患者排痰。

第五节　慢性风湿性心脏病

慢性风湿性心脏病亦称风湿性心瓣膜病，是指急性风湿性心脏病后遗留下来的以心脏瓣膜病变为主的一种心脏病。风湿性心瓣膜病是我国最常见的心脏病，在成人心血管疾病中，本病约占40%，多数患者为20~40岁的青壮年，女性稍多。临床上以单纯二尖瓣病变最为常见，占70%~80%，二尖瓣合并主动脉瓣病变次之，占20%~30%。不论狭窄或关闭不全，均可造成血流动力学的改变，其临床表现差异极大，开始时只在体力活动和剧烈运动后出现气促、心悸、胸闷等症状，体征见心尖搏动增强，颧赤唇紫等，可维持十余年，甚至更长时间，称为心功能代偿期。随着病情进一步发展，则并发心功能代偿不全，出现左心衰竭或右心衰竭。风湿性心脏病常见的并发症除心力衰竭外，还有心房纤颤、感染性心内膜炎、栓塞、呼吸道感染等。

中医学根据风湿性心脏病有心悸、气急、浮肿、咯血等症状，分属于心痹、心悸、水肿等病症范围。其发生多是风寒湿热之邪侵入人体，合而为痹，病延日久或反复侵袭，病邪由关节肌肉累及心脏，而发为心痹。本病的主要病机是本虚标实，心气不足，心血瘀阻。

本病的治疗，以益气养心、活血化瘀为主要原则。出现并发症时，则应结合病情的标本缓急，虚实转化，采用"急则治其标，缓则治其本，虚则补之，实则泻之"的方法，配伍宣肺降逆、平喘止咳、化饮利水、培补脾肾等治法。

【康复适应证】

（1）病情稳定，心功能Ⅰ、Ⅱ级。
（2）无严重心律失常。
（3）无活动性风湿症。

【传统康复治疗】

一、药物疗法

1. 心气不足证

［主症］心悸气短、神倦乏力，动则加重，面色少华，头晕汗出，夜寐不宁，舌质淡有齿痕，苔薄脉弱或细弱。

［治疗原则］益气养心。

［推荐方药］养心汤加减：人参10g，黄芪15g，炙甘草6g，五味子、桂枝、当归、川芎、茯神、酸枣仁、柏子仁各10~15g，远志6g等。

2. 心肺瘀阻证

［主症］心悸怔忡，两颧紫红，胸闷隐痛、唇暗，舌质紫或有瘀点，脉象细涩或结代。

［治疗原则］活血化瘀通脉。

［推荐方药］桃红四物汤加减：当归、赤芍、川芎、熟地黄、桃仁、红花、丹参各10~15g，党参20g，白术10g，茯苓15g，炙甘草6g，香附、姜黄各10g等。

3. 肺络壅塞证

［主症］本证多为风湿性心脏病伴左心衰竭。症见咳嗽气逆，甚至咯血，呼吸困难，心悸胸痛、头晕乏力，舌质青紫或有瘀斑，脉细数。

［治疗原则］活血化瘀，降气平喘。

［推荐方药］宣肺化瘀饮：丹参20g，郁金15g，白茅根30g，三七（冲服）、杏仁、紫苏子、桃仁、红花、厚朴各10g等。

4. 心脾阳虚证

［主症］本证多属风湿性心脏病伴右心衰竭。症见心悸怔忡，头晕目眩，神倦乏力，脘闷纳呆，腹胀，形寒肢冷，浮肿尿少，舌淡苔薄或腻，脉沉细或沉弦。

［治疗原则］振奋心阳，健脾渗湿。

［推荐方药］苓桂术甘汤加味：桂枝、白术、茯苓各15g，黄芪30g，防己、厚朴、泽泻各10~15g，丹参20g，赤芍10g等。

5. 心肾阳虚证

［主症］本证多属风湿性心脏病伴右心衰竭或全心衰竭。症见面目虚浮，全身水肿，腹大，心悸怔忡，喘促倚息不得

卧，畏寒肢冷，唇紫暗，舌淡胖，脉沉细弱。

［**治疗原则**］温阳化瘀，利水消肿。

［**推荐方药**］真武汤加减：附片12g，桂心6g，丹参、赤芍、茯苓、白术、厚朴、酸枣仁、桃仁、红花各10~15g，生姜6g等。

二、针灸疗法

（一）体针

［**取穴**］内关（PC6，手厥阴心包经）、神门（HT7，手少阴心经）、间使（PC5，手厥阴心包经）、少府（HT8，手少阴心经）、曲泽（PC3，手厥阴心包经）、通里（HT5，手少阴心经）、膻中（RN17，任脉）

［**辅穴**］太冲（LR3，足厥阴肝经）、阳陵泉（GB34，足少阳胆经）、水分（RN9，任脉）、中极（RN3，任脉）、曲骨（RN2，任脉）、水泉（KI5，足少阴肾经）、飞扬（BL5，足太阳膀胱经）、肺俞（BL13，足太阳膀胱经）、合谷（LI4，手阳明大肠经）等。

［**操作**］取穴主穴1~2个，配穴2~3个，用平补平泻手法，以得气为度，不留针或留针5~10分钟，每日1次，10次为一疗程。

（二）耳针

可取心、神门、皮质下、交感、内分泌、胸等。再次选2~4穴。毫针刺法，留针30分钟，每日1次，10天为一疗程，休息3~5天后，可行第二疗程。或用王不留行籽、莱菔子压子法，每周更换两次，具有止痛平喘、减慢心率等作用。

（三）灸法

穴位同体针用穴，用艾条灸法，每日2次，10天为一疗程，休息3~5天后可作第二疗程，具有温通经络、行气活血、减轻症状的作用。

（四）穴位注射

1. 穴位注射用药

（1）5%葡萄糖溶液，用作稀释，可以避免药块发生。

（2）丹参注射液：每支2ml，含生药4g。

（3）肌苷酸钠注射液：含5-肌苷酸钠10mg，肝淤血用。

（4）复方当归注射液：浓度为75%，有风湿活动者用。

2. 注射选穴

（1）第1方：内关、郄门，配耳穴神门、心、交感。

（2）第2方：间使、郄上，配耳穴肾、内分泌、小肠。

（3）第3方：心俞、肾俞，配耳穴肾、心、肾上腺。

（4）第4方：肝俞、膈俞，配耳穴肾、肺、肾上腺。

（5）第5方：脾俞、足三里，配耳穴胃、肝、内分泌。

开始治疗时，第1方两腧穴以丹参注射液2ml加5%葡萄糖溶液2ml，做穴位注射。内关或郄门，两穴交替使用。10次为一疗程，症状改善后，据临床症状辨证加减。选用第2~5方，进行第二个疗程的治疗。两疗程之间，可休息3~7天。

三、气功疗法

风湿性心脏病代偿期和失代偿早期，可采用气功治疗。能促进机体新陈代谢，改善心脏功能，增强心脏对负荷的适应能力，减慢心率，降低心肌耗氧量等。练功方式应从实际出发，选择适宜的体位和运动量，常用功法为内养功，辅以强壮功及太极拳等。

四、浴疗法

碳酸泉有心脏泉之称，慢性风湿性心脏病患者可进行碳酸泉浴，水温以37℃～39℃为宜，每次10～15分钟，每个疗程10～20次，或选用硫化氢泉浴，水温和浴用时间应以患者自感舒适为度，有低热或急性风湿活动者不宜进行矿泉浴。

五、饮食疗法

慢性风湿性心脏病患者饮食宜清淡，低盐，多维生素，易消化，适当增加营养素。

【现代康复治疗】

若患者血压平稳，在心电监护仪监测下，指导其完成腹式呼吸、深呼吸、有效咳嗽、上肢功能锻炼及下肢功能锻炼等康复锻炼。

1. 上肢功能锻炼

协助患者进行上肢被动运动，逐步过渡到主动运动。主动运动指自患者手指部位到肘关节、肩关节分别做屈伸运动，每日重复3～4次。

2. 下肢功能锻炼

下肢做微曲、内外翻动作，帮助患者自足背至髋关节逐步牵拉内推，每日重复5～6次。并逐日增加锻炼次数。

上肢运动在原有基础上增加上举、下拉及手握运动。下肢运动在原有基础上增加抬腿、前踢、后蹬动作。若康复锻炼过程中患者出现呼吸急促、胸闷等，要立即停止并卧床休息。

【康复护理】

（1）预防感染，特别是预防上呼吸道感染。

（2）生活有规律，慎起居，节劳逸，恬愉无患。

第一节 慢性支气管炎

慢性支气管炎，简称慢支，是气管、支气管黏膜及其周围组织的慢性非特异性炎症。是多种环境因素及机体自身因素长期相互作用的结果。其临床表现以咳嗽、咯痰，或伴有喘息为主要症状，每年发病持续3个月或更长时间，连续两年或两年以上。本病以冬春发病为多，且逐年加剧，少数患者可因下呼吸道急性感染而引起肺气肿、支气管扩张，甚至肺源性心脏病。

本病属于中医咳嗽、痰饮范围，其基本病机为阳虚痰饮。痰触气管则咳，痰爽阻气管则喘，气不归根则短气不续。由于肺卫阳虚，卫外力弱，故冬春寒冷季节，易遭客邪入侵，每因外感风寒引动宿饮，使肺失重肃而发病。随气候转暖，天时之阳气焕发，弥补了人体阳气之虚，故其病情随之缓解。其咳嗽日久，往往肺虚及脾，脾失健运，水湿不化，聚而成痰，上贮于肺，而为反复发作之根，即所谓"脾为生痰之源，肺为贮痰之器"。积年久咳，必及肾，肾气亏虚，摄纳无权，气不归元，即形成短气不续等症。中医治疗当根据"急则治标，缓则治本"的原则，发作时重在治痰治咳，使肺气通畅，宣肃有序，达到控制感染、缓解症状的目的；缓解期则重在温补脾肾，以纠正其阳气之虚为原则，达到增强其抗病能力，防止复发为目标。

【康复适应证】

所有慢性支气管炎缓解期均可康复。

【传统康复治疗】

一、药物疗法

1. 肺脾气虚

[主症] 咳嗽气喘，吐痰清稀，声息无力，自汗乏力，食少便溏，舌淡脉弱。

[治疗原则] 补养肺脾，益气定喘为主。

[推荐方药] 生脉散合六君子汤：人参6g，白术9g，茯苓12g，炙甘草6g，陈皮、半夏各9g，麦冬12g，五味子6g等。日1剂，水煎，分2次服。

2. 脾肾阳虚

[主症] 咳喘痰多，腹胀食少，腰酸腿软，形寒肢冷，舌淡苔白滑，脉迟无力。

[治疗原则] 温补脾肾，化痰定喘。

[推荐方药] 金匮肾气丸合理中丸：白术9g，干姜、炙甘草各6g，熟地24g，山药、山茱萸各12g，丹皮、茯苓、泽泻各9g，熟附子、肉桂各6g。日1剂，水煎，

分2次服。

3. 痰湿阻肺

[**主症**]咳喘胸闷，痰多而黏，恶心纳呆，口黏无味，舌质淡胖苔白腻，脉滑。

[**治疗原则**]祛痰降气平喘为主。

[**推荐方药**]三子养亲汤合二陈汤：半夏、陈皮各9g，茯苓12g，炙甘草6g，紫苏子、莱菔子各9g、白芥子6g。日1剂，水煎，分2次服。

二、针灸疗法

（一）体针

[**取穴**]肾俞、气海、关元、足三里、膏肓俞。

[**操作**]虚证用补法，挟实者用平补平泻，每日2次，留针20分钟，10天为一疗程，也可配合灸法。

（二）天灸法

先用红外线（TDP）照射背部15分钟左右（距离背部皮肤30cm），以患者感到背部温热舒适为度。

甘遂10g、白芥子20g、麻黄 20g、细辛10g、胆南星10g、炮附子20g、细辛10g、浙贝母20g、知母10g，以上药物均磨细封存，使用时用蜂蜜、鲜生姜汁调匀至膏状。

操作时将5g左右的药膏制成直径2cm、厚0.5cm的圆形药饼，置于橡皮膏中央的薄布上，贴于穴位处，贴敷时间以6~8h为宜。个别皮肤敏感患者有贴敷处痒甚或灼痛，可提前去除药物。喘促甚者加贴定喘穴，胸闷不适者加膻中穴。

三、太极拳

每天2~3次，每次5~10分钟。

四、气功

内养功或强壮功均可选用。特别是内养功采取鼻式呼吸，利用呼吸和意守丹田，达到全身放松，更适于虚弱体质患者。一次练功约20分钟，若配合点穴疗法，效果更佳。方法是请气功师或自己练功结束后，以食指或中指点揉肺俞、中府、膻中、神门，每穴点揉3~5分钟。

五、五禽戏、八段锦

可改善全身健康状况，也可选用。

六、预防感冒

感冒是慢性支气管炎发病的重要原因，预防感冒的方法如下。

1. 保健按摩

（1）擦鼻：用两手大鱼际肌互相对搓致热后，用擦热的大鱼际肌从印堂穴开始，沿鼻两侧下擦至鼻翼之迎香穴，两手同时或两手轮流进行，共32下。

（2）按迎香穴：用两手中指指腹紧按两侧迎香穴做顺反时针方向各16次，注意不要偏离穴位，然后在该穴上加压重按15秒钟，有酸胀感觉效佳。

（3）浴面拉耳：两手掌心相对擦热，用掌根贴住额前发际，自上而下擦至颈部，然后沿下颌骨分擦至两耳，用拇、食指夹住耳垂部，轻轻往下拉，然后手掌擦两侧颞部面至前额部，重复16次，以两耳部发热、脸面有舒适感为宜。

（4）揉合谷穴：先取一侧合谷穴，用另一手拇指指腹在该穴上做正反方向摩擦16次，再换手进行。

2. 冷水洗脸

先从温水开始，逐步降低水温，直到

习惯冷水，常年不懈。

七、饮食疗法

（1）慢性支气管炎患者每天排出的痰较多，消耗了不少蛋白质，宜补充高蛋白饮食。

（2）多食绿叶蔬菜、动物内脏、蛋黄、牛奶等富含维生素A的食物。

（3）单方验方

①橄榄250g，萝卜0.5～1kg，煎汤代茶饮。

②食盐焖猪心：取新鲜猪心一个，洗净稍干后，放铁锅内加少量水，用食盐覆盖，用火焖1小时，取熟猪心吃，1～2次显效。

③蜂蜜蒸萝卜：蜂蜜60g，大萝卜500g，挖空萝卜中心，装入蜂蜜，用碗盛好，隔水蒸熟服用。

④炖梨：将生梨1个（约200g）连皮切碎，冰糖适量炖服，每天1剂。

⑤橘饼30g，大蒜15g，将上述二味切碎，加适量水煮，去渣，每天1剂，分2次服。

⑥鲜猪胆数个，洗净切开，取胆汁，将大蒜剥去外皮，捣烂，按3：1剂量（3份胆汁，1份大蒜）浸入胆汁中，24小时后烘干，研末装瓶备用，每次服1g，每天3次，饭后服用。

【现代康复治疗】

一、体育疗法

1. 医疗步行

户外步行活动，可先慢后快，先短距离后长距离，逐渐增加活动量，量力而行。

2. 胸膝运动

跪在床上，弯腰，前臂屈曲贴在床上，使胸部尽量向下压床，然后抬起胸来向后压，如此反复抬起压下20～30次，有利于患者向外排痰，适合于痰多的患者进行锻炼。

二、物理疗法

1. 穴位照射疗法

慢性支气管炎可选用短波、超短波、紫外线等穴位照射疗法。选大椎、肺俞、膏肓等穴拔罐，5～7天为一疗程，对慢性支气管炎有效。

2. 氧疗

患者进入缓解期后，可增加氧疗治疗。家庭氧疗要求患者持续低流量（1～2L/min）吸氧，时间15h/d左右

【康复护理】

（1）慢性支气管炎病因繁多，但自主神经功能失调，可能是发病的内因之一。患者的抑郁或悲观情绪，可加剧病情。因此，慢性支气管炎患者保持乐观情绪对疗养康复有积极作用。

（2）要保持生活环境清洁，避免吸入粉尘和刺激性气体。

第二节　慢性阻塞性肺气肿

慢性阻塞性肺气肿（以下简称肺气肿）是指肺脏充气过度，造成终末支气管远端部分（包括呼气性细支气管、肺泡管、肺泡囊和肺泡）过度膨胀或破裂、融合的一种病理状态。多继发于慢性支气管炎、支气管哮喘和肺纤维化之后，尤以前者多见。本病临床表现，除有多年咳嗽、咳痰、冬天易发、天暖缓解之外，主要病状是逐年

加剧的呼气性呼吸困难，严重者生活不能自理，常因反复的呼吸道感染而使病情日益加重。主要体征是桶状胸，呼吸动度减弱，语颤减低，叩诊过清音，肺界下移，呼吸音低弱，心浊音界缩小，一般分为红喘型（PP型）和蓝喘型（BB型）。

本病属于中医学肺胀、痰饮、喘证范围，多因久咳气逆损伤肺脾肾三脏所致。中医学认为肺司呼吸，为贮痰之器；脾为升降之枢，为生痰之源；肾主水，为纳气之根。本病初始由于长期咳嗽气逆，损伤肺气，肺气虚则表卫不固，易遭客邪入侵，致使咳嗽气逆反复发作，更伤肺气。继则子盗母气以自养而肺虚及脾，引起肺脾气虚。脾虚则不能正常地输布津液，于是聚津成痰，源源不断地贮于肺管。此种久贮之痰，称为宿痰，壅塞气道则咳则喘。日久肺脾之虚，穷必及肾，肾不纳气，呼多吸少，则短气喘促更甚。病势进一步发展，由气虚而致阳虚，以致肺失通调之权，脾失输布之能，肾失气化之职，则水液溢而发生面浮胫肿。气虚不运，阳失温煦，痰阻水停，均可导致血流不畅而引起瘀血，表现为紫绀等症。由此可见，痰、咳、喘、瘀为病之标，肺脾肾虚为病之本。标实之间，本虚之间，以及标实与本虚之间，又可互相影响，使实者更实，虚者更虚，恶性往复，故其病情逐渐加重。因本病病程较长，病情反复而逐渐加重，常因感冒和呼吸道感染引起，故在有外感之时，当治标为主，即治感、治痰、治咳，使表解里和，痰除气顺，咳止肺清，病得缓解，或祛邪扶正，标本同治。缓解期当以温补肺脾肾为主。又由于本病以阳气偏虚为多见，根据中医春夏养阳的原则，本病缓解期注意冬病夏治，预补阳气，比冬病冬补，事半功倍。

【康复适应证】

（1）肺气肿缓解期。

（2）肺气肿感染控制期可合并应用康复治疗。

【传统康复治疗】

一、药物疗法

1. 痰多

痰多壅塞是引起本病胸闷、呼吸困难、咳嗽的主要因素，也是造成呼吸道感染的条件。临床所见，通常排痰畅利时，其他症状也随之缓解。治痰之要，以降气为主，但因痰之性质不同，故祛痰之药有选择性，才具有针对性。寒痰清稀色白，当温化之，酌选干姜、半夏、白芥子、紫苏子、皂角、桔梗之类配合主方治疗。热痰黄稠而黏，当清化之，酌加瓜蒌、贝母、葶苈子、竹茹、海浮石等，配合主方治疗。燥痰黏少或带血丝，宜润化之，酌选麦门冬、沙参、枇杷叶之类配合主方治疗。若痰多胸闷、咳逆突出，可专以三子养亲汤加味治痰，寒热均可。其方：紫苏子、白芥子、莱菔子各10～20g，山药15g、玄参20g、麻黄3g，水煎服。

2. 气喘

气喘为呼吸困难的表现，多是痰液壅塞和支气管痉挛所致。气喘甚者，唇甲紫绀，心悸气促，应适当输氧，给予解痉剂。西医学研究，地龙有较好的解痉作用。可用地龙粉口服，一日3～4g，或地龙、甘草各等分，每服3～5g，一日3次。或地龙注射液（每毫升含生药1g）肌内注射，一次

1ml，一日1~2次。

3. 咳嗽

本病咳嗽因痰、火而起，只要痰液消除，感染控制，则咳嗽自然缓解，故一般不用单纯的止咳药，尤其是排痰不畅者更是如此。对于频咳不止，影响休息者，可适当选用蛇胆川贝液、川贝枇杷露等，或于主方中酌加杏仁、五味子、细辛之类。忌用抑制呼吸的止咳药，如罂粟壳等。

4. 浮肿

多见于BB型，常为面部或下肢轻度水肿，一般不必专门处理。若浮肿较甚，应益气行水。方用虚肿方合生脉散、葶苈大枣泻肺汤化裁：黄芪40~50g，泽泻、白术各20g，茯苓、葶苈子、麦门冬、五味子各15g，人参、丹参各10g等，忌盐，一日1剂，水煎服，小便利则浮肿消。

5. 缓解期

本病缓解期以正虚为主，治当肺脾肾三脏并补，痰瘀同治，用三阴固本方：蛤蚧2对（去眼珠），冬虫夏草20g，紫石英、紫皮胡桃各60g，上等沉香、川贝母各30g，五味子、山茱萸、枸杞子、白术、巴戟天、熟地黄、甜杏仁、茯苓、炒白果仁、京半夏、人参各50g，黄芪、桑白皮、山药各100g，甘草40g，共研极细，炼蜜为丸，一日3次，每次服含生药8~10g的丸药。上药一料为40天量。

二、针灸疗法

1. 处方Ⅰ

[**取穴**] 肺俞（BL13；足太阳膀胱经）、膻中（CV17；任脉）、天突（CV22；任脉）、足三里（ST36；足阳明胃经）、大椎（GV14；督脉）、命门（GV4；督脉）、关元（CV4；任脉）

[**操作**] 前三穴用泻法，后四穴用补法，留针15分钟。

[**疗程**] 每日1次，10天为一疗程。

2. 处方Ⅱ

[**取穴**] 膻中（CV17；任脉）、乳根（双；ST18；足阳明胃经）、关元（CV4；任脉）、中脘（CV12；任脉）、天枢（双；ST25；足阳明胃经）、膺窗（双；ST16；足阳明胃经）。

[**配穴**] 复感外邪加合谷（单，隔次左右交替；LI4；手阳明大肠经）；痰浊中阻加丰隆（单，隔次左右交替；ST40；足阳明胃经）。

[**操作**] 操作者在以上所选穴位上进行常规针刺，留针30分钟，并加以电流刺激，连续波，频率为100次/分。

[**疗程**] 隔日一次，7次为一疗程，治疗2个疗程。

三、气功疗法

1. 调身

自然坐式或自然站式均可。

2. 调气

自然呼吸，行动中不必注意呼吸，可任其自然。

3. 调神

每于夏秋子时行动，坐定后冥神定志，意识集中于两肾之间或肾中黑气，即是想着肾，目内视肾，耳内听肾，全身思维活动高度集中于肾，使脑（控制中心）与肾之间保持协调稳定。约20分钟，口中津液生成，咽下，意念送之丹田。然后取坐位，两手擦足心，待足心有热感（100次左右）即可。注意擦时动作缓慢轻柔，擦毕再咽津3口，仍以意念导入丹田，然后起身，缓缓收功。

四、雾化吸入法

肺气肿并感染时可依据病情选用不同抗生素，进行超声雾化吸入疗法，每日2次，每次10～15分钟，10～12次为一疗程。

五、饮食疗法

肺气肿患者以清淡饮食为宜，如蔬菜、瘦肉、豆制品、白木耳、海带、肺脏（猪、牛、羊），忌食油腻辛辣等刺激性食物。

【现代康复治疗】

一、呼吸疗法

1. 膈肌呼吸法锻炼
运用膈肌作深呼吸，改变不合理的浅速呼吸方式。

2. 缩唇呼吸
缩唇徐深呼气，延缓呼气气流的下降，可提高气道内压力，以抵抗气道外的压迫，防止小气道过早闭合。

二、超短波治疗

采用超短波电疗机，输出功率220W，频率40MHz，波长737m，每次治疗半小时，7日为一疗程，连续2个疗程。

【康复护理】

（1）教育患者树立坚强的信心，阻塞性肺气肿并非不治之症。

（2）多协助患者做户外活动，可提高机体的适应能力。

（3）每天于患者背部轻轻拍打数次，以利排痰。

（4）教育患者戒烟戒酒。

第三节　支气管哮喘

支气管哮喘（简称哮喘），是由多种细胞（如嗜酸性粒细胞、肥大细胞、T淋巴细胞等）和细胞组分参与的气道慢性炎症性疾病。主要特征包括气道慢性炎症，气道对多种刺激因素呈现的高反应性，广泛多变的可逆性气流受限以及随病程延长而导致的一系列气道结构的改变，即气道重构。临床表现为反复发作的喘息、气急、胸闷或咳嗽等症状，常在夜间及凌晨发作或加重，双肺有弥漫性哮鸣音，多数患者可自行缓解或经治疗后缓解。根据诱发哮喘的不同原因，临床上可分为过敏性哮喘、感染性哮喘、运动性哮喘、药物性哮喘和混合性哮喘，而绝大多数属混合性哮喘。

本病属中医学哮证、喘证的范围。其急性发作期为外感六淫侵袭于肺卫，导致肺失宣降，呼吸不利，气逆喘鸣，咳嗽痰多，表现为邪实为主，邪气又以寒实与热实多见，病变重点在肺，以痰阻气闭为主要病机。本病缓解期以脏腑功能失调为突出，主要以肺、脾、肾三脏的功能失调为主。急性发作期与缓解期反复交替出现，外邪与内伤互相影响，形成本虚标实，虚实相因，寒热夹杂的病变。部分患者由于反复发作，日久不愈，可由肺肾俱衰，进而心气受损，不能鼓动血脉，则心动急促，血行瘀阻，表现为面色、唇、舌青紫或瘀黑。而汗为心之液，心气虚损不敛，汗液大量外泄，转而使心阳虚衰，此时往往可发生脱证之危候。

中医对本病的治疗，急性发作期以宣肺涤痰、降气平喘为法，侧重祛邪为主；缓解期当注意调理，从肺脾肾三脏着手，扶正固本，侧重补虚，防止复发。

【康复适应证】

（1）哮喘病的缓解期。

（2）哮喘的轻度发作。

【传统康复治疗】

一、药物疗法

1. 肺气虚证

[**主症**] 多见平素不耐寒凉，容易感冒，常因天气变化而发作哮喘，汗多，乏力易倦，面色苍白，舌质稍淡，脉缓无力或细弱。

[**治疗原则**] 补肺固卫。

[**推荐方药**] 玉屏风散合桂枝汤加减：黄芪20g，白术、桂枝各10g，防风、白芍、党参各15g，甘草6g等。

2. 脾气虚证

[**主症**] 平素咳嗽多痰，胃纳欠佳，倦怠乏力，大便不实或容易腹泻，面色萎黄，舌质淡嫩，苔白，脉缓弱。

[**治疗原则**] 益气健脾。

[**推荐方药**] 补中益气汤加减：党参、黄芪各20g，茯苓15g，当归12g，柴胡、陈皮、升麻、法半夏、白术各10g，甘草6g等。

3. 肾气虚证

[**主症**] 气虚喘促，神疲乏力，畏寒肢冷，易汗出，腰酸腿软，尿频，舌质淡胖，苔白，脉沉细无力。

[**治疗原则**] 温补肾阳，兼顾肾阴。

[**推荐方药**] 人参胡桃汤或金匮肾气丸加减：熟地黄20g，茯苓、山茱萸、山药各15g，牡丹皮12g，炮附子（先煎）12g，肉桂3g等。

由于哮喘患者病程较长，久病入络，必有瘀滞。在缓解期治疗中，可适当配合使用丹参片，其作用可改善患者因长期缺氧而形成的微循环障碍，而且可降低血清IgE水平，增强体液免疫力，对预防哮喘发作有一定的作用。

二、针灸疗法

（一）体针

[**取穴**] 肺俞（BL13，足太阳膀胱经）、膻中（RN17，任脉）、列缺（LU7，手太阴肺经）、天突（RN22，任脉）、中脘（RN12，任脉）、丰隆（ST40，足阳明胃经）、尺泽（LU5，手太阴肺经）。

[**操作**] 用泻法，每日1次，留针15分钟，10天为一疗程。

（二）耳针

取肺、肾、肾上腺区，中强度刺激5分钟，每日1次，10天为一疗程；也可用王不留行籽胶布固定于上述耳穴，每日自行按压数次，10天换药一次。

三、刺络拔罐疗法

取背部两侧肺俞穴，局部用75%乙醇消毒，以三棱针点刺出血，用2号罐拔罐，留罐5分钟，每日1次，10天为一疗程。

四、气功疗法

1. 放松功或强壮功

每天1~2次，每次10~15分钟。

2. 卧式或坐式气功

意守治喘穴（位于第7颈椎间两侧的骨缘处）20~30分钟。

五、三伏贴

中药用甘遂、细辛各50g，延胡索、白芥子各100g，共研细末，过100目筛，加姜汁调成药膏状备用。做成1cm×1cm方块状药饼，在其中央挖一小孔加入0.1g人工麝香，然后用3cm×3cm胶布固定贴敷于两侧肺俞穴、两侧定喘穴，儿童所用药膏及所选穴位均与成人相同，成人贴敷3~4h，儿童贴敷1~2h。分别在初伏、中伏、末伏各进行贴药治疗一次，贴完3次为一疗程。

六、脱敏疗法

凡不能避免的并经皮肤试验或其他方法证实或怀疑的主要致敏物质，可制成一定浓度的浸出液，以逐渐递增剂量及浓度的原则，每周皮下注射1~2次，15~20次为一疗程，维持2~3年。对某些季节性致敏物质，如花粉、尘螨，可在每年好发季节前2~3个月始按上述方法注射。

七、饮食疗法

据报道，约20%的哮喘发作可由食物诱发。严格"忌口"固然可以减少因食物致敏的机会，可时间一长就会影响营养，所以哮喘患者应努力多进食一些既有营养又不致敏的食物。下面的一些验方可供参考应用。

（1）茶叶煲鸡蛋：绿茶15g，鸡蛋2个，加水一碗半同煮，蛋熟后去壳再煎至水干时取蛋吃。

（2）核桃肉10g，生姜一片，每晚睡前同嚼吞服。

（3）用芝麻油炸白糖，每天服3次，每次适量，疗程不限。

【现代康复治疗】

一、运动疗法

1. 呼吸运动

帮助患者建立正确的呼吸方式，改善呼吸功能，加强腹式呼吸，增加横膈肌的活动，以最少耗氧量达到改善肺部气体交换的目的。练腹式呼吸时，要放松全身肌肉，呼气时腹部下陷，吸气要比呼气长，这样可加速呼出的气流，使肺内残气减少，同时呼吸要深慢，因为深慢的呼吸更有效地增加血内氧含量，减少二氧化碳含量。

2. 呼吸体操

将患者在安静状态下建立腹式呼吸扩大到日常生活中去，是增加体力和改善呼吸功能的一种有效医疗体操，其特点是吸气和呼气时腹部一上一下动作与扩胸、弯腰、下蹲等动作结合在一起，能够有效地改善呼吸功能，增加肺活量。

3. 体育活动

坚持有规律地进行，体质较差的可从步行开始训练，逐渐发展到走与跑步交替进行；体质较好者可选择慢跑、骑车、打太极拳、游泳等运动方式，尤其是患儿，应选择适合患儿体能的体育疗法。

二、物理因子疗法

可选用紫外线穴位（大椎、肺俞、膻中、天突、定喘、足三里）交替照疗法，每天1次，每次20分钟，15~20次为一疗程。还可用超短波电疗、空气离子疗法、直流电0.1%肾上腺素离子导入疗法等。

三、心理疗法

哮喘病病程较长，反复发作，患者常有急躁、心烦等精神症状，加上患者对外界的刺激异常敏感，对某些花草过敏的人甚至看到纸做的花草也会引起哮喘。情绪不稳、过劳、忧虑、委屈、气恼等也可引起哮喘病发作。因此，注意哮喘患者的精神调养显得十分重要。如遇外界刺激，导致胸闷憋气时，立即静坐放松，平稳情绪，往往能避免发作。其次是应该说明哮喘可治，以保持放松、愉快的情绪。

【康复护理】

（1）感冒是哮喘病发作的诱因，因此，应积极预防感冒。冷水浴和冷水擦身能增强机体的耐寒能力，对预防感冒有积极作用。

（2）牢记"避、忌、替、移"四字诀，避免接触致敏原，忌用致敏药物及食物，用不致敏的药物代替致敏的药物，避免或消除致敏物质。

（3）烟、酒、过饱、过咸、太甜都是哮喘常见的刺激因素，应当禁忌。努力培养健康、文明、科学的生活方式。

第四节 支气管扩张

支气管扩张是由于支气管及其周围肺组织的慢性炎症、支气管长期阻塞，两者相互影响，使支气管壁遭受破坏，弹性减弱，不能适应胸腔负压的牵引而导致扩张。大多继发于急、慢性呼吸道感染和支气管阻塞后。临床表现主要为慢性咳嗽、咯大量脓痰和（或）反复咯血。近年来随着急、慢性呼吸道感染的恰当治疗，其发病率有减少趋势。本病的临床表现为慢性咳嗽，咳脓性痰、量多，每日可达 $100 \sim 400ml$，反复咯血。若有反复感染者，则常有发热、盗汗、食欲减退、消瘦、贫血等。收集全天痰液静置玻璃瓶中可分为四层：上层为泡沫，下悬脓性成分，中为黏液，下层为坏死组织沉淀物。有一类干性支气管扩张，仅表现反复大量咯血，平时可有咳嗽，但咳嗽不明显，甚至完全没有，1/3患者有杵状指（趾），晚期可发展为肺心病。

本病属中医学久咳、痰饮、咯血、肺痈等范围，多因内有宿痰，反复感染内外合邪，壅阻气道，使肺失清肃而发病。日久，宿痰胶着形成窝囊，每因外感引动，则痰升气道而复发，其痰随去随生，且多从热化，耗伤气阴，损伤脉络或夹瘀滞，逐渐引起气道之形质受损，则病深难解。日久不愈，反复发作，由实转虚，由肺虚及脾及肾，形成虚实夹杂的演变而贯穿于疾病的全过程。急性发作期以标实为主，即痰热壅滞，气道损伤；迁延期则本虚突出，即肺脾肾三脏不足，为其病机特点。中医对本病的治疗重在治痰、排痰诸法。迁延期，着重补虚而兼治痰，补肺脾肾之虚以增强抗病能力，减少外邪入侵，补脾气之虚以绝生痰之源，兼祛窝囊宿痰以图其根本。一切单纯止咳滞痰之药都当慎用。

【康复适应证】

（1）支气管扩张感染控制后。

（2）支气管扩张手术后恢复期。

【传统康复治疗】

一、药物疗法

1.阴虚肺热证

[**主症**] 咳嗽、气短、咳痰易出，痰色稍黄，时有痰中带血，低热盗汗，食少消瘦，大便干结，舌质暗红，舌苔薄黄少津，或无苔，脉细数。

[**治疗原则**] 益气养阴，清肺化痰，兼以行瘀。

[**推荐方药**] 太子参30g，山药20g，

沙参、麦门冬、百合、玉竹各15g，川贝母、黄芩、桃仁、赤芍各10g等。咯血者，加小蓟15g、白及20g、阿胶10g（烊化）。

2. 脾肾阳虚证

[主症] 咳嗽，痰色白量多，神疲气促，汗出肢冷，夜尿频数，面色青白或面足浮肿，唇舌淡暗，苔白腻，脉虚细或浮而无力。

[治疗原则] 健脾补肾，化痰行瘀。

[推荐方药] 黄芪、太子参各20g，丹参15g，法半夏、白术、茯苓各12g，熟附子、当归、陈皮各10g，阿胶10g（烊化）等。纳差者加鸡内金10g、山楂15g，其余加减法同前。

二、针灸疗法

[取穴] 鱼际（LU10，手太阴肺经）、孔最（LU6，手太阴肺经）、尺泽（LU5，手太阴肺经）、内关（PC6，手厥阴心包经）、外关（TE5，手少阳三焦经）、膻中（RN17，任脉）、膈俞（BL17；手太阳膀胱经）。

[操作] 每次取2~3个穴，内关透外关，快速进针，急捻转，强刺激后留针15~30分钟。

[疗程] 每日1次，与内服药同用，可提高止血效果。

三、穴位注射疗法

用鱼腥草注射液穴位注射治疗支气管扩张咯血。方法：患者取仰卧位，伸直上肢，取双侧孔最穴，快速垂直进针刺入0.5cm，然后缓慢刺入约1cm，回抽无血，将药液注入，每穴注入2ml，咯血期间一天2次，3天为一疗程。咯血止后，改一天1次，巩固治疗2~3天。

四、气功疗法

体弱者意守丹田，平静呼吸，每天3~4次，每次10~15分钟；体质较好者，练习内养功，每天1~2次，每次10~15分钟。

【现代康复治疗】

1. 主动呼吸训练

支气管扩张症患者应练习主动呼吸训练促进排痰。每次循环应包含三部分：胸部扩张练习，即深呼吸，用力呼气，放松及呼吸控制，尤其是深吸气，使气流能够通过分泌物进入远端气道；用力呼气可使呼气末等压点向小气道一端移动，从而有利于远端分泌物清除；呼吸控制，即运动膈肌缓慢呼吸，可避免用力呼气加重气流阻塞。

2. 热蒸汽吸入呼吸训练法

适用于合并呼吸困难且影响到日常活动的患者。

（1）治疗前应对所有患者做基础调查，包括病史，每年发生大咯血及感染次数，平均每日痰量，痰液性质，生活质量评估等。并做胸片、肺功能、ECG等。

（2）指导患者每早、中、晚（睡前）3次做热蒸汽吸入后根据患病部位的不同进行体位引流排痰，然后做深吸气和缩唇呼气运动，每次20分钟。并根据病情使用适当抗生素控制急性期感染。

3. 呼吸操

全身放松，两脚分开同肩宽；两臂微屈，手指自然分开，经前下方举过头，同时吸气，继而两腿下蹲，同时两臂由上沿头胸前方落到体侧，成自然下垂姿势；适应后可在蹲立过程中加大右转体动作，每天可做10～20次，以感到轻爽为适度。

【康复护理】

（1）注意保持卧室空气新鲜，宜保暖，防止感冒。

（2）禁止吸烟，忌食辛辣刺激食物。

（3）体位引流，促进脓痰排出，对不同病位采取不同的体位排痰姿势，每天早晚各一次，每次15～20分钟。具体方法如下。

①病位在上叶者，取坐位或健侧卧位。

②病变位于中叶者，取仰卧位，稍向左侧卧，并将床脚抬高30～50cm。

③病变位于舌叶者，取仰卧位，稍向右侧卧，并将床脚抬高30～50cm。

④病变位于下叶尖段者，取俯卧位，前胸靠床沿，头向下，两手撑地。如患者体力不能胜任，可抬高床脚。

⑤病变位于下叶各底段者，床脚抬高30～50cm，如为前底段取仰卧位，外底段取侧卧位，患者向上，后底段取俯卧位。作引流时可拍背部，或深呼吸和咳嗽，以促进排痰。

体位引流前先以雾化吸入治疗，则痰液更易排出。

第五节　热病后康复

热病是指以发热为主证的传染或非传染性疾病。中医学认为热病瘥后，正气亏损，气血津液不足，以邪祛正虚为主要病机，多表现为多汗、乏力、脾胃功能下降、低热等症，治疗以补虚为主，或兼顾祛邪。

【康复适应证】

（1）原热病已临床治愈或基本治愈。

（2）因各种原因如房劳、劳役、饮食、七情等所致原病复发或又出现证候者。

（3）主要证候基本消失，仅遗留某些其他证候者。

【传统康复治疗】

一、药物疗法

气血亏虚者，宜调补气血，可选用集灵膏（《温病经纬》方）加减。气阴两亏者，宜益气养阴，选用薛氏参麦汤加减。肺胃阴虚者，宜滋阴养液，用沙参麦门冬汤或益胃汤治之。湿热余邪未净者，宜芳香醒胃、清涤余邪，首选薛氏芦根汤治之。脾胃虚弱者，宜健脾和中、理气化湿，用参苓白术散或香砂六君子汤。若热病瘥后因饮酒而复热者，宜取曹炳章治验，急用川连、葛根、连翘、生枝、枳实、乌梅、金银花解之。因饮食不节而复发者，可根据杨栗山提出治验："轻则栀子厚朴汤加神曲，或小柴胡汤合栀子厚朴汤；重则以升降散、大柴胡汤、黄龙汤、凉膈散之类，酌量予服。"因房劳而复发者，可选用曹炳章之经验方，用鼠屎、人中白、晚蚕沙、鲜生地、生锦纹、蜣螂虫、桃仁、冬葵子、川黄柏、木通、甘草。此方取"以浊导浊"之义。因外感而复发者可因外感新邪不同而选用不同处方。感寒身热恶寒者用葱豉葛根汤（《通俗伤寒论》方）加薄荷、连翘；寒重者，加羌活、苏叶；偏热者，加天花粉、知母；咳嗽者，加光杏仁、桔梗；湿重者，加藿香、香薷；风热重者，加用银翘散、桑菊饮、桑杏汤。因大怒而发者，先宜苏子降气汤（《通俗伤寒论》方）加桑叶、丹皮、银柴胡、地骨皮平其气以清泄之。

二、针灸疗法

《灵枢·热病》论述了针治热病的"五十九刺",其曰:"热病三日,而气口静、人迎躁者,取之诸阳,五十九刺,以泻其热而出其汗……"指出热病初起,见气口静、人迎躁,是邪在阳分而未入阴分,对此当取诸阳经的"五十九刺",即:"两手外内侧各三,凡十二;五指间各一,凡八,足亦如是;头入发一寸傍三分各三,凡六;更入发三寸傍五,凡十;耳前、后、口下者各一,项中一,凡六;巅上一,囟会一,发际一,廉泉一,风池二,天柱二"。其具体的腧穴,《类经》释为少泽、关冲、商阳、少冲、中冲、少商;后溪、中渚、三间、少府、束谷、临泣、陷谷、太白;五处、承光、通天;临泣、目窗、正营、承灵、脑空;听会、完谷、承浆;以及哑门、百会、囟会、神庭、风府、廉泉、风池、天柱等,皆为头穴及四肢五输穴,其中头部31穴以阳经穴为最,四肢28穴以井、荥穴居多。

三、情志疗法

热病后应重视精神方面的调养。如劳神、多言、多虑、多怒、多哀、多思等皆可导致复证发作。根据不同的精神和心理状态,适当采取各种康复与心理康复手段,是至关重要的。如情志康复中的喜乐疗法、以意导引法,心理康复中的满足疗法、谈心法、移情疗法均可配合使用。

四、气功疗法

气功康复法对热病后也可使用,但要辨证精确、选法得当,以松静功和内养功为主。这两种功法可先简后繁、先易后难,采取一种或两种。姿式可根据病情与体力现状采取坐式或卧式,逐渐达到站式、走式,由短时间到长期,要求全身放松入静,愈静愈好,以达到安定的半睡眠状态为目的。这样可起到调养精神,强壮五脏六腑,促进气血运行,提高抗病能力,恢复到病前的生理水平。

【现代康复治疗】

一、运动疗法

传统保健体育法均可施用,如保健操、太极拳、八段锦、五禽戏等,但一定要根据患者的病情和体质情况,适当选用,防止过劳。

二、物理因子疗法

传统物理疗法中的香气疗法对热病瘥后的康复非常重要。热病多由感受温热或湿热病毒所致,在整个病程中,由于湿热秽浊蕴于体内,愈后余秽未清,多见头重如蒙,胃纳呆滞,舌苔秽浊等余证。香气多有辛香走窜之性,具有芳香辟秽、开窍醒脑、疏通经络之功,对热病后余秽未清诸证,用之最宜。在具体措施上,可用佩戴法、香衣法。

【康复护理】

1. 气候调护法

气候调护亦属自然康复法范畴,此法基本要求是"冬温夏凉不失时序"。卧起有四时之早晚,兴起有至和之常制,温凉调节适度。

(1)春季调护:宜处园林宽敞之处,扩张胸怀以畅生发之气,不可久坐久卧，以碍气机疏达。此外，春季寒暖不一，不可顿去棉衣，应逐渐减衣，做到稍寒即增，不可强忍。又不可令背部受寒，以伤肺胃。晚上入睡前，宜用温淡盐水洗膝下及两足，以祛邪消风，有利病后康复。

（2）夏季调护：勿在檐下弄堂纳凉夜卧，勿露宿野外，勿有汗当风而卧，勿用扇子取凉，天虽热不能吃生冷油腻、瓜茄生菜、辛辣甜黏之食物，饱腹时不能受寒。

（3）秋季调护：早卧早起，收敛神气，无外其志。饮食上不宜吃炙烧牛猪之肉及鸡鱼酒醋沾滑等物。凡清晨睡醒，闭目叩齿咽津，搓手慰眼，可以明目爽神。

（4）冬季调护：提倡闭目养神，以利闭藏。宜服药酒滋补，寒极渐加衣服。不得频用炉火取暖，不宜热水沐浴，以防大汗伤阳，不宜早出犯霜或略饮酒以冲寒气，勿多食葱以防发散阳气。

2. 起居调护法

（1）整居处：要求居室内雅素洁净，阴阳适中，明暗参半，光线充足，既要空气新鲜流通，又要防贼风侵入。当疫病流行之时，犹当注意室内卫生。

（2）洁身体：热病后要勤洗脸部，以使容颜光泽，血气流通。静时闭目，以养心安神，两目保持洁静；齿宜经常刷，以去口秽；腹宜常摩，使秽浊不结；足要常搓，以健步履。勤摩搓是洁身体的关键。

（3）适寒温：要察天时之寒暖，以决衣服之增减；被褥常洗常晒，间日更换；衣服宜上薄下厚，以养阴收阳；背要常暖，胸要常护，使寒不侵入。

（4）定卧起：按四时寒温变化决定起卧时间。春宜晚卧早起，夏及秋宜侵夜乃卧，早起；冬宜早卧而晚起，但虽早起莫在鸡鸣前，虽晚起莫在日出后。凡眠先卧心，后卧身。夜卧勿覆其面，头边无置火炉。勿贪睡，勿饱卧。

第一节　慢性胃炎

慢性胃炎，是一种常见病，指由于不同原因引起的各种慢性胃黏膜炎性病变。胃镜检出率达50%以上，其发病率居各种胃病之首。从胃镜所见和组织病理改变，本病可分为慢性浅表性胃炎和慢性萎缩性胃炎。慢性浅表性胃炎，临床症状多少颇不一致，但以胃窦胃炎的症状较多，主要表现为上腹部饱胀不适，进食后尤甚，或觉疼痛，伴有食欲不振、恶心、嗳气，或腹胀满，体征多仅有上腹部轻度压痛。慢性萎缩性胃炎患者可有贫血、消瘦、舌炎、腹泻等，个别患者伴黏膜糜烂者上腹痛较明显，并可有出血，如呕血、黑便。症状常常反复发作，无规律性腹痛，疼痛经常出现于进食过程中或餐后，多数位于上腹部、脐周、部分患者部位不固定，轻者间歇性隐痛或钝痛、严重者为剧烈绞痛。

慢性浅表性胃炎属中医学"胃脘痛""痞满"范围，慢性萎缩性胃炎属中医学"胃痞"范畴。

慢性胃炎的发病原因，尚未完全阐明，一般认为可分为原发和继发性两类。前者可能与各种理化刺激有关，后者常与多种慢性疾病有关。

慢性浅表性胃炎，其致病原因可能与长期食用刺激性食物、药物，口咽鼻牙等部位的慢性炎症，以及中枢神经功能失调等因素有关，且与幽门螺旋杆菌的感染也有关系，这些因素长期、反复作用于胃黏膜，从而引起慢性非特异性炎症病变。

慢性萎缩性胃炎，其病因尚不明确，有一部分系慢性浅表性胃炎反复发作转化而成，少部分可能与自身免疫功能有关。中医认为慢性胃炎的发病是由于：①饮食所伤，克伤脾胃。②情志不遂，肝气郁滞。饮食所伤，脾胃受损，再遇情志所伤，肝气郁结，横逆犯胃克脾，而致肝胃不和；肝郁气滞，郁而化火，而致肝胃郁热，火郁热蕴，又耗伤胃阴，胃阴不足，失其润泽；初病在气，久病入络，脉络受损，气血失和而致瘀血作痛；病久不愈，脾胃虚弱，中气不足，转为脾胃虚寒之证。

本病的治疗多采用中医或中西医结合疗法，在治疗过程中采取积极的康复治疗有利于疾病的恢复。

【康复适应证】

慢性胃炎稳定期的患者均可以进行康复治疗。康复治疗的目标为消除幽门螺杆菌，改善胃的分泌功能，改善胃动力、日常生活能力，提高劳动能力，提高生活质量。康复治疗原则是在综合治疗的基础上，积极地选择传统康复与现代康复相结合的手段，主要包括中医传统康复、物理治疗、运动治疗、心理治疗等。

【传统康复治疗】

一、药物疗法

中医辨证论治是慢性胃炎患者常采用的康复疗法。一般根据患者的症状和体征进行分型论治。慢性浅表性胃炎可分为：肝胃气滞证，脾虚胃热证，脾胃虚弱证，胃阴不足证；慢性萎缩性胃炎可分为：胃阴不足证，脾胃虚寒证，肝胃不和证，脾胃湿热证，瘀血阻滞证。

1. 慢性浅表性胃炎

（1）肝胃气滞证

[**主症**] 上腹部胀痛，或胀闷不适，食后尤甚，或痛无定处，攻撑连胁，嗳气频作，矢气后觉适，或伴有恶心呕吐、吐酸，舌苔薄白，脉弦。

[**治疗原则**] 疏肝和胃，行气消胀。

[**推荐方药**] 柴胡疏肝散加减：柴胡、香附、枳壳、川楝子、延胡索各10g，陈皮、甘草各6g，白芍12g。

[**加减**] 吐酸者，加海螵蛸、瓦楞子，或合用左金丸；食滞纳呆，苔厚腻者，酌加神曲、麦芽、莱菔子；大便不畅者，酌加大腹皮、紫苏梗。

（2）脾虚胃热证

[**主症**] 脘腹嘈杂，或胃部灼痛，痛无定处，或饥时觉痛，饱时觉胀，口干苦而不多饮，纳食量少，大便时溏时秘，舌质淡苔薄黄，脉弦细。

[**治疗原则**] 健脾补气，清热和胃。

[**推荐方药**] 甘草泻心汤加减：黄芩、黄连、甘草、半夏各10g，党参、大枣各15g，干姜、砂仁各6g。

[**加减**] 胃部胀痛明显者，加木香、香附、延胡索；大便溏者，加白术、山药；大便干硬者，加厚朴、枳实。

（3）脾胃虚弱证

[**主症**] 胃部隐隐作痛，按之舒，纳呆食后腹胀，或呕吐清涎，面色萎黄，神疲乏力，四肢不温，舌质淡嫩苔白润，脉沉细。

[**治疗原则**] 健脾益气，温中和胃。

[**推荐方药**] 香砂六君子汤加减：党参、黄芪各15g，白术、茯苓各12g，半夏、香附各10g，砂仁、甘草各6g，陈皮5g。

[**加减**] 吐清涎，四肢不温者，加吴茱萸、干姜、桂枝；面色萎黄，唇舌俱淡者，加何首乌、阿胶、当归。

（4）胃阴不足证

[**主症**] 胃部灼热胀痛，饥嘈纳少，食后饱胀，口干便结，舌红少津，脉细数。

[**治疗原则**] 养阴益胃，缓急止痛。

[**推荐方药**] 麦门冬汤合芍药甘草汤：麦门冬、沙参、太子参、玉竹、白芍各15g，石斛、天花粉各12g，甘草10g，鸡内金6g。

[**加减**] 口干、纳差者，加乌梅、山楂、川木瓜；大便干结难解者，加火麻仁、生地。

2. 慢性萎缩性胃炎

（1）胃阴不足证

[**主症**] 胃部隐痛，饥嘈不适，胃纳欠佳，口干舌红，苔薄黄少津，脉细数。

[**治疗原则**] 甘凉养胃，佐以酸甘化阴。

[**推荐方药**] 沙参麦冬汤：麦门冬、沙参、山楂各15g，石斛、天花粉各12g，竹

茹10g，麦芽30g，甘草6g。可配合服用猴头菌片，早、中餐后各服3片，晚餐后服4片，3个月为一疗程，可服2个疗程以上。

（2）脾胃虚寒证

[主症] 胃部冷痛，食后尤甚，喜得温按，口淡泛涎，纳呆乏力，肠鸣便溏，舌淡苔白润，脉缓无力。

[治疗原则] 温补脾胃，理气止痛。

[推荐方药] 黄芪健中汤加减：黄芪、山药、乌梅各15g，桂枝、香附各10g，甘草、陈皮各5g，麦芽30g。

（3）肝胃不和证

[主症] 胃部胀痛，攻撑连胁胸，嗳气反酸，口干而苦，舌红苔黄，脉弦。

[治疗原则] 疏肝解郁，降逆和胃。

[推荐方药] 四逆散加减：柴胡、枳实各12g，白芍、丹参、代赭石（布包）、山楂各15g，豆蔻、黄连各6g，苏梗、郁金各10g。

（4）脾胃湿热证

[主症] 胃部满闷不适，或疼痛不已，嘈杂嗳气，口臭纳呆，便溏不爽，舌红苔黄腻，脉弦数。

[治疗原则] 清热化湿，健脾和胃。

[推荐方药] 三仁汤合藿朴夏苓汤加减：藿香、厚朴各12g，法半夏10g，茯苓、大腹皮各15g，豆蔻、黄连、甘草各6g，生薏苡仁30g，滑石20g。

（5）瘀血阻滞证

[主症] 多见于久病不愈者，或以上各证夹有瘀血者，主要表现为胃痛日久不愈，或痛有定处，或痛处触及痞块，伴有形体消瘦，面色晦暗，大便色黑，舌有瘀斑。

[治疗原则] 行气活血化瘀。

[推荐方药] 丹参饮加味：丹参30g，砂仁、川楝子、佛手各10g，檀香、甘草各6g，莪术、延胡索各12g。

3. 常用单方验方

（1）金四藤汤（《中国中医秘方大全》）：川楝子、延胡索、柴胡、枳实、芍药、红藤、青木香、甘草各9g。水煎服。功能泄热消滞，和胃止痛。主治慢性胃炎。

（2）健脾养胃汤（《中国中医秘方大全》）：白术、赤芍、鸡内金、枳壳、延胡索各10g，白芍15g，乌梅20g，砂仁、甘草各6g。水煎服。功能健脾理气养胃，活血通络。主治慢性胃炎。

（3）胃炎方（《百病奇效良方妙法精选》）：党参、白术、茯苓、藿香、丹参、法半夏、焦三仙、陈皮各10g，山药、蒲公英各15g，制香附12g，苏梗8g，木香、甘草各6g。水煎服，每日1剂，早、晚分服。适用于慢性萎缩性胃炎。

（4）胃痛散（《中国当代中医名人志·杨泽民验方》）：煅瓦楞子6g，干姜、生大黄、肉桂、砂仁各0.5g，川连、甘草各1g。上药分别研成极细末，混合和匀，贮瓶备用。每次服6g，或装胶囊（每粒0.5g），每服5粒，日服3~4次。均于饭后2小时温开水送服，或于胃脘痛时服下。功能温中泻火，理气制酸、止痛。用治慢性胃炎属寒热夹杂的胃脘痛，或伴痞胀、嘈杂、泛吐酸水者。

（5）滋阴养胃汤（《中国当代中医名人志·王兴华验方》）：北沙参120g，麦门冬、紫丹参、生山楂各100g，青木香60g，杭白芍、石见穿各150g，生甘草50g。上药共研成极细末，和匀，贮瓶备用。每日取药末50~60g，置于容器中煎煮，水沸10分钟即可，取汁代茶饮服，一日数次。功能：滋阴养胃，利气消痞。主治慢性萎缩性胃炎属阴虚气滞型。

（6）荣胃散（《千家妙方·宋善安验方》）：西洋参、石斛、白木耳、香蘑菇、灵芝各60g，上药共研成极细末，和匀，贮瓶或装入胶囊中备用。每次服1.5～2g（或3～4粒），一日3次。可单独应用，亦可作为辅助药用。功能：荣胃散瘀。主治慢性萎缩性胃炎属脾胃虚弱夹瘀型。

二、针灸疗法

（一）体针疗法

体针疗法治疗慢性胃炎能起到调整经络气血、和胃止痛的作用。

[取穴] 中脘、内关、足三里。

[配穴] 胃脘饱胀气闷，加气海、天枢；恶心呕吐，加鸠尾、三阴交；食欲不振，加胃俞、上脘。

[操作] 腹部穴位呈45°角斜刺，四肢穴位直刺，先针主穴，以泻法为主，留针15～30分钟，疼痛缓解后，再加配穴，用平补平泻法，并可施灸术，每日1次，7～10次为一疗程。

（二）耳针或耳穴疗法

[取穴] 胃、脾、肝、神门、交感、皮质下。

[操作] 选上述反应明显的2～3个穴位，用耳针或王不留行籽，刺或压迫穴位，留针或压迫穴位24小时，隔日一次。

（三）穴位注射疗法

[取穴] 胃俞、脾俞、相应夹脊、中脘、内关、足三里。

[操作] 每次选用2～3个穴位，每穴注射当归注射液5ml，进针并取得针感后快速推注，每日1～2次。

（四）电针疗法

[取穴] 期门、内关、足三里。

[操作] 进针后接针麻仪，采用可调波，强度由弱逐渐加强，以患者能忍受为度（使患者产生酸胀、麻木等感觉），每次20分钟，每日2次。

三、推拿疗法

慢性胃炎的患者，在康复期常出现进食后上腹部不适或疼痛等症状。可采用推拿手法进行治疗以健脾助运，止痛和胃。

[取穴] 中脘、脾俞、胃俞、肝俞、胆俞、足三里、太冲、公孙。

[手法] 推法、揉法、摩法、按法、擦法、搓法。

[操作]

（1）患者仰卧位，医者坐其右侧，在胃脘部先用揉摩法揉摩15分钟，接着在中脘穴用一指禅推法推5分钟。

（2）接上势，分别按揉足三里、太冲、公孙等穴位，每穴1分钟。

（3）患者俯卧位，医生立其右侧，在肝、胆、脾、胃等俞穴上分别施以按揉法，每穴1分钟。接着用小鱼际擦法，擦热上述诸穴。

（4）患者取坐位，医者立于患者身后，用掌擦法同时擦患者的两胁肋部，以透热为度，擦热后，自上而下地搓两胁肋部，反复3～5遍而结束。

四、气功疗法

胃炎患者进行气功治疗时，应以练静功为主，静功可练内养功第一或第二种呼吸法，以坐式为主，意守下丹田。静功功法锻炼时，练功者在意念的导引下进入气功入静的生理状态，大脑皮层功能紊乱可得到改善，自主神经功能活动也相应得到调整，因而精神因素对胃的扰动减少，胃正常的功能状态得到恢复，消化腺的分泌和消化道的蠕动也都趋向正常。每天可练功2~3次，每次20~30分钟。20天为一疗程，中间休息7~10天。

太极拳，可练简易式，其动作柔韧缓慢，把练身、练意、练气三者结合起来，可改善脾胃功能。每天可练功2~3次，每次5~10分钟，以不感觉倦怠为度。

五、饮食疗法

饮食与慢性胃炎的发生和临床症状的发作有着密切的关系，饮食的调配对慢性胃炎病的防治及康复非常重要。

慢性胃炎患者的饮食应注意补给蛋白质、维生素丰富的食品。饭菜宜细软而容易消化，避免辛辣、香味过浓和太烫的食物。吃饭时要养成细嚼慢咽的习惯，使磨碎的食物能和唾液充分混合，以达到对胃黏膜的刺激和益于消化的目的。最好能少食多餐，每餐不要吃得过饱。宜多吃些补血的食品，如动物内脏、猪血、蛋类及新鲜的蔬菜，以预防贫血。如出现胃酸过少的症状，则应补充一些胃蛋白酶以及浓缩肉汁刺激胃液的分泌，帮助消化，增进食欲。也可多吃酸性水果、酸牛奶，或以醋作调味品，抑制胃酸分泌的脂肪应该少吃。如出现胃酸过多的症状，则一些能刺激胃酸分泌的浓缩肉汤、肉汁等应停用，酸味食物也应少吃。宜戒烟、戒酒。忌吃饭时喝汽水，忌吃花生，忌饭前服阿司匹林等对胃有刺激的药物。

常用药膳如下。

（1）桂圆糯米粥：桂圆20g，糯米100g，加水熬粥食用。适用于脾胃虚弱的患者。

（2）参梅羹：党参10g，乌梅肉6g，甘草3g，水煎去渣，留汤一碗许，调入藕粉适量成薄羹，每日1次。适用于胃酸缺乏者。

（3）四和汤：用炒白面、炒芝麻各500g，炒茴香50g，炒盐30g，加水拌匀，每日空腹食10g左右，温水送下。适用于脾胃虚寒的患者。

（4）生韭菜500g，捣汁温服，每次50ml，每日2次。适用于慢性胃炎属瘀血停滞证。

（5）石斛玉竹粥：用石斛、玉竹各10g，煎汤去渣，加入大枣5枚，粳米50g煮粥，每天1次，连服7天为一疗程。适用于慢性胃炎属胃阴不足证。

（6）猪肚1只，山楂片100g，冰糖50g。将猪肚里外洗净，切成条状，和山楂一起同加水文火炖煮。猪肚熟后，放入冰糖溶化，食肚喝汤。分作6~8次食完，日3次，空腹食用，半个月为一疗程。适用于慢性萎缩性胃炎，胃酸缺乏者，有健脾益胃生津的功效。

（7）鸡蛋皮（《中医效方精选》）：鸡蛋皮20个，晒干，研细末，每服3g，白水送下，日服2次。治疗胃痛吐酸水。

（8）狗肉（《食医心镜》）：用肥狗肉250g，以米、盐、豉等煮粥，频吃1~2顿。治疗脾胃冷弱。本品味甘、咸，性温，有温补脾胃、补肾壮阳之功。

（9）绿萼梅粳米粥：绿萼梅10g，香橼皮10g，玫瑰花10g，陈皮10g，粳米适量。将绿萼梅、香橼皮、玫瑰花、陈皮加水煮沸，去渣留汁，放入粳米内同煮，粥煮好后日服2次。适合肝气犯胃证。

（10）三七红枣花生山楂粳米粥：生三七6g，花生30g，红枣（去核）15g，生山楂 10g，与大米煎煮成粥，早晚分服。适合瘀血停滞证。

（11）龙眼莲子山药粳米粥：龙眼肉30g，莲子肉（去芯）15g，山药15g，炙黄芪 20g。烹饪方法：将炙黄芪加水煮10分钟后去渣留汁，与龙眼肉、莲子肉、山药、粳米同煮，粥煮好后日服2次。适合脾胃虚弱证。

（12）洋参荷叶乌梅阿胶粳米粥：鲜荷叶50g，麦冬15g，乌梅10g，西洋参10小片，阿胶粉5g。烹饪方法：将荷叶、麦冬、乌梅水煎10～15分钟后去渣留汁，加粳米，粥煮好后放入西洋参片、阿胶粉，充分搅匀即可食用，早晚分服。适合于胃阴虚证。

六、矿泉疗法

1. 矿泉浴

选择水温在38℃～40℃的矿泉，每次洗15～20分钟，每日1次。

2. 饮用矿泉水

慢性胃炎患者在康复期适宜饮用矿泉水，以水温在25℃左右为宜，每次饮40～60ml。胃酸过多者宜饮重碳酸氢钠泉；无酸或低酸者，宜饮氯化钠泉或碳酸泉。

【现代康复治疗】

一、物理因子治疗

具有消炎止痛、改善循环和防治消化不良的作用。

1. 超短波疗法

患者取卧位，采用大功率超短波治疗仪，用中号板状电极，置于腹部和背部相应脊髓阶段（T6～T12），距离3～4cm，剂量Ⅱ～Ⅲ级，15～20分钟，每日1次，8～12次为一疗程。

2. 调制中频电疗法

将电极置于上腹部痛点，强度以患者能耐受为度。

3. 微波疗法

患者取卧位，采用微波治疗仪，用圆形辐射器置于上腹部，距离10～12cm，剂量Ⅱ级。

4. 电离子导入疗法

此方法适用于胃酸高、胃分泌功能亢进、胃痛症状较重的患者，包括普鲁卡因和阿托品导入。①普鲁卡因导入：先让患者口服0.1%～0.2%普鲁卡因溶液200～300ml，用2个150～200cm电极，一极置于胃区（用阳极）；另一极置于背部的相应阶段（T6～9），电量10～20mA，时间15～20分钟，每日1次，12～18次为一疗程。②阿托品导入：方法同普鲁卡因导入法，阿托品每次用量3～5mg。

5. 直流电疗法

患者取卧位，用直流电疗仪，电极大小、部位、电量、时间及疗程同上述电离子导入疗法。但胃区电极接阴极，适用于胃酸缺少者。

二、运动疗法

可减轻慢性胃炎患者消化不良症状，维持和改善胃蠕动功能，改善机体整体耐力。根据相应的病情选择有氧耐力运动项目，如步行、游泳、慢跑等，以改善肌力、耐受力和整体功能。每日1次，每次20～30分钟，每周3～5次，连续4周或长期坚持运动。

三、心理治疗

改善或缓解慢性胃炎患者焦虑、忧郁

及压抑心理作用。一般采取心理支持、疏导的治疗措施。鼓励患者正确认识疾病，树立战胜疾病的信心，积极配合治疗，是慢性胃炎患者从支持系统中得到帮助、消除心理障碍。

【康复护理】

慢性胃炎患者的护理，最关键的是心理护理。首先应解除患者的思想顾虑，使其树立战胜疾病的信心。同时因本病病程较长，应劝告患者在治疗中要有耐心，治疗要持之以恒。平时应加强身体锻炼，起居有节，并注意劳逸结合。

预防本病的发生：积极了解有关疾病的知识，营造舒适、和睦的家庭氛围与融洽的社会环境；保证良好的睡眠；情绪稳定且良好；避免长期饮浓茶、烈酒、咖啡、过热、过冷的粗糙食物；避免口服损伤胃黏膜的药物等。

预防本病的相关功能障碍：积极的药物治疗，如根除幽门螺杆菌感染、护胃等，同事结合康复的综合治疗，促进疾病早日康复，提高自身生活治疗。

第二节　胃及十二指肠溃疡病

消化性溃疡主要指发生于胃和十二指肠的慢性溃疡，是一多发病、常见病。溃疡的形成有各种因素，包括胃酸分泌过多、胃黏膜保护作用下降以及幽门螺旋杆菌感染等，其中酸性胃液对黏膜的消化作用是溃疡形成的基本因素，故称消化性溃疡（简称溃疡病）。消化性溃疡可发生于胃酸接触的任何部位，但由于溃疡98%发生在胃及十二指肠，故又称为胃及十二指肠溃疡病。本病可发生于任何年龄，但中年最为多见，十二指肠溃疡多见于青壮年，而胃溃疡多见于中老年，后者发病高峰比前者约迟10年，男性多于女性。本病的临床表现不一，中上腹疼痛为其最主要的症状，起病多缓慢，病程长达数年或更久。其疼痛与饮食、精神刺激、疲劳等有关。疼痛发作与季节有关，呈明显的周期性，以秋末初冬为最多。疼痛与进食之间有一定的相关性与节律性，十二指肠溃疡多表现为饥饿或夜间痛。溃疡病活动期还伴有泛酸、嗳气、恶心、呕吐、腹胀等其他胃肠道症状。多数患者可无症状，或以出血、穿孔等并发症的发生为本病的首见症状。胃出血、急性胃穿孔、幽门梗阻及癌变是其主要的并发症。

根据本病的临床的特点，属于中医学中的"胃痛"或"胃脘痛""吞酸"等范畴。

胃及十二指肠溃疡病的发生，一般认为与精神刺激，饮食不节，生活不规律，吸烟、酗酒，进食有刺激性的食品和饮料密切相关。此外，还与遗传因素及服用某些药物有关。中医认为本病的发生是由于情志所伤，肝气郁结，横逆犯胃，或由于饮食所伤，损及脾胃，脾不运化，胃失和降，气机阻滞，不通则痛，而致胃痛。肝气郁结，日久又可化火，而致肝胃郁热；火邪又可伤阴，而致胃阴亏虚。气滞日久，又导致血瘀，而致气滞血瘀；胃痛经久不愈，损伤脾阳，则寒自内生，导致胃失温养，而成虚寒胃痛。本病病位在胃，但涉及肝脾，在病机转化方面，具有由气及血，由实转虚，寒热转化，或化寒伤阳、化热伤阴之特点。治疗上多采用中医或中西医结合的非手术治疗。

【康复适应证】

（1）消化性溃疡腹痛缓解期，生命体征平稳者。

（2）胃次全切术后恢复期的患者。

【传统康复治疗】

一、药物疗法

（一）中药汤剂

中医辨证论治是胃及十二指肠溃疡病患者常采用的康复疗法。一般根据患者的症状和体征，可分为活动期：胃热证、气滞证、血瘀证；缓解期：虚寒证、阴虚证等，进行辨证施治，随症加减。

1. 胃热证

［**主症**］胃部灼痛且痛势急迫，口苦口干，嘈杂反酸，烦热寐差，大便干结，舌红苔黄，脉弦数。

［**治疗原则**］清泻胃热。

［**推荐方药**］清胃散加减：黄连、黄芩、丹皮、升麻各10g，生地、白芍、蒲公英各15g，甘草6g，吴茱萸3g。

［**加减**］嘈杂反酸者，酌加海螵蛸、瓦楞子之类药物。

2. 气滞证

［**主症**］胃脘胀痛，或疼痛窜及两胁，嗳气频繁，胸脘满闷，排便不爽，多因精神紧张或情志不畅而诱发，舌淡苔薄白，脉弦。

［**治疗原则**］疏肝理气，和胃止痛。

［**推荐方药**］柴胡疏肝散加减：柴胡、川楝子各12g，白芍15g，香附、枳壳、川芎各10g，陈皮、甘草各5g。

［**加减**］嗳气频多者，酌加旋覆花、代赭石之类药物。

3. 血瘀证

［**主症**］多见于本病日久屡发不愈者，胃脘痛如锥刺、刀割，痛处固定而拒按，或夜间痛甚，舌质紫暗或有瘀点、瘀斑，脉细涩。

［**治疗原则**］行气活血，祛瘀止痛。

［**推荐方药**］失笑散合丹参饮加减：蒲黄、五灵脂、砂仁、降香、延胡索、川楝子各10g，丹参、党参各15g，当归、赤白芍各12g，乌贼骨30g，甘草6g。

［**加减**］痛甚者，酌加三七、乳香、没药；瘀血日久，耗伤正气者，加黄芪、白术。

4. 虚寒证

［**主症**］慢性上腹痛，呈隐痛，喜暖喜按，遇冷加重，面色萎黄，畏寒肢冷，倦怠乏力，纳差便溏，舌质淡嫩，苔白润，脉细弱。

［**治疗原则**］温中健脾，散寒止痛。

［**推荐方药**］黄芪健中汤合良附丸加味：黄芪、煅瓦楞子各30g，桂枝、白芍、高良姜、香附、木香、生姜各10g，党参、茯苓各15g，白术、大枣各12g，山药、乌梅、炙甘草各6g。

［**加减**］泛吐清水明显者，加半夏、陈皮、干姜。

5. 阴虚证

［**主症**］胃脘灼痛隐隐，嘈杂干呕，口干舌燥，手足心热，烦躁易怒，大便干结，舌红少津，脉细数。

［**治疗原则**］养阴益胃，理气止痛。

［**推荐方药**］益胃汤加减：麦门冬、沙参、山药各15g，生地黄20g，玉竹30g，合欢花、川楝子各10g，白芍12g，甘草6g。

［**加减**］胃酸少、纳呆者，酌加乌梅、

山楂；吞酸嘈杂者，加左金丸。

（二）常用单方验方

（1）温补行气汤（《中国中医秘方大全》）：党参、白芷、白术、山药、茯苓、白芍各9g，干姜4.5g，木香8g，荜茇、炙甘草各6g，水煎服。功能：行气温中。主治消化性溃疡属虚寒型。

（2）疗疡汤（《中国中医秘方大全》）：当归、白芍、郁金、延胡索各10g，炙没药、炙乳香各6g，白术、乌药、蒲公英、佛手各10g，甘草6g，水煎服。功能：活血化瘀。主治消化性溃疡，尤其对初期的活动性溃疡最为适宜。

（3）内托生肌散（《医学衷中参西录》）：生黄芪120g，生乳香、生没药、丹参各45g，生杭芍60g，共为细末，开水送服，每次10g，每日3次。岳美中推荐，用治溃疡病属正气虚弱，血分瘀阻之证。

（4）猬皮香虫汤（《中医胃肠病学·董建华验方》）：炙刺猬皮、炒九香虫、炒五灵脂、金铃子、延胡索、制乳香、没药、香附、香橼皮、佛手各10g，水煎服。适用于消化性溃疡属久病入络之重证。

（5）金铃子、延胡索各15g，加水煎服（《常见病中医简易疗法》）。适用于消化性溃疡属热实型之胃脘痛。

（6）珍珠母粉，每日6g，分4次口服，6周为一疗程；或锡类散0.3g或生肌散1.5g，早、晚各服一次。适用于消化性溃疡。

二、针灸疗法

（一）体针疗法

体针疗法治疗胃及十二指肠溃疡病，具有解痉和胃止痛之功。

［取穴］中脘、足三里、内关、胃俞。

［配穴］泛酸，加太冲；空腹痛甚、便溏、怕冷者，加天枢、气海。

［操作］选以上穴位，以毫针刺，腹部穴位呈45°角斜刺，四肢穴位直刺，实证用泻法，虚证用补法，留针30分钟，每日可进行1~2次。

（二）耳针或耳穴疗法

［取穴］脾、胃、交感、神门、皮质下及十二指肠。

［操作］选上述反应明显的2~3个穴位，用耳针或王不留行籽，刺或压迫穴位，留针或压迫穴位24小时，隔日一次。

（三）穴位注射疗法

［取穴］胃俞、脾俞、相应夹脊、中脘、内关、足三里。

［操作］每次选用2~3个穴位，每穴注射红花注射液或当归注射液，每穴1~2ml，进针并取得针感后快速推注，隔日一次。

（四）穴位埋线法

［取穴］上脘、中脘，梁门、关门、脾俞、胃俞。

［操作］选定的穴位用碘酊作标记，常规消毒，无菌操作，戴无菌手套、铺洞巾。在穿刺穴位点用2%利多卡因2ml作皮丘局麻，然后用缝皮针埋线法，在缝皮针上穿浸泡好的（75%乙醇浸泡缝线变软后便于操作）0号及1号羊肠线，用透针法由中脘透上脘、梁门透关门、脾俞透胃俞，来回牵拉肠线至产生酸、麻、胀感后，将肠线两端贴皮剪断，提起皮肤，线头即可缩入皮下。最后用无菌纱布包扎7日，术后禁酒、

烟，忌酸。

三、推拿疗法

胃及十二指肠溃疡的患者，在康复期常出现上腹部疼痛、嗳气、反酸等症状，可采用推拿手法进行治疗，以达健脾和胃、理气止痛之效。

[取穴]中脘、章门、期门、内关、足三里、公孙、太冲、肝俞、胆俞、脾俞、胃俞。

[手法]推法、按法、揉法、摩法、擦法。

[操作]

（1）患者仰卧位，双下肢屈曲，医者坐其右侧，用一指禅推法推中脘穴5分钟，再用揉摩法于胃脘部揉摩15分钟。

（2）接上势，沿着肋间隙用一指禅推法治疗，由上而下一个一个肋间隙分别治疗。从正中线开始，先推左侧，再推右侧，时间大约5分钟。

（3）接上势，用拇指按揉法分别按揉足三里、太冲、公孙等穴位，每穴1分钟。

（4）患者俯卧位，医生坐其体侧，用一指禅推法或拇指按揉法分别施治于肝俞、胆俞、脾俞、胃俞等穴位，每穴1分钟；接着用小鱼际擦法，擦热上述诸穴。

（5）患者取坐位，医者立于患者身后，用掌擦法同时擦患者的两胁肋部，以透热为度；擦热后，自上而下地搓两胁肋部，反复3~5遍而结束。

四、气功疗法

胃及十二指肠溃疡病，属"心身疾病"，故应着重解决皮层与内脏的协调问题。胃及十二指肠溃疡病的患者在急性发作阶段，宜采用卧式"放松功"或卧式保

健功，每次20~30分钟，每日练功2~4次。在恢复期，可选用"内养功"。可练内养功的第一或第二种呼吸法，以卧式或坐式为主，意守下丹田。静功功法锻炼时，练功者在意念的导引下进入气功入静的生理状态，使大脑皮层进入内抑制状态，从而使顽固的病理兴奋灶得到消除，为消化性溃疡的愈合创造有利的条件。每天可练功2~3次，每次30分钟。

太极拳，可练简易式，其动作柔韧缓慢，把练身、练意、练气三者结合起来，可改善脾胃功能。每天可练功2~3次，每次5~10分钟，以不感觉倦怠为度。

五、饮食疗法

饮食与消化性溃疡的发生和临床症状的发作有着密切的关系，饮食的调配对消化性溃疡的防治及康复非常重要。消化性溃疡患者膳食治疗的目的，是减少胃肠的负担，使胃得到休息，减少胃酸及粗糙食物对溃疡面的刺激，以促进溃疡的愈合与防止复发。

1. 饮食忌宜

溃疡病患者的饮食要规律化，必须定时、定量，切忌暴饮暴食，要细嚼慢咽，吃饭时不看书报、电视，保持思想松弛，精神愉快。膳食中应有足够的蛋白质和易于消化的脂肪，要少食多餐。为中和胃酸，可多喝些牛奶、豆浆；为减低胃液分泌，可多吃乳酪或其他油类，如奶油、黄油以及烹调用的动、植物油等；能促进伤口愈合的维生素C也应丰富些。主食应以面食、软饭为宜。忌固硬冷腻食物和有刺激的调味品，食物应温和、清淡、易于消化，不可过于生冷、过咸及过于肥腻。不吃韭菜、茭白、橄榄、笋干、芥菜等粗纤维的食物，

忌饮烈酒、浓茶和咖啡。宜常吃香蕉、蜂蜜、鸡蛋花、大米粥等。

2. 常用药膳

（1）蜂蜜100g，每天分3次服，连服1个月，对消化性溃疡有较好的疗效。本品味甘，性平，具有广泛的医疗作用，能健脾补中，润肺止咳，润肠通便，缓急止痛，解毒。近代研究表明，蜂蜜是一种高级营养食品，含有多种人体需要的营养成分，能补充疾病的消耗，促进新陈代谢，改善全身的营养状况，同时对各种延迟愈合的溃疡，有营养创面、加速肉芽组织生长、促进创伤组织愈合的作用。

（2）白胡椒煲猪肚：白胡椒10g，略打碎入洗净的猪肚内，并留少许水分，然后用线将头尾扎紧，慢火煲之，调味后食用，隔天服一次，3～5天可见效。

（3）良姜炖鸡块：公鸡1只，去毛和内脏，洗净，切块，放入砂锅内，加入高良姜、苹果各6g，陈皮、胡椒各3g，葱、酱、盐适量，加水，小火煨熟，熟透即可食用。适用于寒凝型，具有温中散寒之功。

（4）甜咸小白菜汁：小白菜250g，洗净，切块，以食盐少许腌拌10分钟，用洁净的纱布绞汁，加白糖适量，每天分3次饮用。适用于瘀血型，具有活血化瘀之功。

（5）海参肠、乌贼鱼骨各30g。取海参肠放瓦上焙干，和乌贼鱼骨共研细末，装入空心胶囊，使每粒胶囊约重0.25g，干燥贮存。早、中各6粒，晚上临睡前8粒，空腹服用，1周为一疗程。海参肠能治疗胃及十二指肠溃疡，有愈合溃疡面的作用；乌贼鱼骨为良好的制酸剂（因为乌贼骨内含有碳酸钙），能中和胃酸，保护黏膜，收敛止血。此方对于胃及十二指肠溃疡病，泛吐酸水，或上消化道出血等，有护膜敛疡、止血制酸的功效。

（6）刺猬皮、蒲公英各50g，将刺猬皮焙酥、蒲公英烘干，研末。胃痛发作时以米汤水调和药末8g服用，平时日服3次，每次5～8g，温开水送服。主治消化性溃疡，有降气止痛、凉血止血的功效。

（7）猪肚1只里外洗净，装入切碎的250g生姜，扎好，放瓦锅用文火煮熟。去姜，切丝，调酱油吃，汤亦喝掉。每只猪肚可吃3～4天，连续吃8～10只。治疗胃寒痛。

（8）狗肉100g、干姜10g。将狗肉切成薄片，砂锅中放入干姜、葱、盐、油做汤，文火煮沸，改用武火，边煮边投入狗肉片，再煮2～3沸即可。以上为一次量，趁热服用，食肉喝汤，1周为一疗程。

六、矿泉疗法

1. 矿泉浴

开始水温选择在36℃～37℃，2～3次后每次可降低1℃，降至34℃为止。每次15～20分钟，每日1次。浴后静卧1小时，效果更佳。

2. 内服疗法

溃疡病的患者可采用内服矿泉水的疗法，可服用重碳酸钠泉、食盐芒硝泉。每次饮40～60ml。

【现代康复治疗】

一、运动疗法

采用医疗步行和医疗体操的方法。

1. 医疗步行

通常饭后15～30分钟进行，其运动强度一般控制在最大耗氧量的50%～60%，相当于每分钟心跳110～130次。步行速度为70～90m/min，或每小时5km左右，持续时间30分钟左右。

2. 医疗体操

以全身活动结合腹式呼吸为主，动作要有节律，可适当进行腹肌训练。一般消化性溃疡活动期，腹肌练习次数要少，练习强度要低。一般以运动后患者全身发热，身体微微出汗为度。

二、物理因子疗法

促进胃十二指肠局部血液循环，消炎止痛，缓解胃部痉挛，抑制细菌生长繁殖、改善胃的分泌功能和减轻腹痛等作用。

1. 高频电疗法

包括超短波、微波疗法。超短波可促进十二指肠球部溃疡愈合，防止复发，其止痛时间较单用药物明显缩短。微波疗法中的毫米波疗法对消化性溃疡有较好的临床效果。毫米波输出波长8mm，频率42.25GHz毫米波，患者取舒适体位，暴露上腹部，将辐射器贴在皮肤上，每次30分钟；取穴（上脘、中脘、天枢、内关、足三里等），每穴10～20分钟，每次选取2～4个腧穴。治疗每日1次，10～15次为一疗程。

2. 调制中频电疗法

将电极放在上腹部痛点，强度以患者能耐受为度。

3. 温热疗法

包括上腹部热敷疗法、红外线上腹部局部照射和石蜡疗法等。

4. 直流电离子导入疗法

通常用于胃酸分泌增高，腹痛较重，可予普鲁卡因或阿托品导入。

5. 激光疗法

应用低功率氦离子激光仪，经光导纤维输出功率1～2.5W，术前按胃镜检查常规进行，激光照射时间依赖溃疡面积大小决定，一般10～20秒，最长20～30秒。

三、作业疗法

消化性溃疡患者进行作业治疗有助于调节大脑皮质功能和自主神经系统功能，同时可身心放松。可根据自身兴趣爱好，选择园艺或休闲、娱乐类作业活动，如养花或养鱼养鸟、旅游、游戏、音乐等。通常禁止进行竞争性的娱乐活动。

【康复护理】

胃及十二指肠溃疡病被认为是一种"心身疾病"，心理疗法在治疗中所起的作用非常重要，要使患者消除忧虑情绪，建立战胜疾病的坚定信心。保证充足的睡眠时间，劳逸适度，情志舒畅，使气机调畅，胃肠分泌与运动复常，以利于病情的康复。

溃疡病在秋冬、冬春季节更迭之际易发作，应适寒温，特别要注意上腹部保暖，防止受凉生病；在夏季酷暑季节，不宜在空调环境久留或长时间吹风扇，或贪凉露宿致外邪引起病情发作。

第三节　胃下垂

胃下垂是由于膈肌悬力不足，支撑内脏器官韧带松弛，或腹内压降低，腹肌松弛，导致站立时胃大弯抵达盆腔，胃小弯弧线最低点降到髂嵴联线以下。常伴有十二指肠球部位置的改变。正常人的胃在腹腔的左上方，直立时的最低点不应超过脐下2横指，其位置相对固定，对于维持胃的正常功能有一定作用。本病多见于女性，瘦长无力体型，也可见于经产妇，慢性消耗性疾病患者，多次腹部手术有切口疝者和长期卧床少动者。临床表现以消化不良症状为主，或有站立性昏厥、低血压、心悸等"循环无力症"的表现，长久直立后和餐后症状加重。

胃下垂可以归属于中医学的"胃缓"范围。"胃缓"首见于《内经》，《金匮要略》也有类似本病的记载，此后历代医家对此病未作专题讨论和研究，散见于"脘腹痞满""恶心""嗳气"等病证。

胃下垂的病因，尚未完全明确。一般认为，主要是由于胃壁张力低下，胃膈韧带与肝胃周围韧带松弛，无力牵引，以及腹壁肌肉松弛，弹性减弱，腹压减低所致。中医认为本病主要由于先天禀赋不足，加之长期饮食不节，或七情内伤或劳倦过度，致脾胃虚弱，中气下陷，升降失常而发病。本病的治疗以缓解症状，促进复位为目的。除严重病例，经内科治疗相当长时间而无效者，可考虑手术治疗外，一般均可采用中医治疗，且有较好的疗效。在治疗中以内治和外治、药物和体疗康复等多种方法相结合运用为佳。

【康复适应证】

所有胃下垂患者均可进行康复治疗。

【传统康复治疗】

一、药物治疗

（一）中药汤剂

中医辨证论治是胃下垂患者常用的康复疗法。一般根据患者的症状和体征可分为脾虚气陷证、肝脾不和证、胃肠停饮证、胃阴不足证等进行辨证施治。

1.脾虚气陷证

［主症］形体消瘦，面色萎黄，精神倦怠，气短乏力，纳差食少，脘腹重坠明显，食后加重，胀满不已，嗳气不舒，舌淡苔白，脉缓弱。

［治疗原则］补中升陷，运脾益气。

［推荐方药］举元煎加味：黄芪、党参各20g，白术、枳壳各15g，升麻、柴胡、陈皮、鸡内金各10g，焦三仙30g，炙甘草5g。

［加减］恶心欲吐或呕吐者，加姜半夏、砂仁；大便溏薄者，加山药、扁豆、莲子。

2.肝脾不和证

［主症］胃脘、胸胁胀满，食纳呆滞，嗳气不已，呃逆频作，嘈杂泛酸，善太息，舌淡红苔薄白或黄白相间，脉弦。

［治疗原则］疏肝理气，健脾和胃。

［推荐方药］柴胡疏肝散化裁：柴胡、陈皮、紫苏梗、郁金、制香附各10g，枳壳、白芍、白术、麦芽各15g，甘草5g。

［加减］郁闷心烦者，加栀子、薄荷；胁肋胀闷而痛者，加延胡索、川楝子。

3.胃肠停饮证

［主症］胃脘胀满，有振水音或肠间辘辘有声，心下悸动，时时纳呆泛呕，呕吐清水痰涎，头晕目眩，苔白滑，脉弦滑或弦细。

［治疗原则］逐饮祛痰，健脾和胃。

［推荐方药］小半夏汤合苓桂术甘汤：茯苓12g，桂枝、半夏各9g，白术、泽泻各10g，炙甘草6g，生姜3g。

［加减］脾虚甚者，加山药、党参；肝

郁者加枳实、香附、延胡索。

4. 胃阴不足证

[**主症**] 胃脘灼热，泛酸欲吐，知饥不欲食，形瘦面红，唇红而燥，口干思饮，大便干燥，脘腹胀，嗳气频作，舌红苔少而干，脉细数。

[**治疗原则**] 濡养胃阴。

[**推荐方药**] 益胃汤合一贯煎。沙参、麦冬、石斛、山药各12g，生地、玉竹、当归、枸杞子、白芍各10~15g，枳壳15g。

[**加减**] 肠燥便秘，加肉苁蓉、火麻仁、郁李仁；胃中灼热甚而呕者，加竹茹、姜黄连、姜半夏。

（二）常用单方验方

（1）玉屏风散加味：黄芪30g，白术20g，枳壳、紫苏梗各15g，防风10g。通治胃下垂，若有兼夹症者，可参照上述各型加减治之。

（2）胃垂灵糖浆（《中医胃肠病学》）：用黄芪、桑枝、乌豆等药，制成糖浆，每日2次，每次20ml。用开水冲淡，于饭前或饭后1小时温服，40天为一疗程。

（3）制马钱子60g，枳实180g，白术360g，共研细末，炼蜜为丸，每丸约3g，早晚饭后各服1丸，温开水送下。

（4）养阴活血汤（《中国中医秘方大全》）：沙参、麦冬各15g，生地12g，玉竹、白芍、枳壳、党参、桃仁、当归各10g，红花、炙甘草各6g。水煎服。功能益胃养阴活血。主治胃下垂。

（5）益气举陷汤（《中国中医秘方大全》）：炙黄芪120g，防风3g，炒白术9g，炒枳实、山茱萸各15g，煨葛根12g。水煎服。功能益气举陷升阳。主治中气下陷，脾胃虚火型胃下垂。

二、针灸疗法

针灸疗法治疗胃下垂具有补中益气、健脾和胃之功。

（一）体针疗法

[**取穴**] 梁门、中脘、关元、气海、足三里、胃上穴。

[**配穴**] 胃脘胀痛加太白、公孙。

[**操作**] 任选3~4穴，平补平泻手法，留针20~30分钟。当针刺胃上穴时，用5寸长针透过肌层，针尖刺向关元或气海。针刺后施以托胃手法，助胃上提。一般隔日一次，除胃上穴外，其余穴位可施灸，20日为一疗程。

（二）耳针或耳穴疗法

[**取穴**] 胃、交感、皮质下、肝、神门。

[**操作**] 选以上反应明显的2~3个穴位，用耳针或王不留行籽，刺或压迫穴位，留针或压迫24小时，隔日一次。

（三）电针疗法

[**取穴**] 中脘、气海、关元、足三里。

[**操作**] 每次选用2~4个穴位，进针后接针麻仪，采用可调波，强度由弱渐强，以能忍受为度，每天治疗一次，每次15~30分钟，10天左右为一疗程。

（四）穴位注射疗法

[**取穴**] 脾俞、胃俞、中脘、下脘。

[**操作**] 每次选用2~3个穴位，注射蒸馏水或维生素B_1 0.5~1ml，间日一次，10次为一疗程。

三、推拿疗法

胃下垂的患者在康复期间，可采用推

拿手法进行治疗，以补中益气，健脾和胃，升阳举陷。

[取穴] 中脘、气海、关元、气海俞、肾俞、三焦俞、脾俞、胃俞。

[手法] 按、揉、拿、捏、擦。

[操作]

①患者取仰卧位，医者位于患者左侧，用腹部掌按法于中脘、关元穴，每穴持续操作约5分钟，使热觉深透胃腑，二穴腹部掌按法均以抬手时热气归于涌泉为手法之妙。

②用腹部掌揉法施于上腹部，操作约3~5分钟。

③用拿法于腹部，沿足阳明胃经分布自上而下反复提拿3~5遍，并作轻快抖动。

④患者取俯卧位，医者位于患者右侧，用掌揉或鱼际肌擦法沿脊柱两侧足太阳膀胱经反复操作3~5遍，用拇指禅推法于胃俞、脾俞、肾俞、关元，持续一指禅推1分钟。

⑤用捏脊法于背俞穴，自上而下反复操作3~5遍。对于关元俞、气海俞、脾俞、胃俞、肾俞、三焦俞等穴，要增强提拿强度。

四、气功疗法

胃下垂患者可练习内养功。气功锻炼使交感神经系统得到抑制，而副交感神经系统功能相对加强。因此，胃肠道的蠕动增强了，有利于胃体张力的产生和胃恢复原位。另一方面，增强了腹腔内的血液循环，使其得到改善，胃肠消化和呼吸功能得到加强。通过练功，腹肌更加坚实，腹壁张力增强，使下垂之内脏恢复原位。

太极拳可练习简易式，多练提气动作，以锻炼和增强腹肌，达到治疗的目的。

五、饮食疗法

1. 饮食忌宜

胃下垂的患者宜进食高营养、易消化吸收膳食，如多进有补益作用的"血肉有情之品"，吃高蛋白质、高热量、高糖饮食，不宜太粗糙的食品，食物加工应精细。忌食辛辣刺激性的食品，忌烟、酒，忌暴饮暴食和过冷过热食物。

2. 常用药膳

（1）猪肚1只，黄芪20g，陈皮30g，将猪肚去脂膜，洗净，把黄芪、陈皮用纱布包好放入猪肚中，麻线扎紧，加水文火炖熟后去掉药包，趁热食肚饮汤，分4~6次食完。两只猪肚为一疗程。主治中气不足，脾胃虚弱之胃下垂。

（2）核桃100~150g，蚕蛹50g（微炒），炖熟服。

（3）人参或党参6~10g，茯苓10g，麦冬6g，粳米50g，将药物煎煮40~60分钟，取其汁煮饭，晨起作早餐食之，15~20天为一疗程，连服3~4个疗程。

（4）猪脾1具，猪肚、粳米各100g。将猪肚、猪脾漂洗干净，切成条块，加水煎煮至八成熟，再入粳米煮成粥。放糖适量调味，分顿随意食用。以上为一疗程量。间隔3~5天，再进行下一疗程。有补中益气，健脾养胃功效，胃下垂者宜食用。

（5）杨梅：杨梅腌食盐备用，越久越佳，用时取数颗泡开水服。用于治疗胃下垂见胃肠胀满之症。

【现代康复治疗】

一、物理因子疗法

1. 电疗法

可用电兴奋疗法，用两个手动断续点

状电极，在脊柱两旁胸5～12节段，每点用强感应电流作用1分钟（然后1个点状电极置于胃在腹部的投影区，另1个点状电极置于腰部相对的位置，沿胃的上端至胃的下端逐点用强感应电流治疗，共约5分钟），最后在中脘、下脘、气海、胃俞、天枢、足三里等穴位上，用强感应电流每组穴位通电1分钟。每日1次，12～20次为一疗程。

2. 中波或短波疗法

把1个14cm×18cm的电极置于上腹部，另一个16 cm×20cm电极置于下背部包括胸椎5～10节段区，电流强度为0.8～1.6安培。每次20～30分钟，每日或隔日1次，15～20次为一疗程。以达到胃区透热之目的。

3. 干扰电疗法

4个50～100cm^{2}的电极，分别置于腹部和腰部，使两组磁力线交叉于胃区，差频0～10Hz和0～100Hz，各10分钟，每天1次，20次为一疗程。

二、运动疗法

增强体质、加强腹肌力量和反射性提高胃张力。

1. 全身运动

游泳、划船、步行、爬山等运动为主，避免剧烈运动和跳跃运动。

2. 腹肌训练

关键需增强腹直肌肌力，同时注重增强腹内直肌、腹外斜肌、腹横肌等的肌力。

方法：①仰卧位，双下肢伸直上举30°～45°，保持10秒，放下以重复10次。②仰卧位，上下肢伸直抬高（同上），然后做左右侧摆，速度宜慢，重复10次。③侧卧位，作侧身上屈，保持10秒，重复10次，左右交替。④仰卧起坐，重复10次。⑤在腹肌训练同时，应进行背伸肌训练。训练次数可逐渐增加。

训练每天1～2次，并长期坚持，运动疗法后可进行自我按摩10分钟左右。患者可屈膝仰卧，以右手按揉腹部，再根据胃下垂的不同程度自下而上托之。最后逆时针方向在腹部环形按摩。

3. 姿势治疗

饭后卧床20～30分钟，采取头部放低，骨盆垫高的姿势，使胃部上移。

4. 腹式呼吸（即横膈呼吸）

吸气时腹部隆起，呼气时腹部下陷，反复进行多次。

【康复护理】

向患者解释胃下垂并非"不治之症"，经锻炼治疗是可以减轻和治愈的，使患者应抱有乐观的态度，提高病愈信心。

营造清静舒适的环境，保证患者充足的睡眠，以利患者全身组织器官的恢复；避免剧烈活动，尤其是跳跃活动，不可长时间站立。

避免暴饮暴食，应少食多餐，每日应4～6餐为宜，同时细嚼慢咽，减轻胃的工作负担。

体质瘦弱者应积极进行体育锻炼，如练简易的保健操、俯卧撑、仰卧起坐、跳绳、爬楼梯等。还可以用腹带或胃托防止腹壁的松弛，维持腹肌张力。

第四节　胃肠神经官能症

胃肠神经官能症，又称胃肠道功能紊乱或胃肠神经症，是一组胃肠综合征的总称，精神因素为本病发生的主要诱因，如情绪紧张、焦虑、生活与工作上的困难、烦恼、意外不幸等，均可引影响胃肠功能正常活动，进而引起胃肠道的功能障碍，以胃肠道运动功能紊乱和分泌功能障碍为主要表现，如上腹饱胀、早饱、嗳气、食欲减退、恶心、便秘、腹泻等，而在病理解剖方面不能发现器质性病变，也不包括其他系统的疾病引起的胃肠道功能紊乱，此症是消化系统最重要的心身疾病。此病在各种脏器的神经官能症中，发病率最高，多见于青壮年，女性的发病率较男性高。

本病在临床上主要表现在胃肠道涉及进食和排泄等方面的不正常，也常伴有失眠、焦虑、精神涣散、神经过敏、头痛等其他功能性症状。胃肠神经官能症的临床表现以胃肠道症状为主，可局限于咽、食管或胃部，但以肠道症状最常见。包括癔球症，弥散性食管痉挛，食管贲门失弛缓症，神经性呕吐（心因性呕吐），神经性嗳气（吞气症），神经性厌食，肠道激惹综合征，及心因性多食症，异食症，反酸、反胃症，幽门、贲门痉挛，气体贮留症等。

胃神经官能症属中医"梅核气""呕吐""嗳气""反胃""胃脘痛"等病症的范围，肠神经官能症属中医"腹痛""便秘""泄泻"等病的范畴。

本病的发病机制，至今还没有统一的认识。精神因素在本病的发生和发展中起重要的作用，它可干扰高级神经的正常活动，影响自主神经功能，进而引起胃肠道功能障碍；在胃肠道功能紊乱的发病中，体内的器质性病灶也往往成为发病的因素；此外，胃肠道器质性疾病痊愈后，少数可遗留胃肠道功能紊乱。中医认为本病常因情志怫郁，肝失条达，脾胃气机受阻或由于思虑过度，饮食劳倦伤脾，致脾失健运，聚湿生痰，痰气郁结，或由于久郁不解，脾运失司，生化乏源，以致气血不足，心脾两虚所致。其主要病机为肝郁气滞乘脾犯胃或引起肠道气化不利，传导失司。本病的治疗常采用中医治疗结合精神心理治疗。

【康复适应证】

胃肠神经官能症的患者均可以进行康复治疗，尤其是长期患病导致的神经精神障碍、日常生活活动能力明显减低、心肺功能障碍等。

康复治疗策略依据可能存在的病理生理学异常进行整体调节，采取个体化治疗方案，主要缓解或消除消化不良症状，改善患者的生活质量，去除诱因，恢复正常生理功能。

【传统康复治疗】

一、药物疗法

（一）中药汤剂

中医辨证论治是胃肠神经官能症患者常采用的康复疗法。一般根据患者的症状和体征进行分型论治。胃神经官能症可分为：肝胃不和证，肝脾不和证，痰气郁结证，心脾两虚证；肠神经官能症可分为：肝郁脾虚证，寒湿困脾证，寒热夹杂证，肠道津亏证，脾胃虚弱证。

1. 胃神经官能症

（1）肝胃不和证

[主症]胃脘痞满胀痛，嗳气或食后呕吐或呃逆脘胀纳呆，不思饮食，每遇情志刺激加重，并见胸闷太息，精神抑郁，舌苔薄白，脉弦。

［**治疗原则**］疏肝和胃。

［**推荐方药**］柴胡疏肝散加减：柴胡、川芎、香附各6g，青陈皮、郁金、百合、乌药、枳壳、白芍各10g，甘草3g。

［**加减**］嗳气频频者，加旋覆花、代赭石；呕吐者，加半夏、茯苓、生姜；呃逆者，加丁香、柿蒂。

（2）肝脾不和证

［**主症**］每遇情志变化而发生胸闷胁痛，脘腹痞满，食欲不振，消化不良，肠鸣腹痛，大便溏泄，或腹痛阵发，痛势较剧，但便结难下，舌淡红，苔薄白或白腻，脉弦缓。

［**治疗原则**］调理肝脾。

［**推荐方药**］逍遥散加减：柴胡、炙甘草、煨生姜各6g，白术、白芍、当归、茯苓、郁金各10g，薄荷、佛手各5g。

［**加减**］腹痛泄泻者，加陈皮、防风；腹痛便结者，加槟榔、枳实或大黄。

（3）痰气郁结证

［**主症**］咽中不适，如有物梗，吞之不下，咯之不出，但饮食无妨，每因情志变化而增减，常兼胸闷太息，脘痞嗳气，多疑善虑，夜寐不安，舌淡红，苔白腻，脉弦滑。

［**治疗原则**］行气解郁，化痰散结。

［**推荐方药**］半夏厚朴汤加减：半夏、厚朴、紫苏叶、香附、佛手各10g，枳壳、桔梗各9g，生姜5g。

［**加减**］失眠者，加首乌藤、酸枣仁、远志；胸胁满闷胀痛者，加青皮、木香。

（4）心脾两虚证

［**主症**］纳呆食少，腹胀便溏，面色萎黄，形体消瘦，神疲乏力，气短懒言，多思善虑，心悸胆怯，失眠健忘，女子常伴月经不调，舌质淡，苔薄白，脉细弱。

［**治疗原则**］补养心脾。

［**推荐方药**］归脾汤：党参、龙眼肉、酸枣仁、当归各10g，白术、茯神各9g，黄芪、木香、远志各6g，炙甘草5g。

［**加减**］呕吐者，加半夏、生姜。

2. 肠神经官能症

（1）肝郁脾虚证

［**主症**］每因情志怫郁即腹痛肠鸣泄泻，为稀水便或黄水夹气，泻后痛减，急躁易怒，脘痞胸闷，嗳气少食，舌红，苔薄白，脉弦。

［**治疗原则**］抑肝扶脾，调理气机。

［**推荐方药**］痛泻要方加味：炒白术、生白芍各12g，防风、柴胡各9g，炒陈皮、炒枳壳、制香附各10g，煨木香6g，生甘草5g。

［**加减**］大便秘结或欲便不得者，加槟榔、枳实、大黄；腹痛甚者，加延胡索、川楝子。

（2）寒湿困脾证

［**主症**］大便时溏时泻，粪便常混有透明黏冻，腹胀身重，纳减泛恶，口中有黏腻感，面色黄滞，舌淡红，苔白腻，脉濡缓或沉细。

［**治疗原则**］燥湿健脾。

［**推荐方药**］胃苓汤加减：苍术、半夏、厚朴、藿香、陈皮、茯苓、泽泻各15g，赤小豆30g，甘草6g。

［**加减**］畏寒肢冷，苔腻不化者，加干姜。

（3）寒热夹杂证

［**主症**］腹中作痛或肠鸣腹泻，便下黏腻不畅，或夹泡沫，或腹泻与便秘交作，烦闷不欲食，脘腹喜暖，口干，舌红，苔腻，脉弦滑。

［**治疗原则**］调和肠胃，寒热并用。

[**推荐方药**] 乌梅丸加减：乌梅、炒白术、茯苓、炮姜、煨木香、炒黄柏、当归各10g，细辛3g，党参15g，炒川椒、黄连、甘草各6g，制附子5g，炒白芍12g。

[**加减**] 少腹疼痛、胀满恶寒，去黄连，加荔枝核、小茴香；胃脘灼痛、口苦者，去川椒、炮姜、附子，加栀子、吴茱萸。

（4）肠道津亏证

[**主症**] 大便燥结，如羊屎状，腹痛甚，伴失眠、烦闷、头晕，手足汗出，舌红，苔少或苔燥，脉弦。

[**治疗原则**] 滋水清肝，润肠通便。

[**推荐方药**] 一贯煎加减：沙参15g，麦冬、当归、白芍各12g，生地25g，川楝子10g，玫瑰花（后下）6g。

[**加减**] 便秘甚者，加玄参、火麻仁、生首乌；腹痛甚者，加延胡索，重用白芍。

（5）脾胃虚弱证

[**主症**] 大便时溏时泻，水谷不化，不思饮食，食后脘闷不舒，稍进油腻与刺激性食物，餐后即便，粪量不多，但难以控制，上腹部隐痛，面色萎黄，精神疲惫，舌淡苔白，脉濡弱。

[**治疗原则**] 健脾益气。

[**推荐方药**] 参苓白术散加减：党参、太子参各20g，白术、藿香各15g，莲子25g，山药、薏苡仁、焦三仙各30g，陈皮、茯苓、制诃子各12～15g，甘草6g。

[**加减**] 久泻不止，脾虚下陷者，加升麻、柴胡、黄芪；晨泻，伴形寒肢冷，加补骨脂、肉豆蔻。

（二）常用单方验方

（1）取新鲜的鬼针草30g，水煎至200ml。每日分2次服，每次服药后加服牛奶100ml。症状重者辅以支持疗法。

（2）加味痛泻要方（《中医胃肠病学》）：炒陈皮、防风、炒白术、砂仁、干姜各10g，白芍、怀山药各20g，泡参15g，甘草6g。治疗胃肠功能紊乱。

（3）莲子肉、山药、薏苡仁、芡实各500g，炒研末，不拘时服。主治脾虚泄泻。

二、针灸疗法

（一）体针疗法

1.胃神经官能症

[**取穴**] 内关、神门、期门、太冲、中脘、胃俞、足三里。

[**配穴**] 嗳气、呃逆者，加膈俞；头晕失眠，加风池。

[**操作**] 选以上穴位，用平补平泻法，留针30分钟，每日1～2次。

2.肠神经官能症

[**取穴**] 足三里、天枢、三阴交。

[**配穴**] 脾胃虚弱者，加脾俞、章门；脘痞，加公孙；肝郁，加肝俞、行间。

[**操作**] 选以上穴位，实证用泻法，虚证用补法，留针30分钟，每日1～2次。

（二）耳针或耳穴疗法

[**取穴**] 交感、神门、皮质下、胃、脾、小肠、大肠。

[**操作**] 选上述反应明显的2～3个穴位，用耳针或王不留行籽，刺或压迫穴位，留针或压迫穴位24小时，隔日一次。

（三）穴位注射疗法

[**取穴**] 肝俞、胃俞、中脘、足三里。

[**操作**] 每次选用2穴，每穴注射0.5%普鲁卡因2～4ml，每日或隔日一次，治疗胃神经官能症。

三、推拿疗法

1. 胃神经官能症

［**取穴**］膻中、中脘、脾俞、胃俞、足三里、风池、太阳、睛明、攒竹、内关、公孙。

［**手法**］推法、按法、揉法、摩法、搓法、擦法、拿法。

［**操作**］

（1）患者仰卧位，医者坐其右侧，用揉摩法施治于胃脘部，约10分钟。然后，用一指禅推法推中脘、膻中穴，每穴5分钟。接着按揉足三里穴，左右各1分钟。

（2）患者坐位，医者站立位，并随操作改变所站立的位置。用拿法施于风池穴及颈项部1分钟，一指禅推法于前额面3分钟，按揉太阳、睛明、攒竹等穴，每穴1分钟。

（3）患者仍坐位，医者立其后侧，拿肩井10～20次，擦两胁肋部（透热为度）后，再搓两胁肋部3～5遍。

2. 肠神经官能症

［**取穴**］中脘、气海、关元、中极、章门、期门、脾俞、胃俞、大肠俞、八髎、足三里、阴陵泉、太冲。

［**手法**］摩法、推法、按法、揉法、擦法、搓法。

［**操作**］

（1）患者仰卧位，医者坐于其体侧，用右手掌摩法施于腹部（逆时针方向），约15分钟，摩腹过程中，用指尖重点刺激中脘、气海、关元、中极，摩腹压力宜轻柔，然后用拇指按揉法按揉章门、期门、太冲，每穴约1分钟。

（2）患者俯卧，医生以一指禅推法循两侧膀胱经操作，约5分钟，自膈俞至大肠俞，重点刺激患者膈俞、脾俞、胃俞、大肠俞。然后用拇指按揉法施治于次髎、足三里、阴陵泉，每穴1分钟。

（3）同上势，医者用小鱼际横擦脾俞、胃俞、肾俞、命门线及八髎，并擦督脉，以发热为度。

（4）患者取坐位，医者立于患者身后，自上而下搓两胁肋部3～5遍。

四、气功疗法

气功练内养功，此功法可使大脑皮层的功能活动趋于正常，改善消化吸收及胃肠活动功能。

太极拳，其动作柔韧缓慢，"调气敛神"益于大脑皮层的稳定及全身功能的恢复，对胃肠神经官能症能起到较好效果。每日可练功2次。

五、饮食疗法

胃肠神经官能症患者的饮食应以清淡、松软、易食、适量为原则。

1. 饮食忌宜

腹泻患者应食少渣、易消化、低脂肪、高蛋白食物，便秘患者可食多纤维蔬菜、粗粮等，如莱菔、胡萝卜和含油脂或润肠之品，如香油、蜂蜜、核桃仁、香蕉等，而柿子、板栗等涩肠之品应少食。对可疑不耐受的食物，如虾、蟹、牛奶、花生等应尽量避免；辛辣、冰冻、油腻、生冷、味厚、坚硬食物及烟酒要禁忌。

2. 常用药膳

（1）柿蒂汤：柿蒂10个，生姜5片，广香2g，共入砂锅煎汁，分2次饮用。

（2）梅花粥：白梅花3～5g，粳米100g，先煮粳米为粥，待粥将成，加入白梅花，同煮二三沸即可。适用于肝胃气痛，梅核气，嗳气。

（3）参苓粥：人参3~5g（或党参15~20g），白茯苓15~20g，生姜3~5g，粳米400g。先将前三味浓煎取汁，然后加入粳米煮粥食用。适用于脾虚食少、厌食、呕吐之患者。

六、浴疗法

1. 温水浴

水温在36℃~37℃，每次15分钟，每日1次，15次为一疗程。适用于胃肠分泌及运动亢进者。

2. 海水浴

选择每年6~10月份，于餐后1~1.5小时进行，每次15~20分钟，每天一次。

【现代康复治疗】

一、运动疗法

运动疗法可增强消化系统的功能，促使胃肠道蠕动，促进消化液的分泌，加强胃肠的消化和吸收功能，可以增加呼吸的深度和频率，改善胃肠道的血液循环，有利于保持胃肠道黏膜的完整性，加强胃肠道黏膜的防御机制；同时可通过肌肉的活动，加强本体感觉刺激传入大脑，可提高大脑皮质的协调性和灵活性，使兴奋与抑制得到新的平衡，从而改善大脑皮质对自主神经系统的调节作用，调节消化系统各脏器的功能。

1. 运动项目

选择自身熟悉的运动项目，以有氧运动项目为主，如快走、慢跑、游泳、自行车、跳绳、踢毽、健身操、瑜伽、登山和球类等。

2. 运动量

主要是运动强度和运动数量。运动强度一般以运动后的即刻心率评定，应当在［（220-年龄）×（60%~85%）］次/分的范围内；运动数量以距离、次数和时间评定，根据相应的年龄和身体状况调整运动量。开始定低限（60%），身体适应后再考虑慢慢提高运动量，每次运动30分钟以上，准备活动和整理活动至少5分钟以上。

3. 运动次数

有条件者每日1次，两次运动相隔时间越长，累积效果越差，但每周运动须超过4天才有运动效果的累积。

4. 运动时间

根据身体状况、环境条件（温度、湿度、空气清新度、场地等）、运动效果、运动自身的时间限制等综合决定。经研究表明，早晨、上午9~10点、下午4~5点的时间段运动较好，三个时段空气相对清新，同时也可避免低血糖的风险。

5. 运动地点

选择环境安静和场地平整的场地。

二、物理因子治疗

具有较好的消炎、止痛、减轻水肿、促进肠蠕动、调整自主神经功能的作用。

1. 红外线疗法

具有镇痛、改善血液循环、消炎、缓解痉挛、促进组织的修复等，可选用光热复合治疗仪，每日1次，每次20分钟，15天为一疗程。

2. 中频电疗法

可使平滑肌的张力降低，缓解痉挛，降低神经兴奋性，因此缓解腹痛、腹泻等症状，常用有等副正弦中频电疗法、调制中频电疗法、干扰电疗法、音乐电疗法、波动电疗法等，根据患者的病情不同的电流处方，将两个电极对置或并置于治疗部位。治疗电流强度以患者耐受为度，一般 $0.1 \sim 0.3 \text{mA/cm}^2$，通电时电极下有震颤、抽动感或肌肉收缩，易于耐受，一般每次 20 分钟，每日 1 次，15 ~ 20 次为一疗程。

3. 超短波疗法

可促进胃肠分泌，使胃液分泌增加，消化力增强，调节自主神经系统功能及提高自身免疫力。可选用超短波治疗仪，对置于腹部，每日 1 次，温热量每次 20 分钟，15 天为一疗程。

4. 静电疗法

高压静电场作用于头部，可改善脑的血液供应，改变脑皮质的兴奋和抑制过程，提高了抑制功能，出现镇静催眠的效果；同时可改变全身感受器，尤其是内脏感受器的敏感性，对肠易激综合征有明显疗效，每次 30 分钟，每日 1 次，15 ~ 20 次为一疗程。

三、作业治疗

首先对胃肠神经官能症患者进行全面的评价，有目的、有针对性地从日常生活活动、职业劳动、认知活动中选择一些作业，指导患者进行训练，从而改善躯体功能，改善心理状态，提高生活兴趣，使精神松弛，提高日常生活活动能力。

四、心理治疗

可改善其认知水平及应对能力，缓解心理应激反应，促使保持乐观生活态度和自行平稳情绪，对改善症状、提高生活质量有重要作用。

1. 认知-行为疗法

主要理论基础是社会学习理论，具体方法包括：①引出并承认患者的信念、关注及期望。②及时给予同情。③澄清误解。④提供教育。⑤与患者协商治疗计划。

2. 放松或唤醒抑制技术

常用方法包括：①渐进性肌肉放松训练。②横纹肌张力、皮肤温度或皮肤电活动的生物反馈。③自身训练。④超感静思或瑜伽冥想。

【康复护理】

情志护理，这在本病中应该特别重视，应多关心体贴患者，了解其痛苦，根据病情有针对性地进行解释，使患者了解疾病的性质、起因等，以解除他们的思想负担，树立对待本病的正确态度，提高治愈疾病的信心，务使其心情保持舒畅，怡情放怀，使疾病痊愈。服汤药宜等药温稍凉些，少量频服，必要时滴上数滴姜汁，防止格拒而出。应使患者避开能刺激其引起呕吐的环境及气味。同时应引导患者养成良好的作息习惯，保证充足的睡眠，多参加文娱活动及体育锻炼。

第五节　肝硬化

肝硬化是临床常见的慢性进行性肝病，由一种或多种病因长期或反复作用形成的弥漫性肝损害。在我国大多数为肝炎后肝硬化，少部分为酒精性肝硬化和血吸虫性肝硬化。病理组织学上有广泛的肝细胞坏死、残存肝细胞结节性再生、结缔组织增生与纤维隔形成，导致肝小叶结构破坏和假小叶形成，肝脏逐渐变形、变硬而发展为肝硬化。早期由于肝脏代偿功能较强可无明显症状，后期则以肝功能损害和门脉高压为主要表现，并有多系统受累，晚期常出现上消化道出血、肝性脑病、继发感染、脾功能亢进、腹水、癌变等并发症。

我国本病患者以35~50岁的男性多见，青壮年患者的发病多与病毒性肝炎及某些寄生虫感染有关。

肝硬化的临床表现可分为肝功能代偿期和肝功能失代偿期。肝功能代偿期症状较轻，常缺乏特征性。可有乏力、食欲减退、消化不良、恶心、呕吐、右上腹隐痛或不适、腹泻等症状。体征不明显，肝脏常肿大，部分患者常伴有脾肿大，并可出现蜘蛛痣和肝掌。肝功能检查多在正常范围内或有轻度异常。肝功能失代偿期可见食欲减退，恶心、呕吐，体重减轻，疲倦乏力，腹胀、腹痛、腹泻，出血，神经精神症状（嗜睡、兴奋和木僵）等；体征可见黧黑面容，黄疸，发热，腹壁静脉怒张，腹水，胸水，脾肿大，蜘蛛痣和肝掌，皮肤黏膜有瘀点、瘀斑。总之，肝硬化的早期临床表现是隐匿的，但在晚期则有明显的症状出现，主要有两大类：①门静脉梗阻及高压所产生的侧支循环形成，包括脾肿大，脾功能亢进及腹水等。②肝功能损害所引起的白蛋白降低、水肿、腹水、黄疸及肝性脑病等。

本病肝功能代偿期属于中医"积聚"范围，肝功能失代偿期属于中医"臌胀"范围。

形成肝硬化的常见原因有：病毒性肝炎后，慢性乙醇中毒，营养不良，肝脏瘀血，遗传和代谢性疾病，血吸虫性、胆汁性及原因不明的肝硬化。中医认为本病的形成原因，与肝、脾、肾的病理变化有着密切的关系。黄疸日久、感染蛊毒、饮食不节、嗜酒过度等，均可导致肝脾内伤，肝失疏泄，致肝气郁结，横逆犯脾，使脾失健运，可形成肝郁脾虚；肝郁气滞，则血行不畅，使脉络瘀阻而形成积症。脾虚不能输布津液，致水湿内停，腹部胀大而形成鼓胀。肝脾久病及肾，肾阳虚衰则膀胱气化无权，水湿不行而使鼓胀加重，肾阴伤，则肝肾阴虚，虚火上炎，而耗血动血。病久肾之阴阳两虚，导致气滞、血瘀、水停等病理变化。故而肝硬化的早期多属于肝脾气滞和血瘀；已见腹水形成多属于气血凝滞，阻于肝脾之脉络，水湿停滞不化，呈"本虚标实"；至末期，多累及于肾，而有脾肾阳虚、肝肾阴虚的分别，或两者兼而有之。总之，其病机是肝脾两伤，肾阴阳受损，最后形成气、血、水互相搏结的病机特点。本证的治疗多采用中西医结合为主。

【康复适应证】

（1）肝硬化代偿期患者。

（2）肝硬化失代偿期患者若经过临床治疗，病情得到有效控制，肝功能已基本正常者。

【传统康复治疗】

一、药物疗法

（一）中药汤剂

中医辨证论治是肝硬化患者常采用的康复疗法。一般根据患者的症状和体征可分：肝郁脾虚证，气滞血瘀证，水湿内停证，湿热蕴结证，肝肾阴虚证，脾肾阳虚证等辨证施治，随症加减。

1. 肝郁脾虚证

[**主症**]早期肝硬化，可见乏力，胸腹闷胀，两肋胀痛，嗳气不舒，肝脏轻度肿大，质中硬，舌色暗红或淡，舌体较胖或边有齿痕，脉弦虚无力。

[**治疗原则**]疏肝健脾，活血软坚。

［**推荐方药**］柴胡疏肝散合四君子汤加减：柴胡、川芎、香附、枳壳、白芍、白术各10g，茯苓、太子参、鳖甲各15g，甘草5g。

［**加减**］湿滞较重者，加苍术、厚朴；神疲气短者，加黄芪。

2. 气滞血瘀证

［**主症**］肝功能减退者，可见消瘦、乏力，贫血，皮肤粗糙，食欲不振，嗳气，恶心呕吐，腹泻腹胀，可有腹痛，半数患者有轻或中度黄疸，肝掌、蜘蛛痣，舌质紫暗或有瘀斑、瘀点，脉弦或沉弦。

［**治疗原则**］疏肝理气，活血化瘀。

［**推荐方药**］膈下逐瘀汤加减：香附、枳壳、丹皮、五灵脂、当归、川芎、桃仁、红花、延胡索各10g，赤芍30g，乌药5g。

［**加减**］黄疸明显者，重用赤芍60～120g，并加连翘。

3. 水湿内停证

［**主症**］属肝功能失代偿期腹水轻症，可见腹胀如鼓，按之坚满，或如蛙腹，胸闷纳呆，两肋胀痛，恶心欲吐，小便短少，大便溏薄，舌淡红，苔白腻或薄白，脉弦细。

［**治疗原则**］运脾利湿，理气行水。

［**推荐方药**］胃苓汤加减：苍术、厚朴、陈皮、泽泻、木香、柴胡各10g，茯苓、白术各15g，车前子30g，陈葫芦瓢60g。

［**加减**］若体实而腹水多者，可配黑白二丑粉；夹瘀血者，加泽兰、桃仁、红花、丹参、当归。

4. 湿热蕴结证

［**主症**］腹部鼓胀，腹大绷急，撑胀拒按，下肢浮肿，面色黄垢，肌肤目睛黄染，小便赤涩，大便秘结或溏垢，舌边尖红，苔黄腻，脉弦滑。

［**治疗原则**］清热化浊，利湿消肿。

［**推荐方药**］茵陈四苓汤合甘露消毒丹加减：金钱草、茵陈、陈葫芦瓢、车前子各30g，厚朴10g，苍术、白豆蔻（后下）各5g，茯苓15g。

［**加减**］便秘者，加大黄；气虚明显者，重用生黄芪，加焦白术。

5. 肝肾阴虚证

［**主症**］腹胀如鼓，甚则青筋暴露，形体消瘦，蜘蛛痣，唇干口燥，鼻衄牙宣，手足心热，大便干结，小便少而赤，舌质红绛少津，光剥无苔，脉细数。

［**治疗原则**］养阴利水。

［**推荐方药**］一贯煎加减：沙参、麦冬、枸杞、阿胶各10g，生地、泽泻、猪苓、连皮苓、车前子各15g，白茅根30g。

［**加减**］腹胀甚者，加玫瑰花、佛手；有出血倾向者，加二至丸、仙鹤草。

6. 脾肾阳虚证

［**主症**］腹大胀满如蛙腹，朝宽暮急，面色㿠白，畏寒肢冷，神疲乏力，下肢浮肿，小便清长白，大便稀溏，舌淡白，舌体边有齿痕，苔白滑，脉沉细。

［**治疗原则**］温补脾肾，化气利水。

［**推荐方药**］附子理中汤加减：制附片、党参、焦白术、椒目各10g，干姜5g，陈葫芦30g。

［**加减**］如久病脏器真阳真阴衰败已甚者，加紫河车、鹿茸。

（二）常用单方验方

（1）蛙鸡饭：取青蛙1只，砂仁20g，黑白丑10g，鸡矢醴25g。去青蛙肠肚，将三药塞入青蛙腹腔，外包湿纸，再薄敷稀泥土一层，文火焙焦，研面水泛为丸。每服2g，一日3次。用于治疗肝硬化腹水。

（2）巴蛙散：取青蛙1只，巴豆、砂仁

7个。去青蛙肠肚，将巴豆、砂仁塞入青蛙腹腔，外用泥包，火烧存性，去泥研末。将药末分为7包，每服1包，每日1～3次。用于治水臌。

（3）分水丹：甘遂1份，甘草5份，用蜡打面糊为丸，如黄豆大，晨起空腹服13～30粒，可连服数日。用于治疗肝硬化腹水体质较强者。

（4）逐水Ⅱ号：二丑6g，大黄2g，琥珀1g，共研末，每天晨起空腹服4～6g。用于治疗肝硬化腹水体质较弱者。

（5）消胀散：莱菔子粉、鸡内金粉、沉香粉各1.5g，和匀，每日分2～3次吞服。用治肝硬化胀气。

（6）运脾活血汤（《中国中医秘方大全》）：山药、扁豆、薏苡仁、丹参、赤芍各30g，神曲、谷麦芽、生蒲黄各10g，三棱、莪术10～15g。水煎服。功效运脾活血。主治肝炎后肝硬化（肝功能代偿期）。

二、针灸疗法

针灸疗法治疗肝硬化的主要作用是疏理肝气，健脾利水，对提高机体免疫功能，改善肝脏功能，有一定的作用。

（一）体针疗法

[取穴] 肝俞、脾俞、足三里、中脘。

[配穴] 腹胀者，加章门、气海、大肠俞；腹水者，加阴陵泉、水分、水道、肾俞、复溜、天枢；肝区胀痛者，加支沟、阳陵泉。

[操作] 选以上穴位，用平补平泻法，留针30～40分钟，每日1～2次。

（二）耳针或耳穴疗法

[取穴] 肝、脾、胆、腹、小肠、大肠。

[操作] 选上述反应明显的2～3个穴位，用耳针或王不留行籽，刺或压迫穴位，留针或压迫穴位24小时，隔日一次。

（三）穴位注射疗法

[取穴] 同体针疗法。

[操作] 腹胀者，选用山莨菪碱，每次用药量为100～200mg，每穴平均注入，或丹参注射液，每个穴位1～2ml；腹水者，选速尿，每穴注入5mg，每日或隔日一次，2～3日为一个疗程。间隔1周再进行下一疗程。

三、贴敷疗法

1. 灵宝化积膏

巴豆仁、蓖麻仁各100g，五灵脂120g，阿魏（醋煮化）、当归各30g，两头尖、穿山甲、乳香去油、没药去油各15g，人工麝香0.9g，松香500g，芝麻150g。除乳香、没药、麝香、松香、阿魏外，余药切片，浸油内3日，用砂锅煎药至焦黑，去渣，入松香煎一顿饭时，再入其余4味药，然后取起入水中抽洗，以金黄色为度，用布摊。用时贴患处，每日热熨令药气深入。用治肝脾肿大。

2. 水红花膏

将水红花或其种子50g，捣烂，水煎浓汁，加入阿魏30g，樟脑10g，熬稠成膏。用时取膏适量，用厚布摊膏贴患处，外加胶布固定。用治肝脾肿大。

3. 外敷消腹水方

甘遂适量研末，连头葱白5根，共捣烂。用时先以醋涂脐部，然后将药泥适量敷脐上，纱布覆盖固定。约2～4小时即自动排尿或稀水便。

4. 导水饼

巴豆12g，轻粉6g，硫黄3g，共研末，做药饼。用时先以绵安脐上，后敷药饼，再用布束紧，约2小时，二便通利即去之。用治血吸虫性肝硬化。

5. 三臌饼

大黄15g，巴豆、枳壳、沉香各5g，猪牙皂、琥珀各8g，莱菔子10g，共碾细末，以姜皮取汁适量，和药末调如厚泥，制成药饼（比五分硬币稍厚）。用时取药饼1个，贴脐孔以纱布固定，每天换药一次，15天为一个疗程。用治气臌、血臌、水臌。

四、气功疗法

气功疗法应用于未有进行性肝损害者。功能代偿期患者先在床上练松静内养功，候适应"得气"后，再增加耐力性功法。体质有所改变后，可给予强力性功法。脾切除术后3个月方可练动功，并逐渐增加功量。有出血倾向者，可练习静功。气功可促进肝脏的血液循环，改善肝内的微循环，并增强肝对营养成分与活性物质的摄取、合成、分解、转化、运输、排泄的功能，增强肝细胞的再生能力。

太极拳，适用于功能代偿期患者，可以达到条达情志，促进气血运行，帮助消化的作用，但要量力而行，以不觉劳累为度。每日可练功2次。

五、饮食疗法

1. 营养原则

本病饮食应多样化，充分供给营养成分，宜进以高热量、高蛋白、高维生素、易消化而无刺激性的软质食物。所进食物应为富含各种氨基酸的高蛋白质，如蛋类、鱼类、牛奶等动物蛋白质，以每天每千克体重1.5～2g为宜。但当有肝性昏迷先兆或神志障碍出现时，应严格限制蛋白质的摄入，以减少血氨的来源，防止加重病情；每日摄入糖类约300～500g；食物中应有足量的维生素；脂肪摄入应予以限制，一般每日50～80g为宜；锌、铁、铜、钠、钾等矿物质是患者所必需的，主要从食物中摄取。但色素性肝硬化患者应限制铁的供应，肝豆状核变性的肝硬化患者要限制铜的摄入，腹水患者使用利尿剂时要密切注意监控钠和钾的平衡。

2. 饮食忌宜

本病患者宜选择瘦肉、鱼虾、奶、豆类、豆制品、糖、干果、新鲜蔬菜、小米、面粉、酵母、各种瓜果等；忌用酒类、辛辣有刺激之品。服中药期间，忌食绿豆，以免减弱药力，腹水患者要给予低盐饮食。本病患者宜少食多餐，饥饱适度，切忌暴饮暴食，以及食不洁之物。忌用强烈调味品及肉汤、鸡汤等。宜蒸、煮、炖、烩、熬所制之柔软、易消化的食物，忌食煎、炸、炒等法制作的粗糙食物，以免引起上消化道出血。

3. 常用药膳

（1）松花蛋10个，蚌肉150g。蚌肉煮熟，松花蛋捣烂，二者拌匀，每日1次，分10次服完。治疗肝硬化、肝脾肿大者。

（2）山药桂圆炖甲鱼：山药片30g，桂圆肉20g，甲鱼1只（约重500g）。先将甲鱼宰杀，洗净去杂肠，连甲带肉加适量水，与山药、桂圆肉清炖至烂熟，吃肉喝汤，每周1～2次。对肝硬化属阴虚者尤宜。

（3）鲤鱼赤豆汤：鲤鱼1条（约重500g），陈皮6g，赤小豆120g。鲤鱼去鳞杂洗净，加陈皮、赤小豆共煮以烂为度，可加适量白糖，吃肉喝汤，每周2～3次。用治肝硬化腹水。

（4）冬瓜粥：带皮鲜冬瓜60g（或冬

瓜皮30g），洗净切块，与粳米30~60g同煮，空腹食用，每日1~2次。用治肝硬化腹水。

（5）用西瓜750g加入适量白糖拌匀服之，每日1~2次，可连服1个月。用治鼓胀小便不利者。

（6）黑豆2kg，藕粉500g，干小蓟、干生地各100g，干桑椹子、何首乌各200g，共研粉，每日100g，做成熟食食之，连服数月。用治脾功能亢进有衄血者。

六、矿泉疗法

正苦味泉（硫酸镁泉），于饭前20~30分钟温饮，每次约150~200ml，每日2~3次。芒硝泉、重碳酸钠泉亦可饮用。

【现代康复治疗】

一、运动疗法

参加适度的体育锻炼，有助于肝硬化患者改善有氧运动能力和整体耐力，也有助于提高体质，增强机体抗病能力和树立战胜疾病的信心。运动须根据患者的病情和肝功能，掌握适当的运动强度、运动时间和运动频率，并坚持因人而异、因时而异的原则，要求患者在运动后无明显心慌、气短等。

1. 医疗步行

通常饭后15~30分钟进行，运动强度一般控制在最大耗氧量的50%~60%，相当于每分钟心率110~130次，步行速度为70~90m/min，持续时间30分钟左右。

2. 医疗体操

每日可1~2次，每次活动时间和重复次数根据患者病情和体质情况酌情掌握，一般以运动后患者全身发热，身体微微汗出为度。

二、物理因子疗法

具有改善肝脏、胃肠及腹腔血液循环，促进胆汁分泌和胃肠蠕动作用。

1. 生物信息红外肝病治疗仪

主要采用红外光照射治疗，方法为肝区照射，每天1次，30分/次，10天为一疗程，一般照射2~3疗程。

2. 直流电药物离子导入

在直流电的作用下，将药物离子导入体内，药物离子导入治疗一般每次15~25分钟，每日或隔日一次，10~20次为一疗程。

3. 超短波疗法

有助于改善肝脏的血液循环，存进胆汁分泌，每次15分钟，每天1次，15次为一疗程。

4. 穴位磁疗

用50~300MT的磁片贴敷于肝脏或某些穴位表面，并可加用药物，在药物和磁场共同作用下，发挥调整肝脏功能的作用。

三、作业疗法

肝硬化患者进行作业治疗有助于提高患者日常生活自理能力和社会生活适应能力，也有助于使患者身心放松，改善患者心理。作业疗法选择日常生活活动能力作业（如家务劳动）和娱乐、休闲类作业活动（如养花、养鱼或养鸟、旅游、游戏、音乐欣赏和书画训练等）。

【康复护理】

肝硬化患者往往对恢复健康抱悲观情绪，对生活失去信心，以至情绪抑郁，烦躁不安。因此，医护人员要帮助患者解除思想负担，树立对待本病的正确态度，务使其心情舒畅，保持愉快乐观的情绪，同时应引导患者养成良好的作息习惯，注意劳逸结合，保证充足的睡眠，参加文娱活动及体育锻炼。对于肝功能代偿期患者，一般不强调卧床休息，可适当参加轻便工作或活动，在疾病活动期，则应卧床休息。对于肝功能失代偿期患者，应以卧床休息为主。同时密切监护患者，准确记录总体液平衡与尿量；测量并观察体温、血压、体重、腹围变化；观察患者的精神状态，有无扑翼样震颤出现等；观察有无黑便及出血倾向；经常检查肝功能、凝血酶原时间、电解质、尿素氮、肌酐等；预防感冒和胃肠道感染。

第六节　便秘

便秘是指粪便在肠内滞留过久，秘结不通，排便周期延长；或周期不长，但粪质干结，排出艰难；或粪质不硬，虽有便意，但便而不畅的病证，主要是指排便次数减少、粪便量减少、粪便干结、排便费力等。排便次数减少指每周排便<3次/周。排便困难包括排便费力、排出困难、排便不尽感、排便费时及需手法辅助排便。慢性便秘的病程≥6个月。本病的临床表现，有时患者唯一的主诉是大便干结排便费力。结肠痉挛引起的便秘时，排出的粪便呈羊粪状。由于用力排出坚硬的粪块，可引起肛门疼痛、肛裂，甚至诱发痔疮和乳头炎。有时，排便时由于粪块嵌塞于直肠腔内难于排出，但有少量水样粪质绕过粪块自肛门流出，而形成假性腹泻。患者可有腹痛、腹胀、恶心、食欲减退、疲乏无力及头痛、

头晕等症状。体检时，常可在降结肠和乙状结肠部位扪及粪块或痉挛的肠段。

便秘在中医中亦称"便秘"，也称"大便难""大便不通""大便秘涩"等，是临床常见的症状。

便秘可分为器质性和功能性两类。器质性便秘，多因肛门、直肠和结肠病变，或肠壁平滑肌等肌力减弱，以及内分泌代谢紊乱、药物和化学品引起，神经系统疾病累及支配肠的神经也可引起便秘。功能性便秘主要由于饮食习惯不良，排便习惯受到干扰，或滥用泻药，使肠道敏感性减弱，以及结肠舒缩功能失常所致。中医认为便秘的基本病机为大肠传导功能失常，病位在大肠，与脾、胃、肝、肾、肺等脏腑功能失调有关。病性可概括为寒、热、虚、实四个方面。本症的治疗多采用中医或中西医结合的方法。

【康复适应证】

慢性便秘的患者均可进行康复治疗。

【传统康复治疗】

一、药物疗法

（一）中药汤剂

中医辨证论治是便秘患者常用的康复疗法。一般根据患者的症状和体征可分为热秘、气秘、冷秘、气虚秘、血虚秘、阴虚秘、阳虚秘等，进行辨证施治，随症加减。

1.热秘

［**主症**］大便干结难解，数日一行，伴腹部胀痛，口干口臭，或口苦心烦，面赤易怒，夜寐多梦，舌红苔黄燥，脉数。

［**治疗原则**］清热润肠通便。

［**推荐方药**］麻子仁丸加减：麻仁30g，

杏仁15g，大黄（后下）、枳实、厚朴各10g，芍药10g，甘草6g。

[加减]若热结津伤、大便干结甚，舌红津少，加麦冬、玄参；若药后大便虽通而不爽者，可服青麟丸。若兼痔疮、便血，可加槐花、地榆；若热势较盛，痞满燥实坚者，可用大承气汤急下存阴。

2. 气秘

[主症]大便秘结排出不畅，伴上腹部胀满，胸闷嗳气频作，饮食减少，腹胀矢气多，舌淡苔薄白，脉弦。

[治疗原则]开郁顺气通便。

[推荐方药]六磨汤加减：木香、沉香、素馨花各10g，乌药、枳实各12g，槟榔15g，大黄6g，莱菔子30g。

[加减]若腹部胀痛甚，可加厚朴、柴胡、莱菔子；若便秘腹痛，舌红苔黄，气郁化火，可加黄芩、栀子、龙胆草；若气逆呕吐者，可加半夏、陈皮、代赭石；若七情郁结，忧郁寡欢者，加白芍、柴胡、合欢皮；若跌仆损伤，腹部术后，便秘不通，属气滞血瘀者，可加红花、赤芍、桃仁。

3. 冷秘

[主症]大便艰涩，腹痛拘急，胀满拒按，肋下偏痛，手足不温，呃逆呕吐，舌苔白腻，脉弦紧。

[治疗原则]温里散寒，通便止痛，

[推荐方药]温脾汤和半硫丸加减，附子、大黄（后下）、党参各15g，干姜10g，当归、肉苁蓉各12g，乌药6g，甘草10g。

[加减]若便秘腹痛，可加枳实、厚朴、木香；若腹部冷痛，手足不温，可加高良姜、小茴香。

4. 气虚证

[主症]大便不一定干硬，临厕却努挣乏力，汗出气短，便后疲乏，伴面色苍白，

神倦懒言，舌质淡嫩，脉虚。

[治疗原则]健脾益气润肠。

[推荐方药]黄芪汤加减：炙黄芪、麻仁各30g，党参24g，生白术30～60g，陈皮10g，升麻4.5g，当归、怀牛膝各15g，炙甘草6g。

5. 血虚证

[主症]大便干结难解，面色萎黄不华，头晕眼花，心悸心慌，唇舌俱淡，脉细重按无力。

[治疗原则]养血润肠通便。

[推荐方药]润肠丸加味：当归、生地、首乌各20g，黄芪、火麻仁各30g，桃仁10g，枳壳12g。

[加减]若兼有气虚者，加重黄芪用量，酌加党参、白术之类。

6. 阴虚证

[主症]大便燥结难解，腹胀隐痛，灼热口干，潮热盗汗，舌红少津，脉细数。

[治疗原则]养阴清热，润肠通便。

[推荐方药]增液承气汤加减：玄参30g，麦冬、首乌各20g，生地24g，大黄（后下）、知母、牡丹皮各10g，芒硝（冲）4.5g。

7. 阳虚证

[主症]大便干结或不干结，排出困难，小便清，肢冷畏寒，腹中冷凉或冷痛，舌质淡苔白，脉缓。

[治疗原则]温阳开秘。

[推荐方药]济川煎加味：肉苁蓉30g，牛膝15g，当归18g，干姜、制附子各10g，大黄、炙甘草6g，锁阳、制紫菀各15g，枳壳10g。

（二）常用单方验方

（1）通便良方：肉苁蓉、白术各40g，

生地 20g，槟榔 15g。水浓煎。一日 2 次，分服。本方适用于各种慢性便秘，尤其是对各种虚性便秘多有良效。

（2）生大黄 5~10g，或番泻叶 5~10g，开水泡服；生首乌 30g，水煎服。均有通便作用。

（3）通便灵汤（《当代中医实用临床疗效验方》）：当归、莱菔子各 20g，荞麦蜜（或蜂蜜）200g。先将当归、莱菔子加 6 倍量水，煎熬 2 小时，共煮 2 次，沉淀，纱布过滤，去渣，然后将蜂蜜混匀，煮沸后装瓶备用，每日服 1~2 次。用于习惯性便秘。

（4）当归、肉苁蓉各 30g，开水浸泡后代茶饮。

（5）草决明 10~15g，蜂蜜 20~30g。先将草决明打碎，水煎 10 分钟左右，滤汁，加入蜂蜜搅拌，每晚 1 剂，或早晚分服。

（6）玄参、麦冬各 50g，生地 50~100g，水煎 25~30 分钟，日 1 剂，分 2~3 次服，连服 3 日为一个疗程。

（7）决明子 30g，水煎，分 2 次服。适用于慢性热结便秘。

（8）番泻叶，口服，一次用 3g，开水泡服。适用于一般实证便秘。

（9）何首乌 30~60g，水煎服，适用于阴血亏虚便秘。

二、外治疗法

1. 熨脐法

大葱 125g，捣烂做成饼状，外敷脐部，外面以热水袋熨葱饼上。适用于冷秘。

2. 敷脐法

（1）芒硝 9g，皂角 1.5g，各研细末，混合调匀，用纱布包裹敷神阙穴，胶布固定，并不时给药末滴水少许，使之湿润。清热通便，主治热结便秘。

（2）大田螺 3 个，冰片少许。取田螺肉捣烂，加入冰片。上药用纱布包裹，压成饼状，敷气海穴，胶布固定。清热通便，主治热结便秘。

3. 栓剂

用猪牙皂 12g，细辛 5g，研成细末，以热蜂蜜调匀制成栓剂，用时塞入肛门内。

三、针灸疗法

针灸疗法治疗便秘具有益气润肠通便之功效。

（一）体针疗法

[取穴] 丰隆、左水道、左归来、左外水道（左水道向外旁开 1 寸）、左外归来（左归来向外旁开 1 寸）。

[加减] 热秘，加合谷、天枢、内庭；冷秘，加气海、关元，针后加灸；气血虚者，加脾俞、胃俞、足三里。

[操作] 先针双侧丰隆，进针 1~1.5寸，施捻转泻法 1 分钟。左水道、左归来及左外水道、左外归来，均直刺 1~1.5 寸，施捻转泻法 1 分钟，留针 20 分钟。

（二）耳针或耳穴疗法

[取穴] 大肠、直肠下段、交感、小肠、神门。

[操作] 选以上反应明显的 2~3 个穴位，用耳针强刺激，留针 1~2 小时，留针期间捻转 2 次，每日 1 次；或用王不留行籽压迫穴位，压迫 24 小时，隔日一次。

（三）穴位注射疗法

[取穴] 健胃穴、温溜、阿是穴（腹痛点）。

[操作] 用维生素 B_1，在阳性反应穴位上注入 0.3~0.5ml，每日治疗 1 次，10 次为一疗程。

（四）电针疗法

[取穴] 左侧水道、左侧归来，双侧天枢穴，双侧八髎穴。

[操作] 毫针直刺 1.0～1.5 寸，得气后连接 6805-D 电针治疗仪，调至疏密波，低刺激量，患者无不适感为宜，留针 20 分钟，1次/天。

四、推拿疗法

便秘的患者在康复治疗期间，可采用推拿手法进行治疗，以起到行气导滞、和肠通便之效。

[取穴] 中脘、关元、天枢、大横、肝俞、脾俞、胃俞、大肠俞、肾俞、八髎、长强、足三里。

[手法] 推法、按法、摩法、揉法。

[操作]

（1）患者先取仰卧位，医者位于患者左侧，在中脘、关元、天枢、大横穴处，用轻、快的一指禅推法、摩法等手法，使热量深透入腹部，以增强肠的蠕动。

（2）患者取俯卧位，医者位于患者右侧，在背部脾俞、胃俞、肝俞、大肠俞处用一指禅推法，接着推按肾俞、长强、八髎等穴位，最后指按足三里，搓、摩腹部而结束。

五、气功疗法

患者练功，应练静功为主，动功为辅。静功可选练内养功，内养功是培养机体元气的功法，通过培补元气，使后天诸气得以资助，胃肠腑气得以通畅，因而达到通解便秘的作用。练内养功以卧式为主，采用腹式呼吸。这种有节律的起落运动，对胃肠道起到了轻柔的按摩作用，因而促进了肠道的蠕动，增强患者的排便欲，以利于排便。练功时要以意守下丹田为主，通过意领气、意气合一和气贯丹田等活动，可使元气充聚于丹田及腹内肠道，以促使胃肠道血流量的相对增加，而达到改善和加强胃肠道功能的目的。

太极拳，其动作柔韧缓慢，"调气敛神"益于大脑皮层的稳定及全身功能的恢复，可起到改善胃肠道功能的疗效，从而促进患者排便。每日可练功2次。

六、饮食疗法

饮食与便秘的发生有着密切的关系，饮食的调配对便秘的防治及康复非常重要。

1. 饮食忌宜

便秘患者宜食含粗纤维丰富的蔬菜和水果等，如莱菔、胡萝卜、枣、香蕉、白萝卜、藕、西瓜、西红柿等；多吃些含油脂或润肠通便之品，如香油、蜂蜜、核桃仁、银耳等；多进食含维生素B族的食物，如粗粮、酵母、豆类等；在炒菜时适当增加烹调油，并注意多饮水。而柿子、板栗等涩肠之品便秘患者应少食。禁忌烟酒、茶、咖啡及辣椒等辛辣刺激性食物，饮茶可喝红茶。

2. 常用药膳

（1）黄豆皮：将黄豆碾碎，取皮120g，洗净水煎，每日1剂，分3～4次服。治疗习惯性便秘。

（2）桑椹芝麻糕：桑椹30g，黑芝麻60g，麻仁10g，糯米粉700g，粳米粉300g，白糖30g。将黑芝麻放入锅内，用文火炒香。桑椹、麻仁洗净后放入锅内，加适量清水，用武火烧沸后，转用文火煮20分钟，去渣留汁。随后，将糯米粉、粳米粉、白糖放入盆内，加药剂、清水适量，揉成面团，做成糕，在每块糕上撒上黑芝麻，上笼蒸15～20分钟即成。每天1次，可作早餐食用。

（3）松仁膏：松子仁300g，炒熟，加白糖500g和水适量，用小火煎煮成糊状，冷却后装瓶，每次1汤匙，空腹用开水冲服，每天2次。

（4）蔗汁蜂蜜饮：新鲜甘蔗300g，洗净，削去外皮，切碎捣烂，置消毒纱布中挤汁，加入蜂蜜30g和匀，空腹食用，每天1次。

（5）白萝卜汁：新鲜白萝卜100g，用凉水洗净，切碎捣烂，置消毒纱布中挤汁，加入少量蜂蜜调味，空腹食用，每天1次。

（6）猪油蜜膏（《本草纲目》）：猪油、蜂蜜各100g。将猪油放入搪瓷杯内，加蜂蜜，用文火烧沸后，停火晾凉，将油与蜂蜜搅拌均匀即成。每天2次，每次1汤匙。用治肠燥便秘。

七、矿泉疗法

（1）用正苦味泉（硫酸镁泉）或硫酸钠泉洗浴，水温37℃～39℃，每天1次，每次约15～20分钟。

（2）饮用硫酸钠泉或硫酸镁泉、食盐泉、食盐硫酸钠泉、硫化氢泉，早晨空腹，冷饮，多量，每天1次。

【现代康复治疗】

一、调整生活方式

合理的膳食、多饮水、运动、建立良好的排便习惯是慢性便秘的基础治疗措施。

1. 膳食

增加纤维素和水分的摄入，推荐摄入膳食纤维25～35g/d、饮水1.5～2.0L/d。

2. 适度运动

尤其对久病卧床、运动少的老年患者更有益。

3. 建立良好的排便习惯

结肠活动在晨醒和餐后时最为活跃，建议患者在晨起或餐后2小时内尝试排便，排便时集中注意力，减少外界因素的干扰，只有建立良好的排便习惯，才能真正完全解决便秘问题。

二、直肠功能训练

1. 腹部部按摩

餐后半小时行腹部按摩，通过皮肤-直肠反射，促进感觉反馈传入和传出，增强肠道活动。

2. 肛门牵张技术

食指或中指戴指套；涂润滑油，缓缓插入肛门，把直肠壁向肛门一侧缓慢持续地牵拉，可以有效缓解肛门内外括约肌的痉挛，同时扩大直肠腔，诱发肠道反射，促进粪团排出。

3. 排便体位

排便体位以蹲位最佳，这样可以使肛门直肠角变大、伸直形成有利的排便角度，还可以借助重力作用使大便容易通过，此体位还可以方便地用手顺时针按摩腹部增加腹压。

4. 定时排便

应养成定时排便的习惯，可以根据个人的生活习惯选择早餐或晚餐后进行，因为餐后胃-结肠反射最强。进餐后，直肠容量降低，而直肠壁的张力增高，这种反射有利于直肠排空。必须注意尽量保持在每天的同一时间排便，以便通过训练逐步建立排便反射。

5. 运动疗法

身体耐力训练可以加强肠道蠕动动力。

6. 饮食疗法

改变饮食结构，尽量采用粗纤维饮食，避免刺激性食物。通过改变粪团性状以改善肠道排空阻力，并保证合理的身体水平衡。

三、干扰电疗法

采用日本MINATO超级干涉波治疗仪，2组共4个吸附电极分别交叉吸附于患者腹部体表盲结肠结合部、升结肠与横结肠移行部、横结肠与降结肠移行部和乙状结肠部，治疗时2组电流频率分别为4000Hz和4000Hz±100Hz，电流强度以患者腹部出现明显收缩（10～70mA）且患者能耐受为度，1次/日，20分/次。

四、心理疗法

给予合并精神心理障碍、睡眠障碍的患者心理指导和认知治疗等，使患者充分认识到良好的心理状态和睡眠对缓解便秘症状的重要性；可予合并明显心理障碍的患者抗抑郁焦虑药物治疗；存在严重精神心理异常的患者应转至精神心理科接受专科治疗。注意避免选择多靶点作用的抗抑郁焦虑药物，注意个体敏感性和耐受性的差异。

【康复护理】

便秘患者应避免忧郁的精神状态，保持豁达健康的情趣，多参加有益于健康的社会活动，培养文明健康的生活方式，养成定时大便的习惯。应鼓励患者进行适当的体育锻炼，或从事适度的体力劳动，以增强腹肌、膈肌及提肛肌的肌力，恢复肠道正常蠕动。

第七节　腹泻

腹泻是消化系统疾病中的一种常见症状，是指排便次数明显超过平日习惯的频率，粪质稀薄，水分增加，或含未消化食物或脓血、黏液。腹泻常伴有排便急迫感、肛门不适、失禁等症状。排便次数增多指大于3次/日，粪便量超过200g/d，粪质稀薄指含水量超过85%。正常人一般每天排便1次，个别人每2～3天排便1次，或每天排便2～3次，而粪便成形正常，这不应称为腹泻。在直肠便秘时，由于粪块嵌塞于直肠腔内难于排出，刺激直肠黏膜，有少量水样粪质绕过粪块自肛门流出，可有排便次数增多，而形成假性腹泻，且伴有里急后重感，也不应列为腹泻。腹泻分为急性和慢性两种，病程超过两个月者称为慢性腹泻。

腹泻，中医称为"泄泻"。引起腹泻的原因很多，如胃、肠、胰、胆等疾病都可引起腹泻，其中以肠造成感染为最常见。精神紧张、情绪激动以及内分泌紊乱等全身疾病也可以引起腹泻。腹泻的发病基础是胃肠道的分泌、消化、吸收和运动障碍，以致分泌量增加，消化不完全，吸收量减少，动力加速等，最终导致粪便稀薄，次数增多而形成腹泻。中医认为感受外邪，饮食不节，可引起急性腹泻（暴泄）；脾胃虚弱，肾阳虚衰，情志失调，可引起慢性腹泻（久泄）。其病机为脾的运化功能受损，则湿自内生，升降失常，水谷并走于下而作泄泻。脾虚失运，水谷不化精微，混浊内生，谷反为滞，水反为湿，混杂而下，并走大肠，而为泄泻；若平时脾胃素弱，复因情志失调，以致肝气郁结，横逆乘脾，运化失司，也可形成泄泻；若久病之后，损伤肾阳，或年老体衰，阳气不足，脾失温煦，运化失常，也可导致泄泻。但肝肾所致的泄泻，也多在脾虚的基础上产生的，故张景岳说："泄泻之本，无不由于脾胃。"本病的治疗多采用中医或中西医结合治疗为主。

【康复适应证】

慢性腹泻的患者和急性腹泻的恢复期，均可进行康复治疗。

【传统康复治疗】

一、药物疗法

（一）中药汤剂

中医辨证论治是腹泻患者常采用的康复疗法。一般根据患者的症状和体征可分寒湿伤脾证、湿热下注证、食积滞中证、脾虚湿盛证、肝脾失调证、脾肾阳虚证等，辨证施治，随症加减。

1. 寒湿伤脾证

［主症］泄泻清稀，或如水样，腹痛肠鸣，脘闷少食，或伴发热恶寒，头痛身痛，体倦身困，小便短少，舌淡红，苔白腻，脉濡。

［治疗原则］散寒化湿，健脾止泻。

［推荐方药］藿香正气散加减：藿香、陈皮、半夏、腹皮各10g，紫苏、桔梗、厚朴、生姜、大枣、炙甘草各6g，茯苓、苍白术各12g。

［加减］因贪凉饮冷而致者，加草豆蔻、砂仁。

2. 湿热下注证

［主症］腹痛即泻，大便急迫，热急如水注，大便臭秽，肛门有灼热感，烦热口渴，小便短赤，舌红苔黄腻，脉滑数。

［治疗原则］清热利湿，厚肠止泻。

［推荐方药］葛根芩连汤加减：葛根、黄芩、黄连、茯苓、炙甘草各10g，滑石（包）20g。

［加减］夏月伤于暑湿，可加香薷、佩兰、荷叶、扁豆衣；恶心呕吐，加枳壳、竹茹。

3. 食积滞中证

［主症］泻下臭秽黏腻，夹杂有不消化食物残渣，腹部胀痛拒按，泻后痛减，嗳腐食臭，不思饮食，舌苔厚腻，脉滑数。

［治疗原则］消食导滞，调和脾胃。

［推荐方药］沉香化滞丸加减：沉香（后下）、砂仁各3g，莪术、木香各6g，香附、枳实、藿香、苍术、陈皮各10g，神曲、麦芽、茯苓各15g。

［加减］大便不爽者，可加槟榔；伤油腻者，加用山楂；伤酒食者，加葛花、枳子。

4. 脾虚湿盛证

［主症］大便溏薄，每因饮食不慎而发作，身重体倦，腹胀肠鸣，少食纳呆，舌淡红，苔白腻，脉沉。

［治疗原则］健脾益中，运中止泻。

［推荐方药］参苓白术丸加减：党参、山药各15g，茯苓、白术、桔梗、扁豆、莲肉各10g，薏苡仁30g，砂仁、甘草各6g。

［加减］若形寒肢冷，腹部冷痛，加草豆蔻、炮姜。

5. 肝脾失调证

［主症］平素胸胁胀闷，嗳气食少，每因抑郁恼怒或情绪紧张之时，发生腹痛即泻，泻后仍腹痛，舌淡红，苔薄白，脉弦。

［治疗原则］抑肝扶脾，缓急止痛。

［推荐方药］痛泻要方加减：白术、白

芍、白扁豆各15g，防风、炙甘草各6g，陈皮、枳壳、乌药各10g，薏苡仁30g。

[加减] 胃中吞酸嘈杂，加黄连、吴茱萸；胸胁胀满甚者，加柴胡、香附、青皮。

6.脾肾阳虚证

[主症] 泄泻日久不愈，黎明即泻，大便清稀，或完谷不化，腹痛肠鸣，腹部发凉，喜暖喜按，畏寒肢冷，腰膝酸困，舌胖淡，苔白滑，脉沉细。

[治疗原则] 温补脾肾，固肠止泻。

[推荐方药] 四神丸加味：补骨脂15g，附子、吴茱萸6g，肉豆蔻、五味子、炮姜各10g。

[加减] 久泻不止，加赤石脂、禹余粮、诃子肉。

（二）常用单方验方

（1）三味止泻散（《老中医经验汇编》第一集）：怀山药150g，诃子肉、石榴皮各60g。上药研细末，贮瓶备用，每次服4.5g，一日3次，空腹服。治疗脾虚久泻。

（2）三白散（《寿世保元》）：白术、白芍各4.5g，白茯苓、泽泻、厚朴、黄连各3g，干姜5g，乌梅肉6g，生姜3片。水煎服，每日2次，食前服用。用治一切泄泻。

（3）车前子（炒）研末，每服6g，一日3次。主治水泻如注者。

（4）槟榔适量，烧炭存性为末，开水冲服，每日1～2次，每次服5g。适用于湿热兼有积滞者。

（5）胡椒3g，生姜、红糖各6g，水煎服。适用于寒湿泄。

（6）复方石脂方（《中国中医秘方大全》）：天仙子120g，赤石脂、枯矾各1000g，研成细末，制成片剂，每片0.34g。每次3～5片，每日3次，30天为一疗程。

功能：温中理气，活血行滞，止泻止血。主治慢性腹泻。

二、针灸疗法

针灸疗法治疗腹泻，可起到健脾化湿之作用。

（一）体针疗法

[取穴] 天枢、上巨虚、曲池、内关、关元、足三里。

[加减] 腹痛者，加合谷；脾虚者，加配脾俞、关元；肝郁，配肝俞、行间；胁痛者，加阳陵泉。

[操作] 上巨虚，直刺1寸，使针感向小腿放射；天枢，直刺1寸，针感向小腹放散；曲池、内关，直刺1寸，令酸胀感向前臂感传，以上诸穴均采用捻转提插之泻法，施手法1分钟；足三里、关元，采用平补平泻的捻转手法，施术1分钟。

（二）耳针或耳穴疗法

[取穴] 小肠、大肠、胃、脾、肝、肾、交感、神门。

方法：选上述反应明显的3～5个穴位，用耳针或王不留行籽，刺或压迫穴位，留针或压迫穴位24小时，隔日一次。

（三）穴位注射疗法

[取穴] 中脘、天枢、足三里、大肠俞。

[操作] 选用黄连素注射液，每穴注入0.5～1ml，各穴交替使用，每日或隔日一次。

（四）电针疗法

[取穴] 中脘、足三里、气海、关元、天枢、曲池、地机。

[操作] 每次选3个腹部穴位和2个四肢穴位，将针刺入穴位，待得气后，将针

柄与电针仪相连，通电强度由小逐渐加大，以患者能够耐受为度，每次通电半分钟，重复3~4次，每日2~3次。

三、推拿疗法

[取穴] 中脘、气海、关元、天枢、脾俞、胃俞、大肠俞、长强。

[手法] 推法、摩法、㨰法、按法、揉法、擦法。

[操作]

（1）患者仰卧位，医者坐于其体侧，以一指禅推法，缓慢自中脘推至关元，往返3~5遍，然后用右手掌摩法施于腹部（逆时针方向），约15分钟，摩腹过程中，用指尖重点刺激中脘、气海、关元、天枢，摩腹压力宜轻柔。

（2）患者俯卧位，医生用㨰法沿脊柱两侧从脾俞到大肠俞施术，每穴1分钟，然后按揉脾俞、胃俞、大肠俞、长强，往返3~5遍，再在左侧背部用擦法治疗，以透热为度。肝气乘脾者，可轻揉地按揉两侧章门、期门，斜擦两胁，以透热为度。轻揉地按揉背部的肝俞、胆俞、膈俞及太冲、行间。

四、气功及太极拳疗法

气功可练内养功。主要利用其腹式深呼吸，对胃肠道起到有节律性的"按摩"作用，从而改善消化和吸收功能。

太极拳，其动作柔韧缓慢，"调气敛神"益于大脑皮层的稳定及全身功能的恢复，达到改善脾胃功能的作用。

五、饮食疗法

对于腹泻患者来讲，饮食疗法虽属于辅助措施之一，但在康复过程中所起的作用，也不能低估。因为长期腹泻可引起严重

的营养缺乏和水、电解质平衡失调，酿成全身性症状，对健康影响很大。光靠药物治疗而饮食调剂不当，很容易使病期拖长，所以合理的饮食营养，对本病尤有特殊意义。

1. 饮食忌宜

（1）急性腹泻：患病期间，可短暂禁食，以使肠道得到休息。脱水过多者，应补充水液。腹泻次数减少后，可给予细软、少油的饮食如藕粉、细挂面、薄皮馄饨、软面片、稀粥以及菜汤或果汁。这些食物既有利于消化吸收，又可补充维生素C。而对易使肠蠕动及胀气类食品如蜂蜜、生葱、蒜以及黄豆类食品均应禁食；粗质通便的蔬菜如芹菜、韭菜、豆芽菜等，也不宜食用。

（2）慢性腹泻：饮食应以少油腻、少渣滓、高蛋白、高热量、高维生素为原则。患者饮食要有适当的调节和限制。总的要求是不过度地增加胃肠的负担，不重新损伤胃肠的功能。具体来说，饭菜品种宜细不宜粗糙，应吃细粮和少纤维乃至无渣的细菜，不吃粗粮和多纤维蔬菜，进食饭菜宜温热柔软，易于消化，生冷、坚硬食物不进口，刺激性太强的食物如辣椒、曲酒，碍胃难消化的甘肥、黏腻、油煎、油炸食品，易胀气或滑肠的蚕豆、花生、土豆、山芋之类，以及性寒的河蚌、田螺等物，也不宜享用。此外，进食数量也要有所节制，不能贪食。忌食菠菜、韭菜、香蕉、梨、无花果、桑椹子等清肠食物。宜食用大枣、山楂、山药、莲子、扁豆、薏苡仁、芡实、栗子、柿子等涩肠之品。还可食用煮熟的苹果、生苹果泥以及各种叶菜菜泥之类食物。

2. 常用药膳

（1）芡实莲子粥：芡实、莲子、白扁豆各20g，加水煮烂，调入适量的怀山药粉

和藕粉成薄羹，再加白糖一匙，即可食用。

（2）橄榄山楂果酱：鲜橄榄、鲜山楂各500g，洗净去核，加水适量，煮沸后去沫，文火煎熬，不断搅动至薄羹状，加白糖适量，待冷却后装瓶备用。可涂在面包或馒头上佐餐。

（3）枣粟焦粥：先将大米100g入锅炒成老黄色，然后将大枣10枚、栗子10个、茯苓10g，加水适量，熬成粥。食时加白糖。

（4）荔枝粥：先将干荔枝15枚，山药15g，加水煮开20分钟后去渣，再加大米100g，莲子肉15g，熬成粥。趁热食用。

（5）乌骨鸡1只，豆蔻30g，草果5枚。宰杀乌骨鸡后，除去内脏及杂毛，洗净。将豆蔻和草果置火上烧存性，纱布包好，放入鸡腹内，加文火煨煮熟透。分顿随量食用，饮汤食肉，可加冰糖炖化调味。2只鸡为一疗程。

（6）雄牛胫骨1根，乌梅适量。将粗实的牛胫骨从中间敲断，取出骨髓，把乌梅放入骨髓腔中，面糊封口，火上煅烧成炭，研末。每次5～10g，早晚空腹温黄酒送服，连服半个月为一疗程。

六、矿泉疗法

可以饮用碳酸氢钙泉，宜少饮，每天1次，对慢性腹泻有效。

【现代康复治疗】

1. 穴位激光照射疗法

主穴取天枢、足三里、上巨虚、神阙。每次选2～3穴。用He-Ne激光器，波长632.8nm，功率1.5mW，光斑1～2mm，出光口离皮肤30cm，每穴照射3～5分钟。每日照射1～2次。

2. 微波疗法

患者取仰卧位，微波治疗机在腹部30cm高度做垂直照射治疗，输出方式为脉冲式微波，功率15～25W，时间为每次每侧15分钟，每天2次，5天为一疗程。

3. 中频药物导入法

取专用中药贴片，一片贴在神阙穴，另一片贴在大肠俞，将电极对置放在贴片上，每次15～20分钟，1次/天，5天为一疗程，每次治疗结束后，保留贴片2小时。

4. 磁疗法

用8cm×3cm的磁片，表面磁场强度为1000～2000Gs，分别将磁之北极面（N）敷贴于中脘、关元、气海、足三里等穴位，可以起到抗炎、止痛之作用。

【康复护理】

慢性腹泻患者因受疾病的折磨，大多精神忧郁，情绪低落、消极，医护人员应与家属互相配合，根据病情有针对性地进行解释，使患者了解疾病的性质、起因等，以解除他们的思想负担，消除紧张情绪，树立对待本病的正确态度，同时应避免精神刺激，使患者保持乐观的态度，提高治愈疾病的信心；鼓励患者劳逸结合，适当参加工作和劳动，建立良好的生活制度。患者应积极锻炼身体，增强体质，以利于疾病的康复。

第八节　慢性非特异性溃疡性结肠炎

慢性非特异性溃疡性结肠炎，是一种原因不明的以结肠溃疡性炎症为特性的慢性疾病，简称"溃疡性结肠炎"。病变主要限于结肠的黏膜，且以溃疡为主；多累及直肠和远端结肠，但可向近端扩展，以至遍及整个结肠。主要症状有腹痛、腹泻和粪中含血、脓和黏液。腹泻是其主要的症状，排出脓血便、黏液便或血便，常伴里急后重，有腹痛→便意→缓解的特点。腹痛一般多为隐痛或绞痛，常位于左下腹或小腹。其他胃肠表现有食欲不振、腹胀、恶心、呕吐及肝大等，左下腹可有压痛，有时能触及痉挛的结肠。常见的全身症状有消瘦、乏力、发热、贫血等。本病可伴有肠外多器官损害，最常累及的部位为眼、皮肤及关节，其症状可见关节炎、虹膜炎、皮肤结节红斑。有少数患者在慢性病的过程中，病情突然恶化或初次发病就呈现暴发性，表现严重腹泻，每日 10~30 次排出含血、脓、黏液的粪便，并有高热、呕吐、心动过速、衰竭、失水、电解质紊乱、神志昏迷甚至肠穿孔，不及时治疗可以造成死亡。本病病程缓慢，轻重不一，常反复发作。本病发生于任何年龄，但呈双峰分布。其主峰在 15~30 岁，第二高峰见于 50~70 岁。本病在中医中病名尚不一致，可归属于"泄泻""痢疾""便血""肠风"或"脏毒"范畴。

西医学认为本病的病因不明，但可能与肠道细菌或病毒感染、精神刺激和神经过敏、食物过敏，自体免疫反应等因素有关。中医认为本病的主要致病因素为湿邪。多因禀赋不足，寒温不和，饮食不节，情志不调或过劳，脾胃损伤，湿浊易于侵袭或内生，下注大肠致脏气失调，壅塞气血而致。湿伤于下，故病位始于大肠，久病及肝肾。初发时多为大肠湿热，气机阻滞也常见伴发，均系实证；大肠与胃同属阳

明，病久伤胃，继之困脾，由脏及腑，病情由实证可渐化为虚证。病程中或耗伤津血，穷必及肾，则脾胃虚弱证转化为脾肾两虚证，加之湿热缠绵未去，胶结不解，形成虚实夹杂的局面。初病在气，久病入络，反复出血，瘀血留着，可见络阻血瘀证。脾虚肝乘，肝郁化火，循经犯目，目疾由生。脾主四肢，湿流关节，关节重痛。热伤肠络，血脉相传，皮肤发斑。本病的治疗以中医或中西医结合为主。在治疗过程中采用积极的康复治疗有利于疾病的恢复。

【康复适应证】

慢性非特异性溃疡性结肠炎的患者，均可进行康复治疗。

【传统康复治疗】

一、药物疗法

（一）中药汤剂

中医辨证论治是慢性非特异性溃疡性结肠炎患者常采用的康复疗法。一般根据患者的症状和体征可分为湿热内蕴证、气滞血瘀证、脾肾两虚证、阴血亏虚证等，中药汤剂可辨证施治，随症加减。

1. 湿热内蕴证

[主症] 腹痛腹泻，反复发作，便中夹脓夹血，里急后重，身热，肛门灼热，口苦口臭，脘痞呕恶，小便短赤，舌红苔黄腻，脉数或滑数。

[治疗原则] 清热利湿，理气止痛。

[推荐方药] 白头翁汤加味：白头翁、秦皮各 20g，黄芩 15g，黄连 9g，白芍 18g，木香、槟榔各 10g，葛根 12g，生甘草 6g，败酱草 30g。

[加减] 脘痞纳呆，湿重于热，加菖蒲、赤茯苓；血便，加地榆、侧柏炭。

2. 气滞血瘀证

[主症] 肠鸣腹胀，腹痛拒按，痛有定处，泻下不爽，嗳气少食，面色晦暗，腹部或有痞块，肌肤甲错，舌质紫暗，偶有瘀斑瘀点，脉涩或弦。

[治疗原则] 行气活血，健脾益气。

[推荐方药] 膈下逐瘀汤加减：当归、黄芪、枳壳各15g，赤芍、桃仁、五灵脂、蒲黄、乌药、香附各10g，红花、小茴香、没药各6g。

[加减] 腹痛甚者，加三七、白芍；晨泄明显者，加肉桂。

3. 脾肾两虚证

[主症] 久泻不愈，下痢脓血及黏液便，形寒肢冷，腹胀肠鸣，腹痛隐隐，喜暖喜按，常于晨间作泻，泻后痛减，食减纳呆，腰膝酸软，舌淡苔白，脉沉细。

[治疗原则] 温脾益肾，涩肠止泻。

[推荐方药] 四神丸合附子理中丸加味：制附子、炮姜、吴茱萸、肉豆蔻、五味子各6g，党参18g，苍白术、补骨脂、炙甘草各10g。

[加减] 年老体弱，久泻不止，加黄芪、升麻、葛根；大便夹有黏液，里急后重者，可加苦参、丹参。

4. 阴血亏虚证

[主症] 久泻不止，便下脓血，腹中隐痛，午后低热，头晕目眩，失眠盗汗，心烦易怒，消渴乏力，舌红少苔，脉细数。

[治疗原则] 养阴清热，益气固肠。

[推荐方药] 生脉散合六君子汤加减：党参15g，白术、茯苓、麦冬、乌梅各10g，陈皮、半夏、五味子各6g，知母12g，黄芪18g，山药、芡实各30g。

[加减] 五心烦热，加青蒿、银柴胡；便下赤白黏冻者，加白花蛇舌草、马齿苋。

（二）常用单方验方

（1）利气清肠汤：党参、白术、茯苓、秦皮各12g，炮姜3～4.5g，木香、陈皮各9g，生地榆15～30g，每日1剂，分2次服。用于治疗溃疡性结肠炎见腹泻、腹痛、黏液或血便者。

（2）溃结露：白头翁、苦参各12g，丹参、赤芍、炒白芍各10g，加水1000ml，煎煮浓缩至200ml，于每晚睡前保留灌肠，每次150～200ml。

（3）破叶莲：生药粉碎，装入胶囊中，每次口服25g，一日3次，3天为一疗程，好转者继续服用第二个疗程。

（4）菊榆方（《中国中医秘方大全》）：菊花、地榆、十大功劳叶各15g，苦参、黄芩、大飞扬9g。上药加水煎成100ml，然后加入山莨菪碱20mg，每晚睡前保留灌肠。15次为一疗程。功能清热燥湿，解毒止血。直接作用于病变局部，有抑菌、消肿、收敛、镇痛等作用。

（5）煨肉豆蔻、炒五味子各60g，煨木香、诃子肉12g，炒吴茱萸15g，共研细末，每次服6g，每日2次。

（6）保元汤（《中国中医秘方大全》）：炙黄芪、党参、白及各20g，苍白术、藿香各10g，川椒5g，肉桂、田七各3g，诃子15g，甘草6g，制成冲剂。每次服15g，每日服2～3次，3个月为一疗程。也可水煎服。功能健脾化湿，益气温肾。本方可激活和提高患者自身免疫细胞的识别、中和、溶解和排除结肠黏膜炎性异物的功能。

二、针灸疗法

（一）体针疗法

［**取穴**］天枢、上巨虚、大肠俞、足三里、隐白、三阴交、阴陵泉。

［**操作**］选以上穴位，实证用泻法；虚证用补法。留针30分钟，每日1～2次。

（二）耳针或耳穴疗法

［**取穴**］皮层下、内分泌、交感、小肠、大肠、神门、三焦。

［**操作**］选上述反应明显的3～5个穴位，用耳针或王不留行籽，刺或压迫穴位，留针1小时或压迫穴位24小时，隔日一次。

（三）穴位注射疗法

［**取穴**］次髎（双侧）。

［**操作**］用维生素C 500mg注入双侧次髎穴，针头进入6～8分，患者骶骨部有酸胀重麻感并向下扩散时注药，每周2～3次。

三、推拿疗法

慢性非特异性溃疡性结肠炎患者采用推拿疗法进行康复治疗，可起到益气和胃、解痉止痛之功效。

［**取穴**］脐、中脘、气海、关元、天枢、肚角、章门、期门、背部有关俞穴、八髎、内关、支沟、足三里、阴陵泉、太冲。

［**手法**］推法、按法、揉法、㨰法、拿法、擦法、搓法。

［**操作**］

（1）患者仰卧位，医者坐于其体侧，用右手食、中、无名指分别置于脐及天枢穴，做按揉法，约2分钟；然后用右手掌摩法摩腹10分钟，在摩腹过程中，用指尖重点刺激中脘、气海、关元诸穴位，摩腹压力宜轻柔，再拿两侧肚角3～5遍。

（2）接上势，用拇指按揉法施治于内关、支沟、足三里、阴陵泉、太冲等穴位，每穴1分钟。

（3）患者俯卧位，医生坐于其体侧或立于其侧，先用一指禅推法或㨰法循两侧膀胱经操作3遍（自膈俞至大肠俞），然后用按法重点刺激膈俞、膏肓俞、胃俞、大肠俞，每穴1分钟，接着用小鱼际擦法擦脾俞、胃俞、肾俞、命门线及八髎穴，并擦督脉，至发热为止。

（4）患者坐位，医者立其身后，用双手食、中、无名指同时按揉两侧章门、期门穴，每穴1分钟，最后自上而下搓胁肋部3～5遍，结束治疗。

四、气功疗法

气功可练内养功。可使大脑皮层的功能活动趋于正常，同时利用其腹式深呼吸，对胃肠道起到有节律性的"按摩"作用，从而改善消化和吸收功能。

太极拳，其动作柔韧缓慢，"调气敛神"益于大脑皮层的稳定及全身功能的恢复，达到改善脾胃功能的作用。

五、饮食疗法

饮食与本病的发生和临床症状的发作有着密切的关系，饮食调配对本病的防治及康复非常重要。一般的食养原则应是少油腻、少渣滓、高蛋白、高热量、高维生素。过分粗糙的食物，对肠壁有刺激作用，可促进肠蠕动，从而加重腹泻，故应限制。可食食物有粥类、挂面、馒头、饼干、蛋糕等，比较老的芹菜、韭菜、菠菜、萝卜不要多吃。油脂多的食物既不容易消化，又有滑肠作用，应限制，症状严重时，连烹调油也要适当减少。严重发作者，头几天要禁食，可通过静脉内供给营养，以使肠道得到休息。要吃蛋白质、维生素、热量丰富的食物，且要求容易消化；多选用富含优质蛋白质的食物，如鲜鱼、蛋类、瘦肉、豆制品。牛奶以不服或少服为宜。在烹调上主食宜采用软烂的、新做的粥、面条；肉类要经过充分的炖煮，烹调方法以蒸、煮、烩、炖为主，爆、炒、煎、炸的方法不适宜。

1. 饮食宜忌

（1）有益食品：新鲜的蔬菜如嫩菜心、嫩菜叶等，质软的水果和蔬菜，如山药、土豆、菱角等，苹果泥、大枣、山楂、莲子、扁豆、薏苡仁、芡实、栗子、柿子等，也可经常食用；还可选食一些有抗菌、消炎、清热解毒功效的食物或药物，如马齿苋、马兰头、菊花脑等。

（2）不宜食品：油腻食物，如动植物油腻、油煎炸或油多的食物；生冷的食物，如生冷的瓜果、凉拌菜及冷饮等；忌食有刺激性的食物，如辣椒、曲酒、浓茶、咖啡、生姜、生蒜以及浓烈香料；过分粗糙的食品，如含纤维多的芹菜、韭菜、红薯、黄豆等；不食具有通便或可产生肠胀气的食品，如蜂蜜、芝麻、核桃等。

2. 常用药膳

（1）黄芪扁豆粥：黄芪、扁豆各30g，煎汤取汁，加入粳米150g，再加水适量，煮粥常服。

（2）双仁粥：车前子30g，纱布包，煎汤取汁，加薏苡仁、百合各30g，粳米150g，加水适量，煮粥常服。

（3）大蒜5个，白萝卜100g，加水同煎，饮服。适于急性发作期。

（4）茶叶15g，浓煎取汁饮服。适于急性发作期。

（5）山药赤豆糕：新鲜山药250g，赤小豆150g，芡实米30g，白扁豆、云茯苓各20g，乌梅4枚，果料、白糖适量。先将赤小豆制成豆沙，加适量白糖待用，将白扁豆、云茯苓、芡实米研末，加少量水蒸熟；鲜山药蒸熟去皮，加入云茯苓等蒸熟的药物，拌匀成泥状。将药泥在盘中薄薄铺一层，再将豆沙铺一层，如此铺六七层，成千层糕状，上层点缀适当的果料，上锅再蒸，待熟后取出。以乌梅、白糖熬浓汁，浇在蒸熟的糕上，即可食用。适用于疾病的缓解期间常食用。有健脾止泻的作用。

（6）烤五香鹅：肥鹅肉750g切块，干姜6g，肉豆蔻、吴茱萸、肉桂各3g，丁香1g。共研细末，涂于鹅肉上，放入酱油、黄酒、白糖、味精等调味品中浸泡2小时，然后将鹅肉放入烤箱内，小火烤15分钟左右，翻过来再烤15分钟左右，熟后即可食用。功能温补脾肾，涩肠止泻。适用于脾肾阳虚型。

【现代康复治疗】

1. 肠康复

（1）肠外营养及肠内营养：患者胃肠功能蠕动性降低，营养物质难以吸收并且存在反流或腹泻的情况，需要积极的选择肠外营养，缓解后需要肠外和肠内配合，改善患者的胃肠道功能。

（2）肠黏膜特需营养因子：无论采用肠外营养还是肠内营养，均应注意补充肠黏膜特需的营养因子，如小肠黏膜所需要的谷氨酰胺、结肠黏膜需要短链脂肪酸。

后者目前只能通过肠内以可溶性的膳食纤维形式补充。谷氨酰胺则既可通过静脉以谷氨酰双肽的形式补充，也可通过肠道直接补充。即使不能成功应用肠内营养，也可通过静脉补充小肠黏膜所需要的特异营养因子，也不失为一种有效的康复治疗措施。

2. 穴位激光照射

主穴取中脘、上脘、天枢、足三里、气海、关元、神阙。每次选 2～3 穴。用 He-Ne 激光器，波长 632.8nm，功率 2.0mW，光斑 2mm，出光口离皮肤 30cm，每穴照射 4～5 分钟。每日照射 2 次。

3. 微波疗法

患者取仰卧位，微波治疗机在上腹部 30cm 高度做垂直照射治疗，输出方式为脉冲式微波，功率 15～25W，时间为每次每侧 15 分钟，每天 2 次，5 天为一疗程。

4. 中频药物导入法

取专用中药贴片，一片贴在中脘穴，另一片贴在神阙，将电极对置放在贴片上，每次 15～20 分钟，1 次/天，5 天为一疗程，每次治疗结束后，保留贴片 2 小时。

【康复护理】

慢性非特异性溃疡性结肠炎患者因受疾病的折磨，大多精神忧郁，情绪低落、消极，医护人员应与家属互相配合，根据病情有针对性地进行解释，使患者了解疾病的性质、起因等，以解除他们的思想负担，消除紧张情绪，树立对待本病的正确态度；同时应避免精神刺激，使患者保持乐观的态度，提高治愈疾病的信心。注意饮食有节，起居有常，避免劳累，预防肠道感染，同时注意心理调节。鼓励患者劳逸结合，适当参加工作和劳动，建立良好的生活制度。患者应积极锻炼身体，增强体质，以利于疾病的康复。

第八章
精神神经系统疾病

第一节　神经衰弱

神经衰弱是神经官能症中最常见的病症之一，是大脑皮质兴奋和抑制平衡失调而引起的一种功能性疾病。主要临床表现是易于兴奋和迅速疲劳，并伴有躯体的各种不适感、睡眠障碍和自主神经功能失调等症状。神经衰弱在我国为常见病。

中医学虽没有"神经衰弱"这一病名，但对本病也确有不少研究和记述，如"不瞑""不得卧""不能眠""卧不安""不寐"等，均为本病称谓。

神经衰弱的发病原因一般认为与长期精神过度紧张、睡眠不足或急性精神创伤相关。中医认为本病与忧愁、疑虑、劳倦、体弱有关，致使人体心、肝、脾、肾等脏腑功能活动紊乱，阴阳气血失调。

【康复适应证】

神经衰弱的康复治疗，其临床适应证为不寐、健忘、头昏、头痛、眩晕、惊悸、怔忡、四肢乏力、精神萎靡、阳痿、遗精或月经紊乱等症状。

【传统康复治疗】

一、药物疗法

（一）中药汤剂

中医中药是神经衰弱患者常用的康复疗法，临床上根据患者的症状和体征，辨证分为如下几型，并随症加减。

1. 心脾不足证

[主症] 心悸，怔忡，不易入睡，多梦易惊，胃纳不佳，腹胀不适，健忘懒言，胆小多疑，倦怠乏力，面色少华，或便溏，舌淡胖有痕，苔薄白或白腻，脉细弱或缓弱。

[治疗原则] 健脾养心，补血益气。

[推荐方药] 归脾汤：人参10g，白术10g，黄芪15g，甘草6g，远志15g，酸枣仁15g，茯神10g，龙眼肉15g，当归10g，木香6g。

[加减] 心血不足偏重者，加熟地、白芍、阿胶；失眠较重者，加五味子、柏子仁或合欢花、首乌藤、龙骨、牡蛎；脘闷纳呆，舌苔滑腻者，加半夏、陈皮、茯苓、厚朴。

2. 阴虚火旺证

[主症] 心烦不寐，头晕耳鸣，健忘心悸，五心烦热，盗汗，口干咽燥，精神萎

靡，或口舌糜烂，或腰膝酸软，男子阳痿遗精，女子月经不调，舌质红苔少，脉细数。

［**治疗原则**］滋阴降火，清心安神。

［**推荐方药**］天王补心丹：酸枣仁15g，生地15g，柏子仁10g，天冬10g，麦冬10g，五味子15g，当归10g，人参10g，玄参10g，丹参30g，白茯苓15g，远志15g，桔梗6g，朱砂3g。

［**加减**］心火亢甚加黄连、黄芩、阿胶；偏肾阴虚者以知柏地黄丸加首乌藤、合欢皮、茯神、珍珠母；遗精滑泄者加莲须、金樱子、煅牡蛎。

3. 肝郁血虚证

［**主症**］难以入睡，多梦易惊，胸胁胀满，善叹息，急躁易怒，舌质淡红或舌红，苔白或黄，脉弦数。

［**治疗原则**］疏肝，养血安神。

［**推荐方药**］酸枣仁汤：酸枣仁15g，甘草6g，知母10g，茯苓15g，川芎6g。

［**加减**］肝郁化火可用丹栀逍遥散加夜交藤、柏子仁、珍珠母。

4. 心胆气虚证

［**主症**］失眠惊悸，时易惊醒，善惊易怒，噩梦纷纭，心神不安，气短倦怠，舌淡红，苔薄白，脉弦细。

［**治疗原则**］益气镇静，安神定志。

［**推荐方药**］安神定志丸：人参15g，龙齿30g，茯神15g，石菖蒲15g。

［**加减**］若血虚阳浮，虚烦不眠者，宜用酸枣仁汤。

5. 痰热扰心证

［**主症**］失眠，心烦，口苦，目眩，头重，胸闷，恶心，舌质偏红，苔滑腻，脉滑数。

［**治疗原则**］清热化痰。

［**推荐方药**］温胆汤加味：半夏6g，陈皮9g，茯苓10g，枳实10g，黄连6g，山栀10g，竹茹6g。

［**加减**］若心悸惊惕不安者，加龙齿、珍珠母、磁石、百合之类；若饮食停滞、胃中不和，加神曲、焦山楂、莱菔子；若痰多，加浙贝母、竹沥、天竺黄、姜汁。

6. 胃中不和证

［**主症**］失眠，食滞不化，脘闷嗳气，脘腹胀满或胀痛，时有恶心和呕吐，嗳腐吞酸，大便不爽，舌苔黄腻或黄糙，脉弦滑或滑数。

［**治疗原则**］和胃消导，化痰清热。

［**推荐方药**］保和丸：神曲30g，山楂15g，茯苓15g，陈皮10g，连翘20g，莱菔子15g，半夏6g。

［**加减**］痰多胸闷、口苦，加竹沥、枳实；心烦、舌尖红，加黄连、山栀；腹痛便秘，加大黄、芒硝、厚朴花；积滞已消，胃气不和者，用半夏秫米汤；脾虚实滞者，宜用六君子汤加枳实、鸡内金、山楂、神曲、炒麦芽等。

7. 瘀血阻滞证

［**主症**］失眠经久不愈，头痛，头晕，心烦急躁，舌暗或有瘀斑，脉弦细或涩。

［**治疗原则**］活血化瘀，清心安神。

［**推荐方药**］血府逐瘀汤：当归9g，生地9g，桃仁12g，红花9g，甘草6g，枳实9g，赤芍15g，柴胡6g，川芎6g，桔梗6g，牛膝10g。

［**加减**］痰水甚者加天竺黄、浙贝母、黄连、全瓜蒌；肝火甚者加桑叶、菊花、钩藤、山栀子。

（二）常用单方验方

（1）清肝宁心汤：钩藤15g，丹参30g，生珍珠母20g，夏枯草15g，酸枣仁15g，合欢皮12g，炙甘草3g。水煎服，每日1

剂，睡前服。适用于肝郁化火、心神被扰之神经衰弱症。

（2）逍甘百合汤：百合40g，首乌藤50g，当归15g，白芍20g，郁金15g，香附15g，连翘15g，莲子心15g，生地20g，麦芽50g，珍珠母30g，甘草15g，大枣9g。水煎服，日1剂。适用于肝郁内热、灼伤阴津、心神失养之症的神经衰弱。

（3）加味半夏汤：法半夏12g，秫米30g，夏枯草10g，干百合30g，紫苏叶10g。水煎服，日1剂。适用于阳不入阴、阴阳失调型神经衰弱。

（4）交泰饮：黄连6g，肉桂6g，玄参10g。水煎服，日1剂，分3次服。适用于心肾不交型神经衰弱。

（5）神衰汤：石决明12g，珍珠母12g，钩藤（后下）10g，菊花10g，丹参10g，赤芍10g，首乌藤12g，合欢皮20g，淮小麦12g，炙甘草4.5g，鲜竹叶10g。水煎服，日1剂。适用于肝阳不足、肝阳上亢、心火偏旺、胃失和降型神经衰弱。

二、针灸疗法

针灸对于神经衰弱可起到安神、定志、清心等作用。

（一）醒脑开窍针刺法

[主穴] 内关、人中、三阴交。

[配穴] 颈夹脊穴、百会、四神聪、神门。

[操作] 先刺双侧内关，位于腕横纹中点直上2寸，两筋之间，直刺0.5～1寸，采用提插捻转结合的泻法。内关穴捻转法，采用作用力方向的捻转泻法，即左侧逆时针捻转用力，自然退回；右侧顺时针捻转用力自然退回。配合提插，双侧同时操作，

施手法1分钟。

继刺入中，位于鼻唇沟上1/3处，向鼻中隔方向斜刺0.3～0.5寸，采用雀啄手法（泻法）。针体刺入穴位后，将针体向一个方向捻转360°，使肌纤维缠绕在针体上，再施雀啄手法，以流泪或眼球湿润为度。

再刺三阴交，位于内踝直上3寸，沿胫骨内侧缘与皮肤呈45°角斜刺，进0.5～1.0寸，针尖深部刺到原三阴交穴的位置上，采用提插补法，即快进慢退，或者可以形容为重按轻提。针感到足趾，下肢出现不能自控的运动，以患肢抽动3次为度。余穴随证补泻或者平补平泻。

（二）体针疗法

[取穴] 神门、三阴交、四神聪、风池。

[配穴] 心脾亏损加心俞、厥阴俞、脾俞；肾亏加肾俞、太溪；心胆气虚加心俞、胆俞、大陵、丘墟；肝胆上扰加肝俞、间使、太冲；脾胃不和加胃俞、足三里。

[操作] 以上穴位据辨证采用补法或平补平泻法，持续捻转3分钟，留针30分钟，每日针1～2次。

（三）电针或电极板穴位刺激

[取穴] 神门、三阴交、四神聪、百会、太溪、太冲、足三里、心俞、肾俞。

[操作] 以上穴位置电极板后或进针后接电针，采用可调波，其强度由弱变强，以患者能耐受为度，每次选1～2组穴（每组2个穴，分别接电源的正负极），每次20～30分钟，每日1～2次。

（四）穴位注射疗法

[取穴] 足三里、内关、心俞、脾俞、胃俞、安眠。

［**操作**］根据病情选用维生素B$_1$、B$_{12}$、胎盘注射液或当归注射液，每次2～3个穴位，每穴注射药液1～2ml，每日1次，交替用穴，7～10次为一疗程。

（五）耳针及耳穴疗法

［**取穴**］神门、心、肾、皮质下。

［**操作**］以上穴位用王不留行籽压迫并用贴布固定，隔日更换1次，每日压迫2～3次，每次每穴压迫5～10分钟。

三、针刀疗法

由颈椎疾病引起的以神经衰弱为主要症状表现，称为颈源性神经衰弱，以针刀松解颈椎棘突旁阳性反应物治疗本病，效果良好。

［**取穴**］患者俯卧，在颈椎棘突两侧找寻筋结、筋索、钝厚等阳性反应物，以甲紫标记。

［**操作**］局部常规消毒，用无菌纱布包裹朱氏针刀，从标记处进针（对疼痛较敏感或对针刀有恐惧感者，可先用20g/L利多卡因注射液在进针处打一皮丘），快速刺入皮肤后，缓缓推进，直达病变层次，做纵行摆动和横行摆动，遇筋结或筋索则纵行或横行切割1～3刀。拔针后用纱布按压3～5分钟，如有出血按压时间可延长，然后以创可贴覆盖，嘱3日内针眼处勿沾水。治疗1次/周。

四、推拿疗法

神经衰弱患者若出现头痛、头晕、失眠、健忘、耳鸣等症，运用推拿疗法，往往能收到很好的疗效。

［**取穴**］印堂、神庭、睛明、攒竹、鱼腰、头维、太阳、角孙、四白、风池、百会、肩井。

［**手法**］一指禅推法、抹法、按法、扫散法、拿法。

［**操作**］

（1）患者端坐位，医者站于前方，用抹法由印堂向上至神庭，治疗约5～7遍，再从印堂向两侧眉弓至太阳穴往返3～5遍，然后用一指禅推印堂→眼上眶→太阳穴→眼下眶→睛明穴→印堂（此法又称"∞"推法），反复操作5～7遍，再按神庭、头维、角孙、攒竹、鱼腰、太阳、四白、睛明等穴，每穴依次按5～7次。

（2）原势，医者分别用双手在患者的头部两侧作扫散法，每侧5～7次，可反复数遍。

（3）原势，医者站至背后，用五指拿法，由头顶开始至枕骨下部转用三指拿法，反复3～5遍，再按百会1分钟，拿风池、肩井穴各半分钟。

五、气功疗法

神经衰弱的患者选练静功效果较好，如强壮功、内养功、养生桩等对神经衰弱都有较显著的疗效，特别是正气式，可连续多做几次，练功次数以早晚各一次为佳。

神经衰弱的患者关键是不能入静，开始可采用自然呼吸法，练到能够很好地入静之后，再改用胸式呼吸法，不可因呼吸而影响入静，胸式呼吸不要用力，通过锻炼，逐渐达到轻柔、细长、均匀。

气功治疗神经衰弱有效与否，主要取决于练功者的入静程度。入静时间越长，程度越深，其疗效越好，最终达到经络通畅，营卫调和，心神内敛，阴阳平衡之目的，从而起到强壮神经的作用。

神经衰弱的患者可练简易式太极拳，如二十四式等。练太极拳时要做到心要静，全身放松，呼吸均匀，这样才能起到调和气血、贯通阴阳的作用，从而调整周身血管、神经及各脏器的功效。

六、饮食疗法

1. 饮食宜忌

合理饮食对于神经衰弱的防治有着重要的作用。神经衰弱患者的饮食以清淡为主，避免多吃辛辣、有刺激性的温燥食品，如胡椒、葱、蒜等食品；晚餐的进食量宜适当，睡前不宜过多饮水，多进食一些宁心安神、促进睡眠的食物，如小麦、小米、大枣、百合、核桃、莲肉、桂圆、桑椹、牛奶、猪心、羊心等。

2. 常用药膳

（1）白术猪肚粥：白术30g，槟榔10g，猪肚1只，生姜少许，粳米100g。洗净猪肚，切成小块，用白术、槟榔、生姜煎煮，去渣，用汁同米煮粥，猪肚可取出蘸麻油、酱油佐餐。其功用补中益气，健脾和胃。适用于心脾不足和肝肾阴虚的患者。

（2）龙眼肉粥：龙眼肉15g，红枣5~10枚，粳米100g，熬制而成。每日食用1次。适用于心血不足的患者。

（3）仙人粥：制何首乌30~60g，红枣5~10枚，粳米100g，红糖适量，煮成粥。适用于肝肾阴虚之症。

（4）参归炖猪心：猪心1只，党参、当归各25g。猪心剖开，将党参、当归放入猪心内，隔水炖熟，去党参、当归，加调料，每日2次服用。可起定惊补心、益气养血之效。

七、浴疗法

1. 矿泉浴

用矿泉水沐浴，水温以33℃~36℃为宜，每次在水中浸泡30分钟，每日1次，10次为一疗程。

2. 温水浴

每日入睡前行40℃~42℃温水浴10~15分钟，摩擦冲洗。

3. 冷水浴

每日清晨用18℃~20℃冷水沐浴10分钟，用冷水擦身至皮肤发红为度，每日1次，10次为一疗程。

【现代康复治疗】

现代康复医学对于神经衰弱的治疗有很多方法，如心理疗法、理疗、运动疗法等。

普通的心理疗法主要对患者进行鼓励、启发、开导，根据患者遇到的问题，帮助患者走出心理病区，控制和缓解负面情绪，重新树立生活自信，改善心情，释放压力，从而达到调整神经的作用，可以改变人体精神状态。森田疗法作为心理疗法的一个独特疗法，对于神经衰弱的治疗效果有一定的作用。森田疗法的治疗原理为顺应自然，为所当为。

理疗通过超声、生物电、磁场、水浴等对神经衰弱的患者进行治疗，改善自主神经功能紊乱等症状。

运动疗法包括慢跑、自行车、球类运动等等，运动控制速度和节奏，强度适中。

【康复护理】

神经衰弱患者往往思想负担过重，精神压力较大，因此从心理上给予患者治疗也是相当重要的。要使患者消除紧张情绪，戒烦恼，心情舒畅，睡前少谈话，少思虑，避免烟酒等刺激物品，注意生活起居要有规律，适当参加体育锻炼，可促进身心健康。

第二节 脑动脉硬化症

脑动脉硬化症系指脑动脉粥样硬化、小动脉硬化、细小动脉透明变性等动脉壁变性所引起的脑功能障碍症候群，为动脉粥样硬化的一种。主要病理表现为动脉的一种非炎症性、退行性和增生性的病变，导致动脉管壁增厚变硬，失去弹性，管腔缩小，小血管闭塞，从而使脑实质的供血量减少，神经细胞功能障碍，而引起一系列神经与精神症状。它是老年病中比较多发的一种病症。

脑动脉硬化属于中医"眩晕""头痛""健忘""耳鸣""不寐""痴呆""中风""颤证"和"痫证"等范畴。

脑动脉硬化的病因病机虽较复杂，但归纳起来不外虚（肝肾阴虚、肾精亏虚、脾气不足、气血两虚）、火（肝火、心火、痰火）、风（肝风）、痰（风痰、湿痰）、气（气滞、气虚）、血（血虚、血瘀）六端，其中以肝肾阴虚为其根本。由于本病的病理演变较慢，因此用康复手段治疗此病就显得非常重要。

【康复适应证】

本病属老年慢性病，其临床症状随着脑动脉硬化程度的不同，而表现出不同的慢性脑病症候群。早期表现以头晕、头痛、目眩眼花、耳鸣、失眠、健忘（特别是近事遗忘）、反应迟钝、神思欠敏、性急易怒等为主要特征。中期则以一时性头晕、失语、偏盲、口舌㖞斜、偏侧肢体麻木或不遂、筋惕肉瞤及精神异常等为主要表现。后期主要表现为呆、傻、愚、笨、言语颠倒或沉默寡言、闭门独居、面无表情、哭笑无常、头摇肢颤、肌肉强直、言语謇涩、含糊、声音嘶哑、吞咽困难。

【传统康复治疗】

一、药物疗法

（一）中药汤剂

由于本病为本虚标实、虚实夹杂之证，故辨证首应察其虚实。若以标实为主，则宜急治其标，以祛邪治标为主。若以本虚为主，则宜缓治其本，以扶正固本为主。若以虚实夹杂，标本并重，则应标本同治，补泻兼施。

1. 肝阳上亢证

［主症］头晕，头痛而胀，耳鸣目眩，心烦易怒，睡眠不宁，面色潮红，或兼胁肋胀痛，口苦。舌质红苔薄黄，脉弦有力。

［治疗原则］平肝潜阳。

［推荐方药］天麻钩藤饮：天麻12g，钩藤12g，石决明18g，黄芩10g，栀子9g，川牛膝10g，杜仲10g，首乌藤9g，菊花10g，白芍10g，生龙骨20g，生牡蛎20g，甘草6g。

［加减］若腰膝酸软，两目干涩，舌红少津，脉弦细，加生地、何首乌、女贞子、枸杞子；若便秘尿赤，头痛甚，加龙胆草、夏枯草、芦荟；若胸肋胀满，嗳气，善太息，加郁金、香附、川楝子。

2. 心肝火旺，痰热上扰证

［主症］头晕、头胀，面色红赤，急躁易怒，心烦不安，喜怒无常，失眠多梦，口苦干渴，便秘尿赤，甚则可见神昏谵妄，或肢颤头摇，肌肉强直，胸闷脘痞头重。舌红苔黄厚腻，脉弦滑数。

［治疗原则］清火化痰，醒脑安神。

［推荐方药］龙胆泻肝汤合黄连温胆汤：龙胆草6g，栀子9g，黄芩9g，生地9g，黄连10g，竹茹10g，陈皮6g，半夏

10g，云茯苓15g，枳实10g，胆南星15g。

[加减] 若心悸心烦，夜寐不安，加酸枣仁、茯神、百合、莲子心；若大便秘结，加生大黄、芒硝；若痰多黄稠，加天竺黄、竹沥、瓜蒌皮；若肢麻震颤，头摇，加天麻、石决明；若神昏谵妄，加菖蒲、郁金，或加服安宫牛黄丸。

3. 阴虚火旺，心肾不交证

[主症] 心烦不寐，多梦盗汗，遇事善忘，反应迟钝，精神萎靡，腰膝酸软，口燥咽干。舌红少苔，脉细数。

[治疗原则] 滋阴降火，交通心肾。

[推荐方药] 黄连阿胶汤合交泰丸：黄连6g，阿胶15g（烊化），黄芩10g，白芍10g，肉桂6g，柏子仁15g，酸枣仁15g，麦冬16g，生地9g，朱砂3g（冲服）。

[加减] 若面热微红、眩晕、耳鸣，加牡蛎、龟甲、磁石。

4. 肝肾阴虚，风阳上扰证

[主症] 头晕头痛，耳鸣目眩，视物昏花，腰膝酸软，烦躁易怒，肢体麻木或不遂。舌红苔少，脉沉弦。

[治疗原则] 滋阴潜阳，熄风通络。

[推荐方药] 镇肝熄风汤：白芍10g，天冬10g，龙骨15g，牡蛎15g，龟甲15g，代赭石12g，怀牛膝10g。

[加减] 若舌强语謇，神志欠清，加菖蒲、郁金；若见四肢震颤，筋脉拘急，加大定风珠；若头痛甚，加白蒺藜、夏枯草。

5. 痰浊中阻，上蒙清窍证

[主症] 眩晕头昏，头重如蒙，胸闷呕恶，脘痞纳呆，嗜睡，倦怠，肢体沉重，精神抑郁，表情呆钝，哭笑无常，口流痰涎。舌体胖质暗淡，苔白腻，脉弦滑。

[治疗原则] 健脾燥湿，豁痰开窍。

[推荐方药] 半夏白术天麻汤：半夏6g，白术10g，天麻10g，茯苓10g，橘红6g，甘草6g。

[加减] 若耳鸣重听，加葱白、郁金；若口苦心烦，渴不欲饮，苔黄腻，去白术，加黄芩、黄连；若见昏仆，舌强语謇，肢体不遂或头摇肢颤，加钩藤、夏枯草、全蝎、僵蚕。

6. 气血两虚，脉络瘀阻证

[主症] 眩晕、头痛，痛有定处，动则加重，神疲懒言，健忘少寐，面色㿠白，或中风之后遗有肢体偏瘫，痿废，口舌㖞斜，反应迟钝，言謇少语，妄想善怒。舌质暗淡，苔薄白，脉细涩。

[治疗原则] 益气补血，化瘀通络。

[推荐方药] 八珍汤合通窍活血汤：党参10g，白术10g，云茯苓10g，当归10g，赤芍10g，熟地10g，桃仁10g，红花10g，全蝎10g，地龙10g，黄芪10g，甘草6g。

[加减] 若肢体痿废，麻木肿胀，加桂枝、桑寄生、豨莶草、木瓜、防己；若口角流涎，神情呆滞，加菖蒲、郁金、胆南星；若小便失禁，加桑螵蛸、益智仁，若大便干结，加郁李仁、肉苁蓉。

7. 肾精亏虚，髓海不足证

[主症] 体态衰老，表情呆滞，行动迟缓，语言错乱，忽哭忽笑，头晕目眩，脑转耳鸣，腰膝酸软。偏于阴虚伴五心烦热，颧红咽干。舌红少苔，脉细数；偏于阳虚伴形寒肢冷，面色㿠白或黧黑，舌淡苔薄白，脉沉细。

[治疗原则] 补益精气。

偏阴虚者，补肾滋阴；
偏阳虚者，温肾助阳。

[推荐方药] 偏阴虚用左归丸：熟地10g，山药15g，枸杞子15g，炙甘草6g，茯

苓 10g，山茱萸 10g；偏阳虚用右归丸：熟地 10g，山药 15g，山茱萸 15g，枸杞 10g，甘草 6g，杜仲 10g，肉桂 6g，附子 6g。

[加减] 若失眠严重，加首乌藤、酸枣仁、五味子；若见癫痫发作，加生龙牡、全蝎、僵蚕。

（二）常用单方验方

（1）补肾活血汤：制首乌、淫羊藿、骨碎补、丹参各 30g，川芎、泽泻、山楂、玉竹各 15g，枸杞、桃仁、红花、牛膝各 10g。随症加减，日 1 剂，水煎服。14 日为一疗程，连用 3 ~ 4 疗程。适用于肾虚血瘀证。

（2）加味益气聪明汤：黄芪、丹参各 20g，党参、葛根各 15g，升麻 5g，蔓荆子、川芎各 12g，白芍、甘草各 10g，黄柏 8g。随症加减，每日 1 剂。适用于气虚血瘀型。

（3）葛鸡活血汤：葛根、鸡血藤各 30g，枸杞子 15g，女贞子 10g，墨旱莲 10g，赤芍 15g，五灵脂 10g，当归 10g。日 1 剂。水煎服。适用于肝肾不足，血脉瘀滞型。

（4）水蛭胶囊：水蛭打粉装入胶囊（每粒含水蛭粉 0.4g）。随症加减。适用于痰瘀互阻型。

二、针灸疗法

针刺治疗脑动脉硬化具有调神醒脑、补益脑髓等功效。

（一）醒脑开窍针刺法

1. 处方Ⅰ

[取穴] 双侧内关、人中、三阴交。

[操作] 先刺双侧内关，直刺 0.5 ~ 1寸，采用捻转提插结合泻法，施手法 1分钟；继刺入中，向鼻中隔方向斜刺 0.3 ~ 0.5 寸，用重雀啄法，至眼球湿润或流泪为度；再刺三阴交，沿胫骨内侧缘于皮肤呈 45° 斜刺，进针 1 ~ 1.5 寸，用提插补法，使患侧下肢抽动 3 次为度。

2. 处方Ⅱ

[取穴] 双侧内关、上星、百会、印堂、三阴交。

[操作] 先刺印堂穴，刺入皮下后使针直立，采用轻雀啄手法（泻法），以流泪或眼球湿润为度。继选 3 寸毫针由上星穴刺入，沿皮至百会穴后，针柄旋转 90°，转速 120 ~ 160 次/分，行手法 1 分钟。

（二）体针疗法

[取穴] 印堂、上星、百会、头维、风池、完骨、天柱。

[加减] 气血不足加脾俞、足三里；肝阳上亢加肝俞、太冲；痰湿中阻加中脘、丰隆。

[操作] 以上穴位根据辨证，分别用补、泻或平补平泻手法，持续捻针 1 ~ 3分钟，留针 30 分钟，每日针 1 ~ 2 次。

（三）电针或电极板穴位刺激

[取穴] 头维、风池、完骨、天柱、百会、太阳。

[操作] 进针或置电极板后接电针，电针的波幅采用可调波由弱至强逐渐加量，直至患者有电流通过的感觉，但以能耐受为度，每次 20 分钟，每日 1 ~ 2 次。

（四）穴位注射疗法

[取穴] 足三里、内关、心俞、肾俞。

[操作] 选 1 ~ 2 个穴位，每穴注射丹参注射液 50ml，每日 1 次。

（五）耳针及耳穴疗法

[取穴] 肾、神门、枕、内耳、皮质下。

[操作]每次选2~3个穴，中强刺激，留针30分钟，每日1次，7天为一疗程，间歇捻针或用王不留行籽压迫以上穴位，隔日1次，10次为一疗程。

三、推拿疗法

脑动脉硬化患者出现头晕、头痛、失眠、健忘、耳聋、眼花等一系列症状，均可采用调神醒脑之推拿手法治疗。

[取穴]印堂、上星、太阳、阳白、头维、角孙、百会、风池等。

[手法]按、揉、推、抹、拿、叩等。

[操作]

（1）患者取仰卧位，医者位于患者头前方，分别用按、揉、推、抹法，在上述穴位按摩3~5分钟。

（2）用双手拇指分别按住前额发际，然后沿头皮向后至后发际，分别用按、揉、叩等方法做3~5分钟。

（3）用双手捂住双耳，用其余手指叩击枕部5~10分钟。

四、气功疗法

脑动脉硬化患者，以练强壮功、内养功等疗效最佳。练功时要注意呼吸均匀，以腹式呼吸为主，练到一定程度后可加意念，使气流从丹田上达颠顶，这样可起到调和气血、填充脑髓之功效。

太极拳可练二十四式或四十八式，锻炼时注意形、意、气三者要有机地结合在一起，这样可以改善心、脑、血管、神经等功能，延缓衰老。

五、饮食疗法

饮食对于脑动脉硬化的防治有一定的作用。首先热量要减，每日总热量以1500~2400卡为宜，蛋白质质量要高，纤维素要充足，晚餐忌食脂肪含量多的食物，少吃糖，碳水化合物从五谷杂粮中获取，少吃动物脂肪，少吃含胆固醇高的食物，如动物内脏等，适当多吃蔬菜，水果及含碘食物，如芹菜、山楂、西红柿、海带、紫菜、虾皮、蘑菇等。

常用药膳如下。

（1）大蒜粥：用紫皮大蒜30g，去皮，蒜放沸水中煮1分钟后捞出，然后取粳米2两，放入煮蒜水中煮成稀粥，再将蒜放入粥内，同煮为粥。大蒜有溶解体内瘀血的功能，可防治动脉硬化。

（2）萝卜粥：用新鲜萝卜适量（约250g许），洗净切碎，用粳米100g煮粥；或用鲜萝卜捣汁和米同煮为粥。可以起到降低胆固醇的功效。

（3）菊花粥：用粳米100g煮粥，待粥将成时，调入菊花末15g，煮微沸即成。可治高脂血症。

（4）陈皮兔肉：兔一只去毛、内脏，洗净切小块，加陈皮、葱、姜、黄酒、食盐少许，放砂锅内，加水适量，煨炖食用。

【现代康复治疗】

理疗及运动疗法对脑动脉硬化症有一定的辅助治疗作用。比如高压氧可能减轻或延缓脑动脉硬化的病理改变。水浴疗法，包括矿泉浴、温水浴等，可起到促使血液循环、改善末梢供血之功能。运动疗法可以改善血管壁的弹性，对脑动脉硬化症的患者有一定的帮助。

【康复护理】

脑动脉硬化的患者应采取正确的生活方式，劳逸结合，避免精神过度紧张，或过度疲劳，保持充足睡眠，适当参加一些力所能及的体力劳动和体育锻炼，禁烟、戒酒，调整饮食，控制体重，防止肥胖等。

第三节　脑血管病

据卫生部统计中心发布的人群监测资料显示，脑血管病近年在全国死因顺位中都呈现明显前移的趋势。脑血管病已成为危害我国中老年人身体健康和生命的主要疾病之一。在存活的脑血管病患者中，约有3/4不同程度地丧失劳动能力，其中约40%属于重度致残者。其高致残率给国家和众多家庭造成沉重的经济负担。所以进一步加大防治力度，尽快降低卒中的发病率和死亡率，已成为当前一项刻不容缓的重要任务。

脑血管病包括了西医的脑出血、脑梗死、脑栓塞、蛛网膜下腔出血、短暂性脑缺血发作等疾病。其危险因素包括年龄、性别及高血压、心脏病、糖尿病、吸烟、酗酒、血脂异常、颈动脉狭窄等。中医古典医籍中记载的许多症状与脑血管病相似，如中风、半身不遂、偏瘫、中风先兆、卒中等证。

对于中风的病因病机，中国传统医学历代各家认识及学说颇为不一，没有形成统一的认识。石学敏院士在继承古代各家之论的基础上，结合现代医学理论，根据自己的临床观察及对中医理论中"神"的深刻领悟，针对中风病的两大症状——神志障碍和肢体运动障碍，明确提出中风病的根本病因病机为"窍闭神匿，神不导气"，确立了以醒脑开窍、滋补肝肾为主，疏通经络为辅的治疗大法，创立了"醒脑

开窍"针刺法。卒中单元（stroke unit）是目前国际公认的经过循证医学证实的有效治疗脑血管病的方法，基于卒中单元在治疗中风病方面的优势，石学敏院士提出了具有中医特色的多学科综合一体化诊疗模式——"石氏中风单元"模式，凸显以患者为中心的独特服务理念，为患者提供药物治疗、肢体康复、语言训练、心理康复和健康教育等，通过实施多学科一体化诊疗服务，从而最大限度的提高中医临床疗效，打造中医服务品牌，使患者有更多的能力和信心重返社会。

【康复适应证】

1. 急性期

发病2周内。症见偏瘫、情志异常、烦躁不安、焦虑或嗜睡、头痛、便秘、尿潴留或失禁等症状。此期应用西医各种抢救措施，可配合中药、针灸等疗法，促进患者安全渡过急性期。

2. 恢复期

发病2周~6个月。患者常出现偏瘫、口喎、语言謇涩或失语等症状。此期为康复良机，应尽可能不失时机地采用多种康复措施，包括药物疗法、针灸疗法、推拿疗法、运动疗法、作业疗法等多种方法，以促进病邪的驱逐和正气的恢复，加速康复过程。

3. 后遗症期

发病6个月以后。患者多呈痉挛性瘫痪、关节挛缩畸形、语言不利或情感障碍、吞咽障碍等。此期各种功能恢复过程缓慢，适合于家庭休养康复，加强功能锻炼，继续药物疗法、针灸疗法、推拿疗法、运动疗法、作业疗法等治疗，必要时使用支具矫正治疗，注重情志调理和饮食

治疗。

【传统康复治疗】

一、药物疗法

（一）急性期

（1）口服安宫牛黄丸、牛黄清心丸等中成药。

（2）可静脉滴注具有醒脑开窍作用的中药注射液。

（二）恢复期

1. 中药汤剂

（1）风痰阻络证

［**主症**］半身不遂，口舌㖞斜，舌强言謇，肢体麻木或手足拘急，头晕目眩。舌苔白腻或黄腻，脉弦滑。

［**治疗原则**］熄风化痰。

［**推荐方药**］半夏白术天麻汤加减：半夏、白术、天麻、茯苓、橘红、姜竹茹、菖蒲、郁金、生大黄（后下）、元明粉（冲服）、厚朴、枳实等。

（2）气虚血瘀证

［**主症**］半身不遂，肢体软弱，偏身麻木，舌歪语謇，手足肿胀，面色淡白，气短乏力，心悸自汗。舌质暗淡，苔薄白或白腻，脉细缓或细涩。

［**治疗原则**］益气活血。

［**推荐方药**］补阳还五汤加减：生黄芪、当归、桃仁、红花、地龙、炙水蛭、蜈蚣、全蝎等。

（3）痰热腑实证

［**主症**］半身不遂，舌强不语，口舌歪斜，口黏痰多，腹胀便秘，午后面红烦热。舌红，苔黄腻或灰黑，脉弦滑大。

［**治疗原则**］化痰通腑。

［**推荐方药**］大承气汤加减：生大黄（后下）、元明粉（冲服）、厚朴、枳实等。

（4）阴虚风动证

［**主症**］半身不遂，肢体麻木，舌强语謇，心烦失眠，眩晕耳鸣，手足拘挛或蠕动。舌红或暗淡，苔少或光剥，脉细弦或数。

［**治疗原则**］滋阴熄风。

［**推荐方药**］镇肝熄风汤加减：怀牛膝、生赭石、生龙骨、生牡蛎、生龟甲、生杭芍、玄参、天冬、川楝子、生麦芽、茵陈、甘草等。

（5）肝阳上亢证

［**主症**］半身不遂，舌强语謇，口舌歪斜，眩晕头痛，面红目赤，心烦易怒，口苦咽干，便秘尿黄。舌红或绛，苔黄或燥，脉弦有力。

［**治疗原则**］平肝潜阳。

［**推荐方药**］天麻钩藤饮加减：天麻、钩藤（后下）、石决明、茺蔚子、栀子、黄芩、川牛膝、杜仲、益母草、桑寄生、首乌藤、茯神、珍珠母、煅龙骨、煅牡蛎等。

2. 中成药

（1）口服丹芪偏瘫胶囊或其他同类中成药。

（2）可静脉滴注具有活血化瘀作用的中药注射液。

二、外治疗法

1. 中药熏洗疗法

中风病常见肩－手综合征、偏瘫痉挛状态、偏瘫手部或同时见到瘫侧手、足部的肿胀，按之无凹陷，似肿非肿，似胀而非胀。辨证论治，使用活血通络的中药局部熏洗患肢，每日1次。

针灸外洗液（Ⅰ号）：主要成分包括川乌（生）、草乌（生）、乳香、没药等。

功能与主治：祛风散寒，活血止痛。适用于四肢麻木，手足无力，腰酸腿寒，风湿性关节炎及半身不遂后遗症。

用法与用量：外用。涂搽患处，一日数次或稀释熏洗沐浴，用前摇匀。或遵医嘱。

2. 熏蒸并湿敷治疗

本法是中医的传统疗法，采用制川乌、草乌、苏木、独活等近十种天然药材煎制后（亦可将针灸外洗液（Ⅰ号）根据患者体重、部位等，按一定比例稀释后），取其汁用于患部熏蒸，取其质用于患部热敷，是一种集热疗与中药渗透为一体的特殊治疗方法。它能有效激活人体细胞活性，促使骨质结构及纤维体的重组、重生，调节改善微循环，具有舒筋活络、化瘀止痛、软化骨刺的作用。本法对脑卒中偏瘫的治疗有很好的辅助作用。其功效确切、疗效稳定，为纯中药制剂，安全无毒，每日治疗1次，20天为一疗程，1～2疗程可获显效。

3. 药浴疗法

药浴是对不同病症，按照中医辨证论治的原则，选择适当的中药煎水（可将针灸外洗液（Ⅰ号）根据患者体重等，按一定比例稀释后）洗浴的一种治法。此法是将身体浸泡在药液中，使药液直接与皮肤接触，达到治疗之目的。药物可以通过皮肤透入体内，再通过血脉吸收，循行至疾病所在，发挥作用。此外，药浴的热量可以促进血液循环，加速代谢产物的清除，促进康复。所以，药浴可弥补内服药物的某些不足。根据中医辨证，脑卒中多为经络闭阻，气滞血瘀，故选择适合的活血化瘀、疏通经络的药物包入纱布中，令其煮沸20

分钟，或先将药物研成细末装在布袋中煎煮，或者提炼中药成液体制剂，直接倒入热水中，然后把肢体浸泡于药液内，即可起到有效的康复效果。

4. 药枕法

将杭菊花、冬桑叶、野菊花、辛夷、薄荷等混匀捣碎，拌入少量冰片，装布袋，用作睡枕。具有清肝明目、通络活血的作用。

5. 石氏健脑带、益肾带

石氏益元健脑带系石学敏院士根据祖国传统医学内病外治之理论，经多年研究，由数种中草药（丹参、远志、冰片等）精心炮制配伍而成的外用保健产品。针对头部经络穴位的特点，施以不同的处方，从而起到清脑明目、健脑益智的作用。头为"诸阳之会""清阳之府"，又为髓海所在，头居巅顶之处，易受寒暑之所扰，内为七情之所伤、又可因饮食起居不节而招损。积时成症，日久成病，故人们易患头胀、头痛。诸火上炎，则血压升高、头目昏沉、耳目不聪等，并且高血压、高血脂、高血黏度等症也都有明显症状表现于头部。

以预防和保健为主的益元健脑带，其特点芳香通窍、清火调压，对于人体无任何毒副作用，清凉保健、老少皆宜。其通窍明目、清脑止痛、清脑调压的作用，对改善脑血液循环、调节三高症状及预防脑卒中明显有益，且能缓解脑疲劳、预防感冒、有益睡眠。

石氏益肾健疗带亦是石学敏教授根据中医学内病外治的理论，采用多种名贵天然中药（黄芪、生地、山茱萸等）精心研制而成的外用保健药带，其主要功能为通经活络、平衡阴阳、调整气血。大多数脑卒中患者发病机制为肝肾阴虚，肝阳上亢。应用此带可起到滋补肝肾、平肝潜阳之功。

另外，长期使用此带，亦可改善人体微循环，提高人体免疫力。

三、针灸疗法

脑血管病康复早期配合针刺治疗，疗效确切。目前认为无论是脑血栓形成还是脑出血引起的偏瘫，针刺治疗均是越早越好。针刺疗法可配合中药、西药等其他疗法并用，也可单独应用。

（一）醒脑开窍针刺法

石学敏院士创立了醒脑开窍针刺法，认为中风病的基本病机为瘀血、肝风、痰浊等病理因素蒙蔽脑窍，导致"窍闭神匿、神不导气"。治疗原则以"醒脑开窍、滋补肝肾"为主；"疏通经络"为辅，多选阴经的督脉穴，并对腧穴位置、进针深度、针刺方向、施术手法、施术时间、针刺效应及针刺最佳间隔时间等进行了量学规范，使"醒脑开窍"针刺法日趋规范化、剂量化、科学化。

1. 治则

醒脑开窍针法为主，根据中风的不同症状，使用不同穴位配伍。

（1）中经络：醒脑开窍、滋补肝肾、疏通经络。

（2）中脏腑（闭证）：开窍启闭。

（3）中脏腑（脱证）：回阳固脱、醒神开窍。

（4）中风并发症：疏通经络、通关利窍。

2. 针灸处方

（1）主穴方 I

[取穴] 双侧内关（PC6；手厥阴心包经）、人中（Du26；督脉）、患侧三阴交（SP6；足太阴脾经）。

[操作] ①先刺双侧内关，位于腕横纹中点直上2寸，两筋之间，直刺0.5～1寸，采用提插捻转结合的泻法。内关穴捻转法，采用作用力方向的捻转泻法，即左侧逆时针捻转用力，自然退回；右侧顺时针捻转用力自然退回。配合提插，双侧同时操作，施手法1分钟。②继刺人中，位于鼻唇沟上1/3处，向鼻中隔方向斜刺0.3～0.5寸，采用雀啄手法（泻法）。针体刺入穴位后，将针体向一个方向捻转360°，使肌纤维缠绕在针体上，再施雀啄手法，以流泪或眼球湿润为度。③再刺三阴交，位于内踝直上3寸，沿胫骨内侧缘与皮肤呈45°角斜刺，进0.5～1.0寸，针尖深部刺到原三阴交穴的位置上，采用提插补法，即快进慢退，或者可以形容为重按轻提。针感到足趾，下肢出现不能自控的运动，以患肢抽动3次为度。三阴交仅刺患侧，不刺健侧。

（2）主穴方 II

[取穴] 印堂（EX-HN3，经外奇穴）、上星（Du23，督脉）、百会（Du20，督脉）、双侧内关（PC6，手厥阴心包经）、患侧三阴交（SP6，足太阴脾经）。

[操作] ①先刺印堂：刺入皮下后使针直立，采用轻雀啄手法（泻法），以流泪或眼球湿润为度。②继刺上星：选3寸毫针沿皮刺透向百会，施用小幅度；高频率，捻转补法，即捻转幅度小于90°；捻转频率为120～160转/分钟，行手法1分钟。内关穴、三阴交穴操作手法同主穴方I。

（3）辅穴

[取穴] 患肢极泉（HT1，手少阴心经）、患肢尺泽（Lu5，手太阴肺经）、患肢委中（BL54，足太阳膀胱经）。

[操作] ①极泉，部分古籍记载极泉穴为禁针穴，究其缘由有以下几点：a.极

泉穴部位腋毛茂密，不易消毒。b.极泉穴部位汗腺丰盛，细菌容易滋生。c.极泉穴部位组织疏松，对穴位部位中的血管缺少压迫，容易出现皮下血肿。根据极泉穴的解剖特点，醒脑开窍针刺法将其延经下移1～2寸，避开腋毛，在肌肉丰厚的位置取穴。直刺1～1.5寸，施用提插泻法，以上肢抽动3次为度。②尺泽，取法应屈肘为内角120°，术者用手托住患肢腕关节，直刺进针0.5～0.8寸，用提插泻法，针感从肘关节传到手指或手动外旋，以手外旋抽动3次为度。委中，取仰卧位抬起患肢取穴，术者用左手握住患肢踝关节，以术者肘部顶住患肢膝关节，刺入穴位后，针尖向外15°，进针1～1.5寸，用提插泻法：以下肢抽动3次为度。

（4）配穴

配穴是根据脑卒中的不同临床表现或合并证、并发症针对性的选穴，醒脑开窍针刺法的配穴体现了中医学辨证施治的传统原则，是个性化治疗的具体应用。

①改善椎-基底动脉供血：椎-基底动脉系统是颅脑供血的一部分，负责颅内1/3的血供，与颈内动脉系统有丰富的吻合支。是脑卒中侧支循环建立的重要组成部分。

取穴：双侧风池（GB20，足少阳胆经）、双侧完骨（GB12，足少阳胆经）、双侧天柱（BL10，足太阳膀胱经）。

操作：双侧风池，向对侧眼角直刺1～1.5寸，施用小幅度、高频率捻转补法，即捻转幅度小于90°；捻转频率为120～160转/分钟，行手法1分钟。要求双手操作同时捻转，留针20～30分钟。双侧完骨、双侧天柱，直刺1～1.5寸，手法同风池。

②语言謇涩或舌强不语：语言是人类生命活动中的重要交流工具，脑卒中患者的语言恢复亦是康复治疗中的重要环节之一。语言恢复除了语言矫正和训练之外，针刺治疗也起到重要作用。尤其是语言謇涩或舌强不语，以下的腧穴可收良效。

取穴：上廉泉（RN23，任脉），金津、玉液点刺放血（EX-HN12、EX-HN13，经外奇穴）。

操作：上廉泉，位于任脉走行线上，舌骨上缘至下颌之间1/2处，向舌根部斜刺，进针2寸，施用提插泻法，以舌根部麻胀感为度。金津、玉液，用舌钳或无菌巾将患者舌体拉起，在舌下可见两支静脉，用三棱针点刺舌下静脉，以出血1～3ml为度。

③吞咽障碍：吞咽障碍是脑卒中最多见的并发症之一，吞咽障碍即包括双侧皮质延髓束损伤后，上运动神经元性的假性延髓麻痹，也包含脑干延髓梗死，疑核本身功能减退后，下运动神经元性的缺血性延髓麻痹，现在统称为吞咽障碍。

吞咽障碍至今为止仍然是西医学无法积极治疗的疑难病症，消极的支持疗法，不能保证患者的生活质量。往往因为感染、营养等多种原因，导致患者死亡。但是，醒脑开窍针刺法及其配穴的应用有非常理想的治疗效果。临床观察住院病历521例，临床治愈率达64.68%；显效率达19.39%。这部分患者均可以撤销鼻饲，正常饮食。

取穴：双侧风池（GB20，足少阳胆经）、双侧完骨（GB12，少阳胆经）、双侧翳风（TE17，手少阳三焦经）、咽后壁点刺。

操作：风池、完骨、翳风，均向喉结方向斜刺，进针2～2.5寸。施用小幅度、高频率捻转补法，即捻转幅度小于90°；捻转频率为120～160转/分钟，行手法1分钟。要求双手操作同时捻转，留针20~30分钟。令患者张口，用压舌板将舌体压下，使咽后壁充分暴露，以3寸粗针或圆针在患者咽后壁两侧点8~10点。

④手指握固或手指功能障碍：脑卒中后遗症的患者多由于上肢屈肌张力增高出现手指握固，严重影响患者的生活自理。脑卒中肢体功能康复，手指功能则是非常重要的。因此，改善脑卒中患者的手指运动功能是康复疗法中非常重要的环节之一。

取穴：患侧合谷（LI4，手阳明大肠经）、患侧上八邪（EX-UE9，经外奇穴）。

操作：合谷，针向三间穴方向（即第二指掌关节基底部）透刺，进针1~1.5寸，施用提插泻法，以握固的手指自然伸展或食指不自主抽动3次为度；再取1.5寸毫针1支，仍在合谷穴位置针刺向第一指掌关节基底部透刺，进针1~1.5寸，施用提插泻法，以拇指不自主抽动3次为度，合谷穴两针均留针30分钟以上。上八邪，分别在2~3、3~4、4~5指掌关节上1寸，向指掌关节基底部斜刺，进针1~1.5寸，施用提插泻法，以各手指分别不自主抽动3次为度，留针30分钟以上。

⑤足内翻：足内翻也是脑卒中后遗症中多见的并发症之一，由于足内翻将严重地影响脑卒中患者的下肢运动。

取穴：患侧丘墟透照海（GB40，足少阳胆经；KI6，足少阴肾经）。

操作：首先将患者内翻的患足强迫摆放成正常的生理位，患者用沙袋固定；或者术者以手将其固定。在患足处于生理位状态下自丘墟穴进针向照海部位透刺，透刺程应该缓慢前进，从踝关节的诸骨骨缝隙间逐渐透过，进针深度为2~2.5寸，以照海穴部位看到针尖蠕动即可，施用作用

力方向的捻转泻法，即左侧逆时针；右侧顺时针捻转用力，针体自然退回，行手法30秒钟，手法结束后，将针体提出1~1.5寸，留针30分钟。注意：在进针和施术的过程中，术者应控制患者下肢，避免患侧下肢出现屈曲反射，将针体夹弯，甚至出现折针或断针。

⑥共济障碍：脑干血管病共济障碍是非常多见的临床症状之一，临床表现以平衡运动、协调运动及震颤为主。石学敏院士设定两个穴位，收到非常理想的疗效。但是穴位针刺操作规范非常严格。

取穴：风府或哑门（DU15、DU16，督脉）。

操作：风府、哑门两穴每次仅选其一，令患者坐位俯首（低头），以2.5~3寸针，针向喉结。针体进入皮下后，以震颤手法逐渐进针，每次进针深度不得超过0.5毫米，至患者出现全身抖动立即出针，不留针，严禁针体捻转。每周仅针1次即可。

（二）其他针法

根据患者病情，头皮针等针法也可选用。

1. "靳三针"针法

（1）头针：颞三针（病灶侧）：耳尖直上入发际2寸处为颞Ⅰ针，在其前后各旁开1寸分别为颞Ⅱ针、颞Ⅲ针；四神针：以百会为中心，向前、后、左、右各旁开1.5寸取穴。

（2）体针

①急性期

中经络：偏瘫侧上肢肩三针（肩Ⅰ针：肩峰下凹陷中；肩Ⅱ针、肩Ⅲ针：肩Ⅰ针的前后方向各旁开约2寸处）、手三针（曲池、外关、合谷）、足三针（足三里、三阴交、太冲）。

中脏腑：水沟、四关穴（合谷、太冲）、涌泉、百会、关元。

②恢复期

弛缓性偏瘫：偏瘫侧上肢肩三针（肩Ⅰ针：肩峰下凹陷中；肩Ⅱ针、肩Ⅲ针：肩Ⅰ针的前后方向各旁开约2寸处）、手三针（曲池、外关、合谷）、足三针（足三里、三阴交、太冲）。

痉挛性偏瘫：上肢挛三针（极泉、尺泽、内关）、下肢挛三针（鼠蹊、阴陵泉、三阴交）。

2.“通督调神”针法

（1）督脉穴位：水沟、神庭、百会、风府、至阳、腰阳关、命门等。

（2）头皮针：顶颞前斜线（运动区）、顶颞后斜线（感觉区）、顶前线（语言区）。

（3）体针：①上肢：肩髃、极泉、曲池、手三里、外关、合谷等。②下肢：环跳、阳陵泉、足三里、丰隆、解溪、昆仑等。

3.“头穴透刺法”针法

（1）意识障碍较轻：选神庭透上星、双太阳。

（2）精神症状：选神庭透上星、双曲差透五处、双本神。

（3）头痛：选双太阳透上关、双风池。

（4）大小便障碍：选四神聪透百会。

（5）失语：选风府透哑门。

（6）面瘫：选地仓透颊车、下关。

（7）吞咽困难：选廉泉、金津、玉液、海泉、风府、双风池、双翳风等。

（8）瘫痪：选百会穴透太阳穴。

（9）感觉障碍：选络却透承灵透悬厘。

（10）眼球运动障碍：选印堂、太阳。

4.“贺氏三通”针法

（1）强通法：多用于治疗中风病急性期实证，多选取十二井穴、水沟、百会等，以宣泄实邪，强通经络，醒神开窍。

（2）温通法：包括火针和艾灸，多用于中风病脱证、虚弱患者急性期及恢复期，病势急者多用火针，病势缓者多用艾灸，以回阳救逆、温散阴邪、温通经脉。

（3）微通法：用于中风病恢复期以疏通经脉，调摄气血，促进肢体、语言等功能障碍的恢复。

5.“头针体针结合”针法

（1）头针：选病灶侧（即偏瘫肢体的对侧）头部顶中线、顶颞前斜线。

（2）体针：选风池、肩髃、曲池、外关、合谷、内关、环跳、阳陵泉、足三里、冲阳、昆仑、三阴交、委中、极泉。

（三）耳针疗法

根据病情选取肝、肾、脑干、神门等，毫针刺入产生酸胀感，留针40分钟，留针期间每隔10分钟捻转一次，以增强疗效。或用王不留行籽、磁珠贴敷上述穴位。

（四）刺络疗法

[**取穴**]上肢：曲池、尺泽、曲泽；下肢：委中、委阳、阳交、三里。

[**配穴**]手指活动障碍加阳池、阳溪、中渚；足内翻加照海，外翻加申脉。

[**操作**]每次取患侧上肢1个主穴，下肢2个主穴。皮肤常规消毒后，用三棱针点刺穴位3～5下，加拔火罐会出血3～5ml，每周2次。

（五）电针疗法

[**取穴**]肩髃、曲池、外关、合谷、环

跳、风市、阳陵泉、悬钟。

[操作] 每次选 2~3 对穴，针刺得气后加电针刺激，使有关肌群出现节律性收缩，根据病情采用疏密波、断续波。

（六）穴位注射疗法

取穴原则同体针。治疗方法：选 2~3 个穴位，常规皮肤消毒后，每穴注射药物 0.5~1ml，每日或隔日一次，5~10 次为一疗程。常用药物有 5% γ-氨酪酸、ATP、复方丹参注射液等药物。

（七）眼针疗法

[取穴] 双上焦区、双下焦区。备穴：患侧眼穴肝区、胆区、肾区、心区。

[操作] 用 32 号 5 分毫针，以左手指压住眼球，严密保护，并使眼眶内皮肤绷紧，右手持针轻轻刺入，可以直刺，也可以横刺，但不可超越所刺的经区。此法应用中风急性期效果显著。

（八）其他疗法

根据临床病情需要，亦可选用：艾条温灸疗法、电子针疗仪、多功能艾灸仪、特定电磁波治疗仪及经络导平治疗仪、数码经络导平治疗仪等。

四、推拿疗法

为更快地恢复脑血管病患肢功能，应早期应用推拿疗法，推拿疗法是促进康复的重要手段之一。

（一）治则

疏通经脉，调和气血。

（二）基本治法

1. 头面部操作

（1）取穴及部位：印堂、神庭、睛明、太阳、阳白、鱼腰、迎香、下关、颊车、地仓、人中、头侧部。

（2）主要手法：推法、按法、揉法、扫散法、拿法、擦法、一指禅推法。

（3）操作方法：患者仰卧位，医者坐于一侧。先推印堂至神庭，继之用一指禅推法自印堂依次至睛明、阳白、鱼腰、太阳、四白、迎香、下关、颊车、地仓、人中等穴，往返推之 1~2 遍。然后推百会穴 1 分钟，并从百会穴横行推到耳郭上方发际，往返数次，强度要大，以微有胀痛感为宜。揉风池穴 1 分钟。同时用掌根轻揉痉挛一侧的面颊部。最后以扫散法施于头部两侧（重点在少阳经），拿五经，擦面部。

2. 上肢部操作

（1）取穴及部位：肩髃、臂臑、曲池、手三里、上肢部。

（2）主要手法：揉法、搓法、按法、摇法、抖法、搓法、捻法。

（3）操作方法：患者由仰卧位改侧卧位（或仰卧位），医者立于患侧。先拿揉肩关节前后侧，继之肩关节周围，再移至上肢，依次治上肢的后侧、外侧与前侧（从肩到腕），往返 2~3 遍；然后按揉肩髃、臂臑、曲池、手三里等上肢诸穴，每穴约 1 分钟；轻摇肩关节、肘关节及腕关节，拿捏全上肢 5 遍；最后搓、抖上肢，捻五指。

3. 腰背部及下肢后侧操作

（1）取穴及部位：八髎、环跳、承扶、殷门、委中、承山，腰部、骶、下肢后侧部。

（2）主要手法：推法、搓法、拍打法、擦法、按法、拿法。

（3）操作方法：患者俯卧位，医者立于患侧。先推督脉与膀胱经（用八字推法）至骶尾部，继之施以搓法于膀胱经夹脊穴及八髎、环跳、承扶、殷门、委中、承山等穴；轻快拍打腰骶部及背部；擦背部、腰骶部及下肢后侧，拿风池、按肩井。

4. 下肢前、外侧操作

（1）取穴及部位：髀关、伏兔、风市、梁丘、血海、膝眼、足三里、三阴交、下肢前、外侧部。

（2）主要手法：滚法、按法、揉法、捻法、搓法、摇法、拿法、捏法。

（3）操作方法：患者仰卧，医者立于患侧。先滚患肢外侧（髀关至足三里、解溪）、前侧（腹股沟至髌上）、内侧（腹股沟至血海），往返2～3遍；然后按揉髀关、风市、伏兔、血海、梁丘、膝眼、足三里、三阴交、解溪等穴，每穴约1分钟；轻摇髋、膝、踝等关节；拿捏大腿、小腿肌肉5遍；最后搓下肢，捻五趾。

（三）辨证加减

（1）语言謇涩：重点按揉廉泉、通里、风府。

（2）口眼㖞斜：用抹法在瘫痪一侧面部轻轻推抹3～5分钟，然后重按加颧髎、下关、瞳子髎。

（3）口角流涎：按揉面部一侧与口角部，再推摩承浆穴。

五、刮痧疗法

刮痧是以中医经络腧穴理论为指导，通过特制的刮痧器具和相应的手法，蘸取一定的介质，在体表进行反复刮动、摩擦，使皮肤局部出现红色粟粒状，或暗红色出血点等"出痧"变化，从而达到活血透痧的作用，具有简、便、廉、效的特点。可改善中风患者的偏身麻木、半身不遂、头痛头昏、言语不利等症状。

（1）背部：着重刮督脉、膀胱经，以通调一身气血及五脏六腑功能。

（2）上肢：大肠经曲池、合谷诸穴，以疏通上肢经络气血，促使上肢恢复功能。

（3）下肢：胆经环跳、阳陵泉、悬钟等穴；胃经足三里、丰隆等穴，以疏通下肢经络气血，促使下肢恢复功能。

从西医学角度来讲，刮痧能促进小血管及毛细血管微循环并加速血液流速，提高细胞氧气和养料供应量，使细胞活化，气血畅通，局部组织进行刮痧后，出现明显的充血现象，使这些部位的营养加强，新陈代谢旺盛，细胞恢复活力从而使功能低下、衰弱或麻痹的神经兴奋起来。刮痧亦可调节肌肉的收缩和舒张，使组织间压力得到调节，以促进刮拭组织周围的血液循环，增加组织血流量，从而起到活血化瘀、祛瘀生新的作用。

六、饮食疗法

饮食与脑血管病的发生和临床症状发作有密切关系。提倡每日的饮食种类多样化，使能量的摄入和需要达到平衡，各种营养素摄入趋于合理。多吃蔬菜、水果、谷类、牛奶、鱼、豆类、禽类和瘦肉等，使能量的摄入和需要达到平衡。改变不合理的膳食习惯，通过摄入谷类和鱼类（含不饱和脂肪酸）、蔬菜、豆类和坚果以减少饱和脂肪和胆固醇的摄入量。限制食盐摄入量（＜8g/d）。建议戒烟酒。

常用药膳如下。

（1）食治老人中风，言语謇涩，精神昏愦，手足不仁，缓弱不遂方（《养老奉亲书》）：葛粉250g，荆芥1握，豉5合。

（2）麻油拌菠菜、芹菜：鲜菠菜、芹菜各250g，洗净，各放于沸水中烫约2分钟，捞出，加入麻油、盐和味精，拌匀食。有滋阴清热、平肝熄风之效。

（3）首乌决明子汤：何首乌15g，草决明10g，山楂10g，泽泻10g，牛膝12g。以上五味共水煎，取汤温服，每日1剂。有补肝肾、降血脂、降血压功效。

（4）桃仁决明蜜茶：桃仁10g（打碎），决明子12g，白蜜适量。将桃仁、决明子共煎取汁，调入白蜜调服。适用高血压脑血栓形成有内热便结患者。

（5）杞菊饮：枸杞子30g，菊花10g。将二药煎水代茶饮，一日服完。适用中风肾虚于下，风动于上，血压偏高，头晕目眩者。

（6）地黄酒（《饮膳正要》）：干地黄60g，白酒500g。将地黄洗净，晾干。地黄、白酒放入瓶内，盖上盖封严，浸泡7天，临睡前饮1小盅。适用肾虚络阻。

七、导引法

导引包括十二法，即擦掌、熨目、按阳明、转耳轮、鸣天鼓、叩齿、摇天柱、转辘轳、擦肾腰、锤环跳、掌擦面、擦涌泉。

脑血管意外多宜加练静坐内养功。该功有八要点，即跌坐、立腰、垂廉、抵腭、咽津、调息、正念、内观。

要求练功者取坐位或卧位，双眼轻闭，舌抵上腭，呼吸吐纳力求匀细，排除杂念，摄心归一，意守丹田，反观内视，口生津液，频频咽下，如此半小时后，改为吸气舌抵上腭，呼气轻念"嘘"字，意气合一，以意领气，使气注病所，如此又半小时。每日早晚练功2~3次。坚持日久，不仅有助于康复，而且能强身健体，令人身轻智聪。

【现代康复治疗】

康复训练内容包括良肢位设定、被动关节活动度维持训练、体位变化适应性训练、平衡反应诱发训练、抑制痉挛训练、语言康复训练、吞咽功能训练等多项内容。根据中风病患者不同的功能障碍采用不同的康复治疗方法。

一、运动功能障碍

（一）运动功能训练

1. 软瘫期

相当于Brunstrom偏瘫功能分级的Ⅰ~Ⅱ级。

（1）临床特点：肌肉松弛、肌张力低下、无主动运动。

（2）训练目标：预防痉挛的出现、预防联合反应的出现、预防并发症及继发性损害、诱发正常的运动模式。

（3）训练计划：良肢位的摆放、体位转移训练、被动运动、患侧肢体辅助主动运动。

①迟缓阶段的体位摆放：目的是对抗异常姿势、促进患者恢复，防止并发症而采取的一种治疗性体位。

a.头部和上肢：头部侧屈朝向患侧，肩胛骨下垫枕头，防止后撤，将伸展的上肢置于枕上。

b.骨盆和下肢：患侧骨盆下垫枕，患侧外侧垫枕，防止外展、外旋，膝下垫毛巾卷避免出现伸肌痉挛，放置足托板保持踝关节背屈、外翻。

②体位转移训练

a.仰卧位向侧卧位翻身：目的是加强患者在床上移动的能力，预防压疮，提高生活自理能力，同时翻身训练也是一种全身性的活动，可刺激患者的感觉和运动功能，增强训练意识。

翻身前的准备动作：双手对掌，十指交叉，患侧拇指在上，肘关节伸展，指示患者双手上举，高于头部，再回原位。

身体上部的旋转动作：双手上举，肩部充分前伸，肘、腕关节保持伸展，向左右摆动。

b.卧位到坐位的转移：目的是使患者借助健侧的力量，按照正确的顺序从仰卧位坐到床边，提高患者的自理能力。

随着患者身体状况的好转从床上坐起时，开始靠他人帮助进行。但是，也可以用健手抓住床栅，用健侧下肢从下方支住患侧下肢（组合），出床边，尽量利用患者自身的力量进行。如已习惯，在某种程度上利用弹力，自己坐起。坐在床边时，足底不沾床，因为稳定状态下不能坐起，所以把身体下半部低于床才能坐起。足下放一个足台，坐位最初时将患手用健手支撑，防止半脱位。

③被动运动：主要目的是维持正常的关节活动度，应早期开始，急性期可在病房实施。一般每天做2次，每次10~20分钟。做各关节及各方位的运动2~3次。关节运动功能训练应每日进行，即便在急性期，如患者的意识清醒，可由患者本身用健侧的手进行上肢被动训练（自主被动运动）。注意关注活动肩胛骨，可在仰卧位、健侧卧位或坐位下进行。但是，患者有时会过量运动，应加以指导，特别是不要忍痛运动。另外，患者自行运动时，运动不充分，可以通过增加运动次数来弥补。

④患侧肢体辅助主动运动：以肩关节和躯干常见训练为例。

a.肩关节的活动性在很大程度上影响上肢运动功能的恢复，因此必须从早期采取措施，既能对容易受损的肩关节起到保护作用，又能较好地维持其活动牲。主要应用Bobath握手的方法进行训练。

b.骨盆上举训练（拱桥训练）："拱桥式"运动，具体方法如下：患者仰卧位，上肢放于体侧，双膝屈曲，双足支撑在床面上，然后将臀部主动抬起，并保持骨盆成水平位。训练早期，患者不一定能主动抬起臀部，医者可将一手放在患侧膝关节的前上方，向前下方拉压膝关节，另一只手的手指伸直并轻拍患侧臀部，刺激其活动，帮助伸患侧髋关节。

2. 痉挛期

相当于Brunstrom偏瘫功能分级的Ⅱ~Ⅳ级。

（1）临床特点：痉挛、腱反射亢进、出现异常的姿势反射、出现异常的运动模式。

（2）训练目标：抑制痉挛和异常的运动模式、促进分离运动、用正常的运动模式完成基本动作。

（3）训练计划：抑制痉挛训练、肢体负重训练、躯干控制训练、双侧肢体协调训练、肢体正常运动模式训练、矫正异常姿势。

①控制肌痉挛：内容包括良肢位的摆放；抗痉挛模式（RIP）训练；针对痉挛可采用牵拉、挤压、快速摩擦等方法来降低患肢的肌张力；Rood技术感觉刺激，可通过各种感觉刺激抑制痉挛，如轻轻地压缩关节，在肌腱附着点上加压，用坚定的、轻的压力对后支支配的皮表（脊旁肌的皮表）进行推摩，持续的牵张，缓慢将患者从仰或俯卧位翻到侧卧位，中温刺激，不感觉热的局部温浴、热湿敷等。

②肢体负重、躯干控制训练、协调性训练：

a.坐位平衡训练：目的是使患者能够保持直立坐位、身体的重心向患侧转移，达到患侧负重，为站立动作做准备。具体训练方法分下述3步：躯干伸展训练→重心向患侧转移训练→身体重心前后移动训练。

b.坐位到站位转移：目的是为改善步行进行的基础性训练，加强患侧下肢的负重能力，体会正确的起立模式。

c.站立位平衡训练：应根据患者情况，循序渐进进行训练，从坐位上站起→抓扶状态下的站立位平衡训练（自力）→站立位平衡（借助外力）→手离开扶手的站立位平衡。

③肢体正常运动模式训练、矫正异常姿势：

a.行走训练：目的是纠正患者的异常步态，让患者体会正常的行走模式，改善平衡功能。包括：患侧下肢负重训练、患侧下肢迈步训练（膝关节屈曲训练、髋膝屈曲动作训练、内收膝屈曲动作训练、迈步前训练、迈低步训练、足跟着地训练）。步行训练初期，可在患者腰部系上防止摔倒的带子，辅助者站在患者患侧，注意防止患者倾倒，可经过平行杠内步行训练→拐杖步行训练。

b.上下楼梯训练：上下楼梯比平地步行困难。上楼梯时从健腿开始，下时从患腿开始（升降体重利用健腿进行）。

（二）新治疗技术

1.减重步行训练

步行训练除了传统的康复方法外，减重步行训练是近几年来治疗脑卒中偏瘫步态的一种新的康复方法。通过悬吊支持一部分体重使得下肢负重减轻，为双下肢提供对称的重量转移，使患肢尽早负重，并重复练习完整的步行周期，延长患侧下肢支撑期，同时增加训练的安全性。

通常减重步行训练用于脑卒中后3个月后有轻到中度步行障碍的患者，可以作为以上传统康复治疗的一个辅助方法。但若脑卒中早期病情稳定，轻到中度步行障碍的患者在严密监护下可以试用减重步行训练作为以上传统康复治疗的一个辅助方法。

2.强制性运动疗法和运动再学习方案

强制性运动疗法、运动再学习方案属于新兴的训练方法，对运动功能障碍的康复疗效已得到国内外专家的共识。

强制性运动疗法是通过限制健侧上肢活动，达到强制使用和强化训练患肢的目的。

运动再学习方案是以任务为导向的训练方法，强调多系统的相互作用。其理论基础是生物力学、运动生理学和神经心理学。该方法认为，脑卒中患者的功能恢复主要依靠脑的可塑性，重新获得运动能力是一个再学习的过程，注重把训练内容转移到日常生活中。在促进脑卒中后运动功能障碍的恢复训练方面，运动再学习方案显示出一定的潜力。

（三）支具治疗

矫形器（orthosis）是以减轻肢体运动功能障碍为目的的一种体外装置，基本作用原理可概括为稳定与支持、固定与保护、预防与矫正畸形、减轻轴向承重、改进功能。

软瘫期主要预防和矫正由于肌肉无力、关节运动肌力不平衡而引起的关节畸形，如：为配合早期功能康复训练，可使用通用型踝足矫形器（ankel-foot orthosis，AFO）。

痉挛期主要适用于以下情况：抑制站立、行走中的肌肉痉挛；预防和矫正由于关节运动肌力不平衡而引起的关节畸形。如：使用各种固定性手矫形器或腕手矫形器可以预防由于肌力不平衡引起的屈指、拇指内收、屈腕等畸形，手指屈肌痉挛严重时可使用分指板；中、重度小腿三头肌痉挛可使用踝铰链双向可调式踝足矫形器（AFO）。

二、言语功能障碍

我们认为正规的语言训练应在患者生命体征平稳后，治疗宜在上午进行，每次至少能耐受集中训练30分钟为宜，每次可适当安排几种治疗内容，其内容应有成功的希望。急性期、病情欠稳定、全身状态欠佳、合并感染、继发癫痫、重度痴呆、意识障碍、无训练欲望而难以配合训练者应尽量避免强行训练。

失语症最佳恢复期为病后头3～6个月，某些患者在病后6～12个月内仍继续有改善，因此应该抓住语言康复的最佳时机。但发病1年以上的患者亦勿轻易放弃治疗。据报道，某些患者在发病数年后语言功能仍可有不同程度的恢复。现举出常用的几种康复治疗技术和训练方法。

1. Schuell刺激法

通过反复的语言刺激促进脑内语言模式的组织、储存和提取，此法是语言治疗中最常用的方法。其原则为：①适当的语言刺激，即给予患者容易接受的合理的语言单位、刺激长度、刺激难度、刺激速度并提高音量。②多途径的语言刺激，即在给予集中的听觉刺激的同时，辅加视、触、嗅等刺激。③反复刺激，即一次刺激得不到正确反应时，反复多次刺激以提高反应性。④刺激应引出反应，患者对刺激应产生诸如用手指示、复述、读音、说话、写字等反应，如不能激起反应，则说明给予的刺激不恰当而应该调整。⑤对患者正确的反应，通过鼓励、赞许等进行强化，对错误反应可以沉默或改变刺激内容，不应强行矫正。

2. 阻断去除法（Deblocking Method）

依据Weigl的理论，他把某种语言功能的障碍归因于损伤所造成的该语言功能的"阻断"，并认为可以通过练习使患者对语言材料做出正确反应，从而去除阻断。学习中不让患者有意识地注意学习的内容是什么，例如，对有命名障碍患者，将练习命名的目标词（如水壶）放在一系列练习词（如筷子、水壶、汤勺）中进行听理解练习后，诱使患者将以前不能呼名的目标词（水壶）呼出。

3. 功能重组法（Reorganization）

Luria提倡的功能重组法主要通过对功能系统残存成分的重新组织或再加上新的成分，以便产生出一个适合于操作的新的功能系统，从而达到语言能力改善的目的。分为系统内重组和系统间重组两种。系统内重组是指按设计的功能系统情报处理过程模型，分析在哪个构成环节（要素）上受到了损害，通过对这些环节的训练，来达到受损害功能内的各要素的重组。系统间重组是指利用正常的功能系统协助受损的功能系统的改善。例如，言语失用症患者用手指敲打，作为促进流畅言语产生的方法；对于单音构音困难（Luria的传入性失语）的训练，可利用模式图或镜中治疗师的口形等外部的辅助手段，让患者记住标音的口形、舌位及气流走向等。

4. 补偿技术

失语症的恢复是有限度的，为使失语症患者具有日常生活中所必需的实用的交流能力，必须让患者充分利用残存的语言功能学会一些实用的、基本的、适合自身水平的交流技术。如利用文字及图画卡片、画图、手势语等。

三、吞咽功能障碍

吞咽障碍的治疗与管理最终目的是使患者可安全、充分、独立摄取足够的营养及水分。吞咽功能训练包括间接训练和直接训练。

间接训练是针对那些与摄食-吞咽活动有关的器官进行功能训练，包括呼吸训练、颈部训练、唇部训练、舌肌和咀嚼肌训练法等，同时配合冰刺激，吞咽电刺激治疗仪刺激咽部肌群。

直接训练则是食用食物同时并用体位、食物形态等代偿手段进行的训练，即摄食训练。

现举出常用的几种康复治疗技术和训练方法如下。

1. 冷刺激训练

用冰棉棒触碰前腭弓、后腭弓、软腭、咽后壁及舌后部，左右相同部位交替。

2. 舌运动训练

伸舌运动并把嘴唇推开；舌向侧方主动运动及抗压舌板阻力的抗阻运动；舌上卷、上抬的主动运动及抗压舌板阻力的抗阻运动。早期如患者不能进行舌的主动运动时，治疗师可用湿纱布包住舌头，然后用示、拇指捏住患者的舌头，引导进行各个方向的运动。

3. 软腭上抬训练

早期治疗师用压舌板压下舌暴露软腭，用冰冻过的棉签头在不能主动运动的软腭上迅速地做抚摸动作，然后立即让患者发"啊"等短而尖的声音以提升软腭；当软腭能主动运动时，让患者用吸管吹肥皂泡沫以及做吸吮动作，以主动抬高软腭。

4. 喉活动训练

早期治疗师用手进行喉的被动上下运动，患者利用发"啊、依、噢"等声音做喉的主动运动；还可以让患者做点头样空吞咽动作。

5. 进食训练

上述训练成功后（以能否做主动运动为标准）可进行进食训练；取直坐位，起初宜吃黏稠的泥状食物（如香蕉），逐步过渡到固体、液体，量由 3~4ml，逐渐增加到正常的 20ml 左右。每天 1 次。

四、认知功能障碍

1. 注意力训练

主要运用刺激-反应法。如从数字或字母中选择指定的符号及数字；图像或汉字的找不同，从电话号码本中找出需要的电话号码，从菜单或分类广告中找到指定内容以提高注意的选择性，随治疗师口令转变两种不同的作用以提高注意的转移性等。

2. 记忆力训练

先将 3~5 张绘有日常生活中熟悉物品的图片卡放在患者面前，告诉患者每卡可以看 5 秒，看后将卡收去，让患者说出所看到的物品的名称，反复数次，成功后增加卡的数目；反复数次，成功后再增加卡片的行数。

3. 计算力训练

包括数字认识、数字游戏或作业等。

4. 视觉空间结构能力训练

如临摹各种平面与立体图形、拼七巧

板、按图拼积木等。

5. 单侧忽略的训练

（1）视觉扫描训练：通过促进对忽略的视觉的搜索，来改善忽略。

（2）交叉促进法：健侧上肢越过中线在患侧进行作业。

（3）感觉输入法：对忽略进行深浅各种感觉输入刺激。

五、肩痛的治疗

1. 预防

（1）良肢位的摆放。

（2）早期在做肩关节被动运动时关节活动度在90°～129°。

（3）预防不当运动损伤。

2. 治疗

对已发生肩痛的患者，可采用以下方法处理。

（1）早期活动：适当关节活动范围内的肩关节被动活动可预防因制动引起的关节粘连性病变。

（2）对于肩手综合征引起的肩痛，还可采取缠指法、气压治疗等。应注意预防手肿及损伤。

（3）对于肩带痉挛引起的疼痛还可以采用肩带松弛法治疗：治疗师先把一只手放在患侧胸大肌的部位，另一只手放在肩胛下角，双手夹紧，上下左右活动肩胛骨；治疗师再将一只手放在患肩前部，另一只手放在肩胛骨脊柱缘近下角部，按住肩胛骨，用力向上、向外、向前方持续牵拉。做完上述治疗后，再以㨰法、揉法从患侧远端向近端治疗。每天治疗2次，每次20分钟。

（4）对于肩关节半脱位引起的疼痛可采用肩吊带固定，肩胛骨姿势的矫正，电

刺激兴奋关节周围肌等。

（5）物理因子治疗：低中频电疗、多频率微波治疗仪。阿是超声波治疗仪等。

【康复护理】

应关注识别中风先兆，及时处理，以预防中风发生。平时在饮食上宜食清淡易消化之物，忌肥甘厚味、动风、辛辣刺激之品，并禁烟酒，要保持心情舒畅，做到起居有常，饮食有节，避免疲劳，以防止卒中和复中。既病之后，应加强护理。急性昏迷时，须密切观察病情变化，注意面色、呼吸、汗出等变化。加强口腔护理，及时清除痰涎，喂服或鼻饲中药时应少量多次频服。恢复期要加强偏瘫肢体的被动活动，进行各种功能锻炼，有条件者进行以卒中单元为模式的综合治疗。注意局部保暖，防止患肢受压而发生变形；长期卧床者，保护局部皮肤，加强翻身拍背，防止发生压疮。

第四节　截瘫

截瘫是指脊髓横断性损害造成的两侧损害平面以下神经功能丧失，所导致的一系列综合征，包括运动、感觉、自主神经功能紊乱、二便控制等。主要由外伤性脊髓损伤引起，可见于脊髓血管病变、脊髓肿瘤及一些脊髓术后。脊髓损伤可以是完全横贯性的，也可以是不完全的，加上损伤平面不同，所以临床上的表现和愈后也有很大不同。若损伤在脊髓颈段，则出现四肢瘫痪。

中医传统医学对脊髓损伤症状的确切记载见于明·赵献可《医贯》："又有

一等人，身半以上俱无恙如平人，身半以下，软弱麻痹，小便或涩或自遗。"截瘫可包括中医病名的痿证、瘫痪、痿躄等范围中。

中医观点认为，脊髓损伤的主要病机在于督脉损伤，经脉不通，肾阳虚衰，兼有瘀血阻滞。脊髓损伤时，督脉首当其冲。督脉受损，经脉不通，必及于肾而致肾阳不足。肾主生殖，开窍于二阴而司二便，肾气虚衰则气化失司而致二便失禁或小便潴留，并可见性功能障碍。督脉受损，肾阳不足，肢体失其温煦，则可见肢体萎废不用。对于本病的辨证，早期以瘀血阻络为主，进一步演变，则表现为阳气不足，气血俱虚甚则肝肾亏虚、阴阳两虚。损伤之初病位主要在督脉，督脉损伤常易影响及肾，致肾阳不足，由肾及脾，脾肾阳虚，中焦生化不足，则气血双亏；阳病及阴，可见肝肾亏虚，后期则常见阴阳两虚之严重局面。辨证时当注意：脊髓损伤患者，从一个健全人瞬间成为连生活都不能自理的残疾人，其承受的心理压力很大，故在辨证时，应适当考虑到肝郁气滞的因素。

本病的治疗多采用中西医结合的方法治疗。发病的早期，应积极抗休克、脊柱复位、固定、手术解除压迫等；急性期后，病情稳定，应早期应用积极的康复疗法，以促进截瘫的恢复。

【康复适应证】

（1）当脊髓损伤急剧发生后，经西医急救处理，病情平稳后，患者肢体运动功能部分或完全丧失，且伴有感觉障碍和二便排泄功能失常者。

（2）在疾病恢复中出现心理障碍者。

【传统康复治疗】

一、药物疗法

（一）中药汤剂

对于截瘫患者，临床当以活血通络、补虚扶正为治疗大法。早期以活血通络、接骨续筋为主；后期当以补虚为原则。调补脏器的重点是肾，并应注意脏腑整体关系及病机特点，同时兼顾肝脾。治疗康复原则要本乎阳虚为主的病理特点，以温阳为主，如合并阴虚、瘀血、肝郁见症者，则当同时兼顾。

1. 督脉受损，瘀血阻络型

[主症] 伤处局部肿痛或刺痛，痛处固定不移，颈段脊髓损伤者呈现四肢瘫痪，胸腰段脊髓损伤者双下肢感觉完全或不完全消失，痛痒不知，麻木不用，筋缓不收，大便秘结，小便潴留，常伴腹胀纳差，心烦少寐。舌质红，苔黄，脉沉涩。

[治疗原则] 活血化瘀，疏通督脉。

[推荐方药] 血府逐瘀汤加减：桃仁12g，红花9g，当归9g，赤芍6g，生地9g，柴胡6g，牛膝9g，枳壳6g，川芎6g。

[加减] 颈椎损伤加藁本，胸腰椎损伤加川断。

2. 督脉受损，脾肾阳虚型

[主症] 四肢或双下肢筋脉弛缓，痿弱不用，患肢发凉，痛痒不知，大便秘结，小便失禁或潴留，兼见面色苍白，怯寒，气短乏力，纳差。舌淡苔白，脉沉细。多见于软瘫型。

[治疗原则] 温补脾肾，疏调督脉。

[推荐方药] 软瘫灵（经验方）：鹿角胶10g，生地10g，川牛膝9g，熟地15g，地龙10g，穿山甲9g，狗脊9g，赤芍10g，

炮附子6g，党参10g，焦三仙30g，白术10g。

[加减] 若小便失禁或淋沥不已，加益智仁；大便秘结，加肉苁蓉。

3. 肾阳不足，寒凝瘀阻型

[主症] 四肢或双下肢筋脉拘急，抽搐而不用，遇寒加重，形寒肢冷，肢体痛痒不知或自觉肢体疼痛，大便秘结，小便失禁或潴留。舌淡苔白或有瘀斑，脉沉涩。多见于硬瘫型。

[治疗原则] 温肾散寒，通络解痉。

[推荐方药] 硬瘫灵（经验方）：鹿角胶15g，熟地15g，生地15g，炮附子6g，穿山甲10g，伸筋草12g，白芍20g，乳香、没药、全蝎各10g。

[加减] 若下肢疼痛者，加炮川乌9g，乌梢蛇10g。

4. 肝肾亏虚，风阳内扰型

[主症] 四肢或双下肢活动不能或关节不利，筋骨强直，甚至筋脉挛急，时有抽搐，患肢不知痛痒，大便秘结，小便失禁或潴留，心烦意乱，头晕、目眩、耳鸣、咽干口燥，少寐多梦。舌质红，苔薄黄，脉沉细略数。多见于硬瘫。

[治疗原则] 滋肾柔肝，熄风通络。

[推荐方药] 滋阴熄风汤：芍药15g，炙甘草6g，龟甲10g，熟地9g，当归9g，火麻仁10g，木瓜10g，伸筋草10g，全蝎10g，蜈蚣3条。

5. 阴阳两虚，髓枯筋痿型

[主症] 四肢或双下肢痿软不用，关节不利，肉削筋枯，肌肤甲错，大便秘结或失禁，小便潴留或失禁，面色无华，头晕目眩，神疲懒言。舌淡，脉细虚。

[治疗原则] 阴阳双补，填精益髓。

[推荐方药] 健步虎潜丸加减：虎骨12g（狗骨代），牛膝12g，锁阳12g，当归10g，白芍12g，知母12g，黄柏10g，熟地15g，龟甲15g，可加党参、鸡血藤。

[加减] 无热证去知母、黄柏，加鹿角片、补骨脂、淫羊藿、巴戟天。也可配紫河车粉，或用猪（或牛）骨髓烤干研粉，和入米粉、白糖调服。

（二）常用单方验方

（1）外伤性截瘫丸Ⅰ号：制马钱子120g，熟地120g，生黄芪120g，淫羊藿120g，白芥子60g，川牛膝60g，川草乌60g，寄生60g，独活60g，肉桂60g，龟甲60g，白芍、生麻黄各45g，炮姜、鹿角胶、虎骨（狗骨代）、土鳖虫、蜈蚣各30g，菟丝子90g，焦山楂、焦麦芽各18g，焦曲15g。以上诸药共研为末，炼蜜为丸，每丸6g重。开始每服半丸，渐增至一丸半，每日2次。本方以温阳通络为要，使重型软瘫可愈。

（2）外伤截瘫丸Ⅱ号：前方加丹参120g，桃仁、红花各60g，鸡血藤、穿山甲各30g，鹿茸27g，人工麝香30g，生麻黄30g，白芍改赤白芍30g，神曲、山楂、麦芽各增至30g。每次服1～2丸，每早晚各1次。适用于脊髓损伤早期瘀阻较重，症状较轻的轻型软瘫。

（3）外伤截瘫丸Ⅲ号：当归150g，干地黄、赤白芍各120g，川芎90g，海马、川牛膝各60g，鹿角胶、生麻黄、五味子、全蝎、桃仁、红花、阿胶、木瓜、乌梅、龟甲、女贞子、钩藤、伸筋草、蕲蛇、地龙各30g，炮姜、白芥子、甘草、焦六曲、焦麦芽、焦山楂各15g，肉桂9g，鹿茸18g，人工麝香3g。炼蜜丸，每丸9g。适用于肝肾亏虚，瘀血阻络之硬瘫患者。

（4）豨莶狗脊仙灵脾汤（《浙江中医杂志》）：豨莶草15g，狗脊15g，淫羊藿15g，怀山药15g，鸡内金15g，川断10g，牛膝10g，地龙12g，当归9g，全蝎（或海马）3g。每日1剂，水煎服。具有调补督脉、疏通经络、活血行痹功能。

二、针灸疗法

针刺治疗可以疏通督脉，运行气血，通经活络作用。对此证的治疗最好针药并用。

（一）督脉电针

取损伤平面上下各一椎间隙处，手术后患者避开切口瘢痕，按棘突倾斜方向将针刺入达硬膜外为止。针刺后损伤平面上下的两个针柄分别联接直流脉冲式电针仪的两个电极。对弛缓性瘫痪者，宜把正极放在损伤平面之上；对于痉挛性瘫痪者，宜把负极放在上面。频率1~5次/秒，强度宜从小到大缓缓增加，以患者能耐受为度。每次30分钟，每天1次，针6天休息1天，3个月为1个疗程。

（二）体针或电体针

使用督脉电针治疗的同时，可配合体针或电体针。

［取穴］选择与损伤平面相应以及其上下各一平面的夹脊穴，八髎穴、肾俞、腰阳关、环跳、足三里、三阴交、关元、气海、后溪等为主穴。上肢瘫者选肩髃、肩髎、臂臑、曲池、手五里、内关、外关、合谷等穴；下肢瘫者选髀关、伏兔、血海、解溪、承扶、委中、承山、阳陵泉等穴。

［配穴］大便秘结者配天枢、秩边，小便潴留配中极，小便失禁配会阴、百会。

［操作］根据病情，选择以上穴位7~10个，针后部分或全部连接直流脉冲电针仪。连接时应注意一对输出线要连接在身体的同侧。痉挛性瘫痪选择密波，弛缓性瘫痪选用疏波。每次电针20~30分钟，每天1次，每针6天休息1天。

（三）头针

取双侧运动区上1/5，感觉区上1/5，如为四肢瘫，再加用以上两区的中2/5，以及双侧足运感区，进针后连续捻转2~3分钟，然后留针2~3小时，留针期间进行功能训练。每天针刺1次。

（四）灸法

痉挛性瘫痪者，可选用肾俞、委阳、浮郄、承山等隔姜灸，每日1次，每天10~15分钟，疗效较好。

（五）刺络疗法

［取穴］取脊柱病变两侧之夹脊穴，大椎、肾俞、八髎、伏兔、关元为主穴。

［配穴］环跳，风市，箕门，殷门，阳陵泉，足三里，解溪，绝骨，昆仑，中极。

［操作］皮肤针叩刺上述穴位及反应点处皮肤，并挤出血少许。每10~12次为1个疗程，第1、2疗程，每穴刺血1次，以后可隔日1次。

（六）穴位注射疗法

［取穴］损伤椎体平面上，下督脉和华佗夹脊穴各取1~2穴，配穴同前。

［操作］5%当归注射液、维生素B_1和维生素B_{12}注射液，每穴注入2ml，如用维生素B_1、维生素B_{12}每穴注射0.5ml。隔日1次。

三、推拿疗法

可沿督脉、华佗夹脊穴及双侧膀胱经由上而下施用手法。对于弛缓性瘫痪患者，手法以拍打、抖动、振颤等手法为主，手法宜重，时间要短；痉挛性患者则以捏拿法、揉法、点穴等手法为宜，手法要轻，时间可长。

四、气功疗法

以练卧位放松位为主，即意守小腹，自然深呼吸。同时可练习存想默念的气功方法，即"专意愈气""以意领气"，把思想集中于瘫痪部位，由上到下反复想象肌肉放松，并闭目默念"松"字。再经过一段时间练习后，思想能随意放松和集中，再使思想高度集中，心中默念"动"字，从远端大踇趾动起，逐渐向上扩大范围，同时也可以配合被动运动。

五、饮食疗法

截瘫患者可选用补益肝肾、强壮筋骨、温通督脉的饮食，多食动物的脊髓、脊骨及核桃、栗子等。

（1）牛骨髓：牛骨髓粉500g，黑芝麻500g，略炒香研末，加白糖适量合拌。每服9g，日服2次。适用肝肾亏虚者。

（2）猪肾羹：猪腰子12g，骨碎补10g。猪腰子去筋膜臊腺，切块划割细花，同骨碎补放锅内，加水适量，煮至熟烂，加盐、料酒、调料少许，分顿食用，连吃数日。适用肾阳虚者。

六、浴疗法

（1）马钱子、鸡血藤、桃仁、红花、骨碎补各15g，五加皮12g，桂枝10g，川断24g，细辛10g，加水煎液浸泡瘫痪下肢，每日1次，10～15次为1个疗程。

（2）碳酸泉浴，温度39℃～40℃，浸浴20～30分钟。

【现代康复治疗】

现代康复理念中，对于该类患者康复的步骤，首先是进行康复评定。功能评定，即临床与康复的评定。根据美国脊髓损伤委员会的脊髓损伤神经功能分类标准（简称ASIA标准）进行，它分运动水平和感觉水平。评定以后，再根据患者具体的评定情况而制定康复项目。

一、康复治疗

（1）物理治疗：包括肌力训练，平衡训练和协调训练；体位和转移训练；减重、减负重训练；站立和步行训练、轮椅训练；理疗、肌电生物反馈治疗等等。

（2）作业治疗：包括日常生活活动能力训练、娱乐和工作训练等。

（3）矫形器的应用：包括踝足矫形器、膝踝足矫形器等等，还有上肢矫形器。

（4）心理治疗：包括一些心理疏导，还有生物反馈治疗。

（5）水疗法：在专业水疗士指导下，将患者浸泡于37℃～40℃的温水中，在水中做瘫痪肢体的主动和被动运动，并可进行按摩或自我按摩。此疗法更适用于硬瘫患者，每日1次，每次20～30分钟。

二、康复的分期治疗

1. 急性不稳定期（损伤后或脊柱脊髓术后～4周）

各类型脊髓损伤的康复都包括如下内容：

（1）呼吸功能训练：包括胸式呼吸（胸

腰段损伤）和腹式呼吸（颈段损伤）训练；体位排痰训练和胸廓被动运动训练。每日2次，适度压迫胸骨使肋骨活动，防止肋椎关节或肋横关节粘连。有肋骨骨折等胸部损伤者禁用。

（2）膀胱功能训练：在急救阶段，因难以控制入量，多应用留置尿管。在停止静脉补液之后，应开始间歇导尿（每日4次）和自主排尿或反射排尿训练。

（3）全身关节训练（良好的肢位摆放）：颈椎不稳定者肩关节外展不应超过90°，胸腰椎不稳定者髋关节屈曲不宜超过90°，超过上述角度可能会对脊柱脊髓造成二次损伤。当患者处于卧床期或颈椎牵引时，在医生未下处方前不得进行脊柱的旋转、屈曲、伸展等运动。

（4）肌力增强训练：原则上所有能主动运动并且不影响骨折稳定性的肌肉都应当运动，使急性期不发生肌肉萎缩或肌力下降。

（5）血液循环、自主神经功能适应性训练：包括由仰卧至坐起，由床边坐至坐轮椅，向倾斜床过渡等训练。

（6）心理康复：应给伤员以温暖，鼓励他们克服依赖心理，完成各种训练任务，早日达到康复的目标。鼓励伤员将喜、怒、哀、乐表现出来，让他们内心深处的痛苦得以宣泄，从而帮助他们很好地完成康复治疗。

（7）预防深静脉血栓、压疮的训练和处理：2小时间隔轴向翻身等。

2. 急性稳定期（4~12周左右）

在此时期，持续上述训练的基础上，增加以下内容。

（1）四肢瘫：可以做一些站立训练，通过电动的起立床、辅助器具或者治疗师对他进行帮助完成体位的变换或者移动；日常生活能力的训练，如洗漱、进食；脊椎的训练，就要考虑用一些颈围，避免颈部过度活动；膀胱训练可以做一些清洁导尿，定时定量饮水和定时排尿，反射性膀胱训练。

（2）截瘫：在四肢瘫训练项目基础上增加辅助站立和残存肌力训练，日常生活活动训练。对于脊柱稳定性良好，或者增加坚强的外固定，并在严密监护的情况下，可以由有经验的治疗师指导患者开始借助重心移动式步行矫形器、膝踝足矫形器或踝足矫形器等进行步行训练。

3. 慢性期（12周以后）

各类型脊髓损伤都应在继续急性期康复内容基础上，加强步行能力、轮椅能力和日常生活活动能力的训练，加强心理康复，以及以回归家庭、回归社会为目的的各种教育、培训。另外，康复实施形式是在康复医师的策划、组织、总体评估下，由物理治疗师、作业治疗师、心理康复师、假肢与矫形器师等协调完成。并定期召开工作组会诊，评估疗效，微调康复内容。没有专业人员条件时可转到具备条件的医疗机构或暂时由医务人员经专业人员指导后进行。急性期训练应配带围领、腰围等保护性支具。慢性期的各种训练应以巩固疗效为目的，强度、内容因人而异。

【康复护理】

1. 皮肤护理

（1）每日检查压疮的好发部位。

（2）卧床患者2小时间隔轴向翻身。

2. 泌尿系统护理

（1）留置尿管时保持尿管通畅。注意定时夹闭和开放导尿管。

（2）每日饮水量2000~2500ml，24小时尿量控制在1000~1500ml。重症抢救期间尿量可以有所增加。

3. 排便护理

（1）一般保持1~2天排便一次。养成定时排便的习惯。

（2）如有大便失禁，粪便浸泡肛门周围，容易引起糜烂，诱发压疮。应及时用清水将肛周皮肤洗净，涂抹防护油。

4. 高热护理

由于体温调节障碍导致的体温升高，可使用物理降温的方法，减少盖被，温水擦浴（擦四肢、腋窝、腹股沟）、冰袋（前额、颈两侧）、风扇等降温，如高热不退应使用退热药。如果是感染性高热，则应该使用足量敏感抗菌素。

5. 自主神经功能紊乱护理

颈髓损伤致四肢瘫痪的患者，可突然出现头痛、大汗、憋气、皮肤潮红、心动过速或过缓、血压增高等表现，称为自主神经反射亢进，可因损伤部位以下不良刺激（如膀胱充盈、压疮、肌肉痉挛、便秘）引起。以上症状出现时，立即采取头高位，并尽快排除诱因。检查膀胱是否充盈，有留置尿管的伤员检查尿管是否通畅。如患者因为便秘不能排出大便，应立即协助排便。如不能缓解，可酌情给患者使用降压药。

6. 体位性低血压的护理

（1）早期开展抬高床头训练，角度从小逐渐加大到90°，坐90°能坚持1小时后，可乘坐轮椅。

（2）下床前戴好腰围，穿弹力袜。

（3）患者乘坐轮椅时，如出现低血压症状，立即将轮椅前轮翘起，使患者处于近似半卧位或平卧位，待患者症状缓解后，

将轮椅放平。如不能缓解，立即将患者平放床上。对于脊髓损伤者康复的全面、及时介入十分重要。如果救治机构内缺乏康复人员，则应在专业人员集中指导后由医务人员早期实施，并在伤后或术后生命体征平稳时尽早转入能进行专业康复的医疗机构。

第五节 震颤麻痹

震颤麻痹，又称帕金森病，是发生于中年以上的中枢神经系统变性疾病，主要病变在黑质与纹状体，其四大特征是运动的动作缓慢、肌强直、静止性震颤和姿势障碍，严重影响患者的运动协调功能及日常生活活动能力。原发性震颤麻痹的病因尚不明了，可能与家族遗传有关。继发性震颤麻痹由多种病因引起，如乙脑类，脑动脉硬化，颅脑损伤，一氧化碳、锰、汞、二硫化碳、利血平、酚噻嗪类及抗忧郁剂中毒等，称"震颤麻痹综合征"。其病理改变为脑黑质内色素神经元减少、萎缩，神经胶质增生等，病变后期可有脑室扩大。

中医学文献中关于此病无直接对应之病名，但对本病症状及治疗已有描述和记载，可归类于"瘛疭"，"颤证"等。中医认为本病发病是由于气血虚衰，肝肾阴虚为主，亦有外感温疫邪毒及毒物阻滞所致，病位以肝为主，涉及肾、心、脾，病理性质多为本虚标实。本虚者为肝肾阴虚，气血两虚，脾失健运；标实者，有血瘀痰热，湿滞等。以上因素均能导致筋脉失于濡养，血行不畅，痰湿留阻，以致发生肢体震颤强直，运动徐缓而成本病。本病的治疗多采用平肝熄风之法，同时根据辨证再予以

健脾益气，补益气血，清解痰热，活血化瘀等。

【康复适应证】

（1）原发性震颤麻痹，静止性震颤，活动僵直和位置性反射障碍。

（2）脑炎、脑外伤、脑动脉硬化及药物中毒引起的肢体震颤、强直、动作迟缓等证。

（3）能明确病因者，康复治疗前应尽量彻底进行病因治疗式去除病因。

【传统康复治疗】

一、药物疗法

中药辨证治疗对本病有一定康复作用及阻止或延缓病情发展作用，常见证型及用药如下。

1. 肝肾阴虚证

[主症]多见于老年人，肢体震颤频繁，幅度较大，颈背拘紧式摇动，甚至牙关紧闭，动作笨拙，步态不稳，头晕耳鸣，失眠多梦，腰酸腿软，或午后潮热，手足心热，健忘易怒；舌红少苔，脉弦细。

[治疗原则]滋补肝肾，育阴熄风。

[推荐方药]大补阴丸加六味地黄丸：知母9g，黄柏9g，熟地12g，龟甲12g，猪脊髓15g，山茱萸12g，山药12g，云茯苓9g，泽泻9g，丹皮9g。

[加减]如头晕加重加天麻、天竺黄；便秘加首乌、柏子仁；腿软明显加寄生、狗脊、牛膝。

2. 气血两亏证

[主症]震颤日久，程度较重，动作无力，肢体拘急，活动不利，步态慌张，肌肉萎缩，面白唇淡，神疲少气，自汗懒言；舌胖淡，边有齿痕，脉弱无力。

[治疗原则]补益气血，润筋熄风。

[推荐方药]八珍汤加味：太子参10g，云茯苓9g，白术9g，甘草6g，当归10g，熟地15g，川芎5g，白芍9g，天麻12g，菊花10g，鸡血藤30g，伸筋草15g。

[加减]如气血虚之偏，重用补气药（四君子）或补血药（四物汤）；失眠者加黄连、丹参、柏子仁。

3. 脾虚湿盛证

[主症]素体肥胖，肢麻震颤，手不能持物，足不耐久行、久立，头晕恶呕，或咳吐痰涎，肌肤不仁，振掉不止；舌胖、苔腻或水滑，脉濡滑。

[治疗原则]健脾利湿，豁痰通络。

[推荐方药]六君子汤加减：党参10g，云茯苓9g，白术9g，炙甘草6g，陈皮9g，半夏12g，苍术9g，钩藤10g，地龙10g。

[加减]如呕恶甚加木香、枳壳、生姜；食欲减退加木香、砂仁、焦三仙；痰盛加莱菔子、苏子、白前。

二、针刺治疗

针刺疗法对本病疗效较好。初病、轻症者应及时针刺，配合药物治疗可有明显疗效；重症者针刺可减轻患者症状，并可推迟或延缓病情进展；但病至后期至"神气不应"阶段，则难以奏效。

（一）体针疗法

[取穴]内关、人中、三阴交、肩髃、曲池、外关、合谷、委中、阴陵泉、太冲、上星、百会、风池。

[加减]痰湿甚者加丰隆，气血亏虚加足三里。

[操作]内关，采用提插捻转泻法；人

中，雀啄泻法，以眼球湿润为度；三阴交，提插补法；百会、风池用平补平泻法；肩髃、曲池、外关、合谷用平补平泻法；委中用泻法；阳陵泉用补法。

（二）电针疗法

[取穴] 百会、悬厘。

[操作] 进针后，稍捻转得气后连上电针，刺激强度选择患者感觉适宜为止，通电时间为20～30分钟。一侧症状，针刺对侧，通电；双侧症状，两侧针刺，通电。

（三）头针疗法

[取穴] 震颤区。

[操作] 震颤区以"前神聪"到"悬厘"连线，此线称"顶颞前斜线"。针刺此线的上1/5段主治下肢震颤，中2/5段主治上肢震颤，下2/5段主治头摇动。嘴震颤，一侧震颤针对侧顶颞前斜线，双侧震颤针双侧顶颞前斜线，肌紧张取从"百会"到"曲鬓"连线。

以上区域，可采用斜刺进针，深度应达5分左右，进针后捻转3～5分钟，留针5分钟再捻转，再留针，如此反复3次，即可起针。

三、推拿疗法

按摩疗法对强直、紧张肢体有较好放松效果，对运动功能有一定改善作用，配合针、药疗效更佳。

治疗时捏、拿、按风池、完骨、天柱等穴，并捏、拿、按、擦上下肢体，从上至下，从下至上，反复多次，点按上肢曲池、合谷、极泉、下肢足三里、阳陵泉、三阴交等穴，并揉按推背部华佗夹脊穴，每日1次。

四、药浴疗法

选用当归、赤芍、红花、白芷、地龙、伸筋草、络石藤、牛膝、桑枝、海风藤、川芎，各适量，水煎后行温热浴，或浸浴，每日1次。

【现代康复治疗】

震颤麻痹的患者由于四大症的原因，严重影响患者的运动协调功能及日常生活活动能力。现代康复医学采用多种康复方法对该类患者运动功能和生活能力进行改善。主要包括物理疗法、运动疗法、作业疗法、心理疗法等。应用的主要技术包括Rood法，Bobath法，PNF法和运动再学习法对患者进行松弛训练、关节活动范围扩大和维持训练、移动平衡训练、步态训练、日常生活功能训练及不同的强化训练等。

一、运动疗法

1. 被动运动

对受限制的关节和肌群进行关节松动、肌群按摩和被动的肢体牵伸以放松肢体和改善关节活动度。

2. 主动运动

（1）放松和呼吸锻炼：反复进行深呼吸，增大胸廓的活动度，锻炼膈肌及肋间肌等辅助呼吸肌。

（2）口面部肌肉锻炼：抬眉皱眉、皱鼻、用力睁闭眼、鼓腮、露齿、吹哨、微笑、大笑、舌操、噘嘴、扣齿等，辅以大声讲话、朗读及唱歌等。对镜大声反复发"a""o""e"等元音，以改善面具脸和言语功能。

（3）颈部锻炼：左右转动、侧转、左右摆动等防治颈部姿势异常。

（4）上肢及肩部的锻炼：耸肩、臂上举、后伸等牵伸的锻炼，利用器械加强肩关节的活动度和灵活性及肌力。

（5）手部锻炼：利用作业治疗的器械反复进行握拳伸直、分指训练等各项精细能力的活动。

（6）躯干锻炼：有节奏的侧弯运动、转体运动、仰卧起坐、俯卧撑及燕式平衡等锻炼，控制躯干腹背肌力量与协调。

（7）下肢锻炼：进行髋、膝关节屈肌腱的牵伸练习和全范围的肌力练习，以改善肌力保持正常的关节活动度。

（8）姿势锻炼：坐位或站立位进行姿势矫正和姿势的稳定性训练，以矫正患者躯干的屈曲模式，并引导正确的姿势反应。

（9）步态锻炼：站立位，下肢迈步训练、躯干控制、原地踏步、跨越障碍的行走训练等。

（10）平衡协调功能锻炼：站立位静态平衡训练、动态平衡训练等。

二、心理疗法

1. 心理疏导

给予患者帕金森病知识指导，让患者对疾病有足够的认识，建立患者心理健康档案，聆听患者的倾诉，对负性情绪类型正确给予分类并记入档案。启发患者树立良性情绪，自觉抵制负性情绪，从而建立起健康的心理状态和正确的疾病干预模式。

2. 放松训练

要求诊室安静，患者平卧病床，在悦耳音乐的伴奏下，进行深呼吸训练及全身分段肌肉放松锻炼，每日至少半小时。

3. 行为矫治疗法

改变患者的日常生活习惯，纠正其不良的动作行为，制定循序渐进的行为目标，对患者进行语言、进食、行走及日常生活训练和指导，反复强化健康行为练习，以保证行为治疗的长期有效性。

4. 心理治疗

根据患者心理障碍的类型给予针对性心理调节，动员社会、家庭都来关心患者，帮助患者正视疾病，乐观地面对生活，从而主动配合进行康复锻炼，达到身心并重控制疾病进程、改善患者生活质量的目的。

【康复护理】

（1）患者生活环境应布置简单，非必须用品尽量减少。物品放在患者取用方便之处，且放置稳妥，以防碰撞。

（2）饮食宜用易消化富于营养者，吞咽困难者可用流质、半流质饮食，进食宜慢，以防咳呛。

（3）尽量避免精神刺激，情绪波动。

（4）衣装宜柔软有弹性，穿脱方便。

（5）鼓励患者多做自主肢体运动，但应避免强直性动作。

第六节　面神经炎

面神经炎是茎乳孔内急性非化脓性面神经炎，引起周围面神经麻痹，亦称Bell麻痹。为临床常见病，多发病。发病无年龄及性别差异。中医称本病为"卒口僻""面瘫""歪嘴风""口㖞"等。

面神经炎发病多与病毒感染有关，但尚不十分明了。部分患者在外感、受风后发为本病，其病机为面神经呈水肿，髓鞘式轴突有不同程度变性，以在茎乳孔和鼓窦部位的神经为显著，一部分患者乳突和面神经管的骨细胞也有变性。

中医认为面瘫的发病是由于风邪外袭，邪侵阳明经络，邪气壅塞，经络阻滞，以致面部肌肉纵缓不收，或正气内虚，劳累，久病，致人体亏虚，经气不足，营卫不调，经脉空虚，致风邪乘虚侵入经络，经筋发为面瘫。本病的治疗现代医学多采用皮质激素、神经营养药、高渗剂等；中医采用针灸、中药等治疗。

【康复适应证】

1. 急性期

凡突然起病，具备一侧面部麻木，不能作蹙眉、皱眉、露齿、鼓腮等动作，口角向健侧歪斜，患侧鼻唇沟变浅，露睛流泪等症状。此期一般为发病的 1～10 天左右。

2. 恢复期

病程久，经治疗仍存在皱额困难，额纹变浅，口角歪向健侧，眼睑不能闭合完全，鼻唇沟变浅及耳后疼痛者。此期一般为发病的 10 天以后至两个月以内的，或者更长时间者。

【传统康复治疗】

一、药物疗法

中医辨证施治是治疗面神经炎的一种康复疗法，一般根据患者的症状、体征，可分为风热侵袭和正气内虚两型。

1. 风热袭络

[主症] 口眼歪斜，面部自觉松弛无力，流泪，目赤，可伴偏头痛，患侧耳后疼痛，抬眉皱额困难，鼻唇沟变浅；舌苔黄，脉弦数。

[治疗原则] 疏风清热。

[推荐方药] 银翘散加减：金银花30g，连翘24g，黄芩10g，牛蒡子10g，薄荷3g，大青叶15g，板蓝根30g，桔梗6g。如便秘，加大黄10g；纳差可加陈皮6g、焦三仙30g。

2. 正气内虚

[主症] 患者鼻唇沟变浅，口角歪向健侧，患侧抬眉不能，眼睑不能闭合，合齿、鼓腮、吹哨不能完成，伴倦怠乏力，面色苍白无华，体瘦弱。舌淡红，苔白，脉沉细。

[推荐方药] 八珍汤加牵正散加减：党参10g，白术10g，茯苓10g，甘草6g，熟地10g，当归10g，川芎6g，全蝎10g，僵蚕10g，蜈蚣2条。

二、针灸疗法

采用针灸疗法具有活血通络，祛风牵正之功，见效快，疗效好。

（一）毫针、芒针

[取穴] 阳白四透（阳白透上星、阳白透头维、阳白透攒竹、阳白透丝竹空），下关、太阳透迎香，太阳透地仓，四白透睛明，地仓透颊车，颊车透地仓，迎香、禾髎、阳明经筋排刺，健侧合谷。

[操作] 急性期宜浅刺，手法宜轻，恢复期或者病情久，宜深刺，手法宜重。

（二）电针

阳白、下关、地仓、迎香、颊车、健侧合谷及根据面瘫情况调整电针穴位。

（三）刺络拔罐

将面部拔罐部位用75%乙醇棉球消毒，采用三棱针点刺皮肤，可在阳白、颧髎及面颊部点刺，然后用闪火法拔火罐5～10分钟，出血量约3ml，每日1次。

（四）皮肤针

采用中度刺激量叩打患侧面部、鼻部、耳区、颌下部、额部，重点叩刺入中、眶上孔、眶下孔、翳风、合谷处。

（五）三棱针

采用三棱针刺内地仓紫筋处，点刺出血3滴（与地仓相对，口颊内取穴），可配下关、颊车、太阳穴。

（六）耳穴

采用王不留行籽粘贴耳部穴：眼、口颊、皮质下，配脾、额、神门、肾上腺、枕，每次可选4～5穴，用手按压穴位，每日3次，10日为一个疗程。

（七）温针

取穴阳白、地仓、颊车、下关、合谷。采用直接温针法。

（八）头皮针

双侧运动区下2/5处，中等刺激，留针20分钟，每日1次，每10次为一个疗程。

三、推拿疗法

[取穴]印堂、睛明、阳白、四白、迎香、下关、颊车、地仓、风池、合谷。

[手法]一指禅推法、按法、揉法、擦法、拿法。

[操作]以患侧颜面部为主，健侧作辅助治疗。

①患者取坐位或仰卧位：医者在患侧一侧，用一指禅推法自印堂、阳白、睛明、四白、迎香、下关、颊车、地仓穴往返治疗，并可用揉法或按法，先患侧后健侧，配合擦法治疗，但在施手法时防止颜面部破皮。

②患者取坐位：医生站于患者背后，用一指禅推法施于风池及项部，随后拿风池、合谷穴结束治疗。

四、气功疗法

可选用练松静功、鹤翔桩气功、六字诀等功法。

五、贴敷疗法

用蓖麻仁50g、朱砂2g，将蓖麻仁捣碎然后加入朱砂，混合捣烂如泥，制成梧桐子大药丸，选听宫、下关、阳白、颧髎，每次选患侧2个穴，每穴贴1丸，用圆形橡皮膏固定，每日换一次，穴位交替选用，连续1个月。

六、药浴

选红花、当归、苏木、地龙、防风、桑枝、艾叶等中药水煎敷洗局部，每日2次。

七、饮食疗法

发病初期可多食如下食品：新鲜水果蔬菜、山药、冬瓜、香菜、苦瓜等；急性期过后，可适当多食大枣、核桃仁、黑芝麻、黄豆芽、昆虫类食品等。

【现代康复治疗】

现代康复医学采用物理疗法以及运动疗法对本病进行康复治疗。

一、物理治疗

多采用五官科超短波治疗仪或者红外线以及激光治疗仪。

1. 超短波疗法

选取功率40W，2个圆电极板，一极置于患者耳屏前或面部不适区，另一极置于耳后茎乳突孔处，急性期给予无热量即输出量在50mA以下，恢复期则给予微热量到温热量，15分/次，1次/日，7次为一疗程。休息2～3天后，可继续下一个疗程。

2. 红外线疗法

红外线功率15W，强度80%，照射耳后及面颊部，以温热感为宜。

3. 激光疗法

波长780～880nm，输出功率0～500nW连续可调，光直径为3～5mm，照射剂量为20分钟，照患侧阳白、四白、下关、颊车、地仓和健侧合谷，每日1次，12次为一疗程。

二、运动疗法

多体现在患者自我的面肌功能康复。

面肌功能训练：以患侧面肌自主或被动运动锻炼为主，可将方法教给患者，让患者对着镜子自行按摩面部，每日1次，每次10～15分钟。具体面部肌肉训练原则是：肌力2级以下可用手指帮助做被动运动，肌力3级以上时，可做主动运动，同时进行速度、灵敏度、协调性训练。

具体操作如下。

（1）额肌训练：抬眉，做吃惊样动作；蹙额，中指与眉平行放在眉毛上，让患者抬眉的同时上举患眉，另一手的手指压在健侧眉毛上，限制健侧肌肉运动。

（2）皱眉肌训练：皱眉，两眉向中间集中，中指放在患侧眉毛内端向中间推，另一手的手指限制健侧运动。

（3）眼轮匝肌训练：用力闭眼，将中指压在眉毛上，轻轻向下方推，使眼睑闭合（注意不要压到眼球）。另一手抑制健侧闭眼动作。

（4）鼻部肌肉训练：先令患者皱鼻，然后张大鼻孔、伸长鼻下部。

（5）口轮匝肌训练：让患者将上下唇噘起，用手指由上或下唇的下外方向中央推挤口唇，在健侧上下唇施加阻力，限制健侧运动。

（6）颊肌训练：闭嘴引口角向后，指尖可放在口角上向后牵拉口角，并注意限制健侧口角的运动。

（7）笑肌、颧骨肌训练：让患者像笑时那样引口角向外上方，可将食指稍微放入患侧口角或放在口角上，向外牵拉；并注意限制健侧运动，可给健侧口角一些阻力来完成。

（8）提上唇肌训练：让患者提上唇，并向前突出，治疗者将食指中指放在上唇上，把唇向鼻孔处提起；或将上唇缘处轻轻上提。同时健侧上唇要用手指抵住，以限制其活动。

（9）提口角肌训练：让患者示齿，引口角向上后方，治疗者手指可向上方牵拉口角，以助麻痹侧口角上提。

【康复护理】

（1）本病初患，患者大多有较严重的情绪不畅，怕见人，怕不能恢复，因此应鼓励患者保持乐观情绪，树立战胜疾病的信心，积极配合治疗，必要时可予以心理康复治疗。

（2）病变严重者，进食或流口水，当随时擦洗，保持面部皮肤清洁。

（3）注意面部避免着凉，受风，每日可热敷2～3次。

（4）眼睑不能闭合，流泪，为避免暴露性角膜炎，可点用抗生素眼药水，晚间入睡前涂抗生素眼药膏或素高捷疗眼膏。

第七节 坐骨神经痛

坐骨神经痛是坐骨神经通路上即腰臀、大腿、小腿后外侧和足外侧疼痛的一组症候群。按照病位分根性和干性坐骨神经痛两类。根性疼痛常继发腰椎病变，以腰3~骶1节段的病变为主，如腰椎增生、腰椎间盘突出、椎管病变、腰椎肿瘤等。干性疼痛病变主要是在骨神经的通道上损害，如髋关节炎、骶髂关节炎、梨状肌损伤、臀部外伤、盆腔疾患、肿瘤等。以上均为继发性坐骨神经痛，也是临床最常见的疾病之一。坐骨神经痛急性发作一般疼痛剧烈，呈刀割样、烧灼样、烫灼样疼痛，患者运动功能受到影响，常以"强迫体位"来缓解疼痛。咳嗽、喷嚏等均诱使疼痛加剧。本病常见于男性青壮年，胖人多罹患此病。急性发作如失治、误治，也可出现慢性病理过程，除以反复发作为特点外，还可引起周围神经损伤，造成坐骨神经所支配的肌肉出现萎缩及足背、足府、小腿后外侧麻木，针刺样感觉等。

中医学认为本病属"痹证"范围，分为"腰腿痛"一门，又称"坐臀风""环跳风"。按经络脏腑辨证，多为足太阳膀胱经腰腿痛，"脊痛，腰似折，髀不可以曲，腘如结，腨如裂"；足少阳胆经腰腿痛，"髀，膝外至胫，绝骨，外踝前诸节皆痛，小指次指不用"；阳明经腰腿痛，"气街，股，伏兔髀外廉，足跗上皆痛，中指不用"等。而导致本病的病因病机，均为风寒湿之邪杂至。如劳汗当风，久居潮湿之地，涉水冒寒，劳伤气血，腠理开疏，致使外邪乘虚而入，造成经脉气血闭阻，流通不畅，痹而不通则痛；风寒湿邪入经阻络迁延日久，及病邪羁笃则出现慢性腰腿疼；跌仆损伤，暴力扭戾。突负重物，致使经脉气血损伤，出现瘀血内停，阻止经络气血运行，经气闭塞不通则造成疼痛不已。以上均属实证。久病体虚，劳累过度，恣淫纵欲，伤血亏精，年老体虚本身即为肝血不足肾精亏虚之体等，精血不足致筋脉失于濡养，也可以出现经脉气血流通不畅，不通则痛者则为虚证，或本虚标实之证。总之，外邪侵袭，外伤瘀血所致多为实证，但虚实又可相互转换，故要明察病因，辨清虚实以便辨证施治。

【康复适应证】

（1）典型急性坐骨神经痛发作均继发于腰椎病变者，症状典型，疼痛剧烈，强迫体位，并伴有明显体征，如腰椎棘突压痛明显，直腿抬高试验阳性，分髋试验阳性，坐骨孔、股骨大转子、腘窝部、腓肠肌、踝部有明显压痛点等。

（2）急性期过后又反复发作之坐骨神经痛患者。

（3）继发于肿瘤、炎症、外伤等，在积极治疗原发病的同时，对出现的坐骨神经痛也属于康复治疗的适应证。

（4）原发性坐骨神经炎。

【传统康复治疗】

一、药物疗法

（一）中药汤剂

根据病因病机一般可归纳为外邪侵袭、外伤瘀血、肝肾阴亏三型。

1. 外邪侵袭型

[主症] 腰尻涉及下肢疼痛，疼痛时

轻时重，遇热则舒，遇寒加重，腰部僵硬，活动受限。因于寒，疼痛均固定不移，疼痛程度剧烈；因于风，疼痛游走不定，疼痛时轻时重；因于湿，疼痛均不甚烈，伴沉重酸楚感，病迁日久出现下肢麻木甚或肌肉萎缩。

[治疗原则]温经散寒。

[推荐方药]姜附汤（《和剂局方》）加减：干姜12g、附子10g，加天麻9g、杜仲9g、羌活9g、秦艽9g、桂枝6g、牛膝9g、三七9g等，有温经散寒，祛风通络止疼痛之功。风寒湿邪羁留日久，则选用独活寄生汤（《千金方》）：独活6g、寄生10g、秦艽10g、防风6g、杜仲10g、牛膝10g、肉桂6g、党参10g、茯苓10g、当归10g、川芎6g、熟地10g、赤芍10g、生姜3片等，以扶正祛邪、补益气血。

2. 瘀血阻络型

[主症]起病突然，有明显外伤扭戾史。疼痛剧烈，闪挫部如臀痛、腰痛、腰腿痛，活动受限，不能俯仰转侧，动则痛甚，抬腿困难，行路困难，外无肿迹可察，深吸气、咳嗽、喷嚏可诱发疼痛加剧。

[治疗原则]活血化瘀，行气止痛。

[推荐方药]之效散（《古今医鉴》）：当归10g、桂枝6g、玄明10g、杜仲10g、小茴香10g、木香6g、牵牛3g；或用桃红四物汤（《医宗金鉴》）合趋痛散（《世医得效方》）。桃红四物汤：桃仁、红花、当归12g、川芎8g、芍药10g、熟地15g。合趋痛散：五灵脂、赤芍、川乌、没药、麝香等。前者以行气止痛兼活血为主，后者以活血化瘀止痛为主。

3. 肝肾亏虚型

[主症]腰痛绵绵不休，涉及腿，休息可暂时缓解，稍遇劳累疼痛加重，伴下肢膝软无力，足跟疼痛，畏冷肢凉或五心烦热，均有不同程度气短、身重、头晕、耳鸣等。

[治疗原则]肾阳不足当温补肾阳，肾阴不足当滋补肾阴。

[推荐方药]肾阳不足可用斑龙丸（《医方集解》）：鹿角胶12g、鹿角霜10g、鹿茸10g、熟地12g、菟丝子12g、肉苁蓉12g、柏子仁10g、附子6g、黄芪10g、当归15g、酸枣仁12g、阳起石12g、辰砂10g等。肾阴不足可用六味地黄丸（《小儿药证直决》）加减：地黄10g、山药12g、山茱萸10g、泽泻10g、茯苓10g、丹皮10g、枸杞子10g、菟丝子10g、当归9g、鹿角胶10g、龟甲胶10g、牛膝6g等。

（二）常用单方验方

（1）洗足方：透骨草30g、寻骨风30g、独活15g、乳香10g、没药10g、血竭10g、老鹳草30g、黄蒿20g。水煎洗，每日2次，每次10～15分钟。适用于风湿痹阻，气滞血瘀型。

（2）透骨草洗方：透骨草30g、伸筋草15g、鹿衔草15g、细辛5g、乳香10g、没药10g。煎汤熏洗患处，每日1次，每次30分钟。

（3）石斛浸酒方：石斛100g、川牛膝100g、杜仲50g、丹参50g、地黄50g，以上各药研细装袋，用20000ml白酒浸泡，密封7天即可饮用，于饭前暖一盅饮之。用于瘀血阻闭型。

（4）针洗Ⅰ号：川乌、草乌、乳香、没药、桃仁、红花等（天津中医药大学第一附属医院制剂）100ml瓶制装，用水稀释外洗或用原液涂擦均可，每日2次。用于风寒湿痹。

二、针灸疗法

根据疼痛部位常以经络脏腑辨证取穴。太阳经腰腿痛，均从尻部循臀沿股后向腘窝、腨、外踝放散；少阳经腰腿痛，从腰尻循髀枢沿股外侧、小腿外侧向外踝前放散；阳明经腰腿痛，从腰至鼠蹊循股前内侧向肢体远端放散，故取穴均以相应经穴为主。肝肾亏虚型腰腿痛缠绵不已，以华佗夹脊及少阴经穴为主，虚实兼顾，补泻兼施，寒者热之，热者寒之。

（一）体针疗法

[**取穴**] ①实证：主穴大肠俞、委中，太阳经痛加秩边、飞扬、昆仑，少阳经痛加环跳、阴市、阳陵泉、绝骨、足临泣，阳明经痛加五枢、气冲、伏兔、解溪。②虚证：华佗夹脊从14椎至尾骶部、太溪、三阴交。

[**操作**] 大肠俞，直刺3~4寸，用提插泻法，令触电感传至下肢为度。委中仰卧直腿抬高取穴，施提插泻法下肢抽动3次为度。环跳、秩边针法同大肠俞。华佗夹脊穴，用捻转补法。太溪，用捻转补法。其余腧穴均用捻转泻法，留针时间不宜过长，5~10分钟为宜。疼痛剧者可针大肠俞、委中主穴后，余穴达到针感不留针亦可。

（二）艾灸疗法

适用于风寒湿邪外侵之腰腿痛，直接灸或温针灸均可，每日1次；肝肾阴虚者可温针灸或大肠俞、肾俞隔姜灸，每次2~3壮，每日1次。

（三）刺络拔罐疗法

于腰腿部疼痛最明显处选2~3处以及委中穴，用三棱针点刺5~8点，闪火拔罐，每罐出血5ml左右，有活血化瘀止痛之功效。

（四）电针疗法

适用于肝肾阴亏型腰腿痛，在腰部取酸痛明显处接电针导线，用疏密波由弱到强，以患者适度为宜，每次20~30分钟，每日1~2次。

（五）穴位注射疗法

常采用当归注射液注射、黄芪注射液、维生素B_{12}注射液等，选取大肠俞、肾俞、环跳等，每穴2.5ml，隔日一次，10~14天为一疗程。

（六）封闭疗法

用氟美松5mg加1%普鲁卡因10~20ml，分别注射两侧大肠俞，以缓急性疼痛。

三、针刀疗法

针刀治疗可改善局部血液循环，解除粘连的纤维组织对神经根的牵拉和压迫，改变突出的椎间盘与神经根的相互位置，使椎旁肌肉、韧带、筋膜、神经的病理状态得以纠正，以达到解痉止痛、缓解症状、恢复功能的目的。

治疗时多采用松解神经管外口为主，以病变节段为主，上下相邻节段神经管外口一并松解，依据体表标志准确定点后，用甲紫溶液做标记，常规消毒后，铺无菌巾，以0.50%~0.75%盐酸利多卡因注射液、7号80mm针头进行穿刺。在定点处垂直进针直至横突骨面，如果进针深度已达50~70mm，则停止进针后退出至皮下，调整针头角度，针尖稍斜向头侧一个小角度再刺入，必达横突骨面，确认无误，回吸无血液，将药液注入。一般每点用量约

2ml。麻醉满意后，针刀按四步法进针，注意避开重要的血管神经，不同位置操作方法有所区别，在浅筋膜、深筋膜及深层组织遇到硬性结节状物应切割松解。向横突、椎间孔处进针刀时，针刀体与皮肤垂直或稍外斜，达横突骨面转移针刀柄90°，在横突骨面靠下缘切3～4刀，此时酸胀感直达疼痛部位，然后调转针刀90°向椎间孔处上缘靠拢达骨面，此时无神经串痛麻感，调整刀口线与椎间孔外缘骨面平行，沿椎间孔外侧骨面平行切开剥离2～3刀。另在关节囊处应提插针刀并行"十"字切割，手下感觉松动或剥离至骨面光滑无阻力即出针。术毕以创可贴覆盖针眼，压迫止血。每周治疗一次，连续2次为一疗程。

四、推拿疗法

运用推拿疗法治疗本病，主要在于舒筋活络，祛风散寒，行气活血，通经止痛，以改善患者临床症状；对外伤所致在排除骨折的基础上如有关节错位，应予以整复，有明显外伤破损不宜采用本法治疗。

[取穴] 大肠俞、环跳、承扶、阴市、风市、阳陵泉、委中、丘墟、昆仑、阿是穴。

[手法] 揉、按、扳、擦、牵、拔。

[操作] 在腰骶部自上而下按揉，力量平稳均衡，反复2～3次；用扳法拉紧后纵韧带，以缓解神经根压迫状态；继用擦法，沿大腿根部向下顺揉至小腿踝部，反复3次，令患者肌肉松弛；后用指按，或指揉上述俞穴，每穴半分钟；医者再用拇指重叠按压两侧骶棘肌，由上而下擦动3遍，以使患者背部肌肉疼痛缓解，气血运行通畅，此乃拔筋法；最后医者握住患者双足踝部，拉直患者躯干向下牵引，突然抖颤，

切不可用力过猛。肝肾亏虚腰腿痛，仅用揉按、指压、擦法即可。

五、浴疗法

1. 矿泉浴

硫化氢泉，可用高温浴，水温在41℃～43℃，每次5～10分钟，适用于风寒湿外袭所致的青壮年患者，有散风祛寒、通络活络之功。体质衰弱，急性外伤皮肤破损感染等禁用。大汗易伤阴液，过热可灼伤溃破皮肤，并易吸收过多有毒物质。

淡泉系统纯温泉，可用温浴，38℃～40℃或高温浴41℃～43℃，治疗本病有一定功效，禁忌者如上所述。

2. 砂浴

天然砂浴已配合了日光浴，常在40℃左右，利用日照砂砾的温度加上砂石按摩的综合作用，可达舒筋活络、活血除湿、散寒止痛之功效，每次20～30分钟，每日1次。

3. 泥浴

用河泥或海泥经人工加温或日晒后，外敷腰腿疼痛部位，散热慢，温度恒定，一般在40℃～45℃左右，外邪侵袭及无皮肤破损的扭挫伤均可适用，可达温经散寒、活血消肿、行气止痛的功效，每日1次。

4. 药液浴

针洗Ⅰ号沐浴液（《天津中医药大学第一附属医院制剂》）：川乌、首乌、桃仁、红花、乳香、没药等500ml，用热水稀释于浴盆中，让患者洗浴浸泡，每次20～30分钟，每日1次，有温经散寒、活血通络、行气止痛之功。

六、牵引疗法

患者取仰卧位，于骨盆处捆一条较宽

的牵引带，通过床尾之滑车牵引重物，每侧重量 10～20 千克不等，以患者能承受为宜，牵引重量和时间因人制宜，可进行适量调整，每日牵引 1～2 次，时间一般为 30 分钟。本疗法只适应腰椎病引起的腰腿痛，旨在使受压的神经根得以缓解，减轻神经水肿，缓解疼痛。

【现代康复治疗】

坐骨神经痛严重影响患者的生活质量，而康复治疗的目标是利用一切康复手段减轻或消除疼痛，提高患者生活质量。

一、运动疗法

坐骨神经痛患者病情缠绵，炎症的加剧和缓解反复交替进行，不适当的运动和锻炼往往会促使炎症发展，甚至疼痛加重。因此，坐骨神经痛的运动治疗处方必须随炎症的不同时期而制定，急性期应卧硬板床以及抬高患肢，以减轻疼痛、控制炎症、避免负重；亚急性期应进行主、被动关节活动度的训练；慢性期可采取肌力和肌耐力训练以预防肌力下降和纠正畸形。以上训练都应该遵循控制疼痛、循序渐进的原则。

二、物理疗法

多种物理因子疗法，如超短波、红外线、磁疗、电疗等温热疗法，能够增强局部组织的血液循环和淋巴回流，改善病变组织的供氧，有利于组织营养代谢促使炎症渗出物吸收，也加速了蓄积在局部的致痛化学介质的清除，从而减轻疼痛。

【康复护理】

急性期患者疼痛难忍，心情焦躁不安，夜间因疼痛难以入睡，故应从心理上积极开导，入夜给小量止痛镇静或抗焦虑药物。患者为缓解疼痛常呈一个体位，应适当帮助翻身转侧，疼甚可用远红外灯照射，或以局部轻轻揉按，可适当让患者下地锻炼。饮食以清淡易消化食物为主。防止便秘，避免受凉感冒，排便用力、咳嗽、喷嚏均是造成腰腿痛甚的诱因。急性期过后，患者可自行安排生活日程，调情养志，以利康复。对肾虚所致腰腿痛，要避免房事，劳累。老人的腰腿痛可在家人的配合下，多进行一些功能锻炼。

第八节　脊髓灰质炎后遗症

脊髓灰质炎是因病毒引起的以神经损害为主要病理变化的传染病，其后遗症是以躯干、四肢多部位畸形、功能障碍为主要表现的症候群，又称"小儿麻痹后遗症"，或"婴儿瘫"。发病多在 5 岁以前。目前由于计划免疫的实施，发病率已大大下降。本病主因感染了脊髓灰质炎病毒所致。发病一般经过前驱期，瘫痪前期，瘫痪期，恢复期，后遗症期。

近年关于脊髓灰质炎后综合征（PPS）的报道在国内开始出现，其是指脊髓灰质炎后遗症进入静止期若干年后，重新出现进行性肌肉萎缩、无力和疼痛为主的症候群，其防治是近年来脊髓灰质炎后遗症的临床与康复范畴最引人注目的课题。

本病急性炎症期属中医"温病范畴"，后遗症属"痿证""痿躄"范畴。中医认为本病的主要病因为邪毒内犯，流注经络，致使气血经络瘀阻，或兼日久气血亏耗，不濡筋脉，筋肉失于濡养而致。炎症期中西医结合积极救治，至后遗症期以康复治疗为主，针药并用，并结合功能锻炼，以及矫正器具，有较好疗效。

【康复适应证】

1. 恢复期

瘫痪不再继续发展，麻痹肢体开始恢复者。

2. 后遗症期

麻痹出现1～2年后，仍未完全恢复，肌肉萎缩，肢体瘫痪无力，以下肢为明显，可见腕下垂、足下垂、足内翻或外翻、膝反屈等畸形。

3. 脊髓灰质炎后综合征期

多数发生于急性脊髓灰质炎后20～30年，再次出现新的神经肌肉症状，表现为原来受累或未受累的肌肉出现新的无力、萎缩、疲劳或疼痛等症状。

【传统康复治疗】

一、药物疗法

辨证分型用药如下

1. 气虚血瘀型

［主症］病程尚短，病情较轻，肢体麻痹，瘫痪无力，尚未出现肌肉萎缩及畸形。舌淡苔白，脉细弱。

［治疗原则］益气养血，活血通络。

［推荐方药］补阳还五汤加减：当归6g、川芎6g、黄芪12g、桃仁6g、地龙6g、赤芍10g、红花10g、太子参10g、山药10g。

［加减］四肢不温加细辛、肉桂、通草，乏力多汗加防风、白术、浮小麦。

2. 脾胃虚弱型

［主症］病程日久，肌肉萎缩，瘫痪明显，关节弛缓或畸形，胃纳不佳，大便溏软，面色萎黄，倦怠乏力；舌淡有齿痕，苔白，脉缓无力。

［治疗原则］养气健脾，疏通经络。

［推荐方药］四君子汤加味：党参10g、云茯苓9g、白术9g、炙甘草6g、川芎6g、桂枝6g、牛膝6g、杜仲10g。

［加减］便溏日久，加山药、白扁豆、焦白术、诃子，伴肢体酸痛者，加桑枝、狗脊、黄芪、白芍。

3. 肝肾阳虚型

［主症］病程日久，瘫痪，肌肉萎缩俱甚，关节纵缓不收，腰脊无力，甚至难于站立行走；舌红少苔，脉细弱或细数。

［治疗原则］补益肝肾，温通经络。

［推荐方药］虎潜丸：龟甲10g、黄柏10g、知母10g、熟地10g、当归6g、白芍12g、锁阳10g、陈皮6g、虎骨（现多以牛骨或狗骨代）15g、牛膝6g。

［加减］并见肢冷不温等阳虚表现加桂枝、黄芪，全身衰弱明显加红参或西洋参。

二、针灸疗法

（一）体针疗法

［取穴］①上肢麻痹：肩髃、臂臑、肩贞、曲池、手三里、外关、合谷、内关、通里、大椎。②下肢麻痹：髀点、伏兔、梁丘、足三里、阳陵泉、肾俞、大肠俞、环跳俞、委中、承山、解溪、悬钟、昆仑、太溪、三阴交。③上下肢麻痹均可选华佗夹脊刺。

［操作］根据上下肢孰轻孰重，每次选8～10穴，施捻转之补法1分钟，留针30分钟，每日1次。

（二）电针疗法

[取穴] 肩贞配臂臑，曲池配内关，环跳配秩边，阴廉配伏兔，足三里配三阴交，委中配承山。

[操作] 每次选2对穴，针刺得气后，接通电极，中等强度刺激，约10分钟，每日1次。

（三）穴位注射疗法

[药物] 0.4%的硝酸叶萩碱，复方丹参液，加兰他敏、维生素 B_1、维生素 B_{12}，选一种或交替使用。

[取穴] 根据麻痹神经和肌肉分布，选局部穴，结合运动点，取阿是穴，每次3~4穴。

[操作] 吸取上药0.5~1ml，穴位常规消毒后注射，每日或隔日一次。

（四）芒针疗法

[取穴] 大椎、极泉透肩贞，曲池、手三里、合谷透鱼际，环跳、阳陵泉透阴陵泉，三阴交、承山、昆仑透太溪。

[操作] 大椎穴针尖向椎间隙直刺，有麻感出针，环跳穴直刺使电击样感呈向下放射，余穴常规刺法，不留针，每日1次，可结合体针。

（五）皮肤针疗法

[取穴] 上肢麻痹取颈后及大椎穴附近，上肢局部取痛点，下肢麻痹取腰、骶部及下肢局部。

[操作] 中度刺激，叩刺顺序由上而下，由内而外，反复3~4遍，每日1次，10次为一疗程。

三、埋线疗法

[取穴] 上肢取大椎、肩髃、曲池、外关，下肢取命门、环跳、足三里。

[操作] 无菌操作，局麻，三角针埋线法，或穿刺针埋线法，每次取3~5穴，每月一次，一般行3~6次。

四、温针灸疗法

[取穴] 参考体针穴。

[操作] 用艾条3~4cm，装于留针之针柄上点燃，每次2壮。

五、推拿疗法

适用于肌肉萎缩，关节畸形，自主运动困难者。

（1）点按患肢相应穴位（参考体针穴）及痛点。

（2）以拨、弹、拿手法刺激与瘫痪部位运动功能相关的肌肉、肌腱。

（3）上下肢分别用揉、捏、拿等手法，反复数次。

（4）各关节部位捏、拿、揉、搓后，行正常生理方向之弯曲，牵拉抖摇等被动活动。

（5）点按、揉华佗夹脊穴。

六、浴疗

日光浴，温泉浴，具有活血化瘀作用的药浴等，对患儿有益，可经常施行。

【现代康复治疗】

现代康复治疗对于脊髓灰质炎患者的功能恢复以及矫正肢体畸形有很大帮助。疾病处于各个阶段，康复措施和目的不同。

1. 前驱期和瘫痪前期

此期进行适量少量的被动运动，可减少肌肉萎缩及预防畸形的发生。

2. 瘫痪期

（1）功能位的摆放：卧床时，保持身

体成一直线；膝部略弯曲，髋部以及脊柱用板或重物使之挺直，踝背曲位。

（2）功能锻炼：在疼痛消失后，应积极主动地进行被动锻炼和主动锻炼，以防止骨骼肌萎缩。

3. 后遗症期

积极地进行康复训练，可针对心肺功能训练，不同肌肉的针对性肌力锻炼以及运动功能的平衡及步行训练。恢复到一定阶段，可进行生活自理能力的训练，帮助患者提高生活自理能力。

对于畸形的患肢，可根据不同情况定制相应的矫形器，以帮助患者提高运动功能。

4. 脊髓灰质炎后综合征期

针对该类患者的肌肉萎缩，无力等特点，针对的进行心肺功能的训练，提高有氧运动量以及肌肉力量训练，改善患者的肌肉萎缩及无力感。进行步行功能的训练以改善患者的运动功能。

【康复护理】

患儿饮食应富有营养，特别应有足够的维生素、蛋白质摄入，但应避免油腻；因行动不便，久卧久坐，故应注意臀、背等处皮肤清洁，勤洗勤换内衣，夏季尤应重视。鼓励、培养患儿积极、乐观、向上的精神，不畏艰难、顽强进取的品质，对恢复功能十分有益。

第九节　老年性痴呆

老年性和早老性痴呆属一组慢性进行性衰退性疾病，临床以痴呆综合征为主证，大脑萎缩和变性为其主要病理。本病既往常以年龄划分，起病于老年期（60岁以上），为老年性痴呆；若发生于中年或老年前期，则称为早老性痴呆。本病病因目前尚未完全明了，有继发于脑血管病者，称为血管性痴呆，也有明显家族遗传史者。当前，随着我国人口老化程度的不断增长，本病的发病率有明显上升趋势。总之，老年人代谢障碍，内分泌功能衰退，以及对社会、心理等方面问题的承受能力减弱，常是诱发本病的重要因素。本病与老年性精神分裂症、反应性精神病还有质的区别。

中医学认为，"痴呆"是指精神呆滞、智能低下、思维活动发生严重障碍的一组临床表现。中医学又称"呆痴""愚痴"。多为年老体衰，肝血肾精不足延为呆傻者。根据临床症状，古人又有"文痴""武痴"之别。精神抑郁，表情淡漠，沉默寡言，目光呆板，行动迟缓，无欲无念，给则即食，便溺失控，善悲欲哭等以"静"为主证的称"文痴"；狂乱无知，烦躁不宁，骂詈呼叫，不避亲疏，弃衣而走，自戕身体，挥拳掷物，逾垣上屋，无法劝阻等以"动"为主证的称"武痴"。前者近似于郁、癫，后者则为狂的组成部分。限于特定的命题，"老年性痴呆"只能介绍接近"郁证""癫证"的部分内容。郁、癫、狂可互为影响，从病理发展上又可相互转化，"郁证"失治、误治，常为"癫证"之变，甚可出现"武痴"之变。现将其病因病机归纳如下。

（1）肝肾亏虚。老人阴阳平衡失调，动态维系于低水平上，若邪气久羁，或热毒深隔下焦，致阴亏于下，阳亢于上，心神被扰，重阴者则发癫痴；或肝血肾精耗竭，风旋阳扰乘窍，神失所附而痴；或房室不节，恣情纵欲，操劳过度，损伤肝肾，精血不足，神失所养而呆者。

（2）情志不遂。恼怒惊恐，损伤肝肾；喜怒无常，心阴亏耗；真阴不足，水失濡养；所欲不遂，思虑伤脾，心虚则神耗，脾虚则不能生化气血，气血逆乱，心神失养，神无所主等。朱丹溪云："气血冲和，万病不生，一有怫郁，诸病生焉。"正如《灵枢·口问》篇云："悲哀愁忧则心动，心动则五脏六腑皆摇。"若情志之郁，则总由乎心，因此郁则为痴呆之渐也。

（3）痰气上扰。痴呆乃积忧积郁，病在心脾胞络，三阴蔽而不宣，故气郁则痰迷，心神为之混淆。再加之肝气郁结，克伐中土。脾失健运，水湿不化，瘀浊内生，痰气上逆，扰乱神明，导致互为因果之恶性循环而发痴呆。

老年性痴呆病病因病机大致不越以上三条，而患者自身脏腑功能的衰疲，又是导致本病发生的病理基础。年长之人除肝肾亏虚，阴阳失衡外，诚如陈士铎所析："肝郁则木克土，而痰不能化，胃衰则土不制水，而痰不能消，于是痰积于胸中，盘踞于心外，使神明不清，而成呆病矣。"提示情志不遂引发痰气上扰的病理过程，也是其发病的重要因素。至于先天禀赋不足，年幼为六淫所伤，产伤困挫等致婴幼儿髓海不足之"白痴"，不属本节讨论范围。

【康复适应证】

（1）一次或多次脑血管病发作后，经治疗神经功能缺损状况得以改善，但遗留或轻或重的呆痴，记忆力减退，精神障碍者；或中风病治疗过程中出现严重的呆傻、抑郁、精神思维混乱者。从CT提示，额、顶叶病变居多。

（2）严重脑萎缩痴呆，系脑血循环长期处于供血不足状态，致使脑细胞营养代谢失调，出现一系列脑细胞变性、退化的病理表现。CT提示，脑室扩大，沟回加深，皮质变薄，或皮质动脉硬化脑病者。

（3）经历过严重精神创伤，近乎老年性精神分裂症前期，表现一系列痴呆、思维混乱等临床表现者。

（4）有明显家族史之阿尔兹海默病、帕金森病及早老性痴呆症病患者。

【传统康复治疗】

一、药物疗法

（一）中药汤剂

《景岳全书·癫狂呆痴》云："痴呆病，凡平素无痰而或以郁结，或以不遂，或以思虑，或以疑贰，或以惊恐而渐至痴呆，言辞颠倒，举动不经，或多许，或善愁，其证则千奇百怪，无所不至……此气逆在心，或肝胆二经气有不清而然，但察其形体强壮，饮食不减，别无虚晚等证，则悉宜服蛮煎治之，最稳最妙……有不可愈者，亦在乎胃气元气之强弱，待时而复，非可急也。凡此诸证，若以大惊猝恐，一时偶伤心胆，而致神失昏乱者，此当以速扶正气为主，宜七福饮，或大补元煎主之。"张介宾从病因学、症状学、治疗方法及预后做了相应阐述，对目前康复治疗仍有积极指导意义。下面结合病因病机，辨证论治分述如下。

1. 湿痰郁结证

[主症] 精神抑郁，表情淡漠，沉默寡言，语无伦次或喃喃自语，闭户独居，不欲见人，心烦意乱，不思饮食，脘腹胀满，

舌苔白腻，脉弦滑等。

　　[治疗原则]理气解郁，化痰开窍。

　　[推荐方药]顺气导痰汤（《验方》）加减：半夏10g、陈皮6g、茯苓9g、甘草6g、生姜3片、胆南星9g、枳实9g、木香6g、香附6g，加远志10g、菖蒲10g、郁金10g，达解郁开窍化痰之功。甚者可用控涎丹（《三因极一病证方论》）：甘遂、大戟、白芥子；或三圣散（《儒门事亲》）：瓜蒂、防风、藜芦，以除胸膈之浊痰或取吐劫夺痰涎。痰热交急，上扰心神，则辅以成药至宝丹、十香丹等。

　　2. 心脾两虚型

　　[主症]呆滞如愚，神思恍惚，频频叹气，悲伤欲哭，胸闷焦躁，心悸易惊，虚烦不眠，梦萦魂牵，肢体困乏，食少纳呆，舌质淡，脉弦细等。

　　[治疗原则]理气和血，健脾安神。

　　[推荐方药]养心汤（《证治准绳》）：黄芪15g、茯苓10g、茯神10g、当归12g、川芎6g、炙草6g、半夏曲10g、柏子仁10g、酸枣仁12g、远志15g、五味子12g、人参10g、肉桂6g；亦可与甘麦大枣汤（《金匮要略》）合用。（甘麦大枣汤：甘草10g、淮小麦10g、大枣6枚，共奏和气血、补脾气、养心血、宁心神之功。）

　　3. 肝肾亏虚型

　　[主症]目光晦暗，言语迟钝，思维混乱，无欲健忘，四肢麻木，行动迟缓，举动不灵，头晕目眩，耳鸣耳聋，手足心热，颧红夜汗，甚则智能低下，强哭强笑，饥饱不知，步履艰难，舌质红或淡，脉细弱等。

　　[治疗原则]滋补肝肾，益精填髓。

　　[推荐方药]珍珠母丸（《中医临证备要》）加减：珍珠母12g、生地10g、熟地10g、党参10g、当归12g、柏子仁10g、酸枣仁10g、茯神9g、龙齿15g、沉香6g，以滋补肝肾，佐以熄风；用左归丸（《景岳全书》）：熟地黄12g、山药9g、山茱萸9g、菟丝子10g、枸杞子10g、川牛膝10g、鹿角胶10g、龟甲胶10g，治以益精填髓。神情昏乱者，当以扶正为主，开窍为辅，可选用大补元煎（《景岳全书》）：人参10g、山药10g、熟地10g、杜仲10g、当归12g、山茱萸12g、枸杞子12g、甘草6g，合至宝丹、十香丹等。

　　总之，痴呆一证不外虚实两类，实者多因于痰湿，虚者多缘于阴亏髓虚。痰湿当需涤痰开窍，阴亏则培补真阴，髓海空虚则给血肉有情之品。本病多有瘀血内阻，应佐以治血化瘀之药味，达活血通络、祛瘀生新之目的。因本病日久，症情痰顽，恢复相对困难，应配合其他疗法康复治疗，方可奏效。

　　（二）常用单方验方

　　（1）苏心汤：白芍15g、当归10g、人参10g、茯苓10g、半夏6g、栀子6g、柴胡6g、附子6g、生酸枣仁12g、吴茱萸6g、黄连6g等，水煎服。用于气血两虚而兼痰郁之痴呆者。

　　（2）启心救胃汤：人参12g、茯苓10g、白芥子6g、菖蒲10g、神曲15g、半夏6g、南星12g、黄连6g、枳壳6g等，水煎服。用于胃伤痰迷心窍之痴呆。

　　## 二、针灸疗法

　　治疗老年性痴呆，针灸也应遵循用药之法则，辨明虚实，以滋补肝肾，填精补髓，豁痰开窍，活血通络为主要治法，据此选穴配方，病位以心、肝、脾、肾为主，可选用上述经脉之腧穴，虚则补之，实则泻之。

（一）醒脑开窍针刺法

醒脑开窍法是石学敏院士首创的治疗脑卒中偏瘫的针灸治疗法，以"醒脑开窍、滋补肝肾为主，疏通经络为辅"的治疗原则，用于治疗血管性痴呆。

[主穴] 内关、人中、三阴交。

[配穴] 百会、四神聪、风池、印堂、神门。语言障碍加金津、玉液、廉泉；半身不遂用极泉、肩髃、曲池、委中、足三里、阴陵泉等。

[操作] 先刺双内关，直刺0.5～1寸，采用捻转提插的泻法；继刺入中，向鼻中隔斜刺0.3～0.5寸，用雀啄法让眼球湿润或流泪为度；再刺三阴交，沿胫骨后缘刺入1.0～1.5寸，采用提插补法，以患侧下肢抽动为度。金津、玉液可用三棱针点刺放血。每周日一次，连续针刺4周。

（二）头针加电针疗法

[取穴] 取额中线：额部正中线发际内，属督脉，自神庭穴沿经向下针1寸；额旁线：在额中线外侧直对目内眦，属太阳膀胱经脉，自眉冲穴沿经向下针1寸（1线）；自头临泣向下针1寸，属足少阳胆经（2线）；在足少阳与阳明经之间，本神与头维穴中向下针1寸（3线）；顶颞前斜线：从前顶穴起，止于悬厘穴，穿足太阳、少阳经脉，每间隔1寸针一处，据病情视主穴、副穴。

[操作] 选以上1～3对头皮针穴，用低频震荡电针器，负极接主穴，正极接配穴，用疏密波兴奋占优势，促进气血运行，每次治疗20～30分钟，每日1～2次。

（三）耳针

[取穴] 神门、皮质下、肾、脑点、枕。

[操作] 每日1次，每次选2～3穴（双耳取穴），20次为一个疗程。

（四）穴位注射疗法

[取穴] 风池、足三里。

[操作] 穴位注射丹参注射液，每穴1ml，每日1次，10天为一疗程。

三、推拿疗法

[取穴] 肝肾阴亏取肝俞、肾俞、三阴交、中脘、关元、内关、神门、风池、四神聪；心脾两虚取心俞、脾俞、胃俞、肾俞、内关、足三里、四神聪；痰浊上扰取天突、膻中、心俞、膈俞、丰隆。

[手法] 按、揉、运、推、敲、掐、梳、一指禅推等。

[操作] 综括各证型头部诸穴，天突至膻中可用一指禅推法；背部俞穴用掌根揉按1～3分钟，或敲背俞穴各半分钟；内关用掐法，以酸胀为度；丰隆、足三里点按1分钟后再用揉法；背部及头部腧穴也可用梳法；腹部穴位则用推运手法。

四、气功疗法

老年性痴呆患者应在有经验的气功师指导下进行，使患者由"耗能"过程变为"储能"过程，从而使机体精力充沛，思维敏捷，有病祛病，无病强身，增强体质，延年益寿。视病情可采用坐功、卧功，以静功为主，外静内动，或请训练有素的气功师发放外气进行康复治疗。待病情好转，失神状态改善，再选择其他功法锻炼，持之以恒，达真气充沛、脏腑畅达、功能改善、增强体质之目的。

五、饮食疗法

老人饮食应以清淡易消化为主，痴呆者有时不知饥饱，更应注意调整饮食结构，按时按量以供患者生活之需，避免辛辣刺激之品，以健脾养胃，益智延年之食物调之。

（1）小米粥（《饮食辨录》）：小米100g，红糖适量。将小米淘净放入锅内，加适量水，文火熬煮至熟，加红糖拌匀饮嗌。可健脾和中，益肾补虚。

（2）红枣粥（《圣济总录》）：大枣10～15枚，粳米100g。大枣、粳米洗净，放入锅内，加适量水，文火熬至粥稠即可食之。可补脾益胃，养血安神。

（3）栗子粥（《本草纲目》）：栗子去皮壳50g，粳米50g。将粳米洗净，与剥好生栗同放锅中，加适量水，文火煮熟成粥，放少许盐或加适量白糖均可。可养胃健脾，补肾强筋。

（4）莲肉粥（《太平圣惠方》）：莲肉15g，粳米50g。将莲子肉发胀，擦去外皮摘去莲心，加清水放入锅内煮烂备用，再将粳米淘洗干净，放适量水，文火煮成稀粥，然后再将备用莲子肉放入粥中搅匀，可加适量冰糖服之。有健脾止泻，益肾固精，养心安神之功。

六、其他疗法

如情志康复法，包括语言开导，移气变气，顺情纵欲等改善其痴呆抑郁状态；娱乐康复以欣赏音乐为主，以艺术感召力影响患者的情绪和行为；传统运动康复则主要由家人陪同散步，或推轮椅外出接触日光，呼吸新鲜空气等以助康复治疗。

【现代康复治疗】

老年性痴呆康复的目的不是回归社会，而是控制症状和延缓发展进程，最大限度地维持残存功能。康复除运动功能训练外，主要进行认知功能训练。

一、运动疗法和日常生活能力（ADL）训练

ABAB设计：分4个阶段进行，第一基线期（A）、第一治疗期（B）、第二基线期（A）、第二治疗期（B），在此期间进行身体意识治疗，以增强触觉感觉输入为基础，建立一个本体感觉和动觉模型，以帮助产生皮质下身体形象，以改善功能性运动；音乐和运动：包括Low-tech方法，进行被动运动，保持关节活动范围和实际运动直至完成比较困难的运动。

治疗时训练者选择患者熟悉的日常生活内容，如穿衣、系扣、洗漱、进餐、沐浴等日常生活能力，简化训练方法，采用患者易于接受的方式，如口头提示、视觉及触觉的示范。由简及繁，制定练习步骤，给予指导、帮助及适时鼓舞、奖励，最终达到独立或协助下完成，每周1～3次，每次1.5～4.5小时。

二、作业疗法和语言疗法

进行作业疗法促进患者活动功能；通过忍耐性强的学习活动使患者日常生活能力（ADL）自理；通过语言治疗进行信息交流，以改善症状，促进康复。

语言训练内容：①交流前，护理人员应了解患者过去的生活习惯和喜好，选择其感兴趣的话题。交流时，应多予以鼓励性的言辞，增进患者的良好情绪。早期用

单词或短语加视觉信号来进行训练，如：卡片、图片等。②分辨失语类型，如命名性失语主要为遗忘名称，护理时要反复说出名称，强化记忆；运动性失语主要为构音困难，护理时要给患者示范口型，一字一句面对面地教。③鼓励患者读书、看报、听广播、看电视，接受来自外界的各种刺激，对于防止智力进一步衰退，具有重要作用。

三、3R智力激发疗法（回忆往事、实物定位、再激发）

回忆往事：通过回忆过去事件和相关物体激发记忆。

实物定位：激发患者对与其有关的时间、地点、人物、环境记忆。

再激发：通过讨论、思考、推论激发患者智力和记忆能力。

每周参加一次专题讨论会，分5部进行，创造接受气氛（5分钟），讨论有趣的题目（15分钟），激发对往事的回忆（回忆往事）、护士询问4个感兴趣的题目（实物定位）、鼓励进行讨论和参与（重新激发）；分享生活空间（15分钟），选一物品，如图片、照片、花、衣物等在成员间传递，激发他们感觉；欣赏气氛（20分钟），让其记忆以前工作经历，通过阅读诗歌、杂志、报纸等激发记忆；结束（15分钟）告知下次聚会的日期、时间、地点。

四、实物定向疗法（ROT）

是一种认知定向技术，通过反复持续对环境定向刺激，使患者重新获得准确定向，广泛用于记忆丧失、时间空间错乱的老年性痴呆患者。

在日常护理中，反复向患者讲述什么时间服药、吃饭、睡觉，提示患者现在的年、月、日、时间等，是患者逐渐形成时间的概念；与患者接触是要有亲和性，交流时不断告诉其医护人员的姓名，反复提示患者家人的名字等内容，要求患者要记住，促使患者对人物的熟悉；同时在患者的病房、床位放置醒目的标志，熟悉的物品，协助患者确认现实的环境，让患者根据标志及提示正确识别自己的病房及要去的地方。

五、集体认知训练

对轻、中度痴呆患者进行演戏疗法等集体认知训练可以提高记忆力、稳定情绪、改善睡眠，使夜间徘徊减少。

【康复护理】

老年性痴呆多呈渐进性发展，情况多变，病程较长，时轻时重，故康复护理十分重要。对于轻型患者应合理安排日常生活，培养独立生活能力，外出时一般需人陪伴，或给患者带上表明个身份、联系人情况的资料卡片，以防不测。重症患者完全丧失生活自理能力，需在生活上给予全面照应，衣食住行特别是外出时，均应有人照料。患者不知饥饱，需按量给患者适当饮食，给富于营养、易于消化之品，防止误食秽坏、有毒药物而发生意外。对长期卧床者，要定时翻身拍背，注意二阴清洁，防止压疮、肺感染等并发症的发生。

第九章 血液系统疾病

第一节　再生障碍性贫血

再生障碍性贫血（简称再障，AA）是一种原发性骨髓造血功能衰竭综合征，病因不明。主要表现为骨髓造血功能低下，全血细胞减少和贫血、出血、感染。AA分为先天性及获得性，先天性较罕见，而获得性骨髓衰竭（BMF）又分为原发性和继发性。原发性再生障碍性贫血约占病例总数的1/2，目前认为T淋巴细胞异常活化、功能亢进造成骨髓损伤、造血细胞凋亡和造血功能衰竭是原发性BMF的主要发病原因。造成继发性BMF的因素较多，如骨髓低增生性造血系统肿瘤、非造血系统肿瘤浸润、骨髓纤维、严重的营养性贫血以及物理、化学、生物因素导致的急性造血功能停滞。

在中医学文献中并无再生障碍性贫血的病名，但对本病的症状及治疗早有描述和记载。本病可包括在中医文献的"虚劳、血证、血枯"等范畴。

再生障碍性贫血的发病原因，一般认为是由于化学、物理、生物因素及不明原因所致骨髓干细胞及造血微环境损伤，以致红髓被脂肪代替，造血衰竭，其中以血中全血细胞减少为主；中医认为再生障碍性贫血的发病是由于先天不足或后天损伤包括疾病、药毒、环境、有害物质等，导致肾虚不生髓与髓不藏精化血，最终由虚致损，由损成劳，从而引起脏腑阴阳气血全血亏虚而成本病。其发生、发展、转归与心、肝、脾、肾有关。本病的治疗多采用中医或中西医疗法，无论阴虚、阳虚，都需坚持治疗较长时间才能取得满意疗效。病情严重者，在中医治疗的同时，常配合西药以求速效，治疗过程中亦应采取积极的康复治疗及饮食护理等以利于疾病的恢复。

【康复适应证】

（1）急性型：急性再生障碍性贫血出现发热、出血但出血症状不很重者。

（2）慢性型：急性再生障碍性贫血经治疗好转，但乏力、头晕等症未完全消退者。

（3）经激素治疗未能得到满意疗效的再生障碍性贫血患者。

【传统康复治疗】

一、药物疗法

（一）中药汤剂

中医辨证施治是再生障碍性贫血常用

的康复治疗方法。急性再生障碍性贫血可分为气分热盛证、营热动血证、气血两虚证、脾肾两虚证；慢性再生障碍性贫血可分为阴虚证、阳虚证、阴阳两虚证。

1. 急性期

（1）气分热盛证

[主症] 持续高热，面色白黄，心烦口渴，大汗出而热不退，大便干，小便短黄，口腔溃疡，舌上起泡，口内血腥臭难闻，或见少量皮下出血点和鼻出血，舌淡苔黄厚，脉滑数。

[治疗原则] 清气解毒，凉血清营。

[推荐方药] 白虎汤加味：生石膏30g，山药15g，金银花30g，板蓝根24g，水牛角0.5g，鲜茅根30g，知母15g，连翘15g，生大黄10g，生甘草6g。

[加减] 高热不退者加羚羊粉0.3g冲服。

（2）营热动血证

[主症] 发热不退，日轻夜重，心烦失眠，胸中灼热，皮下大片紫斑，或血尿、齿衄、鼻衄不止，大便色黑，或眼底出血而视力下降。妇女则见崩漏不止，舌质淡少津，舌苔黄或黑，脉细数无力。

[治疗原则] 清营解毒，凉血止血。

[推荐方药] 犀角地黄汤加减：水牛角0.5g，生地黄15g，赤芍15g，丹皮15g，板蓝根30g，连翘24g，茜草15g，小蓟24g，仙鹤草15g，鲜芦根30g，参三七15g，琥珀0.3g。

[加减] 鼻出血酌加蒲黄炭10g、血余炭10g；齿龈出血，酌加藕节15g；痰中带血酌加白及10g；大便出血酌加地榆15g、炒槐花15g；尿血酌加大黄10g、小蓟15g；月经过多酌加棕榈炭10g、侧柏炭10g、阿胶15g。

（3）气血两虚证

[主症] 面色苍白无华，神疲乏力，呼吸气短，头晕眼花，心悸少眠，低热口干，牙龈出血，皮下紫斑，舌质淡白少津，脉细弱而数。

[治疗原则] 益气养血，凉血清热。

[推荐方药] 竹叶石膏汤加减：西洋参10g，麦门冬15g，大枣3枚，丹皮15g，地骨皮10g，黄芪10g，制首乌6g，金银花30g，半夏6g，竹叶3g，甘草6g。

[加减] 四肢厥逆，脉沉细微欲绝，加野山参30g浓煎频服。

（4）脾肾两虚证

[主症] 面色苍白浮肿，神疲乏力，腹胀食少，腰膝酸软而胀，大便溏薄，夜尿多而清长，舌苔白质淡而胖嫩，脉沉细无力。

[治疗原则] 补脾益肾。

[推荐方药] 双补汤加减：党参10g，茯苓10g，白术10g，扁豆10g，山药15g，薏苡仁15g，芡实10g，补骨脂10g，山茱萸10g，菟丝子10g，覆盆子10g，佛手6g。

[加减] 寒化者加仙茅10g、淫羊藿10g。

2. 慢性型

（1）阴虚证

[主症] 头晕耳鸣，手足心热，午后低热，腰膝酸软，失眠多梦，心悸气短，遗精便秘，或齿衄、肌衄，舌质淡，舌尖红，脉弦数或细数。

[治疗原则] 滋补肾阴，填精益髓。

[推荐方药] 菟丝子饮加减：菟丝子10g，女贞子10g，枸杞子10g，熟地黄10g，制首乌15g，山茱萸6g，旱莲草15g，桑椹15g，补骨脂10g，肉苁蓉15g。

[加减] 经久不愈者酌加紫河车15g、

阿胶15g、鳖甲15g、龟甲15g。

（2）阳虚证

[**主症**] 面色苍白，形寒肢冷，四肢软弱，腰膝无力，阳痿不举，遗精滑精，大便溏泻，舌质淡白，脉沉细无力。

[**治疗原则**] 温补脾肾。

[**推荐方药**] 十四味建中汤加减：党参10g，黄芪10g，茯苓15g，白术10g，当归15g，川芎6g，熟地15g，肉苁蓉15g，麦门冬15g，白芍10g，制附片6g，半夏6g，肉桂3g，甘草6g。

[**加减**] 偏肾阳虚者加仙茅10g、淫羊藿10g、巴戟天10g、胡芦巴10g。

（3）阴阳两虚证

[**主症**] 时而五心烦热，时而畏寒肢冷，时而盗汗口干，时而自汗倦息，有时大便干，有时大便溏，面白无华，舌淡苔白，脉细数或虚大无力。

[**治疗原则**] 阴阳两补。

[**推荐方药**] 右归饮加减：熟地黄10g，山药15g，山茱萸10g，枸杞子15g，仙茅10g，淫羊藿10g，杜仲10g，补骨脂10g，肉苁蓉10g，巴戟天10g，制首乌15g。

[**加减**] 食欲不振者酌加内金6g、神曲15g、麦芽15g；白细胞过低者加鸡血藤15g、虎杖10g、紫河车15g；血小板过低者加鱼膘胶10g、卷柏10g、土大黄10g。

（二）常用单方验方

鼻衄三黄补血汤：熟地6g，生地黄10g，当归、柴胡各5g，白芍药、川芎各6g，牡丹皮、黄芪各3g，上药研为粗末，每服6g，水煎五六沸，去渣，食前温服。

二、针灸疗法

[**取穴**] 印堂穴（EX-HN3；经外奇穴）、血海穴（SP10；足太阴脾经）、鱼际穴（LU10；手太阴肺经）、大椎穴（DU14；督脉）

[**操作**] 印堂穴采用提捏进针法，从上向下平刺，针刺0.5～1.0寸，血海直刺1.0～1.5寸，鱼际穴直刺0.5～0.8寸，大椎穴斜刺0.5～1.0寸，均用捻转提插补法，每日1次，3个月为一疗程。

三、推拿疗法

有报道推拿疗法可作为一种辅助治疗手段，根据经络学说的理论和针灸的临床实践经验，选取具有通经活络、补气生血和祛风作用的穴位——血海、鱼际、足三里、大椎、印堂及其他阿是穴。每日1次，3个月为一疗程，可连续治疗数个疗程。

四、饮食疗法

本法具有治疗疾病、强壮补血、巩固疗效的作用，对再生障碍性贫血的康复有一定帮助。尤其对于急性型患者，由于粒细胞显著缺乏，极易并发感染。因此，对食物和餐具都必须严格消毒，不吃生冷和不卫生的食物。菜肴的烹调应细软清淡、富含营养、易于消化吸收。可采用软饭或半流质膳食。总之日常饮食要供给高蛋白、高纤维素、高热量的食物，如小麦制品、豆制品、粳米等。副食有瘦肉、鱼类、蛋、黑木耳、黑芝麻等，同时还应多食苋菜、芹菜、菠菜、胡萝卜等新鲜蔬菜。避免进食辛辣粗硬食物及烟酒。铁质是制造红细胞和血红蛋白的必要物质之一，应多食含铁量丰富的动物肝脏和其他的内脏，其次是瘦肉、蛋黄和豆类。蔬菜中含铁较多的有菠菜、芹菜、油菜，因人体胃黏膜是吸收食物中铁质的主要部分，胃酸缺乏，铁的吸收就困难，因此，补充酸性物质，造成酸性环境，以利于铁质的吸收。

常用药膳如下。

（1）大枣糯米粥：大枣15个，糯米100g，共煮粥，每日早晚食用。

（2）党参大枣粥：党参15g，大枣20枚（冷水浸泡1小时），以文火煎煮，每日分2次食用。

（3）猪皮胶冻：猪皮100g，去毛洗净，切成小块，放入锅中，加水适量，以小火煨炖至肉皮熟透，汁液稠黏时，加黄酒250ml、红糖250g，再加已煮烂去核的大红枣250g，调匀稍加热后停火，倒入碗内，冷藏分服。

（4）补髓汤：鳖1只，猪骨髓200g，生姜、葱、胡椒粉、味精各适量。将鳖用开水烫死，揭去鳖甲，去内脏和头爪；将猪骨髓洗净待用。将鳖肉放入铝锅内，加生姜、葱和胡椒粉，用武火烧沸，再用文火将鳖鱼煮熟，然后放入猪骨髓，煮熟加味精即成。吃肉，喝汤，亦可佐餐食用。滋阴补肾，填精补髓。适用于肾阴虚、头昏目眩、腰膝酸痛及再生障碍性贫血等症。

（5）枸杞蒸蛋：取鸡蛋1~2个去壳，加红糖适量，枸杞子10g，蒸15分钟即可，每天一次，或用紫河车洗净焙黄研末，每服6g，枣汤送下。

【现代康复治疗】

急性型再障患者应完全卧床休息，慢性型再障者以卧床休息为主，可适当进行活动，如室内慢走、室外散步，以患者能够耐受为度。待病情好转后可以适当增加运动时间和强度。

【康复护理】

再生障碍性贫血患者因受疾病折磨，大多精神忧郁，情绪低落，消极悲观，因此保持心情舒畅、树立战胜疾病的信心有助于疾病的康复，鼓励患者生活有节，起居有时，提高抗病能力，并预防感冒、感染及便秘。清洁口腔、鼻腔，防止口腔感染及口鼻黏膜糜烂出血，注意皮肤及肛周卫生，以预防皮肤及肛周感染。

第二节 白细胞减少症及粒细胞缺乏症

周围血中白细胞总数低于4.0×10^9/L，称为白细胞减少症。而其中白细胞总数低于2.0×10^9/L，中性粒细胞消失或绝对值低于0.5×10^9/L，称为粒细胞缺乏症。

中医文献中虽无白细胞减少症及粒细胞缺乏症的病名，但对本病的症状及治疗早有描述和记载，本病可包括在中医文献中的虚劳、血证等门类中。

白细胞减少症及粒细胞缺乏症的发病原因一般认为是由于服用某些药物、化疗、放疗引起，与某些感染、血液病和遗传因素有关。中医认为，脾为后天之本，主运化、输布水谷精微，司升清降浊，为人体气血生化之源，五脏六腑四肢百骸皆赖以所养，若脾失健运，水谷精微不能正常输布，人体气血不足，则易发生本病；肾为先天之本"主骨生髓，肾精充足"则髓海充盈，精能生血，若髓海不足，髓海空虚，则影响造血功能，导致本病的发生。其中白细胞减少症的发生以气血两虚最为突出，常与心、脾、肾三脏功能失调关系密切，亦可出现血热阴亏的改变；粒细胞缺乏症则多由热毒所致。本病的治疗，除去病因，治疗原发病为基本原则，在此基础上按方证相对论治，扶正祛邪，采取积极的康复治疗，迅速提升白细胞和粒细胞以利于疾病的康复。

【康复适应证】

（1）白细胞减少症患者面色少华、神疲乏力、气短懒言、腰膝酸软。

（2）白细胞减少症或粒细胞缺乏症患者不伴有严重感染或感染已基本控制。

【传统康复治疗】

一、药物疗法

中医辨证施治是白细胞减少症及粒细胞缺乏症患者经常采用的康复疗法。一般根据患者的症状和体征，白细胞减少症可分为心脾两虚证、肾阳不足证、肾阴亏虚证、气阴两虚证、中气不足证、血热阴亏证；粒细胞缺乏症可分为卫分证、气分证、营血分证，辨证施治，随证加减。

1. 心脾两虚证

［主症］精神委顿，身倦乏力，头晕耳鸣，心悸失眠，少食懒言，舌质淡苔薄白，脉缓弱。

［治疗原则］益气健脾，养心安神。

［推荐方药］归脾汤加减：人参15g，黄芪15g，白术15g，茯苓10g，龙眼肉15g，当归10g，酸枣仁30g，木香10g，甘草10g，远志10g，生姜3片，大枣5枚。

［加减］食欲不振者，酌加山药、扁豆、谷芽。

2. 肾阳不足证

［主症］精神委顿，身倦乏力，怯寒畏冷，四肢冷凉，心悸气短，腰脊乏力，小便清长或夜尿多，嗜睡，舌质淡白苔白润，脉缓弱。

［治疗原则］温补肾阳，充精养血。

［推荐方药］右归丸加减：熟地黄15g，山药15g，山茱萸10g，枸杞子10g，菟丝子10g，鹿角胶10g，杜仲10g，当归10g，肉桂10g，制附片3g，补骨脂10g，人参15g，黄芪15g，鸡血藤30g。

3. 肾阴亏虚证

［主症］精神不佳，身倦乏力，口咽干燥，手足心热，心悸自汗，溲短黄，舌干或薄黄苔，脉细数。

［治疗原则］滋阴补肾。

［推荐方药］左归丸加减：生地黄15g，山药15g，枸杞子10g，山茱萸10g，川牛膝15g，菟丝子10g，鹿角胶10g，龟胶珠10g，地骨皮10g，女贞子15g，旱莲草15g，鸡血藤30g，黄芪10g，人参10g，大枣5枚。

4. 气阴两虚证

［主症］身倦乏力，心悸气短甚，头晕耳鸣，体力不支，自汗或盗汗，或虚烦不眠，咽干口燥，舌质干瘦或光剥少苔，脉结代。

［治疗原则］益气养血。

［推荐方药］炙甘草汤加减：炙甘草15g，大枣5枚，阿胶10g，生地黄15g，桂枝10g，人参10g，酸枣仁30g，生姜3片，麦门冬15g，鸡血藤30g，黄芪10g，枸杞子15g。

5. 中气不足证

［主症］身倦乏力，精神委顿，嗜睡，心悸气短，食少便溏，低热不解，舌质淡嫩，苔白润，脉虚或略数。

［治疗原则］补益中气。

［推荐方药］补中益气汤加减：人参

10g，黄芪15g，炙甘草10g，陈皮10g，当归10g，白术15g，升麻10g，柴胡10g。

[加减]如服药低热仍不解者，酌加青蒿10g、鳖甲15g、地骨皮15g、鸡血藤30g。

6. 血热阴亏证

[主症]体倦乏力，反复发生口腔溃疡，低热，便秘，舌淡红，苔黄白相兼，脉细弱或数。

[治疗原则]养阴清热。

[推荐方药]甘露饮加减：天门冬15g，麦门冬15g，生地黄10g，熟地黄10g，黄芩10g，枳壳10g，石斛15g，茵陈10g，甘草10g，鸡血藤30g，连翘10g，玄参15g。

[加减]如便秘甚，加大黄泡服；口腔溃疡者以冰硼散外涂。

7. 卫分证

[主症]高热、头痛、烦躁，微汗或无汗，咽喉红肿痛甚或局部有脓性分泌物或有伪膜附着，或颌下、颈部淋巴肿大，吞咽困难，舌质红，苔白或薄黄而干，脉浮滑数。

[治疗原则]疏风清热，利咽解毒。

[推荐方药]银翘散合紫雪散：金银花15g、连翘10g、桔梗10g、牛蒡子10g、薄荷10g、竹叶10g、荆芥10g、淡豆豉10g、甘草10g、鲜芦根30g、板蓝根15g、山豆根10g。

[加减]有汗者，去荆芥、薄荷；口腔、咽喉黏膜溃疡者，加冰硼散10g、青黛3g、硼砂3g、黄连10g、黄柏10g、山豆根10g、儿茶10g、枯矾10g、冰片0.1g、人工麝香0.1g，共研细末，吹咽喉部或外敷。

8. 气分证

[主症]高热、烦躁或谵语，咽喉肿痛，或口腔溃疡，或皮肤发斑，或小便短赤灼痛，大便结燥，舌红苔黄干，脉数实。

[治疗原则]清气解毒。

[推荐方药]三黄石膏汤合承气汤：黄连10g，黄芩10g，栀子10g，石膏30g，大黄10g，芒硝10g，甘草10g。

[加减]咽痛甚者，加板蓝根15g、山豆根10g、紫雪散6g；高热、昏迷者，服安宫牛黄丸；小便灼痛者，加生地黄10g、车前子15g、甘草10g。

9. 营血分证

[主症]热不甚高，烦躁不眠，时有谵语，皮肤有斑疹，或咽痛、口腔溃疡，便秘，舌质鲜红或呈绛色，脉细数。

[治疗原则]清营凉血。

[推荐方药]清营汤加减：水牛角30g，生地黄15g，金银花10g，连翘10g，麦门冬15g，玄参15g，丹参15g，竹叶心10g，黄连10g。

[加减]咽痛甚，酌加板蓝根15g、射干10g、桔梗10g；大便秘结者，酌加大黄泡服；口腔溃疡，酌加冰硼散外敷。

10. 常用单方验方

鸡血藤30g，黄芪30g，大枣30g，补骨脂12g，人参叶30g，太子参30g，枸杞15g，白术15g，紫河车粉10g（吞服），阿胶12g。

二、针灸疗法

（一）体针疗法

[取穴]大椎（DU14；督脉）、足三里（ST36；足阳明胃经）、三阴交（SP6；足太阴脾经）、关元（RN4；任脉）、肾俞（BL23；足太阳膀胱经）、脾俞（BL20；足太阳膀胱经）、肝俞（BL18；足太阳膀胱经）、血海

（SP10；足太阴脾经）。

[**操作**]足三里、三阴交直刺0.5~1.0寸，肾俞、脾俞、肝俞均直刺0.5~1寸，大椎穴斜刺0.5~1.0寸，血海直刺1.0~1.5寸，关元直刺1.0~2.0寸，需排尿后进行针刺，均行补法，持续捻转3分钟，留针30分钟，每日1~2次。

（二）耳针疗法

[**取穴**]肝、脾、肾、内分泌、肾上腺、交感等。

[**操作**]毫针轻刺激，或皮内针埋法，或王不留行籽贴压法。每次取单耳3~5穴，留针20分钟，隔日一次，10次为一疗程。

（三）穴位注射疗法

参麦注射液治疗白细胞减少症。参麦注射液由生脉散提取有效成分制成的静脉注射液，由人参、麦冬组成，人参能刺激造血器官，使造血功能旺盛，增强机体免疫力，同时能增进血细胞生成，防止多种原因引起的血细胞下降；麦冬也能促进血细胞的生成，升高外周血细胞数量，总之参麦注射液具有大补元气、益阴生津固脱的作用。

另外亦可选用地塞米松针10mg、黄芪注射液5ml，于足三里、血海等穴进行注射，1次/日，7天为一疗程，连用2个疗程。

（四）艾灸疗法

[**取穴**]双侧足三里（ST36；足阳明胃经）、三阴交（SP6；足太阴脾经）。

[**操作**]选用纯净艾条，取双侧足三里、三阴交穴，采用间接温和灸法，灸至皮肤红晕。每次15分钟，1次/日，7次为一疗程。

三、推拿疗法

有报道推拿疗法可用于辅助治疗。取穴膈俞、胆俞，配以背部督脉经穴，再加足三里、悬钟等。患者取坐位或卧位。指压上述穴位各2分钟，并捏脊20遍，小鱼际擦督脉经30次，以透热为度。穴位要有酸胀感，背部督脉要有热感。每星期治疗3次，5次为一疗程。

四、气功及太极拳疗法

白细胞减少症及粒细胞缺乏症患者可练气功及太极拳，通过对脏腑功能的调节，可刺激骨髓造血，增加白细胞吞噬能力。

五、饮食疗法

白细胞减少症及粒细胞缺乏症患者平素应增加饮食营养，宜常吃鲜蘑菇或平菇，炒菜或炒肉片或煮汤均可，还宜常吃猪胎盘或羊胎盘。宜以鹅血、鸡血、鸭血佐餐，可常服蜂王浆。

【现代康复治疗】

一、运动疗法

急性期应卧床休息，病情平稳后可选用比较温和的运动项目如室内散步、慢走、室内蹬自行车等，待病情好转后可以适当增加运动量。

二、浴疗法

1.日光浴
日光中有红外线和紫外线，可提高免疫力和杀菌作用。

2.矿泉浴治疗
矿泉浴有杀菌和提高机体免疫力的作用，如氯化钠浴。矿泉水饮用可刺激和调整造血功能。

3. 负离子空气浴

能刺激骨髓造血，增加白细胞吞噬能力，可选海滨、森林或山溪瀑布等空气中含有较多负离子地区进行。

【康复护理】

帮助患者熟悉有关劳动保护及防治知识，避免接触X射线及服用能引起白细胞减少的药物；鼓励其坚持体育锻炼，因体育运动对内分泌有一定影响，能使白细胞增多，增强免疫能力。积极寻找和去除致病因素，治疗原发病，避免受凉，防止感冒及交叉感染，室内定期进行紫外线消毒，保持空气清新并避免过劳。

第三节　白血病

白血病是骨髓及造血组织异常增生性疾病。按病程可分为急性、慢性。按血常规可分为白细胞增多型、白细胞减少型；按细胞系统分为淋巴细胞型、非淋巴细胞型，其中非淋巴细胞型中包括粒细胞型、单核细胞型。

中医文献中并无"白血病"之名，根据其临床症状，本病属于"虚劳""血证""癥积"等范畴。

白血病的发病原因尚不清楚，目前认为多与电离辐射、苯类物质、遗传因素及C型RNA病毒感染有关。本病的发生，主要由正常造血细胞减少、免疫缺陷、白细胞及幼稚细胞在骨髓及其他造血组织中发生进行性而又无限制的弥漫性增生，并向全身多组织浸润，致组织破坏而引起。

中医认为其病因病机多由精气内虚，

瘟毒外侵，入血伤髓，引起血瘀而致。其中急性白血病主要由于正气不足，复受温热毒邪入侵而引起；慢性白血病多由情志失调、饮食不节、起居失常或劳倦过度等因素致脏腑功能失调，气血津液运行受阻，脉络瘀滞，气血痰食邪毒相互搏结，营卫气血化生不足而成。本病的治疗多采用中西药结合联合用药的方法，在治疗过程中采取积极的康复治疗有利于疾病的恢复。

【康复适应证】

（1）急、慢性白血病不伴有严重出血者。

（2）急、慢性白血病患者在应用化疗方案的过程中。

（3）急、慢性白血病不适合化学疗法的患者。

【传统康复治疗】

一、药物疗法

（一）中药汤剂

中医辨证施治是白血病患者的经常采用的康复疗法。一般根据患者的症状和体征，急性白血病可分为热毒炽盛证、血瘀癥瘕证、气阴两虚证。慢性白血病可分为气滞血瘀证、正虚血瘀证、热毒炽盛正虚血瘀证等。治需辨证论治、随证加减。

1. 热毒炽盛证

［主症］壮热，烦渴，口舌糜烂，咽喉肿痛，周身骨痛，鼻齿衄血，皮下瘀斑，尿血，便血，肝脾、淋巴结或有肿大，舌质红绛，苔黄少津，脉滑数。

［治疗原则］清热解毒，凉血止血。

［推荐方药］清瘟败毒饮加减：水牛角

30g，生石膏30g，白茅根15g，玄参15g，连翘10g，生地30g，丹参15g，紫草15g，栀子10g，知母10g，赤芍10g，黄柏10g，黄连10g，甘草10g。

2. 血瘀癥瘕证

［**主症**］周身发热，肢体疼痛，淋巴结肿大，两胁胀满，肝脾肿大，鼻齿衄血，皮下紫斑，形体消瘦，面色不华，倦怠乏力，舌质淡紫，苔薄黄，脉弦细或细数。

［**治疗原则**］清热散结，豁痰化瘀。

［**推荐方药**］牛黄丸合消瘰丸加减：牛黄0.1g，黄连10g，甘草10g，玄参15g，牡蛎30g，黄药子10g，山慈菇15g，薜荔果10g，浙贝母15g，露蜂房10g，䗪虫10g。

［**加减**］瘀血甚者加三棱10g、苏木10g、桃仁10g、红花10g；痰核较重者加夏枯草15g，瓜蒌30g，气血虚弱者加黄芪30g、当归10g、人参10g。

3. 气阴两虚证

［**主症**］面色苍白，头晕目眩，倦怠乏力，腰膝酸软，低热，五心烦热，自汗盗汗，鼻齿衄血，口舌糜烂，出血，肌衄、发斑，舌质淡嫩，苔薄少或舌苔花剥，脉细数。

［**治疗原则**］益气养阴，滋养肚肾。

［**推荐方药**］以生脉散、左归饮合青蒿鳖甲汤加减：人参10g，甘草10g，麦门冬30g，玄参15g，生地黄15g，丹参15g，鳖甲30g，山茱萸10g，五味子10g，枸杞子15g，青蒿10g，丹皮10g，知母10g。

［**加减**］气虚甚者，加黄芪30g、太子参15g；阴虚较甚者，加女贞子15g、旱莲草15g；虚热较甚者，加胡黄连10g、黄柏10g、银柴胡10g；鼻齿、肌肤出血较甚者，加连翘10g、槐花10g、仙鹤草15g。

4. 气滞血瘀证

［**主症**］胁下痞胀有块，软而不坚，固定不移，舌苔薄白，脉弦缓。

［**治疗原则**］理气活血。

［**推荐方药**］膈下逐瘀汤加减：丹参15g，枳壳10g，香附10g，乌药10g，延胡索10g，赤芍10g，川芎10g，桃仁10g，红花10g，当归10g，甘草10g，青黛3g，雄黄0.1g。

［**加减**］出血者加旱莲草15g、大枣30g、阿胶10g、三七粉3g。

5. 正虚血瘀证

［**主症**］神疲乏力，面色萎黄或黧黑，形体消瘦，自汗，盗汗，头昏心悸，胁下癥积坚硬，疼痛不移，肌肤甲错，唇甲少华，妇女经闭，舌质淡或紫暗，脉弦细或沉细。

［**治疗原则**］益气养血，活血化瘀。

［**推荐方药**］八珍汤与膈下逐瘀汤加减：党参15g，白术15g，茯苓10g，黄芪30g，丹参15g，当归10g，熟地黄15g，赤芍10g，川芎10g，三棱10g，莪术10g，延胡索10g，甘草10g，青黛3g，雄黄0.1g。

［**加减**］气阴两虚者，加人参10g、麦门冬15g、五味子10g、山茱萸10g；低热盗汗者，加胡黄连10g、银柴胡10g、山茱萸10g、牡丹皮10g。

6. 热毒炽盛正虚血瘀证

［**主症**］壮热，汗出，口渴，烦躁或谵语、神昏，皮下紫斑，衄血，便血，尿血，胁下肿块继增，硬痛不移，骨节剧痛，形体消瘦，面色晦暗，倦怠乏力，舌质暗苔灰黄，脉细数。

［**治疗原则**］清热凉血，益气养血，化癥消瘀。

［**推荐方药**］清瘟败毒饮加减送服十全

大补丸：石膏30g，连翘10g，生地黄10g，牡丹皮10g，赤芍10g，玄参10g，知母10g，黄芩10g，栀子10g，丹参15g，黄柏10g，黄连10g，犀角粉0.1g（水牛角粉代30g），甘草10g。水煎常规送服十全大补丸。

［加减］出血明显者宜兼服复方阿胶浆；胁下症块、硬痛明显者，加丹参15g、三棱10g、莪术10g、延胡索10g。

（二）常用单方验方

（1）当归龙荟丸：当归、黄柏、黄芩、栀子各120g，芦荟、青黛、木香、大黄各30g，研细末作蜜丸，每丸6g，每日2～3次，每次2～3丸口服。腹泻者加大枣5～6枚，煎汤送服。

（2）青黛装胶囊或压片：每次2～4g，每日3次。

（3）梅花点舌丹：每次10粒，每日3次，温开水送服。

（4）六神丸：每次10粒，每日3次。

（5）狗舌草30g，加水700ml，同煎至250～500ml，分2～3次口服，一日1剂，10～15日为一疗程。

二、针灸疗法

［取穴］命门（DU4；督脉）、绝骨（GB39；足少阳胆经）、至阴（BL66；足太阳膀胱经）。

［操作］命门、绝骨用平补平泻法，至阴用阳中引阴法，留针40分钟，命门穴针上加灸15～20分钟。

三、推拿疗法

便秘是白血病化疗后常见的并发症之一，化疗后预防便秘，恢复胃肠功能，对保障化疗顺利进行、减轻患者痛苦、提高患者生活质量十分重要。以经络学说、血液循环学说为理论依据，依据中医辨证的指导下，可对白血病化疗后出现的便秘症状行腹部穴位按摩疗法。

治疗时患者取仰卧位，两膝屈曲，腹部放松。按摩者温暖双手，蘸少量甘油涂抹双手掌，用一只手掌心贴附肚脐，另一只手叠于其上，顺时针按摩全腹；用中指分别点按腹结（大横下1.3寸，距前正中线4寸）、神阙、关元（位于脐下3寸处）、天枢（位于脐中旁开2寸处）穴位，每穴1～2分钟，以患者产生酸胀为宜。操作结束后予温热毛巾擦拭腹部皮肤。按揉时用力要适度，动作轻柔为宜。每日1次，于午餐后15：00左右进行，每次按摩20～30分钟。

四、气功疗法

除有高热及出血倾向者外，均可选用太极拳、八段锦及医疗步行等运动进行锻炼，改善脏腑的功能状态，调动机体免疫功能，以利于疾病的康复。

五、饮食疗法

急性白血病患者由于物质代谢亢进，机体消耗较大，饮食应多进高热量、高蛋白、高维生素等营养丰富食品，同时多食蔬菜、水果，但忌辛辣、温燥、油腻饮食，保持大小便通畅。慢性白血病患者宜多食蘑菇、木耳、银耳、海藻之类具有增强机体免疫功能和软坚散结作用的食药两用之品。

【现代康复疗法】

运动疗法：急性期要卧床休息；病情

稳定后可适当增加活动量，如上、下楼，慢走、蹬自行车等，增强患者的体质。运动要坚持循序渐进的原则，开始时运动量要小，以不感疲乏为度，待身体完全适应后，再逐步增加运动量。

【康复护理】

保持心情舒畅，树立战胜疾病的信心。因长期接触苯类毒物或电离辐射引起者，应立即停止接触以清除病因。尽量鼓励患者生活有节、起居有时，坚持轻便工作，坚持力所能及的体育锻炼以增强体质，提高抗病能力。清洁鼻腔、口腔，预防感冒，防止口腔感染及口鼻黏膜糜烂、出血，注意皮肤及肛周卫生，以预防皮肤及肛周感染。

第四节　原发性血小板减少性紫癜

原发性血小板减少性紫癜又称特发性血小板减少性紫癜，是指外周血血小板减少，引起皮肤黏膜甚至内脏出血的一种原因未明的出血性疾病，根据病程的长短可分为急性型和慢性型，急性型较少见，多见于儿童，慢性型好发于青年女性。

在中医文献中虽无原发性血小板减少性紫癜的病名，但对本病的症状和治疗早有描述和记载。本病属于中医文献的"血证""阳毒""斑毒""葡萄疫"等范畴。

原发性血小板减少性紫癜的发病原因，近来研究表明，本病90%的患者是由于血清中存在自身产生的血小板抗体，引起血小板破坏，导致血小板减少，是一组自身免疫性综合病症。

中医认为原发性血小板减少性紫癜的发病是由于感受温热邪气，化火化毒，灼伤血络，迫血妄行，溢于络外所致；肝失藏血之功，脾失统血之能，以致血不循经，溢于脉外瘀滞成斑。本病的治疗多采用中医或中西医结合的治疗方法。在采用激素、输血治疗的同时采取积极的康复治疗，有利于疾病的恢复。

【康复适应证】

（1）原发性血小板减少性紫癜激素治疗效果不甚理想的患者。

（2）原发性血小板减少性紫癜未合并严重内脏出血或出血基本控制，但神疲乏力、面色苍白少华者。

（3）原发性血小板减少性紫癜表现为皮下散在出血点，反复发作者。

【传统康复治疗】

一、药物疗法

（一）中药汤剂

中医辨治是原发性血小板减少性紫癜患者经常采用的康复疗法，一般根据患者的症状、体征，可分为气营热盛动伤血络证、营热阴虚动血伤津证、肝脾虚损瘀血阴滞证等，治需辨证论治、随证加减。

1.气营热盛动伤血络证

［主症］起病急，发热，面赤目赤，心烦口渴，紫癜鲜红密集，或兼鼻衄、齿衄，或尿血便血，溲黄便秘，舌红苔黄，或红绛无苔，脉多滑数。

［治疗原则］清气凉营，凉血止血。

［推荐方药］犀角地黄汤加味：水牛角

30g，生地黄 15g，赤芍 10g，牡丹皮 10g，栀子 10g，石膏 30g，知母 10g，金银花 10g，连翘 10g，仙鹤草 15g。

［加减］鼻出血突出者，加炒蒲黄 10g（布包）、茅根 30g、血余炭 10g；齿龈出血突出者，加茅根 30g、藕节 10g；痰中带血者，加白及 10g、藕节 10g；大便带血者，加地榆 10g、槐花 10g；尿血者，加大蓟 10g、小蓟 10g；月经过多者，加侧柏炭 10g、棕榈炭 10g、血余炭 10g；高热昏迷者，加服安宫牛黄丸。

2. 营热阴虚动血伤津证

［主症］本病病势较缓，紫癜色鲜红，时有反复，常伴头晕、心悸、乏力、颧红潮热，手足心热，失眠盗汗，口渴不欲饮，鼻衄、齿衄或月经过多等，舌红无苔或薄黄苔，脉细数。

［治疗原则］清营养阴，凉血止血。

［推荐方药］茜根散加减：生地黄 15g，玄参 15g，牡丹皮 10g，阿胶 10g，茜根 10g，麦门冬 15g，龟甲 30g，旱莲草 15g，黄柏 15g。

［加减］凡出血在 I 级以上者，均加三七粉 6～10g，一日分 2~3 次冲服；瘀斑色紫暗，或浑身痛、舌有瘀点或紫斑者，加丹参 15g、鸡血藤 30g、三七粉 3g。

3. 肝脾虚损瘀血阴滞

［主症］出血反复发作，全身广泛性瘀点，手足心热，腰膝酸软或面色不华，口唇淡白，畏寒肢冷，气短乏力，舌质红苔淡少或无苔，脉细弱或数。

［治疗原则］养肝血、益脾气、化瘀滞。

［推荐方药］固定方通治本证：黄芪 30g，党参 15g，白术 15g，大枣 30g，制首乌 15g，生地黄 15g，阿胶 10g，枸杞子 10g，鸡血藤 30g，丹参 15g。

［加减］出血重者，加藕节 10g、仙鹤草 15g、三七粉 3g；手足心热、腰脊酸软者，加女贞子 15g、旱莲草 15g、山茱萸 10g、龟甲 30g；面色不华、口唇淡白、畏寒肢冷、食少便溏、舌淡脉弱者，加补骨脂 10g、鹿角胶 10g、巴戟天 10g、淫羊藿 10g、砂仁 10g、陈皮 10g；脘腹胀满、食后尤甚、舌苔白黄厚腻者，加藿香 10g、厚朴 10g、白豆蔻 10g、茵陈 10g；气短或兼白细胞减少者，加补骨脂 10g、黄精 15g、麦门冬 15g、五味子 10g。

（二）常用单方验方

归脾丸：党参、白术（炒）、黄芪（炙）、茯苓、远志（制）、酸枣仁（炒）、龙眼肉、当归、木香、大枣（去核）、甘草（炙），每次 10 粒，每日 3 次，用于脾不统血型。

二、针灸疗法

针灸治疗原发性血小板减少性紫癜具有健脾养血的作用，常配合其他疗法应用。

（一）体针疗法

［取穴］脾俞（BL20；足太阳膀胱经）、足三里（ST36；足阳明胃经）、三阴交（SP6；足太阴脾经）。

［配穴］气阴两虚者加膈俞，脾气虚寒者加肾俞。

［操作］膈俞、脾俞、肾俞的针刺深度为 1～1.5 寸，针身呈 45°，针尖斜向脊柱方向，足三里的针刺深度为 1.5 寸，直刺，三阴交的针刺深度为 1～1.5 寸，直刺，小幅度提插捻转，得气后留针 30 分钟，中间行针两次。

（二）耳针疗法

［取穴］脾、肾上腺、三焦、内分泌及压痛点。

［**操作**］采用压籽法，每天每穴自行按压2~3次，7天后更换再压。

（三）穴位注射法

［**取穴**］阴陵泉、血海（SP10；足太阴脾经）、足三里（ST36；足阳明胃经）、尺泽（LU5；手太阴肺经）、孔最（LU6；手太阴肺经），每次选一穴（双侧），交替使用。

［**操作**］安络血注射液，每次2ml（10mg），每穴注射1ml；仙鹤草素注射液，每次5ml（10mg），每穴注射2.5ml。上述两种药物，可选用一种，每日注射1~2次，3~7天为一疗程。

三、推拿疗法

有报道推拿疗法作为辅助疗法治疗该病。

［**取穴**］任督二脉，背俞穴，脾经、肾经。

［**操作**］先点任、督二脉，遍点背俞穴，再循脾、肾二经，可点按阴陵泉、足三里、三阴交、太溪、涌泉等穴。每次30分钟。7天为一疗程。

四、气功疗法

无明显出血者可采用安全、活动量较小的项目，如气功、太极拳，通过练习可激发脏腑功能，健脾益气止血。

五、饮食疗法

饮食的调配对于原发性血小板减少性紫癜的患者有重要作用，饮食上注意多食高蛋白饮食，如牛奶、瘦肉、鱼；多食绿叶蔬菜，绿叶蔬菜含叶酸量丰富，有治疗贫血的作用；同时伴贫血者，宜多食含铁食物如肝，并多食红枣、花生、鲜藕等。

红枣中含有多种有机酸和无机元素，参与核酸与蛋白质的代谢，促进蛋白质合成。花生营养丰富，含有脂肪油、蛋白质、氨基酸、卵磷脂、淀粉、纤维素、无机盐、维生素及泛酸等，可抗纤维蛋白溶解、促进骨髓制造血小板、加强毛细血管收缩功能，调整凝血因子缺陷等。现代研究表明，花生对多种出血性疾病有止血作用，同时应忌饮酒、忌食醡糟；忌食虾、螃蟹等，因某些人可能会发生过敏反应而引起毛细血管渗透性和脆性增高，以致发生紫癜；忌食油腻生硬食物。

常用药膳如下。

（1）落花生粥：落花生（连衣）50g、粳米70g，冰糖适量，加山药、大枣各30g，先将花生洗净捣烂，加入粳米同煮片刻，即入山药、大枣，待粥将成入冰糖即可。

（2）八宝粥：扁豆、芡实、薏苡仁、莲子、山药、龙眼肉、百合、红参各10g，粳米（或糯米）150g，共煮成粥。

（3）桑椹粥：鲜紫桑椹、糯米各60g，冰糖少许，加枸杞子15g、大枣30g，先将米药同煮成粥，后入冰糖，以微甜为度。

（4）龙眼肉粥：龙眼肉15g、大枣30g、粳米60g，共煮成粥。

（5）取猪皮50g、带皮花生30g，将猪皮切成小块，和带皮花生一起放入铁锅中，加水适量，文火煎煮，汤汁越稠疗效越好。分作两次趁热食用，可加红糖少许调味，一周为一疗程。

【现代康复治疗】

一、运动疗法

急性期或出血量多时，要卧床休息；

病情稳定后可适当增加活动量，如上、下楼、慢走、蹬自行车等，增强患者的体质。

二、浴疗法

1. 负离子空气浴

选择空气负离子丰富的疗养区，有助于刺激骨髓造血，对红细胞、白细胞、血小板增生有一定促进作用。

2. 饮泉

选用含铁及有助于造血的微量元素矿泉饮用，有助于刺激骨髓造血。

【康复护理】

（1）积极参加体育活动，增强体质，提高抗病能力。

（2）饮食宜清淡，富于营养，易于消化。

（3）消除患者的思想顾虑，树立战胜疾病的信心，给予优美、清新的疗养环境。

（4）避免接触和使用一切对血小板有害的物质和药物，避免外伤、感染及不必要的手术或穿刺术，密切观察有无内脏、颅内出血的前驱症状。

第五节　过敏性紫癜

过敏性紫癜又称出血性毛细血管中毒症，是一种变态反应性毛细血管炎，主要表现为反复、对称性皮肤紫斑，或消化道黏膜出血、关节肿胀疼痛和肾炎。根据其表现可分为单纯型（紫癜型）、关节型、腹型、肾型，肾脏受累的程度及转归是决定预后的重要因素。本病多见于儿童及青年人，好发于春秋两季。

中医文献中虽无过敏性紫癜的病名，但对本病的症状及治疗早有描述和记载，本病可包括在中医文献的"血证""肌衄""紫癜风""斑毒""葡萄疫"等门类之中。

关于过敏性紫癜的发病原因，一般认为是由于机体对某些物质，如病原微生物及其产物、食物、药物、虫蚊释放毒素及花粉等发生变态反应，引起毛细血管壁的通透性和脆性增高，致使皮肤、黏膜及内脏器官出血、水肿。

中医认为过敏性紫癜的发生是由于内热素盛，禀赋不耐，食入动风生毒发物，感染风热毒邪。以上因素均可蒸郁营血，血不循经而发为紫斑。本病的治疗多采用中医或中西医治疗方法，以消除紫斑，防治并发症。对有严重的内脏并发症者，应配合激素治疗。在治疗过程中采取积极的康复治疗，有利于控制症状，消除紫癜，防治并发症。

【康复适应证】

（1）过敏性紫癜表现为皮肤型、关节型。

（2）过敏性紫癜腹型表现为腹痛、恶心、呕吐，并未导致肠套叠。

（3）过敏性紫癜肾型表现为血尿、蛋白尿，其肾功能尚好者。

（4）不伴严重的内脏出血患者。

【传统康复治疗】

一、药物疗法

中医辨证治疗是过敏性紫癜患者经常采取的治疗方法。一般根据患者的症状和体征可分为瘀热阻络证、阴虚血热证、脾不统血证。

1. 瘀热阻络证

[**主症**]起病急，紫癜色红赤、暗紫，交错而稠密，出没迅速，口渴心烦，唇赤咽痛或发热，尿黄，便结，苔薄黄或薄白，舌质红，脉滑数或弦数。

[**治疗原则**]凉血活血，解毒疏风。

[**推荐方药**]犀角地黄汤加减：犀角10g（水牛角粉30g代），生地黄15g，赤芍15g，紫草15g，丹皮10g，黄芩10g，连翘10g，蒲公英15g，防风10g，蝉蜕10g，土茯苓30g，生甘草10g。

[**加减**]舌尖红绛、紫癜色暗者，加黄连10g；大便秘结、腹胀、苔黄厚者，加生大黄6g、厚朴10g、枳实10g，去防风；关节肿痛、屈伸不利者，加秦艽10g、威灵仙10g；上肢痛者，加桑枝15g、羌活10g；下肢痛者，加川牛膝15g、汉防己10g、生薏仁15g；腹痛呕泻者，加木香10g、白芍15g、半夏10g、厚朴10g；呕血、便血者，加仙鹤草15g、紫珠草15g、三七粉1.5g；紫癜周围皮肤肿胀或头面肿胀、皮肤瘙痒、起风团、苔薄白腻者，加羌活10g、苍术10g、茵陈15g、车前子15g；头痛呕恶、谵妄抽搐、脉弦数者，去防风、连翘、蝉蜕，加天麻10g、钩藤15g、川牛膝10g、珍珠母15g、龙胆草10g；咯血、胸痛、咳嗽、气喘者，去防风、蝉蜕、土茯苓，酌加桑白皮10g、青黛10g、蛤粉10g、杏仁10g、侧柏叶15g。

2. 阴虚内热证

[**主症**]紫癜不多，出没缓慢时发时退，稀疏形小，颜色红赤，伴手足心热，咽干颧红，尿少便结，头晕盗汗，苔少舌红，脉细数。

[**治疗原则**]滋养阴液，清解血热。

[**推荐方药**]滋阴降火汤加减：生地黄15g，鳖甲15g，牡丹皮10g，旱莲草15g，女贞子15g，麦门冬15g，地骨皮10g，知母10g，茜草10g，红花10g。

[**加减**]服后便溏、腹胀、纳减、舌质淡红或有齿痕者，酌加白术10g、砂仁10g、陈皮10g、山药15g；服后紫癜不减、血热尚盛者，酌加紫草10g、黄连10g；紫癜反复发作、低热者，酌加玄参15g、龟甲15g、阿胶10g、丹参15g；日久尿血不止者，加牡蛎30g、龙骨30g、金樱子10g、茜草10g等。

3. 脾不统血证

[**主症**]紫癜迁延不愈，散在色淡，出没迟缓，面色无华，神疲乏力，腹胀便溏，食欲减退，苔薄白或舌质淡红，脉虚大无力或沉细。

[**治疗原则**]补益心脾、养血化斑。

[**推荐方药**]补中益气汤加减：党参15g，黄芪15g，白术10g，当归10g，白芍15g，生地黄10g，龙眼肉10g，枸杞子10g，木香10g，阿胶10g，三七粉1.5g，炙甘草10g，大枣15g。

[**加减**]有气坠心空感，劳累后紫癜加重者，加升麻10g、柴胡10g；肢冷舌淡，加干姜10g，熟地黄代生地黄。

二、针灸疗法

（一）体针疗法

[**取穴**]曲池（LI11；手阳明大肠经）、血海（SP10；足太阴脾经）、委中（BL39；足太阳膀胱经）、三阴交（SP6；足太阴脾经）、太溪（KI3；足少阴肾经）、中极（RN3；任脉）。

[**操作**]曲池、血海、委中、中极均直刺1~1.5寸，三阴交、太溪均直刺0.5~1寸，均速刺不留针，3个月为一疗程，必要

时可重复1~2个疗程。

方义：血海为脾血归聚之海，治血证之主穴，具有扶脾统血、活血祛瘀之功。阳明经多气多血，取手阳明合穴曲池具有泻热凉血之功效。委中为膀胱之合穴，合穴可治内腑，泻之有通腑泻热之功。选取曲池、血海、委中为主穴具有凉血化瘀泻热之功效。本病的病位在肾和膀胱，故选用肾脏原穴太溪，"十二原者，主治五脏六腑之有疾者也"；膀胱募穴中极为任脉和三阴经的交会穴，有疏调脏腑经气的作用，对少腹痛和尿道疾病具有较好疗效。三阴交为足三阴之会，肝、脾、肾之枢纽，太溪和三阴交相配具有补益肾阴治其本的功效。诸穴相配，标本兼治，则瘀自行，血自凉，以达凉血化瘀、针到病除之功效。

（二）耳针疗法

[主穴] 脾、肝、胃、肾。

[配穴] 肺、口、三焦、肾上腺、内分泌等穴。

[操作] 毫针轻刺激，或皮内针埋法，或王不留行籽贴压法。每次取单耳3~5穴，留针20分钟，隔日一次，10次为一疗程。

（三）穴位注射

[取穴] 足三里（ST36；足阳明胃经）、三阴交（SP6；足太阴脾经）

[操作] 每个穴位注射盐酸异丙嗪12.5mg，维生素C 1mg，隔日一次。

三、推拿疗法

（1）以手足太阴经、手阳明大肠经为主，取曲池、合谷、足三里、血海、三阴交、公孙、内关等。用拇指推脾经、肺经、肾经各100次；再用拇指或者中指指腹点揉足三里、血海、三阴交等穴2分钟；用手指掐揉阳池、中渚、液门各2分钟。

（2）推拿足部反射区：甲状旁腺、肾上腺、肾脏、输尿管、膀胱。

四、太极拳

过敏性紫癜患者可进行一般保健性医疗体育，如太极拳、太极剑等。太极拳可练简易式，根据患者的自身的情况选择几个简单易学的动作，以改善机体的脏腑功能状态，调节机体的免疫功能，有利于紫斑的消退。

五、饮食疗法

过敏性紫癜患者饮食宜清淡，忌食动风动火的发物，如虾、蟹、猪头肉、公鸡肉、芫荽、葱、姜、辛辣酒酪。新鲜绿叶蔬菜、水果含丰富的维生素C，能增强血管抗损伤能力，颇有益处。但腹型患者不宜过多食生冷、高纤维素、易产气食物，以免加重胃肠功能紊乱，甚至诱发肠套叠、肠穿孔。肾炎水肿者限制盐的摄入，每日食盐量为0.5~2.0g即可，低盐可减慢水肿的发展速度。同时，宜常吃红枣。中医学认为红枣有养血安神、益气健脾作用，久服可延年轻身。现代研究表明，红枣营养丰富，含有36种无机元素，7种以上有机酸，具有强壮作用，红枣中的环磷酸腺苷参与核酸与蛋白质代谢，促进蛋白质合成，增强机体的抵抗力，另外还有护肝、增强肌力、抗癌、抗菌、抗过敏等作用。

常用药膳如下。

（1）红枣10枚、龟肉200g，共煮服。

（2）扁豆100g、冰糖50g、红枣20枚，共煮服，一天2次。

（3）羊腿骨两根，砸碎，红枣20枚，

吃枣喝汤。

【现代康复治疗】

（一）运动疗法

过敏性紫癜在出血期禁止运动，以防加重血管破裂出血的数量，导致紫癜症状加重。过敏性紫癜患者应以休息为主，可适当进行室内活动，病情平稳2～4周后，可适当增加活动量，如上、下楼，室外散步等。单纯皮肤型患儿病情稳定4周后可逐渐增加运动量，3～6个月后恢复至正常水平；过敏性紫癜肾炎患儿应至少免体半年，半年后根据病情决定是否继续限制运动量；需长期服用激素者，为避免交叉感染，应减少外出。

（二）物理疗法

1.紫外线照射

全身或分胸、背、腰、上肢、下肢五个区轮流照射，从2MED开始，每次增加1MED剂量，直至达到红斑量为止，每日1次，12次为一疗程。

2.钙离子全身导入

用一个$300cm^2$的布垫在肩胛区进行阳极导入，另用2个$150cm^2$的无关电极（阴极）放在两侧小腿腓肠肌处，电流以能耐受为度。

3.磁穴疗法

用500Gs的磁片贴敷在命门、膏肓、曲池、血海、足三里等穴，或用旋磁法。

（三）浴疗法

可选用矿泉或泉温不高的矿泉浴，宜选用碳酸盐泉或氯化钠泉，通过浴疗以改善血液循环，促进紫癜的吸收，同时通过调节机体的免疫功能状态，以利于疾病的康复。

【康复护理】

应积极寻找致敏原，并避免与致敏原接触。生活起居有规律、戒烟酒，并保持居住环境的清洁卫生，劝导患者保持乐观的情绪，树立战胜疾病的信心。可参加轻微的活动及锻炼，避免外伤、感染，密切观察有无内脏出血的先驱症状。

第十章
代谢性疾病及内分泌系统疾病

第一节　糖尿病

糖尿病是以慢性高血糖为特征的代谢紊乱综合征，是由于胰岛素分泌减少或相对不足，引起糖、脂肪及蛋白质的代谢紊乱，促使血糖增高，从而出现尿糖。临床上以多饮、多食、多尿及消瘦、乏力为特点，严重的可致酮症酸中毒，并可发生各种感染及肾病变、心血管病变等继发病。

本病属于中医消渴病范畴。消渴的发生，多因饮食不节、情志失调、房劳伤肾、先天禀赋不足，或过服温燥热药所致，病关多个脏腑，但主要在肺、胃、肾，而津液亏损、燥热内盛是其基本病机。本病初起，以口渴引饮、消谷善饥、小便频数量多，即"三多"为主要临床表现，但因病机不同，三多的表现轻重不一，如肺燥津伤为主，则以口渴引饮为主；如胃热燥盛为主，则以消谷善饥为重；如肾阴亏耗突出，则以小便频数为主要表现。随着病情的发展，病机渐趋复杂，常多个脏腑相兼为病，不仅症状繁复，且可引起多种并发症。

针刺治疗本病是有效疗法之一。石学敏院士在治疗本病过程中，注重肾虚发病为主的理论，制定了调节肾之阴阳为主、调整五脏为辅的治疗方案，临床收到了满意的疗效。根据糖尿病的临床表现，中医将其病因病机总结为以下五方面。

（1）饮食不节：长期过食肥甘，醇酒厚味，致脾胃运化失职，积热内蕴，化燥耗津，发为消渴。

（2）五志过极：长期过度的精神刺激，如郁怒伤肝，肝郁气结，化火灼胃，或扰心耗肾，或劳心竭虚，心气郁结，久而化火，精血暗耗，而生消渴。

（3）劳欲过度：素体阴虚，复因房室不节，劳欲过度，损耗阴精，导致阴虚火旺，上蒸肺、胃，而发消渴。

（4）禀赋不足：五脏虚弱，先天禀赋不足，易发本病。

（5）燥热内生：热病火燥或过服温燥药物，使燥热内起，阴津亏耗，故生消渴。

【康复适应证】

（1）老年性糖尿病，虽多饮、多食、多尿等三多病状不明显，但空腹血糖明显高于正常范围者。

（2）青年型糖尿病患者，发病突然，三多症状明显，病情较重，但非胰岛素依赖患者，可行康复治疗。

（3）糖尿病日久不愈，兼有动脉硬化、

高脂症、高胆固醇血症者。

（4）老年性糖尿病并发心脑血管病、疖肿、神经炎、白内障及眼底病变者，在积极治疗控制糖尿病的同时，要兼顾继发病的康复治疗。

【传统康复治疗】

一、药物疗法

糖尿病的辨证治疗，要首先注意以下三方面。

（1）辨析年龄：本病一般多发于中年之后，但也有青少年罹患者。由于年龄的不同，病情的发展变化、轻重程度及预后转归常各有差异。一般年龄越小，其发病多较急，发展快、病情重、症状多具典型性，预后较差。这与青少年脏腑娇嫩、发病易虚易实的生理特点有关。中年之后发病者，一般起病缓慢，病程较长，部分患者症状多不典型，且多类似虚劳，常有痈疽、劳嗽、心肾不交等并发症。掌握这一年龄特点，对于辨证施治和了解预后转归，具有一定参考意义。

（2）注意标本：本病以阴虚燥热为主，其中阴虚为本，燥热为标，但两者常互为因果，每因病程长短和病情的轻重不同，而阴虚和燥热有所偏重，一般病初多以燥热为主，病程稍长多是阴虚燥热并重，日久则以阴虚为主，进而阴损及阳，导致阴阳俱虚之证。

（3）明确病位：消渴病的"三多"表现，虽然多同时并见，但三消之中，常轻重不一。因此，临床上又有上、中、下消之说，如以口渴引饮突出，称为上消；以多食善饥为重，称为中消；以小便频多突出，称为下消。大体上消多属

肺燥津伤，中消多是胃热燥盛，下消多以肾阴亏损为主。

1. 肺热津伤证

［主症］烦渴多饮，口干舌燥，尿频量多，舌边尖红，苔薄黄，脉洪数。

［治疗原则］甘寒生津、清热润肺。

［推荐方药］消渴丸加减：天花粉10g，黄连6g，生地12g，藕汁，麦冬10g，葛根10g。

2. 肺胃燥热证

［主症］烦渴引饮，消谷善饥，小便频数量多，尿色混黄，身体逐渐消瘦，舌红苔黄而干，脉滑数。

［治疗原则］清泄肺胃，生津止渴。

［推荐方药］白虎人参汤：生石膏24g，知母10g，粳米10g，甘草6g，人参10g。

3. 胃热炽盛证

［主症］多食善饥，口渴引饮，形体消瘦，大便干燥，舌红少津，苔黄而燥，脉滑实有力。

［治疗原则］清胃泻火，养阴保津。

［推荐方药］玉女煎加味：生石膏24g，熟地黄12g，麦冬10g，知母10g，牛膝9g，黄连6g，栀子10g。

4. 胃肾气阴两伤证

［主症］多食善饥，小便频数量多，伴见多汗，气短，神倦，舌红苔薄黄少津，脉象细数。

［治疗原则］清胃滋肾，气阴双补。

［推荐方药］玉液汤：生黄芪15g，生山药12g，知母12g，生鸡内金10g，葛根10g，五味子12g，天花粉10g。

5. 脾阴不足证

［主症］饥而不能多食，移时复饥，疲乏尤力，肌肉瘦弱，舌质红少苔，脉细数

右关尤显。

[治疗原则] 补脾养阴。

[推荐方药] 芡实黄精汤：黄精12g，芡实10g，太子参12g，山药10g，白芍10g，大枣4枚，佩兰10g。

6. 脾虚胃热证

[主症] 善饥而不能食，口渴，疲乏无力，神倦消瘦，大便溏薄，苔薄少，脉细数。

[治疗原则] 健脾和胃。

[推荐方药] 七味白术散加减：白术10g，党参9g，山药9g，黄精12g，茯苓10g，木香6g，葛根10g，藿香10g，甘草6g。

7. 肾阴亏损证

[主症] 尿频量多，混浊如膏脂，或味甜；腰膝酸软，头晕耳鸣；多梦遗精，或阳强；皮肤干燥，肌肤瘙痒，舌红少苔，脉细数。

[治疗原则] 滋阴补肾，润燥止渴。

[推荐方药] 六味地黄丸加味：熟地黄9g，山茱萸10g，山药10g，麦冬12g，五味子12g，丹皮10g，茯苓10g，泽泻9g，黄精12g，石斛10g。

8. 阴阳两虚证

[主症] 小便频数，混浊如膏，甚则饮一溲二，手足心热，面容憔悴，耳轮干枯，面色黧黑，腰膝酸软，四肢欠温，畏寒怕冷，阳痿不举，舌淡苔白，脉沉细无力。

[治疗原则] 温阳滋阴补肾。

[推荐方药] 金匮肾气丸加味治疗：熟地黄12g，山茱萸10g，山药10g，丹皮10g，茯苓10g，泽泻10g，肉桂6g，附子6g，巴戟天10g，枸杞子10g。

9. 常用单方验方

（1）一味荔枝核散：将荔枝核烘干研末，每日3次，每次10g，饭前30分钟温水送服。主治非胰岛素依赖型中老年糖尿病。实验表明荔枝核含主要成分为皂苷、鞣质、甘氨酸，有降低血糖作用。

（2）消渴平片：主要成分为黄芪、人参、葛根、天花粉、知母、天冬、五味子、沙苑蒺藜、五倍子、丹参。有降低血糖作用，可明显改善糖尿病患者"三多"症状。

（3）益气养阴丸：主要成分为红参、生地、熟地黄、泽泻、杞果、丹参、黄芪、地骨皮、山茱萸、天花粉。该药有控制血糖、尿糖作用，对改善糖耐量和胰岛素分泌功能有双向调节作用。

（4）糖尿灵：以大黄、黄连为主药。该药利于老年性糖尿病的降糖、降脂，对稳定病情有明显效果。

二、针灸疗法

（一）体针

针灸治疗糖尿病，对早、中期患者及轻、中型患者，有较好的降糖作用，对病程较长，血糖定量严重增高者，应配合药物治疗。同时，本病针灸治疗多难速效，治疗时间长达3~6个月，显效后仍应巩固治疗，以期达到较好的远期效果。临床常分以下两型辨证选穴。

1. 阳消证——阴虚内热证

[主症] 烦渴多饮，消谷善饥，形体消瘦，尿频量多，腰膝酸软，头昏耳鸣，舌红少苔，脉细而数。

[治疗原则] 益阴泻热。

[取穴] 以背俞穴及手、足阳明经，足少阴经穴为主。脾俞（BL20；足太阳膀胱经）、肾俞（BL23；足太阳膀胱经）、足三里（ST36；足阳明胃经）、曲池（LI11；手

阳明大肠经）、太溪（KI3；足少阴肾经）、列缺（LU7；手太阴肺经）、照海（KI3；足少阴肾经）、胰俞（EX-B3；经外奇穴）。

［**操作**］先刺背俞穴，均直刺0.5～1寸，均施捻转平补平泻之法，得气为度。曲池直刺1～1.5寸，列缺向肘斜刺1寸，施捻转之补法。太溪直刺0.5～1寸，施捻转补法；照海直刺0.3～0.5寸，施捻转补法；足三里直刺1～1.5寸，施捻转补法，均可留针20分钟。

2.阴消证——气虚阳衰证

［**主症**］口渴引饮，饮而渴不解，神疲乏力，畏寒肢冷或面黑耳焦，小便频数或混浊如脂膏，舌淡苔白，脉细无力。

［**治疗原则**］温阳益气。

［**取穴**］以足阳明、足太阴经及任脉穴为主。气海（RN6；任脉）、中脘（RN12；任脉）、足三里（ST36；足阳明胃经）、尺泽（LU5；手太阴肺经）、三阴交（SP6；足太阴脾经）、列缺（LU7；手太阴肺经）、照海（KI3；足少阴肾经）、胰俞（EX-B3；经外奇穴）。

［**操作**］气海、中脘针1～1.5寸，均施捻转呼吸之补法，亦可各灸5壮。余穴均施捻转之补法，得气后诸穴留针30分钟。

（二）耳针疗法

［**主穴**］胰、内分泌、三焦、肾、耳迷根、神门、心、肝。

［**配穴**］多饮者加肺、渴点，多食者加脾、胃，多尿者加膀胱。

［**操作**］毫针轻刺激，或皮内针埋法，或王不留行籽贴压法。每次取单耳3～5穴，留针20分钟，隔日一次，10次为一疗程。

（三）皮肤针疗法

第1组：后颈部、骶部、胸椎5～10两侧、内关（PC6；手厥阴心包经）、气管两侧、三阴交（SP6；足太阴脾经）、阳性物处。适用于口渴引饮、血糖高和尿糖高者。

第2组：后颈、骶部、乳突区、胸椎8～12两侧、足三里（ST36；足阳明胃经）、中脘（RN12；任脉）、阳性物处。适用于消谷善饥，血、尿糖均高者。

第3组：脊柱两侧、颌下部、足三里（ST36；足阳明胃经）、小腿内侧、合谷（LI4；手阳明大肠经）、大椎（DU14；督脉）。重点叩打胸椎8～12两侧、腰部、骶部、三阴交（SP6；足太阴脾经）、阳性物处。适用于小便频数或者诸症较平稳者。

（四）针刀配合穴位拔罐疗法

目前有研究发现，2型糖尿病可能由于胸椎椎体错位及相关区带内软组织损伤而致交感神经的低级中枢和节前纤维损害，自主神经功能失调，胰岛素分泌不足而致病。因此，可针对胸椎相关区带内各病变压痛点进针切割、剥离、松解后出针，立即行拔火罐，留罐10分钟。5天治疗一次，3次为一个疗程，一般治疗2～3个疗程。

（五）穴位注射

［**取穴**］夹脊穴胸椎3、脾俞（BL20；足太阳膀胱经）或夹脊穴胸椎10、肾俞（BL23；足太阳膀胱经）。

［**操作**］用当归注射液或小剂量胰岛素，每穴注射0.5～2ml，隔日一次。

（六）穴位贴敷疗法

用石膏、知母、生地、党参、炙甘草、

玄参、天花粉、黄连、粳米，经提炼成粉，取 250mg 加盐酸二甲双胍 100g 混匀敷脐，对病程短、病证轻者有显著疗效。

（七）熏蒸疗法

熏蒸治疗糖尿病周围神经病变包括中药熏蒸疗法和艾条熏蒸疗法。

1. 中药熏蒸

采用桃仁、红花、当归、川牛膝、赤芍、制大黄、炮穿山甲、蒲公英、金银花等。使用 DXZ-I 电脑中药熏蒸多功能治疗机，用纱布将中药包好投入水中，浸泡约 30 分钟，设置温度为 98℃ 将中药水煮沸，使双下肢暴露在熏蒸孔，打开气流开关，调节蒸汽温度为 35℃~39℃。当气流温度达到设定温度时，将中药蒸汽吹向患肢。根据患者耐受程度调节药物蒸汽的远近，每次湿敷前熏蒸 45 分钟，每天 1 次，每次 30 分钟，15 天为一疗程。

2. 艾条熏蒸疗法

用艾条点燃后对准伤口采用回旋灸法，距离以患者感到温热感而无灼痛为度，以创口为中心，缓慢均匀移动艾条，灸至伤口及周围皮肤出现红晕，每次 15~20 分钟，2 次/天。若患者创面脓肿较大者可用两根艾条并为一体点燃后对患处施灸。施灸完毕伤口处再涂上金黄膏，并注意伤口的清洁和护理。

三、推拿疗法

可采取内功推拿疗法，其治疗方法为：患者取坐位，医者手法操作头面、上肢、胸背部时，取站立位；操作胁肋、腹、腰骶及下肢部时，取坐位。在实施以下手法操作中，根据中医学上、中、下三消分型不同，手法重点亦各有不同。

（1）头面颈项部：拿五经，拿颈项，分眉弓，点睛明，分迎香、人中、承浆，扫散角孙，合颈项。

（2）躯干部：平推胸背、两胁肋、脘腹及少腹、腰骶。

（3）上肢部：平推上臂，理掌背、五指、臂四缝，掌出拳面，运膀子，搓手背，抖肩臂，拿合谷。

（4）下肢部：点冲门、血海、太溪，提大小腿前后肌群，平推大小腿内外侧，搓揉大小腿。

（5）重复头面部颈项部手法

（6）拍击囟门，拳击大椎、八髎穴。

四、饮食疗法

饮食治疗是糖尿病治疗的基础，必须严格和长期执行，坚持做到控制总量、调整结构、吃序正确；素食为主、其他为辅、营养均衡；进餐时先喝汤、吃青菜，快饱时再吃些主食、肉类，具体方法如下。

1. 制定每日摄入的总热量

首先根据患者的身高计算出理想体重，理想体重（kg）=［身高（m）－100］×0.9，然后根据患者的理想体重和工作性质，参考生活习惯和活动量，计算每日所需的总热量。成人卧床休息状态下每日每千克理想体重给予热量 105~126kJ（25~30kcal），轻度体力劳动者为 126~146kJ（30~35kcal），中度体力劳动者为 146~167kJ（35~40kcal），重度体力劳动者为 167kJ（40kcal）以上。青少年、孕妇、哺乳期妇女、营养不良和消瘦及伴有消耗性疾病患者应酌量增加，肥胖者酌减。总热量的摄入在理想体重 ±5% 范围之内。

2. 营养素的热量分配

在康复治疗同时，必须予患者以每餐

饮食指导，根据患者的血糖指标，制定出合适的食谱、食量。碳水化合物应占每日摄入食物总热量的50% ~ 60%，脂肪的摄入量按每天每千克体重0.6 ~ 1.0g计算，热量不超过总热量的30%，以不饱和脂肪酸为宜，蛋白质的摄入量按成人每天每千克体重0.8 ~ 1.2g计算，约占总热量的15%，孕妇、哺乳期妇女、营养不良和消瘦及伴有消耗性疾病患者应酌量增加1.5g，甚者2g，占总热量的20%。儿童糖尿病患者可按每千克体重2 ~ 4g计算，肾脏病变者可给予低蛋白饮食，占总热量的10%左右。

3. 制定食谱

每日总热量及营养素的组成确定后，根据食物的产热量确定食谱，每克碳水化合物和蛋白质均产热16.8kJ（4kcal），每克脂肪产热37.8kJ（9kcal），每日按治疗的需要，可按每日三餐分配为1/5、2/5、2/5或者1/3、1/3、1/3，也可分为四餐1/7、2/7、2/7、2/7。另外要多食丰富的食物纤维，低盐，忌烟酒。

4. 常用保健食品

（1）苦瓜：味苦性寒，具有清热解毒、补益肝肾、除烦止渴的作用，善治消渴。使用时可将苦瓜晒干研粉，温水送服；也可用苦瓜30g，煎水代茶频服；或将苦瓜切成丝状，佐餐食用。

（2）空心菜：空心菜富含纤维素、维生素和矿物质，还含有胰岛素样成分，常服有较明显的降糖作用，但体质虚寒者慎用。

（3）黑大豆：将黑大豆置牛胆中阴干，为细末，温水调服。

（4）豆腐：豆腐与丝瓜煎汤代茶饮，或豆腐与羊肉、生姜加调料煮熟食用。

（5）白木耳：白木耳与太子参用水煎饮服。或白木耳与大枣放入碗内，加水蒸熟食用。白木耳寄生于老朽古木结土间，得天地清静之精气最足，最善于滋补阴气，故肺阴亏虚、肺痨干咳少痰，及胃阴耗伤、口干口渴者，经常服用，颇有疗效。

（6）燕窝：燕窝与银耳、少量冰糖加适量水蒸熟食用。燕窝为金丝燕所营建的巢窝，历来被视为稀世补品。其性甘平，具有养阴润肺、益气补中之功效，对久病体虚、羸瘦乏力、气怯食少者或肺肾阴虚、咳痰痰喘者，有极好的滋补食疗作用。

（7）苦荞麦：用苦荞麦研粉替代患者膳食中的部分碳水化合物后，血糖、血脂等各项指标均有显著下降，可用于各型糖尿病患者。

（8）益寿果蔬酱：南瓜、马齿苋、山楂、蜂蜜等，每次50g，每日2次，开水冲服或直接食用，1个月为一疗程，治疗2型糖尿病。

【现代康复治疗】

一、运动疗法

对于糖尿病患者通过饮食控制和药物治疗使血糖得到适当控制后，再开始运动疗法，以有氧运动为主，运动前后须有热身活动和放松运动，以避免心脑血管意外发生或肌肉关节损伤。

1. 运动方式

适用于糖尿病患者的训练是低至中等强度的有氧运动。常采用有较多肌群参加的持续性周期性运动。一般选择患者感兴趣、简单、易坚持的项目，如步行、慢跑、游泳、有氧体操等活动，也可利用功率自行车等器械来进行，运动方式因人而异。青壮年患者或体质较好者可以选用比较剧烈的运动项目，中老年患者或体质较弱者可选用比较温和的运动项目，不适合户外的锻炼者可练吐纳呼吸或打坐功；八段锦、太极拳、五禽戏等养身调心传统的锻炼方式适宜大部分患者；有并发症的患者原则上避免剧烈运动。待病情进好转时可逐步适当减少药物用量，以后根据血糖情况可适当放宽饮食控制。

2. 运动量

运动量是运动方案的核心，运动量的大小由运动强度、运动持续时间和运动频度3个因素决定，建议在专业医师指导下，根据患者实际情况制定个体化运动处方。每天运动最好在饭后0.5~1.5h开始，每次运动15~30分钟，每周运动3~4次或每天一次，运动中坚持缓慢、适量的运动原则，应循序渐进、量力而行、动中有静、劳逸结合，将其纳入日常生活的规划中。

二、心理疗法

研究发现不良的情绪可促进体内生长激素、胰高糖素、肾上腺素、去甲肾上腺素等应激性激素的分泌增加，这些激素又可使血糖升高导致病情进一步加重。所以良好的情绪对于糖尿病患者控制病情具有重要意义，如患者出现精神紧张、焦虑、忧郁、愤怒等情绪时，严重者可发生酮症；而糖尿病患者精神愉悦时，胰岛素需要量就会减少，所以保持良好的情绪，培养良好的兴趣和爱好，也有利于糖尿病的康复。

三、浴疗法

浴疗法对糖尿病有较好的辅助治疗作用，特别是老年性糖尿病并发心脑血管疾病及神经炎患者，坚持浴疗可明显改善症状。常用的浴疗方法有日光浴、森林浴及药浴。

1. 日光浴

可在海滨、旷野、山区、庭院等空气清爽，环境幽雅清洁，日光充足之处进行。若在海滩、湖旁还可结合海水浴。日光浴时要用白布或遮荫伞、草帽遮住头部，并戴太阳镜保护眼睛，以免强光刺激。日光浴适用于体质虚弱、营养不良、贫血、糖尿病、高血压、关节炎、湿疹等疾病的恢复。日光中的紫外线能促进机体钙、磷的吸收，有利于骨骼的发育成长和抗衰老，故日光浴可用于治疗小儿"五迟"，预防和延缓老年人骨质疏松的发展。沐浴方法分局部日光浴和全身日光浴两种。①局部日光浴：开始先在荫凉处接受散射光35天，每次先做5~10分钟空气浴，然后直接将背部、下肢或身体的某一部位暴露于日光下。②全身日光浴：开始也可做3~5天空气浴，然后照射某一部位，逐渐扩大照射范围，可取仰卧、俯卧、坐位。先背面，后胸面，依次右侧、左侧进行。每个侧面日照时间以自觉温暖舒适为度。

2. 森林浴

森林浴是利用森林的自然环境影响人体，促进疾病的康复的方法。森林中特有的绿色环境、温度、湿度、鸟语、花香、微风声、细雨声、松涛声、流水声等等，人处在这样万物清新、生机活泼、变幻离奇、静而不寂的环境中，会感到心旷神怡，乐而忘忧，好似身临仙境一般。我国唐代著名医学家孙思邈在《千金翼方·退居》中就有"山林深处，固是佳境"之句。历代名人有不少利用森林、绿洲养生祛病延年的记载。森林中的植物、花果具有吸附尘埃，净化空气和在光合作用下放出氧气等功能。因此，人们散步在密林中，充分吸吮着新鲜空气，会让人有气血平和，精神舒畅，身体轻松愉快，力量倍增之感。森林植物的绿色世界对人的神经系统、大脑及视网膜具有调节作用，使人能消除疲劳，精神焕发，头脑清明，对心脏病、高血压病有预防和治疗作用。正因为森林浴对人体有许多益处，所以，有条件的医院和疗养院最宜建在森林茂密、环境幽雅、风景秀丽、气候温度等条件适宜于患者疗养康复的地方，疗养者可根据自身条件和病情，择长期定居法、暂居法或旅居法。在居住疗养期间，每日除接受治疗外，有程序地进行康复活动，或在清静、荫凉、避风的林区，躺在露天简易床上，静听风声、鸟语泉水声等等，享受大自然美景。施行森林浴时要在医护人员指导护理下进行，以防意外。森林浴适用于各种慢性病，体质虚弱者，眩晕、心悸、失眠、胸痹、心痛、糖尿病等患者的疗养。

3. 药液浴

适用于糖尿病皮肤瘙痒，或并发神经炎、四肢疼痛麻木患者，可用沐浴洗方。方剂组成：木瓜30g、防风15g、赤芍10g、丹皮6g、川黄柏10g、地肤子12g、川椒6g、连翘12g。水煎沐浴四肢或全身。

四、糖尿病并发症的康复

1. 糖尿病性神经病变的康复疗法

糖尿病周围神经病变是糖尿病最常见的慢性并发症和主要致残因素之一，可累及神经组织的任何部位，可表现为中枢神经或周围神经受累，患者均可出现不同程度的肢体麻木，或对称性疼痛，针刺感、电灼感、蚁行感等感觉异常。以四肢远端症状较重，夜间甚于白天。因治疗无特异性；一旦发生常不易完全恢复，许多症状

呈间歇性，急性预后较好，所以重在预防。药物治疗主要是控制血糖、醛糖还原酶抑制剂（ABI）、钙拮抗剂、肌醇、血管扩张剂。一些新药也正在临床应用，如神经节苷酯、神经生长因子、谷胱甘肽、前列腺素E_1等。

2. 糖尿病并发脑血管意外偏瘫的康复疗法

糖尿病并发脑血管意外的致残率非常高，如能在发病之初早训练早指导，能明显减轻病残率。主要康复措施有：①控制血糖，加强饮食护理，予以低盐、低脂的饮食，防止饮食不当致血糖波动，昏迷患者每天鼻饲6～8次，每次鼻饲平衡液400～600ml，促进水电解质的平衡；②肢体康复糖尿病CVA早期肢体多为弛缓性瘫痪。发病后数日肌张力增加，应在做好基础护理的基础上，予以体位治疗，保持肢体良好的功能位，进行肢体按摩和被动活动，预防关节挛缩、变形。初发病时尽力保持患者的功能位，如肩部内旋50°，外展50°，屈肘40°～50°，腿部外侧放置枕头或砂袋。在不妨碍治疗的前提下，立即开始肢体按摩和被动活动，按摩要轻柔、缓慢，有节律地进行，中等深度，不用强刺激手法。每日2次以上被动运动患肢，活动顺序由大关节到小关节，循序渐进，缓慢进行，幅度由小到大，忌粗暴，定时翻身，病情稳定后，由坐到站到步行，循环进行功能锻炼。

3. 糖尿病足的康复疗法

糖尿病足是足部神经病变、缺血和感染3个因素共同作用所致。因此，首先要抬高患者足部，减少站立，以促进下肢血液回流，减轻肿胀。忌用化学制剂，忌擦碘酒，足冷时禁用热水袋保暖。通过以下

措施可对糖尿病足起到较好康复预防效果：一是加强运动促进足部血液循环，包括步行运动、足部运动，指导患者进行自我按摩；二是加强足部保护，包括每晚温水洗脚，保持足部卫生和干燥，冬季保暖，穿宽松舒适的鞋，治疗胼胝足癣等。

4.糖尿病眼底病变的康复疗法

糖尿病对眼睛的影响非常大，糖尿病眼病引起的双目失明要比非糖尿病者高出25倍，世界上引起双目失明最重要的原因就是糖尿病眼病。其中糖尿病视网膜病变（DR）严重威胁着患者的视力，该病变早期可能全无症状，等到眼睛看不清再去就诊则太迟。因而糖尿病患者眼底病变最重要的办法是预防，每年一次眼底检查是十分必要的。DR一旦发生，除全身治疗、激光治疗外，现也有药物治疗，如导升明（doxium-500），通过减轻视网膜血管的渗漏、减少血管活性物质的合成和抑制其活性等产生作用，其他药物还有弥可保（methycobaI）。

【康复护理】

（1）糖尿病患者治疗期间要尽量保持健康的心理状态，避免五志过极，思虑忧郁，适当进行体力活动和体育锻炼。

（2）嘱患者必须严格控制饮食，在康复治疗的同时，医护人员要为患者定出合适的食谱、食量。

（3）康复治疗过程中，尽量避免伤及患者皮肤。针灸治疗时，要严格消毒针具，以防引致感染发生。若兼有痈疽等感染性疾病，除按外科常规护理外，可以用艾条悬灸感染局部，以促使炎症吸收。

（4）糖尿病患者兼有脑血管疾病出现偏瘫等临床表现时，要定时翻身，作好皮肤护理，以防压疮的发生。

（5）中医康复治疗本病多难速效，治疗时间一般为3~6个月，医护人员应向患者讲清楚长期坚持康复治疗的必要性。

第二节　单纯性肥胖

体内贮积的脂肪量超过标准体重20%以上，或体重指数（体重/身高2）超过24者，即称为肥胖病。成人标准体重（千克斤）=［身高（cm）-100］×0.9，儿童标准体重（千克）=年龄×2+8。女性发病多在分娩后和绝经后，男性则多在35岁以后。肥胖的原因，除一部分内分泌紊乱或其他疾病引起以外，大多数属于单纯性肥胖。

单纯性肥胖是由于机体生化、生理改变而致热量摄入过多，体内脂肪组织过量蓄积的疾病。随着人民生活水平的提高，该病发病率有不断升高的趋势。肥胖的成因较复杂，与体质、年龄、饮食习惯、劳逸、情志等因素有关。临床辨证每多虚实相兼，如痰湿盛者日久必挟气虚之候，气虚者常导致脾运化失健变生痰湿。治疗除审证论治外，尚需调节饮食，参加适量的体力劳动或体育运动，采取综合治疗，方能奏效。

综合古代医家之说，现将本病的病因病机分析如下。

（1）过食肥甘厚味，由脾胃运化，变为脂膏，积蓄体内，或变为痰湿阻塞气机。若平素嗜食辛辣肥腻，化热生火，热积胃中，则可出现多食善饥，营养过剩，积蓄于体内，可导致肥胖。脾胃失健，水湿停滞，聚湿成痰。痰湿可留于肌肤，心、肺及肠胃，变生他病，痰湿滞留肌肤，可出现浮肿肥胖，故有"肥人多痰"之说。

（2）劳逸失调，贪求安逸，气血运行缓慢，气机阻滞，体内脂膏、痰湿停聚不行而致本病。

【康复适应证】

（1）成年人体重超过标准20%以上者。

（2）成年人体重虽未超过标准体重的20%，但食欲倍旺，多饮多食，体重有逐渐上升趋势者。

（3）单纯性肥胖同时兼有明显的全身症状。如：头晕胸闷，心悸气短，大便秘结或便溏纳差，口苦咽干等。

【传统康复治疗】

一、药物疗法

（一）中药汤剂

单纯性肥胖，各有其中不同的原因，主要辨证要点，痰湿内蕴多因饮食失调，食欲亢盛，膏粱厚味，脾运失调，聚湿生痰，痰湿流溢，形成肥胖。

常见单纯性肥胖病的辨证治疗如下。

1. 脾虚痰湿型

［主症］体胖臃肿，气短倦怠，身疲乏力，头晕心悸，下肢浮肿，或嗜睡自汗，纳差便溏，舌苔薄白或白腻，舌质淡，舌体胖边有齿印，脉象濡细或沉细。

［治疗原则］健脾理湿化痰。

［推荐方药］薏苡仁12g、茯苓10g、草决明10g、白术10g、山楂15g、泽泻9g、防己9g、枳壳9g、半夏6g。

2. 脾胃燥热型

［主症］身体肥胖，消谷善饥，多饮多食，口干舌燥，或头昏胸闷，大便干结，舌苔薄黄，舌质红，脉象弦或弦细。

［治疗原则］清胃凉血。

［推荐方药］生地黄12g，山楂15g，草决明10g，天花粉6g，夏枯草15g，郁李仁10g，泽泻10g，枳实9g，番泻叶3g，黄连6g。

3. 气滞血瘀型

［主症］体态肥胖，心烦易怒，胸闷胁痛，时感头痛，口苦咽干，大便燥结，或月经不调，闭经，舌苔薄黄，舌质紫或见瘀点。

［治疗原则］行气活血化瘀。

［推荐方药］丹参12g，制香附6g，草决明10g，生地黄12g，山楂10g，木瓜10g，防己10g，泽泻9g，郁李仁9g，红花10g，川芎6g。

4. 脾肾阳虚型

［主症］体胖虚浮，精神不振，食少便溏，腰背酸痛，膝软畏寒，或头晕脱发，舌苔白或白腻，舌质淡，舌体胖，脉象沉细或沉迟无力。

［治疗原则］温肾健脾。

［推荐方药］首乌12g，黄芪20g，山楂12g，白术10g，草决明10g，茯苓10g，补骨脂10g，仙茅10g，淫羊藿10g，防己10g。

应用本辨证治疗法，对肥胖度超过20%的肥胖患者，每日服药1剂，30日为一疗程。

（二）常用单方验方

（1）宁脂：主要为白术9g、陈皮6g、半夏6g、丹参10g等组成。适用于单纯性肥胖并发高脂血症。

（2）轻身一号：成分为黄芪12g、防己10g、白术10g、川芎6g、制首乌12g、泽泻10g、生山栀6g、丹参15g、茵陈6g、水牛角6g、淫羊藿10g、生大黄10g。适用于单纯性肥胖。

（3）体可轻：成分为法半夏6g、陈皮6g、茯苓10g、川芎6g、苍术10g、白术10g、车前草10g、泽泻10g、冬瓜皮10g、大腹皮10g、枳壳6g、香附6g、茵陈10g。适用于单纯性肥胖。

二、针灸疗法

（一）体针

石学敏院士认为肥胖多由神失调摄、阳气内闭引起，故治疗以醒脑通阳为主兼以健脾祛湿、清胃泻热、舒肝解郁等。

[主穴]内关（PC6；手厥阴心包经）、中脘（RN12；任脉）、上星（DU23；督脉）、百会（DU20；督脉）、神门（HT7；手少阴心经）。

[配穴]胃肠实热：内庭（ST44；足阳明胃经）、曲池（LI11；手阳明大肠经）、小海（SI8；手太阳小肠经）、二间（LI2；手阳明大肠经）、上巨虚（ST37；足阳明胃经）；脾虚湿阻：阴陵泉（SP9；足太阴脾经）、足三里（ST36；足阳明胃经）、三阴交（SP6；足太阴脾经）、中脘（RN12；任脉）、丰隆（ST40；足阳明胃经）、脾俞（BL20；足太阳膀胱经）；肝气郁结：太冲（LR3；足厥阴肝经）、期门（LR14；足厥阴肝经）、膻中（RN17；任脉）、支沟（SJ6；手少阳三焦经）、三阴交（SP6；足太阴脾经）。

[操作]毫针刺，内关直刺1.5寸，施捻转补法1分钟，令针感向肘部放散；中脘穴直刺2寸，用呼吸补泻之补法，运针1~3分钟，使针感向腹四周放射；上星、百会：沿头皮向后斜刺0.5寸，施捻转手法平补平泻1分钟；神门直刺0.5寸，施捻转

补法0.5分钟。胃肠实热多用泻法，中或强刺激为宜；脾虚湿阻以平补平泻施治，虚寒者可加灸；肝气郁结以泻法施治，中强刺激量为宜，肝俞穴宜平补平泻为佳。每次留针30分钟，隔日一次，10次为一疗程。

（二）耳针疗法

1.胃肠实热型

[主症]体质肥胖，胃纳充进，善食多饥，面赤声扬，苔多腻，舌质赤，脉滑数。

[治疗原则]清胃泻火。

[主穴]外鼻（饥点）、胃、小肠、大肠、三焦、内分泌。

[配穴]脾、肺、神门、心、膀胱等。

[操作]在敏感点部位常规消毒后，将点有王不留行的胶布按贴穴上。每日饮食前按压一次，每次按压3~5分钟，以有压痛为度。每7天换一次，为一疗程。有饥感时，可随时按压。控制饮食量，少食肥甘食物。

2.脾虚痰湿型

[主症]体形胖大，食纳较多，尤善甘美肥腻之品，胸痞脘闷，肢体沉重倦怠，舌体胖，苔厚腻脉弦滑有力。

[治疗原则]健脾祛湿化痰。

[主穴]脾、胃、膀胱、肾、三焦、内分泌。

[配穴]肺、皮质下、交感、神门。
治疗方法同上。

3.肝气郁结型

[主症]体态肥胖，心烦易怒，胸闷胁痛，口苦咽干，舌苔薄黄，舌质紫暗，脉弦。

[治疗原则]疏肝理气。

[主穴]肝、胆、内分泌、神门、皮质下。

［**配穴**］三焦、子宫、卵巢、内生殖器、交感等。

耳针疗法 3 ~ 5 日更换一次，1 个月为一疗程。

（三）腹针疗法

［**取穴**］中脘（RN12；任脉）、气海（RN6；任脉）、关元（RN4；任脉）、（ST25；足阳明胃经）、大横（SP15；足太阴脾经），左右上下风湿点（上风湿点位于滑肉门上 5 分外五分；下风湿点位于外陵穴外 5 分下 5 分，左右各一）。

［**操作**］于左右上风湿点和下风湿点深刺，于中脘、气海、关元、大横等穴浅刺。待针尖抵达预计的深度后，通常只进行捻转不提插、轻微捻转以及慢提插，留针 30 分钟，期间每隔 10 分钟进行轻微的手法刺激，2 天一次，20 次为一疗程。

（四）芒针疗法

［**取穴**］肩髃（LI15；手阳明大肠经）透曲池（LI11；手阳明大肠经）、梁丘（ST34；足阳明胃经）透髀关（ST31；足阳明胃经）、梁门（ST21；足阳明胃经）透归来（ST29；足阳明胃经）。

［**操作**］芒针刺入，得气后施捻搓法，不留针。每日针治 1 次，10 次为一疗程，疗程间 3 ~ 5 天。

（五）皮肤针疗法

［**取穴**］脊柱两侧，上、下腹部从小腿前部和内侧，颌下部、足三里（ST36；足阳明胃经）、三阴交（SP6；足太阴脾经）、中脘（RN12；任脉）、内关（PC6；手厥阴心包经）、大椎（DU14；督脉）。

［**加减**］如性腺功能不足为主的，重点加刺胸部、腰部、小腿内侧；因肝脏疾患引起的，重点加刺后颈、骶部、肝区、上腹部；因妇科病引起的，重点加刺腰部、骶部、腹股沟、带脉区。

［**操作**］较重或重刺激。叩拉腹部时，让患者站立，作深呼吸动作。

（六）穴位埋线疗法

［**主穴**］中脘（RN12；任脉）、天枢（ST25；足阳明胃经）、气海（RN6；任脉）、大横（SP15；足太阴脾经）、丰隆（ST40；足阳明胃经）。

［**配穴**］脾虚痰湿加脾俞；脾胃湿热加胃俞；肝郁气滞加肝俞。穴位均双取。

［**操作**］皮肤常规消毒后，将医用羊肠线剪成 1cm 等长线段，置于 75% 乙醇中浸泡 30 分钟备用，取羊肠线穿进 7 号注射针头内，将针头刺入穴位，直刺约 30mm，用针芯抵住羊肠线，缓缓退出针管，将羊肠线留在穴内，敷无菌棉球以胶布固定。同时嘱患者戒烟限酒，清淡饮食，适当运动。

（七）针刀疗法

［**主穴**］中脘（RN12；任脉）、天枢（ST25；足阳明胃经）、上巨虚（ST37；足阳明胃经）、足三里（ST36；足阳明胃经）、三阴交（SP6；足太阴脾经）。

［**配穴**］胃肠实热型配曲池（LI11；手阳明大肠经）、合谷（LI4；手阳明大肠经）、梁门（ST21；足阳明胃经）、公孙（SP4；足太阴脾经）、内庭（ST44；足阳明胃经）；脾虚湿阻型配丰隆（ST40；足阳明胃经）、阴陵泉（SP9；足太阴脾经）、水分、水道（SP9；足太阴脾经）；肝郁气滞型配肝俞（BL18；足太阳膀胱经）、膈俞（BL17；足太阳膀胱经）、行间（LR2；足厥阴肝经）、太冲（LR3；足厥阴肝经）、阳陵泉（GB34；

足少阳胆经）；脾肾阳虚型配脾俞、肾俞（BL23；足太阳膀胱经）、关元（RN4；任脉）、阴陵泉；肝肾阴虚型配肝俞（BL18；足太阳膀胱经）、肾俞（BL23；足太阳膀胱经）、关元（RN4；任脉）、太溪（KI3；足少阴肾经）。

[操作] 患者取仰卧或俯卧位，充分暴露操作部位皮肤，在已确定的穴位处用点穴笔做一点状进针标记，碘伏消毒，选用 0.6mm×40mm 的一次性无菌美容针刀。右手拇、示指捏住针柄，使刀口线（刀刃方向）和大血管、神经及肌肉纤维走向平行，中指、无名指、小指作为支撑，压在进针点附近的皮肤上，快速垂直进针到皮下，缓慢深入到脂肪层、浅肌层，纵行或横行切割或摆动 3～5 下，迅速出针；如在脂肪堆积较多的腹部、大腿等部位，再将刀提至皮下后倒置针身，在脂肪层推切 3～5 下，同时做扇形摆动，然后出针，贴敷创可贴。出针后如有出血或操作过程中有刺痛，则按压 1 分钟左右，反之，则不按压。每 5 天一次，6 次为一疗程。

（八）电针结合埋针疗法

[取穴] 梁丘（ST34；足阳明胃经）、公孙（SP4；足太阴脾经）。

[操作] 针刺至患者有酸胀感后，反复轻插重提，大幅度，快频率捻转，使患者产生较强烈的针感，然后将 G6805 治疗仪连接针柄上，应用连续波形，把微量电流通于针上，电流量以患者能够耐受为度，连续 20 分钟。起针后，在当日所针刺的穴位上用麦粒型皮肤针沿皮下刺入 1cm 左右，针身与经脉循行呈十字形交叉状，用胶布固定针柄，留针 3 天。留针期间，嘱患者每日按压埋针腧穴 2～3 次，每次 1～2 分钟，并在有饥饿感时和进食前 10 分钟对埋针穴位进行较强刺激的按揉。每天针一次，10 次为一疗程，间歇一星期后，再作第二疗程，连续 3 个疗程。

（九）灸法

[主穴] 阳池（SJ4；手少阳三焦经）、三焦俞（BL22；足太阳膀胱经）

[配穴] 地机（SP8；足太阴脾经）、命门（DU4；督脉）、三阴交（SP6；足太阴脾经）、大椎（DU14；督脉）

[操作] 用隔姜灸法，每次选主穴及配穴各一，艾炷高 1cm，炷底直径 0.8cm，每次灸 5～6 壮，每日 1 次，1 个月为一疗程。

三、推拿疗法

[取穴] 神阙、中脘、下脘、关元、两侧天枢，足三里、阴陵泉、三阴交等穴。

[操作] 患者仰卧位，医者立于患者右侧，两手掌重叠按压神阙穴，配合呼吸，以肚脐为中心顺时针旋转揉数分钟。医者以右手中指按揉中脘穴、下脘穴、关元穴、两侧天枢穴，再按揉足三里、阴陵泉、三阴交等穴数分钟。每次共治疗 25 分钟，每周 2 次，4 周为一疗程，可坚持数疗程。

四、气功疗法

健美减肥气功对单纯性肥胖患者有效。应在专门气功师指导下进行，每日以练功 3 次为宜。

五、饮食疗法

饮食疗法对治疗单纯性肥胖有较好作用，患者应适当控制饮食，注意高脂食物及碳水化合物的摄入量，节制饮食，应控制饮食的总热量，肥胖者应摄取低热量食物。不吃或少吃糖果、甜食、冷饮及水果等含糖多的食物，不食或少食肥肉及油炸食物，吃瘦肉要适量，多吃青菜。应限制摄入含淀粉多的食品，每日进食热量限制在200~800千卡，待体重下降后，再逐步增加至1200~1500千卡/天，维持体重不再增加。

常用药膳有：

（1）三花减肥茶：主要成分为玳玳花、茉莉花、玫瑰花、川芎、荷叶等。每日沏水代茶，可用于各种类型的肥胖症。

（2）硝菔通结汤：芒硝20g，鲜萝卜（即莱菔）1000g。将萝卜洗净同芒硝和水共煮至萝卜烂熟，汤之咸味适口为度。适用于大便燥结、脾胃燥热型单纯性肥胖症。

【现代康复治疗】

一、运动疗法

1. 运动方式

选择以大肌群参与的动力型、节律性的有氧运动，如步行、慢走、骑自行车和游泳等。配合力量性练习不仅能降低体脂，还可以改善体型、增强肌力，同时还可以改善胰岛素抵抗。

2. 运动强度

有氧运动中，以50%~70%VO$_2$max（最大摄氧量）或60%~80%的最大心率为宜。30~40岁者，运动心率110~150次/分；40~49岁者，运动心率105~145次/分；50~60岁者，运动心率100~140次/分；60岁以上者，运动心率100~130次/分为合适。

3. 运动时间

有氧运动时，每次运动时间应持续30~60分钟，其中包括准备活动时间5~10分钟，靶运动强度运动时间20~40分钟，放松运动时间5~10分钟。

4. 运动频率

每周至少3次，5~7次为宜。

二、物理疗法

采用中频治疗，采用高级电脑中频电疗仪，将中频电流作用于肥胖部位，使其运动产生热能，使体内脂肪一部分消耗掉，一部分转化成肌肉而达到减肥效果，同时对降低人体胆固醇、甘油三酯有明显疗效。治疗时用1号大电极对称置于腹部的天枢穴，2号大电极置于腰部两侧的肾俞穴。中频采用1~2kHz，每天1次，7天为一疗程，每次30分钟，一疗程后休息1周，共做4疗程。在治疗过程中局部有麻感和紧缩感，腹部肌肉做有节律的收缩运动，尽量加大输出电流强度，使腹部尽量收缩，当局部感到疼痛或不适时可适量减少输出电流，这样可获得最佳治疗效果。

三、浴疗法

冷热水浴对单纯性肥胖症有治疗作用。人体通过热和冷的交换刺激，从而提高肌肤对寒冷和高热的耐受力，增加机体的抵抗力，用来防治感冒及治疗皮肤病，如风湿病、气管炎、初期高血压、肥胖症等。冷热水浴的方法是：先以适合于个体皮肤温度的热水（40℃~50℃）浸泡半小时，洗净身体污垢后，进行约10分钟的空气浴，再用15℃左右的冷水冲洗5~10分钟，同时进行强力按摩。对于身体较弱、不适应冷水浴者应逐渐降低水温。冷热水浴对心脏病、肝炎、糖尿病及各种急性病患者不宜采用。

【康复护理】

各种康复护理手段治疗单纯性肥胖均有一定效果，特别是饮食控制配合多种康复方法同时使用，能明显提高疗效。在治疗过程中，患者要坚持锻炼，增加热量消耗，运动可以改善神经内分泌功能，恢复其对新陈代谢的正常调节，促进脂肪的消耗。对心血管及呼吸系统有良好的影响。

第三节　高脂血症

高脂血症为临床常见病症，系指血浆中一种或多种脂质成分的含量超过正常高限。高脂血症是动脉粥样硬化的始动环节，脂质代谢紊乱在动脉硬化的发生和发展中起重要作用。动脉硬化是心脑血管疾病的重要发病基础，因而防治高脂血症是预防动脉硬化及其并发症的有效措施。目前，降脂西药虽然较多，但或多或少有一定副作用，不宜长期服用。近年来，应用中医药治疗高脂血症的研究不断深入，取得了可喜疗效。

中医学文献中虽无高脂血症及一些并发症的病名，但在胸痹、心痛、中风、眩晕等症中有类似此病的论述。如《素问·通评虚实论》："凡治消瘅、仆击、偏枯痿厥、气满发逆，甘肥贵人，则膏粱之疾也。"本病属本虚标实之症，正气不足为本，痰浊瘀血为标。过食肥甘，运化失调，水谷精微不归正化，内聚成浊；阴亏之体，火热灼津为痰，浊邪闭络、久必成瘀，常见络阻窍闭，变生胸痹、眩晕、中风等。正虚则为脾胃失调，运化失司。水谷精微失于输布，内聚而成痰浊，注于血脉，阻塞脉络；或属肝肾阴虚，痰瘀互阻，气机不利，经脉失养。总之嗜食肥甘厚味，内因主要责之脾肾不足。

【康复适应证】

（1）通过血液检查发现脂质代谢异常，形成高脂血症，而无其他临床表现者。

（2）通过血流变检查、微循环检查、眼底及颅脑CT等检查，证实脂质代谢紊乱已造成动脉粥样硬化者。

（3）高脂血症同时兼有心脑血管疾病（如脑出血、脑梗死、冠心病等）应在治疗心脑血管病的同时，对高脂血症进行康复治疗。

（4）高脂血症同时兼有高胆固醇血症、高血黏度血症及老年性糖尿病患者。

【传统康复治疗】

一、药物疗法

（一）中药汤剂

辨证论治是中医诊治疾病的特色和优势所在，但目前治疗本病多为专病专方或单味药，而对辨证分型施治研究甚少。这可能与本病目前病因病机的认识单纯或有时临床无症可辨有关。一般常结合患者的临床表现分为湿痰亢盛、肝肾阴虚、气滞血瘀等三型论治。

1. 湿痰亢盛型

［主症］体形肥胖，喜食甘味，胸痞腹满，时作眩晕，倦怠乏力或纳呆少食，食后愠愠欲吐。妇女则兼白带淋漓。舌胖大边有齿痕，苔白厚腻或苔黏滑，脉弦滑。

［治疗原则］健脾利湿，化痰祛浊。

［推荐方药］涤痰汤加减：党参10g，石菖蒲10g，胆南星9g，枳实9g，竹茹9g，陈皮6g，半夏6g，云茯苓10g，山楂12g，生薏仁10g，泽泻10g，郁金10g。

2. 肝肾阴虚证

［主症］高年精亏，腰膝酸痛，头晕目眩，失眠健忘，日晡低热，盗汗遗精，或视物模糊，或肢体麻木。舌红瘦，无苔或

少苔，脉弦细。

[**治疗原则**]滋补肝肾，养血通络。

[**推荐方药**]杞菊地黄丸加味：生熟地12g，山茱萸12g，山药12g，云茯苓10g，丹皮10g，泽泻10g，枸杞10g，白菊花6g，钩藤10g，桑寄生10g，石决明10g，青葙子10g，何首乌12g。

3.气滞血瘀证

[**主症**]两目暗黑，烦躁易怒，胸胁胀满，胸痛气短，舌红有瘀斑，苔薄黄。

[**治疗原则**]理气活血，化瘀通经。

[**推荐方药**]逍遥散加减：当归12g，白芍10g，柴胡6g，茯苓10g，丹参24g，南山楂12g，降香10g，桃仁、红花、枳壳随症加减。

（二）常用单方验方

治疗高脂血症的复方名目繁多，剂型各异，疗效可靠。

（1）黏脂饮：由决明子、白术、姜黄、山楂、茶叶等组成。治疗、高脂血症。

（2）荷丹片：由荷叶、丹参、山楂、番泻叶、补骨脂（盐炒）组成，用于高脂血症属痰浊血瘀证候者。

（3）降脂灵片：由首乌、泽泻、黄精、金樱子、山楂、草决明、桑寄生、木香制成。治疗高胆固醇血症、高甘油三酯血症。

（4）丹田降脂片：含丹参、田七、川芎、泽泻、人参、当归、首乌、黄精等。治疗高胆固醇血症、高甘油三酯血症有较好疗效。

（5）宁脂：由白术、陈皮、半夏、丹参等组成，制成片剂和口服液。片剂日服3次，每次8片；口服液日服2次，每次10mg。本药服后各项血脂指标都有不同程度的下降。

（6）复方固本降脂丸：由地黄、首乌、枸杞、肉苁蓉、巴戟天等制成水丸。有显著降低甘油三酯和胆固醇作用，并有提高高密度脂蛋白/总胆固醇比值和细胞免疫功能、降低致动脉硬化指数和男性患者雌二醇/睾酮比值的作用。

（7）人参降脂合剂：由生晒参、绿豆、绿茶、生大黄组成。有明显降低胆固醇、高密度脂蛋白的作用。

二、针灸疗法

针灸治疗高脂血症有明显的降脂作用，这不仅表现在体针疗法上，温针、拔罐、耳针等方法也有不同程度的效果。若将两种以上方法同时应用，或药物配合针灸行综合治疗，则降脂效果更为显著，且能大大缩短疗程。

（一）体针疗法

[**取穴**]双侧太冲（LR3；足厥阴肝经）、足三里（ST36；足阳明胃经）、内关（PC6；手厥阴心包经）、三阴交（SP6；足太阴脾经）。

[**操作**]各穴均施平补平泻手法，每穴施术1分针，留针30分钟，每10次为一疗程，每疗程间休息3~5天再进行下一疗程，一般可坚持治疗3~6个疗程。适用于高脂血症及高胆固醇血症。

（二）耳穴疗法

[**取穴**]单侧耳的肝穴、脾穴。

[**操作**]用麝香虎骨膏将王不留行籽贴上，每次按揉穴位3~5分钟，每日按压3次，每隔3日按压对侧穴位。

（三）电针疗法

[**取穴**]双侧丰隆穴（ST40；足阳明胃

经）、阴陵泉（SP9；足太阴脾经）

[操作] 针刺丰隆、阴陵泉"得气"后，选用G6805型电针仪，针体通电（EA），把脉冲电针仪上每对输出的两个电极分别连接到两根毫针的针柄上，对腧穴选用断续波，行中等刺激20分钟，使局部肌肉收缩，无痛感。每日1次，2周一疗程，连续2个疗程。

（四）腹针疗法

[取穴] 天枢（ST25；足阳明胃经）、中脘（RN12；任脉）、下脘（RN10；任脉）、气海（RN6；任脉）、滑肉门（双侧）（ST24；足阳明胃经）、外陵（双侧）（ST26；足阳明胃经）、大横（双侧）（SP15；足太阴脾经）、太乙（双侧）（ST23；足阳明胃经）

[操作] 针刺得气后，行捻转泻法即针下得气处行小幅度的捻转，拇指向右后转时用力重，指力浮起向上，拇指向前左转还原时用力轻，每次行针20~30分钟，每日1次，2周一疗程，连续2个疗程。

（五）穴位注射疗法

[取穴] 双侧足三里（ST36；足阳明胃经）、上巨虚（ST37；足阳明胃经）（重度和轻度取穴相同）。

[药物] 当归注射液2ml，维生素 B_{12} 注射液1mg。

[操作] 每次取1~2穴，并交替选用，每日1次；以上两组药液交替使用，每个穴位注射1ml，2周为一疗程。

（六）穴位拔罐疗法

[取穴] 脾俞（BL20；足太阳膀胱经）、中脘（RN12；任脉）、天枢（ST25；足阳明胃经）、足三里（ST36；足阳明胃经）、关

元（RN4；任脉）、内关（PC6；手厥阴心包经）。

[操作] 以上各穴，行闪火拔罐法，每穴留罐10分钟。

（七）穴位敷贴疗法

[取穴] 内关（PC6；手厥阴心包经）、足三里（ST36；足阳明胃经）、三阴交（SP6；足太阴脾经）、丰隆（ST40；足阳明胃经）为主穴；湿热郁结型，加阴陵泉（SP9；足太阴脾经）；脾虚湿盛型，加脾俞（BL20；足太阳膀胱经）；胃热腑实型，加支沟（SJ6；手少阳三焦经）、曲池（LI11；手阳明大肠经）；肝郁化火型，加太冲（LR3；足厥阴肝经）；脾肾两虚型，加脾俞（BL20；足太阳膀胱经）、肾俞（BL23；足太阳膀胱经）。

[操作] 用穴位敷贴治疗贴外敷上述穴位，24小时更换一次，10次为一疗程，连续使用2个疗程。

（八）穴位埋线疗法

[主穴] ①第一组：足三里（ST36；足阳明胃经）、三阴交（SP6；足太阴脾经）、丰隆穴（ST40；足阳明胃经）。②第二组：内关（PC6；手厥阴心包经）、脾俞（BL20；足太阳膀胱经）、胃俞（BL21；足太阳膀胱经）（两组交替使用）。

[配穴] 痰浊阻遏证：中脘（RN12；任脉）、天枢（ST25；足阳明胃经）；脾肾阳虚证：关元（RN4；任脉）、气海（RN6；任脉）。

[操作] 局部常规严格消毒，采用一次性8号注射针头作套管，用30号毫针剪去针尖作针芯，取羊肠线置入针管前端，快速进针约皮下0.5~1寸后缓缓边推针芯边退针管，将羊肠线留置穴内，覆盖消

毒纱布，胶布固定，12小时之内禁沐浴。每2周埋线一次，每2周为一疗程，共3个疗程。

（九）靳三针联合温针灸

［**取穴**］内关（PC6；手厥阴心包经）、足三里（ST36；足阳明胃经）、三阴交（SP6；足太阴脾经）。

［**操作**］内关选用30号1寸无菌针灸针（苏州市天协针灸针器械有限公司），其余穴位选用30号1.5寸无菌针灸针（苏州市天协针灸针器械有限公司）。患者呈仰卧位，在穴位定位、常规消毒后直刺进针，行平补平泻手法，以患者局部有酸麻胀感或循经传导为佳。再采用自制艾炷温针灸（艾炷采用吴蛇牌清艾条切制成高度为2cm的圆柱形艾炷，底部有孔，可以套戴在针柄上），艾炷燃尽后更换，每穴用3炷，治疗时间以所有艾炷燃尽为度，每周治疗6次，4周为一疗程（治疗期间，嘱患者低脂饮食及改善生活方式）。

（十）药物艾条温和灸疗法

［**取穴**］关元（RN4；任脉）、丰隆穴（ST40；足阳明胃经）

［**操作**］用其特制的降脂药灸条（决明子、红花、公丁香、硫黄等7味药加艾绒组成），每穴15～20分钟，每日1次，共灸4周。

三、推拿疗法

［**取穴**］上脘、中脘、建里、水分、天枢、气海；关元、双侧丰隆和足三里穴。

［**操作**］患者仰卧位，以脐为中心顺逆时针各36圈按摩全腹。食指点按上脘、中脘、建里、水分、天枢、气海等穴，每穴1分钟，以指下气通为止。亦可采用一指禅推拿手法，同侧丰隆、足三里同时双手推拿各10分钟。每日1次，14天为一疗程。

四、气功疗法

气功治疗高脂血症有一定疗效，为防治本病开辟了新的途径。可以采取小周天功锻炼，或用鹤翔桩、禅密功、大雁功并用气功训练显示器辅助练功，练功治疗时间不应少于1个月，对降低血甘油三酯及血胆固醇均有效。

五、饮食疗法

饮食疗法对高脂血症的治疗有重要作用。首先应注意限制高脂食物的摄入量，特别是动物脂肪及动物内脏应忌用。其次要注意多进食水果蔬菜，饮食应以清淡为宜。山楂有明显降脂及软化动脉血管的作用，应适当增加摄入量。在药物及其他物理治疗的同时，坚持合理的膳食结构，才能从根本上控制高脂血症的发生和发展。

常用药膳如下。

山楂粥：生山楂25～35g，粳米50g、红砂糖10g，将山楂洗净，煎取浓汁150ml，去渣，然后加淘洗干净的粳米，清水400ml，煮至米花汤稠为度，调入红砂糖，稍煮片刻即可。每日早晚空腹温热服食，有消食化积、活血散瘀的功效。可主治食滞不化，肉积不消，脘腹胀满，腹痛泄泻；产后瘀阻腹痛，恶露不尽及高血压病、冠心病、高脂血症等。山楂味酸而甘，微温不热，功擅助脾健胃，促进消化，为消油腻肉食滞之要药。《本草纲目》说它"化饮食，消肉积癥瘕，痰饮痞满吞酸，滞血痛胀"，并记有一病案："诊邻家一小儿，因食积黄肿，腹胀如鼓。偶往羊机树下，取食之至饱。归而大吐痰水，其病遂愈。羊机乃山楂同类。"《随息居饮食谱》载"醒脾气，消肉食，破瘀血，散结、消胀、解酒、化痰，除痹积，已泻痢"。临床实践证明，山楂能开胃消食，化滞消积，收敛止泻，是重要的消导药，对食肉过多、积滞不化、嗳腐吞酸、胃脘胀痛、腹痛泻痢等，均为常用之药。现代研究证明，山楂对心血管系统有多方面的药理作用，能扩张冠状动脉，舒张血管，增加冠脉血流量，改善心脏活力，降低血压、血脂，及强心、抗心律不齐等作用。因此常服山楂粥，对老年性心脏衰弱、冠心病、高脂血症、高血压等有较好的预防和治疗作用。

【现代康复疗法】

一、运动疗法

（1）运动量：高脂血症患者建议采取循序渐进的运动方式，运动量的大小以不发生主观症状（如心悸、呼吸困难或心绞痛等）为原则，并持之以恒。轻微而短暂的运动对高脂血症及低HDL-胆固醇血症患者不能达到治疗的目的。

（2）运动方式：强调呼吸运动，例如轻快的散步，慢跑，游泳，骑自行车和打网球等。并按照患者的具体情况调整运动量和运动时间，总之，持之以恒、有规则的锻炼计划对高脂血症患者是非常重要的。

（3）但仍需注意高脂血症患者合并急性心肌梗死急性期、不稳定型心绞痛、充血性心力衰竭、严重的室性和室上性心律失常等应禁止运动；高脂血症患者合并频发室性早搏和心房颤动、室壁瘤、肥厚型梗阻性心肌病、扩张型心肌病和明显的心脏肥大等应尽量减少运动量，并在医疗监护下进行运动；高脂血症患者合并完全性房室传导阻滞、左束支传导阻滞、安装固定频率起搏器、劳力型心绞痛、严重贫血、严重肥胖以及应用洋地黄或β-受体阻滞剂等药物时也应该谨慎地进行运动。

二、穴位激光照射疗法

[取穴] 肝俞（BL18；足太阳膀胱经）、期门（LR14；足厥阴肝经）、脾俞（BL20；足太阳膀胱经）、足三里（ST36；足阳明胃经）。

[操作] 激光组给予波长810nm、光束5mm、功率0～500mW连续可调的半导体激光治疗机穴位照射，选取肝俞、期门、脾俞、足三里等穴左右侧交替治疗，每穴9分钟，强度以皮肤有轻微刺痛感为宜，每日1次，20日为一疗程，疗程间休息10日。

三、浴疗法

可以采用淡泉之温浴及硫化氢泉浴进行治疗。

1. 淡泉

又称单纯温泉，水温常在34℃以上，1L水中所含矿物成分低于1g，各种活性离子、气体或放射性元素的含量都没有达到规定标准的矿泉。手浸有温暖感，具有镇心安神、疏通经络、温经散寒的作用。温浴可促进血液循环和淋巴循环，缓解血管痉挛，消除皮肤紧张和改善神经营养，有镇痛和促进新陈代谢的作用。适用于坐骨神经痛、复发性神经根炎、脑血管意外后遗症、神经衰弱、精神分裂症、慢性类风湿性关节炎、腰肌劳损、肩关节周围炎、高血压、动脉炎、静脉炎、冠心病、动脉硬化病、高脂血症、内分泌功能障碍、支气管哮喘、支气管炎、糖尿病、胃及十二指肠溃疡等。

2.硫化氢泉

又称"硫黄泉"，是指每升含硫化氢量达2mg以上的矿泉。根据含总硫量的不同，可将硫化氢泉分为低、中、高浓度三类。我国台湾、云南、山西忻县奇村、山东即墨等地都有含硫化氢的矿泉。

硫化氢泉可以调整血压，改善血液循环，故用于治疗早期高血压、动脉硬化、轻度风湿性心脏病、心肌炎、轻度冠状动脉供血不足、血栓性静脉炎后遗症等多种心脏血管疾病。可解除关节疼痛，治疗慢性关节炎和软组织劳损、神经炎、肌肉瘫痪等病症。

应当注意的是，硫化氢有毒，若浓度过高，应稀释后浴用。浴室中浴盆加盖，保持通风良好，空气中硫化氢的含量不应超过 $10mg/m^3$，只要掌握适宜的治疗剂量，一般不会发生硫化氢中毒。对于肺结核、腹泻、急性炎症、严重的冠状动脉硬化等不宜用硫化氢泉浴。

【康复护理】

高脂血症多为高年患者，体质较弱者居多。故康复护理也是不可忽视的一方面。

（1）高脂血症患者宜慎起居，节饮食，远房事，调情志。精神宜保持乐观，避免暴饮暴食，禁食油腻厚味及动物内脏，以免助湿生痰，酿热生风，加重高脂血症及动脉硬化程度。要适应天气的变化而随时增减衣被，防止继发中风及其他疾病。

（2）高脂血症患者若年逾四旬，并兼有头痛眩晕、肢体麻木、肌肉胸动，或出现一过性的语言不利、肢体萎软无力、黑蒙视物不清等症状，为中风先兆。应在降脂软脉的同时，积极预防中风病之发生。

（3）高脂血症同时兼有冠心病、老年

性糖尿病者，护理上更要审慎从事，既要经常锻炼身体，又要防止过劳，避免情绪过于激动，随时防止心绞痛的发生，必要时随身携带速效扩冠药物。糖尿病患者还要按要求食用糖尿病饮食。

第四节 痛风

痛风是一组嘌呤代谢紊乱所致的全身性疾病。人体的嘌呤基来源有两个方面，即饮食和体内合成。嘌呤基代谢产物尿酸自肾脏排出。当体内嘌呤基产生过多，超过肾脏的排泄能力时，尿酸即在血液及组织中堆积，并可沉着于关节、结缔组织，引起该部位的炎症变化，形成特征性的痛风结石。急性痛风缓解后，数月或数年后可再发，以后即转入慢性期。慢性痛风迁延日久，常影响肾脏，引致尿酸结晶性肾小管阻塞，最终致肾脏的萎缩性改变，在肾结石同时并发肾盂肾炎及肾小动脉硬化，后期可出现肾绞痛、高血压及尿毒症。

该病属于中医痹证范畴，因风寒湿热之邪痹阻经络、肌肉、筋骨、关节所致，或久痹正虚，气血津液运行迟滞，痰浊与瘀血留滞于肌肉、脉络、筋骨、关节为其病理机制。

【康复适应证】

（1）虽无明显的痛风表现，但血尿酸显著增高的男性患者，在除外肾功能不全、白血病、真性红细胞增多症、铅中毒等可致血尿酸增高的因素后，可按痛风病行康复治疗。

（2）痛风病急性期，于半夜或清晨起床出现单个关节的炎性表现，受累关节红肿热痛，常伴有发热、白细胞增高、血沉加速等表现。

（3）慢性痛风患者，关节变形、肿大、肥厚及僵硬者；或于关节周围及耳郭出现痛风结石。

（4）痛风后期累及肾脏，形成肾脏萎缩、胃小管阻塞、肾小动脉硬化及肾绞痛。

（5）晚期痛风伴发动脉粥样硬化者。

【传统康复治疗】

一、药物疗法

（一）中药汤剂

中医中药治疗痛风，宜注意分别急性期与慢性期病因病机的不同，选择不同的治疗原则。急性期以温经散寒，祛风除湿之法为主。发作间隙期，要注意补肝肾，调气血，祛风、散寒、除湿并重。关节畸形、僵硬，出现痛风结石或伴尿结石，为痰瘀交阻，治疗应化痰通瘀，软坚散结。临床一般可分为湿热痹阻、瘀血凝滞、寒热错杂、气阴两虚等证型。

1. 湿热痹阻证

[主症] 痛风急性发作患者，症见突发第一趾跟关节或腕踝部关节肿胀疼痛，焮红拒按，常兼有发热恶热，口渴烦闷，溲黄便结，苔黄燥或黄腻，舌淡红，脉见滑数。

[治疗原则] 祛风通络，清热利湿。

[推荐方药] 痛风方加减：桂枝10g，地龙10g，苍术10g，羌活9g，秦艽9g，牛膝9g，丹参15g，蜈蚣3条，当归12g，茯苓10g，海风藤15g，乌药10g，赤芍15g，鸡血藤30g，生地9g，知母9g，黄柏10g，川乌10g，甘草6g，白术10g，薏仁10g，蒲公英20g，羚羊角粉3g等随症选用。

2. 瘀血凝滞证

[主症] 痛风反复发作，踝、趾关节肿胀疼痛，痛处皮肤紫暗，拒按，触之疼痛加剧，或有尿酸结石沉积。舌暗苔厚腻，脉沉紧或沉弦。

[治疗原则] 活血化瘀，通络止痛。

[推荐方药] 身痛逐瘀汤加减：羌活12g，秦艽10g，蒺藜12g，当归10g，桃仁10g，红花10g，五灵脂10g，没药10g，地龙10g，黄芩10g，延胡索10g，川芎6g，香附6g，藁本10g。

3. 寒热错杂证

[主症] 痛风日久，踝或趾跖关节疼痛，焮热肿胀不甚，遇寒疼痛加剧，舌淡红苔薄白，脉沉弦。

[治疗原则] 兼用祛风利湿及理气活血药。

[推荐方药] 若有痛风结节，加入软坚化痰之品。药用黄芪12g、白术10g、防风10g、独活10g、细辛3g、木瓜12g、当归15g、五加皮15g、生地12g、熟地12g、杜仲10g、龟甲10g、茯苓10g、牛膝10g、豆蔻10g、车前子10g、菊花12g、玄参12g、贝母12g、牡蛎12g、昆布10g、海藻10g等，随症选用。

4. 气阴两虚证

[主症] 痛风者经年累月，反复发作。踝、腕、趾、指关节疼痛时作时止，兼腰痛膝软，尿少余沥，下肢肿胀，心悸气促，纳呆呕恶之症。舌红少津，苔白厚腻，脉沉细数。血尿酸检查明显增高。

[治疗原则] 气阴两补，利尿排毒。

[推荐方药] 黄芪防己汤加味：黄芪12g，防己12g，青皮6g，陈皮6g，苍术10g，黄柏10g，知母10g，牛膝10g，王不留行10g，赤芍10g，制川乌6g，制草乌

6g，甘草6g等。

二、外治疗法

（1）芙蓉叶、生大黄、赤小豆各等份，研成细末，按4∶6之比例，加入凡士林，调和为膏，外敷患处，每日1次。

（2）半夏、大黄、黄芩、牛膝、如意金黄散，以上诸药共研细末，用冷浓茶水调敷患处。

（3）黄芩、板蓝根、生大黄研粉，野菊花露拌，蜂蜜调敷。

（4）马钱子、红花、乳香、王不留行、大黄、海桐皮、葱须外洗。

三、针灸疗法

（一）体针疗法

［取穴］肾俞（BL23；足太阳膀胱经）、膀胱俞（BL28；足太阳膀胱经）、中极（RN3；任脉）、水道（ST28；足阳明胃经）、三阴交（SP6；足太阴脾经）、足三里（ST36；足阳明胃经）、阴陵泉（SP9；足太阴脾经）、血海（SP10；足太阴脾经）、风池（GB20；足少阳胆经）、曲池（LI11；手阳明大肠经）。

宜根据疼痛部位选取局部穴。如疼痛或尿酸结石在第1趾关节部位，宜配大都、太白、公孙、行间、太冲诸穴；痛点在踝关节处，宜配合太溪、解溪、中封、丘墟、昆仑；痛在腕关节，宜配合谷、阳溪、腕骨、阳谷、养老、外关等穴。

［操作］毫针刺，用捻转提插泻法。局部配穴毫针刺后，用三棱针点刺放血。

（二）耳针疗法

［取穴］肾、脾、肝、神门、交感、局部。

［操作］施捻转手法约1分钟，留针30分钟，每隔10分钟一捻转，或埋耳锨针，3日一换。

（三）电针疗法

［取穴］同针灸疗法，根据发病部位，选用1～2对。

［操作］连续波和疏密波结合使用，通电后逐渐增大电量，由中等刺激增至强刺激，以患者能耐受且感舒适为度。每日1次，每次15～30分钟，10天为一疗程，疗程间休息3～5天。

四、推拿疗法

［取穴］阿是穴（趾跖关节或踝关节或腕关节等部位之压痛点）、大都、太白、昆仑、公孙、太冲、阳溪等穴。

［操作］采用指按法、摇法、捏拿法等手法。①患者取俯卧位，胸腹部适当垫以枕头，使前胸悬空，两臂肘关节弯曲放于枕旁。医者站于一侧，用擦法和揉法在脊柱两侧夹脊穴由上而下治疗10分钟，再用肘按或指按脊柱两侧膀胱经及秩边、环跳、居髎等穴，起到祛风、散寒、止痛的作用。②患者取坐位，医者站于后方，用擦法施手法于颈项两侧及肩胛部，同时配合颈部左右旋转及俯仰活动，再捏拿风池、肩井穴。③姿势同上。嘱患者两肘屈曲，抱脑枕骨部，两手指交叉握紧，医者站于患者的背后，将膝部抵住患者背部，再以两手握住患者两肘，作向后牵引扩胸及俯仰动作，最后用擦法在脊柱两侧治疗10分钟，以透热为度。

五、气功及太极拳疗法

1.气功疗法

以强壮功、内养功、站桩功为宜。痛

风迁延日久亦可结合补式肾府功。患者仰卧在床板上，枕高10~20cm，腿平伸，置两手于体侧，全身放松，口目微闭，内视丹田，意守命门。作腹式呼吸，由鼻纳气送至丹田，当丹田气满，少腹充实，将睾丸缓缓内收，提肛，使丹田之气经会阴入督脉，上溯至命门。气上行时，会推动颈部上仰，气达百会时勿使停留，即转入任脉，循经而下，复归丹田，完成一个吐纳回合。如此反复吐纳引气。

2. 太极拳疗法

可以先练单个动作，如揽雀尾、云手、下势、左右蹬脚等，逐渐过渡到练全套，练习的次数不限，每次练习以使身体发热微微汗出为宜。八段锦可练整套或选练若干个动作，特别是两手托天理三焦、左右开弓似射雕、两手攀足固肾腰等几个动作，对保持和发展肢体各关节的活动功能有较好作用。

六、饮食疗法

（一）饮食控制方法

（1）限制短时间内大量摄入富含嘌呤的食物，限制富含嘌呤的肉类、海鲜及果糖饮料的摄入，推荐低脂或脱脂乳制品和蔬菜；

（2）减少乙醇摄入（特别是啤酒、白酒和烈酒），避免酗酒，疾病活动的患者须戒酒，尤其是药物无法有效控制病情进展及慢性痛风性关节炎患者。

（二）常用药膳

关于饮食可选用有益于嘌呤基代谢的药膳，如薏苡仁粥、荠菜粥等。

1. 薏苡仁粥

［制作］薏苡仁30g，粳米50g，先将薏苡仁洗净晒干，碾成细粉，粳米淘洗干净，两者同入锅中，加水500ml左右，煮成稀粥。

［功能］健脾补肺，利水渗湿，清热排脓。薏苡仁甘淡微寒，善入脾、肺、肾三经，功可淡渗利湿，健脾益胃，补肺清热。其微寒而不伤胃，健脾而不碍湿，渗湿而不过利，既能渗脾之所恶，又能补脾之所喜，药性缓和，是清补淡渗之良药。薏苡仁与粳米为粥，更增健脾益胃之功。凡水湿滞留，水肿小便不利，均可使用，对脾虚湿胜之食少泄泻、少腹肿胀、脚气浮肿，尤有扶正祛邪之妙，更为适用。因其有补土之功，土旺则金生，脾健则肺气足，故又能补肺。薏苡仁粥可上清肺金蕴热，下利肠胃湿浊，有清热排脓之效。

2. 荠菜粥

［制作］新鲜荠菜250g，粳米50~100g，荠菜洗净切碎，粳米淘洗干净，放入锅中，加水500~800ml，煮成菜粥。每日早晚餐，温热服食。

［功能］健脾益胃，利肝明目，利水止血。荠菜粥不但清香鲜美，而且能强健脾胃。脾为后天之本，生化之源，脾健则水湿运化，统摄有权，故水肿消，出血止。据现代研究，荠菜有很高的营养价值，含有蛋白质、脂肪、糖、粗纤维、胡萝卜素、维生素B_1、维生素B_2、维生素C和多种矿物质。药理证实，荠菜中含有荠菜酸有止血作用。故以上对痛风日久，损及肾脏，形成肾盂肾炎、肾动脉硬化、尿常规异常者，有很好的辅助治疗作用。

七、浴疗法

可用温泉浴、热水浴。一般以全身或半身长时浴法为宜。水温应保持40℃左右。并可配合水下按摩或水下运动，每次15~30分钟左右，每日1次。此外，还可做日光浴、空气浴、森林浴等。

【现代康复治疗】

痛风患者可以选择一些简单运动，如散步、匀速步行、打太极拳、跳健身操、练气功、骑车及游泳等，其中以步行、骑车及游泳最为适宜。50岁左右的患者运动后心率能达到110~120次/分，少量出汗为宜。每日早晚各30分钟，每周3~5次。避免参加剧烈运动或长时间体力劳动，例如打球、跳跃、跑步、爬山、长途步行、旅游等。这些剧烈、量大、时间长的运动可使患者出汗增加，血容量、肾血流量减少，尿酸、肌酸等排泄减少，出现高尿酸血症。因此痛风患者要避免剧烈运动和长时间的体力活动。

【康复护理】

患者急性期患处疼痛、肿胀，活动受限，应注意翻身、擦洗，应卧床休息，抬高患处，避免受累关节负重。特别是高龄患者应保持皮肤干燥，防止压疮发生。痛风慢性期，可辅导患者进行适当锻炼，自我按摩，特别是配合气功锻炼、太极拳、八段锦等法。不仅能提高疗效，且可改善患者心理状态，有利于康复。本病经以上康复治疗后，均能缓解症状，达到临床治愈；坚持较长时间治疗后，大多患者尚能达到根治目的。若痛风日久，反复发作，损及肾元，宜采用数种康复法综合治疗。向患者详释病情，去除其心理障碍，坚定胜利信心。同时让患者适寒温，慎起居，注意养生。定出合理的膳食谱，避免嘌呤类食物的过多摄入，改变患者不适当的膳食习惯，适当增加药膳。忌烟酒。鼓励多饮水，保持每日尿量2000ml左右，减少尿酸结晶形成。

第五节　甲状腺功能亢进症

甲状腺功能亢进症是常见的内分泌疾病。本病多见于女性，男女之比约为1:4，各年龄段均可发病，但以青中年发病最多。本病系甲状腺腺体本身功能亢进，合成和分泌甲状腺激素增加所致。病理生理以机体内的氧化过程加速、代谢率增高为基本病变。病理解剖呈弥漫型、结节型及混合型甲状腺肿大。临床表现可见甲状腺肿大，食欲亢进，体重减轻，心动过速，情绪容易激动，烦躁失眠、怕热，多汗，手颤动，突眼及大便次数增多或腹泻、女性月经稀少等。

本病属中医"瘿气"范畴，多由肝郁不舒，忧虑伤心，气滞不能运行津液，津液乃凝聚成痰，痰气交阻颈前，逐渐形成瘿肿。痰气郁结日久，气血运行不畅，进而可形成气滞血瘀，痰瘀互结之候。同时，患者的体质因素也十分重要，素体阴虚，遇有气郁极易化火，肝火旺盛，又易伤阴，因而形成以上一些病理改变而不易恢复。

【康复适应证】

（1）实验室诊断确诊为甲状腺功能亢进，由于甲状腺激素分泌过多而出现明显的精神神经系统症状。如性情改变、情绪紧张、急躁易怒、突眼等，甚至出现忧郁、狂躁等精神失常。

（2）由于甲状腺功能亢进而导致心

血管系统出现系列阳性反应。如心跳加快、加强，患者常感觉心悸，但大多数心律规则，少数心律不齐，出现早搏或房颤者。

（3）甲状腺功能亢进而致代谢亢进，产热过多，出现喜冷恶热，皮肤温暖，潮湿多汗，呈五心烦热。食欲亢进，但体重减轻，气短乏力。

（4）经过基础代谢率测定，血清蛋白结合碘测定及甲状腺吸碘实验等确定为甲状腺功能亢进。女性常兼有月经不调，经少经迟，闭经；男性则出现阳痿等性功能障碍，亦为康复治疗的适应证。

【传统康复治疗】

一、药物疗法

（一）中药汤剂

气滞痰凝乃本病的基本病理，故理气化痰软坚为常用的基本治法；瘿肿日久而较硬，兼有血瘀者，又应佐以活血化瘀。肝火亢盛者宜清肝泻火，火盛伤阴者，又当以养阴为主，或养心柔肝，或滋补肝肾，随其证候变化而选用不同的方法。

1. 气滞痰凝证

［主症］颈前瘿肿，软而不痛，胸闷胁痛，善太息，苔薄腻，脉弦滑。

［治疗原则］理气化痰，软坚散结。

［推荐方药］四海舒郁丸合海藻玉壶汤加减：海藻10g，昆布10g，海蛤壳30g，青陈皮各6g，牡蛎20g，象贝母10g，半夏6g，制香附6g。

2. 肝火亢盛证

［主症］瘿肿眼突，性急易怒，面颧升火，怕热，多汗，口苦，目赤，苔薄黄，脉弦数。

［治疗原则］清肝泻火。

［推荐方药］龙胆泻肝汤合藻药散加减：龙胆草20g，夏枯草24g，黄芩10g，山栀子10g，泽泻10g，木通9g，车前子10g，柴胡6g，海藻10g，黄药子6g。

3. 心肝阴虚证

［主症］心悸，怵惕不安，心烦不寐，胁痛，口干舌红，脉细数。

［治疗原则］养心安神，滋阴柔肝。

［推荐方药］天王补心丹合一贯煎加减：太子参20g，天冬10g，麦冬10g，生地10g，五味子10g，柏子仁10g，酸枣仁10g，沙参10g，枸杞子12g，远志10g，白芍10g。

（二）常用单方验方

1. 甲亢丸

治疗甲状腺功能亢进。成分为橘红、半夏、茯苓、海藻、昆布、夏枯草、煅牡蛎、浙贝、三棱、黄药子、甘草、琥珀、朱砂。

2. 甲亢煎

对甲状腺功能亢进所致的各种临床症状有缓解作用。主要成分为白芍、乌梅、木瓜、沙参、麦冬、石斛、扁豆、柴胡、桑叶、栀子、昆布。

3. 甲亢平

主要成分为太子参、麦冬、玄参、生地、川石斛、浙贝、夏枯草、生牡蛎、生蛤壳等，适用于心肝阴虚型甲亢患者。

4. 平甲煎

用于辨证属于肝火亢盛的甲状腺功能亢进患者。主要成分为：龙胆草、栀子、柴胡、黄药子、夏枯草、枣仁、麦冬、昆布、海藻、玄参、生地、甘草。

二、针灸疗法

（一）体针疗法

体针治疗对甲状腺功能亢进症有较好效果，临床宜分肝郁痰湿及阴虚火旺两型，分别选取不同的穴位治疗。

1.肝郁痰湿型

［**主症**］初起一般全身症状不显著，颈部呈弥漫性肿大，肿势逐渐增强，边缘不清、皮色如常，并不疼痛，按之皮宽而软。气滞甚者症见颈肿，随情志不遂、妊娠、月经而加重，乳胀，胁痛，苔薄，脉弦。痰湿甚者症见颈肿，胸闷，心悸，肢软无力，神呆纳少，苔白腻，脉濡。脾阳虚弱者兼见脘痞，腹满，便溏，肢冷，舌淡，脉虚。

［**治疗原则**］疏肝理气，化痰除湿。

［**取穴**］气瘿阿是穴、合谷（LI4；手阳明大肠经）、夹脊穴（颈3~5）、天突（RN22；任脉）、曲池（LI11；手阳明大肠经）、风池（GB20；足少阳胆经）、昆仑（BL60；足太阳膀胱经）。

［**操作**］气瘿穴在颈前近水突穴处，甲状腺肿块的偏外方，视肿块大小，位置稍有差异。进针以45°角自腺体边缘刺进肿块中心，用围刺法。合谷穴可用强刺激，均不留针。如气瘿穴不得刺，可采用颈3~5夹脊穴。此外，亦可根据肿块大小程度，在病侧附近穴位刺1~2针，刺入后提插2~6次，若效果缓慢者，则增加提插次数，或改用较粗针具。其他穴位，辨证选用，均按常规治疗。若气滞者加内关、中渚、阳陵泉、外关；痰湿者加足三里、阴陵泉、人迎、中脘；心悸者加神门、通里；如虚加灸。

2.阴虚火旺型

［**主症**］颈肿，性情急躁，或精神抑郁，情绪易激动，失眠心悸，多汗面赤，口苦烦热，食欲亢进，形体消瘦，肢体震颤，目睛突出，舌红苔黄，脉弦。实验室检查：基础代谢升高，血浆蛋白结合碘测定超过正常范围，另外，心电图、同位素甲状腺扫描等均有助于诊断。

［**治疗原则**］滋阴降火安神解郁。

［**取穴**］阿是穴、内关（PC6；手厥阴心包经）、足三里（ST36；足阳明胃经）、合谷（LI4；手阳明大肠经）、间使（PC5；手厥阴心包经）、神门（HT7；手少阴心经）、三阴交（SP6；足太阴脾经）、太冲（LR3；足厥阴肝经）、太溪（KI3；足少阴肾经）、复溜（K17；足少阴肾经）。

［**操作**］阿是穴约在人迎穴上下各0.5寸，左右共4穴，应同时根据颈肿程度的大小，采用局部多针刺法。配穴以泻法为主，得气后反复紧提慢按，或用透天凉手法，待患者有凉感为止，或用捻转平补平泻法。

（二）耳针疗法

［**取穴**］对气瘿可选内分泌、甲状腺、神门、颈以及相应部位。

［**操作**］中强刺激，留针30分钟，每日1次，10次为一疗程。

（三）电针疗法

［**取穴**］对于甲亢患者，选甲状腺外侧，配太阳（双）、内关、神门穴。

［**操作**］用电脉冲理疗仪，将交流电变成直流电，输出25伏，以电极板代替针刺。将高频或音频的两端置于肿大的甲状腺外侧，强刺激，另一组置于双手内关和神门，中等刺激，合并其他症状，辨证论治。每日1次，每次30~40分钟，18次为一疗程，疗程间休息1周。

（四）三棱针刺法

[取穴] 颈部肿块局部。

[操作] 治疗时，患者端坐稍仰头，用左手固定肿物，右手持三棱针（直径0.9~2毫米，长10~20cm）向肿块腺体横刺，快速进针，以恰到对侧壁为宜，进针后不提针不捻转，迅速退针至皮下，再向上下、左右刺4针，深度均恰到对侧壁（即5针呈锥体形），每次拔针切忌偏斜，迅速出针后用消毒棉球压迫针孔3~5分钟，以防出血，每日针一次，7~10次为一疗程，疗程间休息3~7日。

（五）穴位敷贴疗法

对甲状腺功能亢进症可用局部敷贴法。常选用阳和解凝膏，掺黑退消或掺桂麝散。或用消核膏，或用消化膏，或用麝香回归膏贴敷局部。对肿大的甲状腺有消散作用。

（六）穴位埋线疗法

[取穴] 气瘿（相当于水突穴，ST10；足阳明胃经）、肾俞（BL23；足太阳膀胱经）、肝俞（BL18；足太阳膀胱经）、足三里（ST36；足阳明胃经）、三阴交（SP6；足太阴脾经）。

[操作] 选取气瘿、肾俞、肝俞、足三里、三阴交穴，常规消毒，利多卡因皮下局麻，1号羊肠线1cm装入医用埋线针，45°斜刺进针，患者有酸胀麻感觉时稍退针，推入羊肠线并完全埋入穴内，退针。每月一次。

（七）小针刀松解配合星状神经节阻滞术

（1）小针刀疗法患者取仰卧位，肩脚背部垫一小枕头，使头稍后仰，以显示颈部，用龙胆紫水在两侧甲状腺肿大的最高点或结节上分别定点，碘酒、乙醇常规消毒，铺无菌洞巾，术者戴无菌手套左手固定肩部，右手持汉章牌I-4针刀在定点处垂直进针，刀口线与脊柱平行，一次到位，深度以甲状腺肿大的程度而定，刀尖达到甲状腺体的中心部位即可，切割3~4刀，纵横疏剥，出针后按原针刀部位每点注入混合注射液3ml，（2%利多卡因3ml，确炎舒松A1ml，维生素B_{12} 0.5mg，山莨菪碱10mg），创可贴贴敷针孔。如甲状腺体恢复缓慢，半月后再作第二次针刀治疗。

（2）星状神经节阻滞患者体位同上，嘱微张开口，在胸锁关节上方2.5cm，距正中线1.5cm处定点，此处是颈7横突的前方，即是星状神经节的位置，碘酒、乙醇消毒，由手指牵开注射侧胸锁乳突肌，用7号针头进针深度约2~4cm，垂直进针，触刺骨质，针头稍退后约0.5cm，回抽无血，无空气、无液体，即可注药"1%利多卡因10ml，地塞米松针2mg，维生素B_{12} 0.5mg"，双侧交替注射，4天治疗一次，5次为一疗程。

（八）艾灸疗法

取天突、通天、云门、臂臑、曲池、中封、膻中、风池、大椎、气舍、臑会、天府、冲阳等穴施灸，其中膻中灸7壮，其余穴位灸18壮。

三、推拿疗法

1.咽部不适者

[取穴] 喉结部或天突穴。

[操作] 患者取坐位或仰卧位，充分暴露颈部，医者用拇指和食指指腹着力，沿喉结两旁从上向下推50~100次，或者按摩天突穴，并嘱患者频繁咽唾液3分钟。

2. 甲亢伴有眼突的患者

［**取穴**］合谷、太冲、睛明、太阳、上星。

［**操作**］点按合谷、太冲2~3分钟，双手食指揉太阳、睛明各3分钟，点按上星3分钟。

3. 甲亢伴心悸失眠者

［**取穴**］印堂、太阳、风池、中脘、内关、神门。

［**操作**］①双手食指屈曲成弓状，以第二指节的内侧缘按揉印堂，由眉间向前额两侧抹推前额30次。②用拇指螺纹面或中指指端旋转、按揉太阳穴30次。③用拇指螺纹面或拇指指端逐渐用力，沿两侧颞部前后抹推30次。④用拇指指端按揉两侧风池穴。⑤用手掌大鱼际按揉胃脘部的中脘穴，顺时针按揉5分钟。⑥用两手掌叠放在腹部，左上、右下用手掌心按顺时针按揉。⑦用双手中指分别按揉双侧内关、神门各30次。

四、气功疗法

甲状腺功能亢进症患者可自练无极静功。对乏力、心悸等临床表现有缓解作用。部分患者还可达到临床治愈的效果。

五、饮食疗法

甲状腺功能亢进患者饮食结构要十分注意，原则上应给予高热量，富于糖类、蛋白质和维生素饮食。常用药膳有：

1. 昆布海藻煮黄豆

［**制作**］昆布30g、海藻30g、黄豆60g，三味洗净，加水适量，共煮至熟烂、加盐或糖食用。一日内分2~3次食。

［**功能**］有软坚散结、消痰利水作用。方中昆布为昆布科植物海带，性味咸寒，功专消痰软坚，性寒则郁热可清，味咸则痰核可散；为痰热结块所常用，尤为治瘿之主药。海带，素有"海中蔬菜"之称。它含有大量的碘质，被誉为"碘的仓库"，人们在日常饮食中，常吃海带，可以维持甲状腺的正常功能和预防因缺碘而引起的地方性甲状腺肿大。另外，本品还有降血压、利尿、降低血脂的作用，因而对高血压及水肿、动脉粥样硬化患者，有一定预防和辅助治疗作用。海藻性味功用与海带相同。昆布、海藻两药同用，相须相得。黄豆既可补虚，又可散结逐水，与昆布、海藻配伍，对上述诸症颇为相宜。

2. 银耳羹

［**制作**］白木耳20g，冰糖适量，将白木耳用温水泡开，摘去蒂头，洗净，放入锅内，加水适量，置武火上烧沸，改用文火慢炖2~3小时，至白木耳熟烂黏稠，调入冰糖令溶化即成。早晨和晚上睡前服用。

［**功能**］具有滋阴润肺、养胃生津作用。银耳为滋补佳品，甘淡性平，具有滋阴润肺、养胃生津、益气活血、补脑强心的功效。用于治疗虚劳咳喘，痰中带血，虚热口渴；肺阴不足所致咽喉干燥，声音嘶哑，干咳，阴虚头晕和皮肤干燥引起的瘙痒症；阴虚肺燥所致的干咳少痰，痰中带血；胃阴不足引起的口燥咽干；气阴不足引起的气短乏力，心慌，咽喉干燥，便秘。白木耳含有丰富的蛋白质和糖类，还有无机元素与维生素等营养成分，对人体大有裨益。它有提高机体免疫力与兴奋机体的造血功能，并且有促进蛋白质和核酸的合成及抗癌作用。

【现代康复治疗】

一、运动疗法

运动疗法是治疗甲亢患者的辅助疗法，

适当的运动可以帮助甲亢患者改善自身的生理功能,减轻甲亢症状,减少各种并发症,从而巩固和提高治疗效果。体育锻炼还可以调整心理状态和情绪,帮助患者缓解紧张、焦虑、兴奋、激动等不良情绪,改善中枢神经系统。

病情较轻的甲亢患者在病情稳定、无并发症的情况下可以考虑开始运动疗法。合并甲亢肌病的患者可以选择主动运动或被动运动,主动运动依靠患者自身的肌力进行运动,而被动运动则有外力作用于人体某一部分引起动作。合并甲亢性心脏病的甲亢患者,在对心脏病情进行评估心脏情况后,可选择适当的运动量和方法进行锻炼。妊娠期甲亢患者也可选择相对的适应证运动。

甲亢患者开始运动的初期应选择轻度的运动项目,如步行、广播体操、自行车、平地踏步等,如果进行一段时间轻度运动后体力增强,可选择中度运动项目,如慢跑、登山、球类、坡路自行车。患者应避免在空腹时进行体育运动,也不能在进食后立即开始运动,一般在进食后2小时后开始运动比较合适。运动疗法应规律进行,切忌不规律运动。

二、激光针疗法

[取穴]双侧天突穴,配耳门或睛明穴。

[操作]用低功率He-Ne激光发射发照射以上穴位3~7分钟。每日1次,10次为一疗程。

【康复护理】

保持室内环境安静,使患者得到充分的休息;给予高热量、高蛋白、高维生素及矿物质、低纤维素的饮食。避免食用海带、紫菜、海鱼等含碘高的饮食,少喝可乐、雪碧等产气饮料。指导患者自我心理调整,避免感染、严重精神刺激、创伤等诱发因素。培养良好的生活习惯,避免情绪波动,保持良好睡眠,适量活动,预防感冒。

第十一章 周围血管疾病

第一节 血栓闭塞性脉管炎

血栓闭塞性脉管炎是一种有别于动脉硬化、节段分布的血管炎症，主要侵袭四肢，尤其是下肢远端的中小动静脉。我国各地均有发病，且以北方比南方多见。患者绝大多数为男性，好发于青壮年。

本病属于中医学"脱疽"范畴。

血栓闭塞性脉管炎的发病原因尚未完全了解，迄今仍然只能说由多种综合因素而造成，与吸烟、寒冷、潮湿、感染、激素的影响、血管神经调节障碍、自身免疫力功能紊乱等因素有密切的关系。传统医学认为本病的发病原因是：过食膏粱厚味，醇酒炙煿，丹石补药，热毒熏蒸脏腑；内伤情绪激动而肝血不足；房劳过度，肾水亏损，气竭精伤；或外受寒湿，外伤以及吸烟等刺激，以致肝肾不足，寒湿凝聚，瘀阻经络，痹塞不通，气血运行不畅而成。本病的治疗多采用中西医结合的方法，经治疗后病情已趋稳定，出现下列症状者可采用康复治疗。

【康复适应证】

（1）患肢怕冷，足趾麻、木、冷、痛，遇冷加重。

（2）间歇性跛行或持续性、静止性胀痛未消失，或有迁移性浅静脉炎局部出现红斑或条索状肿物。

（3）患肢坏死组织和骨节已脱，但溃疡未愈；或施行截肢术后创口久不愈合。

（4）患肢疼痛已消，但肌肉萎缩，皮肤干燥，不出汗，行动不利；或患肢创口愈合后有关节活动障碍。

【传统康复治疗】

一、药物疗法

（一）中药汤剂

根据脱疽的临床证候，可分为五型：虚寒型、血瘀型、湿热型、热盛伤阴型、气血两虚型，分述如下。

1. 虚寒型

[主症] 患肢怕冷，足趾麻、木、冷、痛，喜暖畏寒，遇冷则甚，得热则缓，皮肤苍白，干燥无泽，可见间歇性跛行，脉迟或沉细，舌苔薄白。

[治疗原则] 温经散寒，活血通络。

[推荐方药] 阳和汤：白芥子10g，麻黄10g，熟地15g，炮姜炭10g，甘草6g，肉桂10g，鹿角胶10g。

[加减] 肾虚明显者加鹿角粉、淫羊

蘽；痛甚者加延胡索、乳香、没药。

2. 血瘀型

[主症] 患肢行走时疼痛或静止性胀痛，患肢紫红或暗红或有条索状肿物，肿痛未消呈持续性，夜间加剧，小腿皮肤干燥，肌肉萎缩，趾甲增厚变形，汗毛稀少脱落，足背动脉搏动消失，舌质紫暗或有瘀斑，苔薄白，脉沉细涩。

[治疗原则] 活血化瘀，通络止痛。

[推荐方药] 活血通脉汤加减：丹参24g，赤芍10g，桃仁10g，红花10g，全蝎10g，地龙10g，牛膝10g，陈皮6g，甘草6g。

3. 湿热型

[主症] 患肢局部坏死组织和腐骨已脱，但红肿未全消退，脓水尚多，舌质红，苔黄腻，脉弦滑或滑数。

[治疗原则] 清热利湿，活血化瘀。

[推荐方药] 萆薢渗湿汤：苡米15g，萆薢10g，黄柏10g，赤芍15g，丹皮15g，泽泻10g，滑石6g，通草6g。

[加减] 热重加金银花、连翘、紫花地丁；湿重加汉防己、车前子。

4. 热盛伤阴型

[主症] 后期患肢干性坏死，干枯焦黑，溃破腐烂，脓水稀薄，气味剧臭，疼痛剧烈，昼轻夜重，以至抱膝而坐，彻夜不眠，伴有发热、口干、口渴、烦躁不安，溲黄便秘，舌红少苔，脉细数。

[治疗原则] 滋阴清热，活血通络。

[推荐方药] 四妙勇安汤合竹叶黄芪汤加减：玄参15g，当归15g，金银花30g，甘草6g，太子参24g，黄芪24g，石膏24g，半夏10g，麦冬10g，白芍15g，黄芩10g，生地15g，竹叶6g，灯心草6g。

[加减] 热甚加连翘、紫花地丁。

5. 气血两虚型

[主症] 患肢肌肉萎缩，皮肤干燥脱屑，疮面肉芽淡红；或截肢手术后疮口日久不愈，脓水稀少，新肉不长，面色萎黄，身体消瘦，自汗，四肢乏力，心悸气短，舌质淡，苔薄白，脉沉细无力。

[治疗原则] 益气养血，活血通络。

[推荐方药] 十全大补加减：生黄芪30g，党参10g，当归10g，丹参24g，生熟地15g，玄参10g，赤白芍各10g，茯苓10g，白术10g，陈皮6g，川芎6g。

（二）常用单方验方

（1）白花丹参30～60g，水煎服，每日1剂，或将白花丹参根晒干粉碎，用55度白酒浸泡15天后过滤，配成浓度为5%～10%的白花丹参药酒，每次服30～50ml，每日2～3次，适用于血瘀型血栓闭塞性脉管炎。

（2）通脉散2号（天津中医一附院方）。水蛭、全蝎、蜈蚣等共研细末装入胶囊，每服8粒，每日2次。有活血化瘀、通脉止痛功效。适用于脱疽、脉痹等病。

（3）金银花15g，麦门冬、鲜生地各20g，大雪梨2个，鲜藕200g。先将前三味药水煎去渣取汁，再将梨、藕洗净切碎绞汁，二汁混匀，每日分2次冷服，可滋阴清热，行瘀解毒。适用于阴虚毒热局部痛如电灼，夜间抱膝不得卧，患肢皮肤暗红而肿。

（4）每日可用赤豆60g、红枣5枚、红糖适量，煮熟代茶。

二、外治疗法

（1）甘草适量研为细末，用麻油调敷1cm厚，轻轻包扎，每天换药一次。解毒缓急生肌，适用于血栓闭塞性脉管炎溃烂、疼痛。

（2）疾病初中期，患足肿痛，皮色不变，可用冲合膏外敷；局部红肿，发热尚未溃破，用金黄膏外敷；已经溃破，根据疮口肉芽及脓液的情况，可选用提脓散、祛腐散、祛腐生肌散等散于局部，外用生肌象皮膏治疗。

三、针灸疗法

（一）体针疗法

[取穴] 曲池、外关、合谷、足三里、三阴交、阳陵泉、解溪、公孙、太冲、太溪、足临泣。

[操作] 曲池直刺1～1.5寸，捻转泻法1分钟；外关、合谷同用泻法；足三里、三阴交均直刺1寸，提插补法1分钟；阳陵泉透刺阴陵泉，施捻转泻法1分钟；解溪直刺5分，捻转补法1分钟；公孙直刺0.8～1寸，捻转补法1分钟。太溪直刺0.8～1寸，捻转泻法1分钟，太冲、足临泣均直刺0.8～1寸，捻转泻法1分钟，并用艾条灸患处5～10分钟，每日1次。

（二）下秩边穴针刺法

[取穴] 下秩边穴。患者侧卧，伸下腿，屈上腿，上腿腘窝屈曲130度，躯干稍向前胸倾斜，然后在髂前上棘与股骨大转子中点连线作为一边，划一等边三角形，在三角形另外两边相交处即为本穴。

[操作] 取3.5～5寸长25号毫针垂直刺入，针感即达下肢、足趾，在进针轻微提插捻转得气后，迅速使用滞针手法，使针感达病所，留针1～2分钟即出。

本法适用于脱疽早期。

（三）耳针疗法

[取穴] 趾、跟、交感、皮质下、脾、肝、肾、神门。

[操作] 用探针或耳针探测仪在选定的耳穴上探寻，定位后常规消毒。左手固定耳郭，右手以0.5～1寸的毫针垂直进针，深度一般以刺耳郭软骨而不刺穿对面皮肤为度。每次取2～3穴，中强刺激，留针15～20分钟，每日1次。出针时，用棉球压迫针眼，防止出血。再以碘酒涂擦一次，以防感染。

（四）穴位注射疗法

[取穴] 心俞、膈俞、阳陵泉、三阴交、悬钟等穴。

[操作] 用5%当归液0.5ml注入穴位，每日1次，每次2～3穴，10次为一疗程。

（五）埋线穿线疗法

1. 埋线疗法

[取穴] 心俞、膈俞、阳陵泉、三阴交、悬钟。

[操作] 在选定的穴位上用普鲁卡因浸润麻醉，用刀尖刺开皮肤0.5～1cm，将血管钳探到穴位深处，经过浅筋膜达肌层敏感点，按摩数秒钟，休息1～2分钟，再向穴位四周进行按摩。按摩次数视病情而定，一般三次左右。然后用0.5cm的小粒羊肠线4～5根埋于肌层内，羊肠线不能埋在脂肪层或过深，以防羊肠线不易吸收而感染，切口用丝线缝合，盖上消毒纱布，5～7天后拆掉丝线，每次取2～3穴，15～20天埋线一次。

2. 穿线疗法

[取穴] 血海、足三里、四强、承山、丰隆。

[操作]用2~3号铬制羊肠线,通过穴位横缝两点间相距离3cm,深入肌层,再按原眼从皮下穿回,不切口,不做结扎,剪断肠线,将线端压入皮下。每10~15天一次,每次2~3穴,4~5次为一疗程,两个疗程之间可休息2~3个月。

四、推拿疗法

凡属康复指征中的第一、二、四类患者,都宜用推拿疗法,尤其是患肢肌肉萎缩、关节活动障碍者,肢体麻胀,气血瘀滞者,更需采用推拿疗法。若伴有急性炎症及局部有坏死、破溃者则禁用推拿疗法。

推拿手法一般采用揉法、摩法、摇法及伸屈法,结合具体病情及部位,酌情选用,往往需要几种手法互相配合使用,每天或隔天按摩一次,按辨证分型治疗。

1. 阳虚寒凝

推背捏拿法、压背揉运法,揉背督脉太阳经,膊运背部,捏脊法,搓背部,膊运肾俞、志室,拿昆仑。揉阴廉、伏兔、犊鼻、足三里、蠡沟、上廉、下廉、绝骨、风府、大椎、承扶、殷门、委中、合阳、承山、附阳、申脉。

2. 湿热蕴结

肘运环跳,捏拿脚六经,揉腿搓摩法,搓腿运捏法,掐拿昆仑、太溪,掐揉足三里,肘运腘窝,推涌泉,揉阳陵泉、绝骨、三阴交。

3. 热毒蕴结

压脊揉运法,推脊捏拿法,拨络叩挠背法,掐拿委中,肘运环跳,掐拿腿六经,拿承山,掌搓下肢,推涌泉,掐足三里、昆仑、太溪。

4. 气血两虚

摩掌益脑法,拨振叩颈法,推腹摩运法,搓腹叩振法,搓臂推拿法,推背捏拿法,压背运揉法,壮腰搓擦法,拨络叩挠背法。以上手法宜轻不宜重,掐足三里、跗阳、绝骨、昆仑、太溪。

五、浴疗法

1. 矿泉浴

水温在37℃~38℃左右,每次浸浴15~20分钟,必要时延长至30分钟。这种浸浴具有镇静、催眠、缓解血管痉挛作用。可选用淡泉浴、氡泉浴、碳酸泉浴。一般采用全身温水浸浴或半身温泉浴,在全身矿泉浴时还可以配合水下按摩。

2. 盐水浴

盐水浴是在普通的盆浴中加入食盐,使水中的盐浓度达1%~1.5%,水温38℃~40℃,把双下肢放入盆中做局部泡浴,每次20分钟,每日2次,10次为一疗程。这种高张盐溶液对皮肤的刺激可使血管扩张,改善皮肤血液循环和代谢,使疼痛减轻,有利于肢体进行运动,改善肢体功能,从而提高治愈率。

3. 药浴

可以根据疾病的需要,应用辨证论治的原则选药配方,药物水煎液中的有效成分可通过沐浴,熏洗皮肤或黏膜起作用,作用针对性强,能有的放矢地发挥作用,所以疗效显著,作用迅速。

(1)脱疽早期患肢麻木冷痛但无溃破者,可以采用温阳通络散寒之中药熏洗。羌活、秦艽、艾叶、生川乌、木瓜、红花、食盐各30g,煎水300ml,每日1~2次,每次局部浸浴30分钟。

(2)脱疽湿热型患者可用金银花、大黄、黄柏各30g,蒲公英60g,加水300ml水煎,每日1~2次局部浸浴,每次

30分钟。

六、饮食疗法

血栓闭塞性脉管炎的患者，在治疗方面除了绝对戒烟，患肢保暖，避免受潮、受寒，不穿紧硬鞋袜，足部常作运动练习，促进患肢侧支循环等外，饮食调理对血栓闭塞性脉管炎的防治及康复非常重要。

1. 饮食宜忌

此类患者避免过食生冷食品，忌食肥肉、油炸、过酸、过咸的食品，饮食宜清淡，以利于血脉的通畅运行，多食青菜、瓜果，例如白菜有清热除烦的作用；芹菜有清热利水、降压祛脂的作用；茄子有清热活血、消肿止痛的作用；西瓜、黄瓜、冬瓜、甜瓜有清热解毒、消毒止渴、利水消肿的作用。选用一些温性的食物如牛肉、羊肉、鸡肉等，有益于温阳散寒，活血通络。营养要丰富，应保证足够的热量摄入，蛋白质应充足，以利于疾病的恢复。可选食有扩张血管作用的食品如山楂、马兰头、柿子、油菜、芹菜；也可吃一些能软化血管的食品，如绿豆、海带、淡菜、荞麦面等。含钙质较多的食物也可选食。

2. 常用药膳

（1）桃仁粥：桃仁10g、粳米适量约50g，先将桃仁焯过，去皮尖，研烂，取汁和粳米一同煮粥备用，有活血化瘀通脉的作用，血瘀型血栓闭塞性脉管炎患者每天食用有利于康复。

（2）多味苡米粥：苡米60g、赤小豆50g、茄子50g、鲜马齿苋50g。将茄子、马齿苋洗净切碎，加苡米、赤小豆同煮成粥。喜食甜食者，可加白糖，喜食咸者，可加适量酱油、味精。每天食一次。有清热利湿、解毒排脓、活血消肿的作用。用于局

部坏死、破溃、脓水未清、红肿未退，属湿热或热毒之证者。

（3）参芪黄豆排骨汤：炙黄芪30g、党参30g、当归15g、黄豆50g、排骨500g，盐、糖、黄酒、大料、花椒、酱油等适量。把排骨、药物、黄豆、佐料等一同入锅，用旺火煮1小时，待出油后，取出排骨，用凉水洗净，同时撇去锅中浮油，排骨复入锅中，继用旺火煮2小时，再用微火略煨煮，肉烂后捞出，即可食用。去药渣。本品可分两天内饮完。适用于血栓闭塞性脉管炎，患者病久后气血两亏，消瘦萎黄，神疲乏力，气短懒言，脉细无力等。

（4）猪蹄1只，毛冬青100g。将猪蹄去杂毛洗净，和毛冬青一同加水3000ml，文火煎煮，取汁1000ml。分5次趁热饮用，每日2次。猪蹄也可以同时食用。临床用治血栓闭塞性脉管炎有一定疗效。毛冬青有清热解毒，活血通络之功效。

【现代康复治疗】

一、运动疗法

对局部血流量有促进作用，须经常锻炼。方法是患者仰卧位，抬高患肢45度，维持1~2分钟，然后放下肢体，患者坐起，双足下垂2~5分钟，再躺床上作膝关节伸屈活动5~10次后，足平放约2分钟，以后做足部活动，向前伸、后屈、向外、向内，以及足趾伸屈活动5~10次，最后双下肢伸直平放休息5分钟，如此依次反复运动5次。可根据患者情况，每天锻炼2~3次。

二、半导体激光血管外照射

采用半导体激光血管外照射治疗仪，

输出功率 15～40mW，波长 650nm，激光光斑直径为 1.5～2.0cm，照射距离 1.0～1.5cm，照射患处，1次/天，5分/次，10次为一疗程。能使毛细血管扩张，通透性增加，促进对炎性渗出物的吸收和改善局部血液循环，增加局部营养物质和氧的交换，从而起到消炎作用；提高局部组织的疼痛阈；通过改变血管壁通透性，改善微循环，促进侧支循环，减低炎性渗出的速度和程度，使患肢肿胀减轻。

【康复护理】

（1）血栓闭塞性脉管炎的患者，由于长期病痛的折磨，大多精神忧郁，情绪低落，悲观、恐惧。因此要帮助患者树立战胜疾病的信心，培养乐观主义的精神，注意身体锻炼，增强抗病能力，生活要有规律，心情要舒畅，避免急躁发怒，忧郁悲愤。

（2）严禁吸烟。吸烟者要彻底戒烟，避免病情复发。

（3）清心寡欲，在病未痊愈之前要避免房事，病愈后避免房劳过度。

（4）局部注意防寒保暖，尤其是患肢手足，同时要避免外伤，要穿宽大舒适的鞋袜，避免足部、足趾挤压或摩擦，嘱患者在患肢洗澡和修剪趾甲时，注意不要烫伤和损伤局部，以免引起感染。

（5）不可长久抱膝而坐，以免脉管受压，血流阻滞加重，要注意活动，以免影响功能。

第二节　闭塞性动脉硬化症

闭塞性动脉硬化症是由于动脉粥样硬化病变累及周围动脉，管腔慢性变窄或闭塞的一种疾病。多发于 50～70 岁的男性患者，女性患者约占8%～10%。本病多发于下肢的大中型动脉，如髂动脉、股动脉、胫后动脉等，上肢动脉很少受累。糖尿病患者最易发生闭塞性动脉硬化症，而且病情较无糖尿病者为重，溃疡和坏疽发生率高。

本病属于中医学"脱疽"范围。

本病的病因与发病机制尚未完全阐明，但目前已有充分的资料说明，脂质代谢紊乱，血流动力的改变和动脉壁本身的变化是引起本病的重要因素。中医认为，闭塞性动脉硬化病的发病原因如下。

（1）寒湿外浸：严重涉水，寒湿下受，寒凝络痹，血行受阻，阳气不能下达四末，下肢失于温煦，遂发此病。寒湿与瘀血互结，郁久化热，久则酿成湿热或火毒为患。

（2）饮食不节：平素过食膏粱厚味，辛辣炙煿，损伤脾胃，脾虚化源不足，气血不能充养四末，脉道血流不畅；因脾胃受损，运化失职，蕴湿生热，湿热内蕴或化为火毒，浸淫四末，或久患消渴肝肾阴虚，水亏不能制火，火毒蕴结使脉道阻塞气血郁滞而成此病。

【康复适应证】

（1）患肢怕冷，足趾麻木冷痛，遇冷加重。

（2）间歇性跛行，患肢呈持续、固定性疼痛，皮色暗红、青紫，肢端有瘀斑。

（3）患肢坏死组织和骨节已脱但溃疡未愈，或施截技术后创口久不愈合。

（4）患肢疼痛已消，但肌肉萎缩，皮肤干燥，不出汗，行动不利或患肢创口已愈，但关节活动障碍。

【传统康复治疗】

一、药物疗法

（一）中药汤剂

中医学根据此病在各个时期的不同表现，辨证分型为：虚寒型、瘀滞型、热毒型、气血两虚型辨证论治，并随症加减。

1. 虚寒型

［主症］患肢喜暖怕冷，皮色苍白或潮红、麻木、疼痛，遇冷则疼痛加重，舌质淡，苔薄白，脉沉细而迟。

［治疗原则］温阳补血，散寒通滞。

［推荐方药］阳和汤：麻黄3g，熟地30g，白芥子6g，炮姜炭3g，肉桂6g，鹿角胶9g，甘草3g。

［加减］如有少气懒言、倦怠等气虚证状，加党参、黄芪，如兼有血瘀症状可加桃仁、红花，如下肢麻木疼痛较甚可加地龙、延胡索。

2. 瘀滞型

［主症］患肢畏寒，触之如冰，呈持续性固定性疼痛，局部皮色暗红或青紫，肢端有瘀血斑点，活动后患足呈苍白色，同时疼痛加重，肌肉萎缩，履步困难或跛行。跗阳脉搏动消失，舌质紫暗或有瘀斑，苔薄白，脉沉细。

［治疗原则］活血化瘀，通脉止痛。

［推荐方药］桃红四物汤加减：桃仁9g，红花9g，鸡血藤30g，川芎6g，当归10g，熟地9g，延胡索10g，赤芍10g，丹参24g。

［加减］寒盛者加川乌、桂枝，痛甚者可加牛膝、乳香、没药。

3. 热毒型

［主症］患肢剧痛如汤泼火，朝轻暮重，彻夜不眠，喜冻怕热，患肢出现干性坏死，若消渴病伴发此病，则局部红肿热痛，溃后脓水较多，脓质稀薄、恶臭，发展迅速甚至蔓及足踝部。全身伴有高热、纳呆、烦躁、口渴、精神萎靡、溲黄、便秘等症。患者常抱膝而坐，痛苦异常。舌质紫或红绛，苔黄腻或少苔，脉洪数或弦数。

［治疗原则］清热解毒，活血养阴。

［推荐方药］顾步汤：牛膝10g，石斛10g，人参9g，黄芪24g，当归10g，金银花24g，菊花10g，蒲公英15g，紫花地丁15g，甘草6g。

［加减］如出现阴虚症状，可将人参改为太子参，加生地、玉竹；高热加生石膏；烦躁口渴加知母、莲子心；便秘加熟大黄。

4. 气血两虚型

［主症］患者疼痛较轻，皮肤干燥，肌肉消瘦，倦怠乏力，精神疲惫，面色萎黄，形体憔悴，心悸失眠，疮口久不愈合，肉色淡红，生长缓慢，脓液稀薄。舌质淡，苔薄白，脉沉细无力。

［治疗原则］补养气血，调和营卫。

［推荐方药］十全大补汤：当归9g，党参9g，白芍9g，炒白术10g，茯苓10g，熟地10g，川芎6g，黄芪30g，肉桂6g，炙甘草6g。

［加减］心悸失眠加远志、五味子、鸡血藤。

（二）常用单方验方

（1）脉管炎片：乳香、没药、郁金等。口服，每次4~8片，每日3次。适应于脉管炎、动脉硬化闭塞症、硬皮病。

（2）通脉安丸：洋金花、丹参、当归、

赤芍、琥珀、朱砂、炒酸枣仁、鸡血藤。口服，每次9g，每日2次。适用于脱疽之血瘀型。

（3）通脉散2号（天津中医药大学一附院方）：成分为水蛭、全蝎、蜈蚣等口服，每次8粒，日服2次。适用于脱疽、脉痹等病。

（4）毛冬青120～180g，猪蹄1只，水煮3～4小时，其煎出液分3次，一日内服完，1～3月为一疗程。有活血解毒作用。

（5）不论未溃、已溃，每日可用赤豆60g、红枣5枚、红糖适量煮熟代茶代点。

（6）附子、干姜、吴萸等分研粉，蜜调敷于患肢足底涌泉穴。亦可用红灵酒少许揉擦患肢足背小腿，每次20分钟，每日2次。此法亦适用于后期。

二、针灸疗法

（一）体针疗法

［**取穴**］曲池、外关、合谷、足三里、三阴交、阳陵泉、解溪、公孙、太冲、太溪、足临泣。

［**操作**］曲池直刺1～1.5寸，捻转泻法1分钟；外关直刺1.5寸，合谷直刺1.5寸，同用泻法；足三里、三阴交均直刺1寸，提插补法1分钟；阳陵泉透刺阴陵泉，施捻转泻法1分钟；解溪直刺5分，捻转补法1分钟；公孙直刺0.8～1寸，捻转补法1分钟；太溪直刺0.8～1寸，捻转泻法1分钟；太冲、足临泣均直刺0.8～1寸，捻转泻法1分钟，并用艾条灸患处5～10分钟，每日1次。

（二）穴位注射

［**取穴**］心俞、膈俞、阳陵泉、三阴交、悬钟等穴。

［**操作**］用5%当归液0.5ml注入穴位，每日1次，每次2～3穴，10次为一疗程。

（三）耳针疗法

［**取穴**］交感、心、肾、皮质下、内分泌。

［**操作**］强刺激，捻转可连续0.5～1分钟。

三、推拿疗法

患肢肌肉萎缩、关节活动障碍者，肢体麻胀、气血瘀滞者，更需采用推拿疗法。若伴有急性炎症，及局部有坏死破溃者，则禁用推拿疗法。推拿手法一般采用揉法、摇法，结合具体病情及部位，酌情选用，往往需要几种手法互相配合使用。每天或隔天按摩一次。

1. 揉法

小腿部揉法可采取俯卧位，用大鱼际揉，动作应轻柔，由远端到近端，边揉变做推法，使静脉回流。

2. 摇法

患者仰卧位和俯卧位均可，由关节远端向近端开始，小腿可先从趾间关节、踝关节、膝关节，逐渐向上，每个关节尽量做至最大幅度，但不能产生疼痛。

四、气功疗法

宜先练内养功、放松功，如体质尚好，无高血压、心脏病者，可选练强壮功、站桩及动功。

五、饮食疗法

宜食清淡食物，忌用油腻高脂之品，降低胆固醇，日常生活中限制高脂、高热量食物的摄入，适当增加高维生素粗纤维食物，可降低血黏度，患者平时以进食清淡多汁食品为佳，可选择食用高蛋白、高维生素食品，如瘦肉、鸡、豆制品、蔬菜、水果等。应少食或不食高脂肪、高胆固醇食物如肥肉、蛋黄、动物内脏等；对糖类亦应节制，此外还应避免暴饮暴食及进食辛辣、生冷之物。

常用药膳如下。

（1）山楂30g，加水适量，煎煮后加红糖，每日2次分服。亦可山楂60g，鸡内金、红花各9g，红糖30g。每日1次，分2次煎服。

（2）母鸡一只，去皮及内脏，用黄芪60g、党参30g、怀山药30g、红枣8枚，加黄酒至药面隔水蒸熟，分数次服用。

（3）白木耳：取白木耳与瘦猪肉炖熟食，亦可加大枣10枚同炖服用。

（4）归参牛筋汤：牛蹄筋100g，当归15g，紫丹参15g，香菇15g，火腿15g，生姜、葱白、绍酒、味精、盐等适量。将牛筋温水洗净，把500g清水煮沸后，放入碱15g，把牛蹄筋倒入，盖上锅盖焖两分钟，捞出用热水洗去油污，反复多次，待牛蹄筋胀发后才能进行加工。发胀后的牛蹄筋切成段状，放入蒸碗中，将当归、丹参入纱布袋放于周边，香菇、火腿摆于其上，生姜、葱白及调料放入后，上笼蒸3小时左右，待牛蹄筋熟烂后即可出笼，挑出药袋、葱、姜即可食用。

六、浴疗法

1. 矿泉浴

水温在37℃～38℃左右，每次浸浴15～20分钟，必要时延长30分钟，可选用淡泉浴、氡泉浴、碳酸泉浴。一般采用全身温水浸浴或半身温泉浴，这些种浸浴具有促进周围血管扩张、增加静脉回流、消除瘀血症状、改善血液循环作用，在全身矿泉浴时，还可以配合水下按摩。

2. 药浴

（1）苏红熏洗方（浙江中医杂志）。苏木、红花、肉桂、干姜、乳香、没药、千年健、樟脑、鸡血藤、细辛、透骨草，上药加水适量煎数沸，将药液倒入盆内趁热熏洗患处，先熏后洗，每次约30分钟，每日2～3次，有活血化瘀、除湿止痛、温经散结之功效。

（2）脉管炎外洗剂（千金妙方）。透骨草、防风、艾叶、当归、乳香、没药、苏木、大黄、芒硝，上药加水适量煎数沸备用，将药液倒入盆内趁热熏洗患处，每剂熏洗2～3天，有祛风湿、通经络、消炎止痛之功效。主治血栓性静脉炎、脉管炎。

【现代康复治疗】

一、运动疗法

1. 伯格氏运动

使患者平卧，先抬高患肢至45度，维持1～2分钟，然后将患肢沿床边下垂3～5分钟，再平放患肢2分钟，并作踝、足部旋转和伸屈活动。休息2分钟，再重复上述运动，如此反复5次为一组，每日3～5组。严禁持续地抬高患肢或过度下垂肢体。伯格氏运动可以促进侧支循环的建立，改善肢体血运。并保持关节活动功能。此运动适用于血栓闭塞性脉管炎、动脉硬化闭塞症等慢性肢体缺血性疾病的一期、二期或恢复期。

2. 平卧抬高患肢

平卧位休息时上半身平卧，将双下肢垫高，以高于心脏平面水平20cm～30cm为宜，膝关节呈微曲屈位，每天至少4次，每次不少于20分钟。平卧抬高患肢体位可以促进静脉血回流，减轻肢体肿胀。适用于下肢深静脉血栓形成后遗症、下肢静脉曲张及其术后、下肢深静脉瓣膜功能不全、浅静脉炎、淋巴水肿、静脉性溃疡等疾病。

3. 患足侧放位

是指平卧位时，不宜将足垂直放，而应向蹞趾或小趾方向侧放，甚至可将足跟向上，使足倒置，此体位的主要目的是防止前足或足趾坏死的脓液沿足趾肌腱向足心、足跟蔓延，引发全足的坏死。主要适用于血栓闭塞性脉管炎、闭塞性动脉硬化症、糖尿病足或其他足部缺血性疾病引起足趾或前足有坏疽患者。

二、高压氧疗法

采用高压氧舱，加压10分钟至0.2MPa，戴面罩呼吸纯氧60分钟，中间休息5分钟，然后匀速减压15分钟出舱，每天1次，10次为一疗程，间隔1周再做一疗程，可应用2~3个疗程。高压氧可提高血氧分压和组织氧分压，降低血黏度，改善微循环，促进毛细血管再生和侧支循环的建立，促进损伤的修复。适用于血栓闭塞性脉管炎、糖尿病肢体动脉闭塞症、动脉硬化闭塞症等疾病，并发坏疽、疼痛者尤其适宜，对大动脉炎等亦有效。

三、正负压治疗仪

正负压治疗是利用正负压力的周期性交替变化，使外周血管被动产生机械性收缩与舒张，从而改善肢体血液循环。

在治疗动脉系统疾病时，治疗舱内的压力设定正压小于负压；在治疗静脉系统疾病时，治疗舱内的压力设定正压大于负压，压力差0.001~0.002MPa间，压力持续

8~10秒，治疗时间从5分钟开始，以后每次逐渐增加，一般最长不超过20分钟，15天为一疗程，可连用2~4个疗程。

治疗动脉缺血性疾病时，以负压为主，外周动脉血管扩张，引起局部被动充血，由于新鲜血液的流入，增加了氧含量和代谢功能，缓解了肢体缺血缺氧状态。

四、磁疗法

[**取穴**] 阴陵泉、地机、足三里、承山、昆仑、太溪。

[**操作**] 用直径10毫米、厚4毫米左右的圆形磁片，磁场强度500~1000Gs，用胶布直接贴敷在所选穴位或痛点上，5~7天后取下。

【康复护理】

（1）宜保暖、忌受寒，病房阳光要充足，冬天室内温度不要过低，尤其嘱咐患者局部要保温。此类患者动脉管腔狭窄，供血不足，若复受寒冷刺激可致血管收缩，加重缺血、甚至诱发肢体坏疽。所以生活中要注意患者身体的温暖，避免寒冷的刺激，以利于经脉疏通、气血运行，促使病体康复。

（2）嘱患者注意保护肢体，忌各种外伤。由于局部组织缺血，外伤破损后加重感染、缺血，引起坏疽，修脚时要注意不要弄伤足趾，鞋袜要合适。

（3）鼓励患者进行适当的锻炼，忌过劳过逸，活动锻炼有利于机体的血液循环，而且可以旺盛机体的新陈代谢，并促进脂质利用，起到减少肥胖、降低血脂的作用。但不要操之过急，劳累过度。

（4）要鼓励患者提高战胜疾病的勇气，应保持乐观愉快的情绪，忌紧张恐惧心理，

保持良好的精神状态，可以有利于气机旺盛、气血流通，从而减缓病情，促进患者的康复。

（5）劝患者忌烟。烟草中的尼古丁可致动脉血与氧的结合力减弱，血液黏稠度增加，使肢体血流缓慢，而且吸烟可致血管收缩。

第三节　大动脉炎

多发性大动脉炎又名无脉症，在西医学中属周围血管病范畴。多发性大动脉炎为主动脉及其主要分支的慢性进行性非特异性炎变，常引起不同部位的狭窄或闭塞。本病多发生于青年女性，男女比例为1∶（2～4），发病年龄以15～30岁为多，东方国家发病率较高。由于累及的动脉不同，临床上可有不同的类型，如颈总动脉、锁骨下动脉、无名动脉等受累，引起上肢无脉症类型最多见；其次为发生于胸腹主动脉的下肢无脉症和肾动脉受累引起的肾动脉狭窄性高血压类型。本病发展缓慢，动脉发生狭窄闭塞的同时，周围产生侧支血管，因此临床上不发生坏疽。

中医文献中虽无大动脉的病名，但根据临床症状，大动脉炎分属于中医"眩晕""虚损""脉痹"等证候范畴之内。

大动脉炎的发病原因尚不明确，曾被考虑的可能因素有风湿性疾病（风湿热或系统性红斑狼疮）、感染（结核病或梅毒）、先天性血管异常、外伤等。近来认为可能是感染引起血管壁上的变态反应所致。本病可能属于自身免疫性疾病范畴。中医认为大动脉炎的发病是由于先天不足，后天失调，风寒湿邪侵犯经脉，致使经脉气血运行不畅，脉络瘀滞闭塞不通而成。本病用康复疗法治疗能缓解临床症状，并可使病情趋向稳定。

【康复适应证】

（1）大动脉炎早期肢体发凉、麻木、乏力、双侧脉搏不等。

（2）病变在上肢者，出现易疲劳、疼痛、麻木发凉、头痛、眩晕、视力障碍等。

（3）病在下肢者，出现下肢麻木、疼痛、发凉、乏力、间歇性跛行、动脉搏动减弱或消失。

【传统康复治疗】

一、药物疗法

（一）中药汤剂

根据患者的症状和体征可分为外邪闭阻型、脾肾阳虚型、肝肾阴虚型、气血两虚型，治需辨证论治、随症加减。

1. 外邪闭阻型

［主症］发热、自汗、厌食、周身关节疼痛，肢体沉重乏力，舌苔薄白，脉象细滑。

［治疗原则］扶正祛邪，调合营卫。

［推荐方药］黄芪桂枝五物汤：黄芪24g，芍药15g，桂枝6g，生姜3片，大枣5枚。

［加减］如有面色㿠白，夜寐不安等血虚证可加当归、鸡血藤以补血；气虚明显倍加黄芪，加党参以补气；关节痛甚加牛膝、地龙、木瓜强壮筋骨，祛风通络。

2. 脾肾阳虚型

［主症］肢酸乏力，畏寒喜暖，肢体逆冷、麻木，或有间歇性跛行，面色㿠白，

气短，纳呆，舌质淡胖，苔白厚，脉象沉细或患侧脉微细欲绝。

[治疗原则] 温阳补血，散寒通滞。

[推荐方药] 阳和汤：熟地30g、鹿角胶9g、白芥子6g、肉桂6g、炮姜3g、麻黄3g、甘草6g。

[加减] 如有气虚症状可加黄芪或党参；如有四肢麻木加地龙、蕲蛇以通络祛风；病在上肢加片姜黄、桂枝；病在下肢加牛膝、苏木。

3.肝肾阴虚型

[主症] 患肢酸软，低热，视力障碍，眩晕、耳鸣，腰膝酸软，失眠多梦，健忘、烦躁、口干、舌质红，苔薄，脉沉细或无脉。

[治疗原则] 滋补肝肾。

[推荐方药] 大补元煎加减：熟地20g、山药15g、党参10g、枸杞12g、山茱萸12g、杜仲15g、当归10g、炙甘草6g。

4.气血两虚型

[主症] 肢体麻木、发凉酸痛，颈背酸楚，面色不华，气短懒言、乏力，活动后加重，舌质淡，脉象细微或无脉。

[治疗原则] 大补气血，活血行气。

[推荐方药] 顾步汤加减：牛膝15g、石斛15 g、人参10g、当归12g、金银花30g、黄芪24g。

[加减] 偏于血虚的可加熟地、丹参、鸡血藤，肢体麻木疼痛可加川芎、赤芍、地龙活血通络止痛，无热象者可去金银花。

（二）常用单方验方

（1）养血荣筋丸：党参、鸡血藤、赤芍、伸筋草、川断、赤小豆、透骨草、寄生各15g，首乌30g，补骨脂、白术各12g，当归、威灵仙、木香、松节、陈皮各10g。

口服1~2丸，每日2次。适应于多发性大动脉炎气血两虚之肢体麻木、发凉、酸痛、颈背酸楚等证。

（2）回阳通络丸：淡附子、生黄芪、桂枝、白术、寄生、川芎60g，肉桂、干姜、当归尾、赤芍、牛膝、木瓜、独活各30g，党参、玄参、川断、苏木各90g，茯苓45g。口服每次1~2丸，每日2次。适用于多发性大动脉炎脾肾阳虚型。

（3）通脉散2号（天津中医一附院方）：水蛭、全蝎、蜈蚣等共研细末装入胶囊，每服8粒，每日2次。有活血化瘀、通脉止痛功效。适用于脱疽、脉痹等病。

（4）复方丹参片：每次3片，每日3次口服。

（5）白花丹参30~60g水煎服，每日1剂，或将白花丹参根晒干粉碎，用55度白酒浸泡15天，过滤，配成浓度为5%~10%的白花丹参药酒，每次服30~50ml，每日2~3次，有活血化瘀的作用。

二、针灸疗法

（一）体针疗法

[治疗原则] 温阳益气，通经复脉。

[主穴] ①第一组：人迎、极泉、太渊。②第二组：心俞、膈俞、肺俞、风池、完骨、天柱。

[配穴] 视力减退加睛明、攒竹、球后。上肢麻木无力加曲池、外关、合谷。

[操作] 人迎穴直刺进针1~2寸，用雀啄法使触电样感觉沿肩、上臂放射至指端，然后稍提针，施捻转补法1分钟。极泉穴斜刺进针0.5~1寸，施提插泻法，使针感放射到手指。太渊穴直刺0.3寸，

施捻转补法1分钟。心俞、肺俞、膈俞穴朝脊柱方向斜刺进针1~1.5寸，施捻转补法1分钟。风池、完骨、天柱穴均进针1寸，施捻转补法1分钟。诸穴留针20分钟，并于太渊穴及背俞穴加灸，每日针灸2次，上午取肢体穴，下午取背俞穴及头部穴，4周为一疗程，一疗程后观察疗效。

（二）耳穴疗法

[取穴]心、脾、肾、肺、胃、四肢。

[操作]王不留籽压捻后，用橡皮膏贴敷，一日压捻3次，隔日更换，用于上肢及下肢的无脉症。

（三）隔姜灸

[取穴]太渊、足三里、气冲。

[操作]取新鲜生姜1块，切成厚约2分许的姜片，在中心处用针穿刺数孔，上置艾炷，放在穴位上施灸，如患者感觉灼热不可忍受时，可将姜片向上提起，或缓慢移动姜片，待艾炷燃烧完后，再换一壮艾炷，每穴灸5~7壮，直到局部皮肤潮红为止。用于配合针刺治疗。

三、推拿疗法

将无脉肢体辨经脉后，依经脉循行按摩。操作以揉、捻、提捏法为主，每日1次，用于配合针刺的治疗。

四、气功疗法

宜先练内养功、放松功，如体质尚好无高血压、心脏病者，可选用练强壮功、站桩及动功。太极拳可练简易式，根据患者自身情况，选择几个简单易学的动作进行锻炼，把练身、练意、练气三者结合起来，不仅能锻炼四肢，而且能促进血液循环，促进局部血液通畅。

五、饮食疗法

多发性大动脉炎的患者在治疗方面应绝对戒烟，患肢宜保暖避免受潮、受寒。不宜穿紧身内衣及鞋袜，四肢常作运动锻炼，除促进局部血液循环外，饮食调理对大动脉炎的预防和康复非常重要。此类患者避免过食生冷食品，忌食肥甘。可选用一些具有温性食物如牛、羊、鸡肉等，有益于温阳散寒，活血通络。营养要丰富，应保证足够的热量和蛋白质的摄入。

常用药膳如下。

（1）狗肉温补汤：狗肉250g，黄芪60g，当归50g，桂枝15g，桂皮、葱、姜、胡椒等调味品适量。先将水煮三味药约半小时，去药渣，加狗肉及调味品，煮至烂熟。食汤和狗肉分两次食，每2~3天食上方一料。可温阳散寒、补气养血、温经通络，用于大动脉炎肢体麻木发凉、气血两虚者、虚寒证。

（2）桃仁粥：桃仁10g，粳米适量约50g，先将桃仁焯过去皮尖，研烂，取汁和粳米一同煮粥备用，有活血化瘀通脉的作用。每日食用有利于大动脉炎的康复。

（3）山楂粥：山楂30~40g，粳米100g，砂糖10g。将干山楂片先行洗净，入砂锅煎取浓汁，去渣后加入粳米、砂糖熬粥。有健脾消积、散瘀止痛之功效。

（4）参芪黄豆排骨汤：炙黄芪30g，党参30g，当归15g，黄豆50g，排骨500g，盐、糖、黄酒、大料、花椒、酱油等适量。把排骨、药物、黄豆、佐料等一同入锅，用旺火煮1小时，待出油后，取出排骨，用凉水洗净，同时撇去锅中浮油，排骨复入锅中，继用旺火煮2小时，再用微火略煨煮，肉烂后捞出，即可食用。去药渣。

本品可分两天内饮完。适用于血栓闭塞性脉管炎，患者久病后气血两亏，消瘦萎黄，神疲乏力，气短懒言，脉细无力等证。

六、浴疗法

1. 矿泉浴

可选用淡泉浴、氡泉浴、碳酸泉浴等。一般采用全身温水浸浴或半身温泉浴，水温在37℃～38℃左右，每次浸浴15～20分钟，必要时延长30分钟，具有促进周围血管扩张、增加静脉回流、消除瘀血症状、改善血液循环的作用，在全身矿泉浴时可配合水下按摩。

2. 药浴

苏红熏洗方：苏木、红花、肉桂、干姜、乳香、没药、千年健、樟脑、鸡血藤、细辛、透骨草。上药加水适量，煎数沸，将药液倒入盆内，趁热熏洗患处，先熏后洗，每次约30分钟，每日2～3次。有活血化瘀、除湿止痛、温经散结的作用。

【现代康复治疗】

一、介入治疗

该病的介入治疗主要包括经皮腔内血管成形术（PTA）和血管内支架置入术。但近期的研究显示PTA的远期疗效不佳。

二、手术治疗

多发性大动脉炎的手术治疗大部分为血管旁路手术。血管旁路移植术的远期再狭窄率相对较低，是一种较为有效的治疗方法。

【康复护理】

（1）在精神护理上要减轻患者的心理负担，使其能正确对待疾病积极配合治疗。

（2）病房应通风干燥、向阳，保持空气新鲜，冬天保持室内温度。

（3）切忌用凉水洗脚。

（4）饮食护理上一般应进食富含蛋白、热量、维生素、易消化的食品，少食辛辣刺激及生冷、油腻之物，还可结合患者舌苔变化来调整食物。

（5）注意保护肢体，避免各种外伤，鼓励患者进行适当的锻炼，忌过劳过逸。

（6）忌吸烟。烟草中的尼古丁可致动脉与氧的结合力减弱，血液黏稠度增加，使肢体血流缓慢，而且吸烟可致血管收缩。

第四节　静脉血栓形成及血栓性静脉炎

近年来许多学者认为静脉血栓形成和血栓性静脉炎可能是一种疾病的两个不同发病过程。本病可发生于深浅两组静脉。发生在浅组静脉的称为血栓性静脉炎，多见于四肢和胸腹壁浅静脉。深静脉血栓形成的发病部位多数在下肢和骨盆内静脉，上腔或下腔静脉也可发生，但极少见。少数患者可有发热、白细胞总数增高等，患者常常陈诉疼痛肿胀。

血栓性静脉炎的发病原因，如创伤、手术、妊娠、分娩、心脏病、恶性肿瘤、口服避孕药及长期站立、下蹲、久坐、久卧等，较常见的是外科手术后引发本病。深静脉血栓形成是由于静脉血流缓慢、静脉壁的损伤及血液高凝状态所致。中医认为本病的发病是由于湿热外侵、外伤，或产后、术后、长期卧床等以致气滞血瘀、脉络阻滞不通而致。

【康复适应证】

（1）急性期及多次复发的血栓性浅静脉炎，表现为局部红肿疼痛，条索状硬结，按之发热，触之疼痛，后期皮下索状物局部皮色紫暗，触痛不显，下肢浮肿。

（2）小腿、股静脉、髂股静脉深静脉血栓形成，局部肿胀疼痛，但无肺梗死症状者。

【传统康复治疗】

一、药物疗法

（一）中药汤剂

血栓性静肺炎和静脉血栓形成根据患者的症状和体征可分为湿热蕴结型、寒湿凝滞型、血瘀型、脾失健运型、肝郁型等，需辨证论治，随症加减。

1. 湿热蕴结型

［主症］患肢肿胀、发热、皮肤发红、灼痛、喜冷恶热，或有条索状物，伴有胸闷，纳呆，口渴不欲饮，小便短赤，舌质红，苔黄腻或厚腻，脉滑数或洪数。

［治疗原则］清热利湿，解毒通络。

［推荐方药］萆薢渗湿汤加减。萆薢10g，薏苡仁15g，黄柏10g，赤茯苓15g，丹皮15g，泽泻10g，滑石6g，通草6g。

［加减］如热毒偏盛可加金银花、连翘；疼痛较重可加桃仁、红花、延胡索；病在上肢加片姜黄、桑枝；病在下肢加牛膝；偏于湿重加车前草、汉防己。

2. 寒湿凝滞型

［主症］肢体肿胀，按之凹陷，朝轻暮重，畏寒怕冷，皮色不变，腿酸不适，沉重乏力，甚则跛行，饮食不振，舌苔白腻，脉象细濡或沉细。

［治疗原则］温阳化滞，利湿通络。

［推荐方药］实脾饮加减：白术9g，茯苓10g，木瓜10g，厚朴10g，草豆蔻10g，大腹皮10g，木香10g，炮附子6g，干姜6g，甘草6g，生姜3片，大枣5枚。

［加减］小便不利者，可加通草、车前子以利小便而消肿。

3. 血瘀型

［主症］患肢疼痛、肿胀、皮色红紫，活动后痛甚，腿部挤压刺痛或酸痛，或见条索状物，按之柔韧似弓弦。舌质有瘀血斑点，脉沉细或沉涩。

［治疗原则］活血化瘀，行气散结。

［推荐方药］抵当汤加减：虻虫10g，桃仁10g，大黄10g。

［加减］痛甚可加丹参、延胡索、赤芍，肿甚可加车前子、苡米、草薢等。

4. 脾失健运型

［主症］患肢肿胀，按之凹陷，皮色发白或苍黄，沉重乏力。脘闷纳呆，面色萎黄，神疲肢冷，或见便溏。舌质淡胖，苔白厚或滑腻，脉象沉缓。

［治疗原则］扶脾健胃，益气养血。

［推荐方药］防己黄芪汤加减：防己20g，生黄芪30g，白术10g，炙甘草6g，生姜3片，大枣6枚。

5. 肝郁型

［主症］以胸腹壁及胁肋部有条索状物，固定不移，刺痛、胀痛或牵掣痛。多伴有胸闷、嗳气等肝郁症状表现。舌苔薄白，舌质红或有瘀血斑点，脉象弦或弦涩。

［治疗原则］清肝解郁，活血解毒。

［推荐方药］复元活血汤加减：柴胡6g，当归10g，天花粉10g，桃仁12g，红花12g，穿山甲10g，大黄10g，甘草6g。

（二）常用单方验方

（1）毛冬青片：每次5片，每日3次。

（2）复方丹参片：每次3片，每日3次，口服。

（3）新脉管炎丸（北京广安门医院方）：泽兰60g，川芎、红花各15g，当归、牛膝、木瓜各30g，罂粟壳9g。共研细末，炼蜜为丸，每丸重9g，早晚各服2丸。用于脱疽、雷诺病、血栓性静脉炎血瘀型。

（4）活血通脉片（山东中医学院附属医院方）：丹参180g，赤芍、土茯苓各90g，当归60g，金银花、川芎各30g。共研细末，制成0.3g片剂，每次20片，口服2~3次。有活血化瘀、通络消肿的作用。

（5）活血祛瘀片（山东中医学院附属医院方）：刘寄奴45g，当归、赤芍、羌活各30g，桃仁、红花、甲珠、土鳖虫各24g，丁香、生大黄各15g，制无名异60g，木香18g。共研末制成0.3g片剂，每服10片，日服3次。

二、外治疗法

（1）金黄膏外敷：将金黄膏（金黄散、黄蜡、香油）涂敷患处，每日1次。适应于血栓性静脉炎湿热蕴结型，具有清热除湿、消瘀化脓、消肿止痛的作用。

（2）回阳玉龙膏外敷：将回阳玉龙膏（草乌90g，干姜90g，白芷30g，南星30g）涂敷患处，每日1次，热酒调敷，亦可掺于膏药内贴之。适用于血栓性静脉炎寒湿凝滞型，具有温经活血、散寒化痰之功效。

（3）冲和膏外敷：将冲和膏（紫荆皮150g，独活90g，赤芍60g，白芷30g，石菖蒲45g）涂敷患处，每日1次。适应于血栓性静脉炎血瘀型、脾失健运型、肝郁型，具有疏风、活血、定痛、消肿、软坚之功效。

三、针灸疗法

（一）针刺疗法

[**取穴**] 阿是穴（3~5个）、阴陵泉、足三里。

[**操作**] 在索状物红肿周围，取阿是穴数处，用毫针围刺，深约0.5~1寸左右，阴陵泉、足三里直刺1寸，均用泻法，留针30分钟。

（二）穴位注射疗法

[**取穴**] 足三里、三阴交、血海、阳陵泉。

[**操作**] 取丹参注射液4ml，每次注射1穴，每日1次，各穴交替轮流应用，注射时应"得气"后再注入药液，3周左右为一疗程。

（三）艾灸法

[**取穴**] 膈俞、膻中。

[**操作**] 取膈俞、膻中两穴，每次每穴用点燃的艾条温灸7分钟，并灸条索状硬结处15分钟，均灸至局部皮肤红润为度，每日1次，7次为一疗程。

（四）激光穴位疗法

[**取穴**] 委中、承筋、阳陵泉、阳交、上巨虚、解溪、阴陵泉、三阴交。

[**操作**] 采用输出功率30W的氢氖激光器，照射部位功率密度为$0.47W/cm^3$，散焦照射病区。病情严重、病损区大者则采用照射病区与循经取穴相结合的方法。以上穴位每天选两组穴位交替照射，每次4~8分钟，每日1次，15次为一个疗程。

四、推拿疗法

血栓性浅静脉炎的患者急性期要尽量减少按摩，深静脉血栓形成的患者禁按摩，以防栓子脱落造成肺梗死。

（1）根据病变部位，先循经施以推法10遍，再施擦法5遍。

（2）在局部条索状处轻按片刻，再以中、食指按揉局部，手法用力，由轻至重，操作1～3分钟。

（3）若患处位于上下肢，则采用搓法，揉搓患肢。

（4）点按揉合谷、曲池、风池、环跳、血海、足三里、丰隆、太溪、太冲各约30秒。推揉关元、气海及脾俞、膈俞、胃俞各约30秒。

血栓性浅静脉炎的患者要注意休息，抬高患肢，治疗时推擦、搓法可多次重复操作，用力要适中，由轻渐重，手法后可配合热敷疗法。

太极拳可练简易式，根据患者的自身情况，选择几个简单易学的动作进行锻炼，把练身、练意、练气三者结合起来，不仅能锻炼四肢，而且能促进血液循环。

五、饮食疗法

血栓性静脉炎及静脉血栓形成的患者，在饮食方面宜食清淡，忌食肥甘，适当增加高维生素粗纤维食物可降低血黏度，应避免暴饮、暴食及进食辛辣、生冷之物。

常用药膳如下。

（1）丹参酒：先将丹参洗净，控去水，泡入酒中，封固，每日振摇一次，7日后可供服用。每次10ml，饭前服，每日2～3次。

（2）桃仁粥：桃仁10g，粳米适量（约

50g）先将桃仁焯过，去皮尖，研烂，取汁和粳米一同煮粥，备用。早晚可与餐同食，有活血化瘀通脉的作用。

（3）山楂粥：山楂30～40g（鲜山楂60g）、粳米100g、砂糖10g。干山楂片先行洗净，入砂锅煎取浓汁（若为鲜山楂，需水洗净后切片入煎），去渣后加入粳米、砂糖熬粥。山楂粥味酸甜适口，可作点心食用，但不可空腹食。有健脾消积、散瘀止痛的作用。

（4）多味薏米粥：薏苡仁60g，赤小豆50g，茄子50g，鲜马齿苋50g。将茄子、马齿苋洗净切碎，加薏苡仁、赤小豆同煮成粥，喜食甜食者可加白糖，喜食咸者可加适量酱油、味精。每天食1次。有清热利湿、解毒排脓、活血消肿的作用。

（5）杭芍桃仁粥：杭白芍20g，桃仁15g，粳米60g。先将杭白芍水煎取液约500ml，再把桃仁洗净去皮尖，捣烂如泥，加水研汁，去渣，上二味之汁液，同粳米煮为稀粥，即可食用。

六、浴疗法

1. 矿泉浴

可选用淡泉浴、氡泉浴、碳酸泉浴等。一般采用全身温水浸浴或半身温泉浴，水温在37℃～38℃左右，每次浸浴15～20分钟，必要时延长30分钟，具有促进周围血管扩张、增加静脉回流、消除瘀血症状、改善血液循环的作用，在全身矿泉浴时可配合水下按摩。

2. 药浴

（1）浅静脉炎洗剂（精选八百外治验方）。

［处方］苏木30g，红花15g，金银花30g，蒲公英30g，芒硝15g，当归30g，葱

胡30g，桑枝30g，明乳香15g，明没药15g。

［用法］将以上药研细末，加水2500～3000ml煎汤去渣，熏洗患处，每日1～2次，每次30分钟。适用于浅静脉炎初期。有活血化瘀、消肿止痛之功效。

（2）深静脉炎洗剂。

［处方］桑枝30g，芒硝30g，苦参30g，红花15g，苏木30g，当归30g，透骨草30g。

［用法］将上药共研细末，加水2500～3000ml煎汤去渣，熏洗患处，每日1～2次，每次30分钟，适用于深静脉炎肿胀甚者。有活血通络、消胀止痛之功效。

【现代康复治疗】

1. 抗凝治疗

目前临床上常用肝素、低分子肝素、华法林等药物。

2. 溶栓治疗

溶栓药物常选用尿激酶、组织纤溶酶原激活剂等。尽管溶栓治疗对DVT患者有较好的临床效果，但血栓完全溶解率低，有资料显示髂股静脉溶栓成功率只有28%。

3. 介入血管成形治疗

近年来已经有许多学者主张采取介入插管溶栓、静脉腔内机械性血栓消融术、球囊扩张及支架成形术治疗下肢DVT。

4. 合外科手术取栓

手术取栓常用的术式有：经股静脉切开取栓术，经股腘静脉顺行取栓术，经股部切口挤压下肢联合导管取栓。

【康复护理】

（1）鼓励患者树立战胜疾病的信心，使其积极配合治疗，增加治疗效果。

（2）居住地应当通风、干燥、向阳，保持空气新鲜，被褥干燥轻暖。

（3）平时洗脸洗脚要用温水，忌用凉水。

（4）禁止吸烟，调整饮食，老年人应以素食为主，少吃或不吃动物性脂肪和含胆固醇较高的食物。每日清晨起床后可口服400ml凉开水以稀释血液。

（5）注意观察药物疗效及不良反应。

（6）急性深静脉血栓形成早期的患者，不可过早下地或挤压患肢，以防肺梗死发生而有生命危险。恢复期方可进行适当的体力活动和体育锻炼。

第五节　雷诺病

雷诺病是一种遇冷或情绪紧张后，以阵发性肢端小动脉强烈收缩引起肢端缺血改变为特征的疾病，又称肢端血管痉挛症。发作时，肢端皮肤由苍白变为青紫，而后转为潮红。由于1862年MauriceRaynaud首先描述顾得名。本病无其他相关疾病和明确病因（原发）时称雷诺病；与某些疾病相关（继发）称雷诺现象。雷诺病女性患者多见，男女比例为1：10，发病年龄多在20～30岁。

中医文献中虽无雷诺病的病名，但对此病有详细的描述和记载。包括在中医文献的寒厥、痛痹、四肢厥冷等病证之中。中医认为雷诺病的发病是由于内因脾肾阳虚、外受寒邪侵袭而发。脾生四肢，脾肾阳气不足，不能温煦四末，故肢冷苍白，出现一派阴寒症状，寒邪客于经脉，寒凝络阻，气滞血瘀出现青紫或潮红的血瘀症状，寒邪郁久化热，热盛肉腐，指端出现溃疡和坏疽。本病治疗多采用中西医结合药物疗法，近年来采用康复疗法治疗此病，取得了较好疗效。

【康复适应证】

（1）病情发作过程中，局部发凉、麻木、针刺样疼痛或其他异常感觉如烧灼感等。

（2）病情严重的出现皮肤变薄或增厚、指甲畸形变脆、指垫萎缩、溃疡或指端坏疽。

【传统康复治疗】

一、药物疗法

（一）中药汤剂

中医辨证分型治疗雷诺病是康复疗法之一。一般根据患者症状和体征可分为寒凝经脉型、血瘀型、湿热型等，要辨证论治，随证加减。

1. 寒凝经脉型

［主症］患肢发凉，遇冷则肢端皮色苍白、青紫、潮红、麻木刺痛，遇温则肢端皮色恢复正常，疼痛消失，舌苔薄白，舌质淡紫，脉象迟或沉弦。

［治疗原则］温经散寒，活血通络。

［推荐方药］解厥1号：桃仁9g，红花9g，丹参15g，桂枝6g，桑枝10g，地龙10g，防风10g，威灵仙10g，五加皮10g，干姜6g，川附子6g。

［加减］寒甚加肉桂；瘀滞加乳香、没药、水蛭；气虚加黄芪、党参、白术；血虚加熟地、阿胶（烊化）。

2. 血瘀型

［主症］肢端较长时间出现青紫或紫红，皮肤发凉、麻木、疼痛，或指甲畸形，舌苔薄白、舌质紫暗或有瘀斑，脉象涩或沉细。

［治疗原则］通经活络，活血化瘀。

［推荐方药］解厥2号：桂枝10g，赤芍10g，丹参20g，当归15g，川芎6g，桃仁10g，红花10g，土鳖虫10g，地龙10g，鸡血藤30g，全蝎10g，五灵脂6g。

［加减］痛甚加延胡索，偏于上肢加桑枝、苏木，偏于下肢加泽兰。

3. 湿热型

［主症］患肢肿胀、微红，肢端有小水泡、小溃疡或指端坏疽，疼痛较剧，呈烧灼感，舌苔黄腻，舌质红，脉多滑数或弦滑而数。

［治疗原则］清热化湿，活血化瘀。

［推荐方药］金银花30g，丹参15g，连翘15g，蒲公英20g，苍术10g，黄柏10g，苡米15g，车前子10g，紫花地丁20g，赤芍10g，白芍10g，甘草6g。

［加减］上肢者加片姜黄、桑枝；下肢者加牛膝、土鳖虫；疼痛剧烈者加乳香、没药、罂粟壳；肝气不舒、情志不畅者加柴胡、白芍。

（二）常用单方验方

（1）四虫丸（山东中医药大学附属医院方）：蜈蚣、全蝎、土鳖虫、地龙各等份。共研细末，水泛为丸，每次3g，日服2～3次。有活血通络、解痉镇痛的作用。

（2）活血丹（天津中医药大学一附院方）：白芍15g，云茯苓15g，乳香10g，砂仁10g，熟地20g，芡实10g，没药10g，白术10g，莲子10g，山药15g，红花10g，当归12g，苡米10g，大黄10g，木香10g，川芎10g，甘草6g，血竭15g，丁香10g，朱砂6g。可活血止痛，用于雷诺病血瘀型，每次1付，一日2次。

（3）活血通脉片（山东中医药大学附属医院方）：丹参180g，赤芍、土茯苓各90g，当归60g，金银花、川芎各30g。共研细末，制成0.3g片剂，每次20片，口服2～3次。有活血化瘀通络消肿的作用。适用于血瘀型或湿热型肢端动脉痉挛病。

（4）毛冬青片：每次5片，每日3次，口服。

（5）丹参片：每次5片，每日3次，口服。

（6）熨烫疗法：当归12g，肉桂12g，附子12g，水蛭12g，乳香12g，没药12g，地龙20g，细辛3g。将药物粉碎，炒热后装入布袋内，放置患处，每次10分钟，双侧交替使用。

二、针灸疗法

针灸治疗雷诺病具有温经散寒、活血通络止痛等作用，可以单独使用，也可配合其他疗法应用。

（一）体针疗法

1. 寒凝经脉型

［治疗原则］温经散寒，活血通络。

［取穴］关元、足三里、阴陵泉、曲池、内关、鱼际、太渊、大椎。

［操作］大椎直刺1.5寸，关元直刺1～1.5寸，此二穴针后加灸；足三里、阴陵泉二穴均直刺1.5～2寸，提插补法1分钟；曲池直刺1～1.5寸，提插泻法；内关直刺1.5寸；鱼际直刺1寸，太渊直刺0.5寸，均施捻转之泻法。

2. 血瘀型

［治疗原则］活血化瘀，通经止痛。

［取穴］曲泽、内关、大陵、太渊、鱼际。

［操作］内关直刺1.5寸；大陵直刺0.5寸，均施捻转之泻法，令针感窜到中指、食指端为度；太渊直刺0.5寸，令局部酸胀感为度；鱼际直刺1寸，施捻转泻法；曲泽直刺0.5寸，提插泻法。

3. 湿热型

［治疗原则］清热利湿，活血化瘀。

［取穴］曲池、合谷、风池、三阴交、阳陵泉、外关、大椎、鱼际。

［操作］风池穴向对侧眼球方向斜刺1.5寸深，施捻转泻法；大椎，令端坐，低头取穴，直刺1.5寸，施捻转泻法；曲池、曲肘取穴，直刺1.5寸；合谷直刺进针1寸，外关直刺1～1.5寸，鱼际直刺1寸，阳陵泉直刺1～1.5寸；均施提插泻法，使针感向远端放射。

（二）耳针疗法

［治疗原则］通经活血止痛。

［取穴］心、肝、脑、交感、内分泌。

［操作］用探针或耳穴探测仪在选定的耳穴上探寻，找到压痛或低电阻现象的点，做好标记后，用20%碘酒、75%乙醇常规消毒，左手固定耳郭，右手以0.5～1寸的毫针垂直进针，深度以刺耳郭软骨而不刺穿对面皮肤为度。留针30分钟，小幅度，高频率捻转1分钟，留针期间10分钟一捻转。出针时用干棉球压迫针眼，防止出血，再以碘酒涂擦一次，以防感染。

（三）穴位注射疗法

［治疗原则］活血通络止痛。

［取穴］内关、曲池、足三里、三阴交。

［操作］丹参注射液穴位注射，上肢取

内关、曲池；下肢取足三里、三阴交。每次4ml，取左、右穴交替轮流注射，每日1次。15～30次为一疗程。

（四）针刺加艾灸

[取穴] 八邪。

[操作] 直刺八邪，提插泻法，令麻、胀感到达五指，然后以1寸长艾炷置针柄上点燃，燃尽为度。

三、推拿疗法

[取穴] 风池、肩中俞、缺盆、天宗、极泉、臑俞、曲池、少海、内关、阳池、后溪、合谷。

[手法] 揉、按、推、拿。

[操作] 自上而下揉按各穴，以得气为度。用掌推法，多指拿揉肩臂，离心性反复操作，每侧约5分钟。以拇指、食指弹拨腋下大筋，再以拇指按压阳池穴，另一手牵拉患者手指，左右晃拨或旋转腕关节。两手握揉患侧手掌，分疏五指，牵拉抖动，每次半小时。

[自我保健推拿]

（1）拇指或中指揉按尺泽、手三里穴。

（2）拇指点按内关、外关、极泉穴。

（3）多指拿揉太渊、合谷穴。

（4）多指揉抖手指。

（5）掌揉腹部，双拇指分别点按天枢穴，拇指点按气海穴。

（6）多指揉拿患侧下肢，手掌或鱼际搓足心，多指捏摩各足趾。

（7）拇指按揉伏兔、足三里、条口穴，多指拿揉承山穴，掌揉承山穴区。

四、气功疗法

气功可练放松功，使其经络通畅，气血调和，治疗交感神经系统兴奋过度。姿态可用仰卧或靠坐，一般用自然呼吸，久练者，也可用腹式呼吸或升降开阖等其他呼吸方式，与放松配合。一般是吸气时意守要放松的部位，呼气时意念离开意守的部位，同时默念"松"字，体验松感，在意念上要轻微意守放松部位，范围宜大，不宜守的太死太具体，进行放松后可以体会局部的松感，一般把意念引向脐部。也可练保健功、内养功、强壮功。每日2～3次，每次15～30分钟。太极拳可练简易式，根据患者自身的情况，选择几个简单易学的动作进行锻炼。把练身、练意、练气三者结合起来，不仅能锻炼四肢，而且能促进血液循环，促使局部血液通畅。

五、饮食疗法

因为寒冷和情绪激动是雷诺病的诱发因素，所以此类患者应避免过食生冷食品，暑天也不宜多吃冰淇淋、冰汽水等冷饮。饮食宜清淡，以利于血脉的通畅运行。选用一些具有温性的食物，如牛肉、羊肉、鸡肉等，有益于温阳散寒、活血通络。营养要丰富，应保证足够的热量摄入，蛋白质应充足，以利于疾病的恢复。可选食有扩张血管作用的一些食品，如山楂、马兰头、柿、油菜、芹菜等；含钙质较多的食物也可选食。

常用药膳如下。

（1）山楂粥：山楂30～40g（鲜山楂60g），粳米100g，砂糖10g。将干山楂片先行洗净，入砂锅煎取浓汁（若为鲜山楂，需水洗净后切片入煎），去渣后加入粳米、砂糖熬粥。有健脾消积、散瘀止痛、扩张血管、降脂、降压等作用，多食山楂粥有利于此病的康复。

（2）狗肉温补汤：狗肉250g，黄芪

60g，当归50g，桂枝15g，桂皮、葱、姜、胡椒等调味品适量。先加水煮三味药，约半小时去药渣，加狗肉及调味品，煮至烂熟。食汤和狗肉分两次食，每2～3天食上方一料。有温阳散寒、补气养血、温通经络的作用。对雷诺病寒凝经脉者，食用后有利于康复。

（3）黑大豆100g，粳米100g，红糖适量，苏木15g，鸡血藤30g，延胡索面5g。先将黑大豆洗净，放锅内加水煮成五成熟。另将苏木、鸡血藤加水煎煮40分钟，滤去药渣，把药汁与黑豆同煮至八成熟时再放入粳米、延胡索面和清水，煮至烂熟，加糖即可服食，每日2次，可供早晚餐，有疏通经络、活血化瘀的作用。

（4）荠菜车前红花汤：荠菜根50g，车前草50g，红花10g，上方同煎半小时，取汁调味即可。有清热利湿、行气活血功效。用于雷诺病湿热型，常饮此汤有利于疾病的康复。

六、浴疗法

1. 矿泉浴

选用全身温水浸浴，也可采用半身温泉浴或局部温泉浴。水温在37℃～38℃左右，每次浸浴15～20分钟，必要时可延长至30分钟，这种浸浴具有镇静、催眠、缓解血管痉挛的作用，除了局部有破溃和急性炎症外，都可应用。在温泉浴中结合自我按摩局部则效果更好。对温泉宜选用含碳酸的泉水。它能刺激血管引起毛细血管扩张，皮肤潮红，增加血液循环。

2. 药浴

干姜50g、川椒50g、川附子50g、高良姜50g、红花20g、透骨草20g，上药水煎30分钟后放温，双手浸泡药液中30～60

分钟，一日3次。适用于雷诺病寒凝经脉型具有温经散寒止痛之功效。

【现代康复治疗】

一、药物疗法

硝酸盐、钙通道阻滞剂、血管紧张素转换酶抑制剂、前列环素类药物、α-肾上腺素受体拮抗剂、抗血小板药物、5-羟色胺拮抗剂、抗氧化剂等均为临床上经常使用的药物。

二、手术疗法

包括上胸交感神经阻断术、星状神经节术、腰交感神经切除或阻滞术、通过阻断支配上肢血管活动的交感神经纤维缓解症状，手术见效快，但并发症较多，不易被患者接受。

【康复护理】

雷诺病由于病情缠绵，给患者精神经济上造成了极大的负担，医护人员要耐心地做好患者思想工作，给患者讲解分析病情，使之树立战胜疾病的信心。医务工作者服务态度要亲切和蔼，语言要准确，操作要轻快，尽量减少患者痛苦，处理要及时，耐心细致地观察病情变化。严禁吸烟，寒冷季节注意保暖，避免创伤和应用各种强烈收缩血管的药物，日常生活应避免过度精神紧张及创伤。

第六节　糖尿病足坏疽

糖尿病足坏疽是糖尿病患者发生在足部的缺血性坏死，是糖尿病重要并发症之一。据报道，国内糖尿病并发足坏疽约占0.9%～1.7%，老年糖尿病患者则高达7.8%～14.5%。本病以来势凶猛，发展迅速，病情急剧，多呈湿性坏疽，气味臭秽伴有消渴症状为其特点。

本病属于中医"消渴""脱疽"范畴。

糖尿病坏疽的发病原因，一般认为是以代谢紊乱为特征的内分泌疾病，由于胰岛素分泌不足，引起糖、脂肪及蛋白代谢紊乱。由于动脉硬化、毛细血管基膜增厚，导致微循环障碍，血管闭塞继发感染，引起组织缺氧坏死。另外糖尿病在并发血管病变的同时，常并发周围神经病变，可致感觉障碍、皮肤干燥、肌肉萎缩等，使局部组织经常暴露于危险之中，一旦遇到外来损伤因素，均可使糖尿病患者的足和下肢发生严重感染，甚至坏疽。中医认为糖尿病的发病是肇始于消渴，缘于体质素虚，阴阳失调，阴虚火毒炽盛，热灼津血，血行失常，瘀阻下肢脉道，郁阻日久，脉络闭塞，筋骨皮肉失去气血之荣养，热腐成脓，故坏死感染，形成本病。

【康复适应证】

（1）糖尿病患者应用胰岛素、口服降糖药及中西医结合治疗后，血糖控制在7mmol/L以下、尿糖阳性。

（2）糖尿病坏疽初期，局部暗红疼痛或有水疱、足背动脉及胫后动脉消失或减弱。

（3）患肢坏死组织和骨节已脱，但溃疡未愈；或施行截肢术后，创口久不愈合。

（4）患肢疮口已愈，但局部肌肉萎缩，皮肤干燥，行动不利，关节活动障碍者。

【传统康复治疗】

一、药物疗法

（一）中药汤剂

一般根据患者的症状和体征可分为气阴两虚坏疽型、气血两虚坏疽型、热毒炽盛坏疽型，需辨证论治，随症加减。

1.气阴两虚坏疽型

［**主症**］患足暗红肿胀，或干枯焦黑，溃破腐烂，疼痛剧烈，疮流血水，肌腱坏死则脓水剧臭。伴有高热、烦躁，或寒战，口渴汗出，心悸气短，大便秘结，舌红、苔剥，脉象弦细无力而数，或有结代，跌阳脉微弱或消失。

［**治疗原则**］益气养阴、和营解毒。

［**推荐方药**］消疽1号：生黄芪30g，人参10g，石斛15g，玄参15g，全当归10g，牛膝10g，丹参24g，金银花30g，紫花地丁24g，连翘15g，杭芍10g，白花蛇舌草20g。

2.气血两虚坏疽型

［**主症**］患足疼痛，肌肉萎缩，皮肤干燥或浮肿。坏疽溃烂，疮色棕灰，脓似粉浆污水，气味恶臭，脓腐难脱，或脱后肉芽淡红，脓水清稀，伤口久不愈合，伴有发热恶寒，面黄形瘦，不思饮食，神疲乏力，心悸气短，自汗，溲清便溏，舌淡边有齿痕，苔腻，脉沉细无力，跌阳脉或弱或无。

［**治疗原则**］补气血，和营解毒。

［**推荐方药**］消疽2号：生黄芪30g，当归15g，川芎10g，赤芍15g，白芍10g，生地15g，皂刺10g，党参10g，白术10g，云茯苓10g，肉桂10g，金银花30g，连翘15g，白花蛇舌草24g，紫花地丁24g，甘草6g。

3. 热毒炽盛坏疽型

[主症]患足紫红肿胀，足趾坏死溃烂，迅速向四周扩散，疮色灰黑，脓为污浊秽水，腥臭难闻，疼痛剧烈，待脓腐渐脱，脓渐黄稠，全身出现壮热口渴，烦躁不安，便秘溲赤，舌红苔黄或红绛少苔，脉滑数或细数，下肢动脉搏动减弱或消失。

[治疗原则]清热降火，和营解毒。

[推荐方药]消疽3号：知母15g，玄参24g，黄柏10g，黄芩10g，天花粉15g，远志15g，桃仁10g，红花10g，当归尾10g，牛膝15g，赤芍15g，白芍15g，金银花30g，白花蛇舌草24g，连翘15g，紫花地丁15g，甘草6g。

凡以上三型兼瘀血阻塞脉道者，可加虫类药蜈蚣、全蝎、土鳖虫、水蛭、穿山甲等。若出现壮热不退、神昏谵语等内陷症者加安宫牛黄丸或紫雪丹。

（二）常用单方验方

（1）通脉散2号（中医一附院经验方）：水蛭、虻虫、全蝎、蜈蚣等。口服每次8粒，每日2次。可活血化瘀，通脉止痛。适用于脱疽、脉痹等病。

（2）新脉管炎丸（北京广安门医院方）：泽兰60g，川芎、红花各15g，当归、牛膝、木瓜各30g，罂粟壳9g。口服每丸重9g，早晚各服2丸。可活血化瘀，通络止痛。用于脱疽、血脉痹塞不通等证。

（3）通脉安丸：洋金花1.5g，丹参60g，当归15g，川芎15g，赤芍15g，琥珀15g，朱砂1g，炒酸枣仁30g，鸡血藤30g。口服每次9g，日服2次。可活血止痛，镇静安神。适用于糖尿病足坏疽，患足疼痛剧烈，夜不能寐、烦躁不安等症。

（4）醒消丸（局方）：乳香、没药、人工麝香、雄黄。口服每日服3～6g，热陈酒送下或温开水送下，儿童减半，婴儿服1/3。和营通络，消肿止痛。治痈、流注、脱疽等证。

（5）附子、干姜、吴萸等份，研粉，和蜜调敷于患肢足底涌泉穴，亦可用红灵酒少许，揉擦患肢足背、小腿，每次20分钟，每日2次，此法亦适用于后期。

（6）毛冬青120～180g，猪蹄1只，水煮3～4小时，其煎出液分3次，1日内服完，1～3个月为一疗程。有活血解毒作用。

（7）白花丹参30～60g，水煎服，每日1剂。

二、针灸疗法

（一）体针疗法

[取穴]曲池、外关、合谷、足三里、三阴交、阳陵泉、解溪、公孙、太冲、太溪、足临泣。

[操作]曲池直刺1～1.5寸，捻转泻法1分钟；外关、合谷同用泻法；足三里、三阴交均直刺1寸，提插补法1分钟；阳陵泉透刺阴陵泉，施捻转泻法1分钟；解溪直刺5分，捻转补法1分钟；公孙直刺0.8～1寸，捻转补转1分钟；太溪直刺0.8～1寸，捻转泻法1分钟；太冲、足临泣均直刺0.8～1寸，捻转泻法1分钟。并用艾条灸患处5～10分钟，每日1次。

（二）耳针疗法

[取穴]趾、跟、交感、皮质下、脾、肝、肾、神门。

[操作]用探针或耳针探测仪，在选定的耳穴上探寻，定位后常规消毒。左手固定耳郭，右手以0.5～1寸的毫针垂直进

针，深度一般以刺耳郭软骨而不刺穿对面皮肤为度。每次取2~3穴，中强刺激，留针15~20分钟，每日1次。

（三）穴位注射疗法

[取穴]足三里、承山、昆仑、阳陵泉、委中、太溪，前三穴为甲组，后三穴为乙组。

[药物]当归注射液、复方丹参注射液、维生素B₁注射液。

[操作]用消毒注射器抽吸上面一种注射液，碘酒、乙醇消毒局部后刺入穴位，得气后注入药液，每穴0.5~1.0ml，每次注射一组穴位，两天注射一次，10次为一疗程，休息一周后，可进行下一个疗程。

（四）隔蒜灸

[取穴]冲阳、太溪、溃破周围处。

[操作]取独头大蒜，切成分许厚的薄片，用针穿刺数孔，放在穴位或溃破周围处，用艾炷灸之，每灸4~5壮，换去蒜片，每穴一次，须灸5~7壮。

三、推拿疗法

糖尿病坏疽患肢疮口已愈，但局部肌肉萎缩，皮肤干燥，行动不利，关节活动障碍者，可应用推拿疗法。若局部炎症、坏死、皮肤溃破者禁用按摩。推拿手法一般采用揉法、摩法、推法、摇法及伸屈法，结合具体病情及部位，酌情选用，往往需要几种手法互相配合使用，每天或隔天按摩一次。

五、气功疗法

糖尿病坏疽任何一型均可使用气功疗法，主要功法为内养功、强壮功，配合功法有行步功、太极功、虚明功、气动功。太极拳可练简易式，根据患者自身情况，选择几个简单易学的动作进行锻炼，把练身、练意、练气三者结合起来，可以促进血液循环，调节内分泌中枢，促进机体代谢，增强人体免疫力，抵御疾病，延缓衰老。

六、饮食疗法

（1）糖尿病患者应控制饮食，每日主食大米、白面为250g，黄豆的豆制品100g左右，花生25g，蔬菜1kg，油25g。多食猪胰脏、鸭胰脏。

（1）出现糖尿病并发症的患者，除一般饮食治疗外，动脉硬化、坏疽等饮食宜清淡，以利于血脉的通畅运行。

（3）疮口久不愈合，宜常服银耳、枸杞、木耳、芝麻等。

（4）此类患者久病多虚，营养要丰富，应保证足量热量摄入，蛋白质应充足，以利于疾病的恢复。

（5）可选食有扩张血管作用的一些食品如山楂、马兰头、油菜、芹菜等。也可吃一些能软化血管的食品如绿豆、海带、淡菜、荞麦面等含钙质较多的食物。

常用药膳如下。

（1）清蒸茶鲫鱼：取500g重鲫鱼一条，去鳃、肠、内脏，留下鱼鳞，腹内装满绿茶，置盘中放蒸锅内清蒸，熟透即可供用。功可补虚弱、止消渴，凡热病或糖尿病消渴引饮不止者可食用。

（2）猪胰汤：将猪胰1具洗净，入生薏苡仁30g、黄芪60g、怀山药120g，煎煮作汤供用。功可益气健脾、润燥止渴。凡由气阴两伤气化不利所致消渴引饮之病，可常饮此汤。

（3）猪脊羹（《三因极一病证方论》）：猪脊骨1具，红枣150g，莲子100g，木香3g，甘草10g。将木香、甘草布包，与猪脊、红枣、莲子一同置锅中，加适量水，文火炖煮4小时，供用。功可滋肾健脾、止消渴。可用于糖尿病消渴、善饥、尿多等。分顿食用，以喝汤为主，并吃肉、枣、莲子。

（4）梅子丸（饮膳正要）：乌梅50g，白梅50g，干木瓜50g，紫苏叶50g，炙甘草30g，檀香6g，人工麝香3g。上药除麝香外，其余诸药共研为细末，再入麝香，务令和匀，加砂糖适量为丸，如弹子大小噙化。功可生津止渴。用于烦渴喜饮，口干舌燥等消渴证。

七、浴疗法

适用于糖尿病坏疽早期脱疽未溃破，或恢复期患者患肢遗留症状、肿胀及关节功能障碍者。

1. 矿泉浴

可选用淡泉浴、氡泉浴、碳酸泉浴等，一般采用全身温水浸浴或半身温泉浴。水温在左右，每次浸泡15～20分钟，必要时延长30分钟。这些种浸浴具有促进周围血管扩张、增加静脉回流、消除瘀血症状，改善血液循环作用，在全身矿泉浴时，还可配合水下按摩。

2. 药浴

（1）海桐皮汤《医宗金鉴》

[处方] 海桐皮6g，透骨草6g，乳香6g，没药6g，当归5g，川椒10g，川芎3g，红花3g，威灵仙3g，甘草3g，防风3g，白芷2g。

[用法] 煎水，趁热熏洗并浸浴患处，每日1次。有通络止痛的作用，适应于脱疽血脉不通，瘀血作痛。

（2）活血止痛散

[处方] 透骨草30g，川楝子15g，当归尾15g，姜黄15g，海桐皮15g，威灵仙15g，牛膝15g，羌活15g，白芷15g，苏木15g，五加皮15g，红花15g，土茯苓15g，川椒6g，乳香6g。

[用法] 煎汤熏洗患处，每日30～60分钟，每日2次。有活血、通络、止痛之功效，适用于脱疽未破或恢复期患肢留存麻木、肿胀、疼痛及关节功能障碍者。

【现代康复治疗】

（一）介入治疗

介入治疗包括皮腔内血管成形术及支架置入术，腘窝动脉以上效果好，腘窝以下不容易成功。目前小腿动脉进行单纯球囊或导管扩张和或放支架，达到挽救肢体、避免截肢的目的。

（二）外科手术治疗

外科治疗包括下肢血管重建和截肢。下肢血管重建除了介入和血管移植外，还有动脉内膜剥脱术、大网膜带蒂移植术、动脉内腔激光或超声化斑术、下肢远端静脉动脉化。

（三）造血干细胞移植和基因表面生长因子治疗

干细胞移植能够取一定的疗效。尽管造血干细胞治疗糖尿病足是有效的，然而期望在短期内使ABI增加很多是不可能的。

【康复护理】

（1）糖尿病坏疽的患者，由于长期卧床疼痛剧烈，加之伴有不同程度的内科疾病，给患者精神上、经济上造成了极大的负担，往往失去治疗疾病及生活的信心。医护人员要耐心地给患者讲解、分析病情，使之树立战胜疾病的信心，保持乐观的情绪，起居有规律，保证充足的睡眠。

（2）医务人员服务态度要亲切和蔼，说话要和气，语言要准确，操作要轻快，尽量减少患者的痛苦，处理要及时，耐心细致地观察病情的变化。

（3）注意患肢保暖，避免受潮受寒，足部适当做运动锻炼，促进患肢血液循环。

（4）患肢避免外伤，避免足部、足趾挤压或摩擦，不穿紧硬鞋袜。嘱患者在患肢洗澡和修剪趾甲时要注意不要烫伤和损伤局部而引起感染。

（5）饮食是治疗本病的关键。要按医嘱规定，指导患者严格控制。向患者反复说明饮食治疗的重要性，争取其合作，不要在规定的饮食之外，自行另加食物。

第十二章
泌尿生殖系统疾病

第一节　慢性肾小球肾炎

慢性肾小球肾炎简称慢性肾炎，系指蛋白尿、血尿、高血压、水肿为基本临床表现，起病方式各有不同，病情迁延，病变缓慢进展，可有不同程度的肾功能减退，具有肾功能恶化倾向和最终将发展为慢性肾衰竭的一组肾小球病。由于本组疾病的病理类型及病期不同，主要临床表现可各不相同。疾病表现呈多样化。根据临床表现，习惯上将本病分为普通型、肾病型和高血压型。西医学尚无满意的治疗方法，一般多采用对症施治，或皮质激素、免疫抑制剂治疗。

慢性肾炎多属中医学水肿、虚损等范围。多因先天不足和劳倦所伤，导致肾气虚损所致。本病的原始病因以肾虚为本，继发各脏之虚。在本虚基础上所继发的水、湿、浊、热、瘀、毒等邪气，是为标实。本虚与标实互为因果，恶性往复，不断损害肾脉功能，使病情日趋严重。最后，由于出入、升降失司，以致浊毒入血、攻心、上脑，造成阴竭阳亡为终结。本病因虚致实，本虚标实，治疗要掌握扶正祛邪的恰当使用。凡湿浊热瘀等邪实突出，或新感外邪者，当以祛邪为主，或兼以扶正，或祛邪后再继之扶正。邪去正虚明显者，则当扶正为主，扶正重在补肾，兼以补脾、补肺、补肝、补养气血，调和阴阳，守法守方，缓图治本。

【康复适应证】

无肾功能严重损害及尿毒症者均可疗养。

【传统康复治疗】

一、药物疗法

1. 脾肾阳虚证

[**主症**] 面色少华，形寒畏冷，神疲乏力，少气懒言，四肢不温，纳少食减，口淡便溏，脘闷腹胀，或见眼睑、下肢浮肿，小便短少，舌质淡，苔白润，脉沉弱。

[**推荐方药**] 金匮肾气丸加减：制附片10~25g（先煎半小时），肉桂10g、干地黄、山茱萸、山药、白术、茯苓、泽泻、牡丹皮、车前子、巴戟天各15g，黄芪20~50g，每日1剂。

2. 肝肾阴虚证

[**主症**] 眩晕耳鸣，口咽干燥，腰膝酸软，心烦易怒，五心烦热、少寐善忘，小便短黄，或眼睑、下肢浮肿，舌红少苔或光剥无苔，脉弦细滑数。

［**推荐方药**］知柏地黄丸加减：生地黄、山药、山茱萸、泽泻、茯苓、牡丹皮、知母各15g，黄柏10g，杜仲、桑寄生、制何首乌各15~20g，每日1剂；或用六味地黄丸，每日1丸。

3.湿浊内盛证

［**主症**］神疲纳少，胸腹痞满，食后尤甚，面色萎黄，头身困重，呕吐恶心，苔白厚腻或微黄，脉滑。

［**推荐方药**］藿朴夏苓汤加减：藿香、厚朴、姜制半夏、茯苓、竹茹、茵陈15g，菖蒲、白豆蔻、郁金各10g，枳壳、陈皮各6g，姜制黄连3g。

4.湿热蕴结证

［**主症**］口干口苦，呕吐恶心，脘闷且痛，大便干结或黏腻不爽，小便短黄，舌质红，苔黄厚腻，脉滑数。

［**推荐方药**］黄连温胆汤加减：姜制黄连、竹茹各10g，枳实、茯苓、姜制半夏、陈皮各10~15g，茵陈20g，黄芩12g，谷芽、神曲各15g，大黄6g。

5.随症加减

（1）浮肿：方用黄芪50~80g，泽泻、茯苓、白术各20~30g，车前子、大腹皮各15g。

（2）蛋白尿：①属肾虚不固而见面色苍白，形寒肢冷，腰背酸软者用右归丸。②属脾虚气陷而见面色苍暗，神疲肢软，纳差便溏者，方用补中益气汤，酌加金樱子、芡实、山药、五味子之类。③属肺气不利而见鼻塞流涕，鼻痒喷嚏，咽喉不利，咳嗽胸闷；或恶风、发热者，方用桑菊饮加减。④属阴虚湿热而见低热不畅，口苦咽干，苔黄腻而干者，用茵陈、黄芩、车前子、连翘、白茅根、玉米须、薏苡仁、茯苓、石斛、蝉蜕。

（3）血尿：一般在处方中酌加大蓟、小蓟、白茅根、仙鹤草、藕节、生地黄、白及等。属小肠热伤血络，迫血妄行者，方用导赤散。属顽固性血尿，有的实为肺气虚而失制节所致，即上虚不能制下之义，在诸法用后无效时，可用此法。方用唐宗海人参清肺汤：人参，阿胶，地骨皮，知母，乌梅，甘草，大枣，桑白皮，罂粟壳，杏仁。

二、针灸疗法

（一）体针疗法

［**取穴**］三阴交、复溜、水分、足三里〈脾俞、肾俞〉。

［**操作**］三阴交、复溜均直刺1~1.2寸深，用补法；水分穴直刺1.2~1.5寸，平补平泻；足三里1.5寸直刺，补法。亦可用灸，脾俞、肾俞均用补法加灸，以壮肾阳。

（二）耳针疗法

［**取穴**］肺、脾、肾、皮质下、膀胱。

［**操作**］每次取1~3穴，双侧，用中等刺激，隔日一次，或用王不留行籽埋穴，可起到相同作用。

（三）皮肤针疗法

在背部膀胱经第一侧线和第二侧线上轻度叩刺，自上而下，以皮肤稍有红晕为度，隔日一次。

（四）穴位敷药疗法

大田螺4个，大蒜去皮5个，车前子末3钱，上药共研成饼，敷神阙穴以布缚之，对水肿康复有效。

（五）艾灸治疗

［**取穴**］神阙、气海、关元。

[**操作**] 清艾条点燃后置入艾箱，铺厚巾后放于穴位皮肤上，以有温热感不痛为宜，皮肤潮红为度，每次15~20分钟，每周3次治疗。可一定程度的使机体免疫功能由紊乱状态向正常状态调整，这可能是艾灸调节慢性肾小球肾炎患者免疫的机制之一。

三、推拿疗法

（1）患者坐位，医者以双手拇指点按脾俞、命门，以补脾益肾；嘱患者俯卧位，施以双龙点肾法，以调补肾气；嘱患者仰卧位点按关元、气海，以调补下焦气机，补肾虚益气，候阳固精；点按足三里、太溪、三阴交，以调补肾气，补中益气。

（2）擦法：腰背部脊柱两侧；按法：神道、灵台、中枢、脊中、肺俞、脾俞、肾俞、大肠俞、次髎、承扶、委中、昆仑、太溪、涌泉；摩法：腹部，腰背部脾俞至肾俞区间；擦法：左侧背部，腰骶部；提捏法：腰背脊柱两侧；一指禅法：腰背部脾俞至肾俞区间。每日1次，每次30~40分钟。

四、饮食疗法

（1）薏苡仁、赤小豆与粳米同煮为粥，早晚服。

（2）黄芪、山药、龟板各30g，先将龟板煎1~2小时，然后加山药、黄芪同煮，去渣饮汤。

（3）鲜柿叶3000g洗净切碎，加水浓煎，去渣取汁1000ml，慢火浓缩至黏稠，加白糖吸干药汁，轧粉装瓶。每次冲服15g，每天3次，适于肾炎顽固蛋白尿症。

五、体育疗法

慢性肾小球肾炎可依据病情、体力及兴趣爱好选择慢跑、散步、太极拳等活动。或练习内养功，每天1~2次，每次10~20分钟。高位站桩功3~5分钟。保健按摩腰眼或按压三阴交穴。

六、浴疗法

矿泉疗法：水温38℃~40℃，每天1次，每次10~15分钟；淡矿泉、硫化氢泉、碳酸泉较为适宜，一般而言慢性肾炎不宜饮用矿泉。

【现代康复治疗】

物理疗法：可选用超短波疗法、中波疗法、短波疗法、红外线疗法、石蜡疗法等，有血尿者禁用。

【康复护理】

（1）宜保暖，避风寒，防治感冒。

（2）勿过劳，浮肿、贫血、肾功能不全者，尤需注意休息，节制房事。

（3）保持良好情绪，充足睡眠，树立信心，坚持治疗。

（4）监测患者血压、尿量的变化。

（5）避免加重肾脏损害的因素。如避免感染、劳累、妊娠及肾毒性药物（如氨基糖苷类抗生素、含马兜铃酸中药等）等可能导致肾功能恶化的因素。

第二节　肾盂肾炎

肾盂肾炎为尿路感染的常见病。由致病菌感染直接引起的肾盂、肾盏和肾实质的炎症。尿路感染包括上尿路感染（肾盂肾炎）与下尿路感染（尿道炎、膀胱炎），后者可单独存在，而肾盂肾炎一般都伴有下尿路感染。肾盂肾炎好发于20～40岁女性。致病菌绝大多数为革兰阴性杆菌，以大肠杆菌最常见。主要感染途径是上行性感染，即致病菌由尿道上行入膀胱引起膀胱炎，继而沿尿管向上蔓延至肾脏，导致肾盂肾炎。正常人在尿道口内1～2cm处存在少量细菌，但一般不引起感染，因为尿道黏膜有一定的抗菌能力；尿液可稀释细菌并将其排出体外；尿中还含有一些抑菌物质。当机体抵抗力下降或尿道黏膜轻度损伤（如月经期、性生活后等）以及尿路流通不畅时，细菌乘虚而入，在肾盂部大量繁殖，而使肾脏致病。由于女性尿道短而宽，女婴尿道口易被粪便污染，故均易发病。肾盂肾炎有急性期和慢性期两个阶段。急性期主要表现为发热、尿频、尿急、尿痛以及腰背疼痛等，小便常规检查可查出白细胞（脓细胞）和细菌。慢性期症状一般较轻，可由急性期迁延而来；或急性期虽控制，但经反复发作演变而来。肾盂肾炎的治疗最重要的是选择有效的抗菌药物。一般急性肾盂肾炎多数可迅速治愈，慢性者治愈则相对较困难。

急性肾盂肾炎属于中医学的"热淋""血淋"范围；慢性肾盂肾炎是由急性肾盂肾炎演变而成，属于中医学"劳淋""气淋""血淋"的虚证范围。

中医认为急性肾盂肾炎的病因或由多食辛热肥甘之物，或嗜酒太过，酿成湿热，下注膀胱，或因为外阴不洁，秽浊之邪随尿道入侵膀胱，酿成膀胱湿热，使膀胱气化失司，而发病；膀胱湿热从三焦蔓延，熏蒸肝胆，使胆热郁结；膀胱湿热蕴积化火，从里蒸迫，可见高热持续不退等症。慢性肾盂肾炎是由于久病及肾，故其病位在膀胱与肾，其病机较急性肾盂肾炎为复杂。其病机变化多为本虚标实。湿为阴邪，偏盛时，可损伤脾肾，而为脾肾气虚，或脾肾阳虚，或肾阳虚衰；热邪偏盛者，可致肾阴耗损，终致肾阴阳两虚，此为本虚之病机。标实为膀胱湿热余邪蕴积，每因受寒、劳倦而使抵抗力下降，由于正虚不能制邪，膀胱湿热病邪鸱张，使膀胱气化失司。慢性期可反复发作，每发作一次，均可导致肾脏的损害加重，最终使膀胱气化功能失常，肾开阖失职，致水湿、浊邪及尿毒潴留，发展为慢性肾功能衰竭。本病的治疗多采用中医或中西医结合的疗法。

【康复适应证】

所有慢性肾盂肾炎的患者及急性肾盂肾炎的恢复期均可进行康复治疗。

【传统康复治疗】

一、药物疗法

中医辨证论治是肾盂肾炎患者常用的康复疗法。一般根据患者的症状和体征进行分型论治。急性肾盂肾炎可分为：湿热蕴结下焦证，湿热邪毒波及少阳证，湿热流连气化失司证，热甚伤络证；慢性肾盂肾炎可分为：肾阴亏虚、余邪未尽证，脾肾两虚、湿热留恋证，脾肾阳虚、中气下陷证，气阴两虚、膀胱湿热证。

（一）中药汤剂

1. 急性肾盂肾炎

（1）湿热蕴结下焦证

［**主症**］尿频、尿急，每昼夜排尿达10次以上，每次尿量少，有尿出不尽感，尿时尿道口灼热疼痛，小腹胀痛，腰痛，舌红苔黄腻，脉滑数。此为急性感染最先出现的症状。

［**治疗原则**］清热解毒，渗湿通淋。

［**推荐方药**］八正散加减：扁蓄、瞿麦各15g，车前子、千里光、蒲公英各20g，滑石、大黄12g，甘草3g。

［**加减**］若湿热蕴结，熏蒸于肌表，兼见肢体酸软疼痛者，加防己、薏苡仁；腹痛，沿输尿管至膀胱走行区有压痛，加白芍、延胡索。

（2）湿热邪毒波及少阳证

［**主症**］起病急骤，恶寒发热，寒热交作，体温可高达38℃～40℃，头痛，口苦口渴，全身酸痛，恶心呕吐，腹胁胀痛，腰痛，肾区叩击痛，小便淋沥，灼热，疼痛，尿液混浊，舌红苔黄腻，脉弦数。

［**治疗原则**］清解少阳，利尿渗湿。

［**推荐方药**］蒿芩清胆汤加减：青蒿、黄芩、竹茹、法半夏、茯苓、赤芍各12g，青黛（包）、山栀子、千里光、蒲公英各20g，忍冬藤30g，滑石、牛膝各15g，甘草梢3g。

［**加减**］若热毒化火，高热持续，烦躁，头痛如裂，剧烈腰痛，尿频、尿急、尿痛、脓尿，合用五味消毒饮，即加紫背天葵、紫花地丁；若伴热毒伤阴，口渴引饮，加麦冬、生地、芦茎。

（3）湿热流连气化失司证

［**主症**］低热，身热不扬，肢体沉重，食欲不振，脘痞，小便频数涩痛，尿液混浊，舌苔白腻微黄，脉濡缓。多见于年老体弱者。

［**治疗原则**］宣气化湿，利尿通淋。

［**推荐方药**］三仁汤加减：杏仁12g，滑石、薏苡仁各20g，白通草、白豆蔻、生甘草各6g，竹叶、厚朴、法半夏各10g，瞿麦15g，金银花、蒲公英各30g。

［**加减**］小便常规脓细胞多者，加千里光、土茯苓；小便黄赤或镜下血尿者，加白茅根、仙鹤草、地榆；腰痛者，加续断、枸杞子。

（4）热甚伤络证

［**主症**］病变侵及肾盂及肾盏或膀胱黏膜下血管。除具尿频急、热涩疼痛、小腹胀满症状以外，以肉眼血尿及小便黄赤浑浊为突出，舌红苔黄，脉弦数。

［**治疗原则**］清热泻火，凉血通淋。

［**推荐方药**］小蓟饮子加减。小蓟、生地、炒栀子、竹叶、丹皮、黄连、瞿麦各12g，紫珠草、仙鹤草、蒲公英各20g，扁蓄、蒲黄、滑石各15g，白茅根40g，生甘草3g。

2.慢性肾盂肾炎

（1）肾阴亏虚、余邪未尽证

［**主症**］腰酸软疼痛低热，或觉手足心热，小便灼热涩痛，淋漓不尽，时作时止，不耐久劳，每因劳累或受凉而引发，舌红少苔，脉多细数。

［**治疗原则**］滋肾养阴。

［**推荐方药**］知柏地黄汤加减。知母、黄柏各10g，生地黄、山茱萸、丹皮、茯苓、泽泻、车前子各15g，千里光、蒲公英各30g。

［**加减**］若尿色淡红或如洗肉水者，加琥珀、旱莲草、地榆；若兼见气虚乏力者，加党参、黄芪、麦冬、五味子。

（2）脾肾两虚、湿热留恋证

［**主症**］神疲乏力，腰膝酸软，食少，尿频、尿急，小便赤涩，淋漓不尽，时作时止，遇劳累即发，舌淡，脉虚无力。

［**治疗原则**］健脾益肾，兼清余邪。

［**推荐方药**］无比山药丸加减：黄芪30g，山药、肉苁蓉、熟地、山茱萸、茯

苓、泽泻、车前子、菟丝子、巴戟天、杜仲、牛膝各15g。

［加减］若夜尿多者，去泽泻，加金樱子、益母草；若大便稀溏者，去肉苁蓉、熟地，加芡实、薏苡仁。

（3）脾肾阳虚、中气下陷证

［主症］精神萎靡，畏寒肢冷，少气懒言、头晕、耳鸣、腰膝酸软、食欲不振、大便溏泄，口干不欲饮，或喜少量热饮，尿频短急、涩痛，小腹坠胀、舌淡，脉细弱。

［治疗原则］温补脾肾，益气举陷。

［推荐方药］右归丸合补中益气汤加减：熟地、山茱萸、山药各15g，熟附片（先煎）、枸杞子、菟丝子各12g，党参20g，黄芪30g，大枣、升麻、柴胡、苍术各10g。

［加减］若面浮、下肢肿者，加益母草、猪苓、五加皮。

（4）气阴两虚，膀胱湿热证

［主症］倦怠乏力，腰膝酸软，手足心热，口干咽燥，心烦，小便滞涩热痛，有时频急，小腹坠胀，舌红边有齿痕，脉虚。

［治疗原则］益气养阴，兼清膀胱湿热。

［推荐方药］清心莲子饮加减。石莲子、白茯苓、党参各20g，黄芪、麦冬、地骨皮、柴胡、焦栀子、车前子各15g，益母草、蒲公英各30g，甘草3g。

（二）常用单方验方

（1）柴芩汤：柴胡、黄芩、石韦、木香、车前草，水煎服，日1剂。

（2）黄芩、紫草、棕榈皮各30g，葵花根15g。水煎，分3次服，日1剂。主治血淋。

（3）内托生肌汤（岳美中方）：黄芪、杭芍、甘草各9g，乳香6g，没药6g，丹参12g。水煎服，日1剂。适用于慢性肾盂肾炎反复发作，正气已虚，但瘀滞肾络，湿热留恋，肾络受伤时。

（4）金黄汤（《中国中医秘方大全》）：金钱草30g，丹皮、泽兰、赤芍、大黄各9g，丹参12g。水煎服，日1剂。功能活血化瘀，主治肾盂肾炎。

（5）清热通淋方（《中国中医秘方大全》）：白花蛇舌草、大青叶各24g，海金沙15g，扁蓄、瞿麦各9g。水煎服。功能清热利湿通淋，主治肾盂肾炎。

（6）知柏汤（《中国中医秘方大全》）：知母、生地、土茯苓、石斛、金银花、黄柏各15g，连翘、当归各10g，红藤30g，木通、甘草各5g。功能清热利湿，主治泌尿系感染。

二、针灸疗法

（一）体针疗法

1.急性肾盂肾炎

［取穴］委中、下髎、阴陵泉、束骨。

［加减］热甚，加曲池；尿血，加血海、三阴交；小腹满痛，加曲泉；寒热往来，加外关；腰痛剧烈，加取阿是穴。

［操作］选以上穴位，深刺，用泻法，留针30分钟。每日1次。

2.慢性肾盂肾炎

［取穴］委中、阴谷、复溜、照海、太溪。

［加减］腰背酸痛，加关元、肾俞；盗汗，补复溜，泻合谷；尿频、尿急、尿痛，加中极、阴陵泉。

［操作］选以上穴位，深刺，留针30

分钟。每日1次。

（二）耳针或耳穴疗法

[**取穴**] 肾、膀胱、交感、内分泌、神门、尿道、肾上腺。

[**操作**] 选以上反应明显的3~4个穴位，用耳针强刺激，留针1小时，留针期间捻转2次，每日1次；或用王不留行压迫穴位，压迫24小时，隔日一次。

（三）穴位注射疗法

[**取穴**] 肾俞、三阴交。

[**操作**] 用维生素B_{12}注射液，每穴注入0.3~0.5ml，隔日治疗一次，10次为一疗程。

三、气功疗法

气功治疗肾炎，临床效果十分显著，西医学证明，肾炎患者，下丘脑-垂体-肾上腺皮质系统的功能皆出现异常。进行气功锻炼时，通过意念导引入静，使大脑皮层有序化增加，下丘脑-垂体-肾上腺这一机体调节轴心的功能也会产生一系列良性变化，大脑皮层下各级中枢包括自主神经系统的功能相应地也会得到增强，这些变化对整个机体发挥着积极的自我调整和自我控制作用。而且气功的扶正固本的作用，能使机体的免疫功能得到很大的提高。慢性肾炎的患者应以练静功为主，可练虚明功或摩肾益精功。太极拳，其动作柔韧缓慢，调气敛神，益于大脑皮层的稳定及全身功能的恢复。每日可练功2次。

四、饮食疗法

肾盂肾炎在急性期常有寒战高热，故宜吃清淡的流质或半流质饮食，如牛奶、藕粉、果汁、鸡蛋汤、豆浆、蜂蜜等，随着病情的好转，可改为营养丰富的软食和普通饭，瘦肉、鱼、蛋、豆制品及新鲜蔬菜，水果可比平时稍多一点，如西瓜、梨、鲜藕、枇杷等。大量的水分和解毒利尿食品，能够稀释尿液，增加尿量，以冲洗泌尿系统，使细菌毒素尽快排出，所以要多喝白开水、淡茶水、绿豆汤、冬瓜汤、鲫鱼汤等。饮食必须清淡，要限制各种刺激肾脏和尿道的食物，如含有乙醇的各种饮料、辛辣的调味品，以及含挥发油、辣素、草酸多的蔬菜，如菠菜、芹菜、韭菜、蒜苗、葱、胡萝卜等。忌食温热性食物，如羊肉、狗肉、兔肉和油腻食物等。另外，尿液的酸碱性对细菌的繁殖影响很大，可以通过调节饮食来改变尿液的酸碱性，从而达到抑制细菌生长繁殖的目的。肾盂肾炎患者的尿液呈酸性的居多，可以连续几天内多吃碱性食物，如牛奶、蔬菜、水果、淡菜等，也可以饮用矿泉水，或多吃碱性大的馒头，使尿液变为碱性。同理，如果尿液呈碱性，可以多吃酸性的食物，如猪、牛肉等肉类、鸡鸭等禽类，及鱼、蛋、花生、核桃等，还可以用醋来调味。如果不知道自己的尿液的酸碱性，可以每隔三五天将食物变换一次，这样可以使尿液的酸碱性经常变化，细菌不能尽快适应，难以大量繁殖。

常用药膳如下，

（1）黄芪粥：黄芪、白茅根各30g，煮汁去渣，熬粳米粥喝。

（2）绿豆、茯苓、薏苡仁各30g，加粳米，文火煮粥，每天清晨食用。

（3）芡实30g，蒸熟服或水煎服。

（4）北五味子60g，研末，制丸如梧桐子大，每服30粒。

（5）莲子去心60g，生甘草10g，加水一大碗，小火煎煮至莲子熟软时，稍加冰糖，吃莲子喝汤。

（6）赤小豆鸡内金粥：赤小豆50g，鸡内金15g。先加水煮赤小豆，将熟时放入鸡内金末，调匀，可作早餐食用。具有清热利湿、消积化瘀作用。用于治疗因湿热下注以致膀胱气化不利而引起的尿频、尿急、尿痛、尿赤、小腹胀痛等症。即适于尿路感染患者食用。

（7）青小豆粥（《食医心鉴》）：青小豆、小麦各50g，通草5g，白糖适量。先以水煮通草取汁去滓，用汁煮豆、麦成稠粥，加白糖调服。有利尿通淋作用，用治因湿热下注、膀胱气化不利而引起的小便涩少、尿时淋漓作痛等症。

（8）鲜马齿苋100～200g，鲜车前草100g，水煎代茶饮，治尿路感染伴血尿疗效明显。

五、矿泉疗法

可选碳酸氢钠泉、碳酸氢钙泉、硫酸钙泉、氡泉及淡泉等。于饭前15～30分钟温饮，每次150～300ml，每天1～3次，3～6周为一疗程。如出现慢性肾功能衰竭时应慎用，急性肾功能衰竭时应禁用。

【现代康复治疗】

（1）场效应疗法：每日1～2次，每次30分钟，15次为一疗程。

（2）超短波电治疗：电极于肾区前后对置，无热量或微热量。每日1次，每次30分钟，15次为一疗程。

（3）蜡疗或红外线治疗：主要用于慢性期腰部胀痛症状显著者。

【康复护理】

努力做好患者的思想工作，使其正确对待疾病，保持心情开朗，达观、愉快，做到安定神形，稳定情绪，以促进康复，同时嘱咐患者注意劳逸结合，避免六淫侵袭，节制房事。

第三节 慢性肾功能不全

慢性肾功能不全（CRF）是指各种原因造成的慢性进行性肾实质损害，致使肾脏明显萎缩，不能维持其基本功能，临床出现以代谢产物潴留，水、电解质、酸碱平衡失调，全身各系统受累为主要表现的临床综合征，也称为尿毒症。从原发病起病到肾功能不全的开始，间隔时间可为数年到十余年。慢性肾功能衰竭是肾功能不全的严重阶段。

在中医文献中虽无慢性肾功能不全的病名，但对本病的症状及治疗早有描述和记载。本病可包括在中医文献的虚劳、水肿、淋证等门类之中。

慢性肾功能衰竭的病因以各种原发性及继发性肾小球肾炎占首位，其次为泌尿系统先天畸形，遗传性疾病等全身性系统疾病中以肾小动脉硬化、高血压、结缔组织病等多见。近年来，CRF的原发病有所变化，肾间质小管损害引起的CRF也逐渐受到人们的重视，糖尿病肾病，自身免疫性与结缔组织疾病肾损害，引起的CRF也有上升趋势。

中医认为，慢性肾功能不全主要是由于多种慢性肾脏疾患失治、误治，加上失于调理、过度烦劳、暴饮暴食、营养不良、饮酒过度等，使脏腑功能减退而致慢性肾功能不全。主要由于：①脾肾气虚。②脾肾阳虚。③肝肾阴虚。④气阴两虚造成气血阴阳亏虚，由虚致损，逐渐发展成衰竭。本病的治疗以维持和改善肾功能为总目标。为此，积极控制各种原发和诱发因素并采用综合性的治疗措施。在治疗过程中采取积极的康复治疗有利于疾病的恢复。

【康复适应证】

（1）慢性肾功能不全患者在肾功能代偿期、氮质血症期及尿毒症早期。

（2）慢性肾功能不全表现为腰痛、乏力等症的患者。

【传统康复治疗】

一、药物疗法

中医治疗是慢性肾功能不全患者经常采用的康复疗法。一般根据症状和体征分为脾肾气虚、脾肾阳虚、肝肾阴虚、阴阳两虚等辨证论治，随证加减。

1. 脾肾气虚证

［主症］腰痛，夜尿增多，轻度贫血，疲乏，食欲不振，腹胀、腹泻，大便不实，头晕或有轻微的恶心，轻度浮肿，手足欠温，舌淡有齿痕，脉沉。

［治疗原则］补脾益肾。

［推荐方药］菟丝子汤加减：菟丝子15g，枸杞子15g，山药10g，莲子肉15g，茯苓15g，益母草30g，红花10g，赤芍10g，黄芪15g，紫河车粉15g。

［加减］恶心、呕吐者加半夏10g、生姜3片；脘腹胀满者加紫苏梗10g、藿香梗10g、厚朴10g；面及下肢浮肿者加猪苓15g、泽泻15g、益母草30g。

2. 脾肾阳虚证

［主症］面色苍白，神疲乏力，纳差，便溏，或有水肿，口黏口淡，不渴，腰膝酸痛或腰部冷痛，畏寒肢冷，夜尿频多清长，舌质胖嫩齿痕明显，脉沉弱。

［治疗原则］温补脾肾。方以温脾汤加减：制附片3g，白术15g，茯苓15g，白芍15g，干姜6g，肉桂10g，人参10g，黄芪15g，炙甘草10g，酒大黄10g，桃仁10g，红花10g，丹参15g。

［加减］腰膝寒冷、肢端不温者，加仙茅15g、淫羊藿15g、川芎10g；脘腹胀闷、恶心呕吐者，加砂仁10g、藿香梗10g、紫苏梗10g；小便短少者，加猪苓15g、泽泻15g、益母草30g；喘闷心悸、不能平卧者，加葶苈子10g、川椒10g、防己10g。

3. 肝肾阴虚证

［主症］面色萎黄，口干不喜饮，或喜冷饮，目睛干涩，大便干结，腰膝酸痛，手足心热，高血压，头晕耳鸣，舌淡红无苔或薄黄苔，脉细或弦细。

［治疗原则］滋养肝肾。

［推荐方药］杞菊地黄汤加减：干地黄15g，山茱萸10g，山药15g，麦门冬15g，女贞子15g，旱莲草15g，黄精15g，丹皮10g，枸杞子10g，菊花10g，赤芍10g，丹参15g，红花10g，牡蛎30g，甘草10g。

［加减］胸闷泛恶欲吐者，加代赭石30g、法半夏10g、粳米10g、大枣3枚；头目昏痛、失眠多梦者，加酸枣仁30g、柏子仁10g、川牛膝15g；皮肤瘙痒、手麻抽搐者，加制首乌15g、阿胶10g、石决明30g、龟板30g、丹参15g、当归10g；齿鼻衄血者，加紫珠草10g、川牛膝15g、白及10g、白茅根10g。

4. 气阴两虚证

［主症］面色少华，心慌气短乏力，腰膝酸软，皮肤干燥，口干唇燥，饮水不多，或手足心热，或有手不温，大便不实，尿

黄、夜尿多，舌质淡红，脉沉细数无力。

[治疗原则] 滋养气阴。

[推荐方药] 参芪地黄汤加减：人参10g，黄芪15g，麦门冬15g，五味子6g，干地黄10g，山茱萸10g，山药15g，牡丹皮10g，丹参15g，红花10g，桃仁10g。

5. 阴阳两虚证

[主症] 面色苍白，畏寒肢冷，腰膝酸软，肢体浮肿，恶心呕吐，腹胀纳差，口渴喜饮，但不欲多饮，或身有恶寒而手足心热，大便干结，尿少色黄，舌体胖大有齿痕，脉沉细。

[治疗原则] 阴阳双补。

[推荐方药] 参芪地桂汤加减：人参10g，黄芪15g，肉桂10g，制附子10g，干地黄10g，麦门冬15g，山茱萸10g，山药15g，茯苓15g，泽泻15g，丹参15g。

二、气功疗法

慢性肾功能不全者可选用内养功，每日1～2次，姿势可根据病情采用坐位、右侧卧位或平卧位，不宜用站式。每次练功结束时可辅以两手拇指指背按摩两侧鼻翼，交替进行，然后用两手掌按摩双侧肾区，两手交替上下进行，每处可按摩20～30次，还可以用手按摩脐周，顺时针方向进行。

三、饮食疗法

慢性肾功能不全患者应忌烟酒、辛辣食物及海鲜、发物。饮食宜清淡，不能摄入过多的蛋白质，以免加重肾脏负担，其蛋白质摄入量，根据患者肌酐清除率加以调整，使用鸡蛋、牛奶、瘦肉、鱼肉等含必需氨基酸多的动物蛋白，蛋白质量限制在0.4～0.6g/（kg·d），保证供给充分热量，每日应不少于30kcal/kg体重的热量，有高血压、水肿、少尿的患者要限制食盐，患者尿少血钾升高时，应限制钾盐摄入量，并禁食含钾多的食物如海带、紫菜、蘑菇、土豆、莲子、瓜子、瘦牛肉等。

常用药膳如下。

（1）绿豆衣或绿豆煮汁服，有利尿解毒效果。

（2）黑木耳与白木耳各15g，泡发后，共炖胀后食用，加少量糖调味。

（3）六月雪煨乌骨鸡：六月雪60g，乌骨鸡1只，调味品适量。六月雪洗净后用纱布包好，放入锅内，或放入鸡腹内，加清水一起煮炖，肉酥后去六月雪纱布药袋，吃鸡肉喝汤，有利尿泄浊功用。

（4）红茶鲫鱼：红茶15g，鲫鱼1条。红茶放鱼肚内，一起蒸煮，熟后吃鱼肉。

【现代康复治疗】

1. 中药肾区热敷疗法

以红花、丹参、川芎、白芷、透骨草、益母草，等分为末，取60g温水调成糊状，外敷于肾区，以TDP III-A型治疗仪照射30分钟，每日1次，30天为一疗程.

2. 浴疗法

将中药川椒、红花、苍术、防风、羌活、独活、麻黄、桂枝、细辛、艾叶各25g，加水煮沸15分钟后，倒入水桶中，待温时将双脚浸入水中，然后逐渐加热水，直至水桶加满为止。共浸泡40分钟，使周身汗出，每日1次，用此法连续泡，短者10次，长者15次。

3. 中药外敷联合微波理疗

将黄柏粉、大黄、黄芩粉、焦栀子粉各15g药物的粉剂混合，用温开水调制成泥状，垫纱布外敷于双侧肾俞、关元穴位，再使用电磁波治疗器（功率为250W×2，型号为CQ-36）照射，将探头置于局部皮肤上方约10cm处，调节时间为30分钟，热度为患者感到温热为宜。治疗时间为30分钟，每日1次，5天为一疗程，连续2个疗程。

【康复护理】

慢性肾功能不全患者应卧床休息，加强护理，注意防寒保暖，预防感冒，生活起居规律，避免过劳。患者易出现情绪不稳、低落现象，鼓励患者树立战胜疾病的信心，有利于疾病的恢复。

第四节　尿路结石

尿路结石是泌尿系统各部位结石病的总称，是泌尿系统的常见病。根据结石所在部位的不同，分为肾结石、输尿管结石、膀胱结石、尿道结石。本病的形成与环境因素、全身性病变及泌尿系统疾病有密切关系。其典型临床表现可见腰腹绞痛、血尿，或伴有尿频、尿急、尿痛等泌尿系统梗阻和感染的症状。

在中医学文献中，类似尿石病的记载极为丰富，散见于文献的石淋、砂淋、血淋、癃闭、腰痛、疝、少腹痛、卒疝、卒淋、暴淋等门类和证候之中。

尿路结石的发病原因，一般多是某些代谢紊乱性疾病的继发表现，如甲状旁腺功能亢进、痛风、代谢障碍等。另外，如长期卧床、尿路梗阻、尿路存在的异物等，也促进结石的形成。中医认为尿路结石的发病是由于：①气血郁结，水积成石。②膀胱湿热，煎结成石。③肾气不足，水结

成石。以上因素互为因果，导致膀胱气化不利，泌尿功能失常，有利于结石的形成。复因湿热蓄积下焦，使尿液受其煎熬，尿中杂质则形成砂石。本病的治疗多采用中医或中西医结合非手术疗法排石，或者应用手术疗法取石，在治疗过程中采取积极的康复治疗有利于疾病的恢复。

【康复适应证】

（1）尿路结石合并慢性尿路感染表现为腰膝酸软，精神疲乏，腰痛绵绵，牵及少腹，小便频数不畅等症状。

（2）尿路结石手术后，神疲乏力，纳差食少，或尿路残余结石，膀胱湿热未清者。

（3）尿路结石伴发急性尿路感染，经治疗后病情好转，但发热、疼痛等湿热之症未完全消退者。

（4）经手术或非手术疗法治疗尚未痊愈的尿路结石患者。

【传统康复治疗】

一、药物疗法

（一）中药汤剂

中医辨证施治是尿路结石患者经常采用的康复疗法。一般根据患者的症状和体征可分为气血郁结证、膀胱湿热证、肾气虚衰证等辨证论治，随症加减。

1. 气血郁结证

［主症］腰部或少腹部剧烈绞痛，阵发性加剧，伴有恶心呕吐，或仅表现腰部、少腹部胀痛，舌苔白腻，脉弦紧或舌脉皆无变化。

［治疗原则］行气利水，通淋排石。

［**推荐方药**］石韦散合八正散：石韦15g，瞿麦10g，滑石6g，车前子10g，木通10g，冬葵子15g，茯苓15g，甘草6g，萹蓄10g，大黄6g，栀子10g，泽泻10g，元明粉。

［**加减**］尿血加白茅根。

2. 膀胱湿热证

［**主症**］腰部或少腹疼痛持续，恶心呕吐，发热，有尿频、尿急、尿痛，小便浑赤，淋沥不畅，或有血尿、脓尿，舌苔黄腻，脉滑数或弦数。

［**治疗原则**］清利湿热，解毒通淋，化浊排石。

［**推荐方药**］石韦散合黄连解毒汤：黄连10g，黄芩10g，黄柏10g，栀子10g，石韦15g，瞿麦15g，滑石6g，车前子10g，木通10g，冬葵子15g，赤茯苓15g，甘草6g。

［**加减**］血尿鲜红、热伤营阴者，可配加鲜生地、地榆、白茅根、大小蓟等凉血止血。

3. 肾气虚衰证

［**主症**］腰膝酸软，面色㿠白，精神疲乏，腰痛绵绵，牵及少腹，小便频数不畅，舌苔白，脉细弱。

［**治疗原则**］益气补肾，通淋排石。

［**推荐方药**］治石淋方：熟地15g，山茱萸15g，薏苡仁15g，泽泻10g，车前子10g，芡实10g，茯苓15g，麦冬15g，青盐10g，骨碎补15g，肉桂6g。

（二）常用单方验方

（1）金钱草30~90g，水煎服，每日1剂。

（2）冬葵子30g，水煎服，每日1剂。

（3）石榴皮根30~60g，水煎服，每日1剂。

（4）鸡内金18g、芒硝18g，共研细末，每日2次，每次6g，温开水冲服。

（5）金钱草30g、玉米须30g，每日1剂，水煎服。

（6）鱼脑石8g、土牛膝20g、鲜车前草50g。鱼脑石研细末，将其余两药捣汁调服，每日1剂，2次分服。

（7）三金二石汤：石韦10g，滑石15g，车前子10g，金钱草30g，海金沙30g，鸡内金10g，胡桃仁15g，杜仲10g，甘草梢6g，水煎服。

（8）附金汤：附子10g、金钱草30g、泽泻10g、熟地20g，水煎服。适用于肾虚型尿石病并发肾积水者。

二、针刺疗法

（一）体针疗法

［**取穴**］肾俞、膀胱俞、三阴交、关元。

［**加减**］疼痛重者加足三里、京门。

［**操作**］强刺激，每日2次，每次留针20~30分钟。

（二）电针

［**取穴**］肾、输尿管上、中段结石、肾俞（阴极）、膀胱（阳极）；输尿管下段结石，肾俞（阴极），水道（阳极）。

［**操作**］强度宜由弱到强至患者能耐受为度，持续20~30分钟，每日1~2次。

（三）水针

［**取穴**］肾俞、膀胱俞、三阴交、关元。

［**操作**］每次选1~2穴，用10%葡萄糖水2~5ml，每日1次，30次为一疗程。

（四）耳针

［**取穴**］肾、输尿管区，或压痛点区。

［**操作**］强刺激，留针15~40分钟。

三、推拿疗法

尿路结石患者在康复期常出现腰膝酸软，精神疲乏，腰痛绵绵，牵及少腹，排尿无力等肾气虚弱的症状，可采取温补肾阳、益气通窍的推拿手法治疗。

[取穴] 肾俞、脾俞、神阙、关元、中极、足三里、太溪、命门。

[手法] 按、运、揉、推、擦。

[操作] ①患者俯卧位，医者位于患者左侧，以掌揉法于背部，沿脊柱两旁反复施术1~2分钟，使背部肌肤略发热，继而以双手拇指按揉或禅推肾俞、脾俞穴，每穴持续操作约1分钟，然后用擦法于命门穴部位，反复擦摩，以透热为度。②患者仰卧位，医者位于患者右侧，用腹部掌揉或运法于下腹部，反复施术2~3分钟，继而用腹部掌按于神阙、关元穴，每穴持续按压约5分钟，以患者自觉施术部位有温热感深透为宜。③用拇指按揉法于足三里、太溪穴，每穴持续操作约1分钟，以得气为度。

四、气功疗法

患者一般可选用保健功，通过腹部的自我按摩，达到保健防病的作用，此功可固助肾气，通调水道，防治腰酸、腰疼及肾虚疾患。太极拳可选择几个简单易学的动作进行锻炼，把练身、练意、练气三者结合起来，不仅能改善人体气血运行，强筋壮骨健肉，而且能通过此作用达到补气益肾之功效，以增强气化作用，通调水道。

五、浴疗法

（1）矿泉浴：水温30℃~40℃，每次20~30分钟，10~20次为一疗程。

（2）尿路结石患者康复期适宜饮用磁化水，大量饮用磁化水增加尿量，起到机械性冲洗作用，此外水流过磁场后，化学成分虽然变化不大，但水中钙镁离子的晶体形态发生了物理变化，水的分子也能从单散离子综合体析为短链的离子综合体，并能使钙盐的结晶状态发生疏松，甚至结晶消失，取得一定溶石、排石和防石的效果。

六、饮食疗法

饮食的调配为防治尿路结石非常重要，一般应避免进食过多钙质的食物，如动物内脏、海鱼、虾、蟹等。多饮开水，保持尿量，防止尿浓缩，对预防结石有好处。

常用药膳如下。

（1）赤小豆粥：赤小豆50g、粳米50g、白糖适量。将赤小豆、粳米分别淘洗干净。先煮赤小豆将烂时，放入粳米共煮为稀粥。可加入白糖适量。早晚餐食用。

（2）薏苡仁粥：薏苡仁30g、粳米50g。先将薏苡仁洗净晒干，碾成细粉，粳米淘洗干净，两者同时入锅中，加水500ml左右，煮成稀粥，每日早晚餐食用。

【现代康复治疗】

电脑中频治疗：将酒大黄15g、川芎30g、威灵仙20g、三棱10g、莪术10g、红花12g、蒲公英20g、薄荷9g、冰片3g粉碎，米醋拌匀，装入药袋，蒸30分钟，待冷却至不烫为度，分别置于患侧肾区或阿是穴及对侧相同部位，将导入仪电极片放在药袋上，一次性中单包裹固定，用HY-D电脑中频药物导入治疗仪治疗30分钟，每日2次，电压大小以患者舒适为度。7日为一疗程。

【康复护理】

尿路结石患者要多饮开水，不喝生水，保持尿量。对骨折或其他疾病长期卧床者，要注意动静结合多翻身，加强活动，以减轻因骨骼废用、骨盐溶解而造成尿钙与尿磷升高，预防结石的产生。

第五节　慢性前列腺炎

慢性前列腺炎为成年男性常见的生殖系统疾病，尤以青壮年男性发病率较高，起病后可引起局部和全身的症状。占泌尿外科门诊男性患者的30%～50%，其中20~40岁的患者占50%～80%。包括慢性细菌性前列腺炎和非细菌性前列腺炎两部分。其中慢性细菌性前列腺炎主要为病原体感染，以逆行感染为主，病原体主要为葡萄球菌属，常有反复的尿路感染发作病史或前列腺按摩液中持续有致病菌存在。非细菌性前列腺炎是多种复杂的原因和诱因引起的炎症、免疫、神经内分泌参与的错综的病理变化，导致以尿道刺激症状和慢性盆腔疼痛为主要临床表现，而且常合并精神心理症状的疾病，临床表现多样。

在中医学文献中虽无慢性前列腺炎病名，但本病的症状及治疗早有描述和记载。本病可包括在中医学文献的白淫、尿精、精浊、淋浊、白浊、劳淋、气淋、阳痿、遗精等病证范围。

慢性前列腺炎的原因，一般认为与前列腺的过度被动性充血、各种微生物、自体免疫性因素，对某种病毒的过敏性反应、感染性病灶的存在、心身医学方面等因素有密切关系。中医认为慢性前列腺炎的发病是由于：①阴虚火动。②脾虚气陷。③肾元虚衰。④瘀阻精室。以上因素均能导致本病的发生。本病的治疗多采用中医或中西医结合非手术疗法。

【康复适应证】

（1）前列腺痛症状：腰酸痛，会阴、肛门、耻骨上区、腹股沟区等处轻痛、胀坠不适。

（2）泌尿系症状：排尿踌躇，尿频数，尿淋沥，尿白，尿道内刺痒不适及轻度尿急、尿痛。

（3）性功能障碍：阳痿、早泄、遗精、不育症者。

（4）神经衰弱症状：头晕、失眠、健忘、乏力。

（5）体质虚弱，前列腺液中白细胞久不下降，前列腺局部免疫功能低下。

（6）前列腺腺体呈硬化、硬结型。

【传统康复治疗】

一、药物疗法

中医辨证施治是慢性前列腺患者经常采用的康复疗法。一般根据患者的症状和体征可分为阴虚火动证、脾虚气陷证、肾元虚衰证、瘀阻精室证等辨证论治，随症加减。

1. 阴虚火动证

［主症］腰膝酸软，头晕眼花，失眠多梦，五心烦热，遗精，阳事易兴，会阴部坠胀感，尿末和大便时有白浊滴出，欲念萌动时亦常自行溢出，小便短赤，余沥不尽，舌红，脉数。

［**治疗原则**］益肾滋阴，清泄相火。

［**推荐方药**］知柏地黄汤合萆解分清饮：知母12g，黄柏10g，丹皮10g，茯苓10g，泽泻10g，地黄12g，山药12g，山茱萸12g，萆薢10g，石菖蒲10g，白术10g，莲子心6g，丹参24g。

2. 脾虚气陷证

［**主症**］面色少华，神疲乏力，心悸气短，四肢不温，自汗懒言，尿频，尿急，尿意不尽，尿后余沥，尿末滴白，劳则愈甚，会阴部坠胀不适，舌淡胖嫩，脉细。

［**治疗原则**］益气健脾，升清降浊。

［**推荐方药**］补中益气汤合菟丝子丸：菟丝子15g，茯苓12g，山药12g，莲肉10g，枸杞子15g，黄芪20g，人参10g，甘草6g，白术10g，升麻6g，柴胡6g，当归10g，陈皮6g。

3. 肾元虚衰证

［**主症**］腰酸膝冷，精神萎靡，畏寒怯冷，尿频清长，面白虚浮，小便淋漓挟精，阳痿，早泄，舌质淡胖，脉沉细。

［**治疗原则**］温肾固精。

［**推荐方药**］右归丸合金锁固精丸：沙苑蒺藜10g，芡实10g，莲须6g，龙骨20g，牡蛎20g，熟地12g，山药12g，山茱萸12g，枸杞子12g，杜仲15g，菟丝子10g，当归10g，鹿角胶10g，附子6g，肉桂6g。

4. 瘀阻精室证

［**主症**］会阴部胀痛，刺痛较重，痛引少腹，控及睾丸及阴茎，或有血尿、血精，舌质暗，脉弦涩。

［**治疗原则**］活血化瘀，疏肝通络。

［**推荐方药**］前列腺汤：丹参24g，泽兰15g，赤芍15g，桃仁10g，红花10g，乳香10g，没药10g，川楝子10g，青皮6g，

小茴香15g，败酱草24g，蒲公英15g，白芷10g。

二、外治疗法

（1）金黄散15～30g，山芋粉或藕粉适量，水200ml，调成稀糊状，煮熟，微冷后作保留灌肠，每日1次。（金黄散：大黄、黄柏、姜黄、白芷各25g，南星、陈皮、苍术、厚朴、甘草各10g，天花粉50g，共研细末。）

（2）葱归汤坐浴，每次20分钟，每日2～3次。（葱归汤：独活、白芷、当归、甘草各9g，葱头7个，以水三大碗，煎至汤醇，滤去渣，以棉帛沾汤热洗会阴部，如凉再温。）

（3）野菊花栓纳肛，每日1次。（野菊花栓：野菊花。）

（4）青敷膏作用，外敷会阴部红肿处，每日换药1次。（青敷膏：大黄、姜黄、黄柏、白及、白芷、赤芍、天花粉、青黛、甘草。）

三、针灸疗法

治疗慢性前列腺炎具有健脾、益气、利气等作用，可以单独使用，也可配合其他疗法应用。

（一）体针疗法

［**取穴**］脾俞、胃俞、肾俞、足三里、中极、关元、命门。

［**操作**］中极用提插泻法，令麻电感到达前阴。关元用呼吸补法，余穴施捻转补法。留针30分钟，每日1～2次。

（二）耳针疗法

［**取穴**］膀胱、肾、交感、枕、肾上腺。

［**操作**］强刺激，每次 2～4 穴，留针 20～30 分钟，每日 1 次，对疼痛明显者有速效。

（三）电针疗法

［**取穴**］肾俞、三阴交。

［**操作**］用脉冲电通电 10 分钟，止痛效果好。

（四）皮肤针疗法

［**取穴**］三阴交、曲泉、关元、曲骨、归来、水道、腹股沟、夹脊（14～21 椎）。

［**操作**］用皮肤针自上而下，或自下而上循经叩打，以皮肤红润为度。

（五）挑治疗法

［**取穴**］在膀胱俞附近找反应点，或直接取膀胱俞。

［**操作**］按穴位挑治，每周一次。

四、推拿疗法

前列腺按摩是传统的治疗方法之一，研究显示适当的前列腺按摩可促进前列腺腺管排空并增加局部的药物浓度，进而缓解慢性前列腺炎患者的症状，故推荐为Ⅲ型前列腺炎的辅助疗法。Ⅰ型前列腺炎患者禁用。

慢性前列腺炎患者在康复期常出现腰膝酸软、面色少华、神疲乏力、畏寒怯冷等阴阳两虚的症状，可采取补益脾肾的推拿手法治疗。

［**取穴**］肾俞、命门、关元、足三里、中脘、神阙、内关、三阴交。

［**手法**］按、揉、擦、捏脊。

［**操作**］①患者取仰卧位，医者位于左侧以腹部运法，由上腹至少腹沿冲、任二脉走行，施术 5～7 遍，腹部掌按中脘、关元，每穴 5 分钟。②患者取俯卧位，取督脉、华佗夹脊、膀胱经近督侧线，从长强至大杼方向，捏脊各一遍，以患者有饥饿感为佳。③按揉肾俞、命门、三阴交、太溪各 1 分钟，用右掌小鱼际部轻擦腰骶部、八髎穴附近 100 次，要力透到少腹、前阴及双下肢。

五、气功疗法

患者可根据体力强弱，自选练功法，一般选用站桩功，初学者要循序渐进，由高位站桩逐渐到低位站桩，练功时间从短到长，一般每节从几分钟逐渐加到 10 分钟，总练功时间从 10 分钟增加到 1 小时。

太极拳可根据患者的自身情况，选择几个简单易学的动作进行锻炼，把练身、练意、练气三者结合起来，不仅能改善全身血液循环系统、神经系统和锻炼四肢肌肉，而且也能改善脾肾功能，以增强脾肾之气。

六、饮食疗法

饮食的调配对慢性前列腺炎患者的防治及康复非常重要，宜以补肝、益肾、固精饮食为主，不饮酒及不食辛辣食物。

常用药膳如下。

（1）莲肉粥：莲肉 15g，粳米 50g。将莲子肉发涨后，在水中用刷子擦去外皮，摘去莲心，冲洗干净后放入锅内，加入清水，置火上煮熟烂，备用。再将粳米淘洗干净，放入锅中，加水煮成稀粥。把莲肉渗入粥中，搅匀，可加冰糖适量。每日早晚温热服食，或不拘时作点心食之。有利于康复。

（2）芡实粉粥：芡实粉 30～60g，粳米 60g。先将芡实煮熟，去谷，研粉，晒干备用。每次取芡实粉30~60g，粳米淘洗干净，置砂锅内，加水1000ml，用文火煮至米花粥稠，上见粥油为度。每日早晚餐，温热服食。

（3）阳起石牛肾粥：阳起石30g，用水煎后，取其澄清液煮牛肾脏碎块，加少许大米，煮粥，加调味品后服之。

（4）山茱萸粥：山茱萸15~20g，粳米100g，白糖适量。将山茱萸洗净，粳米淘洗干净，同入锅中，加水450ml，煮至米花粥稠，调入白糖。早晚餐食用。

七、浴疗法

1. 热水浴

水温40℃~50℃，每次20~30分钟，10~20次为一疗程。

2. 日光浴

开始可做3~5天空气浴，然后照射身体下腹部及腰部，可取仰卧位，俯卧位，日照时间以自觉温暖舒适为度。

【现代康复治疗】

1. 生物反馈治疗

研究表明慢性前列腺炎患者存在盆底肌的协同失调或尿道外括约肌的紧张。生物反馈合并电刺激治疗可使盆底肌松弛，并使之趋于协调，同时松弛外括约肌，从而缓解慢性前列腺炎的会阴部不适及排尿症状。

2. 热疗

主要利用多种物理手段所产生的热效应，增加前列腺组织血液循环，加速新陈代谢，有利于消炎和消除组织水肿，缓解盆底肌肉痉挛等。短期内有一定的缓解症状作用，但长期效果不明确。对于未婚及未生育者不推荐使用。

【康复护理】

慢性前列腺炎患者，大多精神忧郁，情绪低落，消极悲观。因此，患者应该清心寡欲，切戒过虑多思，应当心情舒畅，安心静养，戒绝手淫，节制房事，使精关坚固，遗泄可愈。

第六节　前列腺增生

前列腺增生亦称前列腺良性肥大，是老年男性的常见病之一，发病率随年龄而逐渐增加，大多数发生在50~70岁之间。

本病属中医学"癃闭"的范畴。"癃"为小便不利，点滴而短少，病势较缓；"闭"为小便闭塞，点滴不通，病势较急。两者都是指排尿困难，仅在程度上有差异，因此临床一般多合称为"癃闭"。

有关前列腺增生的发病机制研究颇多，但病因至今仍未能阐明。目前已知前列腺增生必须具备有功能的睾丸及年龄增长两个条件。近年来也注意到吸烟、肥胖及酗酒、家族史、人种及地理环境对前列腺增生发生的关系。中医认为前列腺增生的发病是由于：①肾元亏虚。②中气不足。③肺失治节。④肝郁气滞。⑤膀胱湿热。⑥瘀阻膀胱。以上因素均能导致肺、脾、肾三脏阳气的运行失常，三焦气化不利，膀胱水道阻塞。本病的治疗多采用中医或中西医结合非手术疗法，或采用手术疗法切除增生前列腺，在治疗过程中采取积极的康复治疗有利于疾病的恢复。

【康复适应证】

（1）有夜尿多、尿线变细等排尿困难

症状，但尿流尚可成线，没有或仅偶有急性尿潴留，肾功能未受损害者。

（2）排尿费力，有多次急性尿潴留史，肾功能可有损害，本应手术治疗，但因年老体弱或伴有其他严重疾患，难以承受手术者。

【传统康复治疗】

一、药物疗法

1. 湿热下注，膀胱滞涩证

［主症］小便点滴不通，或频数灼热涩痛，少腹胀满，口苦甜腻，渴不欲饮，大便秘结，或可伴全身壮热恶寒，舌质红，苔黄腻，脉滑数或弦滑。

［治疗原则］清热化湿，通利膀胱。

［推荐方药］八正散加减：木通10g，车前子10g，萹蓄10g，瞿麦10g，栀子10g，滑石6g，大黄6g，黄柏10g，凤尾草10g，牛膝10g，泽泻10g，败酱草24g，蒲公英15g，当归10g，生地10g。

2. 肺热壅盛，水道不利证

［主症］小便涓滴不通，或点滴不爽，咽干，烦渴欲饮，呼吸短促，咳嗽痰黏或喘嗽不宁，舌苔薄黄，脉数。

［治疗原则］清热泄肺，利水开闭。

［推荐方药］黄芩清肺饮加减：黄芩10g，桑白皮12g，麦冬10g，车前子10g，木通10g，茯苓10g，栀子10g，竹叶6g，黄柏10g，鱼腥草30g，生薏苡仁15g，玄参10g，白茅根15g，大黄10g，杏仁10g，桔梗6g。

3. 肝气失疏，气化受阻证

［主症］小便不通，或排尿不爽，胁腹胀满，情志抑郁，或多烦善怒，口苦咽干，舌红，舌苔薄黄，脉弦或弦数。

［治疗原则］疏利气机，通利小便。

［推荐方药］沉香散加减：沉香10g，石韦10g，滑石6g，当归10g，橘皮6g，白芍12g，冬葵子15g，王不留行10g，泽泻10g，车前子10g，栀子10g。

［加减］气结血凝，阻塞水道者，加生牡蛎、海藻、昆布、夏枯草、贝母、牛膝。

4. 瘀阻膀胱，水道滞塞证

［主症］小便点滴而下，或尿如细线，甚则阻塞不通，少腹胀满疼痛，偶有血尿或血精，舌质紫暗或有瘀斑，脉细涩。

［治疗原则］破瘀散结，通利水道。

［推荐方药］代抵当丸加减：大黄10g，当归尾10g，生地15g，穿山甲10g，芒硝10g，桃仁10g，肉桂6g，红花10g，牛膝10g，滑石10g，猪牙皂10g，益母草15g，萹蓄10g，瞿麦10g，王不留行10g。

［加减］气虚神疲者加黄芪；阳虚肢冷者加附子。

5. 中气下陷，膀胱失约证

［主症］小便不畅，溺后余沥，排尿失控，或夜间遗尿，少腹坠胀，精神疲乏，食欲不振，少气懒言，或气坠脱肛，舌质淡胖，苔白，脉弱无力。

［治疗原则］补中益气，升清降浊，化气利水。

［推荐方药］补中益气汤合春泽汤加减：人参10g，黄芪24g，白术10g，甘草6g，当归10g，陈皮6g，升麻6g，柴胡6g，桂枝6g，猪苓10g，泽泻10g，茯苓、草薢、木通、萹蓄、夏枯草、昆布各10g。

6. 肾阳衰备，气化无权证

［主症］小便不利，或点滴不爽，排尿无力，或小便自溢而失禁，夜间多尿或遗尿，腰酸膝软，畏寒肢冷，神气怯弱，面色㿠白，阳痿或滑精，舌质淡，脉沉细

无力。

[**治疗原则**] 温阳补肾，益气固摄，利尿散结。

[**推荐方药**] 济生肾气丸：地黄15g，山药15g，丹皮10g，山茱萸10g，茯苓10g，泽泻10g，肉桂6g，附子6g，牛膝10g，车前子10g。

7. 肾阴亏耗，水液不利证

[**主症**] 小便频数，或淋沥不尽，咽干心烦，手足心热，腰膝酸软，耳鸣，大便干结，舌光红，脉细数。

[**治疗原则**] 滋肾养阴，清利膀胱。

[**推荐方药**] 知柏地黄丸合猪苓汤：熟地10g，阿胶15g，山药15g，山茱萸10g，茯苓10g，猪苓10g，泽泻10g，滑石6g，丹皮10g，知母12g，黄柏10g。

二、外治疗法

（1）独头蒜1个，栀子3枚，盐少许，捣烂，摊纸上，贴脐部，良久可通。

（2）食盐250g，炒热，布包熨脐腹，冷后再炒热敷之。

（3）葱白500g，捣烂，入人工麝香少许拌匀，分两包，先置脐上一包，热熨约15分钟，再换一包，以冰袋熨亦15分钟，交替使用，以通为度。

（4）取嚏或探吐法：打喷嚏或呕吐，能开肺气，举中气，而通下焦之气，是一种简单而有效的通闭方法，反复使用，对癃闭有效。其方法是用消毒棉签，向鼻中取嚏或喉中探吐；也可用皂角末0.3~0.6g，吹鼻取嚏。

三、针灸疗法

治疗前列腺增生具有补肾、健脾、清肺热、通闭、利尿等作用，可以单独使用，也可配合其他疗法应用。

（一）体针疗法

[**取穴**] 内关、水沟、中极、归来、肾俞、关元、三阴交、三焦俞、秩边透水道。

[**操作**] 选以上穴位，捻转提插2分钟，留针30分钟，每日1~2次。

（二）耳针疗法

[**取穴**] 肾、尿道、膀胱、交感、外生殖器、皮质下。

[**操作**] 用针刺法或王不留行籽压法，用于尿闭即刻和恢复期治疗。

（三）电针疗法

[**取穴**] 维胞、阴陵泉、阳陵泉、水道、曲泉、三阴交、膀胱俞、委阳、三焦俞。

[**操作**] 任选一组，交替使用，用高频脉冲电疗。用于尿路不通即刻和巩固疗效。

（四）皮肤针疗法

[**取穴**] 腰骶部、下腹部、中极、关元、小腿内侧阳性反应点处。

[**操作**] 中度或较重度刺激。

（五）穴位贴敷疗法

[**药物**] 甘遂15g，甘草10g，生姜3g，葱白适量。

[**制法**] 将甘遂一味研为细末，另将甘草加水煎取汁，再将葱姜捣融如膏。

[**取穴**] 神阙。

[**操作**] 先将甘遂末填于穴内（只取末5g即可），以葱姜膏贴在上面，盖以纱布，胶布固定后，再将甘草汤饮下。注意甘遂

与甘草不能混合，须认真检查，千万不能掺杂，甘遂只作外用，不作内服。

四、推拿疗法

前列腺增生患者在康复期常出现小便排出无力、面色㿠白、神怯气弱、腰膝酸软无力、纳差等中气下陷、命门火衰的症状，可采取温肾益气、通窍的推拿手法治疗。

［取穴］肾俞、脾俞、神阙、关元、中极、足三里、命门、阴陵泉。

［手法］按、揉、推、擦、运。

［操作］①患者取俯卧位，医者位于患者右侧，以掌揉法于背部，沿脊柱两旁反复施术1~2分钟，使背部肌肤略发热，继而用拇指按、揉或弹法于脾俞、肾俞穴，每穴持续操作1分钟。②患者仰卧位，医者位于患者左侧，用腹部掌揉或运法于下腹部，反复施术2~3分钟，继而用腹部掌按法于神阙、关元穴，每穴持续按压约5分钟，以患者自觉施术部位有温热感深透为宜。③用拇指按揉法于足三里、阴陵泉，每穴持续操作约1分钟，以得气为度。

五、气功疗法

患者一般可选用保健功，通过自我按摩、肢体运动相结合，达到保健防病的作用，要求练功时要精神集中，专心致志，持之以恒，方见成效。太极拳可选择几个简单易学的动作进行锻炼，不仅能促进气血之化，精血之化，精髓之化，改善人体气血运行，强筋壮骨健肉，而且能通过此作用达到补气益肾之功效，以增强气化作用，水道通利。

六、饮食疗法

饮食的调配对前列腺增生的防治及康复非常重要，宜多食用新鲜水果、蔬菜、大豆制品、粗粮及种子类食物，可选用南瓜子、葵花子等。禁饮烈酒，少食辛辣厚味，少食白糖、精制面粉，少饮咖啡，少食柑橘、橘子汁等酸性太强的食品。

常用药膳如下。

（1）赤小豆粥：赤小豆50g、粳米50g、白糖适量。将赤小豆、粳米分别淘洗干净。先煮赤小豆将烂时，放入粳米共煮为稀粥。可加入白糖适量。早晚餐温热食用。

（2）薏苡仁粥：薏苡仁30g、粳米50g。先将薏苡仁洗净晒干，碾成细粉，粳米淘洗干净，两者同时入锅中，加水500ml左右，煮成稀粥。每日早晚餐温热顿服。

（3）泥鳅炖豆腐：泥鳅150g，豆腐100g，葱、生姜、绍酒、食盐、味精各适量。将泥鳅去头和内脏，洗净，放入锅中，加葱、生姜、食盐、绍酒、水适量。将锅置武火上烧沸，改用文火炖煮至五成熟时，加入豆腐，再炖至泥鳅熟烂，加味精少许。食泥鳅、豆腐，喝汤，每日两次。

七、浴疗法

热水浴。水温40℃~50℃，每次20~30分钟，10~20次为一疗程。脾肾阳虚而致的前列腺增生，采取热水浴，使腠理宣畅，气血流通，肌肉松弛，使入精神振奋，舒筋活血，达到益肾补阳、通调水道的作用。

【现代康复治疗】

1.冷冻治疗

使前列腺经深低温冷冻后组织坏死腐脱，达到冷冻前列腺切除的目的。可经尿道进行，操作简单，适用于年龄大，不能耐受其他手术的患者。但冷冻治疗有一定盲目性，冷冻深度及广度不易掌握。

2. 微波治疗

是利用微波对生物组织的热凝固原理以达到治疗目的。微波放射极的放置可通过直肠超声波定位，或经尿道镜直视下定位。后者可准确地避开尿道外括约肌，减少尿失禁的并发症。

3. 激光治疗

利用激光热效应凝固汽化或切除前列腺组织，方法类似经尿道腔内操作。有表面照射，有插入热疗，也有利用激光束切除腺体。

4. 射频消融

利用射频波产生局部热效应使前列腺组织发生凝固性坏死。

【康复护理】

前列腺增生患者作息起居要规律，不宜疲劳，尽量少骑自行车，久坐则需稍作散步或其他轻微活动，不抽烟，注意保暖，防止着凉感冒。如有性生活，不应过度。易患便秘者，适当服食蜂蜜、麻仁润肠丸。

第七节　男性性功能障碍及不育症

男性性功能障碍和男性不育症是不同的疾病。男性有严重性功能障碍，精液不能进入阴道时，方可造成不育，一般的性功能障碍并不一定都影响生育。临床上常见的男性性功能障碍，表现为阳痿、无性欲、性欲降低、性欲旺盛、早泄、遗精、不射精等等。据统计，男性不育占所有不孕症的35%～50%左右。

男子不育症的病因归纳如下。

（1）染色体异常：常见的有男性假两性畸形、克氏综合征和XYY综合征。

（2）内分泌疾病：原因是促性腺激素缺乏。常见的有选择性促性腺功能低下型性功能减退，即Kallmann综合征；选择性LH缺陷症和FSH缺陷症；肾上腺皮质增生症；高泌乳素血症等。

（3）生殖道感染：较为常见。近年来随着性传播疾病发病率的提高，生殖道炎症如前列腺炎、附睾炎、睾丸炎、尿道炎的发病率和严重程度有所增加，严重影响男性的生育能力。

（4）输精管道梗阻：影响精子的输送。

（5）睾丸生精功能异常：常见于隐睾，精索静脉曲张，毒素、磁场、高热和外伤等理化因素皆可引起睾丸的生精障碍。

（6）精子结构异常和精浆异常：影响精子的运动、获能和顶体反应等。

（7）免疫性不育：男性自身产生的抗精子免疫和女性产生的抗精子同种免疫均可引起男性不育。

（8）男性性功能障碍：阳痿、早泄、不射精和逆行射精皆可引起男性不育。

在中医学文献中虽无男性性功能障碍及不育症病名，但对本病的症状及治疗多与女子不孕并相探讨，病名则多称无子、不生子等。

男性不育症的发病原因，一般归纳为三类：性功能障碍，精液异常，先天或后天生殖器官器质性病变。中医认为不育症的发病是由于：①先天因素。②肾虚。③肝郁。④痰湿。⑤冲任脉虚。⑥脾弱。以上因素均能导致交合困难，精液稀少，生育无能。本症的治疗多采用中医或中西医结合非手术疗法。

【康复适应证】

本病的康复治疗，应达到症状缓解，恢复生育能力。

【传统康复治疗】

一、药物疗法

（一）中药汤剂

中医辨证论治是男性不育症病经常采用的康复疗法。一般根据患者的症状和体征可分为肾阳虚惫、肾阴虚损、气血两亏、肝郁血瘀、痰湿内蕴、湿热下注证等辨证论治，随症加减。

1. 肾虚疲惫证

[主症] 婚后不育，腰膝酸软，性欲低下，阳痿早泄，遗精尿频，神疲无力，头昏目眩，精液稀薄或过于稠黏，精子数少，活动力弱。偏阳虚者，兼见面色苍白，畏寒肢冷，舌淡苔白，脉沉迟；偏阴虚者，兼见手足心热，烦渴不寐，舌红苔少，脉细数。

[治疗原则] 补肾益精。

[推荐方药] 景岳赞育丹加减（偏肾阳虚者）：熟地12g、白术10g、当归10g、枸杞子12g、山茱萸12g、巴戟天10g、淫羊藿10g、肉苁蓉15g、炒韭菜子10g、制附片6g、肉桂6g、紫河车15g。五子衍宗丸合六味地黄丸加减（偏肾阴虚者）：熟地30g、山茱萸30g、山药30g、丹皮12g、茯苓20g、泽泻15g、枸杞子40g、覆盆子200g、菟丝子400g、五味子50g、车前子100g。

2. 气血亏虚证

[主症] 面色萎黄，少气懒言，形体消瘦，体倦乏力，性欲减退，不能耐劳，尤以行房后精神萎靡，疲惫不堪，心悸失眠，头目眩晕，纳呆便溏，精液量少，精子不足，活动力差，舌淡无华，脉沉细弱。

[治疗原则] 气血双补。

[推荐方药] 八珍汤加味：党参、白术、茯苓、炙甘草、当归、川芎、熟地、白芍、黄芪、黄精、淫羊藿、菟丝子。

3. 肝郁血瘀证

[主症] 婚久不育，情志抑郁沉闷，胸胁胀满，口苦目眩，烦躁少寐，或伴阳痿，或伴不射精，或阴部发胀，舌质暗红，可见瘀点，脉涩或弦。

[治疗原则] 疏肝行气，活血通结。

[推荐方药] 柴胡疏肝散加减：柴胡10g、当归12g、白芍12g、川芎6g、香附10g、红花10g、路路通10g、菟丝子15g、黄芪20g、淫羊藿12g、枸杞子15g。

4. 痰湿内蕴证

[主症] 婚久不育，形体肥胖，或婚后体重增加较快，面色苍白，神疲气短，肢体困乏，头晕头沉，胸脘痞闷，精液黏稠不化，或射精障碍，舌淡苔白腻，脉濡滑。

[治疗原则] 燥湿化痰，利气通窍。

[推荐方药] 苍附导痰汤加减：苍术10g、陈皮6g、茯苓10g、白术10g、党参10g、法半夏6g、香附10g、枳实10g、车前子10g、泽泻10g、路路通10g、穿山甲10g、甘草6g。

5. 湿热下注证

[主症] 头痛目眩、胁痛口苦，烦躁易怒，阴肿阴痒，阴囊潮湿多汗，性欲减退，甚则阳痿、早泄、死精子多，小便短赤，舌红，苔黄腻，脉弦数。

[治疗原则] 清热利湿。

[推荐方药] 龙胆泻肝汤合二妙丸：龙胆草15g、黄芩10g、柴胡10g、栀子10g、

泽泻10g、木通10g、车前子10g、苍术9g、黄柏9g、生地6g、当归15g。

（二）常用单方验方

（1）当归30g、生姜12g、羊肉300～500g，煎汤服（羊肉也可同吃）。适用于气血亏虚，精少，成活率低下之不育症。

（2）生精汤：山茱萸15g、淫羊藿10g、菟丝子15g、熟地40g、山药15g、制附片（先煎）15g、白芍10g、枸杞子25g、茯苓15g、人参20g、当归身30g。水煎服，1日1剂，早晚分服，适用于肾虚精少，气血不足，婚后久不育者。

（3）温阳益精汤：人参6g、枸杞子15g、覆盆子10g、菟丝子15g、车前子（另包）10g、五味子9g、仙茅10g、韭菜子10g、金樱子12g、淫羊藿10g。水煎服，1日1剂，早晚分服，适用于肾阳虚衰，精液稀薄，久不育子者。

二、针灸疗法

针灸治疗男子不育症具有温肾、生精、填精、活血、养血、清热等作用。可以单独使用，也可配合其他疗法应用。

（一）体针疗法

［取穴］肾俞、命门、关元、气海、足三里、脾俞、三阴交。

［加减］胸胁胀满加太冲，烦躁易怒加行间。

［操作］选以上穴位，持续捻转2～3分钟，多用补法，有血瘀、湿热证可用泻法。留针30分钟，每日1～2次。

（二）耳针疗法

［取穴］肾、外生殖器、子宫。

［操作］用75%乙醇消毒，选用26号或28号0.5寸针，针刺深度达1分半左右，留针15～20分钟，每日或隔日针一次。亦可用王不留行籽按压耳穴，嘱患者每日数次压迫刺激穴位，每3天更换一次。

（三）皮内针疗法

［取穴］关元、三阴交。

［操作］将麦粒型皮肉针埋藏在关元穴或三阴交穴。操作时，先进行穴位与针具消毒，然后持针柄将针头刺入穴位，沿皮刺入0.5～1寸深，针柄贴在皮肤上，用胶布固定。埋针的时间，一般是2～3天，秋冬季可适当延长。

（四）针挑疗法

［主点］双侧骶丛神经刺激点。

［配点］不射精加第1腰椎点；阳痿早泄选加第7颈椎旁点、枕孔点或百会穴。

［操作］挑治点常规消毒后，用1%～2%普鲁卡因在针挑点皮内注射以形成皮丘为度，用不锈钢质的锐利圆锥形钩状针或中钳，刺入皮丘部位的皮肤、皮下纤维组织，交替牵拉30～50次，或挑断皮下白色纤维样物，5～7天一次。

三、推拿疗法

男子不育症患者在康复期常出现失眠、自汗、神疲乏力、畏寒肢冷、脑空目眩等脾肾阳气不足的症状，可采取温补脾肾的推拿手法治疗。

［取穴］肾俞、命门、关元、足三里、中脘、神阙、中极。

［手法］按、揉、擦、捏脊。

［操作］①患者取仰卧位，医者位于左侧，以腹部运法，由上腹至少腹沿冲、任二脉走行，施术5～7遍，腹部掌按中脘、

关元，每穴5分钟。②患者取俯卧位，取督脉、华佗夹脊、膀胱经近督侧线，从长强至大杼方向，捏脊各一遍以患者有饥饿感为佳。③按揉肾俞、命门、三阴交、太溪各1分钟，用右掌小鱼际部轻擦腰骶部，八髎穴附近100次，要力透到少腹、前阴及双下肢。

四、气功疗法

患者可根据体力强弱，自选练功法，一般选用站桩功，初学者要循序渐进，由高位站桩逐渐到低位站桩，练功时间从短到长，一般每节从几分钟逐渐加到10分钟，总练功时间从10分钟增加到1小时。

太极拳可根据患者的自身情况，选择几个简单易学的动作进行锻炼。把练身、练意、练气三者结合起来，不仅能改善全身血液循环系统、神经系统和锻炼四肢肌肉，而且也能改善脾肾功能，以增强脾肾之阳气。

五、饮食疗法

饮食的调配对男子不育症及性功能障碍的防治及康复非常重要，患者宜以补益脾肾饮食为主。

常用药膳如下。

（1）莲肉粥：莲肉15g，粳米50g。将莲子肉发涨后，在水中用刷子擦去外皮，摘去莲心，冲洗干净后放入锅内，加入清水，置火上煮熟烂，备用。再将粳米淘洗干净，放入锅中，加水煮成稀粥。把莲肉渗入粥中，搅匀，可加冰糖适量。每早晚温热服食，或不拘时做点心食之。有利于康复。

（2）鹿茸酒：鹿茸30g，山药30g，白酒500ml。将嫩鹿茸去毛切片，山药也切片，浸入酒中，加盖密封，7天即成。酒饮尽可再加酒浸泡。每日1次，饮用10~15ml。

（3）阳起石牛肾粥：阳起石30g，用水煎后，取其澄清液煮牛肾脏碎块，加少许大米，煮粥，加调味品后服之。

（4）芡实粉粥：芡实粉30~60g，粳米60g。先将芡实煮熟，去谷，研粉，晒干备用。每次取芡实粉30~60g，粳米淘洗干净，置砂锅内，加水1000ml，用文火煮至米花粥稠，上见粥油为度。每日早晚餐，温热服食。

六、浴疗法

1. 热水浴

水温40℃~50℃，每次20~30分钟，10~20次为一疗程。

2. 日光浴

开始可做3~5天空气浴，然后照射身体下腹部，可取仰卧位，日照时间以自觉温暖舒适为度。

【现代康复治疗】

男性性功能障碍应针对其复杂的病因，可灵活针对个体差异，辨证施治，帮助患者解除心理、生理上的痛苦。

1. 专项检测

针对性功能障碍复杂的病因，运用多普勒阴茎动脉血流分析仪、男性性功能障碍相关的各个项目进行专项检测，包括性激素水平、前列腺、勃起测定、阴茎血流量、血糖、血压等，能准确查明导致性功能障碍的病因。

2. 心理治疗

由性心理专家与患者进行深层心理沟通，真正明确患者潜意识中障碍根结所在，并针对性采取相应的心理治疗，增加患者性功能康复的信心。

3. 药物渗透

采用中西医结合疗法，针对性调节性神经及性腺轴，同时调节阴茎动脉血管上皮细胞功能，使血管适度扩张，增加血流量，激活海绵体动力，明显改善勃起的硬度，使勃起时间延长，恢复人体正常射精阈值。

4. 人工授精（AI）

包括供者精子人工授精（AID）和丈夫精子人工授精两大类。近几年来，体外人工辅助生殖技术得到飞速发展，尤其是胞浆内单精子注入术（ICSI）已用以治疗少精子症、弱精子症和无精子症，取得了较好的效果。

【康复护理】

男性性功能障碍及不育症患者，大多精神忧郁，情绪低落，消极悲观。因此，患者应该清心寡欲，切戒过虑多思，当心情舒畅，安心静养，戒绝手淫，节制房事。

第十三章
骨关节病

第一节　类风湿性关节炎

类风湿性关节炎是以对称性多关节炎为主要临床表现的异质性、系统性、自身免疫性疾病。本病多起病隐匿，急性发作情况下，如不积极进行治疗，将进入慢性过程。本病早期临床表现有游走性关节疼痛和功能障碍，晚期关节僵硬、畸形，功能丧失并有骨骼肌的萎缩，一般常对称累及腕和踝，自发性发作和缓解为本病特点，经适当治疗，50%～80%都能缓解，且不遗留严重后遗症，如不及时处理，约半数患者或多或少将终身遗留关节畸形。

中医学中虽无类风湿性关节炎的病名，但对本病的症状及治疗早有记载和叙述，本病可包括在中医学的痹证、尪痹、顽痹、历节风等门类之中。

类风湿性关节炎的发病原因，主要与免疫紊乱以及遗传易感性有密切关系，此外，尚与寒冷、潮湿、疲劳、营养不良、外伤、精神因素有关，其中，寒冷、潮湿为本病的重要诱发因素。

中医认为本病的发病原因是：①风寒湿邪侵袭人体，注于经络，留于关节，使气血痹阻，导致关节疼痛。②风热或风湿热合邪为患，邪热壅于经络、关节，气血郁滞不通，致关节红肿灼热而痛。若痹证日久不愈，瘀且痰浊阻痹经络，深入于筋骨，可出现关节肿大、屈伸不利，僵硬变形。

本病在急性活动期（发热、关节肿痛、血沉加速）多采用中西医综合疗法进行治疗，并要卧床休息。手术治疗则有矫正畸形、关节成形术等。在治疗过程中及治疗后的康复治疗有利于后遗症的恢复。

【康复适应证】

（1）类风湿性关节炎急性期表现为关节红肿、疼痛，疼痛固定，关节无明显变形；或游走性疼痛，受天气变化影响。

（2）类风湿性关节炎缓解期或迁延日久不愈所致的后遗症状，如关节肿大，畸形，运动功能障碍，且伴有其他气血痹阻的一系列表现，如酸软乏力，肌肤甲错，发热恶寒等。

【传统康复治疗】

一、药物疗法

（一）中药汤剂

中医辨证施治是本病常选用的康复疗法，根据患者的临床表现常分以下4型。

1. 风寒湿证

[主症] 多处关节剧痛肿胀，屈伸不利，患处发凉，得热则舒、遇寒加重，伴发热恶寒，无汗，舌淡苔白，脉浮紧或沉紧。

[治疗原则] 温经散寒，祛风除湿。

[推荐方药] 乌头汤：麻黄6g、乌头6g、黄芪20g、芍药15g、甘草6g、白蜜10g。

2. 风湿热证

[主症] 关节红肿热痛，手不可近，如虎啮刀割、夜重昼轻，伴有发热恶风，汗出不解，烦躁口渴，小便黄赤，舌质红，苔黄燥或黄腻，脉细数或滑数。

[治疗原则] 清热除湿，活血通络。

[推荐方药] 清热定痛汤与二妙丸合方：生地黄15g、生石膏24g、知母15g、玄参15g、黄连6g、苍术10g、黄柏10g、黑枣10g、麦冬10g、黄芪15g、甘草6g。

3. 痰浊瘀阻证

[主症] 痹病日久，关节疼痛剧烈，呈刺痛、掣痛，部位固定不移，关节周围皮色黧黑，屈伸不利，甚或关节肿大，僵硬变形，关节凸起部位周围可见硬节，常有面色黧黑，皮肤甲错、胸闷、痰多，舌质紫暗、瘀斑，脉细涩或沉滑。

[治疗原则] 活血化瘀，化痰通络。

[推荐方药] 活络丹加味：川乌10g、草乌10g、南星10g、乳香12g、没药12g、地龙10g、白芥子10g、乌梢蛇15g、陈酒20ml。

4. 肝肾亏损证

[主症] 痹证日久不愈，肢体关节疼痛，关节肿大变形，僵直，屈伸不利，昼轻夜重，阴雨天或劳倦后加重，伴有腰膝酸软，倦怠乏力，喜暖恶寒，舌红或淡或暗，或有瘀斑，苔白或薄黄，脉沉弦或弦细。

[治疗原则] 补益肝肾，通络行痹。

[推荐方药] 桂枝芍药知母汤加减：桂枝10g、芍药15g、知母15g、附子10g、麻黄3g、防风10g、白术10g、甘草6g、补骨脂15g、熟地12g、蕲蛇10g、川断10g、杜仲10g、寄生10g、生姜3片。

（二）常用单方验方

（1）雷公藤合剂。雷公藤250g，生川乌、生草乌各62g，当归、红花、桂皮、羌活、地枫皮各18g，加水2500ml，煎成1000ml，过滤弃渣，加入冰糖250g溶化后，再加白酒1000g，成人每次10~30ml，每日3次，老人和儿童酌减。

（2）透骨草洗方。透骨草30g，伸筋草、鹿衔草各15g，细辛5g，乳香、没药各10g，煎汤熏洗患处，每日1次（以睡前为宜），每次半小时，每剂可连用2~3次。

（3）马钱子散。制马钱子、土当归（乔三七）、活血藤、寻骨风、五加皮、一包针、全当归、薏苡仁、川牛膝、赶公鞭各等分，共研细末，每天服一次，每次2g，于睡前用白开水冲服。

（4）鸡血藤糖浆。以鸡血藤浓煎制成糖浆。

二、针灸疗法

（一）体针疗法

根据临床症状，临床分为两型，即热盛伤阴证和寒凝久痹证。

1. 热盛伤阴证

[主症] 关节肿胀热痛，或局部发红，

心烦口渴，或出现红斑或结节，或皮肤干燥，肌肉消瘦，舌红甚或红绛，苔白或黄少津，脉多细数或弦数。治以清热育阴，益气活血，祛风利湿。

［**取穴**］主穴为三阴交、太溪、气海。

［**加减**］根据疼痛部位以循经局部取穴。①肘关节：曲池、小海、肘髎、手三里。②腕关节：外关、腕骨、阳池。③掌指关节：八邪、合谷、后溪。④膝关节：鹤顶、犊鼻、膝眼、曲泉、委中。⑤踝关节：解溪、商丘、丘墟、昆仑、太溪、申脉、照海。⑥跖趾关节：解溪、公孙、太冲、足临泣、八风。

［**操作**］气海、三阴交、太溪用补法，余穴均用泻法。

2.寒凝久痹证

［**主症**］关节肿胀，疼痛，屈伸不利，局部畏寒尤甚，得热则舒，遇冷加重，恶风形寒，舌淡红，苔白厚或薄白，脉多沉缓或迟，或细弦。治以温经散寒，扶阳益气。

［**取穴**］同热盛伤阴证。

［**操作**］多采用温针或灸法。

（二）耳针疗法

［**取穴**］肾、脾、肝、神门、交感、局部。

［**操作**］施捻转手法约1分钟，留针30分钟，每隔10分钟一捻转或埋耳锨针，3日一换。

（三）刺络疗法

［**取穴**］循经取穴与局部取穴相结合，每次取穴2~4处。

［**操作**］常规消毒，用0.5~1寸26号毫针在穴位上下左右迅速刺入1~2分，随即出针，反复约10数次，以出血为度，多适用于热痹。

（四）电针疗法

［**取穴**］根据发病部位，选用以上主穴、配穴各1~2对。

［**操作**］连续波和疏密波结合使用，通电后逐渐增大电量，由中等刺激增至强刺激，以患者能耐受且感舒适为度，每日1次，每次15~30分钟，10天为一疗程，疗程间休息3~5天。

（五）穴位注射疗法

［**取穴**］前穴选疼痛部位2~3个穴。

［**操作**］每穴注入当归液或川芎液0.5~1ml，隔日一次。

三、推拿疗法

类风湿性关节炎患者在康复期常出现关节红肿疼痛畸形，运动障碍等症状，可采取祛风、散寒、除湿的推拿手法。

1.行痹

［**取穴**］肩井、肩髎、肩贞、曲池、阳池、曲泽、秩边、商丘、手三阳经、足三阳经。

［**手法**］按、揉、拿、提。

［**操作**］采用指按、指揉、拿揉、提捏等法，按揉上述穴位，然后以拿揉法施术于手、足三阳经3~5遍，以其发热为度。

2.痛痹

［**取穴**］大椎、风池、肾俞、手三里、肩贞、合谷、犊鼻、三阴交。

［**手法**］捏、拿、按、揉。

［**操作**］患者正坐位。医者立于其后，先以双手拿揉两侧风池穴约5分钟。然后沿颈部督脉旁下行至大椎穴，承上法施术约5分钟。揉拿项部数遍，以放松局部之紧张肌肉。以指峰拿揉肩贞、手三里等穴约10分钟，候其发热得气，令患者缓缓转

动颈部，以疏其筋脉。随后可于合谷、犊鼻、三阴交等穴位处施以点按手法。

3. 着痹

[**取穴**] 膀胱俞、脾俞、手三里、商丘。

[**手法**] 点、按、揉、捏、拿。

[**操作**] 患者俯卧位，医者立于其侧。采用指按、指揉、拿揉、提捏等法，按揉膀胱俞、脾俞等穴位，然后以点按手法施术于手三里、商丘等穴。

4. 热痹

[**取穴**] 风池、大椎、曲池、合谷、足三里、商丘。

[**手法**] 按、揉、拿、捏。

[**操作**] 患者正坐位，医者立于其身后。先以一指禅推法施于两侧风池穴约五分钟。然后沿颈椎棘突旁紧推慢移至大椎，以指峰推约五分钟。使患者有酸胀重着的得气感。继而医者以拇指指峰推沿手阳明经下行至曲池穴，要求柔和力透。随后点按合谷、足三里等穴数分钟。

四、气功疗法

气功可锻炼动静结合功。主要利用其动与静的结合使气血通畅，关节筋脉肌肉得到条达顺畅，"气行则血行"，可驱除风寒湿邪外出。

太极拳可练简易式，据患者自身的情况选择几个简单易行的动作锻炼。把练身、练意、练气三者结合起来，不仅能改善肢体、关节功能，也能调节整个机体的平衡。

五、饮食疗法

饮食与类风湿性关节炎的发生和临床症状的发作有着密切的关系，饮食的适当而合理的调配对类风湿性关节炎的防治及

康复非常重要。类风湿性关节炎的患者应以化湿利水、通淋泄浊的饮食为主，定时定量，在饮食结构上要严格控制生冷、酒酪等物的摄入，多食冬瓜、鲤鱼、豆腐、薏苡仁、扁豆、荠菜等品。忌过食、过饱及饮酒、辛辣过量。

常用药膳如下。

（1）鲤鱼汤：新鲜鲤鱼一条500g、小椒末1.5g、芜荽末1.5g，葱、料酒、姜、盐、荜茇、醋适量，鲤鱼洗净后加调料腌拌，下清汤内煮，熟时加醋、盐、姜等。每日多次温热饮服，对身体虚弱之人尤为适宜。

（2）茵陈粥：茵陈30～45g，粳米100g，白糖适量。将茵陈用水洗净，放砂锅内，加水200ml，煎至100ml，去渣取汁，入粳米，再加水600ml，煮为稀粥，加白糖少许，稍煮一沸即可。本方清泄湿热之功较著。

（3）五加皮酒：五加皮、糯米、酒曲。五加皮加水适量浸泡，煎煮取汁，糯米淘净，与五加皮煎汁烧米饭，待冷，加适量酒曲，搅拌拌匀，发酵成酒酿供用。每日饮1～2次，每次10～30ml。适用于一切风寒湿痹痛。

（4）泥鳅炖豆腐：泥鳅150g，豆腐100g，葱、生姜、绍酒、水适量。将泥鳅洗净放入锅中，加葱、姜、盐、绍酒、水适量。炖煮五成熟时加入豆腐，至泥鳅熟烂时，加味精。本品祛邪之效较好，适于着痹。

六、浴疗法

（1）矿泉浴：水温34℃～36℃，每次20～30分钟，10～20次为一疗程。

（2）常饮矿泉水，可促进血液循环，

新陈代谢，使浊邪外出，清除血管内杂质。有祛风利湿之功。

【现代康复治疗】

一、运动疗法

1. 维持关节活动度训练

目的在于保持并改善关节活动范围，防止恶化。在急性期，关节活动度训练需在疼痛已控制且晨僵缓解的前提下进行。训练前，应进行预备运动，或配合局部热敷、按摩，逐渐增加关节活动范围，以稍微超过引起疼痛的幅度为限。通常由训练引起的疼痛和不适在停止训练后1小时内可缓解。如未缓解，则应酌情降低活动量。时间宜选在下午进行，每日3～4次，所有关节每天至少进行一次全关节活动范围活动。

2. 预防关节畸形

关节炎症较严重的情况下可导致肌腱进行性破坏，可通过固定夹板来制动关节以使其得到有效休息，进而保护关节，保持解剖对线，防止关节损伤加重。

3. 肌力训练

类风湿性关节炎患者关节常处于不稳定状态，缓冲作用降低，而肌萎缩和肌力低下，越发加重关节的破坏，尤其是下肢关节（髋、膝）要承受巨大压力，因此强化肌力为一特别重要的运动项目。

（1）等长运动：是指将关节保持在一定位置不动而达到肌肉运动的方法。有研究显示，每天至少做6个等长收缩，每个动作维持6秒，能有效达到增强肌力的效果。如仰卧，一侧下肢伸直上抬约10度，或在踝关节处加上1～2千克重物再上抬，以使股四头肌紧张而肌力增加。

（2）等张运动：是通过活动关节来进行肌肉运动的方法，利用重物增加负荷，再活动关节以强化肌力。重物负荷因人而异，每个运动反复10～20次，肌力增加后可适量增加负荷。

二、作业疗法

（1）日常生活动作训练：如洗脸、穿衣、缝纫、烹调、饮食等，在可能条件下，均宜由患者自己进行，以增加关节的协调性和灵活性。

（2）对于一些病情严重的类风湿性关节炎患者，维持正常的生活可能也很困难，对于这类患者，应从关节活动范围的训练开始，逐渐发展到日常的生活工作训练，如此循序渐进，合理平衡活动与休息，才能达到预期目的。

【康复护理】

本病主因正气不足，感受风寒湿邪所致，故应防寒、避风、防潮。居处应向阳，常通风，干燥，勿汗出当风，随气温升降而增减衣物。在饮食上宜清淡，后期或体质虚弱者，宜适当增加精肉、甲鱼等营养丰富食物。在此基础上指导患者坚持康复运动：主要是关节活动度的恢复训练，以保持关节功能，提高日常生活能力。锻炼关节前可以辅以加湿热疗法，以改善局部血液循环，起到消炎、去肿和镇痛的作用。此外还应适当配合按摩：按摩可促进血液循环，利于关节功能的恢复，并能缓解肌肉挛缩和关节僵硬、畸形。指导患者用健指指腹或手掌大小鱼际按摩患病的关节，按摩力度以患者可以承受为度，由轻到重，使关节有一定的适应过程。

第二节　颈椎病

颈椎病又名颈椎综合征，是指由于颈椎长期劳损、颈椎骨质增生、颈椎间盘脱出，以及颈椎间关节、韧带等组织的退行性改变刺激或压迫颈神经根、颈部脊髓、椎动脉或颈部交感神经而引起一系列功能障碍的综合症候群。轻者可见头、颈、肩、臂麻木疼痛，重者可致肢体酸软无力，甚至部分或完全瘫痪。病变累及椎动脉及交感神经时则可出现眩晕、心慌等相应的临床表现。本病多发生于中老年人，多见于长期伏案工作，颈部受过外伤或活动过多的患者。由于颈椎增生的部位不同，压迫或刺激的组织不同，可产生不同的症状，临床上依据病变累及部位，将本病分为颈型、神经根型、椎动脉型、交感神经型、脊髓型。近年来发现颈椎椎体前缘出现骨刺，向前突出压迫食管，引起患者吞咽困难的临床症状，将该类型称为食道型颈椎病。

中医学中无颈椎病的病名，颈椎病神经根型和颈型的症状近似于中医学的"项强""颈筋急""痹证""头痛"等；椎动脉型的症状可与中医学的"眩晕""头痛"相类似；脊髓型可归属于"痿证"；交感神经型可依据其表现不同，分别与"头痛""眩晕""心悸""汗证"等相对应。中医认为颈椎病的发病与多方面的原因有关，外伤、劳损、风寒湿邪、热毒是致病的外因，先天不足、肝肾亏虚则是其内因。人到中年以后，肝肾由盛而衰，筋骨得不到精血濡养，逐渐退化变性，在外因作用下，导致局部气血运行不畅，痹阻经络而发病。本病的治疗多采用中医或中西医结合方法治疗。重病患者、久治无效、有颈髓压迫症状者，经X线、CT、磁共振等相关检查，属于手术适应证者，可采用手术治疗。在治疗过程中采取积极的康复治疗有利于疾病的康复。

【康复适应证】

（1）各型颈椎病而无须手术者。

（2）颈椎病符合手术适应证，但手术时间可以延迟者。

（3）颈椎病手术后仍遗留有颈椎病临床症状者。

【传统康复治疗】

一、药物疗法

（一）中药汤剂

颈椎病进展缓慢，病程迁延日久，症状复杂，而以本虚标实、虚实夹杂为临床特点。中医常将本病分为颈型、痹证型、眩晕型、痿证型进行辨证施治。

1. 颈型（太阳经输不利型）

[主症] 颈项强痛、颈肌发僵或拘紧，并有肩背上肢疼痛，头疼，头重，畏寒，有汗或无汗，苔薄白，脉浮缓或浮紧。

[治疗原则] 祛风散寒，调和营卫。

[推荐方药] 桂枝加葛根汤加味：桂枝10g、杭芍10g、甘草6g、葛根15g、生姜3片、大枣5枚、羌活10g、防风10g。

[加减] 颈项强痛，旋转不利，全身发紧无汗，脉浮紧者加麻黄。

2. 痹证型

（1）邪滞经脉证

[主症] 颈部僵硬疼痛，活动受限，疼痛波及一侧或双侧肩臂胸背，后颈部可触

及索条状物或有压痛，上肢麻木酸胀，抬举及握物无力，麻木以前臂为主，甚则肌肉萎缩，舌质正常或发暗，苔白，脉沉弦或沉迟。

［治疗原则］祛风散寒，除痹通络。

［推荐方药］蠲痹汤加减：羌活10g、姜黄12g、当归10g、赤芍10g、防风10g、葛根12g、威灵仙15g、海桐皮10g、地龙10g、路路通10g、红花10g。

［加减］局部冷感明显，疼痛较剧者加附子、制川首、细辛；麻木较甚者加桑枝、鸡血藤、老鹳草、豨莶草；久痛入络者可选用一、二味动物药，如蜈蚣、全蝎、土鳖虫、白花蛇、乌梢蛇等。

（2）气滞血瘀证

［主症］颈项肩背四肢疼痛麻木，其痛多为针刺样或抽痛、痛有定处，夜间加重，手部肌肉萎缩，舌质紫暗并有瘀斑，脉弦细、细涩。

［治疗原则］通经逐瘀，理气行滞。

［推荐方药］身痛逐瘀汤加减：秦艽10g、川芎6g、桃仁10g、红花10g、甘草6g、羌活10g、当归15g、赤芍10g、香附10g、枳壳10g、地龙10g、白芥子10g。

［加减］疼痛剧烈者加血竭、三七、蜈蚣、蜂房、全蝎、土鳖虫、自然铜等。

3.眩晕型

（1）气虚血少证

［主症］眩晕阵作，每因仰头或旋转而诱发，可兼见颈项不舒，神疲气弱，倦怠食少，面色㿠白或不华，舌质淡，脉细弱。

［治疗原则］益气升阳，养血充脉。

［推荐方药］益气聪明汤加减：党参12g、升麻10g、葛根15g、蔓荆子10g、白芍10g、甘草6g、当归12g、茯苓10g、陈皮6g、黄芪15g。

（2）痰瘀交阻证

［主症］头昏、眩晕、头重如裹，头臂四肢重着麻木，甚则挛缩掣痛。脘闷纳呆，大便溏薄黏滞，全身倦怠，舌紫暗、苔白腻，脉弦。

［治疗原则］活血化痰，舒筋通络。

［推荐方药］导痰汤合桃红四物汤加减：陈皮6g、半夏6g、茯苓10g、南星10g、枳实10g、甘草6g、桃仁10g、红花10g、当归12g、白芍10g、川芎6g、地龙10g、菖蒲10g。

（3）肝肾不足证

［主症］头晕眼花，耳鸣耳聋，头脑胀痛、发空，肢体抬举无力，筋肉㖑惕，失眠多梦，腰膝酸软，舌体瘦或舌质红绛、少苔或无苔，脉弦细或细数。

［治疗原则］补肾益肝，滋阴养血。

［推荐方药］一贯煎加味：沙参12g、麦冬10g、当归10g、生地15g、枸杞12g、川楝子10g、白芍10g、龟甲15g、菟丝子15g、红花10g、三七6g、知母12g、黄柏10g。

4.痿证型

［主症］肢体沉重，抬举无力，肌肉萎缩，步履蹒跚，二便失司，神倦怯寒，腰膝酸软，头昏目眩，舌淡红，脉沉细无力。

［治疗原则］温经壮阳，填精补髓。

［推荐方药］河车大造丸加味：紫河车20g、山药15g、龟甲15g、黄柏10g、杜仲12g、牛膝10g、天冬10g、麦冬10g、熟地10g、鹿角胶12g、巴戟天12g、肉苁蓉12g、黄芪15g、菟丝子15g、赤白芍15g、蜈蚣3条。可制成丸剂服用，也可选用虎潜丸、健身全鹿丸等成药。

（二）常用单方验方

（1）生桃叶蒸熟入袋，着项上熨之。用于颈椎病气滞血瘀者。

（2）大黑豆蒸熟，纳袋中枕之。适用颈椎病肝肾不足者。

（3）颈椎二号：白芍48g、甘草6g、川断18g、牛膝12g、葛根12g、乳香12g、没药12g、伸筋草18g、桃仁12g、红花12g、狗脊18g、生地12g。制成丸剂或片剂，每服3~5g，日服3次。适用于颈椎病痹证型。

（4）药包热敷法：伸筋草、透骨草、荆芥、防风、防己、附子、千年健、威灵仙、桂枝、路路通、秦艽、羌活、独活、麻黄、红花各30g，上药研成精末，装入长15cm、宽10cm的布袋内，每袋150g。用时将药袋加水煎煮20~30分钟，稍凉将药袋置于患处热敷，每次30分钟，2个月为一疗程。适用于颈椎病痹证型。

二、针灸疗法

针灸治疗颈椎病具有行气通络、活血通阳、祛风散寒和补益肝肾等作用、对缓解颈椎病引起的各种疼痛，效果尤为明显。可以单独使用，也可配合其他疗法应用。

（一）体针疗法

1. 太阳经输不利型

［取穴］风池、大椎、昆仑、颈椎夹脊。

［操作］风池对针，进针1.5~2寸，施捻转泻法。大椎针后加刺络拔罐，出血2~5ml。昆仑直刺，进针1寸，施捻转泻法。颈椎夹脊施平补平泻手法。

2. 痹证型

［取穴］大椎、膈俞、极泉。足太阳膀胱经分布区疼痛取大椎、天柱、昆仑。手阳明大肠经分布区疼痛取曲池、手三里。手太阳小肠经分布区疼痛取天宗、肩中俞、肩外俞、秉风、曲垣、肩贞。手少阳三焦经分布区疼痛取天柱、天井、支沟、悬钟。

［操作］以上穴位用捻转泻法，肢体穴位可针后加灸。

3. 眩晕型

［取穴］风池、完骨、天柱、三阴交、太溪、太冲、头维透率谷、颈椎夹脊刺。

［操作］风池、完骨、天柱进针1.5寸左右，均施捻转补法，每穴施术1分钟。三阴交、太溪进针1~1.5寸，施捻转补法。太冲进针1寸，施捻转泻法。头维透率谷进针2.5~3寸，施捻转平补平泻手法。

（二）耳针疗法

［取穴］颈椎、肾上腺、内分泌。

［操作］每次取1~2穴，留针20分钟。

（三）电针疗法

［取穴］颈椎夹脊穴、阿是穴、天柱、风池、大杼、大椎、曲池、外关、合谷。

［操作］每次选5~6穴，针刺入得气后，接通G-6805治疗仪，频率为200~250次/分，电流大小以患者舒适为度。每日1次，每次30分钟，15次为一疗程，疗程间隔4~5日。

（四）穴位注射疗法

［取穴］风池下方后发际1.5寸处、阿是穴。

［操作］左右两穴各注射醋酸维生素E各1ml（50mg），每周2次，10次为一疗程。

（五）激光针疗法

He-Ne激光照射颈椎椎间孔骨质增生部位。每日1次，每次10~15分钟，10次为一疗程，疗程间隔5~7天。

三、推拿疗法

颈椎病多因劳损、外伤、风寒湿邪等痹阻经络而致，推拿疗法有舒筋活络、活血散瘀、理筋整复的功效。本病可以单独使用推拿疗法，也可配合其他疗法应用。

1. 颈型

［取穴］风池、风府、哑门、天柱、大椎、肩贞。

［手法］按、捏拿、推按。

［操作］①指按法：患者取坐位，医者站在患者身后，用拇指、中指同时按压双侧风池、风府、天柱、肩贞及大椎、阿是穴，每穴各按压10~20秒。②捏拿法：患者取坐位，医者站在患者侧后方，用拇、食、中指或其他四指，在患者颈部两侧做捏拿，从枕部风池穴捏拿至大椎穴，从上往下由轻而重，再由重而轻，反复3~5次。③推按法：患者取坐位，医者站在患者侧后方，用一手按扶患者头部，另一只手的掌根按压在枕后患侧至肩部，由上而下，用力由轻而重，反复推按3~5次。

2. 痹证型

［取穴］风池、哑门、天柱、缺盆、大椎、极泉、肩髎、肩髃、曲池、手三里、合谷。

［手法］指按、捏拿、指揉、端提、旋转、理筋、拔伸。

［操作］①指按、捏拿法如上。②指揉法：患者取端坐位，医者站立患者背后，用双手拇指的指腹沿颈椎棘突两旁约1.5寸的骶棘肌外从风池至大椎穴从上往下，由内向外环行进行揉按3~5次。③端提法：患者取端坐低位，医者站立患者身后，用两手拇指压住患者枕骨粗隆，其余四指端住患者下颌，轻轻向上端提其头颅约半分钟，然后缓慢轻轻放下。④旋转法：患者取端坐低位，医者在做完端提法后，手不要松开，将一侧前臂压在患者同侧肩上与另一手做对抗牵引约半分钟，然后向患者另一侧肩方向旋转，当旋转至接近限度时，医者用适当力量使头部继续向该侧旋转，此时即可听到弹响声，然后两手位置交换，向对侧依前法再旋转一次。⑤理筋法：患者取端坐位，医者站在患者患肢外侧或坐在患者患肢外侧凳子上，用双手拇指的指腹从肩峰至腕关节的筋脉进行分理和拨离，并对肩髎、肩髃、曲池、手三里、合谷、肘髎等穴进行点按。⑥拔伸法。患者取仰卧位，去枕，双手拽住床的两旁，医者坐在患者头前，用一手掌托住患者下颌，将另一手臂放置在患者枕骨后下方，用力与手掌按压固定，然后徐徐用力向患者头部后上方轻轻地左右旋转，进行拔伸约半分钟，然后再缓慢地拔伸放松。

3. 眩晕型

［取穴］风池、风府、哑门、天柱、大椎、缺盆、肩贞、头维、四白、印堂、攒竹、丝竹空、太阳、膻中、中脘、阳陵泉、阴陵泉、足三里、丰隆、太溪、涌泉。

［手法］按、捏拿、揉、端提、旋转、拔伸。

［操作］先采用指按、捏拿、指揉、端提、旋转、拔伸各法如上，然后患者仍取仰卧位，医者用拇指按压头维、阳白、印堂、攒竹、丝竹空、太阳各穴，每穴按压半分钟，然后配合指揉法从印堂穴至丝竹空穴3~5遍，以其发热为度。再用拇指或

中指指腹按压其余各穴。

4.痿证型

[取穴] 风池、风府、哑门、天柱、大椎、缺盆、肩贞、极泉、阳陵泉、阴陵泉、足三里、三阴交、昆仑。

[手法] 按、捏拿、揉、端提、旋转、拔伸、疏通。

[操作] ①先采用指按、捏拿、指揉、端提、旋转、拔伸各法，与痹证型方法同。②捏拿法：患者仰卧位，医者用双手拇指与双手其他四指从大腿近端向下至踝关节做捏手法，由轻而重3~5遍。③疏通法：患者仰卧位，医者用双手拇指在阳陵泉、阴陵泉、足三里、三阴交、昆仑各穴按压各半分钟，使患者感到轻微的酸、麻、胀为度。④指揉法。做完疏通法后，在原选用穴位上进行指揉法，即医者用大拇指的指腹在穴位上按顺时针的方向进行揉按。

四、气功疗法

气功可锻炼放松功，站、坐、卧均可。放松后调息，意随气行，吸气入丹田，呼气由丹田向后沿脊柱上行至颈，分二支入上肢。每日做3~4次，每次百息。也可结合站位保健功，作左右推手，仰泳拦水，左右绕臂，左右推磨，摇颈动肩等动作。每天早晚各一次。

太极拳宜练简易式，根据本病的临床症状选择第4~10式中3~4个简单易学的动作进行锻炼，把练身、练气、练意三者结合起来，既利于机体内部的调整，又利于经络气血的疏通。

五、饮食疗法

饮食疗法可作为颈椎病的辅助疗法，本病的饮食宜清淡疏利，属肝肾不足型的可适当增加滋补食品。药膳应根据证型选方。

常用药膳如下：

（1）绿茶10g，葱白茎3节，白芷10g，同放锅中，加水适量，煎汤饮服。适用于颈型患者。

（2）生川乌头3~5g，大米50g，姜汁10滴，蜂蜜适量。将川乌头捣烂研为细末，先煮沸米粥后加入川乌头，再改用小火慢煮，熟后加入姜汁和蜂蜜搅匀，再煮片刻即可。早晚做餐食用。5~7天为一疗程。适用于痹证型患者。

（3）薏苡仁50g，糖50g，干姜9g。先将薏苡仁、干姜加水适量煮成粥，再调白糖服食，每天一次，连服1个月。适用于痹证型患者。

（4）枸杞子60g，熟地30g，冰糖60g，白酒500ml。白酒装入酒坛内，将装有枸杞、熟地的布袋放入酒中，加盖密闭浸泡10~15天，每日搅拌一次，泡至药味尽淡，用细布滤除沉淀。冰糖用适量水加热溶化至沸，炼至色黄时趁热用纱布过滤去渣，加入酒中搅匀，再静置过滤，澄清即成。每次饮10~15ml，每日2次。适宜眩晕型患者。

（5）黄芪炖母鸡：黄芪50g，百合50g，1000g新母鸡1只。母鸡去内脏、头足，黄芪、百合置于鸡腹内，放蒸锅中加姜、葱、绍酒、盐适量，先用武火隔水蒸沸，后改文火炖2~3小时，至鸡烂熟，去黄芪、百合。喝汤食鸡。每2~3日一只。适用于痿证型患者。

【现代康复治疗】

一、运动疗法

颈椎运动疗法常用的方式有徒手操、棍操、哑铃操等，有条件也可用机械训练。

类型通常包括颈椎柔韧性练习、颈肌肌力训练、颈椎矫正训练等。此外，还有全身性的运动如跑步、游泳、球类等也是颈椎疾患常用的治疗性运动方式。可以指导颈椎病患者采用"颈肩疾病运动处方"。运动疗法适用于各型颈椎病症状缓解期及术后恢复期的患者。以下是颈肌肌力训练方法：

1. 准备活动

保持标准坐姿，活动颈部向腋窝、肩峰、后边的天花板，每个方向保持30秒，随后以同样方法训练对侧。

2. 训练方法

采用肌肉的等张、等长抗阻收缩的方法增强颈部肌力，同时也改善颈部的关节活动度。

（1）屈伸运动训练：分别将手放在额部或枕部阻挡头部向前或向后的力量，在感到轻微酸感时维持5秒钟后缓缓放松。

（2）左右运动训练：按上述方法，将手放在头部左侧或右侧，来阻挡头部向左或向右压来的力量，在有酸胀感时维持5秒钟后慢慢放松。

（3）旋转运动训练：将手放于头部左侧或右侧阻挡头部向左或向右旋转来的力量，在有酸胀感时维持5秒钟后慢慢放松。以上动作重复10次，每日2~3次。

二、物理因子治疗

常用治疗方法如：低频调制的中频电疗法、小脑电刺激仪、超声波疗法、温热脊髓低周波治疗及其他疗法。

三、牵引疗法

颈椎牵引疗法可以使椎间隙变宽，减轻对脊髓的压迫，改善神经根和血液循环功能障碍。颈椎牵引分为间歇牵引和持续牵引，持续牵引用于重症患者。间歇牵引：重量15~20磅，每天30分钟，共3~6天，或隔天一次，每次30分钟，共2周。持续牵引：逐渐增加重量8~10磅，每次15分钟，7~10天为一疗程。

四、矫形支具应用

颈椎的矫形支具主要用于固定和保护颈椎，可配合其他治疗方法同时进行，可巩固疗效，防止复发。最常用的有颈围、颈托，可应用于各型颈椎病急性期或症状严重的患者。

五、康复教育

颈椎病患者首先应注意纠正日常不良坐姿，尽量坐硬质凳子，腰应尽量挺直，避免跷二郎腿及盘腿，工作过程中避免驼背、低头。在乘车等过程中应尽量避免上下颠簸。

【康复护理】

颈椎病患者发病后，除脊髓型颈椎病外，如能恰当治疗，配合相应的功能锻炼，并注意自我保护，大多预后尚可。患者宜贯彻"仰头抬臂、协调平衡"的原则，以锻炼颈部后伸肌群，在不引起症状加重的情况下，多做一些向左、右旋转，低头、抬头动作，以头颈部略有疲劳为度，加强颈部肌肉力量，达到"流水不腐，户枢不蠹"的作用，从而平衡低头位而引起的颈部应力和稳定平衡失调。在治疗后应注意避风寒，以免再受外邪侵淫，加重病情。睡眠时睡枕不要太硬及太高。

第三节　肩关节周围炎

肩关节周围炎简称肩周炎，又称冻结肩、五十肩、粘连性关节炎，是指肩关节囊和关节周围软组织损伤、退变而引起的一种慢性无菌性炎症，该病以肩关节疼痛、活动功能障碍和肌肉萎缩为临床特征。多发生于40~60岁的患者，女性多见（与男性相比较约为3∶1），左侧发病率明显高于右侧，双侧同时累及者仅占8%。该病有一定自限性，进展缓慢，病程长短不同，如不积极治疗，长者可达一至两年自愈。

中医学根据发病原因，先后症状的表现和年龄特征，有漏肩风、肩痹、肩凝和老年肩等名称。

肩周炎发病原因认识不尽相同，多数认为40~60岁肩盂与肱骨头以及关节囊发生退行性变是其病理基础。各种原因造成的肩部疼痛和活动度减少，如骨折、体力减退、偏瘫不能经常活动上肢均是造成肩周炎的诱因。有人认为情绪不稳、精神压抑、营养不良等亦与发病有关。中医认为本病发生原因为：①腠理不密，六淫之邪乘虚侵袭；②劳逸失度或跌仆外伤，致手三阳经气血运行不畅，经气瘀滞，脉络痹阻。

本病的诊断要点是：①肩部疼痛（夜间尤甚，遇寒及活动时疼痛加剧），疼痛可向颈项及上臂放射，肩峰下或喙突部压痛明显。②上肢外展、后伸及旋转活动均受限制，日久肩关节活动僵硬，肌肉萎缩。

本病的治疗多采用针灸、推拿和中西药治疗，辅以患者康复锻炼（方法见后），多能痊愈。

【康复适应证】

（1）肩关节周围炎发病初期表现为关节酸痛，遇劳遇寒加重，休息减轻，运动功能无明显障碍。

（2）肩关节周围炎后期表现为关节粘连，活动受限，自主运动功能障碍，被动活动时疼痛剧烈，有时累及前臂、手指功能。

【传统康复治疗】

一、药物疗法

（1）急性期宜消瘀止痛，用和营止痛汤：赤芍12g、当归尾12g、川芎6g、苏木10g、陈皮6g、桃仁10g、续断10g、乌药10g、没药10g、木通6g、甘草6g、乳香10g。

（2）慢性期宜消瘀通经，方用舒筋活血汤：防风6g、荆芥10g、独活10g、当归15g、续断12g、青皮10g、牛膝10g、五加皮15g、杜仲12g、红花10g、枳壳10g。

（3）痛甚者用活血止痛汤：当归10g、川芎6g、乳香10g、苏木10g、红花10g、没药6g、土鳖虫10g、紫荆藤20g、田三七10g、赤芍10g、陈皮6g、落得打10g。※用水酒各半煎服。

（4）成药可选用大活络丹、小活络丹。

二、外治疗法

采用药浴、熏、洗、熨、外敷坎离砂、舒筋止痛散、跌打丸、红药贴膏等舒筋活血膏、丹、丸、散等。

三、针灸疗法

（一）体针疗法

分部近取与远取相结合，用泻法，留针。

［**取穴**］肩髃、肩髎、肩前、阿是穴、条口、阳陵泉。

［**加减**］①上臂痛：臂臑、曲池。②肩胛痛：曲垣、天宗。

［**操作**］条口深刺透向承山，施捻转泻法，令针感到足，同时活动肩部；阳陵泉深刺透向阴陵泉，操作同条口穴；余穴均刺1.5寸，施捻转泻法。曲垣斜刺，方向指向棘突。

（二）电针疗法

上述取穴中每次选2~4个穴，针刺得气后通脉冲电针，以患者可以耐受为度。对缓解疼痛有速效。

（三）耳针及耳穴疗法

［**取穴**］神门、肩、臂、耳壳背面部相应穴处。

［**操作**］用针刺或药物压籽法，针刺隔日一次，药物压籽法隔3~5日更换一次，每日揉按3~4次。

（四）穴位注射疗法

［**取穴**］疼痛处阳性反应点。

［**操作**］用当归注射液，每穴注射1ml，可迅速缓解疼痛。

（五）刺络拔罐法

［**取穴**］肩髃、肩髎、肩前、臂臑、阿是穴。

［**操作**］前穴选2~3个，用三棱针点刺，玻璃罐拔之，出血量5~10ml。

三、推拿疗法

推拿疗法有疏通经络、柔筋缓急、松解粘连、滑利关节的作用。天津中医药大学第一附属医院积累了几十年经验，总结出揉臂、扣揉、捏拿、大旋、运肩、活肘、舒筋、双牵、和络九步手法。急性期只用揉臂、捏拿、舒筋三步即可，粘连期由于有关节周围软组织的纤维性粘连，疼痛已减轻，关节已冻结，手法操作要有一定的强度，以松解粘连，滑利关节，使肩关节的运动功能得以恢复，手法操作可以按九个步骤进行，但要十分注意，任何粗暴的搬、牵、摇动的手法都不能应用，否则会造成新的损伤，加重疼痛和关节活动障碍的程度。

下面简单介绍三种手法。

1. 揉臂

法一：术者立于患侧之前外侧，与患者呈45°斜对位，右足蹬于患者所坐方凳之外上缘，将患者前臂放手术者之右大腿上，二掌自肩部沿上臂左右及上下顺揉至肘各反复2~3次。

法二：术者立于患者之后外侧，与患者呈45°斜对位，左足蹬于患者所坐方凳上之后外上缘，将患者前臂放于术者之左大腿上。二掌自肩部沿上臂前后及上下顺揉至肘各反复2~3次。

2. 捏拿

法一：术者两手呈垂直位，拇指在前，四指在后，自肩头交替每拿上臂至肘，反复2~3次。

法二：术者和患者姿势同第二步，以两拇指在冈下窝，作环形按压2~3次（肩胛冈下缘、肩胛骨的脊柱缘向外二横指部位，凡有肩凝者有明显压痛，可作为诊断与确定治疗的标志）然后以两手拇指自肩胛骨内上角沿肩胛骨脊柱缘顺序按压至其下角反复2~3次，然后以右掌按揉冈下肌数次，再以两手呈垂指状，自肩头沿上臂捏拿至肘反复2~3次。

3. 舒筋

法一：术者前进一步至患者前外侧，

与患者呈侧对位，左手握其拇指大鱼际部，使肩与肘呈90°前屈位，右掌向内推患肘，左手向外推患肢之腕，外旋其上臂2~3次。

法二：术者将右足蹬于患者所坐方凳之外上缘，以膝关节顶住患侧腋窝部，两手执患者前臂用力抻拉2~3次。

上述推拿手法需多次实践并有专业医生指导方能施术。临床亦可采用下列简易推拿手法。方法是：先将患肢肘关节伸直，医者站患侧，一手握其手部逐渐牵引，使肩部外展，另一手放在肩部用拇指桡侧面分拨肩部痛点，以松解肌筋粘连。同时使患肘外展、外旋及后伸动作，然后做患肢内旋，后伸，高举活动，并点按肩部痛点，最后揉搓患肢自上而下反复数遍。操作宜柔和忌粗暴。

四、饮食疗法

对日久迁延不愈的患者，可以选椿木根皮或叶30~60g与瘦肉同煮（勿加盐，可以加适量的糖）肉煮烂后，喝汤吃肉。也可选用荸荠、海带各60g，以水煮烂，喝汤一日2~3次。对日久肝肾虚损的患者，可常食猪肝、羊肝、鸡肝，以及猪肾、猪蹄、牛筋等食品，也可配合玄参炖猪肝、杜仲腰花、枸杞肉丝等药膳。

五、小针刀治疗

于压痛明显之滑囊、肌腱、肌肉紧张及肌筋膜粘连等处，施以切开剥离、纵行疏通、通透剥离等法治疗，以改善粘连。

【现代康复治疗】

一、急性发作期

疼痛剧烈时应服用消炎药，局部制动，此时应避免进行康复训练。疼痛较轻患者进行等长肌力训练，或可在疼痛不加重的范围内行等张肌力训练。肌腱炎症存在剧痛者，可局部封闭治疗。

二、缓解期康复治疗

（一）运动疗法

1. 等长肌力训练

通过健侧上肢或他人辅助固定患肢，在此状态下进行肩的内旋、外旋、上举、后伸、内收、外展等动作，以增强肩关节周围肌力。此法简便易行，患者可于家中自行训练。

2. 肩关节主动运动训练

（1）旋转上臂：患者在早晚做内收、外展上臂动作，反复锻炼，必须缓慢持久，不可操之过急。

（2）爬墙锻炼：病员侧面站立，靠近墙壁，在墙壁上定一高度标志，以手指接触墙壁，逐步向上转动。作肩外展上举动作和躯干向墙侧挤压加大患肩活动，每日2~3次，每次5~10分钟，逐日增加上臂外展度数。

（3）双上肢高举法：病员站立，两足横跨同肩宽，双手下垂摆于身侧。肩部放松，两上肢分别上举，一举一落8~12次。

（二）物理因子治疗

（1）局部冰敷疗法：若慢性疼痛无法缓解，可考虑采用局部冰敷疗法。将疼痛局部用冰块进行按摩，时间应避免过长，且不可在同一部位长时间停留，防止冻伤。皮肤湿润后，用干毛巾擦拭，如此反复。待疼痛缓解后可行主动运动训练。每日1次，约两周为一疗程。

（2）根据病情可选用中频电疗、激光、红外线、超短波、离子导入、蜡疗等方法，此类方法可松弛肩部肌痉挛，改善血液循环。

【康复护理】

本病常为继发所致，预后多可自行痊愈，但时间长、痛苦大、功能恢复不完全，且极易复发。故本病治疗不应仅局限在肩周炎本身，还应有针对性地治疗原发病。积极治疗并配合功能锻炼可缩短病程，加速痊愈，但应注意寻求专业医务人员进行推拿手法，切忌自行粗暴牵拉揉按，以免造成组织损伤，延误病情。

第四节　腰肌劳损

腰肌劳损是指腰骶部肌肉、筋膜以及韧带等软组织的慢性损伤，导致局部无菌性炎症，从而引起腰臀部一侧或两侧的弥漫性疼痛。本病按其损伤的部位不同，可大致分为"棘间韧带劳损""棘上韧带劳损""腰臀皮神经粘连""腰背肌筋膜炎"等。腰肌劳损是常见的骨外科疾患，人群罹患率高，直接影响人们的生活和工作。

中医传统文献认为，腰肌劳损属于中医学的"腰部伤筋"的范畴。中医学相关文献的腰痛、痹证等可归为此类。腰部经筋、筋膜的慢性损伤而产生腰痛，称之为腰肌劳损。本病多见于青壮年，无明显外伤史，常与职业和工作环境有一定关系，缓慢发病，腰部酸痛，病程缠绵，阴雨天或劳动之后酸痛常常加重。

腰肌劳损的发病原因，除腰部本身的局部病变外，还与年龄、性别、发育、解剖变异、体质、工作体位、工作习惯、技巧熟练程度以及外界环境变异有密切的关系。中医认为腰肌劳损的发病是由于：①劳逸不当。②年老体衰。③损伤失治复感外邪。④先天畸形。以上因素均能导致气血、筋骨活动不调，而造成腰背部经筋、筋膜劳损、松弛或脉络受损，瘀血凝滞等，造成腰痛难愈。本证的治疗多采用中医或中西医结合的保守方法治疗，在治疗的过程中及治疗后采取积极的康复治疗，有利于疾病的恢复。

【康复适应证】

（1）急性腰部扭伤引起的腰部疼痛，其表现为疼痛难忍，有时腰部放电样疼痛或组织撕裂感，腰部立即失去活动控制而需卧下，不能活动呈僵直状态。改变体位尤著。

（2）一部分患者因急性腰扭伤未及时或合理治疗，而形成腰肌慢性创伤性瘢痕及粘连形成，腰肌力量减弱发生疼痛。其表现为疼痛隐隐，遇劳、遇寒加重。

（3）大多数患者与职业性体位有关，如长期坐卧工作、常处于非生理位置下操作的修理工，固定姿势工作者及弯腰工作者，表现为腰部酸痛，昼重夜轻。

【传统康复治疗】

一、药物疗法

（一）中药汤剂

中医辨证施治是腰肌劳损患者经常采用的康复疗法。一般根据患者的症状和体征可分为感受寒湿、感受湿热、气滞血瘀、肾气亏虚等辨证施治，随症加减。

1. 寒湿腰痛

[主症] 腰部冷痛转侧不利，逐渐加重。静卧痛不减，遇阴雨天则加重。苔白腻，脉沉迟缓。

[治疗原则] 散寒行湿，温经通络。

[推荐方药] 甘姜苓术汤：干姜 10g、甘草 6g、茯苓 12g、白术 12g。

[加减] 寒邪偏胜，加附片；湿邪偏胜，加苍术；若兼风邪，加独活寄生汤。

2. 湿热腰痛

[主症] 腰部疼痛，痛处伴有热感，热天或雨天疼痛加重，而活动后或可减轻，小便短赤，苔黄腻，脉濡数或弦数。

[推荐方药] 四妙丸：苍术 10g、黄柏 10g、薏苡仁 10g、牛膝 9g。

[加减] 热象偏重，可酌加栀子、泽泻、木通；湿热之邪日久，可加女贞子、旱莲草。

3. 瘀血腰痛

[主症] 腰痛如刺，痛有定处，日轻夜重。轻者俯仰不便，重则不能转侧，痛处拒按。舌质暗紫，或有瘀斑、脉涩。部分患者有外伤史。

[治疗原则] 活血化瘀，理气止痛。

[推荐方药] 身痛逐瘀汤：当归 12g、川芎 6g、桃仁 10g、红花 10g、没药 10g、五灵脂 6g、香附 6g、牛膝 10g。

[加减] 若兼风湿，加独活、金狗脊；若兼肾虚、宜加杜仲、续断、熟地。

4. 肾虚腰痛

[主症] 腰痛以酸软为主，喜按喜揉，腿膝无力，遇劳更甚，休息减轻，常反复发作。偏阳虚者，则少腹拘急，面色㿠白，手足不温，少气乏力，舌淡，脉沉细。偏阴虚者，则心烦失眠，口燥咽干，面色潮红，手足心热，舌红少苔，脉弦细数。

[治疗原则] 偏阳虚者，温补肾阳，偏阴虚者，滋补肾阴。

[推荐方药] 偏阳虚者，方用右归丸：熟地 12g、山药 12g、山茱萸 12g、枸杞 12g、杜仲 12g、菟丝子 10g、当归 10g。偏阴虚者，方用左归丸：地黄 12g、枸杞 12g、山茱萸 12g、龟甲 12g、菟丝子 12g、鹿角胶 12g、牛膝 12g。

（二）常用单方验方

（1）犁壁藤汤：犁壁藤 15～60g、威灵仙 10～15g、补骨脂 3～10g、皂角刺 4.5～6g、猪尾脊骨 1 节，白酒或米酒 15～30g（兑入）。水煎服。适用于肾虚腰痛。

（2）活血强腰汤：白花蛇 4 条、全蝎 30g、土鳖虫 30g、丹参 100g、血竭 30g、当归 30g、威灵仙 30g。共研细末，每日 2 次，每次 4g。适用于瘀血腰痛。

（3）杜仲葛根汤：杜仲 15g、葛根 15～20g、麻黄 10～12g、桂枝 10～12g、干姜 5g、薏苡仁 15g、苍术 12g、牛膝 20g。水煎服。适用于寒湿腰痛。

（4）补肾健腰膏：川断 15g、杞子 12g、首乌 40g、桃肉 10g、金樱子 20g、杜仲 30g、补骨脂 30g、白莲蕊 12g、牛膝 15g、菟丝子 20g、威灵仙 40g、鸡血藤 30g、血竭 15g、细辛 3g、千年健 20g。水煎浓缩加适量白蜜炼成膏，每日补敷 1 次，半月为一疗程。

二、针灸疗法

针灸治疗腰肌劳损具有舒筋活血、通经止痛等作用，可以单独使用，也可以配合其他疗法应用。

（一）体针疗法

[取穴] 大肠俞、环跳、委中、肾俞、

昆仑、三阴交。

　　[**加减**]寒湿者加风市、阳陵泉，肾阳虚加足三里，肾阴虚加太溪。

　　[**操作**]选以上穴位，施提插泻法，留针30分钟，每日1～2次。

（二）电针疗法

　　[**取穴**]大肠俞、环跳、秩边、承扶、委中、阳陵泉、飞扬、昆仑。

　　[**操作**]每次取2～4穴位，针刺得气后加脉冲电针，行针20分钟，用于疼痛急性发作，有迅速止痛之效。

（三）耳针疗法

　　[**取穴**]神门、腰、膝、臀、坐骨、耳壳背面部相应穴处。

　　[**操作**]用半寸针施捻转泻法或用药籽压法，隔日一次，用于急性发作或缓解期治疗。

（四）头针疗法

　　[**取穴**]对侧感觉区、足运感区。

　　[**操作**]用30号毫针，每穴捻转1～3分钟。

（五）穴位封闭疗法

　　[**取穴**]选最痛点，以痛为俞，临床腰痛大部分取大肠俞，腿痛取环跳、阳陵泉。

　　[**操作**]用氟美松5mg、普鲁卡因2ml混合液，在严格消毒后刺入2.5寸，当针体刺入后先抽一下针管，见无回血，再推针芯，可一针多向刺法，封穴后针眼部位用无菌纱布敷盖，用于疼痛急性发作，有立即止痛之效。可行隔日一次注射。

（六）刺络拔罐疗法

　　[**取穴**]环跳、大肠俞、委中、阳陵泉。

　　[**操作**]每次取1～2穴，用三棱针点刺3～5点，取大号玻璃罐，闪火法拔之，出血量5～10ml，用于疼痛急性发作，有缓急止疼之效。

三、推拿疗法

　　腰肌劳损患者在康复期常出现疼痛缠绵，遇劳、遇寒加重，痛处固定等瘀血阻滞、寒湿内停、肾气亏虚等症状，可采取舒筋活血、通经活络、祛寒止痛的推拿手法。

　　[**取穴**]肾俞、关元俞、膀胱俞等。

　　[**手法**]指按、揉背、封腰、㨰法。

　　[**操作**]①患者取俯卧位，医者位于患者左侧，左手按其背部，以右拇指按揉肾俞、大肠俞、秩边等穴，每穴持续操作约1分钟，以得气为度。②术者以右手掌心自脊柱右侧上端骶棘肌开始顺序缓揉而下，至腰骶部，左侧施同样手法反复2～3次，最后自上而下按压脊椎各关节突。③患者俯卧，医者站于患侧，在腰三角两手拇指和中指端徐徐用力按压此处，往往在脊柱侧弯凸侧腰三角处摸到梭形结节，压之锐痛。④用顺㨰法沿背棘肌由上至下㨰其脊椎两侧，放松患者的肌肉。

四、气功疗法

　　气功可锻炼内养功、放松功及五禽戏，主要按人体经络原理，导引、激发自身经气，振奋督脉，使阳气得助，温煦腰部。同时五禽戏是模仿五种动物而来，对壮腰膝、健体魄尤为适宜。且对人体五脏六腑有调节作用，因腰为"肾之府"，故益肾的同时，健壮了腰府。练功时可有意识地进行自我暗示，如"我松静""经气行"，可获与字句相应的生理效应。

太极拳可练简易式，根据患者自身的情况选择几个简便易行的动作练习。把练身、练意、练气三者结合起来。尤其利于腰部活动的动作多练为宜。

五、饮食疗法

本病可酌情配合饮食疗法、饮食原则，以补肾壮腰、活血行气、通络食品为主，如核桃、栗、虾、枸杞菜、山楂、丝瓜、芝麻、葵花子等，食品宜偏温燥，不宜生冷多湿，可饮少量低度酒、黄酒，忌烟。

常用药膳如下：

（1）杜仲30g、猪腰1对（切开去白筋）加食盐少许炖汤服，每日1剂，连饮7～10天。

（2）韭菜炒虾米，与黄酒同饮服。

（3）胡桃肉30g，补骨脂15g，加水煎汤饮服，胡桃肉细嚼，连皮服用。每日1剂，7～10天为一疗程。

（4）地黄杞子酒：地黄30g、杞子100g，泡酒500g，半月后启用。日饮2次，每次10ml。

（5）枸杞羊肾粥：鲜枸杞叶500g洗净，另备羊肾2只洗净，去筋膜臊腺，切碎。大米750g，加水适量，用小火煨烂成粥，调味食用。

六、浴疗法

（1）矿泉浴：水温34℃～36℃，每次20～30分钟，10～20次为一疗程。

（2）以"针洗1号"4瓶加入温水中，将身浸入药液中进行药浴。

【现代康复治疗】

一、运动疗法

1.急性期

疼痛剧烈者应卧床休息。仰卧位时髋、膝关节轻度屈曲。大部分患者多采用侧卧位，正确方法应为：①脊柱保持正直，不可扭曲。②位于上方的上下肢应放置在枕头上。③患者调整躯干充分放松，消除不适感。应注意在急性期腰部肌肉多存在痉挛，此时切记进行主动的关节活动度训练及肌力训练，应以放松为首要目的。

2.肌力及关节活动度训练

（1）伸展俯卧位体位疗法：在患者可完成5～10分钟俯卧的前提下，用双肘及前臂支撑，骨盆及双下肢保持俯卧，将上部躯干抬起呈伸展俯卧位。该训练可增加腰椎前凸。

（2）拱桥式：患者取仰卧位，双脚、双肘和头部五点支撑于床上，将腰、背、臀和下肢用力挺起稍离开床面，维持感到疲劳时，再恢复平静的仰卧位休息。按此法反复进行10分钟左右，每天早晚各锻炼一次。

（3）飞燕式：患者采取俯卧位，将双上肢反放在背后，然后用力将头胸部和双腿用力挺起离开床面，使身体呈反弓形，坚持至稍感疲劳为止。依此法反复锻炼10分钟左右，每天早晚各一次。

二、物理因子治疗

超短波、TDP、红外线等。腰肌劳损适合于热疗，以促进局部血供、缓解肌肉紧张、减轻疼痛。

【康复护理】

推拿等传统康复治疗方法对早期腰肌劳损效果较好，故宜尽早诊断治疗。若发展至后期出现韧带粘连或纤维变性，则效果较差。配合针灸等治疗往往可提高疗效。此外，腰肌劳损患者因症情缠绵，时好时坏，大多影响情绪，情绪低落，消极悲观。因此患者应保持乐观的情绪，注重劳逸结合，起居有规律，保证充足的睡眠与营养。患者在治疗期间应注意休息，治疗后一定时间内应尽量避免负重和剧烈活动，腰肌局部注意保暖防寒。

第五节　腰椎间盘脱出症

腰椎间盘脱出症，又称腰椎纤维环破裂症或腰椎髓核脱出症。它是腰椎间盘发生退行性变的基础上，在外力作用下，纤维环破裂髓核突出，刺激或压迫神经根、血管或脊髓等组织所引起的腰痛，并以常伴有坐骨神经放射性疼痛等症状为特征的一种病变。中医称之为"腰痛病"或"腰病连膝"等。本病始发于20～30岁的青壮年，其发病部位以第四、五腰椎多见。

本病病因主要是由于椎间盘本身退行性变，在某些外因如：外伤、慢性劳损，以及感受寒湿等因素综合的结果，而使腰椎间盘纤维环发生破裂，以致髓核脱出，中医认为本病是由于：①急性外伤，瘀血阻络。②风寒湿外邪侵袭，气血凝滞。③久病劳损，肾气亏虚，均可导致经络损伤，气血瘀滞且日久导致肾气不足，气血耗伤而发本病，本病治疗多采用中医或中西医结合非手术治疗，如症状严重，反复发作，经长期综合保守治疗无效者应予手术，术后应予积极康复治疗以有利于病情恢复。

【康复适应证】

（1）腰部椎骨或筋由于扭、挫、跌、仆等急性损伤（除外骨折），未取得彻底治而逾期一年甚至迁延不愈的腰骨痛。

（2）慢性腰部疼痛或窜及腿、臀，坐卧行走时呈轻至中度功能障碍。

（3）经手术治疗或非手术疗法治疗尚未痊愈者。

【传统康复治疗】

一、药物疗法

（一）中药汤剂

本病康复治疗仍遵循中医辨证论治原则，一般根据患者的症状和体征可分为血瘀型、痹证型、肾虚型，临床可随症加减。

1. 血瘀型

[**主症**]腰腿痛如针刺，痛有定处，日轻夜重，俯仰不便，转侧不能，间有便结溺清，烦躁口干，舌紫暗有瘀斑，脉沉涩。

[**治疗原则**]活血化瘀、理气止痛。

[**推荐方药**]身痛逐瘀汤：秦艽9g、川芎9g、桃仁6g、红花6g、甘草3g、羌活9g、没药9g、五灵脂9g、香附9g、牛膝9g、地龙9g、当归15g。

2. 痹证型

（1）寒湿型

[**主症**]腰脊冷痛、肢冷无力，痛有定处，得寒痛剧，遇热痛减，溲清长，舌质淡，苔薄白或腻，脉沉紧。

[**治疗原则**]温经散寒，去湿止痛。

[**推荐方药**]乌头麻辛桂姜汤：制川乌9g、制附子9g、麻黄6g、细辛3g、桂枝9g、干姜9g、甘草6g、蜂蜜适量。

（2）风湿型

[**主症**]腰脊疼痛，痛无定处，走窜不定，肌肤麻木，与天气变化有关，伴有微恶风寒，舌质淡，苔薄白或薄黄，脉虚细。

[**治疗原则**]祛风除湿，宣痹通络。

[**推荐方药**]独活寄生汤：桑寄生18g、独活6g、防风6g、川芎6g、牛膝6g、秦艽12g、杜仲12g、当归12g、茯苓12g、党参12g、熟地15g、白芍10g、细辛3g、甘草3g、肉桂2g（研冲）。

3.肾虚型

（1）肾阳虚

[**主症**]腰痛绵绵，酸软无力，久治不愈，喜按喜揉，遇劳尤甚，常伴少腹拘急，面色㿠白，畏寒肢冷，少气乏力，舌质淡苔薄白，脉沉弱。

[**治疗原则**]温补肾阳。

[**推荐方药**]金匮肾气丸加减：生地15g、怀山药10g、山茱萸12g、泽泻10g、茯苓10g、丹皮10g、桂枝6g、附子6g。

（2）肾阴虚

[**主症**]腰痛绵绵，酸软无力，久治不愈，遇劳则甚，常伴心烦不眠，口燥咽干，面色潮红，手足心热，舌红少苔，脉弦细数。

[**治疗原则**]滋补肾阴。

[**推荐方药**]六味地黄汤加减：熟地12g、山茱萸12g、怀山药10g、泽泻10g、丹皮10g、茯苓10g。

（二）常用单方验方

（1）腰痛1号：川芎10g、当归10g、赤芍10g、桃仁10g、红花10g、鸡血藤10g、乳香10g、没药10g、五灵脂10g、郁金10g、三七粉1.5g。日一剂，水煎服2次，取汁200ml，方中制草乌宜先煎，三七粉冲服，每次服100ml，每日2次口服，宜饭后。

（2）复方马钱子散：土鳖虫、川牛膝、甘草、麻黄、乳香、没药、全蝎、苍术各720g，生马钱子6000g。将生马钱子置铁锅中，加水适量，慢火煮沸，8小时后取出，剥去外皮，全部药物粉碎后过筛成末，装成胶囊，每晚睡前服药4粒，以后每日增加1粒，最多不超过8粒，以黄酒30～50ml或加水少量冲服，1个月为一疗程，必要时停药3日，继续服用。

（3）五虎散：土鳖虫、全蝎、乌梢蛇、穿山甲各9g，地龙21g。上方诸药烘干共研细末，急性发作期宜服汤剂，日1剂，水煎，日2服。恢复期宜用散剂，每次3～4g，日2次，黄酒送服。

二、针灸疗法

针灸治疗腰椎间盘脱出具有疏通经络、活血止痛、补虚泻实等作用，可单独使用，也可配合其他疗法应用。

（一）体针疗法

[**主穴**]肾俞、白环俞、环跳、承扶、殷门、委中、阳陵泉。

[**配穴**]腰2～5夹脊、上髎、次髎、秩边、承山、悬钟、昆仑、足临泣、阿是穴。

[**操作**]每次选用3～5个穴位，用强刺激或中等刺激，使触电感向远端放散，每日1～2次，症状好转后可隔1日或隔二日治疗一次。

（二）耳针疗法

[**取穴**]神门、腰、膝、臀、坐骨、耳壳背面部相应穴处。

[**操作**]用半寸针施捻转泻法或王不留行籽耳压法，隔日一次，用于急性发作或缓解期治疗。

（三）头针疗法

[**取穴**]对侧感觉区。

[**操作**]用30号毫针，每穴捻转1～3

分钟。

（四）刺络疗法

［**取穴**］肾俞、八髎、环跳、承扶、殷门、委中、悬钟、丘墟、昆仑。

［**操作**］每次选用1～4穴，取穴处静脉消毒后，以三棱针点刺出血，拔罐约2～3分钟去罐，第一次出血量约10～20ml，第二次拔罐后，每次出血量约5～10ml，第一次针后如症状减轻可间隔7～10天再针，如症状未减可隔2～3日针第二次。

（五）电针疗法

［**取穴**］主穴：腰4～5夹脊。配穴：秩边、环跳、风市、阳陵泉、委中、绝骨、昆仑。

［**操作**］选疏密波或断续波，电流量由中等度到强刺激，每日1次，每次15～30分钟，10次为一疗程，疗程间隔3～5天。

（六）皮下埋针法

［**取穴**］环跳、殷门、委中、阳陵泉、绝骨。

［**操作**］用10ml当归红花注射液以长针头刺入环跳穴，待有触电感时，将针头退出1～2cm，即将药液注入，经过3～4次后，则按经络循行取其他穴互换注射，每次取1～2个穴，每穴注射1～3ml，隔日治疗一次，1次为一疗程，疗程间休息一周。

（七）温灸法

［**主穴**］病变压痛点（阿是穴）、八髎、秩边、风市、阳陵泉、足三里、昆仑。

［**配穴**］肾俞、腰阳关、环跳、承扶、委中、承山、绝骨、足临泣、神阙。

［**操作**］每次选用3～5个穴位，连续熏10～20分钟，至局部皮肤发热、发红为止。每日灸治1～2次，7～10次为一疗程，

疗程间隔3～5天。

三、推拿疗法

腰椎间盘突出症患者在康复期以腰腿功能活动障碍为主要临床表现。后期可出现肌肉萎缩甚至大小便失禁等，可选用疏通经络、活血止痛的推拿手法治疗。

［**取穴**］大肠俞、膀胱俞、肾俞、环跳、委中、阳陵泉、昆仑。

［**手法**］揉、拿、点按、斜扳。

［**操作**］①患者俯卧位，医者位于患者右侧，以右掌大鱼际，掌根施揉背法于背俞3遍，以背部微微发热为度。②拇指点按肾俞、膀胱俞、环跳、阳陵泉，局部出现酸胀，加指揉以维持气感。③拿委中、阳陵泉、昆仑各1分钟。以腰部出现酸胀热为度。④患者侧卧位，左、右斜扳一次。

四、气功疗法

本病气功治疗可锻炼站桩功，通过自然呼吸、全身放松、凝神定意及适当的意念活动逐渐达到忘我境地。练功时，首先要集中精神，全身放松，周身大小关节都要形曲力直，锻炼时可选以站式的浮托式或分承式，并配合淌水等意念活动，以达到疏通周身经脉气血的调和。

五、饮食疗法

对于肝肾明显虚损者，饮食上可常食用猪肝、羊肝、鸡肝以及猪肾、猪蹄、中筋等食品，也可配合服用玄参炖猪肝、杜仲腰花、枸杞肉丝等药膳。

常用药膳如下。

（1）栗子粥：栗子（去皮壳）50g，粳米50g，将粳米淘洗干净，与栗子同放锅中，加水煮粥如常法，粥成放入盐少许，

早晚餐温热食之，可养胃健脾，补肾强筋。

（2）枸杞酒：枸杞子60g，白酒500ml，将枸杞子用清水洗净，泡入白酒内，加盖密封，每日振摇一次，浸泡7天后即可饮用，具有补虚益精、去寒壮阳的功效。

六、浴疗法

1. 温泉疗法

以选用热泉水短时半身浴为宜，水温40℃为宜，每次20~30分钟，10次为一疗程。

2. 日光浴

可在海滨、旷野、山区、庭院等空气清爽、环境幽雅清洁、日光充足之处进行。

【现代康复治疗】

一、运动疗法

椎管内存在压迫的患者，进行各种康复治疗时均应慎重。

1. 背伸训练

患者取俯卧位，双下肢伸直，两手置于身体两侧，两腿不动，抬头的同时身体向后背伸，每日3组，每组20~50次，适应后，可改为抬头后伸及双下肢直腿后伸，同时腰尽量后伸，每日5~10组，每组50~100次，以锻炼腰背部肌肉力量。

2. 倒走训练

训练前选择平整空旷的场地。训练时注意摆动双臂保持身体平衡，应循序渐进，不可急于求成，避免摔跤，每次时间可控制在10分钟左右。

二、物理因子治疗

常用治疗方法如：低频调制的中频电疗法、小脑电刺激仪、超声波疗法、温热

脊髓低周波治疗及其他疗法。

三、牵引治疗

腰椎牵引是治疗腰椎间盘突出症常用且有效的方法。

【康复护理】

治疗期间患者应静卧硬板床，急性期推拿等治疗不宜过于剧烈。在患者能忍受的情况下，为使腰腿早日恢复功能，应进行腰部功能锻炼活动。如轻微屈伸、侧弯及旋转，同时应进行腰背部肌肉力量的锻炼，以配合治疗并防止转为慢性腰痛。

第六节　退行性关节病

退行性关节病又称骨关节炎，是能动关节的关节软骨发生原发性或继发性退行性变，并在关节缘有软骨形成、退行性变的速度超过修复和再生的速度。随着人类平均寿命的延长，其发病率越来越高。

本病属中医的"痹证""颈肩痛"等范畴。

退行性关节病发病原因尚不十分清楚，20世纪80年代以来，研究者在患者身上发现免疫复合物，认为与发病可能有一定关系。中医学认为，本病是由于：①外力所伤，瘀血内滞。②外邪侵袭，经脉痹阻。③肾精亏损，肝血不足。以上因素可致局部气血阻滞，血运失常，经脉痹阻。筋骨失于濡养而为本病，本病治疗通常是采取中医或中西医综合疗法。

【康复适应证】

（1）肢体关节疼痛时间较长，局部肿

胀，屈伸不利，有功能障碍者。

（2）发病日久，关节变形甚至强直者。

（3）经手术或非手术治疗尚未痊愈者。

【传统康复治疗】

一、药物疗法

（一）中药汤剂

中医辨证施治是本病经常采用的康复疗法，临床上根据病的症状和体征可分为风寒阻络型、气血瘀滞型和肝肾亏损型等，需辨证论治，随症加减。

1. 风寒阻络型

［主症］属于寒者，疼痛较剧，腰膝冷痛有如风吹感，活动迟缓，得温则舒，肢倦恶寒，便溏，溲清长，苔薄白而滑，脉多沉紧。偏于湿者，多见腰部滞涩沉重，体倦头沉，下肢重着，肌肤麻木，痛及腰膝或伴有下肢肿胀，腹胀纳呆，胸满便溏而黏臭，苔腻而厚，脉濡缓而滑。偏于风者，多见四肢走窜麻痛，发无定处。

［治疗原则］驱邪通络，温散风邪。

［推荐方药］独活寄生汤加减：独活16g、寄生12g、牛膝10g、细辛3g、秦艽12g、肉桂6g、防风10g、防己12g、薏苡仁10g、附子6g、干姜6g、麻黄3g、云茯苓15g、甘草6g。

［加减］偏寒者重用干姜、肉桂、麻黄等品。偏于湿者，重用薏苡仁、防己、苍术、白术；偏于风者，可加入虫类驱风药。

2. 气血瘀滞型

［主症］疼痛突发，痛如锥刺，发有定处，转侧艰难，屈伸不能，常伴肢体麻痛相间，肢软无力，肉萎不仁，脉涩滞或弦，舌质紫暗。

［治疗原则］活血散瘀，舒通经络。

［推荐方药］复元活血汤加减：当归12g、红花10g、穿山甲10g、大黄10g、桃仁10g、杜仲12g、土鳖虫10g、牛膝10g、羌活10g、柴胡6g、青皮6g、甘草6g。

3. 肝肾亏损型

［主症］颈背转侧不利或酸痛绵绵，久行久立尤甚，下肢萎软无力，脊背腰膝畏冷，面色㿠白，头昏乏力，便溏溲长，舌体瘦小，苔薄白，脉细弱。

［治疗原则］补肝肾，佐以通络。

［推荐方药］右归丸加减：熟地12g、怀山药12g、枸杞子12g、萸肉12g、菟丝子10g、杜仲12g、鹿角胶10g、当归15g、附子6g、肉桂6g、鸡血藤24g、地龙10g、土鳖虫10g、乳香10g、没药10g、甘草6g。

（二）常用单方验方

（1）骨质增生丸：熟地15kg、肉苁蓉10kg、鹿衔草10kg、骨碎补10kg、淫羊藿10kg、鸡血藤10kg、莱菔子5kg，酿蜜为丸，每次2丸，一日服2~3次。

（2）活筋汤：白芍30g，木瓜、威灵仙、当归各15g，甘草、五加皮各6g，水煎服取药液500ml。颈椎病加羌活10g，腰椎骨质增生加川断20g，膝关节及跟骨骨质增生加牛膝10g。每日早晚各一次，15次为一疗程，疗程中间隔7天，最多2个疗程。

（3）软骨丹：熟地、鹿角胶、龟甲各40g，当归、川芎、红花、桂枝、防风各30g，炙马钱子、蜈蚣、土鳖虫各15g，炙川乌、炙草乌各5g，上药炮制后研为细末，调和均匀，炼蜜为丸，早晚各1丸，1个月为一疗程。

（4）骨增酒：威灵仙、透骨草、杜仲、怀牛膝、穿山甲、丹参、白芥子各30g，白酒 2000ml（50 度以上）。腰骶椎骨质增生，加淫羊藿 30g，颈椎骨质增生加葛根30g，跟骨骨质增生加木瓜 30g。以上各药共研为细末，置瓷罐或玻璃瓶中，密封半个月（冬季密封 20 天后）服用。每次服用10～20ml，每日 3 次，以上为一个疗程剂量，需服 25～30 天，间隔 3～5 天可进行第二疗程。

二、针灸疗法

针灸治疗本病具有驱风散邪、活血止痛、补益肝肾等作用，可单独使用，也可配合其他疗法应用。

（一）体针疗法

[取穴] 腰椎退行性关节病取相应的夹脊穴、殷门、委中、人中；膝关节退行性关节病取鹤顶、膝眼、梁丘、血海、足三里、阳陵泉、阴陵泉。

[操作] 以上各穴均用平补平泻手法，留针 20～30 分钟，病情较重者，可每日针刺一次，一般隔日针刺一次，10 次为一疗程。

（二）皮肤针

[取穴] 阿是穴。

[操作] 每次选用 2～3 个穴位，局部皮肤常规消毒后，在患病关节周围叩刺，使皮肤发红并微出血。

（三）刺络拔罐

[取穴] 阿是穴。

[操作] 每次选 1～2 个穴，局部皮肤常规消毒后，在患病关节周围用三棱针点刺放血，然后拔罐，出血量约 7～8ml。

（四）耳针疗法

[取穴] 相应区压痛点、交感、神门。

[操作] 应采用中强刺激数秒钟后，留针 20～30 分钟，视病情轻重，每日或隔日针刺一次，10 次为一疗程，或将王不留籽贴压耳穴按压 0.5～1 分钟；手法由轻到重，按至有热胀感和疼痛（以患者能忍受为度）。其后嘱患者每日自行按压药丸 3～4 次，每次 2 分钟左右，2 天更换一次。

（五）回旋灸法

[主穴] 脊柱退行性关节病主穴：患病椎体及附近压痛点，大椎、大杼、阳陵泉、悬钟、曲池。配穴：风池、命门、足三里、肾俞、三阴交、风市、合谷。膝关节退行性关节病取膝关节附近的穴位。

[操作] 以上选准穴位后，将燃着的艾条在皮肤上往返回旋灸治。每穴每次旋灸10～15 分钟，每日灸治 1～2 次，10 次为一疗程，疗程间隔 5 次。

（六）温针灸

[取穴] 同回旋灸。

[操作] 每次每穴旋灸 10～15 分钟，每日灸治 1～2 次，10 次为一疗程，疗程间隔 5 天。

三、推拿疗法

本病根据其病变部位不同而采用疏通经络活血止痛的推拿手法治疗。

1.脊柱骨关节病

[取穴] 胸背部膀胱经俞穴，脾俞、肾俞，伴腿痛时，取委中、承山、阳陵泉。

[手法] 推、按、压及功能活动法。

[操作] ①患者仰卧位，医者立其左侧，沿脊柱旁开 1.5～3 寸膀胱经反复推动 3～5 遍，对于经常腰背隐隐作痛的患者，采用啄膀胱经法。②患者仰卧位，

医者双手姆指点按患者脾俞、肾俞。伴腿痛时，点按委中、承山、阳陵泉。③患者仰卧，医者立其侧，双手重叠置于患者腰背痛点，用力向下按压，或采用腰背踩法，医者用双脚踩压患者痛点周围。④患者侧卧、仰卧或站立位，一切使腰背部或下肢屈曲、过伸、摇晃等手法，医者均可轮流使用。

2.膝关节骨关节病

[取穴]阿是穴，患肢取承山、梁丘、血海、犊鼻、阳陵泉、阴陵泉等穴。

[手法]拿、按、捏。

[操作]①患者仰卧，医者在患侧膝关节周围采用摩法、拿法、捏法等广泛放松膝关节的韧带、肌肉等组织。②取患肢承山、梁丘、血海、犊鼻、阳陵泉、阴陵泉等穴及髌上囊施用指揉法、指捏法。③患者伸膝，医者半握拳于髌骨周围反复捶击5～7次，如关节积液，则用实拳压髌骨上下前后肌肉。有利于积液吸收，增加稳定。

四、气功疗法

气功可锻炼站桩功，通过自然呼吸，全身放松，达到疏通经络、通调血脉、活血止痛的效果，促进周身血液循环，使疼痛的脊柱关节功能得以恢复正常。练功时首先要精神集中，气静神怡，无论行、站、坐卧均在放松的前提下，又要保持全身的和谐完整。同时，周身大小关节都要形曲力直，并配合适当的意念活动，达到身体素质的提高，周身关节功能的恢复。

太极拳可练简易式，根据患者病变部位的不同，选择几个简单易学的动作进行锻炼，把练身、练意、练气三者结合起来促进周身血脉运行，气血调和，经脉通畅，

达到周身关节功能的恢复。

五、饮食疗法

饮食结构的调配对本病的防治及康复有着十分重要的意义，在饮食上要注意多食含蛋白质、钙、碘及维生素食物。

常用药膳如下。

（1）枸杞酒：枸杞子60g，白酒500ml，枸杞子用清水洗净，泡入白酒内，加盖密封，每日振摇一次，浸泡7天后即可饮用。每日晚餐或临睡前饮用10～20ml。对于本病肾阴不足者食用。

（2）五加皮酒：五加皮、糯米、酒曲。先将五加皮洗刮去骨，加适量水泡透后，煎煮取汁；糯米淘净，与五加皮煎汁烧米饭，待冷，加适量酒曲，搅拌均匀，发酵或酒酿，供用。也可用五加皮30g、当归15g、牛膝15g浸泡在500ml白酒内，加盖密封，7天后即可饮用。每日饮1～2次，每次10～30ml，对于本病风寒阻络型患者每日饮用。

（3）海带饮：取海带9g洗净。开水冲泡代茶频饮。海带含氮、蛋白质、脂肪、大叶藻酸、鞣酸、维生素、碘等，有清热软坚、化痰利水之功。

（4）胡桃蟹壳散：将胡桃肉250g炒研细，再将蟹壳煅其性研细末，两物搅匀，每服3g，早晚各服一次，淡盐水送下。

六、浴疗法

可用温泉浴、热水浴，一般以全身或半身长时浴法为宜，水温应保持在并为配合水下按摩或水下运动，每次15～30分钟左右，每日1次。此外，还可作日光浴、空气浴、森林浴等。

【现代康复治疗】

一、运动疗法

正常关节的剧烈运动不会导致骨关节炎，当骨关节炎存在时，频繁使用关节会加速骨关节炎发展；但恰当的锻炼可增加肌力及有氧运动能力，减少疼痛，经训练之后的骨关节炎患者，功能障碍较少。

1.肌肉力量训练

通过适当运动增加关节的活动性及肌肉力量和稳定性。以膝关节为例：

（1）非负重直腿抬高训练：膝关节伸直，股四头肌收缩，踝关节背伸，缓慢抬起整个下肢约15cm，保持5秒钟后，缓慢直腿放下。

（2）负重直腿抬高训练：一般使用2kg的沙袋，将沙袋固定在踝关节，按非负重训练动作进行。上述两种方法称为股四头肌的等长收缩训练。

（3）股四头肌等张收缩训练：仰卧床上，双膝并拢屈曲90°，保持健膝屈曲90°，患膝大腿与健侧持平，快速伸直膝关节保持5秒后缓慢放下。

（4）床边股四头肌等张收缩训练：患者坐于床边，小腿自然垂下，双手放于大腿上，双小腿交替快速伸直，缓慢落下。

需注意的是，有不少患者想通过反复蹲起等较为剧烈的动作来"磨合"关节，但这种病理状态下的"磨合"更加重了关节的磨损，进而加剧了病情的进展。

二、物理因子治疗

利用冷敷、热疗和运动等方式减轻患处疼痛，同时增强关节周围肌肉的力量及扩大运动范围，来增加关节的活动度，恢复关节功能。这是退行性骨关节炎的治疗方法之一。

三、手术治疗

一般来说，在退行性关节炎的病情严重，以传统康复、物理及药物治疗控制效果不好，且有持续恶化的情况下，建议患者手术治疗。针对不同时期、自身需求不同的膝关节退行性关节炎病患，有不同的手术方式可以选择。

【康复护理】

退行性骨节病患者为老年人骨关节退行性变，故康复护理方面宜注意避免超负荷劳动，预防关节的磨损。为了减少关节的负荷，还可采用手杖、腋杖、步行器、轮椅以及适合的矫正鞋、支具等，同时注意保证营养的补充，居室温暖，避风寒，勿下冷水，防潮湿。

第七节　退行性脊椎病

退行性脊椎病是指椎间盘退变狭窄、椎体边缘退变增生及小关节因退变而形成的骨关节病变。以椎体边缘增生和小关节肥大性变为主要特征，故又称肥大性脊椎炎，其他的同义词还有：脊椎骨关节炎、增生性脊椎炎、老年性脊椎炎、变形性脊椎炎，脊椎骨质增生、骨赘或骨刺等。本节重点讨论腰椎骨质增生症，此为腰椎骨质老化后的一种退行性变，为老年人常见疾病。其特征是关节软骨的退行性变，并在椎体边缘有骨赘形成。退行性变发生在椎体、椎间盘和椎间关节。

本病属中医腰腿痛范畴，是以腰腿部疼痛为主症的一种病证。可表现在腰部的一侧或两侧，也可腰痛而牵及腿，也可仅表现为腿疼。

腰椎骨质增生多见于中老年人，是一种生理性改变，随年龄而增加，但一般无临床症状。之所以出现临床症状，多是由于脊椎的退行性改变，使各椎骨之间稳定性受到破坏，使韧带、关节囊和神经纤维组织受到过牵或挤压的结果。中医认为痛有二因：不通则痛，不荣则痛。前者为实，后者为虚。详析腰腿痛主要病因病机有三点：①外感六淫：六淫之邪在一定条件下侵入人体，使经脉闭阻，气血凝滞而发疼痛。然临床常见以风寒湿三邪致病者为多见。②肝肾不足：素体禀赋不足，或久病体虚，或不知慎惜，劳累过度，恣淫纵欲；或年老体衰，致肝血不足，肾精方虚，无以濡养筋脉而发腰腿痛。③气滞血瘀、肝气郁结或跌仆外伤，损伤经脉气血，或久病气虚，血运不畅，至经络闭阻、不通而痛。

实践证明运动对于防止中老年人骨骼的脱钙和疏松、防止骨质增生是有利的，坚持长期的运动，使肌肉附着处的骨突增大，骨外层的密度增厚，而里层的松质骨在分布上则能建立肌肉的拉力作用，使骨质更加坚固、承受更大的负荷。

【康复适应证】

（1）因本病引起腰痛、下肢疼痛。其腰痛特点为休息痛与活动痛连锁出现，即静止后发病关节僵硬酸痛、不灵活，特别是晨起后尤为明显；活动时与活动后疼痛又加重。此外老年人有时可伴有头痛、眩晕、耳鸣、胸闷、心悸、眠差。

（2）因退行性脊椎病引起的腰部板直，甚至脊柱侧凸，躯干偏歪，两侧不对称，棘突旁肌紧张，有深部压痛及叩击痛，腰部屈伸及旋转活动受限者。马尾神经受压而产生间歇性跛行及不全瘫者。

（3）退行性脊柱病伴退变型腰椎管狭窄症者。

（4）神经根减压术后者。

【传统康复治疗】

一、药物疗法

中医学认为"腰为肾之府"，所以腰痛和肾的关系密切。腰部负重跌挫，气血阻滞经络，或因体虚久病，年老精血不足，肾精亏损，不能濡养经脉，或寒湿、湿热之邪乘体虚侵袭，均可引起腰痛；临床辨证须分虚实。实证发病多急，治宜祛邪通络，根据寒湿、湿热、血瘀的不同分别处理。虚证多慢性反复发作，属于肾亏，治宜补益精气。

1. 寒湿证

[主症] 腰部冷痛，有沉重感，转侧不利，卧后起床更感不适，阴雨天明显发作或加剧，苔白腻，脉沉。

[治疗原则] 散寒祛湿，温经通络。

[推荐方药] 甘姜苓术汤加减：独活10g、川桂枝10g、苍术10g、干姜9g、茯苓12g、川牛膝10g。

[加减] 肾虚加杜仲、桑寄生、续断；寒邪偏盛加附片；湿邪偏盛痛而沉重，苔厚腻，加苍术；若腰痛左右不定，牵引两足，或连肩背，或关节游痛者可用甘姜苓术汤合独活寄生汤加减。

2. 湿热证

[主症] 腰部热痛、口苦、烦热、小便短赤，苔黄腻、脉濡数。

[治疗原则] 清热利湿，舒筋止痛。

[推荐方药] 四妙丸加味：黄柏10g、

苍术10g、牛膝10g、薏苡仁12g、防己15g、晚蚕沙10g、萆薢10g。

[加减]增加药效加木瓜、络石藤；若舌质红、口渴、小便短赤，脉弦数则为热象偏重，可加栀子、泽泻、木通。

3. 血瘀证

[主症]腰痛如刺，痛有定处，拒按，俯卧转侧困难，舌质紫或有紫斑，脉涩。

[治疗原则]化瘀通络，理气止痛。

[推荐方药]桃红四物加味：当归12g、牛膝10g、土鳖虫10g、红花10g、桃仁10g、穿山甲12g、制乳香10g、没药10g、川芎6g。

[加减]兼风湿加独活、金狗脊；肾虚宜加杜仲、续断、熟地黄。

4. 肾虚证

[主症]腰部酸软疼痛，腿膝无力，劳累更甚，伴头昏，目眩，耳鸣，遗精，苔薄，脉细。

[治疗原则]补益肝肾。

[推荐方药]壮腰丸加味：当归12g、熟地15g、狗脊10g、鹿角片10g、补骨脂15g、胡桃肉15g、怀山药15g、茯苓10g。

[加减]若口干、舌质红，脉细数，去补骨脂、鹿角片，加炙龟甲及女贞子。

二、针灸疗法

针灸治疗本病具有温经通络、补肾壮腰、活血化瘀、理气止痛等作用。

（一）体针疗法

1. 寒湿证

[取穴]①大肠俞、环跳、委中、昆仑。②人中、命门、志室、肾俞、气海、大肠俞。③环跳、风市、阳陵泉、飞扬。

[操作]针刺大肠俞取俯卧位，针刺深度2～2.5寸，提插泻法，以麻电感到达

足趾为度。针刺环跳取侧卧位，针刺深度2～2.5寸，提插泻法，以麻电感到达足趾为度。针刺委中取仰卧位抬腿取穴，深度0.5～1寸，提插泻法，以下肢抽动为度。昆仑穴施捻转泻法。人中施雀啄手法。余穴均捻转提插补法，针后加灸。环跳等四穴均施提插泻法，针感均要求到达足趾。

2. 肾虚证

[取穴]①大肠俞、环跳、委中。②偏阳虚者：肾俞、足三里、昆仑。③偏阴虚者：秩边、三阴交、太溪。

[操作]均施提插补法。

3. 瘀血证

[取穴]血海、膈俞、大肠俞、环跳、三阴交、合谷、期门、肾俞、秩边、承山。

[操作]血海、膈俞捻转提插泻法，三阴交、合谷捻转泻法，肾俞、秩边、承山针后加灸，余穴同前。

（二）电针疗法

[取穴]大肠俞、环跳、秩边、承扶、委中、阳陵泉、飞扬、昆仑。

[操作]每次取2～4个穴位，针刺得气后加脉冲电针，行针20分钟，用于疼痛急性发作，有迅速止痛之效。

（三）耳针疗法

[取穴]神门、腰、膝、臀、坐骨、耳壳背面相应穴处。

[操作]用半寸针捻转泻法或用药籽压法，隔日一次，此法用于急性发作或缓解期治疗。

（四）头针疗法

[取穴]对侧感觉区，对侧足感区。

[操作]用30号毫针，每穴捻转1～3分钟。

（五）穴位封闭疗法

[取穴] 选最痛点，以痛为俞，腰痛常取大肠俞，腿痛取环跳、阳陵泉。

[操作] 用氟美松5mg、普鲁卡因2ml混合液，在严格消毒后刺入2.5寸，针体刺入后见无回血即可推注，可一针多向推注，封穴后在针眼部位用无菌纱布敷盖。用于疼痛急性发作，有立即止痛之效。可行隔日一次注射。

（六）刺络拔罐疗法

[取穴] 环跳、大肠俞、委中、阳陵泉。

[操作] 每次取1～2穴，用三棱针点刺3～5点，取大号玻璃罐，闪火法拔之，出血量5～10ml，用于疼痛急性发作，有缓急解痛之效。

三、推拿疗法

本法可解除肌肉痉挛，增加关节活动。但忌用强手法推拿。

1. 寒湿型

[取穴] 大肠俞、膀胱俞、环跳、殷门、委中。

[手法] 按、揉、搂、斜扳。

[操作] ①患者俯卧位，医者位于患者一侧，揉背三遍，以背部温热为度。②以拇指点按大肠俞、膀胱俞各1分钟，以透热为度。③点按环跳、殷门、委中有酸胀感后，加揉以维持气感。④揉背部腧穴，以腹部有热感为度。⑤左右斜扳上、下腰段各一次。⑥患者仰卧位，医者位于一侧，以搂法施于足三阳、足三阴各3遍。

2. 湿热型

[取穴] 肾俞、大肠俞，膀胱俞、次髎、太溪、照海。

[手法] 揉、拿、点按、擦。

[操作] ①患者仰卧位，医者位于右侧，以右掌指施用揉法，揉背俞穴3遍。②点按肾俞、大肠俞、膀胱俞，次髎以酸胀感和发热感为度，每穴1分钟，侧擦次髎3分钟。③患者仰卧位，拿太溪、照海各1分钟，酸胀感沿肾经上行为度。

3. 瘀血型

[取穴] 腰俞、阳关、肾俞、膀胱俞、委中、承扶、阳陵泉、昆仑。

[手法] 揉、拿、点按、斜扳。

[操作] ①患者俯卧位，医者位于患者右侧，以右掌大鱼际，掌根施揉背法于背俞3遍，以背部微感发热为度。②拇指点按腰俞、阳关、肾俞、膀胱俞、承扶、局部出现酸胀，加指揉，直到力度渗透到腹部与双下肢为度。③拿委中、阳陵泉、昆仑各1分钟，以腰部出现酸胀热为度。④患者侧卧位，左、右斜扳一次。

4. 肾虚型

[取穴] 命门、膀胱俞、关元、中脘、神阙。

[手法] 点按、揉、拿、搓。

[操作] ①患者仰卧位，医者位于患者右侧，腹部掌按中脘穴、神阙、关元，每穴5分钟，以下腹，腰骶、会阴部，及双下肢微热为度。②患者俯卧位，揉背3遍，点按膀胱俞，命门各1分钟，有透热为度。③搓、拿足三阳、足三阴3～5遍，局部发热为度。④偏阴虚加拿三阴交、太溪，偏阳虚加拿肾俞、足三里。

四、药浴疗法

对疼痛部位的热敷或全身药浴治疗有温经止痛，祛风除湿，活血通络，散瘀消肿之功，与其他治疗相配合可提高临床疗效。

［**药物组成**］生川乌30g、生草乌30g、乳香24g、没药24g、豨莶草24g。

［**制剂与用法**］等量煎成浓缩液，再用热水稀释，洗液以35℃～42℃为宜，熏洗15～30分钟，每日1～2次。不便熏洗的部位可用毛巾浸药液做局部热敷，当然做全身药浴更佳。

五、其他自然疗法与理疗

自然疗法可采用温泉浴疗法，以选用热泉水短时半身浴为宜，并结合浴中按摩腰背患处的方法。

【现代康复治疗】

一、运动疗法

急性期过后，即可进行腰背肌锻炼，常用的锻炼方法有腰部前屈、过伸、侧屈和旋转等健腰动作。坚持适度的练习，可减少腰腿痛的发生。锻炼宜坚持循序渐进，不可急于求成。

（1）腰部屈伸法：两足微开站立，两手叉腰使身体前屈后伸活动，幅度由小到大，活动时腰肌宜放松。

（2）腰部侧屈法：两足微开站立，两手叉腰使躯干做左右侧屈活动，活动幅度由小到大，至最大限度为止。活动时腰肌应放松。

（3）腰椎运动法：站立法，两足横跨与肩同宽。两上肢肘关节弯曲、抬高平肩，腰部向后伸，头向后仰伸。上半身先向左侧旋转，然后再向右旋转，交替进行。

（4）腰部回旋法：两足分开略宽于肩，两手叉腰，作腰部环转运动。先向左环转一周，再向右环转一周，范围由小到大，速度由慢到快，左右各环转5～10次。

（5）挺腰法：站立位，以前弓步将右腿向前跨一步，右手按压右大腿上部，左手扶持腰间，将身体重心向左侧移并慢慢向后下沉，此时左手用力推左腰部，并使倾斜的上身以弹抖动作向后仰伸至最大限度，然后恢复直立位。以同样方法作右侧运动。

（6）仰卧起坐法：又称两手攀足势。仰卧位两手向上逐渐坐起，两手向前触摸足尖，反复练习。

（7）鱼跃式运动法：俯卧位，两腿伸直，两手贴在身侧，同时抬头后伸，双臂后伸，双下肢直腿后伸，以腹部为支点，使腰部尽量后伸。

（8）摇椅活动法：仰卧位，两侧髋膝关节屈曲靠在胸前，双手抱紧双膝下部，先练习髋部屈曲活动，屈的限度以双侧大腿前侧完全贴胸壁为宜。上臂及下腰部配合用力，使腰背部做摇椅式活动。

（9）腰部叩击法：站立位，两足横跨同肩宽，腰背部后伸体位，两上肢屈肘置于身后，手握空拳，自下而上叩击腰背部。

（10）蹬空练习法：仰卧位，先作踝关节屈伸活动，然后屈膝屈髋用力斜向上方进行蹬足动作。双足交替反复练习。

（11）直腿抬高法：仰卧位，两腿伸直，双下肢做直腿抬高活动，反复进行。也可在踝部加500～1000g的重量进行练习。

（12）旋转摇膝法：站立位，两膝并拢半屈曲位，双手扶于双膝上，做膝关节环转活动。

二、物理因子治疗

通过各种物理因子作用于人体，如局部热疗、泥砂疗法、磁疗、离子透析疗法或酊剂涂擦按摩患部，起到消炎、止痛、加速恢复的目的、对改善临床症状是十分有效的。

三、牵引治疗

通过外加或者人体自身的重力将脊椎椎体之间间隙增宽，这样有利于突出的髓核回复，恢复正常椎体排列，松弛韧带紧张，从而减少对脊髓、脊神经根的压迫、刺激。

【康复护理】

本病较易复发，早期治疗并配合适当功能锻炼可提高疗效。在康复阶段要防止扭、挫、跌、仆或长期体位不正，并且要注意安全操作，避免过劳，注意休息。长期屈背工作者，应时常变换体位，劳逸结合，注重腰部活动，增强耐受力。应适度进行腰部练功活动。注意饮食调养，注意腰部保暖，谨避风寒，湿邪侵袭，适当节制房事。

第八节　斜颈（小儿肌性斜颈）

斜颈是指以头向患侧斜、前倾、颜面旋向健侧为其特点。临床上，斜颈除极个别为脊柱畸形引起的骨性斜颈、视力障碍的代偿姿势性斜颈和颈部肌麻痹导致的神经性者外，一般系指一侧胸锁乳突肌挛缩造成的肌性斜颈。临床以新生儿、1岁以内小儿为多见。多数学者认为本病发生与患儿在母体内胎位不正，分娩时产程过长或用器械助产造成胸锁乳突肌的损伤而致此病。

肌性斜颈属中医的"伤筋"或"痉证"范畴，或因颈部受损，血离经脉，经筋受阻，气血流行不通，筋脉失养，或因肝肾阴虚，筋脉失其濡润，气血运行不畅，而使肌肉筋脉挛急所致。本病的治疗多采用推拿、针灸、激光等方法。在治疗过程中宜早期发现早期治疗，这样有利于疾病的康复。

【康复适应证】

（1）患者胸锁乳突肌出现圆形，椭圆形或条索状肌块、患儿头部向患侧倾斜而颜面旋向健侧，甚侧患侧面部肌肉萎缩，并随着患儿年龄增长畸形逐渐加重，并出现两侧面颊大小不一，双眼大小不等，健侧颅骨扁平，颈椎代偿性侧凸，颈项部不同程度的活动受限等症。

（2）婴儿出生10天被发现患有肌性斜颈者。

（3）因颈间盘的早期疾患产生的儿童急性斜颈，表现为头部突然向一侧倾斜，逐渐加重，单侧肩颈部肌肉强直痉挛，颈椎活动受限。X线摄片多显示颈椎生理曲度轻度侧弯。

【传统康复治疗】

一、推拿疗法

推拿治疗本病可起到舒筋活血、软坚消肿、缓解肌肉痉挛的作用。

[**取穴**] 肩俞、肩井。

[**手法**] 捏、揉、拨、敲、扳、拿。

[**操作**] ①患儿取仰卧位，医者在患侧的胸锁乳突肌施用食、中、拇三指的捏揉法3~5分钟；继而用拿法作于患侧胸锁乳突肌3~5分钟；再用拇指拨法仍施于患侧胸锁乳突肌1~3分钟。②患儿取坐位，医者以掌揉法于患侧斜方肌3~5分钟；再施拇指拨法而拨动患侧斜方肌（肩井）；而后用食、中、无名、小指在患侧背部从肩部向下做轻敲法。③最后用颈部拨法将患儿

头向患侧旋数次，再向健侧扳数次，动作宜轻亦柔。

二、针刺治疗

针刺治疗本病可以疏通经络、调和气血，而收祛邪缓急之功。可单独使用，亦可配合其他疗法。

[**取穴**]（患侧）风池、天柱、后溪、悬钟。

[**操作**]令患者侧卧位，用30号1寸不锈钢毫针进针0.3～0.5寸深，采用捻转手法。

【现代康复治疗】

一、物理因子治疗

1. 热敷

可使颈部肌肉放松，注意时间不可过久，局部温度不可过高，避免造成低温烫伤。

2. 超声波

为深层治疗，可帮助患侧纤维化肌肉的血液循环增加，并软化硬块组织，一般建议小儿5～6个月大时才施行。

3. CO_2-He-Ne激光光针治疗法

激光有热、压强，光敏和电磁四种效应，大剂量有抑制破坏组织作用，小剂量不但刺激经络穴位，生物场和皮肤神经末梢直接起作用，同时还能提供能量，使光能转化为热能，使局部起到活血化瘀作用，激光还能提高机体免疫功能，使人体代谢旺盛，各种酶的活性较强，并影响细胞膜的通透性，因此能改善机体功能使局部消肿松弛恢复正常。本法疗效好，与推拿法配合效果更佳。

方法：CO_2-He-Ne激光针灸仪，输出功率CO_2和He-Ne分别为1～500mW和1～2mW，照距1米；激光针，随包块扫描式照射10～15分钟，每日1次，10次为一疗程。

二、运动疗法

1. 正确的姿势摆位训练

哺乳时由患侧喂食、携抱时抱在小儿会将头转向患侧边的姿势、玩具放置患侧、将床靠墙（墙于宝宝健侧边）让光线来源在患侧边、俯卧头转向患侧，也可头圈固定以维持良好的正中姿势。

2. 被动牵拉运动

目的在于拉长患侧挛缩的组织，并增加侧弯和转动的角度；治疗时可采仰卧，先固定小儿肩部，将脸转向患侧，再侧弯至对侧。

3. 主动运动矫正

对侧的肌肉力量训练，以加强肌力的平衡反应。并利用声音或玩具做视觉吸引或翻正反应，诱发头转向患侧或侧弯至对侧。

【康复护理】

（1）本病如早期发现，及时治疗可取得满意疗效。妇女怀孕期间要注意纠正不良胎位，产后及时检查是否斜颈。小儿不宜过早直抱，以免发生姿势性斜颈。

（2）家属在日常生活中，如喂奶、怀抱、睡眠、垫枕时采用与斜颈相反的方向，以矫正斜颈；婴儿时要左右手轮换抱及喂奶，变换睡觉的方向，避免形成习惯性斜颈。

（3）家属在每次治疗后，应配合热敷，以缓解肌肉疼痛。

（4）家属在平时可随时采用轻柔方法，

对患侧胸锁乳突肌揉捏。

（5）斜颈患儿，应注意是否伴有先天性髋关节半脱位及脑性瘫痪。

第九节 进行性肌营养不良症

进行性肌营养不良是一组由遗传因素所致的原发于肌肉组织的疾病。临床上表现为进行性加重的对称性肌肉萎缩、肌无力及不同程度的运动障碍。本病多发生于儿童和青少年，男性多于女性。进行性肌营养不良的发病原因及发病机制尚不十分清楚，现已发现患者存在糖、蛋白质、肌酸、肌酐等多种代谢障碍。目前已有血管性、神经性、肌纤维再生错乱等学说。有人认为，肌细胞或红细胞膜的先天代谢障碍可能是主要的致病因素。

在中医学传统文献中并无进行性肌营养不良病名，但对本病的症状及治疗早有描述和记载。本病可包括在中医学文献的"痿证"门类之中，并认为进行性肌营养不良的主要病因是先天禀赋不足。肾之精液不足，不能养骨；肾元阳不足，则脾阳气亦虚，运化失司，水谷精微不能濡养四肢肌肉，因而造成足不任身，肌肉萎缩。本症的治疗至今尚无肯定的特效治疗方法，中医或中西医结合治疗可能有一定帮助，在治疗过程中采取积极的康复治疗，将有利于疾病的恢复，延缓、减慢肌纤维的变性坏死，矫正肌腱挛缩和关节变形，维持残留的正常肌肉功能。

【康复适应证】

（1）四肢无力，跑跳不便，上下楼困难，小腿肌肉异常增粗、变硬，运动功能减弱或丧失者。

（2）病久肌肉萎缩，膝关节变形、挛缩，翼状肩者。

（3）无呼吸困难、肺炎、心脏损害等合并症者。

【传统康复治疗】

一、药物疗法

中医辨证施治是进行性肌营养不良患者经常采用的康复疗法。一般根据患者症状、体征可分为肝风夹痰夹瘀、肾阴阳两虚、脾气虚弱等辨证论治，随症加减。

1. 肝风夹痰夹瘀

[主症]走路摇摆不稳呈鸭步，常易跌跤，起蹲困难，伴面色青暗无光，性急易怒；舌淡暗，苔薄白或白腻，脉弦细无力或弦缓。

[治疗原则]育阴潜阳，熄风化痰，活血通络。

[推荐方药]复肌宁汤：全蝎10g、蜈蚣4条、地龙12g、僵蚕10g、牡蛎24g、珍珠母10g、天麻15g、钩藤10g、杜仲12g、牛膝9g、枸杞子12g、胆南星10g、菖蒲10g、伸筋草10g、桃仁10g。

[加减]纳少便溏、少气懒言、腹胀者，加党参、黄芪、焦白术；眩晕、耳鸣、失眠多梦、潮热盗汗、五心烦热者，加女贞子、龟甲、鳖甲。

2. 肾阴阳两虚

[主症]下肢无力难以站立行走，俯仰不便，头颈软弱，不能抬举，面色晦暗，喜卧懒动，小便清长，时有遗溺，舌淡苔少，脉沉细无力。

[治疗原则]滋阴壮阳，强筋壮骨。

[推荐方药]健步虎潜丸合右归丸加

减：鹿角胶12g、锁阳10g、杜仲12g、续断12g、制附子6g、肉桂6g、龟甲10g、熟地10g、首乌10g、枸杞子10g、当归10g、赤芍10g。

[加减] 四肢不温者，加桂枝；遗尿甚者，加益智仁、补骨脂。

3. 脾气虚弱

[主症] 四肢软弱无力，手不能持重物，步履缓慢，起蹲困难，面色萎黄，纳少便溏，神疲懒言，舌质淡苔白或有齿痕，脉沉细缓。

[治疗原则] 健脾益气，通阳活络。

[推荐方药] 补中益气汤加减：黄芪10g、人参10g、白术10g、炙甘草6g、陈皮6g、姜夏10g、当归12g、牛膝10g、桂枝6g、地龙10g、全蝎10g、蜈蚣3条。

[加减] 纳呆者加焦三仙、炒内金；胸闷痰多者加瓜蒌、竹茹、茯苓。

4. 常用单方验方

（1）桂枝土元散（民间验方）：桂枝、土鳖虫等份研末。每次0.3g，每日3次。适用于假肥大型肌营养不良症。

（2）牛膝五加皮汤（民间验方）：川牛膝、北五加皮各15g，水煎服，每日1剂，用于假肥大型肌营养不良症。

（3）僵蚕散（民间验方）：白僵蚕研为细末，每次0.5g，每日2次。用于各类型肌营养不良症。

（4）金刚丸加减：萆薢12g、杜仲12g、肉苁蓉12g、菟丝子10g。水煎服，日服2次。或以上方比例配蜜丸，每丸9g，每次服1丸，早晚各一丸，可长期服用，适用于肾阴阳两虚型进行性肌营养不良症。

（5）鹿角片300g（酒浸一夜）、熟地120g、附片45g，用大麦米和蒸熟，焙干为末，大麦粥和为丸，每日3次，每次9g，米饭送服。适用于肝肾不足之痿证。

（6）振颓汤（《中医纲目》）：生黄芪18g、野台参9g、白术9g、干姜9g、当归9g、生明没药9g、生明乳香9g、牛膝12g、知母12g，水煎服，每日1剂。适用于脾气亏虚之痿证。

二、针灸疗法

针灸治疗进行性肌营养不良，具有健脾益肾、补气活血、舒筋活络等功效，可以单独使用，也可配合其他疗法应用。

（一）体针疗法

[取穴] 足三里、关元、血海、脾俞、胃俞。

[加减] 骨盆带肌肉萎缩：腰1～5夹脊、上髎、次髎、中髎、伏兔、上巨虚、承扶、殷门、委中、承山、环跳、风市、阳陵泉。肩胛带肌肉萎缩：颈4～6夹脊、巨骨、肩髃、肩髎、肩贞、云门、极泉、天泉、天宗、秉风。面部肌肉萎缩：阳白、四白、地仓、颊车、合谷、风池。

[操作] 一般施用补法，以小幅度捻转手法为主，留针时间需长，可达60分钟，间隙运针，每日或隔日一次，30次为一疗程。

（二）穴位注射疗法

[取穴] 足三里、关元、血海、脾俞、胃俞。

[操作] 用三磷酸腺苷20mg，辅酶A50单位，当归注射液等，每次选穴2～4个，每穴注射1～2ml，每日1次，30次为一疗程。

（三）耳针及耳压疗法

[**取穴**] 脾、肾、肝、内分泌、皮质下。

[**操作**] 上述穴位用耳针或王不留行籽，刺或压迫穴位，留针或压穴24小时，隔日一次。

（四）头针

[**取穴**] 双侧头皮运动区的上1/5。

[**操作**] 以2寸毫针顺时针大幅度捻转，持续30分钟。隔日一次，5~7次为一疗程。

三、推拿疗法

进行性肌营养不良患者，主要表现为进行性加重肌肉萎缩和无力等气血虚弱，脾肾两亏的症状，可采用益气养血、疏通经络的推拿手法治疗，以延缓肌肉萎缩无力的发展，并可预防关节拘挛的发生。

（1）取患者肌肉萎缩部位，对其做较长时间的揉拿，手法要轻，不刺激，以补为主，通经活络，导引气血，以皮肤出现热重为宜。在阳性反应物部位进行按摩，较强刺激，略有痛感，松解软化反应物。经筋痉挛、萎缩部位，施以弹拨手法，行强刺激，患者能忍受为度，缓解拘挛。掐手、足经脉五俞穴等。

（2）点按拨揉颈胛神经节，胸腰交感神经及上位脊神经（从腰骶部、背部、腹部施术，可直接或间接作用于神经）、下肢加腰丛神经、骶丛神经、坐骨神经、胫神经及腓总神经（上下肢一般均取患侧）。同时行调血疗法，即左侧下肢瘫，术者一手按压右髂总动脉，另一手自胸骨剑突下方，向下推压腹主动脉；右侧者，术者一手按压髂总动脉，另一手动作相同；双下肢者，双手按压锁骨下动脉及颈总动脉；上肢者，加臂丛神经、桡神经、尺神经及正中神经。然后一手按压健侧锁骨下动脉，另一手按压腹主动脉处，持续3分钟。腰背部及瘫痪肌群施揉捏拿弹手法，并按其走行方向理顺，被动活动患肢，并握其患肢远端抖动之。呼吸肌瘫痪者可加点按拨揉颈交感神经节，迷走神经及面神经。

四、气功疗法

本病治疗过程中，可辅以自我气功治疗。如属肝风夹痰夹瘀证患者，可练平阳祛风导引左右连续尽力14次，一天2次。配合保健功中鸣天鼓、叩齿36次。属脾气虚者可练内养功，坐式或仰卧式，每次30~60分钟。还可练八段锦功，调理脾胃，须单举、两臂上举各30~50次，一天练3次。

五、局部贴敷疗法

[**处方**] 肉桂6g、丁香9g、草乌7.5g、川乌7.5g、乳香7.5g、红花15g、没药7.5g、当归15g、赤芍15g、川芎15g、透骨草15g。

[**操作**] 取上方药物，烘干研细末，过筛加凡士林500g，搅拌制成药膏。将药膏涂在布上或硬纸板上，覆盖纱布两层，敷贴在两腿腓肠肌处，令患者仰卧平睡，两小腿放在温水袋上加温，每日敷贴约4~6小时。

六、外涂疗法

桑枝15g、川芎12g、当归10g、桑寄生15g、土牛膝20g，煎汤加黄酒100ml。每日用清洁纱布蘸药液在患处涂擦2~3次，以使气血流通，筋脉得以濡养。

七、药浴疗法

地龙、红花、透骨草、鸡血藤、丝瓜

络、伸筋草、桑枝等，煎水热浴，每日 1 次，每次 20～30 分钟，以活血通痹。

八、拍打健身法

拍打上肢，可由患者或医者用右手掌或握拳拍打左上肢的四面，从上而下、前后左右，每面拍打 25 下，然后用左手掌或握拳拍打右上肢，方法同前。拍打下肢，用左手掌或握拳拍打左侧大腿和小腿，从上往下拍打，一次 5 下，拍打前后内外四面，每面 5～10 次，每次 100～200 下，然后右手拍打右侧大腿小腿与前同。

九、饮食疗法

中医学认为脾主肌肉，为生化之源，肾为元气所根，本病多为脾肾两虚，故采用健脾补肾的食疗方法对本病的防治及康复非常重要。此外给予高蛋白、高维生素饮食，特别是富含谷氨酸、甘氨酸、维生素 B 和维生素 E 的食物，对本病很有裨益。

常用药膳如下。

（1）牛肉粥：鲜牛肉 50g、糯米 100g。将牛肉洗净切成肉丁，加葱、姜、酒、盐少许后放入油锅煸一下，盛起倒入煮熟的糯米粥中，搅和调味即可趁热吃。牛肉味甘，专补脾土。

（2）赤小豆山药粥：赤小豆 50g、鲜山药 50g。将赤小豆加水煮至半熟，再放入去皮切成片的山药，继续煮熟，加白糖调匀服食，有健脾利湿作用。

（3）脊肉粥：猪里脊肉 100g、粳米 100g。将里脊肉洗净切成薄片，加葱姜等调料后用香油煸炒，再倒入煮熟的粳米粥中，每日食用。里脊肉可补中益气，"以脏补脏"对肌肉疾病更有益。肉不必煮得过熟。

（4）党参黄芪加味粥：党参 30g、黄芪 30g、大米 100g。上药加水 300ml，煮至 150ml，去渣留汁。将药汁加入米中，再加水 650ml 煮粥热食。粥中还可加山药、党参，黄芪可增强人体抗病能力，有健脾益气、补益虚损作用。应用于脾气虚者。

（5）骨髓粉：猪或牛骨髓粉 500g，黑芝麻 500g 略炒香，共研细末，加白糖适量拌均匀。每次服 10g，每日 2 次，温开水送下。能补肾填髓壮腰膝。

（6）杜仲爆羊腰：杜仲 15g、五味子 6g、羊腰 500g，油及调料适量。杜仲、五味子加水适量，煎煮 40 分钟，去渣加热浓缩成稠糊状液。再将羊腰切碎，以素油爆炸至嫩熟，调适量酱油、葱姜等与杜仲、五味子浓缩液一起服用。长期食用，补肾益精。主治肝肾亏虚所致足膝软弱。

（7）猪肚粥：猪肚 500g、大米 100g、葱姜五味调料。猪肚加水适量，煮七成熟，捞出切成条，再以大米 100g，猪肚丝 100g，猪肚汤适量煮成粥，加葱姜五味调料。经常食用，补益脾气。主治脾气虚弱所致肢体痿软、倦怠神疲、气短懒言、语声低微、不思饮食等。

【现代康复治疗】

一、支持疗法

进行性肌营养不良迄今无特异性治疗，以支持疗法为主，如增加营养。应鼓励患者尽可能从事日常活动，避免长期卧床，若不活动可导致病情加重和残疾。避免过劳和防止感染。物理疗法和矫形治疗可预防或改善畸形和挛缩，对维持活动功能是重要的。

二、运动疗法

合理、有计划的运动治疗，有利于维持肌肉的正常功能。实践证明不限制运动的患者比过早限制运动的患者运动障碍出现晚。

1. 主动运动

早期可进行步行速度训练、蹲下起坐、上楼登梯、举肩展臂等项目的运动训练，每次30分钟，1日内以2～3次为宜，每次运动以不感到过度疲劳为度。随着运动功能障碍的加重，应选择障碍程度较轻的肌肉锻炼，对已有障碍的肌肉，在肌肉能力允许的范围内运动，如不能作抗重力运动时应改作重力状态水平滑动性的运动。

2. 被动运动

疾病早期开始对肌肉的被动运动应结合按摩，这是防止关节挛缩的一项重要措施，并应教会患者家属掌握该项技术，并长期坚持进行。对髋关节、膝关节、踝关节的被动牵引尤为重要，每次被动牵伸的活动量、次数应逐渐增加。

【康复护理】

本病病程较长，甚至可能终身不愈，故心理疏导尤为重要。医务人员要通过语言引导，使患者面对现实，保持乐观情绪，积极配合康复治疗、训练，争取最大限度的康复效果。同时要使患者生活得充实而有意义，对患者的起居、饮食、运动的调摄要给予科学的指导，使其不枉作劳，达到身心康复。对本病晚期，症状较重，丧失生活能力，长期卧床患者，应注意勤翻身，预防压疮，以延长患者生存时间。

第十节　重症肌无力

重症肌无力是由乙酰胆碱受体抗体（AchR-Ab）介导的、细胞免疫依赖的和补体参与的骨骼肌神经-肌肉接头（NMJ）处传递障碍的自身免疫性疾病，病变主要累及NMJ突触后膜上乙酰胆碱受体（acetylcholinergic receptor，AChR）。本病应称为获得性自身免疫性重症肌无力，通常简称重症肌无力。主要临床表现为受累肌肉极易疲劳，经休息或抗胆碱酯酶药物可使症状减轻或缓解。发病率约2～5人/10万人口。重症肌无力的发病原因，现认为其基本缺陷是乙酰胆碱的有效受体数目减少。感染、精神刺激、过度疲劳、分娩及某些药物等可促使本病加剧。

在中医学文献中，本病属"痿证"范畴。单纯眼睑下垂型，中医学称"上胞下垂"或"睢目""侵风""目睑下垂""睑废"等。中医学认为脾主肌肉四肢，为后天之本。脾胃虚弱，则受纳、运化、输布的功能失常，气血津液生化之源不足，以致筋骨四肢肌肉无以濡养而出现乏力。中气不足则咀嚼无力，言语不清，甚至呼吸困难。脾阳依赖肾阳温煦，肾阳不足则脾阳亦虚，运化失司，因而四肢无力，故其病变主要在脾肾两脏。本症的治疗除危象发生时，西医抢救为主外，多采用中西医结合疗法，改善和调节免疫功能，以提高疗效，在本病的治疗过程中采用积极的康复治疗将更有利于疾病的恢复。

【康复适应证】

（1）肌力减弱，肢体筋脉弛缓无力，上肢不能持物，下肢行走困难者。

（2）上睑下垂，复视、斜视，咀嚼和吞咽困难者。

【传统康复治疗】

一、药物疗法

中医辨证施治是重症肌无力患者经常采用的康复疗法。一般根据患者的症状和体征可分为脾虚气陷、气阴两虚、肝肾阴虚、脾肾阳虚等型辨证论治，随症加减。

1. 脾虚气陷证

［主症］眼睑下垂或伴复视，早轻晚重。四肢倦怠乏力，抬头无力，咀嚼无力，少气懒言，胸闷气短，食少便溏。舌淡苔薄白，脉细弱。

［治疗原则］健脾益气，升阳举陷。

［推荐方药］补中益气汤加减：黄芪12g、人参10g、当归16g、陈皮6g、升麻6g、柴胡6g、白术10g、炙甘草6g、葛根6g。

［加减］复视加枸杞子、谷精草、沙苑子；腰膝酸软者，加黄精、淫羊藿、补骨脂；苔腻脘闷加苍术、白术、半夏。

2. 气阴两虚证

［主症］四肢倦怠乏力，咀嚼无力，胸闷气短，神疲懒言，饮水发呛，口燥咽干，腰膝酸软，心烦纳呆，舌红少苔或薄黄苔，脉细数。

［治疗原则］益气养阴。

［推荐方药］沙参麦冬汤加味：沙参10g、麦冬10g、玉竹6g、太子参10g、白术10g、生地12g、山药12g、知母12g、牛膝6g、甘草6g。

［加减］气虚甚、倦怠乏力重者，加黄芪、黄精；纳少者加焦三仙；饮水发呛者，加法半夏、厚朴；腰膝酸软者，加枸杞子、山茱萸、杜仲；失眠者加酸枣仁、远志。

3. 肝肾阴虚证

［主症］两睑下垂，朝轻暮重，吞咽困难，咀嚼无力，腰膝酸软，失眠多梦，头晕耳鸣，口干咽燥，舌红少苔，脉弦细。

［治疗原则］滋养肝肾。

［推荐方药］杞菊地黄丸加减：熟地12g、山茱萸12g、山药12g、茯苓10g、泽泻10g、丹皮10g、菊花6g、枸杞子10g、太子参12g。

［加减］气虚乏力者，加黄芪；腰膝酸软者，加炒杜仲、牛膝；眼睑下垂者，加谷精草、石斛；饮水发呛者，加法半夏、厚朴。

4. 脾肾阳虚证

［主症］眼睑下垂或伴复视，面色㿠白，形寒肢冷，四肢无力，胸闷气短，动则喘促，食少便溏或五更泄泻，舌胖淡有齿痕，苔白，脉沉细。

［治疗原则］温补脾肾。

［推荐方药］右归丸加减：附子、肉桂、熟地、鹿角胶、杜仲、菟丝子、人参、黄芪、茯苓、山茱萸、当归、枸杞子、甘草。

［加减］腹泻便溏明显者，加补骨脂；眼睑下垂、复视明显者，加谷精草、沙苑子；食少纳呆者，加焦三仙。

5. 常用单方验方

（1）黄芪散（民间验方）：黄芪炒熟为末，每日服60g。用于本病轻症。

（2）强肌宁（尚尔寿老中医经验方）：由天麻、全蝎、蜈蚣等份研末装入胶囊，每粒三药含量0.25g。每次5粒，日服2次。适用于本病各型。

（3）补肝强肌汤（尚尔寿老中医经验方）：钩藤10g、僵蚕10g、牡蛎10g、佛手10g、熟地10g、牛膝15g、菖蒲10g、珍珠母20g、山茱萸15g、伸筋草15g。煎两次后混合。每日1剂，每次150ml，每日3次，儿童药量减半。本方适用于肝肾阴虚、风痰阻络型重症肌无力。

（4）马钱子方（中国中医秘方大全）：生马钱子用水浸泡半个月，取出去毛，切片后用香油煎至棕黄色，捞出后用六一散粉吸附，筛去六一散，研末装入胶囊，每粒含0.2g，每次1粒，每日3次，逐渐增加至7粒止。

（5）匡罢汤（冯发祥老中医验方）：生地12g、白芍10g、麦冬10g、石斛10g、枣红10g、炙甘草5g、石决明12g、天麻10g、全蝎5g、白附子10g、菖蒲5g、天竺黄10g、茯苓12g、僵蚕6g。水煎取汁300ml，每次100ml，每日3次，温服。适用于阴虚阳亢痰阻之重症肌无力。

（6）补中益气汤：黄芪30g、党参15g、当归10g、白术10g、陈皮10g、升麻10g、柴胡10g、炙甘草10g、枳壳15g。水煎取汁200ml，每次100ml，每日2次。本方适用于眼肌型（睑废）重症肌无力。

二、针灸疗法

针灸治疗重症肌无力具有健脾补肾、益气养血、温经通脉等作用，可以单独使用，也可配合其他疗法应用。

（一）体针疗法

[取穴]华佗夹脊、手足阳明经（上肢下肢）排刺。

[加减]眼睑下垂加阳白、风池，颈项无力加风池、颈夹脊，上肢无力加肩髃、曲池、合谷，下肢无力加环跳、伏兔、阳陵泉、太冲。

[操作]华佗夹脊直刺1～1.5寸，刺至脊柱横突，捻转补法1分钟，其他穴位直刺持续捻转1分钟，留针30分钟，每日1～2次。

（二）耳针疗法

[取穴]肝、脾、肺、肾、胃、三焦、目、眼。

[操作]用0.5～1寸毫针，直刺捻转1分钟，每日1次，或用耳锨针埋藏，3日一换。

（三）头针疗法

[取穴]双侧足运感区、运动区上3/5。

[操作]沿刺激区平刺，强刺激，留针30分钟，行针时每10分钟强捻转一次，每日1次。

（四）刺络疗法

[取穴]大椎、肾俞、八髎、伏兔、关元、环跳、殷门、阳陵泉。

[操作]以皮肤针叩刺上述穴位及反应点处皮肤，并挤出血少许。每日1次，10次为一疗程。

（五）电针疗法

[取穴]手足阳明经循经选穴。

[操作]针刺后加脉冲电极每次10分钟。电流强度以患者能耐受为度。

（六）穴位注射疗法

[取穴]曲池、足三里、无力肌肉局部。

[操作]人参注射液、当归注射液用5ml空针抽取，直刺入穴位，有针感后注入药液1ml，隔日一次。

（七）穴位埋线结扎疗法

[取穴]肾俞、无力痿缩肌肉、循经取穴或局部。

[操作]用羊肠线0.5cm，以套管针刺入穴位，推注肠线埋于穴位或以缝合线穿羊肠线作直线穿刺埋藏或三角形、圆形结扎，每15天一次。

三、推拿疗法

重症肌无力患者常有活动后易疲劳、四肢无力甚至运动功能丧失等症状，可采取舒筋活络的推拿手法治疗。

上肢：拿肩开筋，揉捏臂臑、手三里、合谷部肌筋，点肩髃、曲池等穴，搓揉臂肌来回数次。

下肢：拿阳陵、承山、昆仑筋，揉捏伏兔、承扶、殷门穴肌筋，点腰阳关、环跳、足三里、委中、犊鼻、解溪、内庭穴，搓筋骨肌来回数遍。手劲刚柔并济，以深透为主。

四、气功疗法

可采用意念导引法，"和气以攻之"或根据患者恢复情况，逐渐练习松静功和内养功，亦可酌选其他功法。调理情志，增加抵抗力。

五、运动导引法

针对肢体运动无力，不能步履等症，可采用卧位被动练功。或采用主动功训练，如坐、立和步行练功。亦可采用搓搽舒筋法，通过时时"曲转"的搓搽肢体，以达到"体活则病离"，还可通过作业疗法训练功能。上肢可采用写字、投掷、接球、弹琴、编织等，下肢可采用踏三轮车、缝纫等作业训练方法。

六、药物外治疗法

可用苍术20g、黄柏20g、牛膝20g、首乌20g、黑小豆20g，蒸热敷患肢，或煎水外洗，每日2次，每次15～20分钟，并可将药渣装袋，热敷患肢。

七、饮食疗法

饮食的调配对重症肌无力的康复非常重要。宜选用调节机体免疫功能、增强免疫力的食物，如血肉类食物、乳蛋类食品。中医学认为脾肾功能不足则全身肌肉功能降低，故应选食健脾补肾的食物。

常用药膳如下。

（1）人参粥：人参末3g、粳米30g，加水400ml，以文火煮成稠粥，可加冰糖少许，每日清晨空腹食之。人参能兴奋中枢神经系统，增强机体免疫力，促进免疫球蛋的生成，常吃人参粥可健脾益气，达到"以药治病、以粥扶正"的目的。

（2）灵芝粉蒸肉饼：灵芝粉3g，瘦猪肉100g。将肉剁成肉酱，加入灵芝粉、葱末、盐等拌匀，隔水蒸熟即可食用。灵芝是一种免疫增强剂，富含微量元素锗，并内含丰富氨基酸，利于肌肉功能的恢复。

（3）马兰头拌豆腐干：马兰头250g，豆腐干2块。将马兰头洗净后滚水中浸泡数分钟，取出挤干水剁成末，再加入剁成碎末的豆腐干中，加盐、糖、味精拌和即成。马兰头性凉，有清热解毒作用，也能调节免疫功能。

（4）枸杞头汤：鲜枸杞叶100g，洗净后加入已煮好的鸡汤或肉汤中，再煮数分钟即成。鲜枸杞叶清肝明目，又有补肾和调节免疫功能的作用。

（5）菊花茶：菊花6g，用开水泡成茶饮。菊花能清热解毒，调解机体免疫功能，对重症肌无力并发感染时更有效。

（6）党参黄芪加味粥：党参30g、黄芪30g、大米100g。上药加水300ml，煮至150ml。去渣留汁。将药汁加入米中，再加水650ml煮粥热食。粥中还可加山药。适用于脾气虚弱、肢体痿软者。

八、浴疗法

宜选碱泉（食盐泉或碳酸食盐泉），水温宜39℃~42℃，浸浴20~30分钟。硫黄泉（硫化氢或氢泉），水温宜39℃~40℃，浸浴15~20分钟，每日可浸浴3~4次。病情好转后则可在水中练功，结合泳疗，利用水的浮力活动患肢。无泉水的地方，可用热水代替。

【现代康复治疗】

1. 主动运动

（1）健侧主动运动：尽可能缓慢，并带动患肢一起运动。

（2）患侧主动运动：先进行无力侧肢体假象运动，随后进行助力运动进而主动运动。应注意逐渐增加运动量及幅度，以不引起疼痛为度，并避免疲劳而加重痉挛。鼓励肌无力患者尽量用健肢辅助进行患侧的被动运动。

2. 坐起训练

应循序渐进，不仅有助于早期康复，也可有效改善体位性低血压。按以下顺序进行：抬高床头–扶助坐起–自助坐起–双腿下垂床边–坐位平衡训练–站立训练。

3. 步行训练

在坐位平衡训练和站立训练达到一定程度后进行。一般可进行迈步训练，上下台阶训练。在步行训练时应注意保护好患者，严防摔到。

【康复护理】

（1）注意对患者的心理治疗，消除患者悲观、急躁情绪，增强战胜疾病的信心。保持心情舒畅，精神愉快，可增强体质，提高抗病能力。

（2）重症肌无力患者应注意避免风寒，防止感冒，因感冒往往使肌无力患者的病情加重恶化，甚至诱发肌无力危象。

（3）饮食上应注意营养丰富，结构合理，忌食辛辣烈酒，以免更伤阴津。

（4）诊断明确者，应避免使用影响神经肌肉传导功能的药物，如：氨基糖苷类抗生素，多肽类多黏菌素、四环素类等，以及降低肌膜兴奋性类药物，如奎宁、奎尼丁、普罗卡因等。

第十四章
结缔组织疾病

第一节　风湿热

风湿热是一种主要累及结缔组织胶原纤维和基质的非化脓性全身性结缔组织炎症，易反复发作，以风湿小结（Aschoff小结）为特征，主要侵犯心脏、关节，亦可累及皮肤、脑组织、血管和浆膜。典型的临床表现包括游走性关节炎、边缘性红斑（环形红斑）、皮下结节、Sydenham舞蹈病、发热、毒血症等的不同组合，反复发作可导致心脏瓣膜永久性损害。在我国各种器质性心脏病的构成比数中，风湿性心脏病占30.4%～67.36%，居第一位。因此积极开展风湿热的防治研究工作，减少慢性风湿性心脏病的发病率，具有重大的意义。

西医学所称的风湿热相当于中医痹证的范畴。痹证分为风寒湿痹和热痹两大类。中医学对其症状及治疗早有描述和记载。

风湿热的发病原因迄今尚未完全明了，一般认为本病是甲族乙型溶血性链球菌（简称链球菌）感染咽部后，机体产生异常的体液和（或）细胞免疫反应的结果，是一种自身免疫性疾病。中医认为风湿热是由于风、寒、湿三种外邪合并侵袭人体，注于经络，留于关节；或风湿热邪侵袭人体使气血运行不畅，不通则痛而发为痹证。

痹证经久不愈，内舍其合，可以出现脏腑受损的证候。如"脉痹不已，复感于邪，内舍于心"即侵害心脏之意。本病的治疗多采用中西医相结合的方法，即中药与针灸治疗为主，配合西药水杨酸类制剂，甚至激素治疗。治疗过程中采取积极的康复治疗可以明显地提高和巩固疗效。

【康复适应证】

（1）风湿热以关节损害为主要临床表现而出现关节疼痛、红肿、发热等症状。

（2）风湿热侵害心脏，形成风湿性心脏病，而有心脏扩大、心包炎、持续心动过速及明显心电图异常，甚至出现心力衰竭者，应积极采用西药治疗，待病情稳定后再采用康复治疗。

（3）风湿热日久形成慢性风湿性心脏病和关节炎者。

（4）本病经西药治疗疗效不满意者，或因出现副作用而无法继续应用西药治疗者。

【传统康复治疗】

一、药物疗法

风湿热的传统康复治疗主要是中医辨证，依据患者舌脉症表现归纳为行痹（风痹）、痛痹（寒痹）、着痹（湿痹）、风湿热痹（热痹）四种证型，立法拟方，随证加减，辨证治之。

1. 行痹

［**主症**］肢体关节疼痛、酸楚，痛无定处，且以肩背、上肢症状明显，关节屈伸不利，初期或有恶风发热等表证，苔薄白，脉浮。

［**治疗原则**］祛风通络、散寒除湿。

［**推荐方药**］防风汤加减：防风9g、羌活9g、秦艽12g、当归15g、茯苓10g、葛根10g、桂枝6g、赤芍15g、威灵仙12g、海风藤24g。

2. 痛痹

［**主症**］肢体关节疼痛剧烈，甚或冷痛，痛处不移，得热痛减，遇寒加重，关节屈伸不利，苔薄白或白润，脉弦紧。

［**治疗原则**］温经散寒、祛风除湿。

［**推荐方药**］风湿汤加减：附子10g、桂枝10g、白术9g、薏苡仁12g、云茯苓12g、当归10g、鸡血藤24g、桃仁10g、红花10g、防风10g、乌梢蛇1条、甘草6g。

3. 着痹

［**主症**］肢体关节酸痛、沉重或麻木，关节肿胀、活动不利，痛有定处，苔白腻，脉濡缓。

［**治疗原则**］除湿通络、祛风散寒。

［**推荐方药**］薏苡仁汤加减：薏苡仁12g、苍术12g、羌活12g、独活12g、麻黄3g、桂枝6g、当归12g、川芎6g、萆薢10g、海桐皮15g、白芥子6g、木通10g、生姜3片、甘草6g、黄芪20g。

4. 风湿热痹

［**主症**］关节疼痛、灼热，甚至红肿掀痛，不可触近，得冷则舒，遇热转剧；或四肢肌肤伴有环形红斑、结节，并多以下肢明显，多兼有发热、恶风、汗出，舌质红，苔黄燥或黄腻，脉滑数。

［**治疗原则**］清热通络、祛风除湿。

［**推荐方药**］白虎加桂枝汤合二妙散加味：生石膏30g、丹皮15g、生地黄12g、海桐皮12g、忍冬藤30g、僵蚕10g、白芥子10g、桂枝6g、知母12g、粳米10g、甘草6g、苍术10g、黄柏10g、赤芍15g。

5. 常用单方验方

（1）双藤饮治疗风湿性关节炎。青风藤、海风藤、千年健、钻地风、穿山甲、防风、生甘草、穿地龙、寻骨风各9g，水、酒各半或单用水煎服。

（2）雷公藤治疗风湿性与类风湿性关节炎。每次10～15g，水煎1小时后分两次饮服；或加入辨证方中同煎。

（3）柳枝30～60g水煎服，每日1剂；或用西河柳30g煎服。治疗热痹。

（4）五加皮10g、忍冬藤30g，水煎服，治疗热痹。

（5）马钱子散。制马钱子、全当归、鸡血藤、寻骨风、五加皮、一包针、薏苡仁、川牛膝、赶山鞭各等份，共研细末，每天服一次，每次2g，于睡前白开水冲服。主治痰瘀痹阻、肢软乏力者。

（6）鸡血藤糖浆。从鸡血藤浓煎制成糖浆，主治风湿痹证、血虚四肢麻木疼痛者。

二、针灸疗法

（一）体针疗法

［**主穴**］风池、曲池、合谷、血海、阳陵泉、足三里、三阴交。

［**加减**］关节红肿热痛者加大椎，肘关节疼痛加小海、肘髎、手三里，腕关节疼痛者加外关、阳池、腕骨，掌指关节疼痛者加

八邪、后溪；膝关节疼痛者加鹤顶、犊鼻、膝眼、曲泉、委中，踝关节疼痛者加解溪、商丘、丘墟、昆仑、太溪、申脉、照海。

[操作] 风池、曲池进针1.5寸，捻转泻法；合谷进针0.5寸提插泻法；阳陵泉直刺1～1.5寸，提插泻法；足三里、三阴交直刺1～1.5寸，提插补法；血海直刺0.5寸，平补平泻。热痹者大椎穴三棱针点刺3～5点后加闪火拔罐，令出血5～10ml。寒痹者采用局部艾灸或温针灸治疗。不同部位疼痛局部取穴采用平补平泻手法。每日治疗两次，每次留针30分钟。

（二）电针疗法

[主穴] 大椎、肩髃、曲池、合谷、八髎、环跳、阳陵泉、绝骨。

[配穴] 风池、臂臑、少海、间使、足三里、犊鼻、委中、昆仑。

[操作] 根据发病部位，选用以上主穴、配穴各1～2对，连续波与疏密波结合使用，通电后逐渐增大电量，由中等刺激增至强刺激，以患者能耐受且感舒适为度，每日1次，每次15～30分钟，10天为一疗程，疗程间休息3～5天。

（三）耳针疗法

[取穴] 肾、脾、肝、神门、交感、局部。

[操作] 以上穴位毫针刺入0.1寸左右，施捻转手法约1分钟，留针30分钟，每隔10分钟捻转一次。或埋耳豆（王不留行籽），每日揉按3次，以耳部发热，微痛为度，5天换一次。

（四）风湿治疗仪

正极置痛点，负极置痛点附近穴位上，将布垫浸湿，较厚面贴在皮肤上，并用沙袋压紧或用绷带固定。输出电流强弱以能耐受为准。每次15～20分钟，每日1次，10次为一疗程，疗程间隔7～10天。

（五）刺络疗法

[取穴] 循经取穴与局部取穴相结合，每次取穴2～4处。

[操作] 常规消毒，用0.5～1寸26号毫针在穴位上、下、左、右迅速刺入0.1～0.2寸，随即出针，反复约10数次，以出血为度。多适用于热痹。

（六）火针疗法

[取穴] 循经取穴，或痛点红肿处。

[操作] 医者以右手拇、食、中指持针，左手持酒精灯将针身倾斜45°放于火苗上，烧灼加温，烧至针微红或白亮，速刺疾出，出针后速按其孔以免出血。

（七）穴位注射疗法

[取穴] 肩髃、曲池、合谷、阳陵泉、足三里、阴陵泉、肾俞。

[药物] 当归液、红花液、川芎液、蜂毒液。

[操作] 局部消毒，用5ml空针吸药液，5号针头针刺后提插，得气后注入药液，每次0.5～1ml，隔日一次。

（八）穴位贴敷疗法

[药物] 斑蝥3份、腰黄5份。

[制法] 上药共研细末，贮瓶备用。

[取穴] ①游走性疼痛：大椎、阳陵泉、肩髃、曲池、肾俞、天宗、阿是穴。②腰骶痛：次髎、腰阳关、大肠俞。

[操作] 取上药粉末0.3～0.6g，置普通药膏中央，贴敷于所选用的穴位上，24小时后局部起疱揭去膏药。用消毒针穿

刺，排出分泌物，并清洁局部，换敷青冰散（冰片、青黛、浙贝母、天花粉、赤芍、硼砂、煅石膏），24小时后换贴阳春膏（桂心、丁香、乳香、牛膝、血竭、人工麝香）于72小时取下，如有分泌物可续贴。每次选2~4穴，最多不超过8穴。贴敷不愈可再进行第二次，一般治疗2~3次。如需继续治疗，中间可休息5~7天后再贴。

（九）竹管疗法

[**取穴**] 循经取穴或痛处。

[**操作**] 水煮竹管沸后挟出，甩干水后迅速拔于穴处，每日1次。

三、推拿疗法

风湿热患者表现为肢体肌肉关节疼痛，为气血痹阻不通、筋脉关节失于濡养所致。治宜扶正祛邪、行气活血、舒筋通络之法。其康复治疗在中药、针灸治疗基础上，配合推拿疗法可达到舒筋活血之功。

[**取穴**] 大椎、曲池、合谷、足三里、商丘。

[**手法**] 按、揉、拿、捏。

[**操作**] ①患者取坐位，医者位于其后，以拇指按揉大椎穴约1分钟，得气为度。然后施用捏拿法，沿手三阳经之循行反复操作3~5分钟，继之用拇指按揉于合谷、曲池穴，每穴操作约1分钟，以得气为度。②患者取仰卧位，医者位于左侧，施用捏拿法，沿足三阳之经脉循行反复施术3~5分钟，继之用拇指按揉法于足三里、商丘穴，每穴持续操作约1分钟，以得气为度。

痹证后期病程日久，缠绵不愈，并见

瘀血痰浊阻络者，可结合豁痰祛瘀法，施以腹部掌按法于中脘、下脘穴，以温脾阳、利水饮。拇指按揉法于脾俞、三焦俞，以健脾化湿、通调三焦。拇指按揉法于血海、气海、三阴交，以行气活血，化瘀止痛；并见气血虚损者，可用拇指按揉法于膻中、关元、肾俞补益中气；拇指按揉或禅推法于脾俞、心俞穴，以益气生血、养血安神。

四、气功疗法

以强壮功、内养功、站桩功为宜。亦可练松静气功、太极气功等。通过练功一方面培补了体内元气，提高了机体的整个功能水平和素质；另一方面强化了经气的运行，疏畅经络，促进气血的运行和营养的布散，从而使气血通畅，通则不痛，而达到有助于本病康复的目的。

太极拳可以先练单个动作，如揽雀尾、云手、下势、左右蹬脚等，逐渐过渡到练全套。练习的次数不限，每次练习以使身体发热、微微汗出为宜。使气血流通，减轻或消除关节功能障碍，锻炼四肢肌肉、关节。

五、饮食疗法

痹证的康复治疗与饮食密切相关。在急性期时饮食宜清淡，使之容易消化，水分要充足，一般主食可有大米饭、小米粥、高粱米饭、馒头、蒸糕等；可以青菜、黄花菜、西红柿、芹菜、冬瓜、丝瓜、黄瓜等做成菜肴。

常见的食疗如下。

（1）葱头粥：葱头2枚、豆豉10g、粳米50g，加水如常法煮粥食。热服后盖被稍睡，出微汗则佳。对于行痹有祛风通络之功。

（2）防风粥：防风10g，用布包后煎取药汁。取出药包后放入粳米50g，加适量清水后按常法煮粥，粥熟后趁热服用。也可用小米煮粥食用。有祛风止痛的作用。

（3）丝瓜粥：丝瓜50g，粳米100g。米先加水如常法煮粥，粥将熟时加入丝瓜小段，再煮粥熟时，稍凉食用。具有清热通络止痛的作用，对于热痹疗效尤佳。

六、浴疗法

1. 熏蒸沐浴法

[用法] 生川乌、生草乌、透骨草、莪术、制乳香、制没药、威灵仙、桑寄生、皂刺各15g，生马钱子、辽细辛、淫羊藿各10g，酒白芍20g，制南星12g。

[加减] 行痹加防风、羌活、独活；痛痹加大川草乌等；着痹加炒苍术、川朴、豨莶草、路路通、海桐皮；热痹加忍冬藤、络石藤、生地、黄柏，并减少川草乌等辛温药之用量；顽痹加穿山甲、皂刺、白花蛇、土鳖虫。

[制法] 诸药共研粗末，装入布袋内；先以清水浸泡1小时左右，再用文火煎30分钟以上。先熏后洗，继用药袋趁热熨患部。洗时将患部浸药液内，要略加活动，幅度可逐渐加大，以利血脉流行。每次熏浴热熨须半小时以上，每日1~2次，两日用药一剂，7~10日为一疗程。

2. 油火洗剂治疗关节炎

川乌、草乌、白芷、马钱子（去壳）各30g，红花、细辛各20g，人工麝香1g，桐油1斤，白酒（或75%乙醇）3两。麝香后下，余药与桐油放入锅中，文火煮沸半小时，取麝香1/3，用白酒一起倾入药油内，煮沸，用纱布蘸药液，揉洗患部；或将患部平置药盒上，揉洗至皮肤有热感为度，

每日揉洗1~2次，7天为一疗程。

3. 透骨草洗方

透骨草30g，伸筋草、鹿衔草各15g，细辛5g，乳香、没药各10g，煎汤熏洗患处，每日1次（以睡前为宜），每次半小时，每剂可连用2~3次。适用于关节肿大、疼痛剧烈的痹证。

4. 矿泉浴

氡泉浴可以治疗各种免疫功能低下的疾病，包括风湿病。也可配合海水浴、阳光浴、海砂浴等，可以使关节疼痛明显减轻。

【现代康复治疗】

一、一般治疗

针对不同症状进行对症处理。急性期应卧床休息，心脏受累者应避免体力活动或精神刺激，并于体温、血沉恢复正常，心动过速控制或明显的心电图改善后继续卧床3~4周，随后逐步进行活动。心脏扩大伴心衰者，半年左右可逐渐恢复正常活动。充血性心力衰竭者还应适当限水限盐。

二、抗生素的应用

目的是消除残存的链球菌感染灶。对少数耐青霉素菌株感染或过敏者，可选用红霉素。

三、抗风湿治疗

阿司匹林为首选药物，分3~4次口服，一般疗程6~8周。

四、慢性心瓣膜病的治疗

慢性充血性心力衰竭者应长期给予洋地黄口服，监测血药浓度，随时调整剂量。

瓣膜损害严重时可手术治疗。

五、物理因子治疗

用于治疗关节炎等相关并发症。

1. 超短波电疗法

每次治疗时间一般为8~15分钟，每日或隔日一次，10~20次为一疗程。

2. 磁疗法

直接敷贴将磁片敷贴在穴位或病变周围。敷贴前，局部皮肤消毒，除去手表、助听器及其他铁器，两磁片可敷贴在人体两侧相应穴位上，极性相反。单极放置时，用N极或S极。每次一组穴位，3~5日后，换另一侧穴位。

另有穴位紫外线照射疗法、直流电药物离子导入法、微波电疗法、超声疗法等也可应用于并发症的治疗。

【康复护理】

风湿热一般经过治疗可获满意效果，但也有相当一部分患者，虽经治疗病情仍缠绵不愈，轻者关节疼痛，痛苦不堪，影响正常的生活、工作和学习；重则内传脏腑，损及心、肾或出现全身衰竭、营养不良等严重合并证，使患者深受折磨，容易产生悲观、失望、失去生活信心等不良情绪。因此，要开导患者保持乐观的情绪、树立战胜疾病的信心。同时应嘱咐患者卧床休息，居处要常通风、向阳、干燥，勿汗出当风，随气温升降而增减服装。对于活动不利者，应注意翻身、擦洗，保持肢体皮肤干燥，并用20%红花乙醇按摩骨关节处。主动及被动肢体活动锻炼，避免关节僵硬、强直。另外，教会患者若干穴位的自灸、自疗，不仅能提高疗效，且可改善患者心理状态，有利于康复。

第二节　系统性红斑狼疮

系统性红斑狼疮是一种表现有多系统损害的慢性系统性自身免疫病，其血清具有以抗核抗体为代表的多种自身抗体。多数起病缓慢，病程中以急性发作和病情缓解交替为特点。其临床表现除皮损见红斑外尚可发生肾、心、肝等脏器的病变，常伴有发热、乏力、关节疼痛等全身症状。

在中医学中尚未见与本病相类似的病名，但据症状表现在中医文献中也有类似的病症描述。如"阴阳毒""鬼脸疮""红蝴蝶""虚劳"等病证。

系统性红斑狼疮的发病原因至今尚不完全清楚。一般认为与遗传、内分泌障碍、药物、感染、紫外线因素、精神因素、自身免疫因素有密切关系。中医认为其病因病机为先天禀赋不足，肝肾亏虚，阴阳失调，耗伤气血，复感热毒入里，燔灼阴血，瘀阻经络，伤于脏腑而致。另外七情内伤、劳累过度、冲任失调等均可诱发或加重本病。本病的治疗多采用中西医结合治疗。其中中医中药为其治疗重点，对治疗本病，改善部分症状，延长患者生命，提高生活质量确有很大帮助。

【康复适应证】

（1）系统性红斑狼疮各期以皮损为主，而表现为红斑者。

（2）系统性红斑狼疮急性期出现高热、关节疼痛等症状者。

（3）本病的慢性期气阴两伤而出现低热、咽干口渴、少气懒言等症状者。

（4）本病合并肾、心、肝脏损害者。

（5）本病在西药治疗的同时，可配合

康复治疗，以提高疗效。

【传统康复治疗】

一、药物疗法

中医辨证施治是系统性红斑狼疮患者经常采用的康复疗法。根据患者的证候分为毒热炽盛证、气阴两虚证、脾肾两虚证等辨证论治，随证加减。

1. 毒热炽盛证

［主症］皮损为面部及手足部红斑，灼热。面部呈蝴蝶形红斑及手足部见瘀点、瘀斑、鼻衄、便血、吐血、紫斑等。伴高热、肌肉酸痛、关节疼痛、烦躁不眠、脉弦数或洪大。重症见神昏、谵语、抽搐。舌质红或绛，苔黄或光剥。

［治疗原则］凉血清热、解毒化斑。

［推荐方药］犀角地黄汤加减：犀角（或水牛角）10g、生地12g、丹皮12g、赤芍10g、金银花30g、玄参15g、紫草15g、天花粉10g、生石膏30g、知母15g、甘草6g。

［加减］出血重者加生地炭、金银花炭、侧柏叶；壮热不退者加黄连、黄柏、大黄、羚羊角粉；神昏谵语者加紫雪散。

2. 气阴两虚证

［主症］皮损红斑不退，色鲜艳。高热不退或持续低热，手足心热，心烦、咽干、口渴，肢软乏力，少气懒言，面色不华，视物不清，不眠，关节疼痛，月经不调，脱发，舌质红苔薄，脉细数无力。

［治疗原则］益气养阴、通经活络。

［推荐方药］生脉散加减：人参15g、麦冬15g、五味子15g、生地12g、玄参12g、生黄芪20g、沙参10g、石斛10g、当归10g、丹参24g、鸡血藤24g。

［加减］持续低热者加银柴胡、地骨皮；月经不调加益母草、泽兰；关节疼痛加桑寄生、羌活、独活、伸筋草；面颊蝶形红斑加金银花、凌霄花；肢软无力加炒杜仲、川续断；失眠加酸枣仁、合欢皮、首乌藤、柏子仁。

3. 脾肾两虚证

［主症］皮损红斑不显或无皮损，形寒肢冷，腰膝疼痛，肢体浮肿，神疲乏力，腹胀便溏，舌体胖嫩，舌质淡苔白有齿痕，脉沉细。

［治疗原则］健脾益肾，活血通络。

［推荐方药］四君子汤合二仙汤加减：生黄芪20g、白术10g、茯苓10g、山药15g、仙茅15g、淫羊藿12g、菟丝子12g、丹参15g、鸡血藤24g、首乌藤24g、车前子10g。

4. 常用单方验方

（1）本病治疗常以补肾与活血二者兼顾为法。处方：生地15g、玄参15g、麦冬9g、丹皮9g、丹参9g、益母草3g、川芎9g、广犀角粉3g、甘草3g。日服1剂。活动期常用水煎剂，稳定期常服丸剂。

（2）壮阳方：党参15g、黄芪12g、仙茅12g、淫羊藿12g、补骨脂30g、胡芦巴10g、菟丝子15g、锁阳15g、苍术15g、油桂末3g（另吞）。如有非蛋白氮增加可加生大黄9g，水肿明显加六月雪30g。每日1剂，水煎服。治疗红斑狼疮的肾病综合征。

（3）雷公藤15g、鸡血藤12g、生甘草5g，水煎60分钟，将药汁饮服。再加水煎30分钟，去药渣，饮服药汁。用于红斑狼疮累及关节、肾脏，以关节痛、蛋白尿为主症者。

（4）应用大剂量黄芪（30g、60g、90g）煎服治疗，疗程2～12个月，均有不同程度的疗效。

（5）红藤注射液（每支 2ml，含生药 4g）：①静脉注射：4 支红藤注射液加入 5%～10% 葡萄糖溶液 500ml 作静脉滴注，每日 1 次。②肌内注射：1～2 支红藤注射液肌内注射，每日 1～2 次。红藤对改善蛋白尿、抗核抗体转阴性或滴度下降具有一定的作用。也可用红藤糖浆口服，每日 3 次，每次 10～20ml（每毫升含生药 1g）。

二、针灸疗法

针灸疗法治疗本病具有健脾补肾、培元固本、活血散瘀等作用，可以单独使用，也可配合中药等其他疗法。

（一）体针疗法

[取穴] 华佗夹脊穴、关元、三阴交、足三里、血海、合谷、太冲。

[加减] 毒热炽盛出现高热、神昏者加内关、人中、大椎，身肿腹胀者加太溪、商丘，胸闷心悸者加大陵、神门、郄门。

[操作] 华佗夹脊穴直刺 1～1.5 寸，捻转补法或加艾灸；关元、三阴交、足三里、血海均进针 1～1.5 寸施补法；合谷、太冲直刺 0.5 寸，捻转泻法。内关进针 1 寸，捻转提插泻法；人中向鼻中隔斜刺 0.5 寸，雀啄法；大椎用三棱针点刺 3～5 下后加拔火罐，令出血 5～10ml。太溪、商丘直刺 0.8 寸，捻转补法。大陵、神门、郄门进针 0.5 寸，提插捻转补法。每日治疗 2 次，每穴施手法 1 分钟，留针 30 分钟。

（二）耳针疗法

[取穴] 心、肝、神门、肺、肾上腺、脑。

[操作] 以上穴位毫针刺入 1 分深左右，留针 1～3 小时，约每隔 3～4 天一次；或用王不留行籽在上述穴位上作耳压治疗亦可以。

（三）音频电疗法

此法对本病具有消炎、消肿、镇痛作用。

[取穴] 背部腧穴、足三里、三阴交等。

[操作] 用音频电疗仪上的电极刺激上述穴位，强度由弱渐强，以能耐受为度。每次治疗 20～30 分钟，每日 2 次。

三、推拿疗法

系统性红斑狼疮患者在迁延期或晚期，脾肾虚衰而出现腰膝酸软、形寒肢冷、身体浮肿等症状，可采用温肾健脾的推拿手法治疗。

[取穴] 命门、膀胱俞、关元、中脘、三阴交、足三里。

[手法] 按、揉、搓、拿。

[操作] ①患者仰卧位，医者位于患者右侧，腹部掌按中脘穴、关元穴，每穴 5 分钟，以下腹、腰骶、会阴部，及双下肢微热为度。②患者俯卧位，揉背三遍，点按命门、膀胱俞各 1 分钟，有透热为度。③用拇指按法于足三里、三阴交穴，每穴持续操作约 1 分钟，得气为度。④搓、拿足三阳、足三阴经约 3～5 遍，局部发热为度。

以上手法治疗每日 1 次，需长期坚持治疗。

四、气功疗法

气功医疗不是对某种疾病的特异疗法，而是从根本上提高人体"元气"，加强"五行"运行的协调，平衡阴阳，扶正祛邪的整体疗法。即从整体上解决局部的疾病。

红斑狼疮的发病机制是在正气不足的情况下，复感邪毒而发。因此可练内养功、放松功。内养精、气、神，通过自我调控精神、意识活动，使自身的生命运动处于优化状态，防治心身失调。加强人体的内在运动，提高机体的自身调控功能。

太极拳可练简单式，根据患者自身的情况也可选择几个简单的式子进行锻炼，达到练形、练神、练意志的目的。对于提高体质、增强抗病能力具有重要意义。

五、外治法

本病在肾脏受损出现早期尿毒症时，可用保留灌肠法外治，有加速体内血液中非蛋白氮的排除的作用。

取生大黄12g、熟附子10g、牡蛎30g，加水500~800ml，小火煎至200ml，每日晚上用灌肠注射器将药汁一次推入直肠内，保留30~60分钟后，再排出。

六、饮食疗法

红斑狼疮中医辨证早期为热盛，晚期属阴虚为主。饮食上宜作相应的调治，这样有益于疾病康复。热盛阶段宜服清凉的流质、半流质，如：西瓜汁、芦根汁、绿豆汤等。阴虚阶段宜服养阴生津之品，如：山楂、果汁、芦根汁等，注意水分的供给。

常用的食疗法如下。

（1）薏苡仁羹。薏苡仁15~30g，煮烂，放白糖适量，每日一碗。能改善面部红斑。

（2）水蛇肉汤：水蛇1条，连皮清蒸，稍加调味，喝汤吃肉。有祛风除疹的作用，宜于热盛斑疹。

（3）金银花露：每次饮30ml，日饮3次。

（4）赤小豆粥。适于热盛斑疹。

（5）鳖1只，去内脏及头，与枸杞子、女贞子、山药共煮熟，去药食肉。用于阴虚症状明显者。

【现代康复治疗】

一、药物治疗

目前对系统性红斑狼疮给予合理治疗可缓解病情，但无法根治。治疗原则为活动期且病情重者，予强有力的药物控制，病情缓解后，采取维持治疗。

1. 糖皮质激素

一般选用泼尼松或甲泼尼龙，仅鞘内注射采用地塞米松。

2. 免疫抑制剂

常与激素合用，远期疗效优于单用糖皮质激素，但需达到一定的累积量。

3. 抗疟药

氯喹0.25g，1次/日，口服，或羟氯唑0.2g，1~2次/日，对系统性红斑狼疮引起的皮肤损害及肌肉关节症状十分有效，也是治疗盘状狼疮的主要药物之一，可引起视网膜及心肌损害，故在用药期间注意查眼部及监测心电图。

二、其他辅助治疗

1. 宣传教育

使患者懂得合理用药，定期随访的重要性；让患者了解应根据病情的不同，制定不同的治疗方案，应因人而异。

2. 去除诱因

及时去除日常生活中能诱发或加重病情的各种因素，如日光曝晒，接触致敏的药物和食物等，并减少刺激性食物摄入等。

3. 休息和锻炼

在开始治疗阶段休息十分重要，但当药物已充分控制症状时，应根据患者的情况制订相应的锻炼计划，可适当参加日常工作、学习，劳逸结合，动静结合。

4. 精神和心理治疗

避免精神刺激和消极心理，既要充分认识到病情的长期性、复杂性和顽固性，又要对战胜疾病具备信心，无论病情是否缓解，都应坚持治疗。

【康复护理】

系统性红斑狼疮病因尚不十分明确，疗效一般，属疑难病证。目前本病的1年存活率约96%，5年约85%，10年约75%，20年约68%。病情缠绵难愈，预后不良。患者易产生情绪低落、焦虑不安，甚至悲观厌世的情绪。对此应积极进行开导，使患者树立起战胜疾病的信心。护理中应注意避免日光暴晒，做好防晒措施。加强营养，忌食辛辣刺激性食物。水肿重者，应限制食盐量。避免受凉、感冒和其他感染，特别是在肾、心脏受损阶段，尤其需要重视及时治疗。忌用有感光作用的中西药物。提倡晚婚、节制生育，以免加重或诱发本病。

第十五章
外科疾病

第一节　疖

疖是一种生于皮肤浅表的急性化脓性疾病，即西医学所称的单个毛囊及其皮脂腺或汗腺的急性化脓性炎症，临床多分为一般疖、蝼蛄疖、多发疖。常好发于头面、项背及臀部等部位，四季均可发生，但以夏（暑）秋为多见，老幼皆可罹患。

中医认为疖病发病原因是：①饮食不节，克伤脾胃。②外感湿热、火热、暑湿等六淫之邪。③情志不畅，肝胆气郁。以上原因蕴阻皮肤所致气血凝滞而发病。患者以局部红、肿、热、痛为临床特征。尤其面部痤疮如处理不当，容易引起"走黄"之危险。本病多采用中医内外同治为治疗大法，在本病治疗过程中积极采取康复治疗有利于本病的康复。

【康复适应证】

（1）临床表现患者轻度恶寒发热，头痛，厌食，苔黄，局部红、肿、热、痛，疖肿未破者。

（2）全身表现神疲乏力，低热，气血虚弱，疖肿虽已破，但日久不愈者。

（3）疖肿已愈，但易反复发作，全身症状伴有大便秘结、小溲黄赤者。

【传统康复治疗】

一、药物疗法

（一）中药汤剂

中医辨证施治是疖病常采取的治疗方法。疖病轻浅，一般不需内治法，若全身症状较重，或日久不愈，可内外同治，临床一般按病分型，可分为一般疖、暑疖、蝼蛄疖、多发疖等辨证论治，随症加减。

1. 一般疖

［主症］初起红色小丘疹，后渐增大，有硬结，疼痛，顶端中央有黄绿色脓栓，易化脓，易破溃，易收口。伴有轻度恶寒，头痛，厌食，苔黄脉数。

［治疗原则］行气活血，清热解毒。

［推荐方药］仙方活命饮：金银花9g、防风3g、白芷3g、贝母3g、天花粉3g、当归尾3g、赤芍3g、乳香3g、没药3g、陈皮9g、甘草3g、皂刺3g。

［加减］若疖将成熟，表证见消者可减去防风、白芷。

2. 暑疖

［主症］头面居多，结节高突，皮肤潮红，范围在3cm左右。约2～3天成脓，出脓后2～3天即愈。重者可伴有全身症状，如发热、烦渴、便秘、溲赤、苔黄、脉数

等症状。

[治疗原则]消暑利湿解毒。

[推荐方药]消暑汤：金银花30g、连翘15g、天花粉10g、赤芍10g、六一散6g、荷叶6g、车前子10g、泽泻10g、竹叶6g、藿香10g、佩兰10g、青蒿10g。

[加减]热毒盛者可加黄连、黄芩、生山栀；小便短赤者加茯苓、生薏苡仁；大便秘结者加大黄。

3. 蝼蛄疖

一种是疖肿虽小，而根脚坚硬，溃破虽出脓水而坚硬不退，疮口愈合后，易复发，一处未愈，他处又生；另一种疖大如梅李，相连数枚，溃破而口不敛，日久串至头皮，二种均可损伤头骨，甚者脱出朽骨，才能收口。

[主症]病程短，多在1年内，疮形肿胀，时流稠厚脓液，舌红，苔少或薄黄，脉数。

[治疗原则]清热解毒。

[推荐方药]五味消毒饮加减：金银花20g、野菊花15g、紫花地丁15g、天葵子15g、蒲公英15g。

[加减]毒盛肿甚加大青叶；根脚坚硬者加桃仁、红花；大便秘结者加生大黄、玄明粉。

4. 多发性疖

[主症]好发于项后、背部和臀部。一种是在一定部位反复发作，数量不等，少者几个，常延数月不愈，如发际疮、坐板疮，常伴有大便干燥，小溲黄赤，苔薄黄腻。另一种是身体各处散发疖肿，其数目不等，一处将愈，他处继发，伴有口渴、唇燥、苔薄，脉象细数等症状。

[治疗原则]祛风清热利湿。

[推荐方药]防风通圣加减：防风

10g、薄荷（后下）3g、连翘15g、赤芍12g、生山栀10g、生石膏24g、黄芩10g、泽泻10g、生大黄（后下）10g、白花蛇舌草10g、生甘草6g。

[加减]感受沥青之毒而生者加黄连、黄柏；阴虚内热者加生地、玄参、麦冬。

（二）常用单方验方

（1）妙金丹：朱砂6g、雄黄3g、人工麝香3g、硼砂3g、火硝3g、蟾酥6g、大赤金12张。具有消肿止痛的作用。适用于疖肿火毒炽盛者，每日2～3次，每次2～4粒，葱白煎水送服。

（2）六神丸：取六神丸数粒研细，伴入适量蜂蜜中，用药棉球蘸蜂蜜，涂在疖肿处，可使疖肿消散，具有解毒消炎、退肿、止痒作用，适用于疖病初期。

二、外治疗法

1. 初期

可用芙蓉叶粉或金黄散，加等量米醋、蜂蜜调成糊状外敷，或用蒲公英、马齿苋捣烂外敷，具有清热解毒、活血化瘀、消肿止痛作用。

2. 中期

可选用八二丹或九一丹于疖顶，再用金黄膏或玉露膏外敷，如脓出不畅，加用药线引流，具有提脓拔毒作用。

3. 后期

用生肌散以太乙膏或红油膏外敷，具有消肿、祛腐生肌之作用，有利疖病康复。

三、针灸疗法

治疗疖病具有清热解毒、凉血、消肿之作用，可以单独使用，也可配合其他疗法应用。

（一）体针疗法

［取穴］合谷、灵台、委中。

［操作］进针1寸，出针后挤针孔出血少许，诸穴均用泻法，隔日一次。

（二）挑刺疗法

适用于发际疮。方法：患者端坐方凳上，躯干前屈。在脊背两侧距中线1.5～3寸先用75％乙醇消毒皮肤，然后在此范围内由大杼开始向下每隔1寸挑刺皮肤一下，并挤出血，用干棉球擦净，两侧一般挑10针左右，每周挑1～3次，4周为一疗程。

（三）刺络拔罐疗法

取委中穴。选用胶布带来束委中穴上端，施术者用右手持三棱针对准穴位（静脉怒张处），徐徐刺0.5～1分深，然后将针缓缓退出，血就流出，待黑血出尽，变为赤色，可将胶布带解开，用消毒棉球按针孔，见出血即止。

（四）豹纹刺加拔火罐法

常规消毒后，基底部取穴，针尖快速刺入皮下0.5cm，然后针尖斜向基底部中央，前后左右各4针。起针后拔火罐，火罐口径视病变大小而定，一般火罐口径应大于疖肿边缘的1～2cm，起罐后行常规消毒，外敷消毒纱布固定均可，颜面部禁用。

四、火针排脓疗法

适用于疖病成脓期。

治疗时取脓肿明显处，常规碘酒、乙醇消毒皮肤，局部浸润麻醉，右手持电火针器，左手将肿块略提起，然后迅速刺入脓腔，缓慢稍加转动退出，轻按肿块，排净脓汁后加盖敷料，每日排脓一次，用生肌橡皮膏外敷，直至伤口愈合。

五、饮食疗法

饮食与疖病的发生、临床发病的轻重及康复有着密切关系。疖病患者宜饮食清凉、清淡，如菊花脑、枸杞头、绿豆菜等佳膳，并含大量维生素C食物，如西瓜、赤小豆等清热解毒之品，忌食辛辣，鱼腥及烟酒。忌食油腻，忌食鹅、猪头肉等发物。

常用药膳如下。

（1）金银花泡茶代茶饮：金银花味甘、性寒，入肺、胃、大肠经，具有清热解毒之作用，有利疖病康复。

（2）绿豆粥：取粳米100g，绿豆适量，绿豆先以温水浸泡2小时，粳米加水后和绿豆同煮，豆烂米花汤稠即可，每日服2～3次，具有清热、解毒、解暑、止痛、消肿之作用。

（3）赤小豆汤：味甘酸，性平，有清热利水、散血消肿作用，患者有口渴，小便不利，或疮面红肿渗液多者，每日冷饮赤小豆汤1～3次，每次50～100g。

【现代康复治疗】

一、早期浸润阶段

1. 紫外线照射

多用于浅表性炎症。一般采用红斑量照射，照射野应包括病灶周围的1～3cm的正常皮肤，具有镇痛、抗炎的作用。若炎症范围较大可采用中心重叠照射，以加强对感染的控制，照射野应包括病灶周围3～5cm正常皮肤，一般1～2次即可见效。

2. 超短波治疗

采用小剂量（无热量，5～8分钟），可减轻组织水肿。

二、化脓坏死阶段

应采用较大剂量超短波（微热量10～15分钟），白炽灯、红外线等温热治疗和紫外线红斑量照射，可加速脓肿形成。脓肿成熟后需切开引流。

三、吸收修复阶段

（1）微热量超短波、亚红斑量紫外线、He-Ne激光治疗：可促进肉芽组织形成及上皮细胞再生，加速修复融合，可避免或减轻纤维组织过度增生所致的功能障碍。

（2）白炽灯、红外线、微波治疗可改善组织血液循环，促使炎症消散，创面愈合。

四、慢性迁延阶段

可采用白炽灯、红外线、激光、微波治疗加强局部血液循环，改善组织营养，促进炎症完全吸收。

【康复护理】

疖病多因暑热蕴蒸，汗泄不畅或体弱皮毛不固，外邪侵袭而成，或过食膏粱厚味，火毒助生而发病。因此康复护理在疖病康复过程中也非常重要，关键是保持皮肤卫生及节制饮食。

（1）注意皮肤护理。勤洗澡，勤换衣服，勤修指甲，保持皮肤干净清洁，以防六淫邪毒侵入肌肤。

（2）节制饮食。饮食宜少食油腻、辛辣刺激食物，忌食黄鱼、虾、蟹、香菇、花椒、无鳞鱼、笋茅、雪里红等发物，少吃鸡、鹅、猪肉、羊肉等。

（3）面部疖切忌挤压，因挤压后常致邪热深窜，内攻脏腑而为"疖毒走黄"，出现毒热入血、神昏谵语、抽搐等危候。

（4）及时防治糖尿病等基础病。

（5）多饮具有清热、泻火、解暑等功效的饮品，如绿豆汤等。

第二节　痈

痈是一种发于皮肉之间多个毛囊及其所属的皮脂腺或汗腺的急性化脓性炎症，或由多个疖融合而成，有"内痈"与"外痈"之分。内痈生于脏腑，外痈发于体表。一般所称之痈多指外痈而言。以颈项和背部多见，其次是臀部及腹壁，有时也发于上唇及下肢。临床以身体虚弱或有糖尿病者更容易患本病。

在中医文献中记载有关痈的论述颇多。如《灵枢·痈疽》篇云"痈者，其皮上薄以泽，此其候也""热盛则肉腐，肉腐则为脓，然不能陷，骨髓不为焦枯，五脏不为伤，故命曰痈"。《外科精义·辨疮疽肿证候》云："其发暴甚，肿皮光软，侵展广大者，痈也。"痈的发病原因是火热之邪。由于外感之淫及过食膏粱厚味或外伤伤害等各种原因，均可导致气机运行失常，血行受阻，营卫不和，气血凝滞，经络不通，邪热壅于皮肉之间聚而成因则发为痈。本病的治疗多采取中医内外同治，在本病的康复中起重要作用。

【康复适应证】

（1）全身无寒战高热，无寒热往来症状，患者表现神疲力倦、伴头痛，纳少，心烦身热，口苦咽干，尿黄便干，热毒见退，但胃气仍未复者。

（2）适用于痈之发病各期，局部红肿

硬痛之初期，内脏已形成之成脓期及溃破期，溃后疮口脓水减少坏死组织部分脱落，但肉芽不鲜，伤口久不愈合的患者、气血虚弱者。

（3）痈发病过程中并发毒邪内陷兼神昏谵语，气息急促、经治疗后病情好转者。

（4）疮口已愈，但瘢痕组织形成过多，较硬，痒痛不休，或活动不利，影响功能活动者。

【传统康复治疗】

一、药物疗法

中医辨证施治是痈之患者经常采用的康复方法。一般根据患者的全身症状和局部症状可分为热毒郁结型、热毒炽盛型、阴虚火旺型等辨证论治，随症加减。

1. 热毒郁结型

[主症] 患部红肿硬痛，上有脓头，痒肿不休，伴头痛，纳少，心烦，身热。舌赤苔黄，脉滑数或浮数。

[治疗原则] 疏风清热，消肿解毒。

[推荐方药] 仙方活命饮：金银花24g、防风10g、白芷10g、贝母10g、天花粉10g、当归尾12g、赤芍12g、乳香10g、没药10g、陈皮6g、甘草6g、穿山甲10g、皂刺15g。

[加减] 疼痛不甚、恶心呕吐者去乳香、没药；痈将成熟，表证渐消，去防风、白芷。

2. 热毒炽盛型

[主症] 疮面隆起，或疮面腐烂，形似蜂窝，伴高热口渴，便秘、溲赤，脉滑数有力，舌赤，苔黄腻而厚。

[治疗原则] 清泻热毒，消肿排脓。

[推荐方药] 透脓散合仙方活命饮：当归10g、生黄芪24g、炒穿山甲10g、川芎6g、皂角刺15g。

[加减] 若气血充实者去黄芪，以免益气助火。

3. 阴虚火旺型

[主症] 多见于老年病者或有消渴病史者。疮形肿红不甚或疮色紫暗，根脚散漫，蕴脓很慢或脓腐难脱净，溃后渗出脓血清稀，口渴，便干，舌淡，苔薄，脉沉数而细。

[治疗原则] 滋阴清热，化瘀散结。

[推荐方药] 八珍汤合化瘀汤加减：党参12g、黄芪12g、当归10g、川芎6g、丹参24g、白术10g、茯苓10g、甘草6g、桃仁10g、红花10g、泽泻10g、赤芍15g、夏枯草15g、炙鳖甲10g。

4. 气血两虚型

[主症] 局部疮形平塌，根盘散漫，色泽灰暗，化脓迟缓，脓水稀薄，色带灰绿，肿胀疼痛不明显，疮口易成空壳；伴发热，大便溏薄，小便频数，口渴不欲饮，精神不振，面色少华，舌质淡红，苔白腻，脉数无力。

[治疗原则] 补益气血，消肿溃脓生肌。

[推荐方药] 托里消毒散加减：人参10g、黄芪15g、当归（酒洗）15g、川芎10g、芍药（炒）10g、炒白术12g、陈皮10g、茯苓10g、金银花6g、连翘6g、白芷6g、甘草3g。

二、外治疗法

（1）金黄膏、玉露膏或蒲公英、马齿苋捣烂外敷，一日换两次。适用于痈疽初期，红肿热痛的阳证结块，具有清热解毒、活血散瘀、消肿止痛之功效。

（2）生肌橡皮膏或生肌玉红膏外敷，适用于痈证之溃脓期及愈合期，具有祛腐生肌之作用。溃脓明显者宜切开排脓。

（3）冲和膏外敷。适用于愈合后瘢痕形成，皮色紫暗，较硬，痒痛不休者，具有活血化瘀、软坚散结之功效。

三、针灸疗法

（一）体针疗法

1. 毒郁结型

［治疗原则］疏风清热，消肿解毒。

［取穴］大椎、陶道、曲池、合谷、曲泽、委中。

［操作］大椎、陶道、三棱针皮下各3～4处，出针后拔罐8～10分钟，各放血约3～5ml，曲泽、委中，刺出血。曲池、合谷直刺1寸，提插泻法，留针20分钟或不留针。

2. 热毒炽盛型

［治疗原则］清泻热毒，消肿排脓。

［取穴］上方加至阳、神道。

［操作］选用1毫米粗的2寸针。以左手固定棘突上缘皮肤，右手持针以45°角快速刺入皮下，继而将针压低贴紧皮肤，针尖在皮下沿棘突中线平行，切忌歪向一侧，留针1～5小时，病久者留针3个小时左右，病程短者，留针6个小时左右，每日针一次，10次为一疗程，余穴刺法同上。

3. 阴虚火旺型

［治疗原则］滋阴清热，化瘀散结。

［取穴］大椎、列缺、照海、委中。

［操作］列缺屈腕向上斜刺0.5～1寸，施捻转泻法1分钟；照海直刺0.5～0.8寸，捻转补法1分钟；大椎三棱点刺4～5点，刺至皮下，加火罐放血10～15ml；委中三棱针放血2～4ml。

（二）耳针疗法

［主穴］相应部位、肾上腺。

［配穴］神门、三焦。

［操作］用探针或耳穴探测仪在选定的耳穴上探寻，找到压痛或低电阻现象的点就是针刺的部位，做好标记，局部用碘酒消毒，左手固定耳郭，右手以0.5～1寸的毫针垂直进针，深度以刺耳郭软骨而不刺穿对面皮肤为度。留针30～60分钟，每10～20分钟捻转，出针时用干棉球压迫针眼，防止出血，再以碘酒擦一次，以防感染。

（三）刺络拔罐疗法

用三棱针在患部中央常规消毒后点刺以火罐拔之。一般出血30ml，如出血如涌，取下火罐。每日1次，一般2～4次即愈。

（四）隔蒜灸法

取疮之顶部，取独头蒜切片，厚约分许放在肿块之上，上置大艾炷灸之，其火令速燃，灸3～5壮，本法适用于痈之初期。

（五）隔姜灸法

取鲜姜切成硬币厚的薄片放置在患处正中（用湿纸敷盖患处，灸取先干处），上置艾炷，点燃灸之，灼痛者可再垫一片姜片，每次灸约3～7壮，每3壮更换一姜片，以痛者灸之不知痛，不痛者灸至知痛为度。灸后用毫针挑去粟粒样白头，或灸出的小泡覆以药膏。发病1～3天者，一般灸1～3次可愈。

四、火针排脓疗法

火针排脓疗法适用于痈之成脓期。

取脓肿应指最明显处，常规碘酒、乙醇消毒皮肤，局部浸润麻醉，并用空针头穿刺，抽得脓汁，并了解脓肿壁之深度后，右手持火针治疗器，左手将肿块略提起，以免损伤肿块后器官，然后迅速刺入脓腔，缓慢稍加转动退出，轻按肿块，排净脓汁后加盖敷料。每日排脓、更换敷料一次，直至伤口愈合。

五、切开排脓中药引流疗法

切开排脓消毒麻醉同火针排脓法。切开排脓是根据脓肿大小、深浅、部位，采用线形切口或"十""十十"切口，或洞式切口使引流通畅，切开排脓后可用五五丹棉捻插入切口，其深度以能进入脓腔或略深即可，外敷生肌橡皮膏纱条，直至伤口全部愈合。

六、点状植皮疗法

适用于面积较大难愈合疮面，采用点状植皮外敷中药方法加速伤口早日愈合。

首先用生理盐水棉球轻轻擦拭疮面，去除分泌物，供皮区为患者大腿内侧皮肤。用乙醇消毒皮肤（忌用碘酒），局麻下用针尖挑起皮肤，锐刀切下点状皮片直径为0.2～0.3毫米大小，置于疮面上，皮片间隔0.5～1cm左右，外置网状纱布再敷生肌橡皮膏纱条。三天后更换生肌橡皮膏纱条，3～4天后揭去网状纱布，如皮片变白，周围有一暗红色圈，则表明皮片已成活，以后每日更换生肌橡皮膏纱条直至伤口愈合。

七、饮食疗法

饮食与痈的发生和临床症状的轻重及治疗过程康复快慢起着重要作用，患者宜以清淡饮食为主，控制饮食，不能暴饮暴食。宜食高蛋白、富含维生素C、清淡易消化食物，不宜吃油炸及高脂食物如动物内脏等；忌辛辣食品如葱、姜、蒜、酒等，

忌鱼、虾、羊、牛肉发性食物，以防助壅动热，病情加重。

常用药膳如下。

（1）双花粥：金银花煎取浓汁去渣约150ml，放粳米，再加水300ml，煮为稀薄粥，每日早晚两次温服。金银花味甘寒，气味清香，煮粥后甘寒清热而不伤胃，为清热解毒，抗菌消炎之良药，适用于临床热毒炽盛者，有利康复。

（2）苡米粥：有排脓托毒，利湿消肿，健脾益胃的作用。适用于痈之溃破期，脾胃虚弱，纳呆食少者，每日1～2次，每次50～100g，将粥煮烂，加适量白糖食用，有利康复。

（3）猪胰片：有补脾、益肺、润燥作用，适用于糖尿病患者，每日用猪胰子，切薄片洗净，在沸水中烫熟后食用。亦可将猪胰子洗净，焙干，研粉，每日服3次，每次6g，有康复作用。

【现代康复治疗】

一、早期浸润阶段

1. 紫外线照射

多用于浅表性炎症。一般采用红斑量照射，照射野应包括病灶周围的1～3cm的正常皮肤，具有镇痛、抗炎的作用。若炎症范围较大可采用中心重叠照射，以加强对感染的控制，照射野应包括病灶周围3～5cm正常皮肤，一般1～2次即可见效。

2. 超短波治疗

采用小剂量（无热量，5～8分钟），可减轻组织水肿。

二、化脓坏死阶段

应采用较大剂量超短波（微热量10～15

分钟），白炽灯、红外线等温热治疗和紫外线红斑量照射，可加速脓肿形成。脓肿成熟后需切开引流。

三、吸收修复阶段

（1）微热量超短波、亚红斑量紫外线、He-Ne激光治疗：可促进肉芽组织形成及上皮细胞再生，加速修复融合，可避免或减轻纤维组织过度增生所致的功能障碍。

（2）白炽灯、红外线、微波治疗可改善组织血液循环，促使炎症消散，创面愈合。

四、慢性迁延阶段

可采用白炽灯、红外线、激光、微波治疗加强局部血液循环，改善组织营养，促进炎症完全吸收。

【康复护理】

（1）皮肤护理：积极宣传卫生知识，注意皮肤护理，勤洗澡，勤换衣服，保持皮肤干净清洁，以防六淫邪毒侵入肌肤。

（2）辨证施护：痈之发病是由火毒引起，除内服清热解毒药物之外，在饮食上要禁忌油腻、腥发食物以免食物助火散发加重病情，哺乳期妇女患乳痈多由肝气郁结，阳明胃热，乳络不通所致，所以在药物治疗同时，要注意精神护理，使患者心情舒畅，鼓励患者将积滞乳汁吸空，并加乳房按摩以达疏通乳络之效果。

（3）饮食护理：脾胃为后天之本，生化之源，注意饮食的调养，加强饮食护理是痈疽患者康复重要环节。要求患者饮食适量，注意卫生，患阳痈者忌椒、姜、蛋、煎炒；患阴疽者忌瓜果梨、柿，生冷生寒食物，俱能损伤脾胃；鸡、鹅、虾、蟹、海味腥膻之属，俱能动风发痒，患疮痈者忌服；临床脓水清稀，疮口难敛者宜多食鱼、肉、蛋禽，富有营养之品，以补益气血促使伤口愈合。

（4）体质康复：加强体质锻炼，提高抗邪能力。所谓"正气存内邪不可干"，经常运动，可以促进脏腑机体的气血运行，疏通经脉，活血化瘀，有助于激发正气；此外经常运动还有助于人体排出邪毒。

（5）积极治疗糖尿病、肾病等原发病。

第三节　烧伤

烧伤是因物理、化学、放射线等各种因素作用于身体表面而造成的急性损伤。一般以火焰和热液烫伤为多见，临床以红斑、水泡、皮肉焦枯、疼痛为特点，随着现代工农业的发展，人类受热力、电力、化学、强光及辐射等灼伤的机会也逐渐增多，在现代战争中，由于火焰武器和核武器的出现，使烧伤在战伤中具有重要的地位。

我国古代医籍文献中称之为"烫火伤""水火烫伤""火疮"等，并对烧伤的治疗积累了经验。早在晋代《肘后方》就有"烫火灼伤用年久石灰散敷之或加油调"和"猪脂煎柳白皮成膏外敷"的记载。

中医学认为，火热均为阳邪致病传变迅速，且易化毒攻心，伤津耗液，一旦侵犯人体则灼溃肌肤，热毒之邪内侵使局部发生病理变化外，甚至热毒内攻脏腑，发生严重全身症状，轻症不需内治，重症必须内外同治，治疗多采用中医或中西结合疗法有利于本病康复。

【康复适应证】

（1）Ⅰ、Ⅱ度烧伤症状，创面经过初次处理后，无休克表现者。

（2）重症烧伤患者，全身情况已好转，无休克及严重感染，但热毒未消，创面腐肉未净，或脓未尽者。

（3）烧伤后期，创面新肉不长，久不收口者。

（4）烧伤愈合后，关节或肢体功能障碍者。

【传统康复治疗】

一、药物疗法

中医辨证施治是治疗烧伤患者采用的康复疗法，一般根据患者的症状和体征可分为火热伤津型、阴伤阳脱型、火毒内陷型、气血两虚型等辨证论治随证加减。

1. 火热伤津型

[主症] 表现为发热、烦躁，口渴引饮，大便秘结，小便短赤，舌质红干，苔黄糙，脉洪大弦数或弦细而数。

[治疗原则] 清热解毒，养阴生津。

[推荐方药] 黄连解毒汤：黄连10g、黄芩9g、黄柏9g、栀子9g。

[加减] 口渴加石斛、麦冬、天花粉，便秘加枳壳、竹茹。

2. 阴伤阳脱型

[主症] 表现面色苍白，神疲倦卧，气息低促，自汗肢冷，体温反低，尿少，舌淡，脉虚大无力或微细等。

[治疗原则] 回阳救逆，护阴生津。

[推荐方药] 参附汤：人参12g、附子6g、麦冬10g、五味子10g。

[加减] 尿闭者加猪苓、竹茹、车前子。

3. 火毒内陷型

[主症] 表现身热夜甚，烦躁不寐，神昏谵语，斑疹隐现，甚则动血，斑疹透露，或伴寒战高热，便秘溲赤，舌淡红降脉细数。

[治疗原则] 清营凉血解毒。

[推荐方药] 清营汤：生地12g、犀角9g、玄参10g、竹茹6g、金银花24g、连翘15g、丹参15g、麦冬10g。

[加减] 神昏谵语者用安宫牛黄丸，呼吸困难者加生石膏、知母、天竺黄、川贝，尿少加滑石、车前子，尿血者加大小蓟炭、蒲黄炭，若痉挛抽搐加羚羊粉1.5g（冲）、钩藤、全蝎等。

4. 气血两虚型

[主症] 表现低热或不发热，形体消瘦，面色无华，神疲乏力，食欲不振，创面肉芽不鲜，皮肤生长迟缓，舌淡，苔薄白，脉虚数或沉细无力。

[治疗原则] 调补气血。

[推荐方药] 八珍汤：党参10g、茯苓10g、白术10g、当归10g、川芎6g、白芍10g、熟地15g、炙甘草6g。

[加减] 食少纳呆加焦三仙、鸡内金，呕吐者加半夏、竹茹。

5. 脾胃虚弱型

[主症] 邪热已退，脾胃损伤，可见口舌生糜，口干津少，食少纳呆，嗳气呃逆，腹胀便溏，舌质暗红，光剥无苔，或舌质淡胖，苔白，脉细数或细弱。

[治疗原则] 调理脾胃为主。

[推荐方药] 益胃汤、四君子汤合参白术散加减：人参9g、白术9g、茯苓6g、沙参9g、麦冬15g、冰糖3g、细生地15g、玉竹炒香4.5g、甘草6g。

[加减] 嗳气呃逆者加竹茹、法半夏、柿蒂。

二、外治疗法

（1）轻度小面积烧伤，皮肤出现红斑、水泡者，可用地榆油（生地榆、芝麻油）做成纱条敷贴患处，或用紫草膏（当归、紫草、白蜡、香油）敷贴患处，均具有清热解毒、消炎止痛之功效，每日换药1～2次。

（2）大面积烧伤，用虎杖酊、安医3号制痂酊（黄芩100g、黄柏100g、儿茶100g，共研细末，过120目筛，80%乙醇100ml，.浸泡24小时后过滤以备用）等。每2～4小时喷洒或外涂一次，12～24小时左右结痂，以后每日3～4次。具有活血止痛、消炎收敛之作用，可以使创面痂下愈合。

（3）感染伤面，可用去腐生肌法换药。脓多可用玉红膏，腐肉多者用五虎丹，脓腐脱尽用珠母粉及生肌橡皮膏、无菌纱条敷盖伤面，至伤面愈合。

（4）伤口已愈，但瘢痕组织较硬而影响功能，可选用黑醋膏，用时将药膏敷在瘢痕上约1～3毫米厚，药上用塑料纸或布盖，每2～3天换药一次，有促使瘢痕软化作用。

三、针灸疗法

治疗烧伤具有清热凉血、消肿止痛之作用。

［取穴］大椎、陶道、合谷、曲池、委中。

［操作］大椎向上斜刺0.5～1寸，施捻转泻法1分钟；陶道向上斜刺0.5～1寸施捻转泻法1分钟；合谷直刺0.5～1寸施捻转泻法1分钟；委中直刺1～1.5寸施捻转泻法1分钟。曲池直刺1.5～2寸施捻转泻法1分钟。

四、针刀疗法

针刀闭合性手术治疗对于减轻或消除瘢痕具有较好的疗效，其治疗原理利用了损伤修复原理。

对于小的瘢痕或结节只需要纵、横切开剥离几刀即可，只要针刀切过硬韧组织达到正常组织即可，不可破坏正常组织，较小的包块，术后应触之轮廓不再清晰；对于较大的包块要进行多点切开，要纵横切开瘢痕组织，打通包块与周围的联系。一般情况小的瘢痕1～2次即可治愈。

五、推拿疗法

适用于烧伤瘢痕组织影响关节或肢体功能活动者。推拿可以促进瘢痕软化，改善功能。

主要采用推、擦、提、捏等手法。手法要柔，频率要慢，开始时要轻，随着瘢痕组织的老化，手法逐渐加重，注意不要损伤皮肤。为提高疗效，改善组织延伸性，在推拿治疗前可先行进行热敷，以改善结缔组织的弹性。

六、暴露疗法

适用于头、面、会阴部，或大面积Ⅱ、Ⅲ度烧伤，可使创面迅速干燥，表面结干痂减少病原体在伤口繁殖和保护创面之作用。操作：清创后将患者暴露在空气清洁的无菌床上，保持室温25℃～28℃，使创面干燥结痂，并在创面上用药，促使创面迅速干燥，结痂。

七、清创术疗法

适用于大面积烧伤患者，具有消除病灶，控制感染的作用，减少瘢痕及缩短疗程之作用。

清创严格遵守无菌操作，重症患者在冬眠下进行，暴露全身、剃去毛发、腋毛等，用2%双黄连水冲洗伤面，然后用纱布轻轻擦去污物及异物，小的水泡可不刺破，大的水泡予以剪除，或用无菌注射器吸出积液，水泡已化脓者，应将全部表皮剪除，创面用消毒纱布吸干后，周围正常皮肤用1%新洁尔灭溶液或75%乙醇消毒。烧伤面积在10%～20%无感染焦痂，原则2～7天将焦痂切除，立即植皮，对手部深Ⅱ度烧伤，可在48小时以后早期削痂植皮，避免瘢痕挛缩，影响手的功能。清创时动作要轻巧，以免加重休克，如已休克，待复苏后进行，清创后要注射TAT。

八、药浴疗法

适用于Ⅱ、Ⅲ度烧伤，具有清洁创面，减少创面细菌和毒素，以及促进焦痂分离，引流结痂下积脓的作用，也可作为对感染的肉芽作植皮准备。

将全身或局部浸泡在药液里，如虎杖煎液（虎杖、地榆）或用等渗盐水，每日1次，隔日或更长时间一次，浸泡0.5～2小时，浴水温度高于体温2℃最为合适，浴后用无菌巾吸干身上余水。

九、气功疗法

适用于早期创面即将愈合，植皮手术后皮丘或皮瓣基本成活，及后期因瘢痕组织影响功能活动，或因部分肢体或组织器官缺损而失去正常功能者。

通过我国传统五禽戏、八段锦、太极拳等，根据自己具体情况酌情运甩，也可采用其中几节进行锻炼，灵活应用，通过运动达到更好的康复程度。每早一次，每次15～20分钟，持之以恒。

十、饮食疗法

烧伤早期营养应放在热量上，以减少或防止身体自身蛋白过多消耗。糖类占总热量50%以上，其次是脂肪与蛋白质，维生素是烧伤患者必需的营养，因此无论是治疗期、恢复期都需要高蛋白、高热量、高维生素、易消化食物和充分的液体，宜多食营养丰富多含水分、性偏凉的食品，如牛奶、豆浆、绿豆汤、西瓜、黄瓜、萝卜、豆腐、蛋类及水果等。忌食辛辣、生硬、香燥、鱼腥发物。

常用药膳如下。

（1）金银花代茶饮：金银花味甘、性寒，入肺、胃、大肠经。具有清热解毒作用，用金银花代茶饮有利于烧伤患者康复。

（2）绿豆汤：味甘、性寒，有泻热解毒的作用。烧伤患者临床火热伤津，阴伤阳脱，火毒内陷证候者均可宜用。每天1～2次，每次50～100g，宜凉饮。

（3）赤小豆粥：粳米50g、赤小豆50g，赤小豆先用温水浸泡2～3小时，然后加水煮烂，再倒入粳米同煮，早晚温热顿服。赤小豆味甘酸，性平，有清热利水，散血消肿作用，患者有口渴、小便不利，或创面红肿渗液多者，每日冷饮赤小豆汤1～2次，每次50～100g，有利尿健脾作用。

【现代康复治疗】

在烧伤救治的过程中早期介入康复治

疗，不仅可以促进创面愈合，而且可以缓解肥厚性瘢痕的形成和关节挛缩，减少和减轻并发症，使患者早日重返社会。

一、早期创面治疗

1. 物理治疗

预防和控制感染，促进肉芽和上皮生长，加速创面愈合，为早日进行功能训练奠定坚实的基础。

2. 水疗

水疗可根据患者的具体情况，采用盆浴或淋浴，以清除坏死组织和分泌物，保持创面的清洁；于水中可加入1：5000高锰酸钾溶液或1：1000新洁尔灭溶液起到消毒的作用，水温以37℃~39℃为宜，时间为15~20分钟，每日或隔日一次。

3. 光疗

（1）电光浴、红外线照射疗法：主要作用是使创面干燥结痂，减少血浆渗出，预防和控制创面感染。大面积烧伤时采用全身或局部电光浴，每日1~2次，持续30分钟，必要时可进行较长时间的治疗。小面积烧伤时采用红外线照射，每次30~60分钟，每日1~4次。

（2）紫外线疗法：创面的坏死组织或脓性分泌物较多，肉芽生长不良，用中或强红斑量照射；当分泌物减少或脱痂露出新鲜肉芽组织时，应减量至阈红斑量。浅平而新鲜的创面，可用亚红斑量紫外线照射，每日1次。

4. 短波及超短波治疗

短波及超短波治疗主要用于局部烧伤的治疗。采用微热量，每日1~2次，每次15分钟。若创面合并有蜂窝织炎，采用无热量，起到消炎、消肿的作用，每次治疗

10分钟，每日1次，疗程视具体病情而定。

5. 关节功能障碍的预防

体位保持正确的体位，可以预防关节挛缩。保持关节活动范围的运动，目的是维持关节的活动范围，防止关节挛缩，保持肌肉力量和功能。运动应尽早开始。

二、创面愈合后的创面治疗

烧伤病情稳定、创面已基本愈合后，创面主要存在新生上皮起水疱、裂开、糜烂、溃疡，肥厚性瘢痕增生、粘连、瘢痕区疼痛、瘙痒等问题。临床常见物理治疗方法如下：

1. 音频电疗

对瘢痕有止痛、止痒、消炎消肿的作用，可能还有软化瘢痕和松解粘连的作用。

2. 蜡疗

具有较强、较持久的温热作用，可减轻疼痛，加速组织的修复生长，松解粘连，软化瘢痕，促进炎症消散，消肿，以及润滑皮肤。此法不适用于肥厚性瘢痕增殖期。

3. 超声波

中、小剂量的超声波可改善皮肤营养，加速真皮再生，同时也有镇痛的作用。超声波疗法结合冰疗，对瘢痕组织的镇痛效果较好。

4. 红外线及低能量激光

能促进渗出吸收、消肿、镇痛，具有促进肉芽组织和上皮的生长、松解粘连的作用。

5. 紫外线

红斑量的紫外线照射可促进烧伤残余创面的愈合，同时小剂量的紫外线对愈合不稳定的烧伤新生皮肤，有促进其"老化"的作用，一般采用弱红斑量。

6. 直流电碘离子导入

具有软化瘢痕、松解粘连和消除慢性

炎症的作用。

三、后遗症的康复治疗

烧伤的后遗症主要是肥厚性瘢痕和挛缩。肥厚性瘢痕可依赖各种康复手段预防和减缓其发展。而挛缩的防治需从受伤开始，即给予康复医学的早期全面介入。

（一）挛缩的治疗

1. 牵引

包括牵伸、滑车训练、起立矫正台、足关节背伸训练、矫形器。

2. 支具（夹板）

目前多使用低温热塑夹板制作，除有固定作用外，尚可置敷料于表面加压包扎。夹板固定肢体于抗痉挛位，每天做主动活动时除去夹板。

3. 被动运动

对已经发生挛缩的患者，越早开始运动疗法效果越好，主动运动和被动运动结合，以被动运动为主。为改善软组织的延伸性，在运动前进行温热治疗，以改善结缔组织的黏弹性，增加牵伸的效果。

4. 手术治疗

对严重影响关节活动功能而保守治疗无效的挛缩部位，可以选择手术治疗，手术可采用局部松解、皮片移植、皮瓣修复等方法，术后配合康复治疗可以提高和巩固手术效果。

（二）肥厚性瘢痕的预防与治疗

肥厚性瘢痕的影响主要是毁容和挛缩。

压力治疗是目前公认的预防和治疗肥厚性瘢痕最有效的方法。持续施以与毛细血管压力相等或更大的压力，即不小于3.33kpa（25mmHg），可以减少局部的血液供给和组织水分，阻碍胶原纤维的合成、毛细血管的增生和肌成纤维细胞的收缩，并能使胶原纤维重新排列。

1. 预防性加压

预防性加压的时机选择原则上是创面愈合后越早开始越好，必须持续加压包扎23小时以上，坚持0.5～3年，甚至更长时间。直到瘢痕成熟（变薄、变白、变软）为止。压力治疗的方法主要有弹性包裹、管形加压绷带、紧身服（套）。

2. 支具（夹板）

能控制瘢痕的发展，又能减少手指畸形的发生。

3. 硅胶治疗

硅胶治疗能使肥厚性瘢痕在短时间变薄、变软，宜早期使用。一般采用硅胶膜贴敷的方法，需持续使用，疗程大于3个月，直到瘢痕消退为止。

4. 手术治疗

手术切除会对皮肤造成二次创伤，单纯肥厚性瘢痕的手术治疗复发率较高，只适用于严重影响功能者。大面积的肥厚性瘢痕发生挛缩，只能行切开或部分切开以松解挛缩。

5. 放射治疗

浅层X射线和β射线均能阻断细胞分裂，减少肥厚性瘢痕的形成，故在瘢痕形成早期有一定效果。单独的放射治疗效果不肯定，结合手术治疗则效果较肯定。但此法不宜用于治疗大面积肥厚性瘢痕，因其可能产生全身副作用。

6. 药物治疗

糖皮质激素是目前最常用的药物治疗，临床一般用醋酸地塞米松注射于瘢痕区，依次用量在20mg以内，每周一次，4次为一疗程。

7. 激光治疗

激光可使组织中直径小于0.5mm的血管闭塞，产生周围组织灶性坏死，并有直接和间接增加胶原酶的作用，达到治疗肥厚性瘢痕的目的。

【康复护理】

1. 精神护理

在烧伤不同阶段，患者有不同的心理状态和表现，烧伤早期由于突然外伤，患者有恐惧、后悔、埋怨的心理，表现烦躁不安，精神恍惚，对疼痛不能忍受。此时医务人员应耐心开导，纠正患者心理异常反应，取其合作能积极配合治疗。在创面愈合阶段，往往会出现瘢痕挛缩，关节畸形，尤其是头面部，面容遭到破坏，思想压力很大，甚至有轻生念头。医务人员在治疗过程中要态度和蔼，避免刺激性语言，还要做家属特别是配偶工作，应予患者无微不至的关怀，使患者得到温暖，看到将来幸福。安排好生活，解除患者的后顾之忧。

2. 作业训练及日常生活护理

轻度烧伤患者，由于不影响肢体功能，即可恢复劳动能力及日常生活能力，但大面积烧伤患者伤口愈合后，严重影响肢体功能，需要顽强地进行作业训练和日常生活训练，才能恢复劳动和生活能力，这就需要医务人员及家属一方面鼓励患者要有顽强的意志，更主要的还要协助患者去做好作业训练及日常生活的训练，这样，才能更快地使患者早日恢复生活能力及劳动能力。

第四节 压疮

压疮是躯体因久着床褥摩擦产生的疮。临床多见于久病、昏迷、瘫痪、衰弱等长期卧床不起的患者。常多发于受压的摩擦部位，如尾骶、足跟、坐骨结节等。

在中医文献中，早在明代就已对压疮的成因、发病部位、治疗方法等言之甚详。中医称为"印疮"，又名"席疮"。

压疮的发病原因是躯体局部过度受压，引起血液循环障碍，造成皮肤及皮下组织坏死。中医认为压疮的发病是由于：①久病、大病，气血衰弱肌肤失养，稍加摩擦即使皮肤溃破、坏死。②或因重病、外伤性截瘫，久病着床不能转侧，长期受压气血运行不畅诱发此病。临床呈现红斑、水泡、溃疡等主要特征。本病治疗在以中医内外同治的同时，采取积极的康复治疗及康复护理则更有益于疾病的恢复。

【康复适应证】

（1）局部组织红、肿、发硬或有水泡形成者。

（2）临床表现已形成溃疡，深达筋膜及肌层，伤口恶臭，体有发热、恶寒，口苦便干，苔黄脉滑数等热病证候者。

（3）压疮累及或通过窦道累及骨和关节，形成骨髓炎及滑囊炎者。

（4）伤口生长缓慢，表现基底灰白，脓水稀薄，疮口难敛并伴有面色㿠白，身疲力倦，食少纳呆，气血虚弱者。

【传统康复治疗】

一、药物疗法

（一）中药汤剂

中医辨证论治是压疮患者经常采用的康复疗法。一般应根据患者的症状和体征，分为瘀滞期、破溃期、收口期三期辨证论治，随证加减。

1. 瘀滞期

[主症] 局部皮肤潮红，微热，轻度肿胀，继而紫暗水肿，或有触痛，皮肤表面可有水泡形成，尚未破溃；舌苔薄白，脉沉细。

[治疗原则] 和营活血，清热解毒。

[推荐方药] 活血散瘀汤：生黄芪24g、当归12g、鸡血藤15g、忍冬藤15g、赤白芍各10g、桃仁10g、红花10g、丹参15g、川芎9g、丹皮9g、紫花地丁15g、甘草6g。

[加减] 皮肤表面紫暗者加乳香、没药。

2. 破溃期

[主症] 局部皮肤破损，皮下组织坏死溃烂变黑或坏死、深达肌层、肌腱甚至达骨骼，或在溃疡四周可有潜行腔隙和窦道，有恶臭，伴有发热、恶寒、口苦、便干、舌苔黄，脉滑数。

[治疗原则] 补益气血，和营托毒。

[推荐方药] 托里消毒散：黄芪15g、党参10g、白术10g、茯苓10g、当归15g、赤白芍各10g、丹参15g、金银花10g、白芷6g、穿山甲9g、生甘草6g。

[加减] 伴有半身不遂可加川芎、桃仁、红花、地龙。

3. 收口期

[主症] 局部疮口脓腐已尽，肉芽组织新鲜，疮口逐渐缩小，但生长缓慢，伴有面色㿠白，身疲乏力，食少纳呆，舌淡、苔白，脉沉细无力。

[治疗原则] 补益气血，托里生肌。

[推荐方药] 十全大补汤：党参10g、茯苓10g、白术10g、当归10g、赤白芍各10g、熟地10g、生黄芪10g、陈皮10g、甘草10g。[加减] 疮口苍白水肿可加苍术、生薏仁、山药。

（二）常用单方验方

（1）卷地明粉：卷柏5g、※地榆、明矾5g（按此比例配成所需药量），碾成粉末，过筛后，将细末装瓶密封，高温消毒后存阴凉干燥处备用。生理盐水棉球清洁疮面，用1%新洁尔灭消毒，然后均匀涂撒卷地明粉，量以覆盖疮面为宜，用无菌纱布覆盖固定。每日换药一次，注意疮口结痂不要强行剥离，以免撕伤新生肉芽组织。

（2）木耳散：黑木耳（焙干，去杂质，研细末）、白砂糖各和匀，加温开水调青外敷。临床使用时注意，分泌物有细菌生长时调成音，木耳散与水比例为1：2，换药1～2次后，分泌物无细菌生长，即进入愈合期，宜调成糊，木耳散与水之比1：8～1：10，只要未形成痂，就坚持隔日换药，在上皮修复期，务必避免疮面受压及摩擦。

二、中药外治疗法

（一）祛腐生肌法

适用于压疮破溃期及收口期，具有提脓、祛腐、生肌之功效。疮面小而浅，渗液不多，可用生肌橡皮音外敷，每日换药一次；疮面面积大，脓痂未脱者，先将腐肉剪去，使脓汁引流通畅，再用少许祛腐散，撒入疮口表面，然后再用生肌橡皮膏纱条敷盖，起化腐、提脓、生肌作用；腐肉脱净，伤口肉芽新鲜，继用生肌橡皮膏纱条外敷，直至伤口愈合。

（二）药捻法

适用于压疮累及或通过窦道形成骨髓炎者，具有祛腐、提脓、生肌之功效。窦道小，引流差，瘢痕多，用祛腐力强的红升丹或用五五丹药捻，置入伤口顶端，外敷红油膏，每日换药一次。每次换药时，在取出药捻后应尽量把管道内的分泌物拭净，如有死骨应及时取出；如脓液转稠改用九一丹药捻，外敷生肌玉红膏；如药捻"抱袋"，撤除药捻，外敷生肌橡皮膏纱条收口。

（三）刮杀疗法

适用于疮口肉芽水肿或形成窦道分泌物较多者。

治疗时首先将刮匙进入窦道内，沿着管壁自深而浅变化方向地进行搔扒，达到刮掉水肿肉芽及腐肉之目的。此法可以连续刮数次，刮净为度。然后用中药药捻法，也可用垫棉法加压固定窦道空腔，借加压力量，使过大空腔与新肉粘合从而达到愈合的目的。

三、针灸疗法

针灸疗法治疗压疮必须清疮祛腐，用生理盐水洗净后再进行针灸治疗。针灸治疗具有益气养血、和营活血作用，促使伤口早日愈合。

（一）体针疗法

［取穴］公孙、内关、三阴交、足三里、阳陵泉、阿是穴。

［操作］公孙直刺0.6~1.2寸，内关直刺0.5~1寸，三阴交直刺1~1.5寸，足三里直刺1~2寸，均施捻转提插泻法，使针感达足为度。创面四周围刺，针数以压疮大小而定。围刺应距疮缘2cm为好。局部疮面用隔姜或隔附子饼灸，每次5~7壮，每日1~2次。

（二）耳针疗法

具有补气、养血、和营作用。

［取穴］交感、肾上腺、心、脾、肺。

［操作］中等刺激，每日1次。

（三）艾灸疗法

※鲁萍使用艾灸熏烤压疮。

选取艾条一根，用木、竹料做成一个长40cm，宽35cm，高45cm的木箱。将艾条固定在木箱的底部正中，患者根据病情和创面的位置取不同的体位，将创面放于木箱上或正对木箱，点燃艾条，燃烧部与创面距离20cm~25cm为宜，用床单将创面和木箱全部覆盖，使烟雾聚集在创面上，每次熏60分钟，每日1~2次，熏后即可上药。

四、推拿疗法

适用于压疮患者的预防、压疮早期及压疮后期。

1. 压疮预防

采用掌根回摩法。其病在身体受压部位，如肩胛骨、骶骨、足跟、肘尖等，以药酒为介质，采用掌根回摩法，循血行的方向摩之，手法由轻到重，每日1~2次，每次10分钟。

2. 压疮早期

此期压疮已形成，但表皮尚未溃烂。采用拇指或大鱼际回摩法。先在压疮中心回摩，逐渐摩向周围，使局部瘀滞的血液，向周围扩散，促进血液循环，促使新鲜血液输入，皮肤由暗变红。按摩手法要轻巧、柔和，使之有舒适感，以防擦伤皮肤，每日1~2次。

3. 压疮后期

此期溃疡已形成，采用摩、揉、推、按等手法。按摩的部位以压疮周围皮肤为主，用纱布棉垫覆盖局部，用十分轻巧而灵活的摩、揉、推、按等手法为主，并同时可做四肢按摩，以改善全身血液循环，使疮面溃疡早日愈合。

五、浴疗法

硫化氢泉浴：水温39℃～42℃，每次10～20分钟，15～30天为一疗程。

压疮患者使用硫化氢泉浴时，可刺激皮肤神经末梢和血管壁内壁感受器，引起皮肤血管扩张，改善皮肤血液循环和组织营养，增加抵抗力。硫化氢具有杀菌、杀虫、软化角化层、助长肉芽和上皮细胞新生作用，有利本病康复。

六、饮食疗法

全面适应的营养对预防治疗压疮非常重要。营养不良，尤其是蛋白质缺乏，更易发生压疮。饮食的调配，对伤口愈合关系密切。压疮患者宜以富有高营养、高蛋白食物为主，不宜饮酒及食辛辣食物。多食鱼、肉、禽、蛋等营养品，多吃青菜，如菠菜、胡萝卜、紫菜头、芋头等，多饮果汁、吃水果。

常用药膳如下。

（1）参枣汤：※党参、大枣20枚。首先将参、枣洗净，加水适量浸泡至大枣发起，即入锅上灶。用文火煎煮，煮沸后再煎30分钟，煎煮两次，合并煎汁。对于压疮患者气血不足者具有补益气血作用。每日服用，有利于康复。

（2）黄芪粥：※黄芪，加水200ml煎至100ml，去渣留汁；用粳米50g，再加水300ml左右，煮至米花汤稠为度。食时可加红糖少许，每早晚各服一次，7～10天为一疗程。黄芪味甘，性微温，入脾、肺经，有补气升阳，益卫固表，托毒生肌，利水退肿作用。适用于压疮患者伤口久不愈合，有利早日康复。

（3）龙眼肉粥：桂圆25g，红枣3～5枚，粳米100g。将带壳桂圆剥去果皮，去核取肉，纯桂圆肉亦可，同洗淘干净的红枣、粳米共同煮粥供用。具有养心安神、健脾补血作用。对于压疮患者脾胃虚弱、纳呆、食少者，每天食用有利康复。

【现代康复治疗】

压疮在治疗时首先应明确并去除产生压疮的原因，否则即使给予了正确的局部和全身治疗也很难达到治疗目的。

一、全身治疗

包括加强营养、贫血的治疗、抗生素治疗等。

二、局部治疗

包括创面换药、抗感染、手术治疗等。

（1）创面换药：换药是治疗压疮的基本措施。

（2）抗感染：控制感染的主要方法是加强局部换药，压疮局部可使用抗生素。

（3）手术治疗Ⅲ期和Ⅳ期：压疮通过非手术治疗虽能治愈，但耗时较长，可长达数月，所以，对长期非手术治疗不愈合、创面肉芽老化、边缘有瘢痕组织形成、合并有骨关节感染或深部窦道形成者，应采用手术治疗。

三、创口的物理治疗

（1）紫外线可有效地杀灭细胞并促进上皮再生，促进压疮创口愈合，但不应用于极易受损伤的皮肤或创口周围组织严重水肿的患者。

（2）治疗性超声波：3MHz超声波用于治疗表浅创口，1MHz超声波用于治疗深部创口。对急性感染性创口或伴发骨髓炎时，慎用或禁用超声波。

【康复护理】

压疮患者多因截瘫、长期消耗性疾病、大面积烧伤、深度昏迷等，卧床不起，长期受压而形成本病，因此，做好康复护理是预防和治疗本病的关键。

（1）定期翻身和变换体位是预防压疮基本方法。做到2~3小时翻身一次，并且要正确翻身，防止皮肤与床面摩擦。

（2）对于长期卧床，尤其是截瘫患者应采取全身按摩，对受压部位采用常规按摩法，手法由轻到重，按摩时身上用药酒。配制：白酒、白附子、香附、桃仁、红花、乳香。疗效较好。

（3）保持清洁卫生，尤其是保持皮肤、内衣和床垫的清洁卫生。

（4）患者明显消瘦的，臀部加放气圈垫，肢体接触处及其他骨骼隆起易受压处，应垫以棉垫或棉圈，避免受压。

（5）压疮发生后，更应变换体位，并固定圈垫或用马勃垫于疮口周围，每日换药一次。脓水多者可二次，并正确辨证，根据疮口情况合理用药。

（6）饮食护理。对于压疮患者疮口难收的，饮食宜给鱼、肉、蛋、禽等富有营养之品，以补益气血，促进伤口愈合。

（7）情志护理。要防止患者的情绪低落，主动给予精神上的安慰、开导、鼓励，增强其战胜疾病的信心。

第五节 下肢溃疡

下肢慢性溃疡临床上多见于下肢静脉曲张患者。其特点是溃疡疮口凹陷，边缘如缸缘，其疮口经久不愈或虽经收口，容易复发，流脓渗水，迁延多年。因本病溃疡窗口生于小腿下方的内、外侧，即踝上三寸内臁或外臁部的一种慢性溃疡，故称臁疮。

一般认为本病的发生多是由于下肢静脉曲张造成的局部血液循环障碍。局部血流瘀滞，组织营养障碍，有利于细菌生长而发生经久不愈之溃疡。祖国医学认为，本病多因站久立或担负重物，或劳累耗伤气血，中气下陷，经脉失畅，影响下肢气血运行，以至瘀血稽留于经脉之中，肌肤失其所养，复因湿热下注，或因臁腿皮肤受伤、虫咬、湿疮而复发。

【康复适应证】

1. 初期

起病时多先痒后痛，或痒痛并作。可见小腿内、外臁部痒痛相兼，焮红漫肿，继则破溃、滋水淋漓、形成溃疡。

2. 后期

溃疡日久不愈，疮口下陷、边缘形如缸口，疮面肉色灰白或暗红，疮口周围的皮肤成片地呈紫暗或灰黑或并发湿疹。

【传统康复治疗】

一、药物疗法

根据其临床特点分为湿热下注型和气血瘀阻型。

1. 湿热下注型

［主症］多为早期或急性期。常见小腿青筋怒张，局部痒痛，焮红漫肿。继而溃烂，迅速蔓延，疮面脓水多且有异味，伴口干而渴，舌质红，苔黄腻，脉滑数。

［治疗原则］清热解毒，佐以化瘀通络

之法。

[推荐方药]萆薢渗湿汤加活血药物：萆薢12g、薏仁10g、黄柏10g、赤茯苓10g、丹皮12g、泽泻10g、滑石6g、通草6g、金银花24g、丹参15g、川芎6g。

[加减]如下肢肿明显加车前子、苍术。

2. 气血瘀阻证

[主症]此型多为非急性期患者。由于病久，疮面肉芽不鲜，脓水不多，周围皮肤色暗或灰黑，舌质暗，苔白，脉弦。

[治疗原则]活血化瘀通络，佐以清热利湿之法。

[推荐方药]清热活血方剂：牛膝10g、丹参15g、桃仁10g、红花10g、川芎6g、穿山甲10g、僵蚕10g、薏苡仁12g、赤茯苓10g、金银花24g、忍冬藤15g、黄柏10g、白花蛇舌草15g。

3. 中气下陷证

[主症]溃疡日久不愈，疮面肉色灰白，脓水稀薄，伴面色㿠白，大便溏薄，舌质淡，苔薄白，脉细。

[治疗原则]补益气血，托里消毒。

[推荐方药]托里消毒饮加减：人参12g、川芎9g、当归10g、白芍10g、白术10g、金银花15g、茯苓10g、白芷10g、皂刺10g、桔梗6g、黄芪15g、甘草6g、丹参12g、桃仁10g、红花10g。

4. 寒凝血瘀证

[主症]小腿肿胀畏寒，皮肤紫暗，创面暗淡，分泌物清晰，淋漓不止，舌淡暗或有瘀点，苔薄白，脉沉细涩。

[治疗原则]活血通络，温经散寒，生肌脱毒。

[推荐方药]当归四逆汤合黄芪桂枝五物汤加减：丹参15g、黄芪15g、鸡血藤15g、玄参10g、当归12g、杜仲12g、桂枝10g、通草10g、丝瓜络10g、牛膝10g、炙甘草6g。

二、中药外治法

1. 初期

伤口破溃、流脓，伤面有坏死组织覆盖可用去腐散合生肌橡皮膏外用。伤口周围红肿热痛可用金黄散，伤口周围伴发湿疹者，用地榆油纱条外敷或青黛膏薄贴。每日换药一次。

2. 后期

溃疡表面出现清洁的颗粒状肉芽，仅有渗出浆液性液体者，用生肌散后以白玉膏敷贴；疮面肉芽紫暗或苍白，疮口凹陷可用蛋黄油、鱼肝油合生肌橡皮膏外敷。每日换药一次。久不收口，皮色乌黑，疮口凹陷，时流污水者用红油膏、九一丹加缠缚法。

3. 缠缚疗法

创面需用药物外敷，再用阔绷带缠缚患处和整个小腿。换药后再予缠缚。

4. 胶布包扎法

将胶布剪成宽为2cm左右，长为小腿周径一圈半的胶布若干条，先用等渗盐水清理患部，将胶布条包扎在小腿，自溃疡面上缘2cm处开始，第二条胶布宽度的一半，贴在第一条胶布上，另一半贴在创面上，如叠瓦状把创口堵住，直到超过创面下缘2cm为止，包扎必须用力，使胶布的中段正对创面，向后包住小腿。如分泌物少，可每周更换一次；如分泌物多，3~4天更换一次。此法一般不适用于伴有湿疹或对胶布过敏的患者。治疗必须至创面全部愈合为止，否则创面又会继续扩大。

三、饮食疗法

饮食治疗在臁疮的治疗中起一定的作用。急性期如患肢红肿热痛宜食清淡饮食及具有清热利湿之食物，忌食牛羊肉、海产品及辛辣刺激之品。后期如疮面肉芽苍白或脓水稀薄，宜食高蛋白及富含维生素的高营养之品，以及具有补气养血功能之食物。

常用药膳如下。

（1）薏米汤：取薏米50～100g，水煮粥，每日食1～2次。功效清热利湿。适用于臁疮初期，下肢红肿热痛之症。

（2）金银花赤小豆汤：取金银花、赤小豆50～100g。先以赤小豆加水煮汤，再以热汤冲泡金银花，每日以汤代茶。功效清热利湿。适于初期患者。

（3）参芪粥：党参、黄芪各30g，苡米、粟米各50g，先煎参芪半小时，去渣，留药汁加入薏苡仁、粟米煮成粥，每天吃一次。适用于臁疮脓水稀薄，或腐肉不脱伴倦怠乏力、面色苍白者。具有健脾益气、托里消毒之功。

（4）三仙粥：怀山药50g，莲子肉50g，苡米40g。加水共煮烂后，加适量的糖食用，具有健脾养胃、利湿消肿之功。适用臁疮久不收口、疮面肉芽灰白或暗红者。每日食用适量。

【现代康复治疗】

一、常规处理

首先应该积极治疗静脉曲张，改善血液循环，如卧床休息，抬高患肢，应用弹力绷带等；溃疡合并感染时，全身或局部使用抗生素。血栓形成时，可应用抗凝药物，如静脉滴注低分子右旋糖酐。大剂量维生素E、维生素P，硫酸锌（血浆锌浓度降低者）口服可加速溃疡愈合。广泛性溃疡及治疗效果慢者，可手术治疗或植皮。

二、物理因子治疗

1. 直流电药物离子导入疗法

该疗法主要作用于皮肤组织，但作用表浅而缓慢。下肢溃疡的治疗可选择0.25%～2%的硫酸锌，极性为"+"，可降低交感神经兴奋性，收敛杀菌，促进肉芽组织和上皮的生长；也可选择2%～5%的维生素C，极性为"−"，可促进伤口愈合，增强抵抗力。

2. 红外线疗法

该疗法治疗下肢溃疡，具有改善组织血液循环、增强组织营养、促进水肿吸收和炎症消散、镇痛、解痉的作用。可采用红外线辐射器（主要发射远红外线）或白炽灯与光浴器（主要发射近红外线和少量可见光）。光浴器适用于双下肢等的大面积治疗，红外线灯一般适用于局部治疗。治疗时暴露患处，将灯头对准治疗部位中心，灯与皮肤距离30～100cm，视灯的功率而异，以患部有舒适的温热感为度。每次治疗15～30分钟，每日1～2次，15～20次为一疗程。

3. 激光疗法

低强度激光具有镇痛、增强免疫功能，加速组织修复等作用。下肢溃疡的治疗可选择低强度激光，临床常用He−Ne激光器，输出波长为632.8nm的红光激光，功率5～30mW；砷化镓半导体激光器，输出波长为904nm的红外激光可直接进行体表照射。低强度激光局部照射每次10～20分钟，伤口照射每部位3～5分钟，每日或隔日一次，5~10次为一个疗程。

【康复护理】

（1）增加营养，增强机体抵抗力，保持皮肤清洁，积极治疗诱发疾病。

（2）在治疗期间，患者应注意休息，抬高患肢以利血液回流，减少瘀阻，加速伤口愈合。

（3）疮口愈合后，也应尽量避免过度负重，赤足深水，久站久立或远途跋涉，避免外来损伤，引起复发。

（4）下肢静脉曲张患者，小腿可用弹力绷带或弹力护腿保护。适于手术治疗者可行大隐静脉高位结扎低位切除术。

第六节　丹毒

丹毒为一种突然皮肤焮红成片，色如涂丹迅速蔓延的急性炎症。特别是患处皮肤焮赤灼热迅速向外扩大，但边界清楚，按之褪色，放手则复原。本病好发于颜面、腿足，也可见于腰胯部，发于头面轻者称抱头火丹，重者称大头瘟。发于腿足称腿游风，又称流火。新生儿丹毒发无定处，游走甚速，称赤游丹毒。

祖国医学对本病早有认识，《素问·至真要大论》就有丹熛之名，即指丹毒。隋·巢元方《诸病源候论》曰："丹者，人身忽然焮赤如涂丹之状故谓之丹。"唐·孙思邈《千金方》曰："丹毒一名天火，肉中忽有赤，如涂丹之色。"祖国医学认为本病由于素体血分有热，外受火毒，搏结而致。发于头面者多兼有风热或毒热，发于腰胯者多兼肝火，发于下肢者多兼湿热。

本病相当于现代医学的溶血性链球菌侵入真皮及浅部皮下组织引起的淋巴管和淋巴周围炎。

【康复适应证】

（1）急性丹毒伴恶寒发热或头痛、四肢酸楚等症状。

（2）慢性丹毒，急性丹毒反复发作，皮肤潮红，肿胀疼痛，来势较轻，或病损皮肤屡次肿胀，渐至皮肤肥厚不能复原，若发于颜面者眼睑常可肿胀。

【传统康复治疗】

一、药物疗法

中医辨证施治是治疗丹毒经常采用的康复方法，一般根据患者的症状和体征可分为风热化火型、肝经郁热型、湿热火盛型、毒邪内陷型、气虚血瘀型等辨证分型。

1. 风热化火型

[主症] 多发于头面、耳项、臂部，一般由皮肤、鼻黏膜破损、抓头、挖耳、挖鼻引起，局部焮红赤热，可见发热恶寒、头痛等全身症状，舌红，苔薄黄，脉滑数。

[治疗原则] 散风清火解毒。

[推荐方药] 普济消毒饮加减：薄荷3g（后下）、牛蒡子10g、僵蚕10g、山栀9g、黄芩10g、黄连6g、板蓝根24g、金银花24g、连翘15g、赤芍10g、丹皮10g。

[加减] 便秘者加大黄，高热者加生石膏，咽痛者加玄参、生地。

2. 肝经郁热型

[主症] 发于胸腹、腰背、胁肋、脐周等处，皮肤焮赤红肿向四周蔓延，舌质红，苔黄，脉弦。

[治疗原则] 清肝泄热利湿。

[推荐方药] 柴胡清肝汤加减：柴胡9g、黄芩10g、山栀子6g、胆草15g、生地

10g、丹皮10g、赤芍10g、金银花24g、连翘10g、车前子10g、生甘草6g。

3. 湿热火盛型

[**主症**] 发于下肢胫足，一般由脚湿热感染或足部破溃引起，红肿焮热，痛如火燎，表面光亮，腹股沟淋巴结肿大，舌红、苔黄、脉弦数。

[**治疗原则**] 清热利湿解毒。

[**推荐方药**] 三妙丸合草薢渗湿汤加减：牛膝10g、苍术10g、黄柏10g、金银花24g、连翘15g、赤芍10g、丹皮10g、车前子10g、草薢12g、薏苡仁12g。

4. 毒邪内陷型

[**主症**] 皮肤红肿迅速蔓延，势如燎火，症见壮热神昏，谵语烦躁，舌红绛，苔黄、脉洪数。

[**治疗原则**] 凉血解毒。

[**推荐方药**] 清瘟败毒饮加减：羚羊角9g、生地15g、丹皮10g、赤芍10g、黄连6g、黄芩10g、山栀10g、连翘15g、知母10g、生石膏24g、板蓝根24g。

5. 气虚血瘀型

[**主症**] 丹毒反复发作，皮肤潮红，肿胀疼痛，来势缓而轻或病损皮肤屡次肿胀。

[**治疗原则**] 活血化瘀，清热利湿兼扶正。

[**推荐方药**] 扶正消毒饮加活血利湿药物：黄芪20g、当归15g、穿山甲10g、皂刺10g、乳香10g、没药10g、贝母12g、白芷10g、天花粉12g、苡米12g、猪苓10g。

二、外治疗法

（一）中药外敷

局部红肿热痛用解毒消肿之剂金黄散外敷患处。每日换药一次。或用玉露散、芙蓉膏外敷，日一次。如果无上述成散也可用马齿苋、大青叶、仙人掌、芭蕉根任选一种捣烂成泥涂敷患处；或用黄柏、苦参、马齿苋煎汤放凉后湿敷患处。

（二）熏洗法

金银花、连翘、蒲公英、紫花地丁、白花蛇舌草、泽兰、丹皮、赤芍，中药水煎外洗，日2～3次。

鲜乌梅叶、鲜樟树叶、松针各60g，生姜30g，切碎煎汤熏洗；紫苏100g、葱白100g煎汤熏洗，日2次。

野菊花、土茯苓各30g，水煎外洗，日2次。

大戟50g煎水洗澡。

三、针灸疗法

（一）针刺拔罐法

[**取穴**] 皮肤损害处局部刺络，伴发热头痛加大椎穴。

[**操作**] 局部常规消毒后在焮红皮肤中心用七星针叩刺皮肤或三棱针点刺5～6点，然后闪火拔罐一般出血5～10ml，血色由黑转赤，大椎穴操作同此。

（二）火针疗法

用火针取足三里、血海、阴陵泉、委中，针刺深度视病情而定，针刺间隔以1～2周/次为宜。

四、饮食疗法

多饮水并增加营养，多食高营养易消化食物如牛奶、蛋汤、鲫鱼汤。如湿热重可吃清热利湿之品，如冬瓜、西瓜、赤小豆、绿豆、竹笋、薏苡仁。

常用药膳如下。

（1）苡米汤。薏苡仁50～100g加水煮粥，每日食1～2次。功可解毒利湿。

（2）西瓜皮汤。西瓜皮适量煮水，每日2～3次。功可清热利湿。

（3）赤小豆汤。赤小豆50～100g加水煮汤，每日以汤代水。功可清热利湿。

【现代康复治疗】

一、一般治疗

（1）注意皮肤清洁，及时处理小创口；在接触丹毒患者或换药前后，应洗手消毒，防止交叉感染。

（2）与丹毒相关的足癣、溃疡、鼻窦炎等，应积极治疗以避免复发。

（3）治疗时应注意卧床休息，抬高患肢。局部可用50%硫酸镁液湿热敷。全身应用抗菌药物，静脉滴注如青霉素、头孢类敏感的抗生素。

二、物理因子治疗

1. 紫外线疗法

可采用短波紫外线：波长180～280nm，对细菌和病毒的杀灭和抑制作用强。

（1）红斑量照射法：最初按不同治疗目的采用不同强度的红斑量照射，以后根据皮肤反应和病情适当增加剂量（增加30%～50%），以达到经常保持红斑反应为目的。

（2）无红斑量照射法：用亚红斑量开始照射，如从1/8～1/2生物剂量开始，隔一次或隔两次增加1/4～1/2生物剂量，达3～5生物剂量为止，按照患者病变和体质可采用基本进度、缓慢进度和加速进度。治疗中应注意保护患者和操作者的眼睛，避免超面积和超量照射。

2. 红外线疗法

红外线照射有改善组织血液循环、增强组织营养、促进水肿吸收和炎症消散、加速组织修复的作用。

可采用红外线辐射器（主要发射远红外线）或白炽灯与光浴器（主要发射近红外线和少量可见光）。多选择红外线灯。治疗时暴露患处，将灯头对准治疗部位中心，灯与皮肤距离30～100cm，视灯的功率而异，以患部有舒适的温热感为度。每次治疗15～30分钟，每日1～2次，15～20次为一个疗程。

【康复护理】

（1）凡确诊为丹毒的患者，急性期应卧床休息。如为腿、足部丹毒应抬高患肢。皮肤黏膜有破损者应及时对症治疗，防止再度感染。

（2）帮助患者寻找丹毒病因，如因抓头、挖耳、挖鼻引起要避免再次损伤。如为腿足部丹毒，要检查患者是否有足癣及足癣有无急性感染，如为足癣引起的丹毒要积极治疗足癣，以防疾病反复发作。

（3）慢性丹毒患者，若发于腿足，要避免久站久立。

（4）多食蔬菜、水果，忌食辛辣、油腻等助热生火食品。

第七节　冻伤

冻伤是人体遭受低温侵袭引起的全身或局部性损伤。全身性冻伤，古代称之为"冻死"，现一般称冻僵。局部性冻伤易发生在身体远端，如指、趾、耳、鼻等暴露部位。轻者局部肿胀痒痛、青紫或破烂成疮，重者可发生肢体坏死，甚至导致四肢僵直。全身性冻伤仅在高山探险或暴风雪中的意外情况下发生。因此本文以论述局部冻伤为主。

中医学认为，冬令之时，严寒侵袭，或因疲劳、饥饿，或静止不动逾时过长，或素体气血不足，寒冷之邪，耗伤阳气，在外肌肤之于温煦，在内血脉运行不畅，气血凝滞，而成冻伤。

【康复适应证】

（1）冻伤患者经急症处理或局部保温后，轻症冻伤的伤面红肿、水疱、溃破。

（2）重症冻伤病员经局部复温治疗全身症状良好而冻伤疮口腐肉未脱、脓水未尽或肉芽生长缓慢。

（3）冻伤疮面愈合后遗留的症状，如对寒冷敏感，局部皮温低，感觉迟钝或麻木、疼痛，甚至关节僵硬、活动不利或伴身寒肢冷。

【传统康复治疗】

一、药物疗法

1. 早期

[主症] 由于寒邪侵袭人体，以致气血凝滞、经脉痹阻。

[治疗原则] 温阳散寒，活血通络。

[推荐方药] 桂枝加当归汤：桂枝10g、白芍12g、炙甘草6g、生姜3片、大枣6枚、当归10g。

[加减] 寒邪重，去生姜加干姜，冻伤处肿痛明显加乳香、没药、川芎。

2. 后期

[主症] 疮口肉芽不鲜、生长缓慢或腐肉难脱、脓水清稀或冻伤坏死组织和腐肉已切除、疮口不愈。此为气血不足，经脉不通。

[治疗原则] 调补气血通血脉。

[推荐方药] 人参养荣汤加黄酒调服：党参10g、白术10g、炙黄芪15g、炙甘草6g、陈皮6g、桂枝10g、当归10g、熟地12g、五味子10g、茯苓12g、远志10g、白芍10g、大枣6枚、生姜3片。

[加减] 疮口肉芽暗而不鲜者加桃仁、红花、地龙。溃后继发感染出现热象者应加清热解毒之品去桂枝、生姜。

二、外治疗法

1. 轻症

红肿痒痛未溃者酌情选用下列之一药物治疗。

（1）茄杆、辣椒杆各100g，水煎待温时（水温不超过40℃）洗患处，每日2次。

（2）桂枝、川椒、红花各，水煎取汁约4000ml，以患者能耐受温度直接浸洗患处。每日2～3次。

（3）鲜姜汁50g加95%乙醇150ml，用时以棉球蘸药液涂搽患处，每日2～3次。

（4）白及末糊剂（白及6～10g，加水至100ml，搅匀），外擦局部，每日2次。

2. 水疱、血疱期

常规消毒后，以无菌注射器抽吸疱中液体，再选用鸡蛋黄油外擦，每日2～3次，或用红油膏外敷包扎，每1～2日换一次药。

3. 已溃破伤口

可酌情选用下列治疗疗法。

（1）如患者坏死组织未脱可行局部疮面病灶清创术，去除坏死组织，以利伤口早愈合。

（2）生肌橡皮膏：适用于腐肉已脱，脓水未尽者。

（3）提脓散加生肌橡皮膏，适用于冻疮溃破，腐肉未脱者。

（4）※苦楝皮，煎水浸泡患处，用于冻疮溃烂、缠绵难愈者。

（5）溃疡面较小者可先用马齿苋30～

60g煎汤外洗，水温要适中，再敷以生肌白玉膏或生姜、明矾等份，为末外敷，每2日换一次药。

（6）局部坏死严重，骨脱筋连者，待其分解清楚后行截肢术。

三、针灸疗法

（一）针刺疗法

[取穴]①皮损在手部：取阳池、阳溪、合谷、外关、中渚。②皮损在足部：取侠溪、解溪、通谷、公孙。

[操作]平补平泻，留针5~15分钟。

（二）灸法

直接灸或隔姜灸，每次3~5分钟（或3~5壮），每日1次。

四、推拿疗法

冻疮愈合后如遗有局部功能障碍、关节活动不利，宜用推拿疗法。方法可用推、拿、摩、揉、按、摇、拔伸法。同时配合自我功能锻炼，逐步增加患处的活动量，促进功能恢复。

五、浴疗法

1. 温泉浴

冻伤愈合后遗留皮肤怕冷、发凉，或关节活动障碍或动作不灵活可选用温泉浴，局部或全身入浴，可根据患病部位而定，每日1次，每次半小时。

2. 药浴

根据病变部位可以全身或局部入浴，用药煎水后待温为38℃~40℃时洗浴。洗浴一般20分钟，如药液温度下降可适当补充热水。

（1）桂枝：功能温经散寒。适用于轻型冻伤或冻伤后遗留皮肤怕冷、发凉等症状。

（2）羌独活、川草乌、干姜、桂枝、桃红、鸡血藤、伸筋草。功能：温经散寒，活血通络。适用于冻伤后皮肤怕冷、发凉或肢体活动不利。

六、饮食疗法

冻伤患者因遭受严寒之气侵袭，伤及皮肉甚至筋骨以致气血凝滞，经脉痹阻，故宜进食高热量、高蛋白、高维生素的温热食品。如多食抗寒活血食物，如胡桃仁、栗子、大枣、桂花、玫瑰花、茴香、葱、姜等，有利于提高机体的耐寒能力。多食富含烟酸的食物，如酵母、花生、豆类、肉食、茄干、口蘑及动物肝脏。烟酸可以增加微循环血流量，对冻疮复发的预防有很大好处。忌食生冷、油腻及冷饮。

常用药膳如下。

（1）当归羊肉汤：当归、羊肉100g，炖至肉烂，喝汤吃肉，每日1次。适用于冻伤疮口新肉生长缓慢、日久不收口者。功效：温补气血，生肌长肉。

（2）姜糖茶：干姜5~10片或生姜5片，加热水冲茶，配红糖适量。功效：温中祛寒，暖脾和胃，温通气血。适用于冻疮康复之初期、寒气未尽之时。

（3）参芪粥：党参、黄芪各30g、薏苡仁、粟米各50g，先煎参芪半小时，去渣，留散汁加入薏苡仁、粟米煮成粥，每天吃一次。适用于冻疮疮口脓水清稀、或腐肉不脱、或新肉不长者。功效：健脾补气，托毒排脓，生肌长肉。

【现代康复治疗】

冻伤的康复治疗分非冻结性冻伤与冻结性冻伤。

一、非冻结性冻伤

预防和治疗：冬季在野外劳动、执勤时，应有防寒、防水服装。患过冻疮者、特别是儿童，在寒冷季节应注意手、足、耳等的保暖，并可涂擦防冻疮霜剂。发生冻疮后，局部表皮未糜烂者可涂冻疮膏，每日湿敷数次。有糜烂或溃疡者可用含抗菌药和皮质甾的软膏，也可用冻疮膏。

二、冻结性冻伤

1. 急救和复温

迅速脱离低温环境和冰冻物体。衣服、鞋袜等冻结不易解脱者，应立即用温水（40℃左右）使冰冻融化后脱下或剪开。迅速复温是急救的关键，但勿用火炉烘烤。快速复温方法是：用40℃～42℃恒温温水浸泡肢体或浸浴全身，水量要足够，要求在15～30分钟内使体温迅速提高至接近正常。温水浸泡至肢端转红润、皮温达36℃左右为度。浸泡过久会增加组织代谢，反而不利于恢复。浸泡时可轻轻按摩未损伤的部分，帮助改善血液循环。如患者觉疼痛，可用镇静剂或止痛剂。全身冻僵浸泡复温时，一般待肛温回复到32℃左右，即应停止继续复温。

因为停止复温后，体温还要继续上升3℃～5℃。及时的复温，能减轻局部冻伤和有利于全身冻伤复苏。对心跳呼吸骤停者要施行心脏按压和人工呼吸。

2. 局部冻伤的治疗

Ⅰ度冻伤创面保持清洁干燥，数日后可治愈。Ⅱ度冻伤经过复温、消毒后，创面干燥者可加软干纱布包扎。有较大的水疱者，可将疱内液体吸收后，用干纱布包扎，或涂冻伤膏后暴露。创面已感染者局部使用抗生素，采用包扎或半暴露疗法。Ⅲ度冻伤多用暴露疗法，保持创面清洁干燥，待坏死组织边界清楚时予以切除。若出现感染，则应充分引流；坏死组织脱落或切除后的创面应及早植皮，对并发湿性坏疽者常需截肢。

Ⅲ度和广泛Ⅱ度冻伤还常需全身治疗：①注射破伤风抗毒素。②冻伤常继发肢体血管的改变，可选用改善血液循环的药物。常用的有低分子右旋糖酐、托拉苏林、罂粟碱等，也可选用活血化瘀中药，或施行交感神经阻滞术。③抗生素防治感染。④补充高热量、高蛋白和高维生素饮食。

全身冻伤的治疗复温后首先要防治休克和维护呼吸功能。防治休克主要是补液、选用血管活性药、除颤等。为防治脑水肿和肾功能不全，可使用利尿剂。保持呼吸道通畅、给氧和呼吸兴奋剂、防治肺部感染等。其他处理如纠正酸碱失衡和电解质失衡、维持营养等。全身冻伤常合并局部冻伤，应加强创面处理。

3. 常用物理因子治疗

（1）红外线疗法：冻伤的治疗可采用红外线辐射器（主要发射远红外线）或自炽灯与光浴器（主要发射近红外线和少量可见光）。光浴器适用于大面积冻伤治疗，红外线灯一般适用于局部治疗。治疗时暴露患处，将灯头对准治疗部位中心，灯与皮肤距离30～100cm，视灯的功率而异，以患部有舒适的温热感为度。每次治疗15～30分钟，每日1～2次，15～20次为一疗程。

（2）电磁波治疗：采用特定电磁波治疗机，电压200V/50Hz，消耗功率蕊250W，将辐射器开机预热20分钟后，辐射器垂直照射患处，距离40cm左右，以温热感为宜，每日1次，每次20分钟，10次为一疗程。

【康复护理】

（1）发现冻伤病员应迅速使之脱离寒冷环境，脱去寒冷潮湿的衣着和鞋袜，使其处于温暖环境，可将患处置于40℃～42℃温水中浸泡至患处接近正常体温时停止浸泡，此时给予热茶、热咖啡或姜糖水，并予被褥覆盖保暖。

（2）受冻后伤处严禁直接火烤、冷水浸泡或雪球擦。

（3）冻伤复发患者于冬季要加强手足耳鼻部位的防护。

（4）加强体育锻炼，可以从天热时开始洗冷水浴，用冷水洗脸，洗足，加强耐寒训练，增加营养，补充维生素，冬季应多食温性食物，如牛羊肉、饮红茶等。

（5）有冻疮病史者，可在大暑天用独蒜捣烂外敷原发病处，或用生姜轻轻擦拭局部，可预防或减少冻疮发作。

第八节 慢性窦道

窦道属中医学"漏"的范畴。中医学认为由于人体气血不足，阴阳失调，气血凝滞、经络阻隔，感染毒邪稽留未尽或由于营血虚寒以致寒凝瘀滞、痹阻于肌肉、肌脉之中，局部失养而为窦道。

慢性窦道是一个病理性盲管，由深部组织通向体表，我们也可以把它视为深在

的溃疡，往往由于伤口深而小引流不畅或存有异物，影响伤口愈合。由于炎症长期刺激，瘢痕组织势必大量形成，又将阻碍局部血液供应，使伤口愈合更加困难，终于形成慢性窦道。长期影响伤口不愈的具体原因可分为三类：一为异物：多见于各种手术缝合处感染，窦道内有被毒邪（细菌）污染的线结，也可见于骨髓炎、骨结核的死骨。二为坏死组织及水肿肉芽组织填充于窦道内，多见于各种皮肉之间的感染，如：注射感染、乳漏、淋巴结核溃后深部脓肿溃后等。三为先天发育不良，如甲状舌骨囊肿、耳前瘘管溃破后形成窦道瘘管。

【康复适应证】

由于慢性窦道病程长且患者多为体质素虚，因此常伴有全身症状。

（1）注射感染、深部脓肿、乳漏等深而大的窦道，由于感染腔大脓水多，体内的营养物质随脓液的排泄而消耗，日久则见脓水稀薄、面色苍白、乏力等症状。

（2）骨结核、慢性骨髓炎、肌肉深部寒性脓肿，伴有面色㿠白，身寒肢冷，局部皮色不变或紫暗、皮温不高。

（3）淋巴结核、骨结核伴有潮热盗汗，唇红颧赤，低热日久不退，脓水中含有干酪样坏死物质。

（4）窦道口水肿肉芽堵塞，或外口愈合而继发的混合感染、伴发热恶寒、局部红肿热痛的急性感染。

（5）窦道愈合后硬结。

【传统康复治疗】

一、药物疗法

中医辨证施治是治疗慢性窦道患者常

用的康复疗法，一般根据患者的症状和体征可分为气血两虚证、血虚寒凝证、阴虚证、热毒蕴结证等辨证分型，随症加减。

1. 气血两虚证

[**主症**] 面色苍白或萎黄，头晕目眩，四肢倦怠，气短懒言，心悸怔忡，舌质淡红，苔白，脉弱无力。窦道脓水稀薄，局部不红不肿。

[**治疗原则**] 补气养血，托里解毒。

[**推荐方药**] 托里消毒饮：人参10g、川芎10g、当归10g、白芍10g、白术10g、金银花6g、茯苓10g、白芷6g、皂刺6g、桔梗6g、黄芪10g、甘草3g。

2. 血虚寒凝证

[**主症**] 面色㿠白，形寒肢冷，皮部漫肿，皮色白，酸痛，脓水清稀，舌质淡，苔白，脉沉细。多见于骨结核、腹膜结核、慢性骨髓炎、慢性淋巴结核形成的窦道。

[**治疗原则**] 温阳补血，散寒通滞。

[**推荐方药**] 阳和汤：熟地12g、肉桂6g、麻黄3g、鹿角胶12g、白芥子6g、炮姜炭6g、生甘草6g。

3. 阴虚证

[**主症**] 唇红颧赤，潮热盗汗或低热日久不退，舌红少苔，脉细数。脓水清稀或夹有败絮状物，疮口周围不红不肿。此证多见于骨结核、腹壁结核、淋巴结核性慢性窦道。

[**治疗原则**] 养阴清虚热。

[**推荐方药**] 清骨散加减：银柴胡10g、胡黄连6g、秦艽10g、鳖甲10g、地骨皮10g、青蒿10g、知母12g、甘草6g。

4. 热毒蕴结

慢性窦道复感外邪继发感染。症见发热恶寒，局部红肿热痛，舌质红，苔黄，脉数。多见于窦道口水肿肉芽堵塞或外口假性愈合引流不畅而致的继发感染。

[**治疗原则**] 清热解毒。

[**推荐方药**] 仙方活命饮：白芷10g、贝母10g、防风6g、赤芍10g、当归尾10g、甘草6g、皂刺6g、穿山甲10g、天花粉10g、乳香10g、没药10g、金银花30g、陈皮6g。

二、外治疗法

（一）药捻法

事先备好纸捻（红升丹纸捻、五五丹纸捻、九一丹纸捻）、棉捻（取一薄棉块，视窦道深浅、大小而取材，其上敷薄层药品，取一根适当的探针卷裹而成）。根据"去腐生肌"的原则，首先去除窦道内异物及脓腐坏死组织，再予以生肌长皮敛口。根据药物去腐生肌作用的强弱分别使用红升丹、灵一、灵二、灵三、灵四、珠母粉等，其中红升丹去腐作用最强，视伤口不同情况取用。一般最为常用者为灵二和珠母粉。换药时先用脱脂棉拭净伤口周围，随后用探针探查窦道的深浅及方向。伤口如有腐肉，说明窦道内必有异物或脓腐组织，要设法取出。外口如较小或水肿，肉芽较多，可点敷小白降丹，将外口扩大，切忌敷药过多。再根据伤口情况取用上述去腐药捻插入窦道，要求一定要插到基底，若窦道因弯曲较大，药捻插入困难，可暂时不放到基底，换药几天后，窦道腔径扩大可逐渐伸入到基底，外敷生肌橡皮膏，一般每天换药一次。再换药时取出药捻，用探针卷棉花擦拭窦道，再同前插入药捻。直至取出的药捻外包以一层厚的脓苔，说明脓腐将尽，逐渐将药捻放浅然后撤捻，将伤口脓挤净后外敷珠母粉、生肌橡皮膏直至伤口愈合。

（二）闭管液法

（1）闭管液组成：※三氯乙酸、明矾5g、蒸馏水100ml。

（2）使用方法：①探明窦道方向、深浅、曲直、有无异物，如有异物设法取出。②3.5%双氧水冲洗窦道至无脓性分泌物止。③窦道内注入闭管液1~2ml。④隔日换药，如未愈合再按上方换药至闭合止。⑤伤口闭合后复发者仍按上法注入闭管液至闭合止。

（三）刮法

此法适用于坏死组织及水肿肉芽充斥窦道者。其方法如下：将刮匙进入窦道内，沿着管壁自深而浅，变化方向地进行搔爬，达到刮掉水肿肉芽及腐肉的目的，此法可连续刮数次刮净为度，刮净后疮口分泌物可由多减少，最后无分泌物，疮口每天可换生肌橡皮膏，直至愈合。此法可同药捻法同时使用，也可单独使用，根据病情和治疗需要而定。

（四）其他方法

（1）如是外科手术后因伤口感染而形成的窦道，则应在放置药捻之前用蚊式钳在窦道内沿着不同方向、部位进行钳夹，取出线结。

（2）如窦道内有死骨，可通过X光片确定死骨的位置、深度、大小及与正常骨质分离与否，再用探针进一步确定位置，可用蚊式钳取出死骨，伤口外敷生肌橡皮音，直至愈合。

三、气功疗法

慢性窦道多属阴、虚、寒证。患者身体素虚或病久体虚，除药物治疗外，可根据患者的身体状况及辨证类型选用保健功、内养功、强劲功或太极拳用于锻炼，其目的是增强人体的正气，调动人体的抗病能力而达到阴阳平衡、气血调和、经络通畅的目的。

四、饮食疗法

慢性窦道脓水淋漓不尽，消耗了人体的精血，因此饮食中必须补充营养物质如：牛奶、豆浆、鸡蛋、瘦肉、水果和蔬菜等高蛋白、富含维生素的食物，荤素搭配合理，不宜过食肥甘辛辣之品，不宜饮酒。常用药膳如下。

（1）苡米汤：有排脓托毒、健脾益胃之功。适用于各种慢性窦道。苡米50~100g，粥煮烂，每日1~2次，稀稠适度。

（2）代茶饮：证属热毒蕴结者，治宜清热解毒，取绿豆皮水煎代茶饮。

（3）参芪粥：有健脾补气、托毒排脓之功，适用于气血两虚型脓水清稀之窦道。※党参、黄芪、苡米50g，粟米50g，先煎参芪半小时，去渣留药汁人苡米、粟米煮成粥，每日吃1~2次。

【现代康复治疗】

一、"负压引流"法

用刮匙刮除窦道内坏死组织、肉芽组织及周围硬化的瘢痕组织，清除伤口内异物肉芽肿等，然后用3%双氧水、0.5%碘伏、生理盐水反复冲洗后，将剪有多侧孔的硅胶管置于窦道内，缝合伤口予以封闭，用注射器（拔出注射器芯并固定）或中心负压接上持续负压引流（负压为-60~-40kPa）。

二、紫外线疗法

治疗可用高压水银石英灯（氢水银石英灯），低压水银石英灯和冷光石英灯等。

1. 红斑照射法

最初按不同治疗目的采用不同强度的红斑照射，以后根据皮肤反应和病情适当增加剂量，以达到经常保持红斑反应为目的。

2. 无红斑量照射法

用亚红斑量开始照射，如从 $1/8 \sim 1/2$ 生物剂量开始，隔一次或隔两次增加 $1/4 \sim 1/2$ 生物剂量，达 $3 \sim 5$ 生物剂量为止，按照患者病变和体质可采用基本进度、缓慢进度和加速进度。治疗中应注意保护患者和操作者的眼睛，避免超面积和超量照射。

【康复护理】

慢性窦道患者由于病程长，大多对治疗疾病失去信心而使情绪低落、精神忧郁。因此慢性窦道患者应保持乐观情绪，注意劳逸结合，保证充足的睡眠和营养，积极与医护人员配合战胜疾病。

第九节 慢性胆囊炎

慢性胆囊炎是胆囊持续的、反复的发作的炎症过程。慢性胆囊炎与胆石症的关系非常密切，往往互为因果，据统计有超过90%的患者有胆囊结石。一般认为慢性胆囊炎的病因和病理可分为以下几类。

（1）感染性慢性胆囊炎：是最常见的一种，为急性胆囊炎的后遗病变。轻者胆囊壁增厚和纤维组织增生；重者胆囊壁显著增厚，囊腔变小，功能失常，整个胆囊缩小。

（2）结石性慢性胆囊炎：胆囊内形成结石，病程长短不一，未发生急性发作或梗阻，由于结石的刺激，胆囊壁略增厚，呈轻度慢性炎症改变。

（3）梗阻性慢性胆囊炎：如结石等原因使胆囊管梗阻，胆汁滞留于胆囊内，胆色素逐渐被吸收而引起胆液成分改变，胆囊黏膜受刺激而发生慢性炎症；同时胆囊黏膜不断分泌黏液，称为"白胆汁"，临床上又称为"胆囊积水"。

（4）代谢性慢性胆囊炎：由于胆固醇代谢紊乱，以致胆固醇沉积在胆囊的黏膜上而成。由于黄白色的胆固醇散布在充血的黏膜上，形如杨梅，故称"莓样胆囊"。

本病属中医"胁痛""胃脘痛""腹痛"范畴。一般认为忧思恼怒，肝胆气郁，气机不利而疼痛；饮食失常，过食肥甘，损伤脾胃，脾胃运化失常而生湿蕴热，出现纳呆，嗳气频繁，气滞日久，必成血瘀，出现刺痛。治疗以疏肝利胆、健脾和胃为主。

【康复适应证】

（1）急性胆囊炎发作后，仍有右上腹或胃脘不适或隐痛，痛连肩背，打呃嗳气频繁，以及泛酸纳呆之证。

（2）胆囊手术后恢复期，湿热或热毒未清；或气血亏损，正气未复；或有肝胃不和、脾虚气滞之证。

【传统康复治疗】

一、药物疗法

（一）中药汤剂

1. 肝郁气滞证

［主症］右胁及右上腹部疼痛或胃脘不

适，呃逆嗳气，苔薄白，脉弦。

[治疗原则] 疏肝行气利胆为主。

[推荐方药] 清胆行气汤：柴胡9g、黄芩9g、半夏6g、枳壳9g、香附6g、郁金6g、延胡索10g、木香6g、白芍10g、青陈皮各6g。

[加减] 纳差腹胀者加焦三仙、砂仁、大腹皮。

2. 肝胆湿热证

[主症] 右上腹或上腹疼痛，发热或黄疸未退，口苦口干，便干尿黄，舌苔黄腻，脉弦滑或滑数。

[治疗原则] 疏肝理气、清热利湿。

[推荐方药] 龙胆泻肝汤加减：龙胆草15g、山栀子10g、黄芩10g、生地12g、柴胡6g、泽泻10g、茵陈15g、木香6g。

[加减] 热重加金银花、蒲公英、生石膏、知母；有黄疸者加金钱草、生大黄；尿少色黄加车前子、木通。

3. 脾虚气滞证

[主症] 右胁胀闷，神疲乏力，纳呆食少，腹胀便稀。舌质淡，苔白，脉弦细。多见于胆囊摘除和胆道术后。

[治疗原则] 健脾理气为主。

[推荐方药] 逍遥散合参苓白术散：柴胡10g、当归10g、白芍10g、党参10g、茯苓15g、白术10g、陈皮6g、山药12g、薏苡仁10g、白扁豆10g、砂仁10g。

[加减] 右胁胀痛加白芍、郁金、玄胡，腹泻加肉豆蔻、吴茱萸。

4. 瘀血阻络证

[主症] 胁肋刺痛，痛有定处，痛处拒按，入夜尤甚，胁肋下或见有癥块，舌质紫暗，脉象沉涩。

[治疗原则] 祛瘀通络。

[推荐方药] 血府逐瘀汤加减：桃仁9g、当归9g、红花9g、生地黄9g、川芎6g、赤芍9g、牛膝9g、桔梗6g、柴胡3g、枳壳6g、甘草6g。

[加减] 胁下有癥块，正气未衰者可酌加三棱、莪术。

5. 肝阴不足证

[主症] 胁肋隐痛、悠悠不休、劳则加重、口干咽燥、心中烦热、头晕目眩，舌红少苔，脉细弦而数。

[治疗原则] 养阴柔肝。

[推荐方药] 一贯煎加减：生地黄20g、北沙参9g、麦冬9g、枸杞6g、川楝子6g、白芍6g、炙甘草6g。

[加减] 阴亏太过加石斛、玄参、天冬；阴虚火旺者加菊花、知母、地骨皮；心神不宁，心烦不寐者加酸枣仁、炒栀子、合欢皮。

（二）常用单方验方

（1）复方金钱草膏（中国中医科学院西苑医院方）：四川大叶金钱草50g，茵陈、蒲公英、芦根各30g，乌梅（或山楂）、丹皮、白芍、郁金、香附、木香、柴胡、陈皮各10g。水煎，浓缩，加适量白蜜制成膏。

（2）中成药可选用舒肝丸、丹栀逍遥丸、龙胆泻肝丸、消炎利胆片等。

二、针灸疗法

（一）体针疗法

[取穴] 太冲、阳陵泉、丘墟、中渎、外关、期门、胆俞、肝俞、中脘。

[加减] 恶心呕吐严重者加足三里、内关；发热加曲池、内庭、大椎；瘀血阻络加膈俞、阿是穴。

[操作] 先令患者俯卧位，肝俞、胆俞各直刺1～1.5寸，施用捻转泻法1分钟，

不留针。复令患者仰卧，针刺其他各穴。各直刺1~1.5寸，施用捻转提插泻法，中脘用补法。除期门外，其他各穴的针感宜向远心端传导。针刺中渎时，应在梁丘与中渎之间寻找压痛点，在压痛点上针刺。期门在针刺得气后，将针向上提0.5寸，与其他穴均留针20分钟。

（二）电针疗法

[**取穴**] 阳陵泉、足三里、期门、章门。胆绞痛者加中脘，呕吐者加上脘，高热者加曲池、合谷。

[**操作**] 每次通电5~10分钟，电流强度以患者能耐受为度，每日1次。

（三）耳针疗法

[**取穴**] 肝、胆、神门、胸、交感。

[**操作**] 取患侧，实证用强刺激，虚证用轻刺激。留针30分，或埋皮内针，或用王不留行籽按压，2~3日更换一次。

（四）穴位注射疗法

用10%的葡萄糖注射液10ml，或加维生素B$_{12}$注射液1ml，注入相应节段的夹脊穴，用于治疗慢性胆囊炎引起的肋间神经痛。

（五）刺络疗法

[**取穴**] 阳陵泉、窍阴、陷谷。

[**操作**] 用三棱针点刺出血数滴。

（六）皮内针疗法

[**取穴**] 右侧胆囊点，配耳穴胆、肝。

[**操作**] 体穴用5分毫针，耳穴用麦粒状皮内针埋藏，时间1~2日。

三、推拿疗法

[**取穴**] 肝俞、胆俞、压痛点。

[**手法**] 按、揉、推、梳。

[**操作**] ①患者取仰卧位，医者位于患者左侧，用梳法于胸骨正中自上而下向左右腋中线分梳，反复施术1~2分钟，继而用掌揉法于患者胁肋部，反复操作1~2分钟，使患者有舒适快然之感。②患者取俯卧位，医者位于患者右侧，用掌揉法沿胸椎脊柱两旁反复揉动3~5遍，然后以拇指按、揉或一指禅推法于肝俞、胆俞、压痛点，每穴持续操作约1分钟，以得气为度。继而用双掌根交叉按于脊柱两旁，自上而下用力按压。

四、气功疗法

（1）内养气功：每天1~2次，每次10~15分钟。

（2）太极拳：每天1~2次，每次20~30分钟。

（3）导引利胆法：盘膝坐定，放松形体，稳定情绪。然后左手向右前方自然伸出，右手亦随之伸向左前方，头向右摆，同时呼吸一次，接着右手向左前方伸出，左手也随之向右前方伸出，头身向左摆，同时呼吸一次。如此反复左右各9次为1回。每天2回。注意头身扭摆时以腰脊为轴，不能偏斜、俯仰。

五、浴疗法

1. 矿泉浴

水温34℃~36℃，每次20~30分钟，10~20次为一疗程。

2. 饮用芒硝泉

饭前15分钟，每日温饮1~3次，每次100~200ml。或饮用含硫酸钠、硫酸镁、碳酸氢钠泉水。

六、饮食疗法

饮食宜以清淡饮食为主，定时定量，在饮食结构上，要严格控制脂肪和含胆固醇的食物，如油炸食物、肥肉、动物内脏等，不饮酒及进食辛辣食物，多食萝卜、青菜、豆类、豆浆等。

常用药膳如下。

（1）玉米须、蒲公英、茵陈各30g，加水1000ml，煎后去渣，加白糖适量温服，每天3次，每次250ml。

（2）健脾粥：怀山药50g、党参（研粉）、粟米50g、炒苡米30g，煮成稠粥。有健脾益气养胃的功效，适用于胆囊术后脾胃虚弱者。

【现代康复治疗】

对伴有结石或确诊为本病的无结石者应行胆囊切除，首选腹腔镜胆囊切除。对无症状者或腹痛可能由其他并存疾病如消化性溃疡、胃炎等引起者，手术治疗应慎重。不能耐受手术者可选择非手术治疗，方法包括口服溶石药物、有机溶石剂直接穿刺胆囊溶石、体外震波碎石等，也可限制肥腻食物摄入并服用消炎利胆药、胆盐等治疗。

【康复护理】

患者生活应有规律，保证充足的睡眠时间，多做户外活动。肥胖者适当减肥。戒烟忌酒、宜低脂易消化饮食。避免进食过量、饱餐及辛辣刺激食物。保持乐观情绪，树立战胜疾病的自信心。

第十节　胆石症

胆石症根据结石存在的部位，可分为胆囊结石、肝外胆管结石和肝内胆管结石。胆石症是我国常见外科急腹症，近几年我国胆囊结石的发病率已达到10%，胆囊结石与胆管结石的比率由十年前的1.5∶1上升至7.36∶1，据国内资料统计，在急腹症中发病率仅次于阑尾炎，占第二位，在部分地区发病率占急腹症首位。

本病可包括在中医文献的胁痛、胃脘痛、脾心痛、结胸、黄疸、阳明病等门类中。

胆石症的发病原因，一般认为与胆汁瘀积、胆道感染、胆固醇代谢失调及饮食等因素有密切关系。中医认为胆石症的发病是由于：①饮食不节，克伤脾胃。②七情内伤，肝气郁结。③蛔虫上扰，虫逆胆道。以上因素均能导致肝失疏泄，胆失通降，脾失运化，胃失和降，而使胆汁郁积，郁久化热，湿热内生，积久煎熬，凝结成形结块而为结石。本症的治疗多采用中医或中西医结合非手术疗法排石，或者应用手术疗法取石，在治疗过程中采取积极的康复治疗有利于疾病的恢复。

【康复适应证】

（1）胆石症合并慢性胆囊炎表现为右胁或上腹胀痛、纳差、嗳气等症状。

（2）胆囊或胆道手术后，神疲乏力，纳差食少，食后胃脘饱闷，腹胀便溏；或胆道残余结石，肝胆湿热未清者。

（3）胆石症伴发急性胆道感染或急性梗阻性化脓性胆管炎，经治疗后病情好转，但发热、黄疸、疼痛等湿热之证未完全消退者。

（4）经手术或非手术疗法治疗尚未痊

愈的胆石症患者。

【传统康复治疗】

一、药物疗法

中医辨证施治是胆石症患者经常采用的康复疗法。一般根据患者的症状和体征可分为肝气郁结证、肝胃不合、肝郁血瘀证、肝胆湿热、脾虚肝郁证等辨证论治，随症加减。

（一）中药汤剂

1. 肝气郁结证

[主症]右胁或右上腹部疼痛，或向右肩背放散，反复发作。伴有食少，腹胀，口苦口干，厌食油腻，大便不调，舌苔薄白或略干，舌质淡红，脉弦。

[治疗原则]疏肝利胆、行气散结，辅以通里攻下。

[推荐方药]清胆行气汤：柴胡10g、黄芩10g、半夏6g、枳壳10g、香附10g、郁金10g、延胡索10g、木香6g、白芍12g、生大黄（后下）10g。

[加减]纳差腹胀者加陈皮、焦三仙、砂仁。

2. 肝胃不和证

[主症]右胁或上腹作痛，或胃脘痛，胁腹胀闷，纳食不馨，食少嗳气或恶心。

[治疗原则]疏肝和胃，理气止疼。

[推荐方药]疏肝和胃汤：柴胡10g、川芎6g、香附6g、青陈皮各6g、赤白芍各10g、枳壳10g、木香6g、砂仁10g。

[加减]胁痛明显者加川楝子、延胡索，恶心或呕吐者加生姜、姜半夏，嗳气泛酸者加莱菔子、吴茱萸、川连。

3. 肝郁血瘀证

此证一般见于胆石症反复发作或曾多次手术而未痊愈的长期久病患者，多系肝胆管多发性胆色素泥沙状结石。

[主症]右胁作痛，时轻时重，或胀痛不已，脘腹胀闷，黄疸日久不消，面色暗黄不已，脘腹胀闷，面色暗黄不泽，纳呆食少，肝大或伴脾大，或有肝掌，或有鼻衄。妇女月经不调，量少色暗红或有紫血块。舌质紫暗或有瘀点，苔薄白或薄黄，脉细弦或涩。

[治疗原则]活血化瘀，疏肝利胆。

[推荐方药]膈下逐瘀汤加减：赤芍12g、桃仁10g、红花10g、当归10g、川芎6g、郁金10g、香附6g、延胡索10g、三棱10g、莪术10g、茵陈6g、柴胡10g、金钱草15g。

[加减]肝或脾大者加丹参、王不留行、鳖甲，便秘者加生大黄。

4. 肝胆湿热证

[主症]右上腹或上腹疼痛，发热或黄疸未消，口苦口干，便干尿黄，舌苔黄腻，脉弦滑或滑数。

[治疗原则]清热，利湿、退黄。

[推荐方药]清胆利湿汤：柴胡10g、黄芩10g、半夏6g、木香10g、郁金10g、猪苓10g、泽泻10g、茵陈15g、生大黄（后下）10g、金钱草30g。

[加减]疼痛者加延胡索、川楝子，口渴思饮者加芦根、天花粉，发热不退者加生石膏、知母、金银花。

5. 脾虚肝瘀证

[主症]右胁胀闷，神疲乏力，纳呆食少，腹胀便稀。舌质淡，苔白，脉弦细。

[治疗原则]疏肝健脾醒胃之法。

[**推荐方药**] 逍遥散合参苓白术散：柴胡10g、当归10g、白芍10g、党参10g、茯苓12g、白术10g、陈皮6g、山药12g、薏苡仁12g、白扁豆12g、砂仁12g。

[**加减**] 胁痛者加郁金、香附，胃脘胀满者加木香、枳壳。

（二）常用单方验方

（1）胆道排石汤1号（青岛市立医院方）：柴胡12g、郁金12g、香附12g、金钱草30g、木香18g、枳壳12g、大黄30g。水煎服。适用于气滞型胆石症。

（2）胆道排石汤2号（青岛市立医院方）：金银花、连翘、金钱草、茵陈、郁金各30g，木香18g，枳实、黄芩各12g，大黄30g，芒硝6g。水煎服。适用于湿热型胆石症。

（3）复方金钱草膏（中国中医科学院西苑医院方）：四川大叶金钱草50g，茵陈、蒲公英、芦根各30g，乌梅（或山楂）、丹皮、白芍、郁金、香附、木香、柴胡、陈皮各10g。水煎，浓缩，加适量白蜜制成膏。每天2次，每次20～40ml。适应证为胆石症、胆囊炎、胆管炎、胆道术后等，属于肝气郁结、肝胆湿热及肝郁血瘀各证者。

（4）四川大叶金钱草120～140g，煎汤代茶。适用于胆囊及胆管结石，有湿热表现者。

（5）消石散。郁金粉0.6g、白矾粉0.4g、火硝粉0.9g、滑石粉2g、甘草梢粉0.3g。混合均匀，以上为一日量，装胶囊内，分两次温开水送服。

二、针灸疗法

针灸治疗胆石症具有清热、解痉、止痛、利胆、排石及降逆止呕等作用，可以单独使用，也可配合其他疗法应用。

（一）体针疗法

[**取穴**] 胆俞、中脘、足三里、阳陵泉、胆囊穴、日月、期门。

[**加减**] 绞痛者加合谷，黄疸重加至阳，发热加曲池、大椎，呕吐加内关。

[**操作**] 选以上穴位，深刺泻法，持续捻转3分钟，留针30分钟，每日1～2次。

（二）电针或电极板穴位刺激

[**取穴**] 右胆俞（阴极）、日月、中脘、梁门、太冲（阳极）。

[**操作**] 进针或置电极板后接针麻仪，采用可调波，强度由弱渐强，以能忍受为度。每次20～30分钟，每日2次。

（三）穴位注射疗法

[**取穴**] 胆俞、足三里、中脘、胆囊穴、阳陵泉。

[**操作**] 选2～3个穴位，每穴注射当归注射液或红花注射液5ml，进针并取得针感后快速推注，每日1～2次。

（四）耳针及耳穴疗法

[**取穴**] 神门、交感、肝、胆、十二指肠、胰。

[**操作**] 选上述反应明显的2～3个穴位，用耳针或王不留行籽，刺或压迫该穴，留针或压迫穴位24小时，隔日一次。

三、推拿疗法

胆石症患者在康复期常出现右胁胀痛，胸闷气短，饮食减少，嗳气频作等肝气郁结，肝胆脾胃功能失调的症状，可采取疏肝理气的推拿手法治疗。

［**取穴**］肩井、章门、期门、阳陵泉、绝骨、太冲、肝俞、胆俞。

［**手法**］按、揉、推、梳、拿。

［**操作**］①患者取仰卧位，医者位于患者左侧，用梳法于胸骨正中自上而下向左右腋中线分梳，反复施术1~2分钟，继而用拇指按、揉法于章门、期门穴，每穴持续操作约1分钟，以得气为度。②用拇指按、揉或禅推法于阳陵泉、绝骨、太冲穴，每穴持续操作约1分钟，以得气为度。③患者取俯卧位，医者位于患者右侧，用拇指按、揉或禅推法于肝俞、胆俞穴，每穴持续施术约1分钟，以得气为度。④患者取坐位，医者位于患者后面，用拿法于肩井穴反复提拿3~5遍。

四、气功疗法

气功可锻炼内养功。主要利用其腹式深呼吸，对肝胆胰肠胃起到有节律性的"按摩"作用，促进肝胆疏泄流畅，肠胃蠕动，胰胆消化液分泌增加，减轻或消除腹腔脏器的气滞血瘀，改善消化和吸收功能，使失调的功能逐渐恢复正常，练功时注意调息，在内养功气功状态下，呼吸频率平均下降5%以上，膈肌上下活动幅度较大，可增强膈肌运动量3~4倍。在练功时都配合默念字句，例如"我松静""内脏动，大脑静"等，通过字句的暗示、诱导，产生与字句相应的生理效应。

太极拳可练简易式，根据患者自身的情况选择几个简单易学的动作进行锻炼。把练身、练意、练气三者结合起来，不仅能改善心脑血管神经系统的功能和锻炼四肢肌肉，而且也能改善肝胆脾胃的功能。

五、浴疗法

（1）矿泉浴。水温34℃~36℃，每次20~30分钟，10~20次为一疗程。

（2）胆石症康复期适宜饮用矿泉水，以含有硫酸镁、硫酸钠及碳酸氢钠的泉水为最好。饮用硫酸镁或硫酸钠泉水，可以使胆囊收缩，奥狄氏括约肌松弛，促进胆汁排出，有利于排石、消炎及防止结石再发。饮用碳酸氢钠泉水后，有消炎及降低胆固醇的作用，并有促进淤积的胆汁排出，有利胆的功效。

六、饮食疗法

饮食与胆石症的发生和临床症状的发作有着密切的关系，饮食的调配对胆石症的防治及康复非常重要。胆石病患者宜以清淡饮食为主，定时定量，在饮食结构上要严格控制脂肪和含胆固醇高的食物，如油炸食物、肥肉、动物内脏、海鱼、虾、蟹等；不饮酒及辛辣食物。多食米、面、杂粮豆类、豆制品，青菜如菠菜、胡萝卜、土豆、莴苣、芹菜等，宜多饮果汁、多食水果，可食玉米油、鸡蛋、瘦肉及红白糖等。

常用药膳如下。

（1）山楂：味酸甘，性微温，入肝、脾、胃经，有消食化积、散瘀行滞、扩张血管、降低血压、降低胆固醇含量、强心、利胆、收缩胆囊而排胆汁、促进消化等作用，在胆石症康复期，尤其是老年人，高血压、高血脂或肝气郁结证、肝郁血瘀证及脾虚肝郁证患者，每天宜食山楂及其制品（山楂糕、山楂片、山楂晶等）适量，能促进患者康复。

（2）茵陈粥：茵陈30~45g、粳米

100g、白糖适量。将茵陈用水洗净，放砂锅内，加水200ml，煎至100ml，去渣取汁，入粳米，再加水600ml，煮为稀粥，加白糖少许，稍煮一沸即可。对于胆石症湿热未清者，每天食用，有利于康复。

（3）三仙粥：怀山药50g、莲子肉50g、苡米40g。加水共煮烂后，加适量白糖食用。健脾养胃，对胆石症术后康复期，脾胃虚弱，纳差食少者，每天食用。

（4）酸梅汤：鲜梅子100g（打碎）、玉米须50g、四川大金钱草50g。水煎取汁，加适量蜂蜜，代茶饮。用于胆石症术后康复期，湿热未净，或有泥沙状结石残留者，每天代茶饮能利胆、消黄、排石。

【现代康复治疗】

一、残留结石的处理

胆石症的现代康复治疗按照结石部位不同，治疗可分胆囊结石、肝外胆管结石和肝内胆管结石三种。肝内胆管结石手术后结石残留较常见，约有20%～40%。因此，后续治疗对减少结石残留有重要的作用。治疗措施包括术后经引流管窦道胆道镜取石；激光、超声、微爆破碎石；经引流管溶石，体外震波碎石以及中西医结合治疗等。

二、心理治疗

1. 认知疗法

胆石症并非是导致明显残疾或者严重威胁生命健康的疾病，但急性发作时疼痛难忍，痛苦异常。久而久之患者也多少会产生一些心理问题，如焦虑、抑郁等。认知疗法能纠正这些信念，促进恢复。

2. 良好的交谈技巧

必须强调，无论患者还是护理者和患者的家庭，其焦虑常常是由于医护人员对患者新出现的或令人担心的症状或疾病的自然过程和诊断未予详细询问和解释引起的。对于这种情况，深刻而富于同情心的交谈是最好的解决方法。

3. 支持性心理治疗

通过治疗者对患者的指导、劝解、鼓励、安慰和疏导的方法来支持和协助患者。治疗者应倾听患者的陈述，协助患者分析发病及症状迁延的主客观因素，应把患者康复的结局实事求是地告诉患者，并告诉患者从哪些方面努力才能实现其愿望。要调动患者的主观能动性，鼓励患者通过自己的努力改善功能。有时患者会对治疗产生依赖，这将影响患者的康复。

【康复护理】

胆石症患者因受疾病的折磨，大多精神忧郁、情绪低落、消极悲观。因恐惧绞痛而忧心忡忡。因此，患者应保持乐观的情绪，注重劳逸结合，起居有规律，保证充足的睡眠与营养。

第十一节　肠粘连与粘连性肠梗阻

肠粘连可分为先天性和后天性两种。先天性粘连可以是发育异常或胎粪性腹膜所致。后天性较多见，常由于腹腔内手术、炎症、创伤、出血、异物所致。若因肠粘连而引起肠内容物不能顺利通过肠道，则称为粘连性肠梗阻。粘连性肠梗阻较为多见，其发生率占各类肠梗阻的20%～40%。

中医认为肠道位居腹中，为传化之腑，司水谷传送、消化、转输之职。肠粘连而导致肠道气血瘀结，通降失调而发病。临床表现为痛、呕、胀、闭四大证候。肠道气血凝滞，阻塞不通，不通则痛；肠道闭阻，胃肠之气上逆则呕；清气不能上升，浊气不能下降而胀；肠道传导失司，大便、矢气不通则闭。苦病情严重影响脏腑功能，致使腑气不通，浊气不降，出现阳明腑实证。

该病治疗比较困难，常反复发作，若再次手术往往造成更为严重、广泛的肠粘连，中医及中西医结合疗法能够提高治疗效果。

【康复适应证】

（1）腹腔手术病史，出现腹痛、腹胀、排便不畅症状是肠粘连常见症状。腹痛时轻时重，严重时伴有腹胀、排便不畅。

（2）反复发作的腹痛、腹胀、排便不畅症状，伴有恶心、呕吐，腹部可见肠型，出现复发性不完全性肠梗阻症状。

【传统康复治疗】

一、药物疗法

（一）中药汤剂

1. 痞结型

[主症]腹痛、腹胀、排便不畅，或伴有恶心、呕吐，腹软，舌苔薄白，脉弦。

[治疗原则]行气止痛，通里攻下。

[推荐方药]肠粘连缓解汤：厚朴15g、木香10g、乌药10g、炒莱菔子20g、桃仁10g、赤芍10g、芒硝6g（冲服）、番泻叶10g。

[加减]恶心、呕吐加法半夏、代赭石，腹胀加香附、大腹皮。

2. 瘀结型

[主症]腹痛、腹胀加重，痛有定处，伴有恶心、呕吐，可见肠型及蠕动波。舌质红，苔燥，脉弦紧。

[治疗原则]行气活血，通里攻下。

[推荐方药]甘遂通结汤：生甘遂末1g（冲服）、牛膝10g、桃仁10g、赤芍15g、川朴15g、木香10g、生大黄10～20g（后下）。

[加减]属虚寒证者加党参、附子，伴发烧或有腹膜炎症状者加金银花、蒲公英、败酱草。

（二）常用单方验方

（1）硝菔通结汤：鲜萝卜500g、芒硝6g，水煎至200ml。每日2～3剂，口服。适用于肠粘连偏于气胀明显者。

（2）番泻叶：用量15～30g，沸水浸泡15分钟，顿服，每日1～2剂。适用于肠粘连排便不畅者。

二、针灸疗法

（一）体针疗法

[取穴]足三里、内庭、天枢、中脘、曲池、合谷。

[加减]呕吐加中脘、内关，腹痛加内关、章门。

[操作]选以上穴位，得针感后强刺激，留针30～60分钟，4～6小时一次。

（二）穴位注射疗法

可选用新斯的明或维生素B_1，每侧足三里各0.25～0.5ml，也可用10%葡萄糖溶液每侧各10ml注入。

（三）耳针疗法

[取穴] 交感、大肠、小肠、皮质下、腹部。

[操作] 选上述反应明显的 2~3 个穴位，用耳针或王不留行，刺或压迫该穴，留针或压迫穴位 24 小时，隔日一次。

三、中药灌肠及肛门滴注法

为了加强口服或胃管注入中药的通肠作用，可常规用复方大承气汤或皂角、细辛水煎剂行肛门灌入，成年人水煎 300~500ml，灌肠后尽量多保留一些时间，以利发挥中药作用，尤其对口服中药有困难者，单独使用中药灌肠，也可取得较好疗效。一般每日 1~2 剂。还可用复方大承气汤水煎 200~300ml 行乙状结肠滴注法，每分钟滴入 8~10ml，每日 1~2 剂，此法中药注入缓慢，持续时间较长，可长时间作用于肠壁，更可发挥中药的疗效。适用于肠粘连肠梗阻。

四、推拿疗法

患者仰卧，术者双手掌涂上滑石粉，轻而有力地紧贴腹壁按摩。先按顺时针或逆时方向进行短时间，然后按患者自觉舒服乐于接受的方向继续进行。如疼痛反而加剧，应立即改变推拿方向。也可用生葱切碎炒热或用粗盐、吴茱萸炒热，用布包好熨腹壁。适用于腹胀不重、无腹膜刺激征的肠粘连。

五、气功疗法

气功对改善便秘促进肠蠕动颇有疗效。主要练习腹式呼吸，即取仰卧位，头部略垫高、与胸平。双目微闭，舌抵上腭，排除杂念，意念集中在小腹部（意守丹田），两足并拢，一手按胸，一手按腹，然后作腹式深呼吸，用鼻吸气，吸气深长，以顶起按摩之手为度。用口呼气，呼气缓慢，以按腹之手落下为度。两手均不用力，待熟练后可将手撤去。每天练功 1~2 次，每次 20~100 息。时间以早晚为宜。练功时如有唾液，可分 3 次咽下。只有持之以恒，才能达到治愈的目的。

六、饮食疗法

多食含纤维素的食物，如韭菜、糙米、麦麸等。常用药膳如下。

（1）鲜桃花瓣 4g（干品 2g）、粳米 100g，煮稀粥，隔天服一次，便通即停。

（2）鲜桑椹 1000g，煎煮 2 次，取煎液 1000ml，文火浓缩，以稠黏为度，加新鲜蜂蜜 300g，再煮一沸停火，冷却后即可装瓶。每服 20ml，温水送下，每天 2~3 次。

（3）菠菜粥：新鲜菠菜 100g、粳米 500g，先将菠菜洗净放滚水中烫半熟，取出切碎。粳米成粥后，将菠菜放入，拌匀，煮沸即可食，每天 2~3 次。

（4）蜂蜜 35g，每早空腹时用淡盐水 1 杯调服。

【现代康复治疗】

肠梗阻的康复治疗原则适用于粘连性肠梗阻。

治疗粘连性肠梗阻要点为区别是单纯性还是绞窄性，是完全性还是不完全性。单纯性肠梗阻可先行非手术治疗，绞窄性和完全性则应施行手术治疗。反复发作者可根据病情行即期或择期手术治疗。虽然手术后仍可形成粘连，仍可发生肠梗阻，但在非手术治疗难以消除梗阻粘连的情况下，手术仍是有效的方法。

手术方法应按粘连的具体情况而定，粘连带和小片粘连可施行简单的切断和粘连松解；如一组肠袢紧密粘连成团难以分离，可切除此段肠袢作一期吻合；在特殊情况下，如放射性肠炎引起的粘连性肠梗阻，可将梗阻近、远端肠侧侧吻合作短路手术；为实现腹腔内广泛分离后虽有粘连但不形成梗阻，可采取肠排列的方法，使肠袢呈有序地排列粘连，而不致有梗阻。

【康复护理】

肠粘连及粘连性肠梗阻的发病与腹腔手术及腹膜炎密切相关。做好预防是非常重要的。在进行腹腔内手术时提倡操作轻柔，仔细彻底止血，清除腹腔内积血和积液，避免肠管过久暴露于腹腔外，减少肠壁浆膜损伤，预防和积极控制腹腔感染，避免腹腔内遗留异物（如滑石粉、纱布等）。做好手术后护理。

（1）术后动员患者早期下床活动，可采取针灸、气功、推拿等疗法促进肠蠕动早期恢复。

（2）术后恢复饮食后应给予清淡、富含维生素饮食，多食水果和蔬菜以防止便秘。

（3）术后可给予物理疗法如超声波、红外线疗法、离子导入疗法等，促进腹腔炎症吸收，防止肠粘连。

（4）如已发生肠粘连时，应注意饮食有节，调适寒温，生活规律，保持大便通畅，维持肠道正常功能，防止粘连性肠梗阻的发生。

第十二节　痔疮

痔疮是直肠末端黏膜下和肛管皮肤下静脉丛扩大，曲张成柔软的静脉团。又称痔、痔核、痔病等。痔疮是一种常见病、多发病，男女皆有，任何年龄都可发生，其中以20~40岁的人多见，并随着年龄的增长症状逐渐加重。近代将痔疮分为内痔、外痔和混合痔三大类。内痔发生在肛管齿线以上，主要症状为便血、脱出、肿胀等，可引起贫血症。根据病程长短和临床表现分为三期。外痔发生在肛管齿线以下，主要症状为坠胀、肿痛和异物感。根据其症状和病理变化，可分为血栓外痔、结缔组织型外痔、静脉曲张型外痔、炎性外痔四型。混合痔是内、外痔静脉丛曲张，相互沟通吻合，齿线消失，形成一整体者，亦称之为内外疼。

中医认为痔疮是由于风、湿、燥、热之邪侵袭，伤及肠胃，血脉不行，湿热下注所致。痔疮虽为肛门局部病变，但与全身有密切关系。

【康复适应证】

（1）痔出血、脱出、肿胀而引起的贫血、肿痛等症状。

（2）痔术后的恢复。

【传统康复治疗】

一、药物疗法

痔多因饮食不节，燥热内生，下迫大肠，以及久坐、身重、远行等，致血行不畅，而血液郁积，热与血相搏，则气血纵横，经脉交错，结滞不散而成。久病便血常导致气血虚弱。临床常针对风、燥、湿、热、血虚等病因治疗。

1.风热下迫证

［主症］便血鲜红，或便前便后，或量多量少，或如滴如射，口渴，便结，溲赤，苔黄，脉细数等。

[治疗原则] 清热凉血祛风。

[推荐方药] 凉血地黄汤：当归10g、赤芍10g、生地12g、槐角15g、地榆15g、黄芩10g、黄连6g、天花粉10g、荆芥6g、升麻6g、枳壳10g、甘草6g。

2. 湿热下注证

[主症] 内痔脱出嵌顿，表面糜烂，分泌物多，肛门痒痛或痔术后肛门肿痛，或血栓外痔、炎性外痔肿痛者。并全身时有发热不适，口干，便秘，小便短赤，苔黄腻，脉数。

[治疗原则] 清热祛风，除湿化瘀。

[推荐方药] 秦艽10g、桃仁10g、皂角刺10g、苍术10g、防风6g、黄柏10g、当归10g、泽泻10g、槟榔10g、熟大黄10g。

3. 气血虚弱证

[主症] 便血量多或痔术后，下血色淡而清，头晕目眩，面色㿠白，倦怠乏力或年老体弱，核脱出，不能还纳者，舌质淡，脉细。

[治疗原则] 调补脾胃，补益气血。

[推荐方药] 归脾汤：人参10g、黄芪20g、白术10g、茯神12g、酸枣仁12g、桂圆12g、木香10g、炙甘草6g、当归10g、远志10g、生姜3片、大枣6枚。

[加减] 若内痔脱出，气陷肛坠加升麻、柴胡。

二、外治疗法

（一）熏洗法

以药物加水煮，先熏后洗。如五倍子汤（五倍子、朴硝、桑寄生、莲房、荆芥各30g），具有消肿止痛、收敛止血功效。常用的药物如槐树根、桃树根、白矾、威灵仙、枳壳、艾叶、防风、乳香、苦参、侧柏叶、马齿苋等。

（二）外敷法

1. 五倍子散

用五倍子1个，敲一孔，用阴干车前草揉碎，填塞五倍子内，用纸塞孔，湿纸包，煨片时，取出待冷，去纸，研为细末，每药末3g加轻粉0.9g，冰片0.15g，共研极细。具有收敛祛湿功效。

2. 消痔散

煅田螺30g、煅橄榄核30g、冰片1.5g，共研细末和匀。具有消痔、退肿、止痛功效。

3. 三黄膏

黄连、黄柏、大黄粉各等份，用凡士林调成10%软膏。具有清热解毒、消肿散结的功效。

（三）塞药法

以药物制成药膏或栓剂，塞入肛门内，如九华膏、马应龙麝香痔疮膏等。另如冰胆软膏：冰片0.2g、新鲜猪苦胆1个，将冰片与胆汁调成糊状，纳入肛门或外敷外痔。具有清热止痛、消肿止血、通便散瘀功效。

（四）熨法

将药物炒热，布包热熨患处。借药力和热力的作用，使气血流畅，瘀消肿散。如散瘀消肿方：大黄30g、黄柏15g、川芎15g、苍术15g、红花10g、芒硝30g。共为细末，以布包放笼中蒸热或炒熟后布包，热熨痔疮，具有散瘀活血、消肿止痛功效。

三、针灸疗法

（一）体针疗法

[主穴] 长强、承山、二白、曲池、会

阳、大肠俞。

[**配穴**] 足三里、三阴交、肾俞。

[**操作**] 痔出血、脱出、贫血者用补法，肿痛、出血者用泻法。留针15～30分钟。

（二）耳针疗法

[**取穴**] 肛门、直肠、大肠、膈、肾上腺、脾。

[**操作**] 用耳针或王不留行，刺或压迫穴位，每次选3～4穴，留针或压迫穴位24小时，隔日一次。

（三）刺络疗法

[**取穴**] 龈交穴或唇系带上形状不同、芝麻大小的结节。

[**操作**] 常规消毒后，以三棱针对准上述部位点刺放血一滴即可；亦可用小剪刀或手术刀将其结节剪掉或切除，并使出血少许即可。

（四）电针疗法

[**取穴**] 痔俞（在命门穴旁开1寸许处）、会阳、长强、承山等穴为主。便血加二白，脱肛者加气海、肾俞。

[**操作**] 每次取2～3穴，一般用较强的刺激。如有便血，二白穴或承山穴的刺激量应稍轻。得气后通电，刺激量依患者耐受为度，每穴通电5分钟。每周2～3次。

（五）火针法

将大圆针在酒精灯上烧红后，迅速刺入痔核内，每次刺1～2个痔体。火针后可使痔体发生纤维化而萎缩，具有止血、消痔作用。

（六）挑治法

在腰3～骶2的足太阳经第一侧线上，任选1～2个反应点进行挑治。每周治疗1～2次。

（七）穴位埋线法

取承山（两侧交替）、长强、提肛穴。埋入羊肠线。每20～30天一次。

四、气功疗法

1.气功导引法

（1）一足踏地，一足屈膝，两手抱犊鼻下，用手将膝抱至腹部。左右腿交替行28次。去痔，五劳、三里气不下。

（2）屈腿坐下，合拢两膝，张开两脚，行闭气呼吸法两遍。治五痔。

（3）两手抱足，头不动，把脚对着口接受呼气，直到全身诸骨节气散流通，共做21次。然后用两手捉着两侧身肌肉，即腰背部"肾俞"上下肌肉，用力牵拉，腰不要摇动。

（4）坐位屈膝，两脚掌交替踏地，向前阴处紧靠，用两手抱膝头，尽力向内拉14次，完毕后，身体放松向两侧摆14次，前后活动7次。去心劳、痔病。

这些导引气功疗法以活动腰腿为主，有疏利肛门血液循环作用，故行之可改善痔的症状及痔的康复。

2.静功

体虚之人，可采用意守会阴，提肛收腹的静功，即可治痔又有防止痔疮手术后复发之功效。

可根据身体情况，可选择以下某一种。

仰卧：平卧于床，双手重叠放在丹田，左手在下，右手在上，双脚自然放直。

俯卧：双膝跪床，双手支撑于床，头向上望。

站立：双脚平行站立同肩宽，双手重

叠放在丹田。

采用闭气呼吸法，徐徐以鼻吸气，使气沉丹田，闭气略停一会儿，再慢慢呼气。吸气时要意守会阴部，提肛门收腹；呼气时放松会阴和肛门，使肛门随呼吸运动一提一松，一般如此行20～30次。早晚均可练习。

五、饮食疗法

痔疮患者平时应多吃富含纤维素的蔬菜、水果，防止大便干燥。应忌食或少食刺激性的辛热饮食，如白酒、辣椒、生姜、小茴香、葱、蒜等，避免刺激直肠肛门的釉膜，加重痔疮出血、脱出。

常用药膳如下。

（1）柿饼木耳羹：黑木耳6g、柿饼50g、白糖适量。将木耳用温水泡发，洗净，柿饼洗净。将木耳、柿饼切碎，将木耳、柿饼置铝锅内，加水适量煮熟烂，加入白糖拌匀。做羹食之。具有活血止血功效。适用于便血、痔疮出血。

（2）阿胶粥：阿胶15g、粳米100g。将粳米、阿胶洗净，将阿胶置于铝锅内，放适量水，没过阿胶，加热将其溶化。粳米加水煮粥至熟，兑入溶化的阿胶即可。做粥食之，每次1小碗，每日2次。具有养血止血功效。用于痔疮便血所致血虚证。

（3）鲜槐花、马齿苋、芝麻酱各30g，调拌凉菜。用于痔疮肿痛便血，排便困难。

【现代康复治疗】

治疗应遵循三个原则：①无症状的痔无需治疗。②有症状的痔重在减轻或消除症状，非根治。③以非手术治疗为主。

1. 一般治疗

在痔的初期和无症状的痔，只需增加纤维性食物，改变不良的大便习惯，保持大便通畅，防治便秘和腹泻。嵌顿痔初期也采用一般治疗，用手轻轻将脱出的痔块推回肛门内，阻止再脱出。

2. 注射疗法治疗

用于Ⅰ、Ⅱ度出血性内痔的效果较好。用于注射的硬化剂很多，常用的硬化剂有5%苯酚植物油、5%鱼肝油酸钠、5%盐酸奎宁尿素水溶液、4%明矾水溶液等，忌用腐蚀性药物。

3. 胶圈套扎疗法

可用于治疗Ⅰ、Ⅱ、Ⅲ度内痔。胶圈套扎器种类很多，可分为牵拉套扎器和吸引套扎器两大类。

4. 多普勒超声引导下痔动脉结扎术

适用于Ⅱ～Ⅳ度的内痔。

5. 热水坐浴

可改善局部血液循环。血栓性外痔有时经局部热敷，敷消炎止痛药物后，疼痛可缓解而不需手术。

6. 手术疗法

根据病情，可选用痔单纯切除术、吻合器痔上黏膜环切钉合术、血栓外痔剥离术等手术治疗。

7. 物理治疗

根据病情需要可选用ZZ型肛肠综合治疗仪。

【康复护理】

痔疮患者及术后应注意调摄饮食，适当休息，应节制房事，不要纵欲过度，保持情志舒畅，忌躁忌怒。

每次大便后用温热开水熏洗坐浴。熏洗坐浴不仅能清洁肛门，清洗分泌物，减少其对黏膜皮肤的刺激，还能改善局部血液循环，减轻水肿和充血。痔疮严重者可用药物熏洗。痔疮脱出后应及时送回肛门，避免发生痔嵌顿，出现坠胀疼痛，局部坏死、糜烂等症状。

对于久站久坐的工作者，应积极参加体育锻炼，使气血流畅，防止痔的发生。养成每天早晨定时大便的习惯，每天早晨起床喝一杯凉开水，能刺激胃肠蠕动，促进排便。排便时不要久蹲不起或用力过度，改变蹲在厕所长时间看书等不卫生习惯。

第十三节 直肠脱垂

直肠脱垂又称脱肛，是指直肠黏膜、肛管、直肠和部分乙状结肠向下移位，脱出肛门外的一种疾病。

中医认为是由于气血不足，气虚下陷，不能收摄，以致肛管直肠向外脱出。如小儿气血未旺，老年人气血衰退、中气不足，或妇女分娩用力耗气、气血亏损，以及慢性泻痢，习惯性便秘，长期咳嗽均易致气虚下陷，固摄失司，而导致本病的发生。

【康复适应证】

（1）直肠黏膜或部分直肠壁脱出。

（2）直肠黏膜或直肠脱出引起的排便困难，肛门皮肤瘙痒。

（3）直肠脱出术后康复。

【传统康复治疗】

一、药物疗法

（一）中药汤剂

直肠脱垂根据其临床症状可分为三度，一度脱肛为直肠黏膜脱出，便后自动还纳；

二度脱肛为直肠全层脱出，肛门松弛，便后需用手回复；三度脱肛为直肠和部分乙状结肠脱出，肛门松弛无力。根据临床表现可采取辨证施治及其疗法。

1. **湿热下注证**

[**主症**]直肠脱出难复，红肿灼热，渗出及出血，甚至嵌顿糜烂坏死，伴有身热、口渴、大便秘结、溲赤，舌红苔黄腻，脉数。

[**治疗原则**]清热解毒，升阳除湿。

[**推荐方药**]升阳除湿汤：苍术10g、升麻10g、柴胡10g、羌活9g、防风6g、神曲15g、泽泻10g、猪苓10g、陈皮6g、麦芽10g、甘草6g。

[**加减**]渗血多加地榆、槐花、仙鹤草。

2. **气虚下陷证**

[**主症**]大便时脱肛，甚至当咳嗽、久站、行走均能脱出，肛门松弛无力，腰痛酸胀，体倦乏力，气短懒言，面色苍白，舌质淡红，脉虚无力。

[**治疗原则**]补中益气，升阳举陷。

[**推荐方药**]补中益气汤加减：黄芪10g、人参10g、炙甘草6g、当归10g、陈皮6g、升麻10g、柴胡10g、白术10g。

[**加减**]肾虚者加肉苁蓉、锁阳、何首乌，脱出严重者加金樱子、五倍子、诃子。

（二）常用单方验方

（1）苦参汤加石榴皮、枯矾、五倍子，煎水熏洗，1日2次。

（2）五倍子或马勃研粉外敷。若嵌顿腐烂者，用黄连膏外敷清热解毒消肿生肌。

二、针灸疗法

（一）体针和电针疗法

[**取穴**]百会、长强、提肛、气海、足

三里、承山、八髎。

[操作] 以上穴位，可灸百会、气海、足三里、承山、八髎，针刺或电针刺激提肛、长强，每日1次，10次为一疗程。

（二）皮肤针疗法

在肛门周围外括约肌部位点刺。

三、推拿疗法

对本病的治疗可分为气虚及实热两型。

1. 中气下陷

[主症] 直肠脱出不收，肿痛不甚，兼有面色㿠白或萎黄，形体消瘦，乏力，纳差，舌质淡，脉虚。

[治疗原则] 升提固脱，补中益气。

[手法] 按揉百会，揉外劳宫，推三关，揉龟尾，推上七节骨，按揉足三里。

[操作] ①患儿取正坐位，面对医者，依次按揉百会300次，补脾经400次，侧推大肠400次，揉外劳宫300次，推三关300次。②患儿取俯卧位，医者位于患儿右侧，推上七节骨500次，揉龟尾300次。③患儿取仰卧位，医者位于患儿左侧，按揉双侧足三里。

2. 大肠实热

[主症] 直肠脱垂，红肿刺痛瘙痒，肛门灼热，兼有大便干结或下痢，小便短赤，身微热，口干，舌质红，苔黄，脉数。

[治疗原则] 清热凉血，润肠固脱。

[手法] 清补脾经，清大肠，运内八卦，退六腑，水底捞月，按揉足三里，推下七节骨，揉龟尾。

[操作] ①患儿取正坐位，面对医者，依次作清补脾经各300次，清大肠300次，运内八卦200次，退六腑300次，水底捞月50次。②患儿取仰卧位，医者位于患儿左侧，按揉双增双侧足三里100次。③患儿取俯卧位，医者位于患儿右侧，依次做推下七节骨300次，揉龟尾300次。

以上对小儿脱肛的推拿治疗常能取得较好的疗效。

四、气功疗法

直肠脱垂多属于气虚和气血两虚，故治疗时应采用内养功。

病久体虚者开始一般以仰卧或侧卧式为好，在体质好转的基础上逐步改用坐式。病轻体质较好的患者，可用坐式锻炼。意守会阴，先用鼻子吸气，将气诱导沉入丹田（使小腹微微隆起）。在吸气同时，舌抬起顶上腭，收缩肛门，将肛门上提，停顿片刻后呼气，将气由鼻呼出（小腹回复）。呼气同时放松肛门及会阴，这样"吸—停—呼"周而复始地进行。吸气时要自然，不要吸得太满，停闭呼吸也是由快而慢，由粗而细，由短逐渐延长，要顺其自然。呼气时不能太猛。练功前20分钟要停止活动。练时将纽扣、裤带、袜带解开，摆好姿势，静默片刻，再开始练功。每日早晚各一次。

五、穴位注射疗法

该法通过将药物注入相应穴位，以经络为载体，把药物运送到相应区域或部位，从而发挥药物和经络穴位的双向作用。使药效得到加强，并且更迅速持久。常用方法如：黄芪注射液穴位注射足三里穴，维生素C或B_1、B_{12}，穴位注射长强穴等。

六、饮食疗法

患者应忌食或少食生冷滑肠和过度刺

激肠道的食物，如酒、辣椒以及辛热食物。多吃含纤维素多的食品，如芹菜、白薯、菠菜、水果等，也可食用蜂蜜以预防和治疗便秘。

常用药膳如下。

（1）金樱子粥：金樱子10g、粳米100g。将金樱子洗净，放砂锅内，加水200ml，煎至100ml，去渣取汁，入粳米，再加水600ml，煮成稀粥。早晚温热服食。

（2）芡实粥：芡实50g、白糖适量。芡实米淘洗干净，放入锅中，加水适量，以煮烂为宜。熟后加入白糖。做粥食用，晨起空腹食1小碗，晚餐可再服食一次。如为增强固肾作用，可加入莲子肉；欲增强止泻作用，可加入山药同煮。

（3）黄鳝汤：黄鳝200～500g，煎熬做汤，汤肉并服食。能补中益气，治疗直肠脱垂和子宫脱垂。

【现代康复治疗】

幼儿直肠脱垂以非手术治疗为主；成人的黏膜脱垂多采用硬化剂注射治疗；成人的完全性直肠脱垂则以手术治疗为主。同时尽量消除直肠脱垂的诱发因素。

1. 一般治疗

幼儿直肠脱垂有自愈的可能。非手术治疗主要是便后立即将脱出直肠复位，取俯卧位，用胶布固定双臀等。成人也应积极治疗便秘、咳嗽等引起腹压增高的疾病，以避免加重脱垂程度和手术治疗后复发。

2. 注射治疗

该法是将药物注射在直肠黏膜下层、两侧骨盆直肠间隙和直肠后间隙，使直肠黏膜与肌层，直肠壁与周围组织粘连固定而达到治愈的一种非手术疗法。黏膜下注射法适用于Ⅰ、Ⅱ度直肠脱出，直肠周围注射法适用于Ⅱ、Ⅲ度直肠脱出。常用的药物有6%明矾液、消痔灵注射液。一般常用25～45ml。注射时应严格执行无菌操作和放射状扇形注药，以免引起感染或直肠坏死等并发症。当合并有直肠炎、腹泻、肛周炎及持续性腹压增加疾病者禁忌使用注射疗法。

3. 手术治疗

治疗成人完全性直肠脱垂的手术方法很多，各有优缺点和不同的复发率。手术途径有四种：经腹部、经会阴、经腹会阴和经骶部。前两种途径应用较多。

4. 红光疗法

取百会、长强、神阙。使用红光治疗仪，每次照射15分钟，照射百会前尽量剃光头发，照射长强时采用脚膝位。红光输出光波段600～700nm输出功率2～3W。光斑直径30 mm。每日1次，10次为一疗程，疗程间休息3日。治疗期间停用一切药物。

【康复护理】

（1）避免长期增加腹压活动，不要久站、久坐，改变如厕久蹲的不良习惯。

（2）患内痔、直肠息肉等经常脱出的疾病应及时治疗。

（3）预防便秘、腹泻、痢疾等增加腹压的疾病。

（4）妇女妊娠后因胎儿压迫，会引起直肠充血，排便困难，应在孕期多活动，或用润下药，以使肠活动增加，预防便秘。

第十六章

创伤及手术后

第一节　脑震荡

脑震荡是头部受外伤暴力打击以后发生最轻型的颅脑损伤，其特点为伤后即出现大脑皮质功能暂时的中断，反映为一过性意识改变或颅神经功能暂时性丧失，清醒后检查无神经系统阳性体征。

在中医文献中虽无脑震荡的病名，但对本病的症状和治疗早有描述和记载，祖国医学属于"头痛""头晕"范畴。

脑震荡的发病原因，一般认为多因外伤碰撞、脉络瘀阻、气血运行不畅、髓海失养而致。本病治疗多采用中医康复治疗有利于本病的康复。

【康复适应证】

（1）脑外伤后造成临床表现头痛、头晕者。

（2）脑震荡后遗症临床表现有失眠、多梦、记忆力减退者。

（3）脑震荡后遗症临床表现有厌食、呕吐、消化系统症状者。

【传统康复治疗】

一、药物疗法

（一）中药汤剂

中医辨证施治是治疗脑震荡后遗症患者经常采用的康复疗法。一般根据患者的症状和体征可分为肝肾阴虚型、气滞血瘀型、心脾两虚等辨证论治，随症加减。

1.肝肾阴虚型

[主症]腰酸腿软、头晕目眩，耳鸣耳聋，盗汗，易激动，月经不调，小便淋沥，舌红少苔，脉沉细数。

[治疗原则]滋肝益肾。

[推荐方药]杞菊地黄汤：枸杞子12g、菊花12g、生地15g、山茱萸12g、山药12g、泽泻10g、丹皮10g、白茯苓10g。

[加减]血虚加黄芪、当归，月经量少加当归、益母草，虚热加青蒿、鳖甲。

2.气滞血瘀型

[主症]头痛日久不愈，痛有定处，心悸，失眠，急躁易怒，舌红苔白，脉弦。

[治疗原则]活血通络，理气开窍。

［**推荐方药**］活血化瘀汤：桃仁10g、红花10g、当归10g、地黄12g、川芎6g、赤芍10g、丹参24g、陈皮6g、柴胡6g、甘草6g。

［**加减**］便秘者加大黄、瓜蒌，伴胸胁疼痛者加青皮。

3.心脾两虚型

［**主症**］心悸征忡，健忘失眠，多梦易惊，发热汗多，体倦食少，面色萎黄，舌淡苔薄白，脉细弱。

［**治疗原则**］补益气血，健脾养心。

［**推荐方药**］归脾汤：白术10g、茯苓10g、黄芪12g、龙眼肉12g、酸枣仁12g、人参10g、木香6g、甘草6g、当归10g、远志10g。

［**加减**］月经淋漓不止可加山萸黄、五味子，汗多者加浮小麦。

（二）常用单方验方

（1）麦冬、五味子合血府逐瘀汤（福建省宁德地区三医院）：桃仁10g、红花6g、川芎10g、生地10g、当归10g、赤芍9g、柴胡10g、桂枝5g、枳壳5g、牛膝10g、麦冬30g、五味子10g，水煎服。适用于气滞血瘀型脑震荡后遗症患者。

（2）昏痛缓解汤（浙江省宁波曙光康复医院）：枸杞子10~12g、桑椹25g、白扁豆20g、茯苓30g、柴胡10g、红枣15g。根据舌苔加减药物，如舌苔薄白或苔少用枸杞子25g；舌苔厚白或白腻用枸杞，去白扁豆，改用扁豆衣30g；舌苔黄或黄腻加车前子。适用于脑损伤后综合征。

（3）远志、菖蒲各10g，煎汤常用茶饮。适用于脑震荡后遗症临床表现征忡、多梦、心悸、头痛、眩晕患者。

二、针灸治疗

治疗脑震荡后遗症患者具有活血化瘀、镇静、止呕等作用，可以单独使用，也可配合其他疗法应用。

（一）体针疗法

1.头痛、眩晕

［**取穴**］风池、血海、率谷、三阴交、阿是穴、太冲、太阳刺络拔罐。

［**操作**］太冲用呼吸泻法，余穴用捻转泻法，太阳常规消毒后用闪火法拔罐。

2.失眠、多梦、记忆力减退

［**取穴**］神门、太溪、内关、三阴交、肾俞。

［**操作**］肾俞直刺0.8~1.2寸，用捻转补法1分钟，或加灸10~20分钟；神门、太溪直刺3~5分，内关、三阴交直刺1~1.5寸，均用捻转补法1分钟后留针20~30分钟。

3.厌食、呕吐

［**取穴**］中脘、内关、足三里、丰隆、膻中、公孙。

［**操作**］仰卧取穴，膻中针先向下平刺，余者直刺，施提插捻转平补平泻法留针20分钟，亦可加温灸中脘20分钟。

（二）耳针疗法

［**取穴**］胃、食道、口、神门、枕、交感、皮质下。

［**操作**］每次选用2~3穴毫针捻转强刺激，后留针20分钟，每日或隔日一次，10次为一疗程，适用于脑震荡后遗症综合征候患者。

（三）经络疗法

［**取穴**］风池、天柱、阿是穴。

[操作] 触找圆形结节，用3%～5% 川芎注射液或3%防风注射液刺2～5分，每穴注射0.3～0.5ml，隔日治疗一次。治疗头痛、眩晕明显者。

（四）皮肤针疗法

[取穴] 四神聪，夹脊3、5、7、12、14椎。

[操作] 轻刺激，每日或隔日一次，10次为一疗程。适用于脑震荡后遗症记忆力减退、健忘患者。

三、推拿疗法

脑震荡患者在恢复期常出现头痛、眩晕、失眠、健忘等，可采取推拿疗法起到温通气血、健脑宁神之功效。

[取穴] 印堂、百会、翳风、合谷、足三里、三阴交、神门、内关、风池、手三阴经、手三阳经、太溪、太冲、足三阴经。

[手法] 点、按、揉、提、拿、叩。

[操作] ①患者取坐位，医生用拇指点按印堂、百会、翳风、合谷、足三里、三阴交、神门、内关、风池穴各1分钟。②揉拿手三阴经、手三阳经，约1～3分钟左右。③提拿足三阴经，并点按揉太溪、太冲穴。④以双手十指全面从前至后沿经络走向打全头部约3分钟，并以虚拳轻叩百会穴10～15下。

四、气功疗法

气功可练保健功，早期以静坐功为主，如坐功、卧功；康复期动静结合，以动功为主，如养气功，擦涌泉起宁神态、清肝明目作用，用于脑震荡后遗症有头痛、头晕、失眠、腰膝酸软、耳鸣等证。

太极拳锻炼可以调畅气机，协理阴阳，宁神定志，潜阳降逆，因此用于脑震荡后遗症自主神经功能紊乱症，每月坚持练拳1小时左右，运动中要特别注意放松和入静，坚持锻炼有利患者康复。

五、民族疗法

蒙医学中有传统震脑术，对治疗脑震荡有独特疗效，其理论基础基于共振效应、惯性定律和镇痛效应。

六、浴疗法

1. 矿泉浴

适用于溴泉浴。因溴微量元素具有抑制中枢神经系统的镇静、催眠作用。采用全身浸浴方法，水温在37℃～38℃左右，每次20～30分钟，每日1次，10～20次为一疗程。

2. 海水浴

海水浴可增强体质，对运动系统疾病、神经系统功能性疾病具有治疗作用。一般上午或晚餐后进行，每日1次，每次60～90分钟，15～20天为一疗程，可先做空气浴、日光浴，然后再做海水浴，更有利于本病康复。

七、饮食疗法

脑震荡患者应以高蛋白和维生素的膳食为宜，如肉类、牛奶、鸡蛋、绿叶蔬菜、鲜水果、豆制品等，不宜饮酒及忌辛辣之品。

常用药膳如下。

（1）山楂：味酸甘，性微温，入肝、脾、胃经，消食化积，散瘀行滞，扩张血管，降低胆固醇，收缩胆囊促使胆汁排泄，有促进消化作用，每天食用山楂及其制品

（山楂糕、山楂片等）适量，可改善本病纳呆、呕吐症状。

（2）黄酒核桃泥汤：核桃仁5个、白糖50g，放在蒜罐或瓷碗中，用擀面杖捣成泥，再放入锅中，加黄酒50ml，用小火煮10分钟，每日食用2次，适用于头痛、头晕等症状患者。

（3）合欢花粥：干合欢花（鲜品50g）、粳米50g，红糖适量，同入砂锅内，加水如常法煮粥，至米花粥稠，表面有油为度，每次空腹在睡前1小时温热顿服。合欢花性味甘平，无毒，入粥香甜，功专安神，适用于健忘失眠起镇静作用，有利于脑震荡后遗症的恢复。

（4）佛手花粥：佛手花干品或鲜品60g、粳米50g，加水如常法煮粥，温热顿服，早晚各一次，适用于脑震荡后遗症临床恶心、呕吐、纳呆患者。用佛手花擅长宣中化浊，具有疏肝和胃作用，对脑震荡后遗症患者有促进消化作用。

【现代康复治疗】

西医学认为脑震荡不需要特殊治疗，一般卧床休息5~7天，酌用镇静、镇痛药物、做好解释工作，消除患者的畏惧心理，多数患者2周内恢复正常，预后良好。对于后遗症较明显的患者，可采用一些理疗手段。

1. 高压氧治疗

采用国产中型医用高压空气舱，治疗压力为0.2MPa，加压20分钟，稳压时戴面罩吸氧60分钟，中间休息10分钟。减压20分钟。1次/日，10次为一疗程。疗程视发作缓解情况决定。临床症状消失后再巩固一疗程，一般为2~4个疗程。

2. 心脑治疗仪

可作为辅助治疗。一般每天治疗一次，每次30分钟，连续治疗30天为一疗程。

【康复护理】

脑震荡患者因受疾病折磨，大多精神忧郁，失眠、健忘、纳呆、食少，因此患者应保持乐观的情绪，注意劳逸结合，起居要有规律，保证充足睡眠与营养，对本病康复非常重要，做好康复护理更有利于患者康复。

（1）脑震荡患者生活要有规律，养成起居定时的习惯，尽量减少睡觉前的兴奋因素，使其能安静入睡，避免噪音，睡前禁止喝咖啡、浓茶之类刺激性饮料。

（2）注意心理护理，并注意患者情绪变化，做好思想工作，调动积极因素，适当参加体力劳动，参加体育锻炼是治疗本病有力措施。

（3）饮食要注意营养，少食刺激性食物，忌辛辣及烟酒，平时用菊花代茶饮，晚餐不宜过饱，少食油煎厚味不易消化食物，心脾两虚宜进血肉有情之品，阴虚火旺、肝肾不足宜多进水果、蔬菜，忌油煎、烙、烤食品。

（4）每天组织患者进行体育锻炼，如打太极拳、气功等均有利本病康复。

第二节 手术后诸症

术后诸症是指各种手术完毕，原发病灶已经消除而患者已无需对原发症继续治疗，在恢复过程中，与手术有关出现的某些症状。包括：切口疼痛、恶心呕吐、腹胀便秘、尿潴留、呃逆等症状，对于这些常见术后诸症的及时处理，对患者顺利康复具有非常重要的作用。

中医认为手术的创伤及麻醉的作用，可使局部经络不通，气血运行受阻则出现切口疼痛；影响脏腑功能失调，胃肠腑气失降则恶心、呕吐、便秘；中焦气逆则呃逆；膀胱气滞，开关失司则尿液潴留。出现术后诸症属于祖国医学寒凝或血瘀、腹痛等范畴。临床应予积极的康复治疗及调养，待气血恢复运行、脏腑功能恢复正常则诸症消除。

【康复适应证】

（1）术后切口疼痛。
（2）术后恶心呕吐。
（3）术后腹胀便秘。
（4）术后尿潴溜。

【传统康复治疗】

一、药物疗法

中医辨证施治是治疗手术后诸症经常采用的康复方法。一般根据患者的症状和体征辨证论治，尤其是适用于术后腹胀、恶心呕吐及有呃逆症状。

1. 腹胀、便秘

[主症] 腹部手术后胃肠蠕动受到抑制，此外伤口疼痛限制腹肌运动，使直肠内的气体不易排出，出现腹胀、便秘症状。

[治疗原则] 行气活血，消食和胃。

[推荐方药] 保和散加减：半夏10g、茯苓10g、莱菔子12g、连翘15g、神曲10g、麦芽10g、山楂10g。

[加减] 兼有大便秘结可加大黄、槟榔。

2. 恶心呕吐

[主症] 术后由于麻醉及手术对胃肠刺激或因咽部有胃管或腹腔有渗液、脓液等原因引起上消化道症状而出现恶心、呕吐、呃逆。

[治疗原则] 降逆化痰，益气和胃。

[推荐方药] 旋覆代赭汤：代赭石9g、旋覆花9g、半夏6g、党参10g、大枣4枚、生姜3片、甘草6g。

[加减] 痰多加茯苓、陈皮。

二、针灸治疗

针灸治疗对手术后诸症可以起到行气活血、通经活络、降逆止呕、通利腑气、疏通膀胱气机、降逆止呕等作用。

（一）体针疗法

1. 切口疼痛

[取穴] 上肢疼痛取外关；下肢疼痛取环跳、阳陵泉、飞扬；颈背痛取颈部夹脊穴；腰痛取腰背夹脊穴；背痛取夹脊穴；肩痛取肩髎、肩俞；胸痛及胁痛取期门、支沟、太乙；腹痛取足三里、梁门、太乙、天枢、中脘、行间；肛门痛取秩边、长强、承山。

[操作] 局部取穴应避开切口部位，可根据具体情况取穴，诸穴施提插捻转之泻法，留针20分钟。

2. 恶心呕吐

[取穴] 内关、胃俞、中脘、足三里。

[操作] 足三里平补平泻，内关、中脘用泻法。配穴按虚补实泻法操作；呕吐发作时，强刺激内关穴并持续行针1~3分钟；虚寒者可加艾灸；伴食滞者加梁门、天枢；有痰饮者加膻中、丰隆；脾胃虚寒者加脾俞、神阙；泛酸干呕者加建里、公孙。

3. 腹胀、便秘

［**取穴**］大肠俞、小肠俞、天枢、关元、足三里、上下巨虚、归来、水道、丰隆。

［**操作**］诸穴施提插捻转泻法，留针20分钟或者不留针。

4. 尿潴留

［**取穴**］中极、三阴交。

［**操作**］三阴交针1寸，中极2寸，均施捻转或呼吸之泻法，留针20分钟。

5. 呃逆

［**取穴**］膈俞、天突、内关。

［**操作**］膈俞针向棘突斜刺，刺针2寸，施捻转之泻法，患者胸内有感觉立即出针，其他二穴均施捻转之泻法。天突斜刺沿胸骨柄进针2寸，施手法患者有感觉时即可出针。内关可留针20分钟，隔5分钟再施手法一次。

（二）耳针疗法

1. 肛肠术后疼痛

针直肠下段、神门、皮质下，中等刺激，留针30分钟。

2. 术后腹胀

取大肠、小肠、下腹、三焦、膈、皮质下强刺激；留针30～60分钟，每隔10分钟捻转一次。

3. 术后尿潴留

取肾、膀胱、外生殖器、皮质下等穴，中等刺激，留针20分钟或埋针。

（三）穴位封闭疗法

1. 腹胀

用新斯的明在两侧足三里封闭，每侧0.5ml，必要时4小时一次。

2. 恶心呕吐

用冬眠灵在两侧足三里注射，每侧注射5～10mg，可以减轻恶心、呕吐等临床症状。

三、推拿疗法

手术后诸症可采用推拿疗法有利于康复。

［**手法**］推、摩、提、拿、揉、按。

［**操作**］①患者仰卧，医者站于其旁，用手掌在腹部沿顺时针方向做推、摩法30次，力量需柔和平稳、深透。②用双手在腹部做提拿法数次，在提拿时稍加抖动。点天枢、气海、腹结、足三里穴。③患者俯卧，医生站于其旁。用手掌揉按腰骶部30次。点脾俞、三焦俞、大肠俞穴。

用以上方法可以治疗腹胀、呕吐、便秘、呃逆等症状，可以预防术后肠粘连。按摩小腹3分钟，自脐向下推至曲骨30次，推擦腰骶以透热为度，拿捏大腿内侧，揉会阴穴可以有利于尿液排出，治疗术后尿潴留。

四、气功疗法

气功可练内养功，仰卧或侧卧，第二种呼吸法，意守下丹田要求形成腹式呼吸，每日2～4次，每次30～60分钟以减轻或消除腹腔脏器的气滞血瘀，以改善胃肠消化功能，使失调的功能逐渐恢复。

太极拳可练简单式，根据自身情况选择几个简易动作进行锻炼，一方面增强体质，另一方面可以预防术后并发症肠粘连的发生。

五、饮食疗法

手术后宜先食流质或半流质，宜食清淡食物如蛋羹、冲蛋花、鲫鱼汤、鸡汤、莲子汤、红枣汤，忌辛辣、烟酒、大蒜等刺激性食物和海腥之品，有特殊气味的食品亦宜避免闻及以防呕吐。

术后宜食营养丰富、容易消化的食品，多食含维生素的蔬菜如青菜、大白菜、菠菜、卷心菜，食物类如谷芽、麦芽、焦大麦，避免服用或少服产气的食物如牛奶、豆类、红薯、马铃薯等以防腹胀。

常用药膳如下。

（1）佛手柑粥：佛手柑10g、粳米50g，冰糖少许。用佛手柑煎汤取汁，加入淘洗干净之粳米，如常法煮粥。将熟时加入冰糖再煮令热，供用，能健脾养胃，理气止痛，对于术后脘腹胀满、嗳气呕吐者有利康复。

（2）丁香煮酒：丁香2粒、黄酒50ml。将丁香、黄酒共置碗中，入锅蒸炖10分钟供用，趁热饮服。可行气消胀，可用于术后脘腹胀痛、呕吐者。

（3）醋浸生姜饮：生姜、食醋、红糖，将生姜洗净4片，以食醋浸腌一昼夜，即可供用。具有开胃止呕、止痛作用。对于术后胃肠不适者有利康复。

【现代康复治疗】

一、切口疼痛

（一）物理因子治疗

1. 电刺激镇痛疗法

（1）经皮神经电刺激：用一定频率、一定波宽的低频脉冲电流作用于体表，刺激感觉神经以镇痛的治疗方法。治疗时将2个电极对置或并置于痛点、腧穴、运动点、神经走行部位或神经节段。根据治疗需要选择一定的电流频率、波宽，治疗时间一般为20～60分钟，每日1～3次，可连续治疗一段时间。可以治疗术后切口痛等多种疼痛。禁忌证包括置有心脏起搏器、颈动

脉窦部位、孕妇下腹部与腰部。认知障碍者不得独自使用此疗法。

（2）经皮脊髓电刺激疗法：短时间刺激可以产生较长时间的止痛效应。

2. 热疗

热疗可以提高切口痛阈。热可扩张血管，加快血液循环，减少患部充血，促进炎症吸收。皮肤温度感受器受到刺激，可以抑制疼痛反射，如电热垫、电光浴、热水袋、热水浸泡、热水浴、热敷或蜡浴等。

3. 红外线疗法

红外线疗法可以使局部血管舒张，血流加速，改善组织营养促使组织修复起到减轻伤口疼痛及预防肠粘连。

可采用局部照射及和穴位灸疗同时进行，利用小型长波红外线辐射器进行腹部照射，距离为30～60cm，每次15～30分钟，每日1～2次。

（二）认知疗法

认知行为疗法是针对慢性疼痛患者的综合性多方面的治疗，其目的是鼓励患者积极参与，从而帮助患者学习自我控制和处理问题的能力，改善与疼痛相关的认知结构与过程及功能状态。采取的方法可包括忽略想象、疼痛想象转移、注意力训练等。放松训练是应用较多、效果较好的治疗方法。放松训练可增加患者的活动，减少疼痛的压力，如缓慢深呼吸、膈肌呼吸、切口周围肌肉放松法等。

二、尿潴留

手术后尿潴留较为多见，尤其是老年患者、盆腔手术麻醉后排尿反射受抑制，都是常见原因。

（一）间歇性导尿

在间歇性导尿的开始阶段，需每周检查尿常规，定期进行尿培养。若出现尿路感染征象，应及时应用抗生素，并根据具体情况，酌情进行膀胱冲洗。对膀胱逼尿肌无力、残余尿量保持100ml以上或更多的患者，需要长期使用间歇性导尿术。此时，医护人员可耐心教会家属或患者本人进行间歇性清洁导尿，并定期复查。尿管经抗菌溶液消毒或沸水清洁后可以反复使用几周甚至几个月。

尿潴留时间过长，导尿时尿液量超过500ml者，应留置导尿管1～2日，有利于膀胱壁逼尿肌收缩力的恢复。有器质性病变，如骶前神经损伤、前列腺肥大等，也需要留置导尿管4～5天。

（二）膀胱训练

（1）耻骨上区轻叩法：常用于逼尿肌反射亢进患者。用手指轻叩耻骨上区，引起逼尿肌收缩而不伴有尿道括约肌的收缩，产生排尿。

（2）屏气法：用增加腹内压的方法增加膀胱压力，使膀胱颈开放而引起排尿的方法。患者身体前倾，快速呼吸3～4次，以延长屏气增加腹压的时间。做一次深吸气，然后屏住呼吸，向下用力做排便动作。这样反复间断数次，直到没有尿液排出为止。痔疮、疝气患者慎用此法；膀胱输尿管返流患者禁用此法。

（3）扳机点法：常用于骶髓以上神经病变。

（4）电刺激法：经外科手术将电极植入体内，通过电极直接刺激逼尿肌，诱导逼尿肌收缩。电刺激还可以对骶神经根（S2-4）进行刺激，使骶神经兴奋，促使逼尿肌收缩，引起排尿。

（三）药物治疗

根据不同情况选用抗胆碱能药物、肾上腺素能药物、平滑肌松弛药和骨骼肌松弛药等。

【康复护理】

手术后诸症的出现与手术创伤及精神因素有着密切的关系，应做好术后康复护理，对患者康复有非常重要意义。

（1）术后患者精神不能过度紧张、心情要平静，做好患者思想工作，预防由于情绪紧张而造成尿潴留发生。

（2）术后患者体质虚弱，采用针灸疗法时不宜强刺激，以防晕针发生。

（3）大手术和全身麻醉后尚未清醒患者，尤其应严格观察呼吸道梗阻、窒息、伤口出血、休克等严重情况的早期症状，根据麻醉、手术病情需要给予适当卧位，以防呕吐。

（4）手术后早期水分和营养摄入不足时，需由静脉给液，为了确定每日需要补充的液体量，必须准确记录24小时出入量，以减少因水、电解质方面所引起的术后腹胀。

（5）如无禁忌，一般在手术后次日，即在医护人员协助下离床活动，预防肠粘连的发生。

第三节　肿瘤术后

恶性肿瘤已成为严重危害人类健康的常见病之一，当前尚无比较满意的特效疗法。尤其是肿瘤术后手术的创伤、放疗、化疗对机体影响很大，甚至产生严重的功能障碍。因此采取积极康复治疗，对消除癌症及治疗癌症时出现的并发症，提高患者生存率，是患者及其亲友乃至社会共同关注的重大问题。

中医文献有关恶性肿瘤的记载，最早称石瘤，祖国医学认为恶性肿瘤多属阴疽、恶疽、毒瘤一类疾病。

肿瘤术后出现创口久不愈合，中医认为是气血虚弱；临床出现放疗及化疗反应，中医认为是由于正气耗损，津液亏虚，脾胃不运，肝肾失调所致诸症丛生。临床采取积极的康复治疗有利于肿瘤术后的康复。

【康复适应证】

（1）肿瘤术后体质虚弱，伤口久不愈合者。

（2）放疗、化疗所引起胃肠道反应、神经系统反应、骨髓抑制、免疫力障碍等。

（3）肿瘤术后造成脏器、肢体障碍者。

（4）肿瘤术后癌性疼痛者。

【传统康复治疗】

一、药物疗法

中医治疗肿瘤术后并发症是经常采用的康复疗法。一般是根据不同的并发症状和体征辨证论治，随证加减。

（一）术后伤口久不愈合

[主症]患者面色㿠白，身疲无力，食少纳果，局部皮肤坏死，创口渗出稀薄脓液，周围上皮生长缓慢，舌淡苔白脉沉。

[治疗原则]补气养血，托里生肌。

[推荐方药]十全大补汤：党参12g、茯苓10g、白术10g、当归12g、赤白芍各10g、熟地10g、陈皮6g、甘草6g。

[加减]伤口肉芽水肿者加苍术、生薏苡仁、山药。

（二）化疗、放疗反应

1. 胃肠道反应

[主症]常出现恶心、呕吐，食欲不振，脘腹胀满，舌苔白腻，脉弦而虚。

[治疗原则]和胃降逆。

[推荐方药]旋覆代赭汤：旋覆花9g、人参9g、生姜3片、代赭石12g、半夏6g、大枣4枚、甘草6g。

[加减]食少便溏者加白术、茯苓。

2. 神经系统反应

[主症]心慌气短，四肢乏力，头晕失眠，健忘多梦，食欲不振，恶心便稀，舌质淡，苔薄白或微黄，脉沉无力。

[治疗原则]补益心脾。

[推荐方药]归脾汤：白术10g、茯苓10g、黄芪12g、龙眼12g、酸枣仁12g、人参10g、木香10g、甘草6g、当归10g、远志10g。

[加减]口燥少苔者加生地黄、玄参。

3. 骨髓抑制反应

[主症]检查示白细胞下降，临床伴有头晕、耳鸣，失眠多梦，腰背酸痛，腹胀纳果，舌红苔黄脉细数。

[治疗原则]健脾益胃。

[推荐方药]养血补髓汤：党参10g、黄芪12g、黄精12g、枸杞子12g、紫河车12g、阿胶10g、白及12g、当归10g、升麻6g、鳖甲10g、女贞子10g、生薏苡仁10g。

[加减]伴浮肿便溏者加大枣。

二、针灸疗法

针灸治疗肿瘤术后并发症有抑制肿瘤疼痛，缓解某些症状、消除化疗、放疗副作用和增强机体免疫力作用。

（一）体针疗法

1. 伤口久不愈合

[**取穴**] 关元、气海、足三里。

[**操作**] 先直刺关元 2.5 寸，气海直刺 2 寸，足三里直刺 2 寸，针法以灸为主，每次灸 10 ~ 20 分钟，隔日一次。

2. 癌性疼痛

[**取穴**] 建里、丰隆适用于持续性疼痛，气海、膻中、肝俞适用于胀痛，膈俞、曲池、血海适用于刺痛，风市、风门、风池适用于窜痛，中脘、关元、脾俞适用于隐痛。

[**操作**] 均用提插泻法，每次 5 分钟，每日 2 次，疼痛部位再加 3 ~ 5 点加大号玻璃罐拔之，出血量为 5 ~ 10ml。

3. 减轻化疗、放疗反应

[**取穴**] 中脘、天枢、建里、足三里适用于胃肠反应，临床出现恶心、呕吐、腹泻者。头维、上星、百会、神门适用于神经系统症状，临床头晕、倦乏无力、失眠头痛。大椎、内关、曲池、足三里适用于骨髓抑制，白细胞，血小板减少者。

[**操作**] 用平补平泻法，留针 20 分钟；艾卷灸时，以灸至局部皮肤潮红为度。隔日针灸一次，10 次为一疗程。

4. 提高免疫功能

[**取穴**] 大椎、身柱、神道、灵台、命门、脾俞、胃俞，临床以扶正为主激发体内免疫功能。合谷、内关、曲池、足三里、三阴交，临床以调和气血，健运脾胃。华佗夹脊穴，大杼，肾俞，临床起补阳益气、活血化瘀作用。

[**操作**] 激发体内免疫功能用灸法，临床多用隔物灸，每次 20 ~ 30 分钟，每次灸 2 ~ 3 穴；调和气血、健运脾胃以针刺为主，以提插捻转为基本手法，用补法，隔日一次，每次 30 分钟，扶阳益气、活血化瘀临床多用皮肤针叩刺，以出血为度，隔日一次，每周三次。

（二）电针或电极板穴位刺激疗法

[**取穴**] 足三里、三阴交。

[**操作**] 进针或置电极板后安针麻仪，采用可调度，强度由弱渐强，以能忍受为度。每日 20 ~ 30 分钟，每日 2 次。

（三）耳针疗法

[**取穴**] 皮质下、心、耳尖、病变相应部。

[**操作**] 毫针法或电针法，每次选用 4 ~ 6 穴，双耳交替，每日 1 ~ 2 次，或用小剂量哌替啶、普鲁卡因耳穴注射，每次选 3 ~ 4 穴，单耳或双耳注射，每日或隔日一次。适用于癌症晚期疼痛者。

三、推拿疗法

肿瘤术后患者采取推拿疗法具有疏通经络、舒筋活血作用，并改善症状，提高免疫功能，延长生命。

1. 肿瘤术后上肢活动障碍者

可采用摩按肩周法、按肩髃法、捏上臂法、摇肩法、推上臂三阳法、推前臂三阴法；胃癌术后可采用上腹横摩法、腹部斜摩法、脐周团摩法、背部拳揉法、顺气法、点助补气法。

2. 化疗、放疗反应

对胃肠道反应者可宜用按上腹法、上腹横摩法、腹部斜摩法、按揉胃俞、点按足三里法。对血常规下降者，可点按足三里、血海，按摩大椎。

四、气功疗法

气功可以练静功、采取靠背坐位，自然呼吸，有意识地结合默念"松"字，逐渐把全身调整为自然、轻松、舒适的状态，同时使意念逐渐集中，以调和气血，协调脏腑，疏通经络。

太极拳可以练简单式，根据自身情况如乳癌术后要加强上肢活动，肺癌术后加强胸部活动等。选用几个简单易学动作进行锻炼，讲究松静柔和，防止动作僵硬、紧张和拘束，在练功之后，可以使自身暖和、微汗，有一种愉快的感觉，对于体力较差的肿瘤术后患者尤为适宜。

五、浴疗法

1. 矿泉浴

适用于强壮性半身浴，最初温度在38℃~39℃，随着治疗次数增加和耐受力增强，把体温降低，开始逐渐降至35℃~36℃即可，主要用于肿瘤术后恢复期。

2. 日光浴

夏季7~9月，上午9~11时，下午3~4时，春秋季在上午11~12时，可在河岸、浴场、海滨、山区、绿地等，可采取全身照射和局部照射，有利于肿瘤术后康复。

六、饮食疗法

应为肿瘤术后患者设计含有适当蛋白质与热量平衡的食谱，保证患者每日摄入足够的营养，对术后康复起决定性作用。如吞咽困难可以进半流质或流质，进食前轻度活动5分钟，能增进食欲，进食时环境要舒适愉快，尽可能与他人共同进餐，少量多餐，即在三餐之间再吃些高蛋白质、高营养饮食，经常改善食谱，充分利用食物外形、色泽及调料等，烹制各种色、香、味俱全的菜，以增加患者食欲。

1. 手术后

术后常气血不足，脾胃失健，故应补充营养，进食肉类、禽类、蛋、乳、豆制品等，同时给予山楂、粥类、山药等健脾开胃。

2. 放疗治疗后

放疗经常出现口鼻干燥，咽干欲饮，舌红少苔，脉细数等阴虚火旺症状，宜吃清淡降火、甘寒生津食物，如水果、蔬菜等，可选用西瓜、梨、藕、莲子、绿豆、银耳、萝卜、白菜等，忌进温热、辛燥或油煎的食物。

3. 化疗治疗后

常出现恶心、呕吐消化道反应以及白细胞、血小板下降，宜食开胃健脾、促进食欲、营养丰富食品，如甲鱼、蛋白、乳品、瘦肉、鲤鱼、蜂蜜、红枣等。

4. 忌口

中医认为一些食物有助生火，如无鳞鱼、虾、螃蟹、鸡肉、狗肉、驴肉、韭菜、茴香等一般不宜食用。此外一些病属热性禁食辛辣，病属寒性者禁食生冷、油腻食物等。

5. 常用药膳

（1）大枣粥：大枣10~15枚（浸泡片刻）、粳米50~100g，加水如常法煮粥，米开粥稠即可调入白糖，每日早晚餐，温热顿服。大枣性味甘甜，有补脾和胃、养血安神之功效。内含蛋白质、脂肪和糖类，还含有钙、铁、胡萝卜素及维生素B、C、P等物质，其中维生素C、P的含量均居百果之冠，适用于肿瘤术后气血不足，粒细胞减少症及白细胞减少等诸症。

（2）人参膏：人参250g加水煎3次，分次过滤后去渣，滤液合并，用小火浓缩，加炼蜜250g成膏，每次15g，一日2次。白开水冲服。人参有强心作用，能使心肌收缩力加强，能提高免疫功能，增加网状内皮细胞吞噬作用，有促进性激素作用，能加速红细胞和血红蛋白生成，长期服用可起轻身延年之作用。

（3）月宫白玉蟾：蟾蜍2只煮烂，拌入山药泥，制丸，填入青鱼内，加调味煮食，有抗癌作用，肿瘤术后患者长期服用可提高免疫力，预防癌转移。

【现代康复治疗】

一、心理疗法

1. 支持性心理疗法

倾听患者的诉述，观察其表现，帮助分析，给予疏导、安慰和鼓励，使之得到心理支持，能乐观面对现实，渡过心理危机。

2. 行为疗法

针对患者的病态心理、异常表现和不良行为，通过强化良好行为、抑制不良行为，建立正确的行为。

二、癌痛治疗

（一）药物疗法

药物疗法是最常用的镇痛措施。应遵循世界卫生组织推荐的癌症三级止痛阶梯疗法指导原则。

1. 轻度至中度疼痛

应用非阿片类镇痛剂，可先用阿司匹林、对乙酰氨基酚等解热镇痛药，效果不明显时改用布洛芬、吲哚美辛等非甾体抗炎药。

2. 中度至较重疼痛

应用弱阿片类镇痛剂，如可待因、芬太尼等。

3. 严重疼痛

应用强阿片类镇痛剂，如吗啡、哌替啶、美沙酮等。

在上述各阶梯给药时适当辅以非甾体抗炎药、三环类抗抑郁药、抗组胺药、抗痉挛剂、肌肉松弛剂及破坏神经的药物和激素类药物，联合用药可增强镇痛效果，降低麻醉性镇痛剂的级别，减少用药剂量。

进行药物治疗时要注意药物特性（镇痛强度、效应时间、控制能力等）、应用途径（口服、皮下注射、肌内注射、植入式可控微量注射泵等）、合理剂量（从小剂量开始，逐步加量，以"需要"为基础，规律给药，维持血药有效浓度），尽量减少毒副作用的产生，避免耐药性和成瘾性。

（二）放射疗法

放射疗法对恶性肿瘤尤其是癌痛有较好的缓解效果，可在数日内缓解疼痛，同时还有控制癌痛的作用。

（三）注射疗法

可应用末梢神经阻滞、神经根阻滞、交感神经阻滞、蛛网膜下腔阻滞、硬膜外腔阻滞等方法。阻滞剂可选用局部麻醉剂、6%苯酚，10%苯酚甘油、无水乙醇等，也可进行脊神经后根冷冻或射频凝固。

（四）手术疗法

对顽固的严重疼痛可进行病灶切除或部分切除术、神经松解术、神经切断术、脊神经后根切断术、脊髓前根切断术等。

（五）心理疗法

（1）对患者进行引导，解除忧虑，可降低疼痛敏感性。

（2）指导患者屈髋、屈膝、放松腹肌，或采用腹式呼吸、缓慢深呼吸等放松方法。

（3）生物反馈疗法、催眠疗法、言语暗示等对心理性疼痛有一定效果。

（4）对极端疼痛的晚期恶性肿瘤患者要关怀备至，给予充分的精神支持，绝不能厌烦或训斥患者。

三、躯体功能康复

1. 康复护理

长期卧床的患者需定时翻身，保持适当的体位。防止皮肤受压摩擦，清洁皮肤，防止压疮，叩打振动背部，促使排痰。还要做好口腔护理、二便护理等基础护理。

2. 营养支持

根据患者的全身情况和消化系统功能，给予合理的肠内或肠外营养。

3. 运动治疗

进行适合患者全身情况的运动。术后体质较弱的卧床患者可在床上进行呼吸体操、肢体躯干活动，防止坠积性肺炎、肌肉萎缩、关节挛缩、下肢深静脉血栓形成等并发症的发生。能下地活动者可进行健身操、步行、上下楼、健身跑、骑自行车等较低强度的耐力运动，运动的强度和时间循序渐增，逐步增强心肺功能，增强体力。贫血及心肺功能下降者需控制运动强度，注意监测疲劳水平。血小板计数低下者需谨慎运动，过低者禁忌运动。白细胞计数降低者只能做轻度活动，并应注意适当的消毒隔离。转移癌与严重骨质疏松者应谨慎运动或使用适当的辅助用具，注意

监护，防止跌倒，已发生病理性骨折者禁忌患部运动。

4. 作业治疗

进行日常生活活动能力训练，提高生活自理能力。

5. 职业康复

对处于就业年龄、病情稳定、全身状况恢复较好的患者可根据其功能状况、劳动能力进行职业技能训练，以恢复原来的工作或更换其他合适的工作。

6. 形象康复

恶性肿瘤治疗后因组织器官缺损、形象严重受损而形成心理功能障碍者，应及时安装假体或予以整形、整容，尽可能进行补偿，以利心理与功能康复，回归社会。

【康复护理】

肿瘤术后患者除以营养和针灸、按摩、中药治疗等手段促进机体免疫力，减少死亡率，提高免疫功能外，同时做好康复护理也非常重要。

（1）将癌痛患者安排在安静、光线柔和、室温和湿度适宜、无刺激性气体的环境内，医护人员与家属亲友对患者温和体贴，可使患者平静。

（2）加强护理：手术可造成组织损伤、粘连、血液淋巴循环障碍，应予药物治疗；长期卧床可发生压疮、坠积性肺炎、泌尿系感染、血栓形成等，应加强护理，帮助其翻身，搞好个人卫生，并积极指导其翻身、咳痰、咳嗽，多饮水，预防并发症发生。

（3）做好精神护理：肿瘤患者精神多有恐惧感。医务人员应做好患者思想工作，并帮助和开导患者，尽量消除其焦躁、恐惧情绪，尤其对化疗的畏惧性及对治疗缺

乏信心者，应多向患者做解释工作，提高勇气向疾病做斗争。

（4）协助患者做好残缺功能康复锻炼。如截肢术后，对残肢和其他健康肢体的训练；喉癌切除术后的语言功能锻炼；肺癌切除术后，呼吸功能锻炼；乳腺切除术后患侧上肢锻炼；结肠造瘘术后排便功能锻炼等。这些锻炼需在手术后，患者病情稳定即可由医务人员协助进行。

第四节 截肢术后

截肢的原因，在不同的国家与历史条件下是不同的，在战争时期因火器伤截肢者占首位。在工业发达的国家，以交通和工伤事故居多。目前我国在改革开放的大潮下，工业、交通、建筑、医疗等行业高速发展，尽管加强预防，提高医疗质量，但截肢患者仍然有增无减。

截肢后则终生失去肢体的一部分，必然造成缺损和残疾。补救的办法是为残缺者装配假肢，以代偿其功能。假肢受残肢的支配，装配后能否发挥良好的功能，很大程度取决于截肢的部位和残肢的条件。截肢是一种破坏性手术，同时也是建设性手术，不应把截肢手术看得过分简单容易，以致造成截肢后诸多并发症的出现，影响患者的康复。

【康复适应证】

（1）截肢术后的残肢痛与幻肢痛。
（2）残肢窦道或溃疡。
（3）残肢的滑膜炎。
（4）残肢关节的挛缩与畸形。

（5）残端的形态不整。

【传统康复治疗】

一、药物疗法

一般根据患者的症状和体征可分为肝气郁结证、血瘀痰凝证、湿热内蕴证、脾肾阳虚证等辨证论治，随证加减。

1. 肝气郁结证

［主症］截肢术后心情不畅，胸胁胀满，心烦易怒，食少腹胀，口干口苦，夜寐不安，残肢常有刺痛或幻觉痛，舌暗紫，苔白，脉弦。

［治疗原则］疏肝解郁，活血行瘀。

［推荐方药］舒肝解郁汤：香附10g、青皮6g、柴胡10g、郁金10g、丹参24g、川芎6g、泽兰16g、延胡索10g、金铃炭10g。

2. 血瘀痰凝证

［主症］残肢关节活动不利，屈伸疼痛，部位固定不移，呈刺痛，遇寒加重。舌淡红，苔白微腻，脉弦涩。

［治疗原则］活血通络，除湿祛痰。

［推荐方药］制川乌10g、制草乌10g、地龙10g、制南星10g、乳香9g、没药9g。

3. 湿热内蕴证

［主症］截肢关节肿胀疼痛，或创面红肿不愈，有溃疡或窦道，周身伴有纳呆、腹胀、身重、口黏腻，大便不爽，溲黄，舌红，苔黄微腻，脉弦滑略数。

［治疗原则］清热利湿。

［推荐方药］黄芩滑石汤加减：黄芩10g、滑石6g、茯苓皮10g、大腹皮10g、白蔻仁10g、通草6g、猪苓10g。

［加减］关节屈伸不利较甚加伸筋草、透骨草，局部红肿较甚可加金银花、连翘、

紫花地丁等。

4.脾肾阳虚证

[**主症**]肢体浮肿，半身以下更甚，胸腹胀满，口不渴，大便溏，小便量少，身重懒食，手足不温，面色苍白虚浮，截肢创面流水不愈，舌苔厚腻而润，脉沉迟。

[**治疗原则**]温阳实脾，利气行水。

[**推荐方药**]实脾饮：厚朴9g、白术9g、木瓜9g、木香6g、草果6g、大腹子6g、附子6g、白茯苓10g、干姜6g、甘草6g。

5.常用单方验方

（1）通脉散2号：水蛭、虻虫、全蝎、蜈蚣各等份，研末制成胶囊。口服每次8粒，每日2次。有活血化瘀、通脉止痛之功效。

（2）活血通脉片：丹参180g，赤芍、土茯苓各90g，当归60g，金银花、川芎各60g。共研细末，制成片剂，每次20片，每日2～3次。有活血化瘀、通络消肿的作用。

（3）养血荣筋丸：党参、鸡血藤、赤芍、伸筋草、川断、赤小豆、透骨草、寄生各15g，首乌30g，补骨脂、白术各12g，当归、威灵仙、木香、松节、陈皮各10g。口服1～2丸，每日2次。有益气养血、舒筋活络之功能。

二、针灸疗法

残肢痛是截肢术后的并发症之一，不仅影响假肢的安装和使用，而且给患者带来很大的痛苦，甚至达到难以忍受的程度，残肢痛的原因是多方面的，采用针灸治疗具有一定的疗效。

（一）体针疗法

[**取穴**]血海、膈俞、大肠俞、环跳、三阴交、合谷、期门、肾俞、秩边、承山。

[**操作**]血海、膈俞捻转提插泻法，三阴交、合谷捻转泻法，肾俞、秩边、承山针而灸之，余穴同前。

（二）电针疗法

[**取穴**]大肠俞、环跳、秩边、承山、委中、阳陵泉、飞扬、昆仑。

[**操作**]每次取2～4穴位，针刺得气后加脉冲电针，行针20分钟，用于疼痛急性发作，有迅速止痛的功效。

（三）耳针疗法

[**取穴**]神门、腰、膝、臀、坐骨、耳壳背面部相应穴位。

[**操作**]用半寸针施捻转泻法或用药籽压法，隔日一次，用于急性发作或缓解期的治疗。

（四）刺络拔罐疗法

[**取穴**]环跳、大肠俞、委中、阳陵泉。

[**操作**]每次取1～2穴，用三棱针点刺3～5点，取大号玻璃罐闪火法拔之，出血量5～10ml，用于疼痛急性发作，有缓急解痛之效。

（五）磁场疗法

（1）用钐钴合金制成的圆柱形永磁体，直径0.7cm，厚0.5cm，表面磁场强度1500～1800Gs作穴位或压痛点敷贴，每贴5天，间隔2天，一般贴1～2个月。根据不同病变常贴穴位可选用曲泉、阴陵泉、血海、阴谷、足三里、风市、伏兔、臂臑、肩髃、曲池、尺泽等穴位。

（2）脉冲磁场：用MCS-4B型磁疗机，频率40～80次/分，场强6000～8000Gs，残端置于两块磁铁间，南北极对置，每次治疗 15～20 分钟，每日 1 次，一般 20～30 次为一疗程。

三、推拿疗法

截肢术后伤口已愈，但局部肌肉萎缩，关节挛缩与畸形活动障碍者，可应用推拿疗法。

主要是穴位推拿，手法要平稳，由轻而重，随患者逐渐适应而加大作用力，以不引起肌肉痉挛性收缩为度。一般先用摩法，逐渐改用揉法，从肢体远心端推到近心端，约 5 分钟左右。上肢推拿穴位：缺盆、肩髃、肩贞、曲池、尺泽、少海、大陵、阳池、阳溪、阳谷、手三里、合谷等；下肢推拿穴位：气冲、环跳、居髎、风市、足三里、阳陵泉等。

四、气功疗法

截肢术后的患者可主要练卧位放松功。意守小腹，自然深呼吸，同时把思想集中在截肢部位，有意识地使肌肉放松，并闭目默念"松"字，经过一段时间练功，放松已较随意后，再使思想高度集中，心中默念"动"字，使膝、髋关节活动。

五、浴疗法

1. 矿泉浴

可选用淡泉浴、氡泉浴、碳酸泉浴等，一般采用全身温水浸浴或半身温泉浴。水温在 37℃～38℃ 左右，每次浸浴 15～20 分钟，必要时延长 30 分钟。这些种浸浴具有促进周围血管扩张，增加静脉回流，消除瘀血，舒筋活血，改善血液循环作用，在全身矿泉浴时，还可配合水下按摩。

2. 药浴

（1）骨科外洗一方

［**处方**］伸筋草 30g、钩藤 30g、忍冬藤 30g、王不留行 30g、刘寄奴 15g、防风 15g、大黄 15g、荆芥 10g。

［**用法**］煎水熏洗，每日 1 次。有活血通络、舒筋止痛之功效。

（2）散瘀和伤汤

［**处方**］马钱子 15g、红花 15g、生半夏 15g、骨碎补 9g、甘草 9g、葱须 30g、醋 60g（后下）。

［**用法**］煎水熏洗并浸浴患处，每日 1 次。有活血祛瘀、止痛之功效。

（3）海桐皮汤

［**处方**］海桐皮 6g、透骨草 6g、乳香 6g、没药 6g、当归 5g、川椒 10g、川芎 3g、红花 3g、威灵仙 3g、甘草 3g、防风 3g、白芷 2g。

［**用法**］煎水趁热熏洗并浸浴患处，每日 1 次。有通络止痛的作用。

六、饮食疗法

常用的药膳如下。

（1）桃仁粥：桃仁 10g、粳米适量（约 50g），先将桃仁焯过，去皮尖，研烂，取汁和粳。米一同煮粥备用。有活血、化瘀、通脉之功效。早晚可与餐点同食。

（2）山楂粥：山楂 30～40g（鲜山楂 60g）、粳米 100g、砂糖 10g。干山楂片先行洗净，入砂锅煎取浓汁（若为鲜山楂，需水洗静后切片入煎），去渣后加入粳米、砂糖熬粥。有健脾消积、散瘀止痛的作用。可做食间点心食用，但不可空腹食。

（3）薏苡仁酒：生薏苡仁 100g、粳米 500g、酒曲适量。先将薏苡仁淘净，加适量水煮成稠粥，另以粳米淘净后烧饭。将粥与饭拌匀，待冷，加适量酒曲，发酵成为酒酿供用。亦可将生薏苡仁布包置白酒中，于水浴中共煮，再封固浸泡3日供用。有健脾胃、除风湿、强筋骨的作用。每日适量，可供佐餐用。

（4）木瓜汤：木瓜4个、白沙蜜1000g。先将木瓜蒸熟去皮，研烂如泥，另将白沙蜜烁净。再将二者调和均匀，放入洁净瓷器中盛贮备用。有通痹止痛之功效，每日晨起空腹，用沸水冲调1~2汤匙。

（5）山药粥：山药片45~60g、粳米50~100g。干山药片（或鲜山药100~120g洗净切片）与淘净的粳米一同煮粥，供用。可补脾胃、润肺肾，供早晚餐食用。

【现代康复治疗】

截肢后功能训练，术后即保持患肢的伸直功能位，必要时做皮牵引或石膏托固定，以防止残端挛缩。术后5~7天，大腿截肢的患者应进行臀肌和腹肌的锻炼，小腿截肢的患者进行股四头肌的锻炼。术后2~3周主要做残端皮肤的按摩，促进血液循环，加强耐磨力，安好假肢后分别进行站立平衡、单腿支撑、行走及步态调整等练习。

一、物理疗法

（1）物理因子治疗：指应用光、声、电、磁、热等人工或自然物理因子对残肢进行治疗。主要作用包括消炎、镇痛、改善血液循环、促进瘢痕软化和组织再生、松解粘连、锻炼肌肉、调节神经系统等。

（2）运动治疗：具有防治肌肉萎缩、关节僵硬，改善关节活动度，增强肌力，预防肺部感染，改善有氧运动能力及缓解疼痛的作用。术后第二天即可进行，主要方法有关松动技术、四肢及躯干肌力增强训练及肺功能训练等。

二、作业疗法

主要进行术后日常生活能力的指导。术后第一天即可开始在床上进行辅助的移动训练，如翻身、坐起、上床、下床、进出轮椅、轮椅操作、使用腋杖、如厕、洗漱等日常生活动作，应根据截肢者病情尽早给予指导。下肢截肢者还应进行残肢末端承重训练。

三、假肢技术

假肢技术是为了弥补肢体缺损，代偿患者失去的肢体功能，利用工程学原理为患者制作安装假肢的技术。安装假肢后最重要的任务就是训练。

1. 临时假肢训练

在康复医生和假肢技师的指导下进行，包括：①穿戴临时上肢方法的训练。②站立位平衡训练：一般在双杠内进行，练习双下肢站立、健肢站立平衡、假肢站立平衡。③迈步训练：先是假肢侧迈步，过渡到假肢侧站立、健肢迈步。由双手扶杠到单手扶杠，由双杠内练习过渡到双杠外练习。④步行训练：可用拐或步行器辅助，最后到独立步行、转弯、上下楼梯、过障碍物、地面上拾物训练及跌倒后起立训练等。

2. 正式假肢训练

经过临时假肢训练、假肢代偿功能已达到预期目标时，便可更换正式假肢。由于有了上述基础，正式假肢训练相对容易。主要训练对正式假肢的适应，巩固强化以前的训练成果，训练方法基本同前。

四、心理康复

截肢是对患者的巨大打击，其心理状态的变化一般经过震惊、回避、承认和适应4个阶段。性格内向的截肢者多表现得孤独、忧郁、自悲、寡言，甚至轻生。性格外向的截肢者多表现出烦躁不安。在前两个阶段中，患者表现出悲观、沮丧、自我孤立的态度，在家庭、婚姻、工作、生活等问题上忧心忡忡。心理康复的目的在于帮助患者迅速度过前两个阶段，认识自我价值，重新树立自尊、自信，自强、自立，承认现实，积极投入恢复功能的训练中去。

此外，还要做好患者及其家庭成员的咨询工作，让其了解截肢后伤残的程度和假肢的选择，以及截肢后可能发生的并发症，并简要介绍康复的计划、方法、所需时间和费用等。

五、并发症处理

包括残肢皮肤破溃、窦道、瘢痕、角化、残端骨突出外形不良、残肢关节挛缩、残肢痛的处理。

【康复护理】

（1）做好患者的心理护理，减轻患者的心理负担，使其能正确对待疾病，保持乐观的情绪，树立战胜疾病的信心，鼓励残疾人的自尊、自强、自立精神，勇于克服困难，奋力拼搏，以健康的心态面对生活。

（2）鼓励截肢患者早期活动，帮助患者进行功能锻炼，补偿由截肢给患者带来的不便，而且早期活动可促进循环，防止残端水肿、血管阻塞、关节挛缩等并发症。

（3）采用适当的文娱活动活跃患者的

精神生活，使他们在住院期间心情开朗，感受到正常人的欢乐。

（4）积极戒除烟酒。

（5）注意生活调理，甘淡泊，远房事，戒厚味，慎饮食。

第五节 断肢（指）再植再造术后

20世纪60年代以来，不少国家先后取得断肢（指）再植成功。1963年，我国成功地接好了一例右腕上完全断离的断手，而且功能恢复良好，成为医学文献上首先报道的病例。以后通过基础理论研究、血管缝合方法的改进，尤其是手术显微镜的应用和显微外科器械的研制，为断肢（指）再植提供了良好条件，不仅提高了存活率，而且扩大了手术指征。但是断肢（指）的再植成功不等于功能恢复。由于断肢（指）的创伤和术后固定制动常致肌肉挛缩、关节强直、肌腱粘连、肌力减弱引起严重的功能障碍。所以术后康复治疗对恢复再植再造肢（指）的功能具有重要的临床意义。

【康复适应证】

（1）断肢（指）再植再造术后自术后早期即进行功能训练及康复治疗，预防关节粘连强直、挛缩所造成的功能障碍。

（2）断肢（指）再植再造术后已造成的关节粘连性强直、肌肉挛缩、功能障碍。

【传统康复治疗】

一、推拿疗法

以指柔法为主，辅以弹拨等方法，沿

着肌肉、肌腱的走行方向进行，轻揉手指末端或伤口附近组织及关节，在肌肉放松的基础上，进行缓慢、连续的被动运动。按摩师应根据患指再植术的情况及僵硬程度，采用单指指压法、多指指压法和掌压法。注意手法强度，掌握用力的大小，即达到维持关节功能及解除痉挛的作用，每天按摩1~2次，每次15~20分钟。操作时动作要由轻到重，循序渐进，避免暴力。

二、药浴疗法

术后2~3周即可进行中药局部浸浴，要趁药液温度高、多蒸汽时，先熏后洗，然后当温度下降到能浸浴的温度时（37℃~44℃），再浸浴。浸浴时间以20~30分钟为宜，每日2~3次，药浴中可进行指关节屈伸练习。

方一：红花30g、丹参30g、川芎15g、伸筋草30g、透骨草30g、乳香20g、羌活20g、防风15g、鸡血藤30g。

方二：伸筋草30g、钩藤20g、忍冬藤30g、王不留行15g、刘寄奴15g、防风15g、威灵仙15g、川椒20g。

方三：桂枝20g、威灵仙20g、防风15g、五加皮20g、细辛10g、荆芥20g、乳香20g、没药20g。

【现代康复治疗】

一、术后常规处理

（1）一般护理：病房应安静、舒适、空气新鲜，室温保持在20℃~25℃，抬高患肢处于心脏水平。注意保温、止痛、禁止吸烟等。

（2）密切观察全身反应。

（3）定期观察再植肢（指）体血液循环，及时发现和处理血管危象。

（4）防止血管痉挛、抗血液凝固治疗。

（5）抗生素应用：肢体离断时，污染较重，加之手术时间长，应采用抗生素，以预防感染。

（6）再植肢（指）康复治疗：骨折愈合拆除外固定后，应积极进行主动和被动功能锻炼，并辅以物理治疗，促进功能康复。若肌腱粘连应行松解术，若神经、肌腱需二期修复，应尽早进行。

二、物理疗法

术后1~3周为软组织愈合期。康复医疗的重点是消除水肿，促进渗出物吸收和神经恢复，预防瘢痕增生、组织粘连，促进血肿的吸收，预防和控制感染，改善再植手指的血液循环，使伤口一期愈合。

1. 太阳灯照射

适用于术后10天以内。适用于再植后手指肿胀、疼痛或肌腱及神经血管吻合后，以消除水肿、促进渗出物吸收和神经恢复为主。

2. 超短波治疗

适用于手术两周后，以无热量至微热量的超短波治疗。每日1次，每次10~15分钟，并主动轻微活动伤指。

3. 旋磁机治疗

适用于术后5~14天。贴在患部进行，每日1次，每次20分钟。

4. 红外线或TOP照射

伤口愈合后，预防瘢痕增生、组织粘连或促进血肿吸收，若再植指骨已基本愈合，则配合手指被动或主动运动。

三、基本功能锻炼

1. 主动训练

手指再植术后5~7天。未固定的关节

可进行轻微的主动运动，如屈伸、外展、内收运动，但动作要轻柔。手指内外固定去除后，即术后2～3周开始局部功能训练。关节囊缝合术者，术后3～4周开始训练。局部主动运动的方法：手指用力屈曲、拇指外展、内收及对掌，各30次；训练手指屈曲、抓握、对指及拇指内收的力量，可用捏小皮球、握力器进行锻炼，每一动作各重复40次，并应注意用力，以增强手部的肌力；对肌力微弱或关节活动度小，不能有效抓握者，可用海绵块代替，分展、分合的力量可用挑拨橡筋网的方法进行。指间夹铅笔或纸，训练手指并拢功能。

2. 利用器械练习

采用分指板，使10指在分指板上进行滑动练习，以利恢复手的分指功能。每分钟5～10次，分指力差可用挑拨橡皮筋方法练习。利用指拉器进行负重牵拉练习，加强屈伸功能，重量为0.5～1.5公斤，每次10～15分钟，每日2次。用橡皮球或橡皮圈进行主动抓握练习，每天5～10次，每次10～15分钟。伸指圆锥弹簧手指扩张器，进行伸展手指练习，拇指外展、内收及对掌练习。

3. 实用功能训练

手指的基本功能恢复后，应加强练习掌捏、侧捏、掐捏，以增强各种捏力，拇指轮流与各指挟持各种大小及形态不同的物体，如对指持球、对指持钥匙。日常生活方面练习如扣衣纽、系鞋带、穿脱衣服、使用匙子及筷子进食、自行洗盥、书写以及接近每个患者术前所从事工作的一些练习，增强患者关节活动度、旋转、负重、握力、灵巧与稳定。使其由生活不能自理到生活完全自理，为回归社会所需的功能打下基础。

四、牵引疗法

对肌肉挛缩、关节粘连较牢固者可进行关节间断牵引，其方法是将手置于牵引器上，患肢作最大屈曲位与最大伸直位，固定关节近端，远端置适当重量的砂袋，直接加压或通过滑轮施加重力作一定方向的牵引，每次持续10分钟，重量以引起轻度疼痛感觉患者能够忍受为度。各关节视需要依次进行，中间作适当放松运动，经锻炼后挛缩的关节活动多有较明显的恢复。但肌力的恢复一般较慢，且以神经功能的恢复为前提。同时按摩师要根据情况采用适当的按摩方法，如捻法、摇法、扳法等按摩方法，以松解粘连，促进关节功能恢复。每天按摩1～2次，每次15～20分钟。如经上述方法治疗后功能恢复仍不满意者，可行粘连松解术，术后即开始主动锻炼，并配以按摩治疗，防止再次粘连。

五、康复疗效评定

康复疗效评定的目的是观察治疗后的疗效。有利于选择治疗的方法，估计预后及时调整治疗方法。评定项目如下。

1. 日常生活

活动共10项：拣针、拣分币、写字、提物、打结、拿杯子、锤钉子、上螺丝钉、纽扣、刷牙、梳头。

优：能完成3/4以上（相当于正常手指75%～100%）。良：能完成1/2以上（相当于正常指的50%～75%）。差：能完成1/4以上（相当于正常指的25%～50%）。劣：完成1/4以下。

2. 关节活动度

优：手指总屈伸度180°～240°。良：手指总屈伸度80°～180°。差：手指总屈伸度60°~80°。

3. 局部皮肤温度

优：手指温度正常，不需特殊保温。

良：手指温度略低，需间断保温。差：手指温度明显偏低，特别怕冷需持续保温，甚至冷天不敢外露，需间断太阳灯照射保温。

4. 握力

优：30kg以上，能从事一般性工作。

良：握力25kg以下，能从事部分工作。差：握力15kg以下，生活能大部分自理。劣：握力10kg以下，生活不能自理，需人照顾。

【康复护理】

手不仅是精密的运动器官，也是高级的感觉器官，手的功能直接影响患者的劳动力和生活能力。因伤后手指功能障碍、生活不能自理，易对生活失去信心、悲观甚至产生轻生念头。因此再植术的康复治疗中，心理治疗也是重要环节之一，了解患者的家庭、社会背景及心理特征，做好思想工作，使之明了治疗计划及预期效果，以便树立尽快达到最佳效果的信心。另一方面还要做好家属及单位的工作，帮助患者解决一些生活和经济上的困难，调动患者的积极性、主动性，坚持锻炼，使患者伤指的功能恢复至优良水平。

第六节　骨折后康复训练

骨折是指骨的连续性遭到破坏。祖国医学称之为"折伤"。

骨折是骨科临床的常见病、多发病。在工农业生产、交通事故、体育锻炼中常常会发生骨折。目前对骨折已有了较完善的治疗方法。但临床上可见骨折对位愈合良好，而患肢的功能恢复不理想，如肢体的骨折由于其固定时间较长，解除固定后患肢出现不同程度的肌肉萎缩与关节强直，究其原因是未重视骨折后的功能康复训练。因此骨折后的功能训练，对于骨折患者减少关节僵硬和肌肉萎缩，尽早恢复正常生理功能是一个重要环节。

【康复适应证】

（1）从骨折初起贯穿整个骨折治疗过程。

（2）骨折引起的关节粘连性强直，功能活动障碍者。

【传统康复治疗】

内服与外用药物是治疗骨折的两个重要方法。古代伤科学家积累了不少秘方、验方，都各有特长，但总是以"跌仆损伤，皆瘀血在内而不散也，血不活则瘀不能去，瘀不去则折不能续"和"瘀去、新生、骨合"作为理论指导的。内服和外用药物，对纠正因损伤而引起的脏腑、经络、气血功能紊乱，促进骨折的愈合均有良好作用。

一、外用药

1. 初期

以活血化瘀、消肿止痛类的药膏为主，如消瘀止痛药膏、清营退肿膏、双柏散、定痛膏、紫荆皮散。红肿热痛时可外敷清营退肿膏。

2. 中期

以接骨续筋类药膏为主，如接骨续筋药膏、外敷接骨散、驳骨散、碎骨丹等。

3. 后期

骨折已接续，可用舒筋活络类膏药外贴，如万应膏、损伤风湿膏、坚骨壮筋膏、金不换膏、跌打膏、伸筋散等。骨折后期，关节附近的骨折，为防止关节强直、筋脉拘挛，可外用熏洗、熨药及伤药水揉擦，配合练功活动，达到活血散瘀、舒筋活络、迅速恢复功能的目的。一般常用的熏洗及熨药方有海桐皮汤、骨科外洗一方、骨科外洗二方、舒筋活血洗方、上肢损伤洗方、下肢损伤洗方等，常用的伤药水有伤筋药水、活血酒等。

二、内服药

1. 初期

由于筋骨脉络的损伤，血离经脉，瘀积不散，气血凝滞，经络受阻。治宜活血化瘀、消肿止痛为主，可选用活血止痛汤、和营止痛汤、新伤续断汤、复元活血汤、夺命丹、八厘散、肢伤一方等药，如有伤口者多吞服玉真散。如损伤较重，瘀血较多，应防其瘀血流注脏腑而出现昏沉不醒等症，可用大成汤通利之。

2. 中期

肿胀逐渐消退，疼痛明显减轻，但瘀肿虽消而未尽，骨尚未连接，故治宜接骨续筋为主，可选用新伤续断汤、续骨活血汤、桃红四物汤、肢伤二方、接骨丹、接骨紫金丹等，接骨药有自然铜、血竭、土鳖虫、骨碎补、续断等。

3. 后期

一般已有骨痂生长，治宜壮筋骨、养气血、补肝肾为主，可选用壮筋养血汤、生血补髓汤、六味地黄汤、八珍汤、健步虎潜丸、肢伤三方和续断紫金丹等。骨折后期，尚应适当注意补益脾胃，可用健脾养胃汤、补中益气汤、归脾丸等加减。

【现代康复治疗】

一、骨折后康复训练

因临床骨折部位最多见于四肢，现以股骨干骨折为例介绍骨折后康复训练。

1. 牵引治疗阶段

新鲜骨折受伤时间短或陈旧性骨折畸形愈合，骨折端闭合手法折断的病例。骨折部位疼痛、肿胀，做牵引以后可让其做伤肢股四头肌舒缩及踝关节背伸活动练习，动作宜轻，次数宜少。经X光检查如骨折已复位，立即予夹板外固定，督促患者继续进行上述练习，次数逐渐增多。伤后第2~4周伤部疼痛、肿胀明显消退，骨折复位已较稳定，患者对床上牵引基本适应，除继续进行上述练习外再增加抬臀、伸膝活动，即患者头后仰，两肘关节屈曲着床面，股四头肌强力收缩，踝关节背伸，臀部抬起离开床面，根据患者自己的力量持续一定的时间，以骨折部位不痛为度。第五、六周时复查X光片、观察骨折端骨痂形成情况，如需继续牵引者，可在床上两手握吊环，再度加大抬臀伸膝动作，或扶牵引架的双杠床站立，练习髋、膝、踝关节的伸展运动。如X光显示骨痂已形成，可根据患者的具体情况去除牵引，在夹板保护下，下床扶拐练习不负重行走，或先扶拐站立，患侧足根反复作蹬地动作练习，再逐渐短距离行走。

2. 手术内固定者的功能锻炼

此类患者在手术后出血停止，软组织肿胀基本消退，全身情况基本恢复后，就可以进行患肢踝关节背伸练习，逐渐进行股四头肌舒缩练习。如内固定采用髓腔加压针内固定手术者，伤口拆线后就可做伸屈膝关节活动，术后2~3周架双拐下地短距离负重行走以后逐步增加活动量。手术内固定患者术后5~6周可开始练习下蹲，站立活动并由双拐改为单拐行走。

3. 骨折初期临床愈合阶段

患肢继续夹板外固定卧床休息时，将患肢置于外展约25°～30°体位，防止骨折内收成角畸形。

练习扶拐行走时先架双拐站立，不负重、稍负重，完全负重，行走的距离先近后远，步履慢而稳，患足放平，两眼平视前方，只要骨折部位不痛可放心练习。一般伤后10周去健侧拐，患侧扶单拐行走至12～14周，可弃拐逐渐开始参加轻体力劳动。

如果出现患肢小腿肿胀、膝关节活动不利的患者要把膝关节活动练习放在首位，以主动练习为主，逐渐加大膝关节活动度。配合被动练习，通过治疗医师的牵拉、滚动、旋转、滑动和挤压等手法，作用于关节以缓解疼痛，增加关节活动范围，包括髌骨的上下、左右滑动，胫腓关节的前后位、后前位滑动及内外旋转、沿长轴牵拉，胫腓关节的前后位、后前位滑动。每个方向治疗2～3次，每次1分钟，治疗间歇让患者做主动活动。

二、骨折后造成粘连性关节强直、功能障碍

以膝关节康复治疗为例。

第一次推拿手法要在麻醉下行膝关节粘连松解术。此法适于骨折断端已经坚固愈合者，对膝关节内骨折，多次手术导致瘢痕广泛、髌骨推之无移动者，以及股骨干骨质疏松者，不能行麻醉推拿。

麻醉推拿方法如下：以右膝为例。在静脉麻醉下，术者左手摸触髌骨上下缘及髌骨韧带止点，右腋窝夹住患肢小腿近端。第一助手在术者身后，双手握住患肢小腿远端，准备用力向下压患膝屈曲；第二助手固定患肢髋关节于最大屈曲位，准备就

绪，在术者统一指挥下，三人共同用力，屈曲患肢，当已感到或听到撕裂粘连之声时，屈曲的力量应缓缓施加，切忌粗暴。以后再适当行第二次手术。屈膝的角度视具体情况而定，如髌骨移动度大，粘连不广泛，可屈膝至正常状态。

当患者同时合并有伸膝障碍时，可一并将患肢被动推拿伸直之。其方法是：两助手双手压住髌骨上部，术者双手握住小腿远端，使膝关节伸直，并过伸8°～10°。

术后患肢关节附近应加压包扎，防止出血，减少肿胀。凡推拿前患膝有伸直障碍者，推拿后一律伸膝包扎固定。伸膝无障碍，一律屈膝固定。术后24～48小时解除包扎，鼓励患者努力锻炼伸屈患肢，待肿胀消除后，在患者能忍耐的情况下，每周按摩1～2次。一般需两个月左右，可使患膝屈伸功能恢复正常。

【康复护理】

（1）做好骨折后的功能锻炼，必须调动患者的自觉性，使其与医护人员有力配合。大多数患者不理解功能锻炼的重要性，认为接骨就应固定不动，于牵引初期怕影响骨折对位而不敢锻炼，中期怕骨折再错位而不愿练习，后期认为骨折已愈合而无锻炼的积极性。医护人员必须讲明动静结合治疗骨折的辩证关系，给予指导督促。

（2）主动练习与被动练习相结合，有些多发损伤手术内外固定或年老体弱的患者不能早期训练，医护人员及家属要帮助患者能活动的肢体做被动活动练习，外固定解除后立即进行主动练习，鼓励患者坚持锻炼，尽量地获得功能恢复，以减少关节粘连、肌肉萎缩及骨质疏松等合并证的发生。

第十七章
儿科疾病

第一节　肺炎

肺炎是细菌或病毒感染引起的呼吸道的急性炎症，是小儿主要的常见病之一。肺炎可分为大叶性肺炎、支气管炎（又称小叶性肺炎）及间质性肺炎、毛细支气管炎。小儿以支气管肺炎为多见。肺炎的致病菌或病毒首先侵犯上呼吸道，再延及气管、支气管以及肺泡而引起肺部感染。当肺部炎症时，可使支气管变得更为狭窄，甚至堵塞，致使肺部发生阻塞性肺气肿，或局限性肺不张，进一步加重通气和气体交换，使全身代谢过程和器官的功能发生一系列变化。本病各年龄组均可发病，尤其多见于婴幼儿。四季均可发病，但以冬、春季气温骤变季节多见。其起病急骤，临床以发热、咳嗽、喘憋、鼻煽和肺部啰音为主要临床表现。重症肺炎可出现心力衰竭、呼吸衰竭、中毒性脑病、感染性休克、弥漫性血管性内凝血及多功能衰竭等严重并发症。营养不良、佝偻病或先天心脏病患儿合并肺炎时，不仅发病重，而且往往迁延不愈。本病不仅发病率高，病死率亦高，严重威胁小儿健康。

中医古代文献中无"肺炎"病名，但类似病名在元代已出现，可归属于中医的"咳嗽""喘证"范畴。

小儿肺炎以急性多见，它可以是原发病，也可以由支气管炎向下蔓延所致，或继发于麻疹、百日咳等疾病。中医认为，本病的病位在肺，外因主要为感受风寒或风热之邪；内因主要是由于小儿脏腑柔弱，形气未充，肺脏娇嫩，卫外不固，或因先天禀赋不足，后天失于调养，寒温失度，将养失宜，风邪由表而入，内舍于肺，致肺气痹阻而发病。其基本病机为痰、热、闭、瘀，以肺气闭塞为关键。疾病初期风邪从皮毛入侵，或由口鼻而入，首犯肺卫，致肺气失宣，清肃之令不行，以风热闭肺多见；继之由于邪气痹阻于肺，通调失职，水液输化无权，留滞经络，凝聚为痰，或温热之邪，灼津炼液为痰，痰热交阻，壅盛于肺。此期由于痰热邪毒较重，肺气郁闭日甚，致心血运行不畅，气滞血瘀，脉道壅滞，而心血瘀阻的加重，又使肝失疏泄，以致心气不足，肝脏肿大，而心血瘀阻，心失所养，致使心阳虚衰，气阴两竭，阳气暴脱的演变；亦有痰热炽盛化火，内陷心肝，出现高热动风的变化。本病后期，多因正虚邪恋、气阴耗伤而缠绵不愈。本病的治疗多以中医或中西医结合为主。

【康复适应证】

小儿肺炎的常证阶段和变证的恢复阶段均可进行康复治疗。

【传统康复治疗】

一、药物疗法

中医辨证论治一般根据患儿的症状和体征分为常证和变证分型论治。常证：风邪闭肺（风寒闭肺证、风温闭肺证），邪毒炽盛（湿热闭肺证、痰热闭肺证），正虚邪恋（肺脾气虚证、阴虚肺热证）；变证：心阳虚衰证、邪陷厥阴证等。

1. 常证

（1）风寒闭肺证

［主症］面色苍白，恶风恶寒，发热无汗，呛咳频频，痰白清稀，可有气急鼻煽，舌淡苔薄白或白腻，指纹多浮红，可达气关，脉浮紧。肺部听诊多在两肺底部可闻及少许中、小水泡音及痰鸣音。肺部X线检查可见有肺纹理增粗，或见有点状阴影。

［治疗原则］辛温开肺，祛湿化痰，止咳平喘。

［推荐方药］小青龙汤加减：麻黄、桂枝、干姜、半夏、五味子、芍药、生石膏。

［加减］若鼻塞不通，加辛夷、苍耳子；兼食积，加焦三仙、鸡内金、莱菔子。

（2）风温闭肺证

［主症］面色红赤，发热汗出，口渴引饮，咳声响亮，痰黏难出，气促鼻煽，烦躁不安，咽部红赤，舌质正常或偏红，苔薄黄，指纹浮紫，可达气关，脉浮数。肺部听诊可闻及少许中、小水泡音。肺部X线检查可见有肺纹理增粗，或见有点状阴影。

［治疗原则］清热开肺，祛湿化痰，止咳平喘。

［推荐方药］麻杏石甘汤加味：麻黄、生石膏、杏仁、甘草。

［加减］发热较高，加山栀、黄芩；大便秘结，可酌加瓜蒌、大黄。

（3）湿热闭肺证

［主症］精神倦怠，面色潮红，汗出热不退，午后益甚，渴不欲饮，咳喘气促，鼻翼扇动，舌质红，苔黄腻，指纹紫滞，多达气关，脉滑数。肺部听诊双肺满布中、小水泡音。肺部X线检查可见有片状阴影。

［治疗原则］清热化湿，泻肺定喘。

［推荐方药］五虎汤合葶苈大枣泻肺汤加减：麻黄、生石膏、杏仁、细茶、甘草、葶苈子、大枣、桑白皮。

［加减］偏于热者，加山栀、黄芩、竹叶；偏于湿者，可加半夏、厚朴。

（4）痰热闭肺证

［主症］身热面赤，壮热不退，汗出口渴，喘咳鼻煽，下陷作坑，胸高气促，喉中痰鸣，状如拽锯，甚则口唇青紫，爪甲紫绀，舌红绛苔黄腻，指纹青紫而沉滞，可达气命之关，脉滑数。肺部听诊双肺满布痰鸣音及中、小水泡音。肺部X线检查可见有片状阴影。

［治疗原则］清热开肺，豁痰平喘。

［推荐方药］五虎汤合三子养亲汤加减：麻黄、生石膏、杏仁、细茶、甘草、白芥子、苏子、莱菔子、地龙、桃仁、丹参、山栀子、黄芩。

（5）肺脾气虚证

［主症］低热起伏不定，汗出恶风，神疲气短，面色㿠白无华，四肢不温，喉中痰鸣，纳呆便溏，舌淡苔白滑，指纹淡紫，可达气关，脉缓无力。肺部听诊双肺可闻

及散在的中、小水泡音及痰鸣音。肺部X线检查可见肺部阴影较前有所吸收。

[**治疗原则**] 益气健脾，敛肺固金，止咳化痰。

[**推荐方药**] 人参五味子汤加减：党参、茯苓、白术、五味子、甘草。

[**加减**] 若汗出较多者，加黄芪、防风；咳嗽较重者，加紫菀、百部。

（6）阴虚肺热证

低热盗汗，午后明显，口渴欲饮，干咳少痰或痰黏难出，大便干结，口唇干红，口起白沫，咽红而干痒，舌红而干，苔光剥，脉细而数。肺部听诊双肺可闻及少许中、小水泡音及少量痰鸣音。肺部X线检查可见肺部阴影有所吸收。

[**治疗原则**] 育阴清热，润肺止咳。

[**推荐方药**] 沙参麦门冬汤加减：沙参、麦门冬、玉竹、天花粉、桑叶。

[**加减**] 肺热明显者，加黄芩，知母；阴虚较重者，加青蒿、鳖甲、地骨皮。

2. 变证

（1）心阳虚衰证

[**主症**] 呼吸困难，烦躁不安，面色苍白，四肢厥冷，口唇及肢端青紫发绀，舌质紫暗或淡白，指纹紫暗，可透关射甲，脉微而频疾，肝脏在短时间内进行性增大1.5cm以上。听诊心音变钝，心率增快达160次/分以上，双肺满布湿性啰音。

[**治疗原则**] 回阳救逆，益气固脱。

[**推荐方药**] 参附龙牡救逆汤加减：党参、附子、龙骨、牡蛎、白芍、炙甘草、当归、丹参。

[**加减**] 四肢厥冷较重者，可酌加肉桂、干姜等温阳之品。

（2）邪陷厥阴证

[**主症**] 壮热不退，神昏嗜睡，烦躁谵语，两目上窜，口噤项强，四肢抽搐，舌质红绛，指纹青紫，可透关射甲，脉弦数。双肺可闻及中、小水泡音。

[**治疗原则**] 平肝熄风，清心开窍。

[**推荐方药**] 羚角钩藤汤：羚羊角、钩藤、芍药、甘草、生地、贝母、竹茹、茯神、黄芩、黄连、山栀、菖蒲、郁金等，合牛黄清心丸同服。

3. 常用单方验方

（1）新鲜的女贞叶子500g，浓煎至200ml，每次服5～10ml，日服3～4次。

（2）鱼腥草500g，水煎40分钟，使之成为100ml溶液，每次服20～40ml，日服2～3次。

（3）银杏、地骨皮、车前子、甘草、陈皮、钩藤各9g，青黛3g，水煎服，用于细菌性肺炎。

（4）僵蚕研末，每次0.6g，每日2次，水冲服。用于婴幼儿腺病毒肺炎。

（5）炙桂枝5g、生白芍10g、炙甘草6g、煅龙牡各20g、红枣5个、生姜2片，水煎服或制成糖浆。用于小儿迁延性肺炎。

（6）平喘合剂。射干10g，麻黄3g，细辛2g，五味子、桂枝、法半夏各9g，生石膏30g。每天1剂，分3次服。适用于痰喘闭肺者。

二、外治疗法

（1）杏栀散：杏仁、桃仁、栀子各等份，共为细末，取鸡蛋清少许调成糊状，摊在纱布上，敷于膻中穴上，保持温度，一日一换。

（2）陈皮、半夏、云茯苓、白芥子、川芎，研极细末装入15cm×25cm的纱布口袋中，封好口，轮流置于胸前背后。将电子煨疗包接通电源，加热盖于药袋上，胸背各15分钟，每日1次，3天为一疗程。

（3）白芥子、细辛、葶苈子、延胡索、沉香，共为细末，生姜汁调和酌加凡士林及防腐剂，制成软膏，另将丁香、吴茱萸适量研细末，装瓶盖严备用。取穴肺俞、定喘穴或肺底啰音密集处。将药膏摊在4cm见方的干净纱布中，上撒薄薄的一层丁香、吴茱萸粉末，先用生姜擦至穴位皮肤略潮红，然后敷上纱布膏，胶布固定。一般6～12小时取下。隔日贴一次，3次为一疗程。

（4）肺炎膏：生大黄、黄柏、天花粉、赤芍、甘草、姜黄、白芥子各100g，黄芩、樟脑、冰片各30g，薄荷冰、制乳香、制没药各15g，共研细末，应用时以适量凡士林调成膏，贴在肺部病灶体表，3～5天更换一次。

三、拔罐疗法

适用于年龄较大的儿童，取双侧肩胛下部，或啰音明显局部拔罐，以见瘀血为度，应避免起疱，每次5～10分钟，每日1次，5天为一疗程。对小儿肺炎有辅助治疗作用。

四、推拿疗法

小儿肺炎患者采用推拿疗法进行康复治疗。

1. 治则
宣肺化痰，止咳平喘。

2. 基本治法
（1）取穴及部位：脾土、肺经、八卦、四横纹、精宁、板门、天突、膻中、定喘、肺俞、承山、仆参、肩井。

（2）主要手法：推法、揉法、摩法、掐法、搓法、拿法、擦法。

（3）操作方法：①嘱患儿家长抱住患儿，医者面对患儿而坐，分推坎宫20次，推太阳30次，揉天突20次，按揉膻中、乳根、乳旁，每穴1～2分钟；用掌揉法揉脐，动作须轻柔和缓，约3～5分钟；补脾土500次，清肺经300～500次，运八卦500次；掐四横纹，每次10下，揉板门400次；掐精宁10～30次；依次掐五节，每次10次；用两拇指的掌面或两手掌，自患儿两胁同时搓摩至两肚角穴处，即按弦走搓摩，持续半分钟至1分钟；掐双侧承山穴10次，并用中指端揉双侧承山穴半分钟，分别拿双侧承山穴30次；揉仆参半分钟至1分钟。

②嘱患儿家长抱住患儿，医者面对患儿背而坐，用中指端按揉大椎、定喘穴各100次；按揉肺俞100次；分推肩胛骨100次；横擦背部肺俞穴区，以温热为度；拿双侧肩井穴5～10次。

五、饮食疗法

小儿肺炎多伴有发热，津液不足的现象，所以要多喝水。还可煎些梨汤、橘皮汤、芦根汤或经稀释的果汁，不时地让患儿饮用，则效果更好。患儿的饮食要丰富有营养和富含维生素，并易于消化，尤其是营养不良、佝偻病、贫血等有其他并发症的患儿，更应注意营养的调配。患儿食欲不好，可少喂勤喂，但不要强行灌喂，以免引起呕吐，或把食物呛入气管而发生窒息。忌油腻、生冷及辛辣刺激之品。

常用药膳如下。

（1）白萝卜1个、白胡椒5粒、生姜10g、橘皮3g，共煎取汁，加冰糖适量服用，每日1剂，连用3～4天。适用于风寒犯肺型的肺炎。

（2）梨1个、川贝3g、桔梗3g、桑叶30g、冰糖20g，同煎后喝汤食梨，每日1剂，连用数天。适用于风热犯肺型的肺炎。

（3）冬瓜子15g，白果、杏仁各10g，三味药捣烂，水煎服用，每日1剂，连用3~5天。适用于痰热阻肺型的肺炎。

（4）大白梨（挖去核）1个或白萝卜（挖空）1个，蜂蜜30g存放于梨或白萝卜内，蒸熟食用，一天2个，连用数天。适用于正虚邪恋型的肺炎。

【现代康复治疗】

一、常规处理

1. 一般治疗

注意水、电解质的补充，纠止酸中毒和电解质紊乱，适当的液体补充还有助于气道的湿化。但要注意输液速度，过快可加重心脏负担。

2. 抗感染治疗

应注意气道湿化、变换体位和拍背，保持气道湿度和通畅。

3. 对症治疗

如给予氧疗、保持气道湿度和通畅，针对腹胀、高热、烦躁不安予以对症处理等。

4. 糖皮质激素

糖皮质激素可减少炎症渗出，解除支气管痉挛，改善血管通透性和微循环，降低颅内压，严格遵守激素使用指证短期应用。

二、肺康复训练

对症治疗后病情平稳的小儿可进行肺康复训练

1. 呼吸训练

减轻呼吸困难和改善动力性过度充气异常。

（1）腹式呼吸：患者呼气时，手随腹部下陷并轻轻加压以增高腹压推动膈肌上抬；吸气时上腹对抗手所加压力徐徐向上隆起腹部。

（2）缩唇呼气：患者经鼻吸气后，缩唇吹口哨样缓慢呼气，一般吸气2秒，呼气4~6秒。

（3）呼吸肌训练：主要训练吸气肌。可应用仪器进行阈值压力负荷锻炼，提高呼吸肌的肌力和耐力，也可进行阻力呼吸训练和二氧化碳过度通气训练。

（4）咳嗽、排痰训练：指导患者应用正确的咳嗽方式咳痰，家属可辅助患者排痰，通过体位引流、胸部叩击、震颤等方式帮助患者排痰。

2. 有氧训练

指导患者进行有计划的有氧运动，如游泳、康复操、太极拳、气功等。

【康复护理】

给患儿创造良好的环境，保持室内的空气新鲜，温度20℃左右，相对湿度以50%~60%为宜。要耐心护理，使患儿心情愉快，保证患儿的休息。同时要多晒太阳，衣着要温暖舒适。喂水、进食及喂药应将患儿上身抬高，以免呛入气道，及时清除鼻、咽部的分泌物，保持呼吸道的通畅。定时变换体位，轻拍背部，以利痰液咳出。

第二节　腹泻

腹泻又称泄泻，是消化系统疾病中的一种常见症状，系指大便稀薄，便次增多为主要临床表现的证候群。许多疾病的过程中可出现泄泻的症状。本证轻重差别很大，但只要治疗及时，一般可治愈，预后良好。如果失治误治，则易生变证而危及生命。或迁延不愈，转成疳证，本病常导致营养不良和维生素缺乏，并常伴有泌尿道感染、上呼吸道感染、中耳炎、肺炎、败血症、心肌炎、鹅口疮、中毒性肝炎等疾病，严重影响小儿健康和生长发育。本证各年龄组均可发病，但具有年龄越小，发病率越高的特点，尤以2岁以内的婴幼儿更为多见。四季均可发病，但以夏、秋季节为高。

中医古籍对泄泻有较详细的记载。《诸病源候论》首先论述了小儿泄泻。

临床上将腹泻分为感染性腹泻和非感染性腹泻两大类。凡因细菌、病毒、真菌、寄生虫感染而致者称感染性腹泻；凡因药物因素、饮食因素、居住环境、生活规律改变而致者称非感染性腹泻。中医认为腹泻的主要原因为：①感受外邪。②内伤乳食。③脏器虚损。④暴受惊恐。以上均可导致脾运失健，水谷不化，精微不布，清阳不升，合污而下降作泻。主要病位在脾胃和大肠。六淫之邪内侵，伤肺损脾，致清阳下陷作泻；小儿由于饮食不节，使饮食停滞肠胃而不化，则水反为湿，谷反为滞，清阳不升，合污而下致成泄泻；若久病或其他疾病后调理欠佳，进一步损伤脾胃，则纳运失司，喂养稍有不慎，则易致饮食内停，水谷不能转化为精微，精微不运，合污而下，并走大肠而致泄泻；泄泻日久，或久病之后，或过食生冷皆可损伤阳气。日久必伤及肾阳，肾阳虚损，命火不足，不能腐熟水谷，运化精微，合污而下，并走大肠则完谷不化，洞泻不止；小儿神气怯弱，若暴受惊恐，惊则气乱，恐则气下，清阳之气不升，下陷作泻；小儿

泄泻后，由于水分的丢失，势必损伤阴液，久之伤阴较重，最终导致阴液将竭，阳气欲亡，是本病最易发生的变证。此外，久泻或泄泻反复发作，将使脾气虚弱难复，不能输化水谷精微，化生气血，而转化成疳证。本病在治疗上以中医或中西医结合为主。

【康复适应证】

腹泻之常证及变证的恢复期，均可进行康复治疗。

【传统康复治疗】

一、药物疗法

（一）中药汤剂

中医辨证论治是腹泻患者常采用的康复疗法。一般根据患者的症状和体征可分为，常证：伤食泻、风寒泻、湿热泻、脾虚泻、脾肾阳虚泻；变证：气阴两伤、阴竭阳脱等。进行辨证施治，随症加减。

1. 常证

（1）伤食泻

[**主症**] 脘腹胀满，时见腹痛，痛则欲泻，泻下酸臭，状如败卵，嗳气馊腐，舌苔厚腻或微黄，脉滑。

[**治疗原则**] 消食化积，升清降浊。

[**推荐方药**] 保和丸加味：山药、六曲、半夏、茯苓、陈皮、连翘、莱菔子、麦芽、葛根、升麻。

（2）风寒泻

[**主症**] 腹痛肠鸣，泻下清稀，中多泡沫，臭气不甚，舌淡苔白滑，脉紧。

[**治疗原则**] 疏风散寒，升阳止泻。

[**推荐方药**] 藿香正气丸加味：藿香、紫苏叶、白芷、生姜、大腹皮、厚朴、陈

皮、白术、茯苓、炙甘草、大枣。

（3）湿热泻

［**主症**］暴注下迫，大便稀薄，或如水样，色黄而臭，或夹黏液，肢体倦怠或有发热，小便短赤，舌红苔黄腻，脉滑。

［**治疗原则**］清热利湿，升清降浊。

［**推荐方药**］葛根芩连汤加味：葛根、黄芩、黄连、炙甘草。

［**加减**］若热盛，可加寒水石；小便短赤者，加车前子。

（4）脾虚泻

［**主症**］食后即泻，大便稀薄，色淡臭味不大，面色萎黄，肌肉消瘦，神疲倦怠，舌淡红苔白，脉缓。

［**治疗原则**］健脾益气，升举清阳。

［**推荐方药**］参苓白术散加减：党参、山药、茯苓、白术、桔梗、扁豆、莲肉、薏苡仁、砂仁、甘草。

［**加减**］腹胀明显，加木香；久泻不止，加赤石脂、禹余粮；大便中含有不消化的食物，残渣较多者，加干姜。

（5）脾肾阳虚泻

［**主症**］洞泻不止，食入即泻，澄澈清冷，完谷不化，形寒肢冷，面色㿠白，精神萎靡，舌淡苔白，脉沉微。

［**治疗原则**］温中散寒，升提中气。

［**推荐方药**］附子理中丸合四神丸加减：附子、党参、炮姜、白术、甘草、补骨脂、吴茱萸、肉豆蔻、五味子等。

［**加减**］脱肛者，加升麻、黄芪。

2. 变证

（1）气阴两伤

［**主症**］泻下无度，质稀如水，精神萎靡或心烦不安，目眶及前囟凹陷，皮肤干燥或枯瘪，啼哭无泪，口渴引饮，小便短少，甚至无尿，唇红而干，舌红少津，苔少或无苔，脉细数。

［**治疗原则**］益气养阴，酸甘敛阴。

［**推荐方药**］人参乌梅汤加减：人参、炙甘草、乌梅、木瓜、莲子、山药等。

［**加减**］久泻不止加山楂炭、诃子、赤石脂涩肠止泻；口渴引饮加石斛、玉竹、天花粉、芦根养阴生津止渴；大便热臭加黄连清解内蕴之湿热。

（2）阴竭阳脱

［**主症**］泻下不止，次频量多，精神萎靡，表情淡漠，面色青灰或苍白，哭声微弱，啼哭无泪，尿少或无，四肢厥冷，舌淡无津，脉沉细欲绝。

［**治疗原则**］挽阴回阳，救逆固脱。

［**推荐方药**］生脉散合参附龙牡救逆汤加减：人参、麦冬、五味子、白芍、炙甘草、附子、龙骨、牡蛎。

同时尚需配合其他抢救措施。

（二）中成药

（1）藿香正气胶囊：每服2～3粒，一日3～4次。用于风寒泻。

（2）纯阳正气丸：每服2～3g，一日3～4次。用于中寒泄泻，腹冷呕吐者。

（3）甘露消毒丹：每服2～3g，一日3～4次。用于暑湿泄泻。

（4）葛根芩连丸：每服1～2g，一日3～4次。用于湿热泻。

（5）附子理中丸：每服2～3g，一日3～4次。用于脾肾阳虚泻。

（三）常用单方验方

（1）健脾消食散（《中国中医秘方大全》李世文验方）：土炒山药30g、焦神曲12g、鸡内金（微炒）6g，上药共研极细末，贮瓶备用。6个月以内婴儿，每次服1.5g，6个月～1岁者，每次服3g，按年龄每岁3g

递增，分3次口服。服时加糖适量，用热水调成糊状服之，5日为一疗程。有健脾和胃，消食止泻之功。主治婴儿久泻，大便酸臭，有不消化之物。

（2）止泻灵（《中国当代中医名人志》王列方）：黄芩、白芍、罂粟壳、芡实各0.02g，茯苓、白术、诃子各0.04g，薏苡仁0.03g（总量0.25g），上药共研极细末，贮瓶备用。3~5个月婴儿，每次服0.25g；5~8个月婴儿，每次服0.5g；8~12个月婴儿，每次服用0.75g；1~2岁幼儿每次服1g；2岁以上幼儿每次服1.25g。一日均服3次。4天为一疗程。有清热利湿、健脾止泻之效。主治急慢性腹泻、各型肠炎。

（3）小儿止泻散（《中国当代中医名人志》周少伯方）：炮姜炭50g、焦山楂100g。上药共研极细末，贮瓶备用。每次服1~2g，一日3次，白开水送服。有温中止泻，健脾消积之功。主治婴幼儿腹泻。

（4）婴笑散（《四川中医》1984年第2期任大冒方）：炒苍术、焦山楂、车前子各5份，罂粟壳2.5g，上药共研细末，过筛，贮瓶备用。1岁以内婴儿，每次服2g；1~3岁幼儿，每次服3g；4~6岁儿童，每次服4g；7岁以上儿童酌情增加。2~4小时服一次，加适量食糖，开水送服。有健脾止泻之功。主治小儿腹泻。

（5）石榴皮9g，水煎加红糖服，适用于久泻。

（6）车前子、朱砂莲各3份，五倍子1份，研末。1岁以内婴儿，每日服1g；大于1岁者每岁递增1g，最大量不超过5g，分3次服，适用于水泻。

二、外治疗法

（1）用干姜、艾叶、白胡椒、透骨草、甘草煎汤洗足，治疗婴幼儿腹泻。

（2）用丁香、肉桂各等份，共研细末，加藿香正气水伴匀敷脐。

（3）葛根、黄连各5g，黄芩、马齿苋各10g，木香6g。煎水，取50ml，每日保留灌肠2次（小于2岁者用30ml）。适用于感染性腹泻。

三、针灸疗法

针灸疗法治疗腹泻，可起到健脾化湿止泻之作用。

（一）体针疗法

1. 急性腹泻

［取穴］中脘（RN12，任脉）、天枢（ST25，足阳明胃经）、足三里（ST36，足阳明胃经）、阴陵泉（SP9，足太阴脾经）。

［操作］中脘直刺1寸，令酸胀感由局部向四周放散，采用呼吸补泻之泻法，施手法1分钟，天枢直刺1.5寸，施提插泻法局部酸胀为度；足三里针2寸，令针感沿经上传，阴陵泉直刺1.5寸，二穴施捻转补法，做手法1分钟。

2. 慢性腹泻

［取穴］丰隆（ST40，足阳明胃经），足三里（ST36，足阳明胃经），曲池（LI11，手阳明大肠经），天枢（ST25，足阳明胃经），大横（SP15，足太阴脾经），水道、归来（ST28，ST29，足阳明胃经）及水道归来外开2寸。

［操作］天枢取双侧，呼吸泻法；大横、水道、归来、外水道、外归来均取左侧，捻转泻法；曲池，提插捻转泻法；上巨虚提插补法；天枢针而灸之。内关捻转提插泻法。

慢性腹泻可针后加灸，亦可艾灸神阙，火柴爆灸长强。以上均不留针。

（二）平衡针灸

[取穴]胃痛穴（口角下1cm或下颌正中旁开3cm）；腹痛穴（腓骨小头前下方凹陷处）

[操作]治疗时患者取仰卧位或坐位，穴位常规消毒，并行点刺手法，每日治疗一次，连续治疗3~5日为一疗程。

（三）耳针或耳穴疗法

[取穴]脾、胃、大肠、小肠、交感。

[操作]选上述反应明显的2~3个穴位，根据患儿的体质和病情，用耳针给予适当刺激，留针20分钟或不留针；或用王不留行压迫穴位24小时，隔日一次。

（四）穴位注射疗法

[取穴]足三里、大肠俞、神阙。

[操作]选用复合维生素B 1ml，加注射用水等量，交叉取足三里、大肠俞，每穴注射药物1ml，穴位交替使用。并配合灸神阙5分钟左右。一般1~2次治愈。

（五）刺络疗法

[取穴]四缝、陶道、中脘、长强、耳穴之大肠俞、神阙。

[操作]每次选2~3个穴位，消毒后，以三棱针垂直点刺出血即可。

四、拔罐疗法

取天枢、关元、足三里、大肠俞、小肠俞。适用于各种腹泻。

五、刮痧疗法

[取穴]胃俞、脾俞、大肠俞、足三里、中脘、天枢、内关。

[操作]常规消毒后，在相应的部位上涂刮痧油，先从颈部风府刮至大椎，再重刮中脘、天枢、胃俞、脾俞、足三里，以皮肤发红、皮下有瘀血点、痧斑为度，切忌重手法，同时加个别穴位拔罐，使小儿感觉到有温热感、无疼痛感为度，留罐5~10分钟。脱水者嘱患者多饮淡糖盐水或流质饮食，病情需要时给静脉补液。3天为一疗程，最多治疗3个疗程。所有病例每次刮痧后均服温水或糖盐水1杯（500~800ml）。

[加减]伴发热者加曲池；伴头痛头晕者加合谷；伴转筋者加承山、委中。风寒型、脾胃虚寒型和伤食型用补法。

六、穴位敷贴疗法

吴茱萸、五倍子、公丁香、磁石、白芥子各等份，加冰片少许，用鸡蛋清和为小丸，贴穴位足三里、天枢、关元、中脘；久泻尚可加贴脾俞、大肠俞、肾俞。

七、推拿疗法

[取穴]腹、脐、七节骨、龟尾、大肠、左端正、足三里。

[手法]摩法、揉法、推法、按法、擦法、捏脊法。

[操作]①患儿仰卧于治疗床上，医者坐于患儿右侧，以一手在患儿的脐部及脐以下的部位做掌摩法，约5分钟；以一手在患儿的脐部及脐以下的部位做掌揉法，约5分钟；以一手指罗纹面推脾土100次，推大肠100次；在患儿一手的左端正穴做掐法，10~30次；按揉双侧足三里，每侧1~2分钟。②患儿俯卧于治疗床上，若患儿较小者，可嘱家长将患儿背部朝医者抱

起，医者以一手指罗纹面在患儿鱼尾穴上做揉法，约500次，在患儿的七节骨穴处做推法，自尾骨端推向顶端，约200次；捏脊5～7遍。

[加减] 寒湿泻者，加揉外劳宫50次，推三关300次，再补脾土100次；湿热泻者，加清脾土200次，清大肠200次，清小肠200次，清天河水300次，推六腑300次，按天枢50次；伤食泻者，加揉板门50次，清大肠200次，按揉天枢30次；脾虚泻者，加补脾土300次，补大肠200次，推板门50次，推三关300次，按揉脾、胃俞各30次；脾肾阳虚泻者，加补脾土300次，补大肠300次，补肾经300次，揉肾顶50次，按揉肾俞和命门，每穴1～2分钟，擦八髎2分钟。

八、饮食疗法

饮食调养和生活调理对婴幼儿的腹泻十分重要。对于轻型患儿，要排除病因，调整饮食，减轻消化道的负担，才能有利于功能的恢复，所以要注意合理的喂养和饮食卫生。饮食以清淡、稀软、少渣、少油、容易消化为原则。在急性水泻期间，应根据腹泻的轻重，禁食8～12小时，可少量多次喝些糖盐水。大便次数减少后，先喂米汤、淡菜水，逐渐喂母奶或加水的牛奶。久泻的患儿可酌情吃脱脂牛奶，随着病情的好转，可加稀粥、细挂面、藕粉、果汁等。重症的腹泻，病情好转即可进食米汤、藕粉、带咸味的挂面汤，稀释汤、稀释的果汁均可选用。但要量少勤用，等恢复后再过渡到全乳喂养或正常的人工喂养。不宜饮用咖啡、茶和含气饮料，不给含纤维多的粗糙食品及不易消化食物。

常用药膳如下。

（1）焦米汤：将大米在文火中炒焦，碾粉，再煮成米汤，每次5～8g米粉加水100ml，当水饮用。

（2）莲子山药粥：莲子、山药各等量分别研末，以20～30g与大米50～100g共熬为粥，常服用，适用于慢性腹泻。

（3）3%鱼粉米汤。3%鱼粉，加米汤100ml即成。鱼粉仅含微量脂肪，又减去奶糖，可治疗轻度腹泻。

（4）酸奶：每100ml牛奶中加20%乳酸或加柠檬汁2ml，或鲜橘汁6ml。酸奶表面有小凝块，加酸使奶内蛋白质变性，易消化，可在限食阶段饮用。

（5）健宝灵：将治疗腹泻常用的中药如鸡内金、麦芽、茯苓、怀山药等配成粉剂，调入米汤或米糊中服用。

（6）大枣苡仁汤：大枣10枚、薏苡仁30g，共煎至薏苡仁熟透开花，加红糖适量，生姜3片，再熬5分钟即可。初服其汤，每日3次，如消化功能恢复，可连薏苡仁、大枣共服。适用于慢性腹泻。

【现代康复治疗】

一、常规处理

根据实用儿科学腹泻病的治疗原则进行治疗，给予调整饮食、预防和纠正脱水、微生态制剂及肠黏膜保护剂治疗，大便外观为黄色糊状夹黏液便的以及大便常规镜检红细胞、白细胞及脓球均可见的患者加用抗生素抗感染治疗。治疗原则：调整饮食，预防和纠正脱水，合理用药，加强护理，预防并发症。不同时期的腹泻病治疗重点各有侧重，急性腹泻多注意维持水、电解质平衡；迁延性及慢性腹泻则应注意肠道菌群失调及饮食疗法。

二、物理治疗

1. 温热理疗

用治疗器直接照射患儿腹部，照射距离32cm，每日1次，每次治疗时间20分钟，每3次为一疗程。

2. 电磁波理疗

通过交变磁场产生轻微震动按摩脐部，起到按摩活血的作用，通过电流加热达到祛湿、散寒、通络，从而减少肠腔内的渗透活性物质并促进肠道正常功能的恢复。

【康复护理】

对于腹泻的婴幼儿的护理，平时要注意饮食调摄，起居有节，寒温适宜，避免外感邪气。同时要调节小儿情绪，保持心情舒畅，加强护养，避免小儿跌仆损伤，突然惊吓。发生腹泻后要注意保护婴幼儿的臀部及肛门，防止红臀的发生。

第三节　疳证

疳证是指小儿喂养不当，或因多种疾病的影响，使脾胃受损，气液耗伤，导致全身虚弱羸瘦的慢性疾病。本病多见于5岁以下的小儿，起病缓慢，病程缠绵，不仅影响小儿的生长发育，且易并发其他疾病，病情严重者，可产生不良后果。目前，本病已显著减少，发展为严重证候者更少见。

历代医家对疳证的命名和分类繁多。有以五脏定名的（肝疳、心疳、脾疳、肺疳、肾疳等），有以病因命名的（热疳、冷疳、哺乳疳、食疳、蛔疳等），有以病位命名的（外疳、内疳、口疳、鼻疳、牙疳、眼疳、脑疳、脊疳等），有以证候命名的（疳痢、疳泻、疳肿胀、疳渴、疳嗽、丁奚疳等），有以病情命名的（疳气、疳虚、疳积、疳极、干疳等）。

"疳"的含义，古代医家有两种解释，一说"疳者甘也"，另一说"疳者干也"。前者是指发病原因，认为小儿恣食肥甘生冷，损伤脾胃，形成积滞，日久渐成疳证；后者是指病机和证候，认为气液干涸，形体羸瘦，而成疳证。小儿发育迅速，所需要的营养物质的供给至为重要。脾胃为后天之本，气血生化之源。缘小儿脾常不足，易受损伤，形成脾胃诸病。若饮食不节，喂养不当，他病日久不愈影响，先天禀赋不足，脾胃虚损，运化失宜，生化乏源，气血虚损，津液干涸，脏腑、肌肉、筋骨、皮毛失于濡养，而致形体羸瘦，生长发育障碍，形成疳证。疳证日久，诸脏失养，必累及其他脏腑，出现各种兼证。

【康复适应证】

疳证的患儿均可进行康复治疗。

【传统康复治疗】

一、药物疗法

（一）中成药剂

（1）健脾肥儿片：每服4~6片，一日3次。用于疳积脾虚夹虫积者。

（2）十全大补丸：每服2~4g，一日3次。用于干疳气血两虚者。

（二）中药汤剂

中医辨证论治是疳证患儿常采用的

康复疗法。一般根据患者的症状和体征可分为常证：疳气、疳积、干疳；兼证：眼疳、舌疳、疳肿胀等。进行辨证施治，随症加减。

1. 常证

（1）疳气

[**主症**] 形体略较消瘦，面色萎黄少华，毛发稀疏，食欲不振，或能食善饥，大便干稀不调，精神欠佳，易发脾气，舌淡红，苔薄微腻，脉细。

[**治疗原则**] 和脾健运。

[**推荐方药**] 资生健脾丸加减：党参、白术、山药、茯苓、薏苡仁、泽泻、藿香、白蔻仁、山楂、神曲、麦芽。

[**加减**] 腹胀嗳气，厌食，苔厚腻者，去党参、白术、山药，加苍术、陈皮、鸡内金运脾燥湿，理气宽中，消食助运。大便溏加少量炮姜温运脾阳；大便干加决明子、莱菔子润肠通便；能食善饥，易发脾气，加胡黄连、决明子清火除烦。

（2）疳积

[**主症**] 形体明显消瘦，面色萎黄无华，肚腹膨胀，甚则青筋暴露，毛发稀疏如穗，精神不振或易烦躁激动，睡眠不宁，或伴揉眉挖鼻，咬指磨牙，动作异常，食欲不振或多食多便，舌淡，苔薄腻，脉沉细。

[**治疗原则**] 消积理脾。

[**推荐方药**] 消疳理脾汤加减：三棱、莪术、芜荑、槟榔、使君子积、青皮、陈皮、黄连、胡黄连、灯心、麦芽、神曲、甘草等。

[**加减**] 若无虫积，去芜荑、使君子；食积为主，加苍术、鸡内金运脾消积；腹胀疼痛加枳实、木香行气止痛；脾虚多、食积少，加党参、白术、山药健脾益气，或用肥儿丸加减；性情急躁易怒，动作异

常，加决明子、钩藤、白芍清火柔肝；飧泄清谷加炮姜、肉果温运脾阳；舌红，苔剥，口干者，去黄连，加石斛、沙参、麦冬养阴生津。

（3）干疳

[**主症**] 极度消瘦，呈老人貌，皮肤干瘪起皱，皮包骨头，精神萎靡，啼哭无力且无泪，毛发干枯，腹凹如舟，杳不思纳，大便稀溏或便秘，时有低热，口唇干燥，舌淡或光红少津，脉沉细弱。

[**治疗原则**] 补气养血健脾。

[**推荐方药**] 八珍汤加减：党参、白术、茯苓、炙甘草、当归、熟地、白芍、川芎等。

[**加减**] 面舌淡，脾阳虚者，去熟地、白芍，加炮姜、附子温阳助运；舌干红，无苔，加乌梅、石斛、麦冬酸甘化阴；杳不思纳加陈皮、砂仁、焦山楂鼓舞胃气，醒脾助运；时有低热，汗出不温者，合桂枝龙骨牡蛎汤加减治疗。

2. 兼证

出现于疳积重证和干疳阶段，常见的有以下几种：

（1）眼疳

[**主症**] 两目干涩，畏光羞明，时常眨眼，眼角赤烂，目睛失泽，甚则黑睛混浊，白睛生翳，夜晚视物不清等。

[**治疗原则**] 养血柔肝，滋阴明目。

[**推荐方药**] 石斛夜光丸加减。常用药：石斛、天冬、麦冬、生地、枸杞子滋补肝肾，青葙子、菊花、黄连清热泻火明目，牛膝引火下行，茯苓益气健脾，川芎、枳壳行气活血。

夜盲加服羊肝丸。

（2）舌疳

[**主症**] 口舌生疮，口腔糜烂，秽臭难

闻，面赤唇红，烦躁哭闹，小便黄赤，或发热，舌红，苔薄黄，脉细数。

[治疗原则] 清心泻火。

[推荐方药] 泻心导赤汤加减。黄连、灯心草、朱茯苓、甘草梢清热解毒泻心火，木通清心利尿，淡竹叶、连翘清心除烦，生地、玄参、麦冬滋阴凉血生津。

外用冰硼散或珠黄散搽口腔患处。

（3）疳肿胀

[主症] 足背、踝部、小腿甚则颜面浮肿，按之凹陷如泥，面色无华，神倦肢冷，小便短少，舌质淡嫩，苔白滑，脉沉迟。

[治疗原则] 健脾温阳利水。

[推荐方药] 防己黄芪汤合五苓散加减。常用药：黄芪、白术、甘草补气健脾，桂枝温阳通经、茯苓、猪苓、泽泻、防己健脾渗湿利水，生姜、大枣和中安胃，调和营卫。

[加减] 四肢不温，腰以下肿甚，偏于肾阳虚者，加附子、干姜温肾阳以利水，或用真武汤加减治疗。

（三）常用单方验方

（1）蟑螂10只，炒去头翅足，研极细末，早晚分服，10天为一疗程，适用于疳积脘腹鼓胀者。

（2）鸡内金3g，研细末，开水冲服。鸡内金性甘、平，入脾、胃经，有消积滞、健脾胃等功效。用于食积胀满的疳积。

（3）取大蟾蜍1只，去头足内脏，以砂仁研末，纳入腹中，缝口，黄泥封固，炭煅存性，候冷，研极细末。每服0.5~2g，每日2~3次。适用于疳证积滞伤脾。

（4）苍术、胡黄连，磨粉匀和，每次1~2g，一日3次，酌加蜂蜜少许调服，连

续服用1~2周。适用于脾虚肝旺证。

二、外治疗法

（1）消疳膏：焦山楂、炒神曲、炒麦芽、炒鸡内金、炒莱菔子、生栀子研末加水调成膏状敷脐，一日一换，5日为一疗程。

（2）杏仁、桃仁、山栀子、皮硝、白胡椒、葱白、鸡蛋清、白酒，捣烂敷神阙、命门二穴，24小时取下。

（3）生栀子9g，研成细末，加面粉、鸡蛋清调成三个饼，分别敷贴脐部、两足心。用于脾胃运化失常，食物积滞。

三、针灸疗法

针灸疗法治疗疳证，具有调理脾胃之功。

（一）体针疗法

[取穴] 中脘（RN12，任脉）、中枢（DU7，督脉）、气海（RN6，任脉）、足三里（ST36，足阳明胃经）。

[操作] 选以上穴位，用中等强度刺激，不留针，每天一次，5~6天为一疗程。如效果不明显，可将以上4穴，和脾俞、肾俞两穴，艾条灸。

（二）刺络疗法

[取穴] 脐中四边穴（位于脐中上下左右各1寸处）、合谷、少商、商阳。

[操作] 用三棱针点刺出血，重则每日1次，轻则隔日一次。

（三）皮肤针疗法

[取穴] 华佗夹脊穴。

[操作] 用七星针由上而下反复叩击，约上下行走5次左右，以叩击处皮肤略红为度。

四、推拿疗法

疳证患儿采用推拿疗法进行康复治疗，可起到益气健脾和胃之功效。

[取穴] 脾土、中脘、乙窝风、天门、虎口、足三里、六腑、鱼际、八卦、三关、脐。

[手法] 揉法、按法、推法、掐法。

[操作] 患儿仰卧于治疗床上，医者坐于其体侧，补脾土10分钟，揉中脘7分钟，揉乙窝风和天门入虎口、按揉足三里、推六腑、揉鱼际各3分钟，逆运八卦、推三关各2分钟，掐足三里1分钟，补肾水、揉脐各5分钟。

[加减] 饮食伤脾，加清补脾胃，清大肠，揉板门，分推腹阴阳，揉中脘；体虚脾弱者，加补脾胃，揉中脘、脾俞、胃俞。对各种兼症，重加提捏按压相应节段、俞穴。每日1次，6日为一疗程。

此外，还可以采用捏脊疗法。

五、饮食疗法

饮食与本病的发生和临床症状的发作有着密切的关系，饮食调配对本病的防治及康复非常重要。应食既有营养价值、又容易消化的食物，宜少食多餐。对婴幼儿宜定时、定量、定质喂养，勿使之暴饮暴食。宜选用既能健脾养胃，又容易消化吸收的膳食，如粥、羹、汤等，常用的食物及药物有山药、鸡内金、莲肉、粟米、粳米等，同时要注意加强营养，鱼、肉、鸡等高蛋白饮食，是可选择的理想食物，但制作要注意炖熟炖烂，以利于消化。疳证兼症较多，往往虚实并见，如虽脾胃虚弱，但多有积滞内停，因此消食化积之品，在膳食中亦当应用，如山楂、麦芽、神曲、

萝卜等，可煮汤饮用。消导驱虫后，先用谷类配合干果、豆类中养胃健脾之品，如莲子、芡实、山药、扁豆、豆腐、栗子等，煮服或磨粉制成糕饼服食，待能耐受，再渐进荤腥，先选用鱼肉、乳、蛋等，或用少量猪肝、鸡肝制成肝泥等容易消化的食物，其后再加肉末、肉汤等，进而恢复为正常饮食。但过于肥腻或煎炸之食品，易助湿生热，难消易滞，禁忌食用。还应忌生冷瓜果及生硬食物。并要纠正偏食或嗜甜食的习惯，多吃蔬菜或含粗纤维的食物。

脾疳应以麦类食品为主，如麦片、大麦粉等，并可服隔汤淡炖鲜鸡肝，也可间服肥儿八珍糕等；干疳则可食用干藕粉、绿豆汤、天花粉、鲜桔水、地粟粉、小青菜汤、番茄汤等；哺乳疳以食用奶粉、黄豆粉、豆浆、红枣粥、山药粥等为宜。

常用药膳如下。

（1）糖苹果：饴糖、蜂蜜煮苹果食。

（2）小米焦巴散：小米饭焦巴焙干，研面，红糖冲服。

（3）山楂膏：用山楂（去皮核）与蜂蜜共熬成膏，每次1匙调服。治疗小儿乳食停留疳积。

（4）鸡内金散：鸡内金放瓦上焙干，或放烤箱内烘干，研成细末，开水冲服。或加入山楂30g，或白术30g，或怀山药60g，水煎服。

（5）猪肚1个，山楂5枚。山楂放入洗净的猪肚内，蒸3小时，食猪肚、山楂及汤。

（6）胡萝卜250g，水煎后加少许红糖服食。其性微温，甘辛，有下气、补中、利胸膈，调肠胃、安五脏之功。适用于饮食不节，伤于脾胃之疳积。

【现代康复治疗】

广泛开展健康教育，提倡母乳喂养，添加辅食的时间、种类和原则，指导家长保证小儿足够的热量供应。

【康复护理】

疳证患儿要合理安排生活制度，保证患儿有充足的睡眠时间。同时让小儿多参加户外活动和体育锻炼，注意清洁卫生，调节寒温。对患儿要密切观察病情，应每周测体重 1~2 次，饮食有节。

第四节　肾小球肾炎

急性肾小球肾炎，简称急性肾炎，是指一组病因不一，临床表现为急性起病，多有前驱感染，以血尿为主，伴不同程度蛋白尿，可有水肿、高血压，或肾功能不全等特点的肾小球疾病。此病多见于 3 岁以上儿童，病前 1~3 周多有呼吸道感染、扁桃体炎、脓皮病等病史。临床表现轻重不一，一般病例有浮肿、血尿及高血压，严重病例可引起以下并发症：①心力衰竭，表现呼吸急促，烦躁不安，肺底水泡音，奔马律，心率快，肝脾增大。②高血压病，表现头痛、眼花、昏迷、抽筋、血压明显升高。③急性肾功能不全，表现少尿或尿闭，氮质血症及酸中毒。不典型的病例仅有血尿及蛋白尿，或仅有尿轻微改变。本症预后多良好，但失治误治亦可于急性期死于高血压脑病、肺水肿或急性肾功能不全。转为慢性肾炎者较为少见。

中医虽无此病名，但亦对此病有较详细的论述。本病可归属于中医的"肾风""风水""水肿"的范畴。

现代医学认为本病是一种感染后的免疫反应，常继发于上呼吸道感染或皮肤的链球菌感染之后。呼吸道感染主要是 B 溶血性链球菌 A 组 12 型、4 型，皮肤感染是 49 型及 57 型。致肾炎的链球菌作为抗原，刺激机体产生相应抗体，形成免疫复合物，沉于肾小球并激活补体，引起肾小球基底膜损害致病。中医认为本病的发生外因为感受风寒、风热、水湿、疮毒之邪；内因机体的正气不足。正气不足，卫气不固，腠理不密，邪毒易侵袭，易传变，易内伏。如小儿外感风寒、风热、乳蛾、猩红热或疮痍、疖肿等病后，由于正气虚，无力抗邪，致使邪毒内伏，由肺脾借助气血经络移邪于肾，导致肺脾肾三脏功能失调，水液的转输、排泄功能发生障碍而引发本病。病理主要与肺、脾、肾三脏有关。风邪上逆，首先犯肺，肺失宣肃，水道不利，溢于肌肤，而发为水肿；湿邪内侵，脾失健运，以致水湿不能下行，泛于肌肤；肾为全身诸气之根，肾主开阖，如肾气不足，膀胱气化受损，水泛为肿。湿热内侵，损伤血络是肾炎尿液变化的原因。此外水气凌心，水气上扰清空，肾气不足，开阖不利等是形成急性肾炎并发症的机制。本病的治疗多采用中医或中西医结合为主。

【康复适应证】

小儿急性肾炎的恢复期均可进行康复治疗。

【传统康复治疗】

一、药物疗法

（一）中药汤剂

中医辨证论治是小儿急性肾炎患儿常用的康复疗法。一般根据患者的症状和体征进行分型论治。急性期：风水证、湿热证、寒湿证、变证（水气凌心、邪陷心肝、水毒内闭）；恢复期：脾气虚弱证、肾阴不足证。

1. 急性期

（1）风水证

[**主症**] 起病急，恶风，咳嗽，眼睑浮肿，渐及全身，尿少，尿浊，血尿，舌淡红苔薄白，脉浮紧或浮数。

[**治疗原则**] 宣肺利尿。

[**推荐方药**] 越婢汤加减：麻黄、石膏、生姜、大枣、炙甘草、车前子、泽泻。

[**加减**] 若风热盛，用银翘散加滑石、瞿麦、地肤子；风寒较重用麻黄汤合五苓散。

（2）湿热证

[**主症**] 肢体浮肿，口渴心烦，或发热，胸闷腹胀，皮肤疮毒，头痛身重，尿浊，尿血，色如浓茶，舌红苔黄腻，脉沉数。

[**治疗原则**] 清热解毒，利水消肿。

[**推荐方药**] 三仁汤加味：杏仁、白蔻仁、薏苡仁、白术、泽泻、猪苓、竹叶、滑石、通草、厚朴、半夏等。

[**加减**] 血尿久不消者，加旱莲草、紫珠草、石韦。

（3）寒湿证

[**主症**] 面黄，腹胀。肢体浮肿或下半身肿甚，倦怠乏力，胃纳欠佳，小便短少，尿浊，舌淡苔白腻，脉濡缓。

[**治疗原则**] 渗湿利水消肿。

[**推荐方药**] 五苓散合五皮饮加减：白术、桂枝、泽泻、猪苓、茯苓、茯苓皮、桑皮、陈皮、大腹皮、生姜皮等。

[**加减**] 上半身肿甚伴咳喘，加麻黄、杏仁、苏叶；下半身肿甚、腹胀满者，加厚朴、防己、椒目。

2. 变证

（1）水气凌心

[**主症**] 全身浮肿，尿量减少，咳嗽气急，心悸，胸闷，烦躁不能平卧，口唇青紫，指甲发绀，舌淡苔白或白腻，脉细数无力。

[**治疗原则**] 泻肺逐水，温阳扶正。

[**推荐方药**] 己椒苈黄丸合参附汤：大黄、葶苈子、防己、川椒、人参、附子。

[**加减**] 痰浊内闭，神志不清者，用苏合香丸。

（2）邪陷心肝

[**主症**] 头痛，眩晕。视物模糊，烦躁，甚或抽风、昏迷。舌红苔黄燥，脉弦。

[**治疗原则**] 平肝泻火，利湿开窍。

[**推荐方药**] 龙胆泻肝汤。龙胆草、黄芩、栀子、泽泻、木通、车前子、当归、生地、柴胡、甘草。

[**加减**] 胸闷，呕吐痰涎者，加半夏、胆南星。

（3）水毒内闭

[**主症**] 全身浮肿，尿少，尿闭，头晕，头痛，恶心，呕吐，纳呆，畏寒肢冷，神疲无力，嗜睡，甚则昏迷。舌淡胖苔腻，脉弦或数。

[**治疗原则**] 温补脾肾，化湿降浊。

[**推荐方药**] 温胆汤合附子泻心汤：竹茹、枳实、半夏、陈皮、甘草、生姜、附子、黄芩、黄连、大黄等。

[**加减**] 尿闭者，加泽泻、车前子。

3. 恢复期

（1）脾气虚弱证

[**主症**] 神疲乏力，纳呆或大便溏，面色苍黄，自汗盗汗，舌淡苔白，脉沉。

［**治疗原则**］健脾益气，固肾补虚。

［**推荐方药**］四君子汤合补中益气汤加减：党参、茯苓、白术、甘草、黄芪、陈皮、升麻、当归、柴胡、生姜、大枣等。

（2）肾阴不足证

［**主症**］神倦，头晕，腰腿酸痛，手足心热，舌红少苔，脉细数。

［**治疗原则**］补益肝肾。

［**推荐方药**］六味地黄丸加减：生熟地、山茱萸、山药、丹皮、茯苓、泽泻等。

［**加减**］有尿血者，加荷叶、藕节、小蓟、白茅根；若浮肿时起时伏，加牛膝、车前子。

（二）常用单方验方

（1）玉米须100g或益母草60～100g，水煎，每日1剂，分数次服。

（2）安肾散（《何世英儿科医案》）：山茱萸、肥玉竹、枸杞子、旱莲草、黄精各18.8g，大熟地、首乌各31g，益智仁、菟丝子、女贞子各31.1g，怀山药37.5g。上药共研极细末，贮瓶，或蜜丸，每丸3g重，备用。6岁以下每次1.5～2g（或1丸），每日早、晚各服一次，温开水送服。本方具有益肾、健脾、滋阴之效。长期服用，有促进肾功能逐渐恢复，以达到控制蛋白尿的作用。主治肾炎属肾阳虚者。

（3）消水灵（《何世英儿科医案》）：茯苓、冬瓜皮、山茱萸各15.6g，山药、车前子、旱莲草各18.8g，瞿麦、桑皮、路路通、泽泻、猪苓、扁蓄、广陈皮各9g，滑石31g，生姜皮4.7g，血琥珀、木通各6g，甘草3g。上药共研极细末，贮瓶，或蜜丸，每丸3g重，备用。6岁以下每次1.5～2g（或1丸），每日早、晚各服一次，温开水送服。本方具有健脾益肾、利湿行水之效。主治以"阳水"为主症的急性肾炎、慢性肾炎急性发作。

（4）黄芪50g，水煎代茶饮。

（5）活血化瘀方（《中国中医秘方大全》）：当归尾、丹皮、牛膝、茜草、益母草、防己、旱莲草、泽泻各10g，黄芪12g，车前子6g，大枣5枚。水煎服。功能益气活血利水通淋，治急性肾炎急性期及恢复期。

（6）消利肾炎方（《中国中医秘方大全》）。金银花、黄芩、黄柏、泽泻、茯苓、桑白皮、猪苓、丹皮、陈皮各9g，大青叶、车前子、山药、茅根各15g，水煎服。功能清热利湿，凉血止血，健脾益气。主治急性肾炎。

二、外治疗法

1. 敷脐加灸法

无尿者可用葱管捣烂后加入少量人工麝香，做成饼状，盖于脐上，外加艾灸，并口服蟋蟀粉0.5～1g，一日3次。

2. 消肿饼贴脐法

大田螺、大蒜瓣、车前子。将三药混合，捣烂，捏成小饼，贴于患儿脐部，以胶布固定，每天换一次，适用于水肿明显者。

3. 外洗法

河白草，煎水熏洗，适用于水肿明显者。

三、针灸疗法

（一）耳针疗法

［**取穴**］肺、脾、肾、皮质下、膀胱。

［**操作**］每次取2～3个穴位，双侧，

耳针用中等强度刺激，或用王不留行籽压迫穴位24小时，隔日一次。

（二）皮肤针疗法

在背部膀胱经第一侧线和第二侧线上轻度叩刺，自上而下，一般以皮肤稍红为度，隔日一次。

四、饮食疗法

急性肾炎的饮食治疗，应通过优质蛋白质、食盐和水分的摄入，避免食用刺激性食物，以防止和消除水肿，减少含氮废物在体内的潴留，从而减轻肾脏的负担，保护肾脏功能，维持患者的正常营养，其原则有如下几点。

1. 低蛋白饮食

发病初期及氮滞留时应采用低蛋白质的饮食，除少数牛奶外，一切含蛋白质丰富的食物如肉类、蛋类、豆制品等，都要避免食用。但蛋白质具有修复肾脏组织的功能，因此每天仍应给予一定量的高质量蛋白质，故病情好转，尿量增多时，蛋白质可逐渐增加，可以是动物蛋白（如牛奶、鸡蛋、瘦肉、鱼等）与植物蛋白（如豆腐、大米、面条等）搭配食用，但每日每公斤体重不超过1g。目的是减少肾脏工作，防止血液中积存过多的废料。

2. 碳水化合物及脂肪不加限制

碳水化合物及脂肪的代谢产物为水及二氧化碳，可自肺部排出，不增加肾脏负担，所以一般不必加以限制，特别是这时已采用低蛋白质饮食，所需热能需由碳水化合物及脂肪来供给，这对于生长期的儿童尤为重要。

3. 减少饮水，进低盐饮食

小儿适当喝些果汁等。无盐饮食除烹调不加食盐外，还应禁吃含钠高的食物，如酱菜、咸菜、肉松等。加苏打、面碱的馒头也要禁食。当浮肿减退，尿量增多，血压下降后，才能改用少盐饮食，每日食盐限制在2~3g。待病情稳定后，再完全恢复正常饮食。

4. 摄入丰富的维生素

维生素C的供给非常重要，除病情需要限制钾或钠以外，每日多吃些新鲜的水果和蔬菜，如鲜枣、山楂、甘柑、柠檬、草莓、西红柿、黄瓜、藕、胡萝卜、柿椒等。

5. 禁食刺激性食物

如烟、咖啡、茶、可可、葱、姜、蒜、胡椒以及含挥发油、草酸的蔬菜，如菠菜、芹菜、韭菜、茴香、竹笋、苋菜等，均要禁食。禁吃油炸煎的食物；忌吃含核蛋白高的食物，如肝、肾等脏器，因其代谢后可产生嘌呤，会增加肾脏负担。

6. 常用药膳

（1）鲤鱼250g，赤小豆90g，煎汤分次服。

（2）冬瓜100g、鲤鱼250g，不加佐料同煮，常服。用治风寒型水肿。

（3）黄芪50g，水煎两次，用煎出的液煮甲鱼或兔肉食用。用于治疗蛋白尿。

（4）乌鲤鱼汤：乌鲤鱼加桑白皮、赤小豆、白术、葱各适量，共煮汤，常服。

（5）砂仁甘草鲤鱼：取新鲜鲤鱼1条，约重250~300g，去鳞肠洗净，将砂仁面6g、甘草面3g，装入鱼腹中，用线缝好，放在碗内，加水清蒸，不用油盐酱醋，分3次当菜吃。忌盐21天。主治全身水肿。吃数条即愈。食后多尿。

（6）冬瓜羊肺汤：羊肺250g，冬瓜250g。将羊肺洗净，切成条状，锅中放油炒熟，冬瓜切片，加水适量，文火炖煮，可放葱、姜调味，不加盐。以上为一日量，随意食用，1周为一疗程。间隔3日，继续进行下一疗程。可以治疗急、慢性肾炎水肿。

（7）胡萝卜汤。急性肾炎患者，尿中仅有少量红细胞、脓球、微量蛋白时，除可煎饮荠菜花、玉米须汤外，同时可用胡萝卜150g，烧汤，每日当点心服，有治疗作用。

（8）花生，治水肿：花生120g、蒜头两个，煮熟后随意服用，每天1~2次。

【现代康复治疗】

本病无特异治疗，应注意休息，控制饮食，并予以抗感染、利尿、降血压等对症治疗。临床中可予以超短波疗法作为辅助疗法。治疗时将仪器电极片放在肾区前后对置，治疗剂量为无热量到微热量，每日2次，每次10~15分钟。

【康复护理】

急性肾小球肾炎的患儿，要注意休息，急性要卧床2周以上，限制体力活动。应尽量避免寒冷刺激及潮湿环境，尤其要预防外感，应以无盐或低盐为主。保护皮肤清洁，预防疮毒的发生。

第五节　癫痫

癫痫是以持续存在的反复癫痫发作的易感性和由此引起的神经生物学、认知、心理学及社会方面后果的一种脑部疾病。癫痫发作是指大脑神经元过度异常放电引起的突然的、短暂的症状或体征，因累及的脑功能区不同，临床可有多种发作表现，包括意识、运动、感觉异常，精神及自主神经功能障碍。中医文献称为"癫痫"或"癫证""痫证"等。病因以先天因素、后天因素或二者兼而有之。先天因素常因遗传缺陷或孕妇失调养，胎中受惊，气血逆乱，元阴不足，肝气上逆，神不守舍。后天因素包括颅脑产伤、外伤，积瘀伤络，时疫温毒，凌心犯脑，厥脱窒息，神明失养，惊恐伤肾，气逆风动。食滞伤脾，逆气犯巅。药物毒物，损伤心脑。虫居脑窍，脑瘤内生，痰瘀阻滞。以及各种病因造成素体脾虚津伤或肾阴亏损，水不涵木，肝风内动等。本症病程长，以反复性、自解性、突发性为特点。发作期要妥善安置患儿，用中西医结合方法控制癫痫持续状态，在治疗过程中采取积极的康复治疗减少疾病发作，促进疾病恢复。

【康复适应证】

（1）发作期表现为神识模糊、四肢抽搐、眩晕、痰涎壅盛、颈强、神思恍惚、恶心呕吐等症状。

（2）发作后表现面色萎黄少华，口黏多痰，胸脘满闷，头晕目眩，心烦易怒等症状。

（3）休止期表现为智力低下，表情淡漠，对外界刺激无反应，走路不稳，或有出现烦躁多动，不能自控，不听管教。

【传统康复治疗】

一、药物疗法

（一）中药汤剂

中医辨证施治是癫痫患者经常采用的康复疗法。在临床上，一般将其分为发作期与休止期两个主要病期：发作期以神识不明和肢体抽搐的心肝两经证候表现为主，并有自行缓解和反复发作的特征，但两期并无明显界限。一般根据患者的症状和体征可分为痰痫、风痫、惊痫、瘀血痫等，辨证论治，随症加减。

1. 发作期

（1）惊痫

[**主症**] 起病前多有受惊恐史，发作前心中惊恐，发作时吐舌惊叫大啼，恍惚失魂，惊惕不安，面色时红时白，原地转圈，舌苔薄白，脉弦滑。

[**治疗原则**] 镇惊安神。

[**推荐方药**] 镇惊丸加减：茯神、酸枣仁、珍珠、辰砂、石菖蒲、远志、钩藤、胆南星、天竺黄、水牛角、牛黄、麦冬、黄连、甘草。

[**加减**] 发作严重者，加全蝎、蜈蚣、僵蚕熄风止痉；心神不安者，加磁石、琥珀镇惊安神；痰多胸闷者，加川贝母、砂仁化痰宽胸；头痛明显者，加天麻、菊花、白芍平肝潜阳；口干舌红者，加生地、龟甲养阴清热。

（2）风痫

[**主症**] 发作前头昏眩晕，发作时昏仆倒地，人事不知，四肢抽动明显，颈项强直扭转，两目上视或斜视，牙关紧闭，面色红赤，脉弦滑，苔白腻。

[**治疗原则**] 熄风定痫。

[**推荐方药**] 定痫丸加减：羚羊角、天麻、全蝎、钩藤、蝉蜕、石菖蒲、远志、川贝、胆南星、半夏、竹沥、琥珀、辰砂、茯神。

[**加减**] 抽搐不止加蜈蚣、僵蚕熄风定痉；心神不安加磁石、龙齿镇惊安神；痰鸣吐涎，苔厚白腻加陈皮、郁金行气化痰；烦躁不安加黄连、山栀、竹叶清心降火；头痛明显加龙胆草、菊花清肝泻火。

（3）痰痫

[**主症**] 发作时突然跌仆，神志模糊，痰涎壅盛，喉间痰鸣，口吐痰沫，抽搐不甚，或精神恍惚而无抽搐，瞪目直视，呆木无知，舌苔白腻，脉弦滑。

[**治疗原则**] 涤痰开窍。

[**推荐方药**] 涤痰汤加减：橘红、半夏、胆南星、石菖蒲、远志、枳实、竹茹等。

[**加减**] 抽搐频繁者，加天麻、钩藤、全蝎熄风止痉；精神恍惚者，加珍珠母、生铁落、灵磁石重镇安神；痰涎壅盛加白金丸祛痰解郁；纳呆、腹胀加神曲、莱菔子消食导滞；神疲乏力加党参、白术、茯苓健脾益气。

（4）瘀血痫

[**主症**] 多有外伤及产伤史，发作时头晕眩仆，昏不知人，四肢抽搐，头部刺痛，痛处固定，面唇青紫，形体消瘦，肌肤枯燥色暗，大便干结，舌暗有瘀斑，脉细涩。

[**治疗原则**] 活血化瘀，通窍定痫。

[**推荐方药**] 通窍活血汤加减：桃仁、红花、川芎、赤芍、老葱、人工麝香、生姜、红枣、黄酒等。

[**加减**] 抽搐较重者，加全蝎、地龙息风通络止痉；血瘀较重者，加当归、三七、丹参活血散瘀；频发不止者，加失笑散行瘀散结。

2. 休止期（近期内未曾发作者）

（1）脾虚痰盛

[**主症**] 素体脾虚气弱，运化不健，及癫痫久发伤脾，均易产生此证，造成积痰之源，其症状：身体瘦弱，面色萎黄，神疲乏力，食欲不振，大便溏薄，咯吐痰涎，或泛恶易呕，胸胁痞闷，舌质淡，苔白腻，脉濡滑。

[**治疗原则**] 健脾化痰。

[**推荐方药**] 六君子汤加减：太子参、白术、茯苓、半夏、陈皮、扁豆、山药

远志、石菖蒲等。

[加减] 痰多者加制南星、瓜蒌、枳壳，呕恶加竹茹、旋覆花、生姜，便溏者加苍术、薏苡仁、益智仁，头晕加天麻、白芷、夏枯草，偶有小发作者加钩藤、白僵蚕、天麻、龙骨。

（2）脾肾两虚

[主症] 发病年久，屡发不止，时有眩晕，智力迟钝，腰膝酸软，神疲乏力，少食懒言，四肢不温，睡眠不宁，大便稀溏，舌淡红，苔白，脉沉细无力。

[治疗原则] 补益脾肾。

[推荐方药] 河车八味丸加减。紫河车、生地黄、大枣、茯苓、山药、泽泻补气健脾利湿，五味子、麦冬、丹皮、肉桂、附子片、鹿茸。时作眩晕者，加当归、白芍滋养阴血；睡眠不宁者，加首乌藤、合欢皮养心安神；智力迟钝者，加人参、石菖蒲补气开窍；大便稀溏者，加扁豆、炮姜温中健脾。

天津中医药大学第一附属医院儿科专家李少川教授采用健脾祛痰调气和中法治疗小儿脾型癫病取得满意疗效。认为本病病机主要责之于脾虚痰阻，气机失调，治宜健脾祛痰，调气和中。其本方：太子参9g、茯苓12g、半夏9g、石菖蒲9g、胆南星9g、橘红6g、枳壳9g、川芎6g、厚朴9g、白芍12g、甘草6g。脾虚痰阻型，发作时脐周或上腹部剧烈疼痛，可见定向力障碍，嗜睡等意识障碍，或伴面色苍白，大汗淋漓等症，平时面黄少华，纳差乏力，舌质淡，苔白或腻，脉滑弱。意识障碍明显加郁金，伴下肢疼痛酌加木瓜、独活。痰热偏盛型，素体阳盛，临床除发作性腹痛外，尚可见头痛头晕，或恶心呕吐，舌质红，苔薄黄或黄腻，脉滑数，加黄芩、菊花、天麻或竹茹，代赭石等。痰浊动风或时伴肢体抽搐加天麻、钩藤。痰瘀交阻型常有明显颅脑外伤或产伤史，腹痛持续时间较长，多在夜间发作，性情急躁，并可见肢体瘀斑，头晕头痛，舌暗苔腻，脉滑或涩。重用川芎，酌加郁金、桃仁、红花，初治时水煎剂，每日1剂。待病势缓或发作不甚频繁，将上药制为散剂，每日3次。4岁以下1~2g，4~7岁每次2~3g，7岁以上每次3~5g。

（二）中成药

（1）朱砂安神丸：每服1.5~3g，一日2次。用于惊痫证。

（2）癫痫白金丸：每服3g，一日2次。用于痰痫证。

（3）镇痫片：每服3~4片，一日3次。用于痰痫证。

（三）常用单方验方

（1）小儿抗痫胶囊（李少川教授方）。功能主治：益气安神，豁痰镇惊。用于小儿癫痫及惊风抽搐。每日3次，3岁以下每次2~4粒，4~7岁4~6粒，8岁以上4~8粒。

（2）羊痫风药饼：煅青礞石18g、姜半夏25g、天南星22g、海浮石18g、沉香9g、生熟牵牛子各45g、炒建曲120g。上药共研细末，过筛，加面粉600g，水适量，和制成饼。成人烙饼20个，小儿1~3岁烙饼40个，4~7岁烙饼30个，8~15岁烙饼25个。每晨空腹服1个，白开水送下。一料服完，再服下一料。用于癫痫发作期。

（3）二丑丸：黑丑、白丑各等份，炼蜜为丸，每重6g，一日2次，每次1/2丸~1丸，疗程3~6个月。

（4）代白散：白胡椒、代赭石，配方比例为2：1，共为细末，每次服2～4g，每日1～2次，白萝卜汤或开水送服。

（5）蝉蜕、白僵蚕、全蝎、蜈蚣各等份，共研细末和匀，每次2g，每日2次，开水送下。

（6）白胡椒、荜茇等份，研粉，每服3g，每日2次。以白萝卜汤或开水送服，3个月为一个疗程。

（7）紫河车1个、辰砂10g，共研细末，每次2～4g，每日1～2次。开水送服，宜用于体虚弱患儿，疗程1～3个月。

（8）宁痫散：槟榔、黑丑、皂角各30g，酒大黄25g，制南星120g，共为细末，砂糖调拌，间歇期每日晨起空腹调服一次，小儿每次3g，用量与间歇期间同。疗程1个月以上。

（9）癫痫丸：巴豆霜5g、杏仁20g、赤石脂、代赭石各50g。取巴豆，去外壳，挤压去油，油尽后取渣，制成巴豆霜，再加入杏仁、赤石脂、代赭石，共为细末。蜜丸如小豆粒大小。成人每服3粒，一日3次，饭后服，如无不良反应，可逐渐增量，最多每次不超过5粒，儿童酌减。以1个月为一疗程，发作次数少，间歇时间长者，以2个月为一疗程。孕妇禁忌。

二、针灸疗法

石学敏教授根据多年临床经验，按脏腑经络辨证认为本病的主要病机为气血逆乱，督脉失养。故治疗上强调豁痰定惊，调理气血，填精益髓，补养督脉为大法。石学敏教授采用上星透百会、头维透率谷、风池为主穴，主要是根据《灵枢·经筋》："病左额则右足不用"之说，说明脑神失司为肢体病变之本，故以"治本求本为原则，取头额部穴位为主，加脉冲电针，取得较好效果"。

（一）体针疗法

[取穴]人中（DU26，督脉）、合谷（LI4，手阳明大肠经）、太冲（LR3，足厥阴肝经）、风池（GB20，足少阳胆经）、内关（PC6，手厥阴心包经）、百会（DU20，督脉）、印堂（EX-HN3）、长强（DU1，督脉）。

[操作]内关捻转提插泻法；人中施雀啄法以眼球充满泪水为度；百会捻转补法；印堂捻转泻法；风池捻转补法；合谷、太冲施呼吸泻法；长强膝胸位，提插泻法。

在以上针刺疗法基础上，改用上星透百会，头维加脉冲电针，华佗夹脊刺。

（二）耳针疗法

[取穴]神门、心、肾、皮质下、脑干、枕、胃等。

[操作]每次选用2～3个穴，强刺激，留针30分钟，每日1次。或揿针埋藏，两天换针一次。

（三）头针疗法

[取穴]额中线、顶中线、顶旁1线、顶旁2线、枕上正中线。配额旁2线（左）、枕上旁线。

[操作]额中线由上向下，顶区各线由前向后，枕上正中线由上向下，分别沿头皮透刺1寸，至帽状腱膜下层，行抽气手法，各针持续1～3分钟。大发作，额区顶区各线分别用上下前后对刺法顶旁1、2线取对刺。伴有情绪异常者，加额旁2线（左），也用抽气手法1分钟。留针半小时至1小时，其间每15～30分钟进行一次，以上用于癫痫发作时的治疗。如未发作时，

则取额中线、额旁2线（左）、顶中线、枕上旁线，手法同上，各针行1分钟即可。留针30分钟其间行针一次。

［**疗程**］发作时每日治疗1～2次，未发作时每日或隔日治疗一次。5～7次为一疗程，疗程间隔3～5天。

（四）放血疗法

三棱针重刺长强及其穴位上下左右旁开5分处各一针，形成梅花式刺二三分深，不留针。以手局部挤压出血为度，每周一次，10次为一疗程。

（五）穴位贴敷疗法

白芥子10g，捣为泥，入全蝎、僵蚕研末各3g，推薄贴敷大椎、鸠尾穴。3日换一次。

（六）穴位埋线疗法

［**取穴**］丰隆（双）、内关（双）穴。

［**操作**］将0～Ⅱ号羊肠线剪成3～4cm长，浸在1%洁而灭75%乙醇溶液中半小时。临用前再用无菌生理盐水冲洗。冲洗后的羊肠线在无菌操作下浸入10mg的地西泮注射液安瓶中，每支安瓶放羊肠线5～6根，加以密封，过一周后使用。在埋线过程中，首先选定穴位，进行皮肤常规消毒。然后一手以镊子夹持羊肠线，平放在离穴位半寸处，另一手持埋线针，将针凹缺口扣住羊肠线中段，使之与皮肤成15°～30°，自下而上迅速穿皮进针。进针时将皮肤绷紧，将羊肠线全部送入皮内为准。然后退针，针眼用创可贴贴敷，2～3天后撕去。3个月埋一次，共埋3次。

［**注意事项**］一定要严格消毒，个别患儿埋线后2～4天局部出现红肿，轻度疼痛或发冷，周身不适，可以酌情对症处理。

三、推拿疗法

运用不同的手法通经络，平阴阳，和营卫，理气血，调脏腑而治疗疾病。

惊痫：平肝经，掐四横纹、掐揉五指节、多捣小天心。配穴：热盛加退六腑。

痰痫：平肝经，运八卦，掐四横纹，清补脾经，多捣小天心。配穴：退六腑。

瘀血痫：平肝经，掐四横纹，清天河水，掐揉五指节，多捣小天心。

疗程：每日1～2次，5～7次为一疗程。

【现代康复治疗】

癫痫治疗的目标：完全控制发作；少或无药物不良反应；尽量提高生活质量。癫痫是脑部的慢性病，需坚持长期治疗。为实现此目标，近几年开始了综合性癫痫康复工作，需要医师、家长、患儿、学校社会的共同努力，普及癫痫知识，树立抗病信心，提高治疗的依从性。

（1）功能障碍的康复：癫痫的功能障碍就是发作，发作频繁时阻碍康复，使小儿难收到训练效果。对于发作需正确的诊断和治疗，提高医师和患者对治疗的热情。

（2）能力障碍的康复：无并发症时，指导的主要内容是生活自理和独立心理。应从小培养患儿自己的事情自己做的习惯，树立患儿的自信心。

（3）社会因素：诊治的时间和经济负担问题，需要医院适当的布置，国家予以相应政策支持，减轻经济负担。

（4）关注家庭教育：家庭教育对患儿的康复至关重要，要做好患儿家长的心理护理，加强家长对癫痫疾病的认识，医护人员需要加强用药指导，要对家长进行癫痫发作的急救指导。

（5）帮助患儿融入校园生活：患儿在学校中被过度保护会让患儿心理产生自卑感，不应借口"保护"而差别的对待患儿，要让患儿融入学校生活中。

【康复护理】

对于癫痫患儿的护理要抓住如下三个要点。

（1）发作期要妥善安置患儿：对于全身抽搐者千万不要强行按压肢体，以免导致扭伤或骨折。另要注意保护舌头和防止窒息，特别是对抽搐时间长者，在采取紧急止抽措施的同时，迅速解开衣领，将压舌板（其他木板也可以），缠上多层纱布塞入上下臼齿之间，同时吸氧，痰多者要吸痰。控制抽搐可针刺指掐人中、涌泉，不能有效地控制而呈持续癫痫状态者，采取中西医结合方法进行急救。

（2）休止期要四防：防感冒发烧，防暴食积热，防突受惊恐，防突发意外。不要爬高、骑车、到水边玩耍等。要按时、按量服药，不要漏服，不要乱服。

（3）缓解期不要麻痹大意：仍在服药者，一定要坚持规律性服药，要保持患儿精神愉快，尽量避免精神刺激，注意劳逸结合，勿过劳，要注意冷热变化，勿暴饮暴食。

第六节　儿童脑性瘫痪

脑性瘫痪是出生前到出生后1个月内发育时期非进行性脑损伤所致的综合征，主要症状为中枢性运动障碍及姿势异常。

根据本病以先天病因为主，有运动功能障碍、病程长、可伴智能障碍等特点，属中医"五迟""五软"的范畴。其母妊娠期间患热病如风疹、流感、带状疱疹等病，或营养缺乏、气血未充，或先兆流产、用药不当，或受外伤，如放射线损伤等，母病及子，损伤了胎儿，使其在宫内不能正常发育，先天未充。也有产前因素如前置胎盘，胎盘早剥，脐带脱垂，使胎儿缺乏氧气供应，窒息，羊水吸入、胎粪吸入、呼吸窘迫综合征及产前不恰当地使用镇静剂、麻醉剂而抑制了新生儿呼吸，凡此各类原因均可造成脑性瘫痪。《灵枢·海论》认为脑为髓之海，脑髓充足，方能主其精明之职，脑髓赖脾胃生化气血之精汁以充，依肝肾所藏之阴精以生。以上各种原因，造成胎儿在母体未能得到气血充养，髓海不足，造成先天之本不足。肾精元以生髓生脑，或生瘀、痰凝、脑络阻滞，因而致于脑髓不满，失其所用。脑性瘫痪以肢体瘫痪为主，肢体活动由筋、骨、肉动作产生，肝主筋，脾主肉，肾主骨。肝血不濡，则筋失所养；脾气不足，则肉失所养；肾精不充，则骨失所养。病变表现在肢体，其病在脾、肝、肾。心脏脑窍为五脏六腑之大主，神明在心，灵机出脑。因而动作肢体不能，精神异常，与心脑功能失职有关。故产生多种不同的临床证候。

本病的治疗以早期发现，及早给予适当治疗，提高疗效为重要环节。充足的营养，合理的教育和功能训练，药物、针灸、推拿等多种疗法的综合使用，才有可能取得较佳疗效。

【康复适应证】

（1）无论先天因素或后天因素所致的脑性瘫痪，均可因肾精受损、津亏液脱造成脑髓不足，而致肢体瘫痪。

（2）由于肾水不足、津液内耗，以致水不涵木，肝阳偏亢，肝风内动而造成手足徐动、痉挛抽搐等症。

（3）由于肾精不足，脑髓不充，志意匮乏，故见智力低下、愚笨呆滞者。

（4）由于肾精不足，阴液不能上承，以致金津玉液失于润泽、舌本牵强而致语言不清者。

【传统康复治疗】

一、药物疗法

中医辨证施治是脑性瘫痪患者采用的康复疗法之一。病在肝脾主要表现筋脉强急、肌肉僵硬或缓纵；病在肝肾主要表现肢体强直枯削，常伴智能迟缓。两种证候均造成脑髓失充，治疗以补为主。补脾益气养血，补肾生精充髓，是治本之法。

（一）中药汤剂

1. 肝脾不足

［主症］自出生之后，多卧少动，颈强不柔，抱起时两腿伸直、内旋，坐、爬、站、行等动作发育延迟，步态不稳，动作笨拙，多为肢体强硬失用即硬瘫。也有少数肢体弛缓不收即软瘫。智力基本正常，面黄形瘦，舌淡，苔薄，脉细无力，指纹淡。

［治疗原则］填精益髓，补肾健脑。

［推荐方药］十全大补汤：黄芪10g、党参10g、茯苓10g、黄精12g、白术9g、白芍9g、川芎6g、当归9g、鸡血藤12g、桂枝6g、熟地10g。

［加减］食欲欠佳去黄精、当归、熟地、鸡血藤，加陈皮、焦山楂、鸡内金；

多汗易感加防风、牡蛎、糯稻根；目涩不明加枸杞子、菊花、桑椹；肢体不自主动作加天麻、钩藤、白僵蚕；烦闹不安加磁石、龙齿、琥珀。

2. 肝肾亏虚

［主症］肢体强硬，关节活动不灵，肌肉萎弱瘦弱，手足震颤及不自主运动，步态不稳，动作不协调，常伴有智能迟缓。有的合并癫痫、失语，或有失听失明。少数患儿有发作性的头向后仰、角弓反张、四肢抽搐等。舌淡，苔薄白，脉细软，指纹沉细。

［治疗原则］滋补肝肾，熄风潜阳。

［推荐方药］补肾地黄丸加减：熟地9g、茯苓9g、枸杞子9g、山茱萸9g、山药9g、菟丝子9g、杜仲9g、丹皮6g、牛膝6g、白芍6g、金狗脊6g、续断6g。

［加减］食欲尚可加鹿角胶、龟甲胶、紫河车；肌肉僵瘦加黄芪、党参、当归、鸡血藤；抽风反张加全蝎、白僵蚕、乌梢蛇；合并癫痫按癫痫治疗；失明加桑椹子、沙苑子；失听加磁石、女贞子、黑芝麻（另作食疗）；失语加远志、郁金、石菖蒲；智力低下发育迟缓按智能迟缓处理。

（二）常用单方验方

五迟散：菖蒲20g、艾叶30g、川芎12g、羌活10g、穿山甲3g、茯苓12g、五味子12g。将上药共研细末，调拌鸡蛋清或麻油，温热后贴敷关元、囟门。

二、针灸疗法

治疗脑性瘫痪具有舒通经络、健脑、促进生长发育、消除痉挛、纠正畸形等作用。

（一）针刺疗法

［取穴］百会（DU20，督脉），大椎

（DU14，督脉），肾俞（BL23，足太阳膀胱经），涌泉（KI1，足少阴肾经），心俞、肝俞、脾俞、胃俞（BL15，BL18，BL20，BL21，足太阳膀胱经），合谷（LI4，手阳明大肠经），足三里（ST36，足阳明胃经）。

[配穴]①下肢瘫痪：环跳、秩边、髀关、风市、阳陵泉、绝骨、丘墟、昆仑、飞扬、华佗夹脊穴。②上肢瘫痪：肩髃、肩髎、肩贞、曲池、肘髎、手三里、外关、中渚、后溪。③若肾精不足加太溪、关元；若肝肾阴虚加曲泉、阴陵泉、太冲；若阴津亏耗加内关、三阴交；若瘀阻脑络加风府、风池、血海；若痰湿内蒙加劳宫、丰隆；若神情呆滞加印堂、神门；若语言不清加金津、玉液、廉泉。

[操作]一般每次选主穴2~3个、配穴5~6个，隔日一次，留针15分钟，采用平补平泻手法。15次为一疗程，停1周后，可继续第二疗程。

（二）头针疗法

[取穴]①上肢瘫痪：对侧顶颞前斜线中2/5。②下肢瘫痪：对侧顶颞前斜线上1/5及顶旁线。③面瘫、流涎及运动性失语：对侧顶颞前线下2/5。④感觉障碍：对侧顶颞后斜线。⑤小脑病变：枕下旁线。⑥感觉障碍：对侧顶颞后斜线。⑦精神失常：感情区。⑧手功能障碍：运用区。

[疗程]每日1次，15日为一疗程。

（三）耳压疗法

[取穴]耳前交感，神门，脑干，皮质下，心，肝，脾，肾上腺，肾，小肠，胃，耳背脊髓1、2，上背，中背，下背。上肢软瘫加肩、肘、腕；下肢软瘫加髋、膝、踝关节。

[操作]用王不留行子压于耳穴。每日只贴一侧耳部。隔日一次，15次为一疗程，每日按压2~3次，以患儿能忍受为度。

三、推拿疗法

对患者施行各种手法以调整失调的功能，宣通气血，舒筋活络，促进淋巴及血液循环，改善全身的新陈代谢，是康复治疗中必不可少的疗法之一。

治疗时使患儿俯卧，沿脊柱方向从至阳到命门的督脉诸穴顺序点按、叩打、按、揉脊柱旁开1.5寸的足太阳膀胱经诸俞穴，有补肾健脾、强筋壮骨的作用。患儿背对施术者正坐，按、揉、摩、点风池、哑门、天柱、脑户等枕部脑区，以及百会、络却、后顶、强间等项枕部位，有健脑、通脉活络的作用。患儿仰卧，按、揉、捏、拿四肢。下肢在点阳陵泉的基础上，顺序拿、揉腿外侧肌群；或在点委中穴的基础上，拿揉后部肌群直至跟腱；或在点环跳的基础上，拿揉内收肌群。上肢：在点中府穴的基础上，拿、揉上臂的前肌群；或在点肩井穴的基础上，拿揉上臂后肌群；或在点曲池穴的基础上，拿揉前臂的前后肌群，有舒筋活络、强筋壮骨的作用。

加减手法：痉挛型：多用揉法、摩法，以使内收肌、屈肌肌群放松为主。剪刀步态揉解剪穴（血海穴后1.5寸上4.5寸）。迟缓型：多用拿法、按法、叩打法，以刺激肌群，提高其张力为主。僵直、震颤、手足徐动、共济失调，多用揉法、摩法，广泛放松内收、外展各肌群，协调其运动。

四、点穴疗法

点穴疗法即术者用手指在患者体表的穴位和刺激线上施行点、压、掐、拍和叩等不同手法治疗疾病。

[**取刺激线**]①上肢：一起于掌横纹中点，沿着臂中线，经肘关节与肱二头肌，止于肩关节前方，相当于手厥阴心包经循行线的一部分。二起于掌侧腕横纹尺侧端，沿前臂尺侧经肘止于腋前纹头，相当于手少阴心经循行线的一部分。三起于第二、三、四、五掌指关节背侧，各自沿伸指总肌腱经腕背中点，沿前臂背侧中线到肘关节，相当于手少阳三焦经循行的一部分。四起于背侧腕横纹的桡侧端，沿前臂桡侧，经肘关节外侧，沿肱二头肌、肱三头肌间隙止于肩峰，相当于手阳明大肠经循行线的一部分。②下肢：一起于踝关节前面，沿胫前肌经髌骨外侧，止于髂前上棘下缘，相当于足阳明胃经循行线的一部分。二起于足第五趾跖趾关节背侧，沿各伸趾肌腱经踝关节，沿胫前肌外缘，膝关节外侧，股外侧止于髂前上棘后下陷处，相当于足少阳胆经循行线的一部分。三起于内踝后凹陷处，沿胫骨与腓肠肌间隙，经膝关节内侧，一条沿缝匠肌腱起线，止于髂前上棘之下；另一条沿内收大肌隆起线，止于腹股沟，相当于厥阴肝经和足太阴脾经循行线的一部分。四起于跟腱止端，沿腓肠肌内侧隆起线，过腘横纹内侧，半膜肌和股二头肌间隙，止于坐骨结节，相当于足太阳膀胱经循行线的一部分。五起于外踝，沿腓肠肌外侧隆起线至腘横纹外侧头，经股二头肌隆起线，过大粗隆上缘，止于髂后上棘，脊柱两侧足太阳膀胱经两条刺激线。

[**取穴**]百会、率谷、天柱、风池、完骨、哑门、大椎等穴。流口水、语言障碍取迎香、承浆、人迎、廉泉、上廉泉等穴。上肢活动不利取肩髃、臂臑、臑会、肢麻（在上臂腋窝之中点下3分）、肌汇（曲池下2分，向内侧3分）、阳池、阳溪、合谷、指甲根（在各手指甲根处）。下肢活动不利取环跳、伏兔、风市、箕门、浮郄、委中、承山、阴交、太冲、足临泣、趾甲根（在趾甲根处）。每天或间日治疗一次，15至20天为一疗程，可连续治疗2～3疗程。治疗时以微出汗为宜。

五、气功疗法

以中医理论为基础，用特定方法，按照经穴部位，启动内功真气，内气外放，施术于患者，直达于患者病位，以此调节患者全身阴阳气血，使其达到平衡，从而起到治病的效果。气功疗法在康复治疗中有着独特的优势。

治疗时患者取坐式或卧式均可，施术者面向患者站立，用两拇指分别发点患者的双侧阳白穴上，其余左右四指均匀点落在患者前顶阳白至风池的线路上，穴位不究点时的力度，气力贯指尖患者感压力即可，数秒钟后双拇指同时中速往上进行滑抹，再下落于风池。再用同样方法从头维穴至风池、上星至风池、攒竹至风池、睛明至风池，后手五指微曲如虎爪状由前发际向后发际推梳三遍。然后右手劳宫穴对准患者的百会发功，意念集中在自己的劳宫穴和患者的百会穴，直至患者有发热和沉重感。患者取俯卧位，点华佗夹脊穴，然后从上至下发功。患者仰卧位，点神阙、水分、天枢、章门、气海、用双手劳宫从头至下肢发功。

六、物理疗法

采用现代高科技电子技术与针灸嫁接，

由天津中医药大学第一附属医院药大学石学敏教授研制的"醒脑开窍激发仪"，是利用特制的电极代替针刺激发经络穴位经气治疗疾病。"醒脑开窍激发仪"经过多年研制用于临床，具有不用针、无痛苦、患儿易于接受、疗效高等特点，治疗各种疑难病，尤其对脑性瘫痪患儿具有醒脑开窍、激活脑细胞、改善瘫痪肢体、促进生长发育等作用，适用各型脑性瘫痪。

治疗时利用特制电极代替针棒在所需穴位，开启机器，接好引线，扭动电钮，调整电量，以患儿耐受为度。风府阴极，大椎、命门阳极，疏通20分钟。大椎、命门阴极，殷门、委中阳极，20分钟。上肢瘫痪加曲池、劳宫，足外翻加血海，足内翻加绝骨，足下垂加解溪。

七、饮食疗法

（1）由于脑瘫患儿行动不便，家长必须要加倍关心其饮食营养、生活起居，重视儿童的心理教养。

（2）患儿的饮食宜富有营养，易于消化吸收为好。本病的部分患儿可能有吞咽不利的表现，咽下食物较缓慢。故食物宜细软，喂养时要耐心，注意补充一定量的维生素。

（3）患儿行动、智力均差，因此家庭不要歧视，要鼓励其学习走路，与娱乐相结合，以营造一个良好的环境，对恢复是极有利的。

（4）冬虫夏草蒸猪脑方：用冬虫夏草10g，洗净、滤干；猪脑1只，挑去血筋。二者同放入瓷盆内，加黄酒1匙，冷水2匙，细盐少许，撒在猪脑上面，瓷盆加盖，置锅中隔水蒸2小时。服时先饮汁水，每天上午及临睡前各饮一次。猪脑佐

膳食。

（5）牛骨髓粥：牛骨髓油15g、黑芝麻15g、糯米60g、桂花卤6g、白糖60g、清水1000ml。将糯米、黑芝麻分别淘洗干净，放入锅内，加清水上火烧开，熬煮成粥，加入牛骨髓油、白糖稍煮，撒上桂花卤即成。每日上、下午各食一碗。

【现代康复治疗】

一、目的与原则

脑瘫康复的基本目标并不是治愈及完全正常化，而是通过医疗、教育、职业、社会等康复手段，使脑瘫患儿在身体、心理、职业、社会等方面达到最大程度的恢复和补偿。力求实现最佳功能和独立性，提高生活质量，同其他公民一样，平等享有权力，参与社会，分享社会和经济发展成果。脑瘫康复的基本原则如下。

（1）早期发现异常，早期干预。

（2）综合性康复。

（3）与日常生活相结合。

（4）符合儿童发育特点及需求。

（5）遵循循证医学的原则。

（6）积极推进小儿脑瘫的社区康复。

二、主要方法

小儿脑瘫康复治疗属于康复医学范畴，因此要遵循康复医学的规律并符合儿童生长发育特点和需求，采取综合康复治疗的方法，根据每个患儿的情况而选择和制订康复治疗的方案。

（一）物理治疗

物理治疗包括运动疗法及物理因子疗法。

1. 运动疗法

（1）原则：①遵循儿童运动发育的规律促进运动发育。②在抑制异常运动模式的同时，进行正常运动模式的诱导。③使患儿获得保持正常姿势的能力。④促进左右对称的姿势和运动。⑤诱发和强化所希望的运动模式，逐渐完成运动的协调性。⑥康复训练前对肌张力的缓解。⑦增强肌力。⑧对于功能障碍的处理。⑨对于肌肉－骨骼系统的管理。⑩根据需求采用目前国内外公认的技术。

（2）要点：主要包括头部的控制、支撑抬起训练、翻身训练、坐位训练、膝手立位和高爬位的训练、站立和立位训练、步行训练、步态改善和实用性训练等。

（3）常用治疗技术：包括Bobath技术（神经发育学疗法）、Vojta技术（诱导疗法）、引导式教育、Hood技术、Brunnstrom技术、YNF技术、运动再学习等。

2. 物理因子疗法

物理因子疗法在我国开展较为广泛，包括水疗、传导热疗（石蜡、水、泥、蒸汽以及化学热袋等）、经络导频疗法、神经肌肉电刺激、肌电生物反馈、仿生物电刺激的电疗法、超声波疗法、高压氧疗法等。

（二）作业治疗

主要包括以下几方面。

（1）保持正常姿势：按照儿童发育的规律，保持患儿的正常姿势，这是进行各种随意运动的基础。

（2）促进上肢功能的发育：上肢的功能发育，随意运动能力，是生活自理、学习以及将来能否独立从事职业的关键。

（3）促进感觉、知觉运动功能的发育；进行感觉统合训练，对于扩大患儿感知运动的领域，促进表面感觉和深部感觉的发育，正确判断方向、距离、位置关系等都十分重要。

（4）促进日常生活动作能力：作业疗法的最终目的是达到患儿的生活自理能力。促进运动发育、上肢功能、感知认知功能的训练，应与日常生活动作训练相结合。

（5）促进情绪的稳定和社会适应性：应从婴幼儿起，调整其社会环境，通过游戏、集体活动来促进脑瘫患儿的社会性和情绪的稳定性。

（5）辅助器具、矫形器、移动工具的使用；进食用自助具、整容用自助具、更衣用自助具、如厕入浴自助具家务用自助具、交流用自助具、休闲活动、其他动作、矫形器（上肢）、轮椅。

（三）言语障碍的矫治

1. 原则

主要原则是：①最大程度降低导致障碍的原因。②确定目标，制订系统训练方案。③采用多种训练方法。④强调正确发音，使用规范语言。⑤语言训练结合实际，具有实用性。⑥采用简、捷方法进行训练。⑦个别训练与集体训练相结合。⑧早期治疗。⑨家庭成员参与。⑩辅助或替代语言交流工具的使用。

2. 主要内容

主要包括：①日常生活交流能力的训练。②进食训练。③构音障碍训练。④语言发育迟缓训练。⑤利用语言交流辅助器具进行交流的能力训练等。

（四）其他疗法

1. 药物治疗

主要针对脑瘫患儿的伴随症状和并发症。必要时可选择抗感染药物、抗癫痫药物、降低肌张力的药物、抑制不自主运动的药物、神经肌肉阻滞剂、各类神经生物制剂等，其中神经肌肉阻滞，特别是肉毒毒素应用较为广泛。

2. 手术治疗

我国于20世纪90年代开始采用脊神经后根切断术治疗脑瘫，以降低重症痉挛型脑瘫的下肢肌张力，具有严格选择适应证。

3. 水疗

可以使患儿肌肉松弛，缓解痉挛，改善关节活动，从而使患儿能够在水中比较容易地自我控制，在抗重力状态下调整姿势以及完成各种正常姿势和运动。

4. 马术治疗

通过有节奏的震动，诱导正确的反射。从而提高患儿的平衡能力和协调能力，纠正和抑制异常姿势，降低肌张力，建立正确的运动姿势。

5. 多感官刺激

脑瘫患儿由于脑损伤或发育障碍，不仅其有运动功能障碍.还可伴有触觉、听觉、视觉等多种感知觉障碍或异常。因此，根据患儿的不同特点，选择性采取多感官刺激是十分必要的。

6. 游戏及文体治疗

根据患儿的不同特点，开展具有针对性、适于脑瘫儿童的游戏和文体活动，将游戏的理念贯穿于康复训练之中，对于提高康复治疗效果，促进患儿身心的全面发育极其必要和重要。

7. 音乐治疗

对脑瘫患儿开展音乐治疗，是以音乐的形式对患儿进行的感知、认知、交流等能力的促进，也可通过音乐的节律辅助运动功能的训练。尤其针对合并有心理行为异常的患儿，进行音乐治疗效果更佳。

【康复护理】

脑瘫患儿的护理和管理主要由家人承担，专业工作者应重视对家长的教育和辅导。如患儿所处的环境状况，患儿的精神、营养、睡眠、饮食、消化状况，采取正确的抱姿和携带、移动方式。制作和选择简易的防护用具及辅助器具，进行日常生活能力、交流能力、理解能力、交往能力和智力水平的开发，采用特殊的游戏方式，防止并发症的发生，合理使用。

第七节　脑发育不全症

脑发育不全，又称精神发育迟滞或精神幼稚症。是指在胎儿期、出生时或婴儿早期大脑的发育受到阻碍，导致精神发育尤其是智力发展受到限制。临床表现为运动、语言、理解力、观察、分析、想象、思维、记忆力及社会适应力等脑发育速度缓慢，以致多方面能力不能达到绝大多数同龄儿童水平的一种疾病。

中医文献中虽然无脑发育不全名称，但其临考表现，有与本病相类似病证的记载。汉代华佗的《神医秘传》称其为"痴呆"。晋代皇甫谧《针灸甲乙经》以"呆痴"命名。清代吴谦《医宗金鉴》认为：智力低下，神情呆钝，数岁不能言语，为脑发育不全的类似表现谓之"五迟"。因而在儿科的"五迟""五软"中的一些症候表现，亦与本病的症状相似，属中医五迟、五软范畴。导致本病发生的先天因素是父母自身有遗传缺陷，精血虚损者。精薄血弱、孕胎禀赋不足，或胎儿期间孕母调摄失宜，精神、起居、饮食、用药等不慎，罹患疾病损伤胎元。后天因素有分娩难产、窒息缺氧、颅脑损伤出血，或患黄疸、脑炎、癫痫、惊风、外伤等损害心脑，或哺育不当，长期营养不良，缺乏教养，与外界接触过少等。病程短者以气血亏虚为主，病程长者以肾精亏损多见。治疗本病一要坚持治疗，疗程一般要半年至一年；二宜补食疗，以补心养脑；三配合教养进行教育辅导。诸法兼施，方能提高疗效。

【康复适应证】

（1）先天禀赋不足，生而有病者，多属肝肾亏虚，症见面色无华，目无神采，反应迟钝，囟门宽大，筋骨痿软，发育迟缓等。

（2）后天失养，或病后失调者，多属心脾不足，症见面色无华，唇指色淡，神情呆钝，语言不清，言语延迟，发稀萎黄等。

【传统康复治疗】

一、药物疗法

中医药对本病的治疗有其独特见解，按照中医辨证施治的原则，先天以补肝肾，后天以补心脾为治疗大法。

（一）中药汤剂

1. 肝肾亏虚

［主症］以动作发育延迟为主。筋骨痿软，发育迟缓，抬头、匍匐、坐、爬、站立、行走及萌生乳齿等，均明显迟于正常同龄小儿。平素活动甚少，面色无华，目无神采，反应迟钝，囟门宽大，舌质淡红，苔少，脉细弱。

［治疗原则］滋补肝肾，强壮筋骨。

［推荐方药］补肾地黄丸。熟地10g、泽泻10g、丹皮9g、山茱萸9g、茯苓9g、山药9g、牛膝6g、枸杞子9g、菟丝子9g、补骨脂9g、巴戟天6g、鹿茸6g。

［加减］筋骨痿软者，间断配用虎骨散；萌齿延迟者加五加皮、龟甲。

2. 心血不足

［主症］以语言发育症延迟为主。面色无华，唇指色淡，神情呆钝，语言不清，言语延迟，发稀萎黄，舌质淡；苔少，脉缓弱。

［治疗原则］补气生血，养心开窍。

［推荐方药］菖蒲丸合人参养荣汤加减。党参9g、黄芪9g、白术6g、当归9g、川芎6g、白芍9g、熟地10g、茯苓9g、远志9g、麦冬9g、石菖蒲6g、大枣4枚。

［加减］发稀萎黄者加何首乌、胡麻仁、黑豆。

3. 心肾两虚

［主症］以智识不开为主。面㿠虚浮，形容愚笨，反应迟钝，举止粗鲁，动作发育迟缓，不灵敏而又欠协调，思维难以集中，学习成绩差，接受教育能力低，生活尚能勉强自理，毛发细黄，四肢弛软，舌质淡红，苔薄，脉细软。

［治疗原则］补心养血，益肾生精。

［推荐方药］河车八味丸：紫河车10g、熟地9g、茯苓9g、山药9g、丹皮9g、当归9g、麦冬9g、石菖蒲6g、益智仁6g、肉桂3g、鹿茸6g等。

［加减］有不规则躁动者加龙骨、远志、珍珠母，语迟配菖蒲丸。

4. 精乏髓枯

［主症］智能迟缓重症。智商低下，智力低下，难解人意，动作无主，言语无序，面色晦暗，情志异常，难以接受教育，生活不能自理，形瘦骨立，动作延迟，摇头吐舌，张口流涎，舌淡苔薄，脉沉迟。

[治疗原则] 填精生髓, 补肾益智。

[推荐方药] 河车大造丸: 紫河车10g、熟地10g、人参9g、杜仲9g、茯苓9g、菟丝子9g、枸杞子9g、龟甲胶9g、鹿角胶9g、猪脊髓6g、砂仁6g、神曲9g。

[加减] 挟痰者加石菖蒲、郁金、远志。

5. 瘀血阻络

[主症] 多有颅脑产伤、外伤史, 起病于受伤之后。神情麻木, 反应迟钝, 时作惊叫, 肌肉软弱, 关节强硬, 甚则动作延迟, 语言延迟而不流利, 或有癫痫时作, 舌下紫络显露, 脉涩。

[治疗原则] 活血化痰, 通络开窍。

[推荐方药] 通络活血汤加减: 赤芍6g、川芎6g、桃仁6g、红花6g、郁金6g、丹参9g、玄参6g、五灵脂3g、生姜3g、大枣4枚。若制成药, 加入少量人工麝香更佳。

[加减] 大便干结、腹痛啼哭者, 加制大黄; 若并发癫痫按癫痫证治。

6. 痰浊蒙窍

[主症] 多见于脑炎后遗症。病前智能正常, 病后智能低下, 意识不清, 反应迟钝, 失聪失语, 喉间痰鸣, 吞咽困难, 形体虚浮, 肢体强直, 动作不由自主, 舌苔白腻, 若属痰火内扰者, 症见面赤气粗, 嚎叫哭闹, 狂躁不宁, 舌质红或绛, 舌苔黄。

[治疗原则] 涤痰清心, 泄浊开窍。

[推荐方药] 温胆汤加味: 半夏6g、陈皮6g、茯苓9g、竹茹6g、枳壳6g、石菖蒲6g、远志6g、龙齿6g、琥珀3g、甘草6g。

[加减] 痰火加龙胆草、黄芩、甘草等, 喉间痰多用礞石粉、硼砂粉、玄明粉按照2:1:1的比例混合内服, 每次1~3g, 每日3次, 或用猴枣散喂服。失语、吞咽困难用明矾、雄精、天竺黄按照2:2:3的比例, 另加冰片少许, 共研细末, 用石菖蒲汤喂服或鼻饲, 每次1~2g, 每日3次。此类药物均短期应用, 不宜久服。

(二) 常用单方验方

(1) 猪脊羹: 猪脊骨1具, 洗净剁块, 莲子 (去心) 100g、红枣150g, 另用木香3g、甘草10g, 装纱布袋扎紧袋口, 以上一并放入砂锅内, 加水炖烂, 饮汤。食猪脊髓、莲子心、红枣。用于心肾两虚证。

(2) 红枣炖羊心: 羊心1只, 洗净切成小块, 放砂锅内, 加清水和适量料酒、葱、姜, 武火煮沸后, 加红枣10枚、盐适量, 文火煮熬至熟烂, 调入味精、麻油, 当菜食用。用于心血不足证。

(3) 紫河车散: 紫河车烘干, 研粉, 内服, 每日1~2g, 每日2~3次。用于精乏髓枯证。

(4) 人参鹿肉汤: 鹿肉250g, 切片。另用人参、黄芪、芡实、枸杞子各5g, 白术、茯苓、熟地、肉苁蓉、肉桂、白芍、益智仁、仙茅、泽泻、酸枣仁、山药、远志、当归、菟丝子、怀牛膝、淫羊藿、生姜各3g, 洗净, 切片, 装入纱布袋, 扎紧袋口, 将鹿肉、药袋同放砂锅内, 加水及适量葱、盐、胡椒粉, 煨炖至肉烂, 捞去药袋, 吃鹿肉、喝汤。用于动作发育延迟。

(5) 华佗治痴神方: 人参30g、柴胡30g、半夏30g、生酸枣仁30g、菖蒲30g、茯苓90g、白芍120g、甘草15g、天南星15g、神曲15g、附子3g、水10碗, 煎取1碗, 强饮之。少顷困倦欲睡, 任其自醒即愈。本方适用于抑郁不舒、有由愤怒而成者, 有由羞患而成者。

（6）逐呆仙方：人参30g、白术60g、茯神90g、半夏15g、白芥子30g、附子9g、白薇9g、菟丝子30g、丹砂9g，研末，做桐子大，每日2次，每次服15粒。

二、针灸疗法

针灸刺激经络穴位，可调节全身脏腑气血运行的功能变化。该病治疗时间长，针灸方便，安全可靠，不失治疗本病综合措施之一。

（一）体针疗法

大椎、安眠、足三里和哑门、安眠、内关，交替使用，强刺激，每日1次，10天为一疗程。休息3～4天后重复治疗。

（二）头针疗法

［取穴］额中线、顶中线、枕上正中线。肢体功能障碍者加顶颞前斜线，语言障碍者加颞前线。

［操作］沿头皮进针，达帽状腱膜下层，快速捻转1分钟，留针半小时（其间每隔5分钟行针1分钟）。

［疗程］每天1次，10次为一疗程，疗程间隔7天，以后逐渐延长疗程间隔，治疗半年，巩固半年（每周针1次）。

（三）头针加体针疗法

［取穴］四神聪、运动区、言语2区和3区、感觉区、通里、脑清（解溪穴上2寸）为主。

［配穴］合谷、内关、哑门、廉泉、足三里、三阴交、肾俞、环跳、通里、脑清交替使用。配穴在治疗初期可酌情选2～3穴，与头针同时使用。在治疗后期，则与头针交替使用。

［操作］头针刺激区沿皮刺入后，行快速捻转手法，持续1～3分钟，留针20～30分钟。四神聪，各针分别通过四神聪各穴呈"井"字形刺法，每次选择1种刺法。体针穴位可按常规针刺。

［疗程］每日1次，10～12次为一疗程，疗程间隔5～7天。

（四）耳针疗法

取神门、皮质下、肾、脑枕等耳穴，每日1次，每次2～3穴（双耳取穴），20次为一疗程。

（五）刺血疗法

［主穴］中冲、天枢。

［配穴］涌泉、劳宫。

［操作］三棱针直刺皮下1分深，放出4～5滴血，主配穴隔日放血一次。对部分智能发育不全者有所改善。

三、推拿疗法

用推拿手法作用于穴位来改善气血运行用于动作迟缓者。

［取穴］上肢：大椎、肩井、肩髃、曲池、阳池、合谷等。腰及下肢：肾俞、命门、腰阳关、环跳、殷门、委中、承山、解溪、昆仑、足三里、阳陵泉等。

［操作］使用推揉、搓、点、按手法。每日1次，12次为一疗程。

四、气功疗法

以中医理论为基础，启动医者内功真气，作用于有关穴位进行疏通、调节脏腑功能的一种方法。不论先天或后天原因引起，多与肾虚髓海不足有关，而瘀血痰浊犯脑则为标象，故治疗则以补肾健脑、通调气血化瘀、涤痰为治。常用穴为百会、印堂、玉枕、命门、关元、三阴交、足三里、血海等。操作时补泻兼施，配合行疏之法。每日1次，每次20~30分钟，10-15次为一疗程。

【现代康复治疗】

一、作业疗法

1. 生活自理训练

对精神发育迟滞的患儿的治疗，最重要的是生活自理培训，在日常康复治疗中，由最简单的内容开始，每天定期训练生活技能，督促患儿按时起床、穿衣服、系鞋带、叠被子、洗脸、刷牙、吃饭、洗澡、大小便等。

2. 运动及智力整合训练

根据患儿的不同病情，全方位地给予运动及智力整合训练，如通过简单的游戏培养患儿的肢体活动和脑力活动，在游戏中让患儿获得娱乐的同时还锻炼身体功能，为了提升患儿的动手动脑能力，可以安排手工艺制作训练，引导患儿掌握简单的劳动技能。

二、心理辅导

精神发育迟滞患儿很大程度上存在心理障碍，在康复治疗过程中，需要投入极大的耐心引导，让患儿体会到温暖和关怀，通过心理辅导和精神鼓励，给予他们信心。

【康复护理】

本病的重症治疗比较困难，有可愈者，有不可愈者，所以康复护理显得较为重要。在护理方面作到以下几点。

（1）常见阳光，多作被动活动和功能锻炼，反复教习语言，辅导精细动作、自我服务及待人接物，加强智力开发。

（2）饮食宜易于消化吸收、富含蛋白质、维生素和必需微量元素，多吃卵类、动物脑髓、鱼类、豆类及其制品、新鲜蔬菜水果等。

（3）对于轻症患者，要耐心和蔼、督促患者尽量料理自己的日常生活，开展各种文体活动，适应环境。重症患者基本上失去生活自理能力，要给予适当照顾，帮助其搞个人卫生。个别患者可突然出现兴奋躁动及冲动行为而产生伤人、毁物、自伤等事故，因此，要安排单间，以防伤人事故。

第一节　慢性子宫颈炎

慢性子宫颈炎是由于分娩、流产、手术损伤引起的宫颈炎症。其发病率高，约占已婚妇女的半数以上。

在中医文献中虽无慢性子宫颈炎的病名，但对本病的症状及治疗早有描述和记载，本病可包括在中医文献的带下病范畴。

慢性子宫颈炎的发病原因大多由于分娩、流产、手术损伤宫颈而引起。中医认为，慢性子宫颈炎是由于脾土失其冲和，不能制水，带脉受伤，注于胞中，发为本病。本病的治疗多采用中医或中西医结合的治疗方法，在治疗过程中采取积极的康复治疗有利于疾病的恢复。

【康复适应证】

（1）慢性子宫颈炎患者表现为白带增多或呈黄色脓性或血性白带的患者。

（2）慢性子宫颈炎患者经西药治疗后疗效不满意患者。

【传统康复治疗】

一、药物疗法

中医辨证施治是慢性子宫颈炎患者经常采用的治疗方法。中医认为，带下俱是湿证，故着眼于湿，从脾论治，随证加减。

［主症］白带增多，呈乳白色黏液状，或呈淡黄色脓性，或血性白带，有臭味，可伴腰骶部坠痛，舌质淡胖或有齿痕，苔白或腻，脉濡。

［治疗原则］健脾升阳，除湿清热。

［推荐方药］完带汤加减：白术、苍术、党参、山药、车前子、柴胡、黑荆芥、贯众、黄柏、白芍、薏苡仁等。

［加减］带下量多、色黄质黏稠，舌红苔黄腻者，去党参、白术、山药，加萆薢、茵陈、泽泻；兼少腹或腰骶胀痛，带下黄白相兼，质稠而臭，去党参、白术，加枳壳、牛膝、川楝子；带下夹血者，去党参、白术，加地榆、茜草；带下量多，色白质清稀，小腹有冷感，去黄柏、贯众，加陈艾叶、金樱子、鹿角霜。

二、针灸疗法

（一）体针疗法

1. 肝经湿热型

［取穴］以足厥阴肝经穴为主。蠡沟（LR5，足厥阴肝经）、曲泉（LR8，足厥阴肝经）、阴廉（LR11，足厥阴肝经）、曲骨（RN2，任脉）。

［操作］蠡沟针尖向上斜刺2寸，施

提插捻转泻法，针感向大腿内侧放射，曲泉直刺，进针1~1.5寸，施提插泻法；阴廉直刺或稍向上斜刺，进针0.5~1.5寸，施捻转泻法；曲骨直刺施捻转平补平泻法。

2. 肝肾阴虚型

［取穴］以足厥阴肝经、足太阴脾经穴为主。蠡沟（LR5，足厥阴肝经）、中极（RN3，任脉）、血海（SP10，足太阴脾经）、三阴交（SP6，足太阴脾经）。

［操作］蠡沟针尖向上斜刺2寸，施提插捻转泻法，中极针尖稍向下斜刺，进针约1~1.5寸，施提插捻转泻法；血海、三阴交均直刺，施捻转提插泻法。

3. 心脾气虚型

［取穴］足三里（ST36，足阳明胃经）、阴陵泉（SP9，足太阴脾经）、三阴交（SP6，足太阴脾经）、公孙（SP4，足太阴脾经）、内关（PC6，手厥阴心包经）、血海（SP10，足太阴脾经）、脾俞（BL20，足太阳膀胱经）。

［操作］足三里、阴陵泉、血海均直刺，进针1~1.5寸，施捻转补法；三阴交直刺，进针0.5~1寸，施捻转补法；公孙直刺，进针0.5~0.8寸，施捻转补法；内关直刺，进针0.5~1寸，施捻转提插之平补平泻法；脾俞向督脉方向斜行进针，深约0.5~0.8寸，施捻转补法。

4. 湿热下注型

［取穴］带脉（GB26，足少阳胆经）、阴陵泉（SP9，足太阴脾经）、丰隆（ST40，足阳明胃经）、血海（SP10，足太阴脾经）、行间（LR2，足厥阴肝经）。

［操作］带脉针尖向脐中方向斜刺，进针约0.5~1寸，施捻转泻法；丰隆直刺，进针1~1.5寸，施提插泻法；行间直刺或稍向上斜刺，进针约0.5寸，施捻转泻法；

阴陵泉、血海刺法同前。

（二）耳针疗法

［取穴］脾、肾上腺、子宫、盆腔、三焦、内分泌、卵巢、神门、外生殖器。

［操作］取单侧穴，用0.5寸毫针，刺入软骨，留针30~60分钟，每日或隔日一次，两耳交替使用。

（三）穴位注射疗法

［取穴］长强、曲骨、环跳、足三里、三阴交。

［操作］以维生素B_{12} 200μg注射液加1%盐酸普鲁卡因至5ml，曲骨或长强每日1次，10次为一疗程。局部穴位注射2~3次后，配合注射一次足三里或三阴交，皆取双侧穴，或用2.5%普鲁卡因0.2ml和※维生素$B_1$1ml混合注射长强穴，每3天注射一次，10次为一疗程。

（四）刺络拔罐疗法

［取穴］次髎、三阴交。

［操作］刺次髎患者宜取俯卧位，以2~2.5寸毫针，针尖朝下肢方向呈45°角斜刺，快速进针，得气直达少腹或前阴部，带针拔火罐，留罐15分钟，火力宜稍小，每日1次，7次为一疗程；三阴交直刺，施提插或捻转泻法。

五、气功疗法

可根据患者情况采取太极拳及气功疗法，气功可锻炼内养功，利用其腹式呼吸，促进肝胆疏泄流畅，改善局部供血，有利于炎症组织的吸收消散。

六、饮食疗法

慢性子宫颈炎患者宜食用高蛋白、高

纤维素的营养饮食，避免食用辛辣刺激食物及吸烟、饮酒等。

常用药膳如下。

（1）扁豆花煮椿白皮：扁豆花9g、椿白皮12g。将扁豆花、椿皮洗净，用纱布包好后加水200ml，煮成150ml，分次饮服，一般服一周左右便可生效。

（2）莲子薏苡仁煮蚌肉：莲子60g、薏苡仁60g、蚌肉120g，先将莲子（去皮、心）、薏苡仁洗净，蚌肉切成薄片，一起放入砂锅内，加水750ml文火煮约1小时即可服用，一般服7~10次可见效。

【现代康复治疗】

可采用物理因子治疗，目的是清除坏死组织，改善血液和淋巴循环，激活网状内皮系统功能，增强机体抵抗力，加速局部炎症消散和组织恢复过程，治疗前均应以1：5000高锰酸钾溶液冲洗阴道，擦净分泌物，并注意保护阴道壁，以防损伤。

1. 超短波治疗

以阴道电极置于阴道内，用单极法或双极法，微热量，每天一次，每次10~15分钟，12~20次为一疗程。

2. 紫外线疗法

用冷式紫外线灯，作阴道内子宫颈直接照射，红斑呈3~5MED，每天或隔天一次，7天为一疗程，间隔一周后，可重复进行。

3. 离子导入法

用20%硫酸锌或0.5%硫酸铜溶液浸湿纱布条置于子宫颈处，另一电极置于腰骶部，电量为5~10mA，每天一次，每次10~20分钟，12~20次为一疗程。因宫颈黏膜无痛觉，操作时严防烧伤。

【康复护理】

注意经期及产褥期卫生并避免寒冷刺激及精神紧张，生活起居有规律，避免七情内伤，勿劳累，可进行适当的运动及体育锻炼，增强机体免疫力，有利于疾病的恢复。

第二节 慢性盆腔炎

慢性盆腔炎包括子宫体炎、输卵管卵巢炎、盆腔结缔组织炎及盆腔腹膜炎等，为妇科常览病之一。

在中医文献中虽无慢性盆腔炎的病名，但对本病的症状及治疗早有描述和记载。本病可包括在中医文献的"带下病""热入血室""癥瘕""痛经"等门类之中。

慢性盆腔炎的发病原因，多由产后或流产后感染、宫腔内手术操作后感染、经期不注意清洁卫生，或邻近器官的炎症直接蔓延等，病原体通过多种途径引起盆腔生殖器官感染所致。中医认为，慢性盆腔炎的发病是由于：①产后、经期血室正开，气血耗损，若摄生不慎或洗涤用品不洁，则易感染邪毒，邪毒乘虚而入，直犯胞宫，蕴结下焦，壅塞气机，致使气血凝滞，胞脉受阻，冲任受损而发病。②忧思伤脾，又加郁怒伤肝，肝脾不调，疏运失常，湿热内蕴，不得外泄，循肝脉下注，湿阻气机，热伤血络，以致气滞血瘀而发病。本病的治疗多采用中医或中西医结合的治疗方法，在治疗过程中采取积极的康复治疗有利于疾病的恢复。

【康复适应证】

（1）下腹坠胀疼痛，腰骶酸痛，月经

不调等症状的慢性盆腔炎患者。

（2）慢性盆腔炎经西医治疗效果不显的患者。

（3）慢性盆腔炎患者经西药治疗好转，仍有月经不调、头晕、乏力等症的患者。

【传统康复治疗】

一、药物疗法

中医辨证施治是慢性盆腔炎患者经常采用的康复治疗方法，针对本病病机正虚邪实、脾虚肝郁、气滞血瘀，采取全身与局部相结合的综合治疗，采取固定方加减论治。

[**主症**]下腹坠胀疼痛，腰骶酸痛，于劳累后或月经前后加重，多伴白带增多，月经不调，头晕，倦怠，舌淡暗或暗红，脉多弦细或沉细。

[**治疗原则**]行气活血，益气健脾，佐以祛邪。

[**推荐方药**]桃红四物汤加减治疗：川楝子10g、枳壳10g、延胡索10g、桃仁10g、红花10g、赤芍10g、牡丹皮10g、丹参15g、党参15g、茯苓15g、当归10g、败酱草15g。

[**加减**]瘀滞明显腹痛较剧者，加五灵脂10g、木香10g、三七粉1.5g；腰酸痛明显者，加续断10g、金狗脊15g、桑寄生10g；腹部包块形成者，加三棱10g、莪术10g、鸡内金15g、荔枝核10g、橘核10g；白带多，色黄质稠，时有低热起伏，口干而腻，便溏尿黄，舌质暗红，苔薄黄腻，脉滑数或濡数者，去党参、当归，加薏苡仁15g、黄柏10g、苍术10g、金银花15g、连翘10g、椿根白皮10g；若口苦，脘闷纳呆，少腹坠胀疼痛，便溏，舌淡苔黄腻，脉弦数或濡数，去当归、党参，加栀子10g、柴胡10g、陈皮10g、茵陈10g、苍术15g；若少腹坠胀冷感，经行后期，量少，色紫暗有块，带下量多，质清稀甚则水样，舌淡暗，苔白腻，脉沉迟，去败酱草，加小茴香10g、首乌10g、川芎10g、肉桂10g、熟附片6g。

二、外治疗法

（一）中药外敷

（1）双柏散：大黄、黄柏、侧柏叶、泽兰各等份，共研末约100g，以水蜜各半调煮，热敷下腹部，每日1次，每次15～20分钟，10天为一疗程。

（2）熥药外敷：乳香、没药、川椒、白芷、羌活、独活、桃仁、红花、丹参、当归各15g，通骨消、蒲公英、鱼腥草各60g，共研细末，盛于布袋内，蒸热后局部外敷，每日1次，每次15～20分钟，10天为一疗程。

（二）中药灌肠

（1）毛冬青浓缩液保留灌肠，每次100ml，每日1次，10天为一疗程。

（2）大黄、虎杖、蒲公英各30g，丹参20g，枳壳12g，加水600ml，煎至200ml，候药液稍温作保留灌肠，每日1次，10天为一疗程。

（3）内服药物的药渣，经再次煎熬后之药液的100ml，作保留灌肠，每日1次，10天为一疗程。

（三）中药理疗

通过电热作用把丹参液离子导入盆腔组织，可以促进血液循环，改善组织营养，以利于炎症的吸收和消散。

二、针灸疗法

（一）体针疗法

1. 湿热蕴结型

［**取穴**］带脉（GB26，足少阳胆经）、三阴交（SP6，足少阴脾经）、阴陵泉（SP9，足少阴脾经）、中极（RN3，任脉）。

［**操作**］带脉针尖向脐中方向斜刺，进针1～1.5寸，施捻转泻法；中极针尖略向下斜刺，进针1～1.5寸，施提插泻法，使针感传至会阴部为佳；三阴交、阴陵泉均直刺，进针1～1.5寸，施提插或捻转泻法。

2. 热毒内蕴型

［**取穴**］带脉（GB26，足少阳胆经）、阴陵泉（SP9，足少阴脾经）、隐白（SP1，足少阴脾经）、行间（LR2，足厥阴肝经）

［**操作**］带脉、阴陵泉针法同前，行间直刺或向上斜刺，进针约0.5寸，施提插泻法；隐白用毫针斜刺，进针0.1～0.2寸，或用三棱针点刺放血。

（二）耳针疗法

［**取穴**］脾、肾上腺、子宫、盆腔、三焦。

［**操作**］取单侧穴，用0.5寸毫针，刺入软骨，留针30～60分钟，每日或隔日一次，两耳交替使用。

（三）针刺拔罐疗法

［**取穴**］次髎、三阴交。

［**操作**］刺次髎患者宜取俯卧位，以2～2.5寸毫针，针尖朝下肢方向45°斜刺，快速进针，得气直达少腹或前阴部，带针拔罐，留罐15分钟，火力宜稍小，每日1次，7天为一疗程；三阴交直刺，施提插或捻转泻法。

（四）穴位注射法

［**取穴**］三阴交。

［**操作**］黄连素注射液2～6ml，常规消毒，选5或6号针头，等进针有胀感后稍快注入，每穴1～3ml，每日或隔日一次。

三、气功疗法

慢性盆腔炎患者可选用内养功、放松功、保健功，同时配合导引功以及腰腹部自我按摩。

1. 导引吐纳法

端坐椅子上，臀部着坐越少越好，两腿交叉，两掌按于小腹处，做深呼吸一次，随深呼吸的进行，上体同时前屈达到头部低于双膝，同时两手紧按小腹，使腹压增大，横膈上升，将肺内余气尽可能排出，然后两手放松，颈前伸，缓缓深吸气，同时慢慢将身体抬起，恢复端坐时恰好将气吸满，端坐不动深呼气，再俯身尽量将气排完，如此反复7～14次后站起，左右腿交叉提高若干次，然后作深膝蹲6～7次。

2. 俯卧屈伸法

两膝屈向胸部，臀高抬起，大腿与床垂直，胸部与床紧贴，两臂在头两旁伸直，停留片刻，还原或俯卧，如此反复10～20次。

3. 屈伸开合法

仰卧，两腿伸直，屈膝，两腿外展，内收后再伸直，如此反复10～20次。

4. 横剪竖蹲法

仰卧，两腿伸直，同时抬起45°，两腿作内收、外展交叉动作10～20次，然后两腿再仿效骑自行车状运动10～20次。

四、浴疗法

（1）慢性盆腔炎患者可进行矿泉水浴、泥疗，促进血液循环，缓解组织粘连，改善局部营养。

（2）饮服碘泉水，每日3次，每次150～300ml，4～6周为一疗程。

五、饮食疗法

慢性盆腔炎系慢性疾病，宜食用高蛋白、高纤维素的营养饮食，主张多食瘦肉、猪肝、豆腐、鱼、鸡肉、乌龟、水果、蔬菜等，烟、酒、浓茶及其他辛辣刺激性食物应属禁忌。

常用药膳如下。

（1）白果莲肉乌骨鸡：白果、莲肉、红米各15g，为末，用乌骨鸡一只，去肠盛药煮烂，空心服之，适用于赤白带下，下元虚惫。

（2）薏米芡实粥：薏苡仁100g，芡实150g，大米适量，煮粥服。

（3）鸡冠花鲜藕汁：鲜鸡冠花500g洗净，加水适量，煎煮，每20分钟取煎液一次，加水再煎，共煎3次，合并煎液，再继续以小火煎煮浓缩，到将要干锅时，加入鲜藕汁500ml，再加热稠黏时，停火，待温，拌入干燥的白糖粉500g把煎液吸净，混匀，晒干，压碎，装瓶备用，每次10g，以沸水冲化，炖服，每日3次。

【现代康复治疗】

一、运动疗法——盆腔操

第一式：左右压膝：取床上坐位，并腿屈膝、两手按于膝上，左手向外压膝，还原后，右手右膝重复上述动作。

第二式：伸臂转体：取床上坐位，两腿伸直，两足分开与肩同宽，两手平放于臀旁，上体左转，左手由后向前摆，左手触足尖，眼跟手转，还原后，右手重复上述动作。

第三式：屈膝转腰：取仰卧位，两手交叉枕于头下，左腿屈膝，左足置于右膝旁，腰及左腿向右转，左膝向下压，还原后，右腿重复上述动作。

第四式：仰卧蹬腿：取仰卧位，左腿上提，屈膝成90°，左足上蹬，两腿夹角成60°，后缓慢还原，右腿重复上述动作。

第五式：伸臂拍足：取仰卧位，两臂上举置于头顶，左腿抬高，右手拍左脚背，缓慢还原后，右脚及左手重复上述动作。

第六式：侧卧蹬腿：取仰卧位，左腿屈膝抬高，左足置于右膝旁，腰及左腿向右转，左足向斜前方蹬腿，缓慢还原后，右腿重复上述动作。

第七式：交替屈膝：取仰卧位，两腿并拢上抬，两腿轮换如踩单车样，两腿离床，动作缓慢。

第八式：屈膝松腿：取仰卧位，两腿伸直，屈左膝80°～90°后，缓慢还原，屈右膝，重复上述动作。

二、物理治疗

超短波理疗，微波理疗，音频电，He-Ne激光等理疗方法能使组织升温，增强局部血液循环，局部的氧、营养物质的供给增多，增强代谢过程，起到了消炎和防御的作用。

【康复护理】

慢性盆腔炎患者应注意经期卫生并避

免寒冷及情绪刺激，因病程久，患者大多情绪忧郁、低落，鼓励患者树立战胜疾病的信心并进行适当的体育锻炼及运动，以改善局部血液循环，利于疾病的恢复。

第三节 子宫脱垂

子宫脱垂是指女性子宫从正常位置沿阴道下降，子宫颈外口达坐骨棘水平以下，严重者子宫全部脱出阴道口外，常伴发阴道前后壁膨出的病症，根据子宫脱垂的程度，分为三度。

在中医文献中虽无子宫脱垂的病名，但对本病的症状及治疗早有描述和记载。本病可包括在中医文献的阴脱、阴癩、阴菌、阴挺、阴痔等范围。

子宫脱垂的发病原因多是由于孕妇分娩时用力或助产手术不当，使支持子宫正常位置的韧带及盆底组织受到损伤，或卵巢功能衰退，生殖器官萎缩，组织缺乏弹性，或营养不良，体质虚弱，致使盆底组织及支持子宫的韧带过度松弛，或先天发育缺陷，盆底组织及子宫各韧带发育不良，以致松弛无力而引起，也有因为产后过早参加体力劳动或剧烈咳嗽、便秘等，使腹内压增加所致。中医认为子宫脱垂的发病原因大多由气虚而致：①妇女分娩时用力太过，产后劳动过早，以致劳倦伤气，气虚下陷，收摄无权。②分娩时伤损胞络，以致胞络失系。③产育过多，房室所伤，肾气亏虚，以致冲任不固。④素体虚弱，老年久病，便秘努责，失于固摄。以上因素均可引起子宫脱垂。本病的治疗多采取整体与局部相结合的治疗方法，在治疗过程中采取积极的康复治疗有利于疾病的恢复。

【康复适应证】

（1）子宫脱垂患者表现为阴道口有肿物脱出，腹压增加时脱出，睡卧时可自行回纳者。

（2）子宫脱垂患者表现为阴道口有肿物脱出不能自行回纳者。

（3）经手术及放置子宫托后仍有腰膝酸软无力、头晕眼花、面色苍白等症的患者。

【传统康复治疗】

一、药物疗法

中医辨证施治是子宫脱垂患者经常采用的康复疗法。子宫脱垂以气虚为主，临床辨证施治，随证加减。

［**主症**］阴道口有肿物脱出，初起在腹内压增加时脱出，睡卧时可自行缩回，严重时则不能自行还纳，伴有不同程度的腰酸痛及下坠感，舌淡红苔白，脉虚无力。

［**治疗原则**］益气升提固涩。

［**推荐方药**］补中益气汤加减：党参15g、黄芪15g、升麻10g、柴胡10g、白术10g、桑寄生15g、续断10g、煅龙骨30g、牡蛎30g、枳壳10g、益母草15g、甘草10g。

［**加减**］头晕眼花、面色苍白、唇色淡白者，加熟地黄15g、鹿角胶10g、制何首乌10 g；白带量多者，加薏苡仁15g、贯众10g、海螵蛸10g；咳嗽者，加杏仁10g、桔梗10g；大便秘结者，加木香10g、大黄10g；小便短黄、口苦、舌红苔黄者，加车前子15g、黄芩10g；腰酸腿软、小便频数、头昏耳鸣者，加杜仲10g、山茱萸10g、益智仁10g。

二、外治疗法

（一）熏洗疗法

（1）蛇床子、黄柏、苦参、枳壳、金银花各25g，煎水去渣，趁热先熏，待温度适宜后坐浴，每次15~20分钟，每日2次，用于子宫脱垂局部有糜烂，有脓性分泌物属挟湿热者。

（2）益母草20g、枳壳30g、五倍子20g，煎水去渣，先熏后坐浴，每次15分钟，每日2次，用于子宫脱垂局部无糜烂和分泌物者。

（二）外敷疗法

蛤粉、钟乳石各30g，黄丹、雄黄、龟甲各15g，乳香、没药各6g，薄荷6g。将上药共研细末，香油调敷患处，每日上药一次，用于子宫脱垂局部有糜烂者。

三、针灸疗法

（一）体针疗法

1. 中气不足型

［取穴］百会（DU20，督脉）、气海（RN6，督任）、关元（RN4，任脉）、维胞（Ex-CA8，奇穴）、足三里（ST36，足阳明胃经）。

［操作］百会针尖朝前沿皮刺，进针约1寸，施捻转补法，或仅用艾条悬灸；气海、关元针尖朝下斜刺，针深1~1.5寸，施捻转补法；足三里直刺，进针1~1.5寸，施提插补法，以上各穴均可针后施灸。

2. 肾气不固型

［取穴］关元（RN4，任脉）、大赫（KI12，足少阴肾经）、照海（KI6，足少阴肾经）、维胞（Ex-CA8，奇穴）。

［操作］关元针尖略朝下，进针约

1~1.5寸，施捻转补法；大赫直刺，进针约1~1.5寸，施提插或捻转补法。以上各穴均可针后加灸。

（二）头针疗法

［取穴］双侧足运感区、生殖区。

［操作］采用头针常规针法，快速捻转，至局部胀热为佳，一次为一疗程，疗程间隔了3~5天。

（三）刺络疗法

［取穴］腰俞、阴陵泉。

［操作］常规消毒，以三棱针点针出血5ml，每周1~2次。

（四）电针疗法

［取穴］维胞、子宫、维道、中极、三阴交、百会、气海、关元、足三里、太冲。

［操作］维胞穴针刺方向和腹股沟平行，斜刺2~3寸，针感最好放散至会阴部，患者有小腹酸胀、子宫收缩上提感；子宫穴直刺或向耻骨联合方向呈45°斜刺，患者感觉下腹部酸胀，有时可向外生殖器放散，电针治疗选用断续波或疏密波，频率为20~30次/分，中度刺激，每次通电15~30分钟，隔日一次，10次为一疗程，疗程间隔7天。

（五）芒针疗法

［取穴］维道、维胞、维宫。

［操作］三穴交替使用，每次一穴，针刺时针尖朝耻骨联合方向，深达脂肪下层，行强刺激手法，使会阴部和小腹部有明显的抽动感，每日1次，10~15次为一疗程。

（六）穴位注射法

［取穴］足三里、三阴交。

[操作] 用当归注射液，每穴注入 0.5~1ml，每日1次，每次一穴，7天为一疗程。

四、推拿疗法

子宫脱垂患者以气虚为本，故治疗上采用固本益气的推拿疗法。

[手法] 禅推法、按揉法、摩法、捏拿法、擦法。

[操作] ①患者仰卧位，医者坐于患者右侧，用一指禅推法分别施治于中极、关元、气海、维道穴，每穴2~3分钟，然后用右手在患者的下部作掌摩法（手法移动要缓慢），约5分钟；用拇指按揉法治疗百会穴和双侧的足三里穴，每穴2分钟，再用双手的拇、食、中指分别对称用力捏拿两侧的腹外斜肌3~5次。②患者俯卧位，医者立其体侧，用拇指按揉法分别施治于肾俞、命门、长强穴，每穴2分钟，再用擦法施于两侧肾俞、命门穴，以透热为度，结束治疗。

五、气功疗法

子宫脱垂患者可作头低足高位的仰卧，内养功或揉腹推拿按摩。练功前先练"吸、抵、抓、闭"四字诀5分钟，以提肛呼吸为主，同时配合保健功搓肾俞、尾闾、会阴指压点穴。

六、子宫托疗法

适用于病情较轻，要求保留生育能力或年老体弱，不宜施行手术者。以放置子宫托后在腹压增加下不脱落且又无撑胀不适感为原则，选用合适型号的子宫托，每晨上托，睡前取下，上托后第一、三、六个月各复查一次，如有并发症应对症治疗。

七、饮食疗法

子宫脱垂患者宜多进食补养辅食，多进食高蛋白、高纤维素饮食，并保持大便通畅。

1. 气虚型

（1）升麻黄芪炖鸡肉：鸡1只，去毛及肠杂，洗净，将升麻15g、黄芪30g纳入鸡腹中，置钵内，加水500ml及调料少许，隔水旺火炖熟，每料分3天服食，连服3料为一疗程。

（2）姜汁黄鳝饭：黄鳝150g、姜汁20ml、大米350g，将黄鳝洗净切断，以姜汁20ml、花生油适量拌匀，酌加调料，备用。淘米入锅，待饭煮至水分将干时，把黄鳝平铺于饭面，小火焖20分钟即可。以上为一日量，分三顿食用，7天为一疗程。

（3）金樱柿蒂桂圆汤：金樱子根30g、柿蒂20个，洗净切碎，纳入纱布袋中，与桂圆（干品）20个同置砂锅内，加水500ml，煎煮20分钟，去药袋，加白糖适量，喝桂圆汤，吃桂肉，每日一料，7~10天为一疗程。

2. 肾虚型

（1）巴戟炖大肠：将猪大肠200g，洗净去油，把巴戟天35g纳入猪大肠内，加清水适量，调料少许，隔水炖服，每日一料，7天为一疗程。

（2）何首乌煨鸡：母鸡宰后去肠杂，首乌50g研末，用纱布包裹纳入鸡腹内，加清水适量，放砂锅内煨熟，取出首乌袋，加盐、油、姜、酒等调味，饮汤吃肉，每料可服用三天，连服1~3料为一疗程。

（3）丝瓜络烧成炭，研末，分成小包，每包15g，以白酒送服，7天为一疗程，间隔5~7天再进行第二疗程，也可连服，适用于湿热盛者。

【现代康复治疗】

一、常规治疗

应以加强或恢复盆底组织及子宫周围韧带的支持作用为原则。

1. 一般支持疗法

增进体质，加强营养，注意适当休息，保持大便通畅，避免增加腹压和重体力劳动，治疗慢性病如慢性咳嗽，腹泻。中药补中益气汤作为辅助治疗。

2. 非手术疗法

适用于Ⅰ度重型、Ⅱ度轻型的子宫脱垂，体弱或因其他疾病不能耐受手术者，采用子宫托并配合一般支持疗法，收效良好。

3. 手术治疗

适应证为保守治疗无效者，或Ⅱ度重型、Ⅲ度子宫脱垂，应根据患者年龄、生育要求及全身健康情况选择适当的手术方式。

二、体育疗法

1. 盆底肌肉锻炼（压腿、深蹲、提肛等）

又称凯格尔运动，至患者有意识的对以耻骨－尾骨肌肉群为主的盆底肌肉群进行自主性收缩锻炼，以增强盆底支持张力。

盆底肌肉康复锻炼的原则是先Ⅰ类纤维后Ⅱ类纤维，当Ⅰ类纤维收缩持续时间达到10秒，可进行Ⅱ类纤维强化训练，每次康复时长为10分钟。

其代表运动为提肛肌运动。

（1）取仰卧位屈膝使两足靠近臀部，用足与肩部支撑身体，将臀部上抬，吸气并收腹缩紧肛门，放下臀部时呼气放松，一上一下，反复运动，每次5~15分钟，每日2~3次。

（2）取自然体位，一松一紧交替地闭缩肛门，每次10~15分钟，每日2~3次。

（3）坐在凳子上，两脚交叉，两手置于大腿上。交替起立与坐下，每次30~50回，每日2次。

2. 胸膝卧位法

将脱出子宫回纳阴道，保持胸膝卧位并作缩肛动作，每次15~20分钟，每日2~3次。

三、电刺激

当患者盆底肌肉不会收缩，或者很弱，可给予个体化参数的FES，以唤醒本体感觉，刺激盆底肌的收缩。

【康复护理】

分娩时应注意胎头娩出时的机转，一旦发生产道裂伤，则应及时缝合，防止感染，同时注意产褥期的调养；子宫脱垂的患者不宜作重体力劳动，并加强营养，增进体质，注意休息，保持大便通畅，积极治疗慢性咳嗽等以免增加腹内压。

第四节　围绝经期综合征

围绝经期综合征是因卵巢功能衰退直至消失，引起内分泌失调和自主神经功能紊乱的症状。此期一般在绝经期前后各五年的一段时间内，但由于人的体质不同，也可短在2~3年内或长达十几年之久。

在中医文献中虽无围绝经期综合征的病名，但对本病的症状及治疗早有描述和记载，本病可包括在中医文献的"脏躁""月经先后无定期""月经过少"等门类中。

围绝经期综合征的发病原因，一般认为是由于卵巢功能逐渐衰退到最后消失，机体从长期习惯的生育期内分泌环境渐变为另一个新的某些衰退、某些亢进的紊乱的内分泌环境，由于机体自身调节能力差，不能适应这些生理变化而出现的一系列以自主神经功能失调为主的症候群。中医认为，围绝经期综合征是由于肾气渐衰，冲任二脉亏损，精血不足，天癸将竭的生理变化时期，此时机体阴阳调衡的能力减退，因此易导致脏腑功能失调。本病的治疗多采用中医或中西医结合的治疗方法，在治疗过程中采取积极的康复治疗有利于疾病的恢复。

【康复适应证】

围绝经期综合征患者表现为情志异常、烘热汗出、五心烦热、头晕头痛、腰膝酸软的患者均可采用。

【传统康复治疗】

一、药物疗法

中医辨证施治是围绝经期综合征患者经常采用的康复疗法，一般根据患者的症状和体征可分为肝肾阴虚证、心肾不交证、精血亏损证、肾阳虚证、肾阴阳两虚证辨证施治，随证加减。

1. 肝肾阴虚证

[主症] 烘热汗出，潮热面红，五心烦热，情志异常，头晕头痛，两目干涩，口干便结，易怒胁胀，阴中干涩，舌红少苔，脉细数或弦细而数。

[治疗原则] 宜滋肾柔肝，养阴清热。

[推荐方药] 左归饮加减：熟地黄15g、山药15g、制何首乌15g、枸杞子10g、麦门冬15g、女贞子15g、旱莲草15g、知母10g、黄柏10g、茯苓15g、肉苁蓉10g、山茱萸10g。

[加减] 烘热汗出、五心烦热者，加白薇10g、青蒿10g、地骨皮10g；头痛、眩晕甚者，加天麻10g、石决明30g、钩藤15g；精神抑郁、胸胁胀痛者，加郁金10g、香附10g、川楝子10g；腰酸骨楚者，加杜仲10g、牛膝10g。

2. 心肾不交证

[主症] 虚烦不眠，心悸，健忘，头晕耳鸣，腰酸肢软，舌红少苔，脉细数。

[治疗原则] 滋阴降火，交通心肾。

[推荐方药] 心肾交泰丸加减：生地黄15g、麦门冬15g、当归10g、白芍10g、沙参15g、茯神15g、远志10g、黄连10g、肉桂10g、首乌藤30g、五味子10g。

[加减] 烘热汗出、夜寐不安者，加浮小麦15g、牡蛎30g、柏子仁10g；口舌糜烂、小便短黄者，加木通10g、车前子15g、竹叶10g；情志异常、悲伤欲哭者，改用六味地黄丸合甘麦大枣汤：炙甘草10g、大枣15g、浮小麦15g、生地黄15g、山药15g、山茱萸10g、茯神10g、牡丹皮10g、泽泻10g。

3. 精血亏虚证

[主症] 面色暗黑，眩晕耳鸣，腰酸膝软，骨节酸楚，肌肤麻木刺痛，瘙痒或蚁走感，舌淡红，脉沉细。

[治疗原则] 宜益精养血。

[推荐方药] 小营煎加减。生地黄15g、当归10g、赤芍10g、枸杞子10g、山药15g、紫河车10g、阿胶10g、白蒺藜10g、何首乌15g、甘草10g、续断10g。

[加减] 皮肤瘙痒甚者，加牡丹皮10g、白鲜皮10g、炒荆芥10g、蝉蜕10g；肌肤麻木者，加鸡血藤30g、丝瓜络15g；

脚跟痛者，加杜仲10g、桑寄生10g、牛膝10g。

4. 肾阳虚证

[主症] 形寒肢冷，腰膝或少腹冷痛，纳差腹胀，大便溏薄，小便清长或失禁，面浮肢肿，或带下量多，色白清稀，舌淡嫩，苔白滑，脉沉弱。

[治疗原则] 温补脾肾，益气渗湿。

[推荐方药] 右归丸加减：熟地黄15g、山茱萸10g、枸杞子10g、山药15g、杜仲10g、菟丝子10g、炒白术10g、补骨脂10g、鹿角胶10g、党参15g、桂枝10g、茯苓15g。

[加减] 精神倦怠、食少腹胀者，去鹿角胶，加砂仁10g、木香10g、黄芪15g；面浮肢肿、大便溏、小便不利者，加泽泻10g、冬瓜皮30g、薏苡仁15g；夜尿多或小便失禁者，去茯苓，加益智仁10g、桑螵蛸10g、乌药10g；带下量多清稀者，加芡实10g、莲须10g、海螵蛸10g。

5. 肾阴阳两虚证

[主症] 头晕耳鸣，烘热汗出，心烦失眠，畏寒肢冷，浮肿便溏，舌红淡嫩苔白，脉沉弱或沉细。

[治疗原则] 阴阳双补。

[推荐方药] 二仙汤加减：仙茅10g、山茱萸10g、知母10g、黄柏10g、巴戟天10g、茯神15g、淫羊藿10g、栀子10g、炒白术10g、党参15g、山药15g。早晚以汤剂冲服天王补心丹1粒。

二、针灸疗法

（一）体针疗法

1. 肾阴不足证

[取穴] 肾俞（BL23，足太阳膀胱经）、心俞（BL15，足太阳膀胱经）、太溪（KI3，足少阴肾经）、三阴交（SP6，足太阴脾经）、太冲（LR3，足厥阴肝经）

[操作] 心俞针尖向后正中线斜刺，进针0.5～1寸；肾俞直刺，深约1～1.5寸，二穴均施捻转补法；太溪、太冲直刺，施提插补法；三阴交直刺，施提插或捻转补法。

2. 肾阳虚急证

[取穴] 关元（RN4，任脉）、肾俞（BL23，足太阳膀胱经）、脾俞（BL20，足太阳膀胱经）、章门（LR13，足厥阴肝经）、足三里（ST36，足阳明胃经）

[操作] 关元直刺或针尖向下斜刺，深约1～1.5寸，令针感传至会阴部；脾俞、肾俞均直刺，进针0.5～1寸；章门斜刺，进针0.5～0.8寸，不宜直刺深刺以免伤及内脏器官；足三里直刺，深1～2寸，以上诸穴均施捻转补法，均可配合灸法以温补命门。

（二）耳针疗法

[取穴] 内分泌、卵巢、神门、交感、皮质下、心、肝、脾。

[操作] 每次选3～4穴，中等刺激，隔日针一次。

三、推拿疗法

围绝经期综合征患者经常出现胸胁胀满、失眠健忘等症，可采取补肾固本、调理冲任的推拿手法治疗。

[手法] 一指禅推法、按揉法、抹法、拿法、擦法。

[操作] ①患者取仰卧位，医者坐其右侧，用右手一指禅推法分别施治于膻中、中脘、气海、关元、中极穴，每穴2～3分

钟，接着用揉摩法于胃脘部及下腹部，分别为5分钟，然后用拇指按揉法治疗双侧的阴陵泉、足三里、三阴交穴，每穴2分钟。②患者俯卧位，医者坐或立其体侧，用一指禅推法或拇指按揉法于肝俞、脾俞、肾俞、命门穴治疗，每穴2分钟。③接上势，医者用小鱼际擦法擦背部督脉和背部膀胱经第一侧线及肾俞、命门穴，每一线均要擦热（要求热至皮内）。④患者坐位，医者随操作改变而变更体位，用拇指与食指对称地拿风池及项部2分钟，五指拿顶（由前发际向后发际移动）5~10次；用一指禅推法或鱼际揉法于前额部5分钟，用分抹法于前额、目眶及两旁鼻翼5~10次，两拇指同时按揉太阳、攒竹、四白、迎香穴，每穴30秒，拇指按揉百会30秒。⑤患者仍坐位，医者立于患者背后，拿肩井5~10次，搓肩背3~5次，结束治疗。

四、气功疗法

神经系统症状明显者，选用强壮功、放松功；血压增高者，选用松静功；潮热多汗者，着重练习内养功第一种呼吸法，练功同时可适当配合保健功的鸣天鼓、搓肾腰、擦丹田、搓涌泉穴等。

五、饮食疗法

围绝经期综合征的发生，其性器官进行性萎缩和逐渐衰老，身体各方面的衰退现象十分明显，应注意饮食清淡，合理营养，宜温暖软和易消化的食物，忌食辛辣、肥甘厚味，根据时令及身体需要，适当进补；对有浮肿、血压增高、头昏心慌和失眠等大脑皮质和自主神经失调时，饮食上注意摄取足够的B族维生素，如动物肝脏、牛奶、绿叶菜等，特别是维生素B_1，

对维持神经系统的健康、增加食欲及帮助消化具有一定作用；减少食盐量，每日用盐3~5g，进食有安神降压作用的食品，如猪心、红枣、酸枣等；对有动脉硬化等心血管病症状时，饮食上应注意热量不宜过多，积极控制体重，少食含糖分较多的水果，多吃绿叶蔬菜，以补充维生素C，改善血管通透性和增强身体抵抗力。低脂低胆固醇饮食，多吃鱼和豆制品，鱼所含的不饱和脂肪酸能改变脂蛋白的结构，预防动脉粥样硬化形成。因月经过多而引起贫血时，饮食上应注意多食生理价值高的动物性蛋白质，如动物内脏、瘦肉等；多吃新鲜蔬菜和水果，如菠菜、油菜，这些食物不仅含有丰富的铁和铜，还含有叶酸、维生素C和胡萝卜素，对治疗贫血有较好的作用，维生素A和维生素C能促进铁的吸收和利用。

常用药膳如下。

（1）海参粥：大米50g、海参20g，先将发好的海参切成小块，与米同煮做粥，晨起作早餐食用，可益肾润燥。

（2）小麦饭：小麦150g，淘洗做饭，滋养肝血。

（3）枣糖糕：发面500g、小枣150g、蜜枣100g、红糖250g、小米面100g、玫瑰5g，把发面使好碱，放入盆中，将红糖用玫瑰水溶化，与小米面一起掺入面中，调搅成稀糊状，将方模子放入笼屉，把调好的面糊倒入一半用板刮平，放上去核的小枣，再将剩下的一半糊倒上，在上面码蜜枣，用旺火蒸20分钟即可，补脾肾，益气血。

（4）加味甘麦大枣汤：浮小麦30g、生甘草10g、大枣15g、黄芪20g、生牡蛎30g，以上药加水1000g，煎余600g，代茶徐徐饮下，养心安神，益气除烦。

【现代康复治疗】

一、一般治疗

症状轻者经过解释后即可消除。必要时服用适量镇静药物，如溴剂、苯巴比妥、利眠宁及安定等。谷维素能调整间脑功能，有调节自主神经功能的作用，10～20mg，每日服三次。

二、激素治疗

绝大多数围绝经期妇女不需激素治疗，仅用于经上述治疗无效者，一般用3～6个月。

三、心理治疗

多作解释工作，使围绝经期妇女了解此系正常的生理变化，消除无谓的恐惧与忧虑。同时应使其家人了解围绝经期妇女可能出现的症状，一旦发生某些神经功能失调症状时能给予同情、安慰与鼓励，使其所乐观、顺利地度过这一时期。

四、物理因子治疗

频谱照射，应用频谱仪器照射两足涌泉穴（患者平卧位）一次/日，每次30分钟，10日为一疗程，休息10日后为下一疗程。频谱照射能使末梢神经兴奋，激活神经和内分泌，起到调节神经介质功能和稳定血管功能的作用。

【康复护理】

围绝经期综合征患者易产生紧张及焦虑情绪，因此鼓励患者要劳逸结合，起居有常，注意休息，同时要参加一些适合老年人的运动，调节好生活节奏，尽可能避免精神刺激及不良气候的影响。保持心情舒畅，定期作妇科检查及防癌普查，同时向患者及其家属讲解围绝经期的保健知识，使家人了解围绝经期的症状，对患者要安慰和鼓励。

第五节　功能性子宫出血

功能失调性子宫出血是由于卵巢功能失调所致的子宫异常出血。临床上分为无排卵型功血和有排卵型功血两类。

在中医文献中虽无功能失调性子宫出血的病名，但对本病的症状和体征早有描述和记载。本病可包括在中医文献中的"崩漏""月经先期""月经先后不定期""月经过多""经间期出血"等范围。

功能失调性子宫出血的发病原因是丘脑下部、脑垂体与卵巢之间功能失调引起。中医认为，该病的发生其根本在肾：①青春期，肾气未充，肾精未实。②围绝经期，肾气衰退，肾精亏耗。③育龄期，产育房劳，耗损肾气。以上因素均可导致肾气虚衰，封藏失司，冲任不固，以致经血非时而下，经量过多，崩漏等。本病的治疗多采用中医或中西医结合的治疗方法，在治疗过程中采取积极的康复治疗以利于疾病的恢复。

【康复适应证】

各型功能性子宫出血患者，出血量不多或出血量多、出血已控制的患者。

【传统康复治疗】

一、药物疗法

中医辨证施治是功能失调性子宫出血

患者经常采用的治疗方法，以塞流、澄源、复旧三个步骤方法，即首先塞流止血，血止则审证治因以澄本清源，使冲任相资以达到促进排卵和月经周期恢复正常。一般根据患者的症状和体征可分为肾虚证、脾虚证、血热证、血瘀证等辨证施治，随证加减。

1. 肾虚证

[**主症**] 偏阴虚者，头晕耳鸣，手足心热，腰膝酸软，阴道流血量多，经色鲜红，舌红少苔，脉细数；偏阳虚者，面色晦暗，畏寒肢冷，小腹冷痛，阴道流血量多色淡红，舌淡苔薄白、脉沉细。

[**治疗原则**] 滋肾固冲或温肾固冲。

[**推荐方药**] 偏阴虚者，方以二地汤合二至丸加味：生地黄15g、地骨皮15g、玄参10g、麦门冬15g、阿胶10g、女贞子15g、旱莲草15g、炒贯众10g、益母草30g、海螵蛸10g、炒地榆10g、牡丹皮10g；偏阳虚者，以补肾固冲丸加减：熟地黄15g、枸杞子15g、鹿角胶10g、补骨脂10g、赤石脂10g、炒艾叶10g、党参10g、白术15g、淫羊藿10g。

[**加减**] 见少腹冷痛，加桂枝10g、炒艾叶10g、巴戟天10g。

2. 脾虚证

[**主症**] 面色无华，心累气短，头昏眼花，脘闷纳呆，阴道流血量多，色淡质清稀，舌质淡苔白，脉沉细无力。

[**治疗原则**] 补脾固冲。

[**推荐方药**] 举元煎加减：党参15g、黄芪30g、白术15g、升麻10g、山药15g、白豆蔻10g、陈皮10g、煅龙骨30g、煅牡蛎30g、海螵蛸10g、黑姜10g。

[**加减**] 胸胁乳房胀满或脘腹痞满，加柴胡10g、郁金10g、枳壳10g。

3. 血热证

[**主症**] 面红唇赤，心烦易怒，口干欲饮，小便色黄，阴道流血量多，经色鲜红，质稠有灼热感，舌红苔黄，脉数。

[**治疗原则**] 凉血固冲。

[**推荐方药**] 固经丸加减：龟甲30g、黄芩10g、黄柏10g、生地黄15g、牡丹皮10g、焦山栀15g、炒地榆10g、炒贯众10g、麦门冬15g、棕榈炭10g。

[**加减**] 口干口苦，渴不多饮，舌红苔黄厚腻，加茵陈10g、贯众10g、薏苡仁10g。

4. 血瘀证

[**主症**] 阴道流血量多或时多时少，色紫暗，挟有血块，小腹胀或刺痛，血块排出后疼痛减轻、舌质暗红有瘀点，脉涩或弦。

[**治疗原则**] 化瘀调冲。

[**推荐方药**] 四物汤合失笑散加味：当归15g、川芎10g、赤芍10g、生地黄15g、炒蒲黄10g、五灵脂10g、益母草15g、枳壳10g、三七粉1.5g。

二、针灸疗法

功能性子宫出血发病缓急不同、出血量多少各异，治疗中宜灵活选穴，虚证宜峻补气血，实证或泻其血热或逐其瘀血。

（一）体针疗法

1. 脾肾虚弱、气不摄血型

[**取穴**] 肝俞（BL18，足太阳膀胱经）、关元（RN4，任脉）、三阴交（SP6，足太阴脾经）

[**加减**] 脾气虚加气海、足三里，肾气虚加命门、百会、复溜；肾阴虚配血海、然谷、阴谷。

[**操作**] 关元针尖向下斜刺，气海直

刺，均深1～1.5寸，捻转补法；脾俞、肝俞循督脉方向进针，进针0.5～1寸，施捻转补法；命门稍向上斜刺，进针1～1.5寸，捻转补法。

2. 热扰冲任、迫血妄行型

[取穴] 血海（SP10，足太阴脾经）、三阴交（SP6，足太阴脾经）、隐白（SP1，足太阴脾经）、大敦（LR1，足厥阴肝经）、太冲（LR3，足厥阴肝经）。

[操作] 血海、三阴交均直刺约1.5～2寸，施提插泻法；隐白、大敦可浅刺0.1～0.2寸留针；太冲直刺或向上斜刺，深0.5～1寸，施提插或捻转泻法。

3. 瘀血壅塞、血不归经型

[取穴] 三阴交（SP6，足太阴脾经）、太冲（LR3，足厥阴肝经）、隐白（SP1，足太阴脾经）、地机（SP8，足太阴脾经）、气冲（ST30，足阳明胃经）、冲门（SP12，足太阴脾经）、膈俞（BL17，足太阳膀胱经）。

[操作] 三阴交、地机直刺，进针约1～1.5寸，施提插泻法；太冲直刺，深0.5～1寸，施捻转或提插泻法：气冲、冲门均直刺0.5～1寸，施捻转平补平泻法；膈俞向督脉方向斜刺，深0.5～1寸，捻转泻法。

（二）耳针疗法

[取穴] 子宫、盆腔、附件、内分泌、肝、肺、脑、神门、脾、肾。

[操作] 药物压法，隔日更换一次，每日自行按揉3～5次。

（三）耳穴注射疗法

[取穴] 子宫、膈。

[操作] 双耳常规消毒，每穴各注射维生素K注射液0.1ml，每天一次，连续注射三次。

（四）皮肤针疗法

[取穴] 背部脊柱两侧常规刺激部位，重点叩刺腰骶加椎间横刺3～5针，以及下腹部诸经循经叩刺。

[操作] 一般常规刺激部位用轻刺激，重点刺激部位用中度刺激，循经刺激每隔0.5～1cm叩刺一下，穴位处重复叩刺20下左右。

（五）皮下埋针法

[取穴] 地机、中都、三阴交、血海。

[操作] 按皮下埋针法操作，每次取1穴或2穴单侧交叉，埋针24小时，每日1次，换穴再埋针。

三、饮食疗法

饮食疗法对功能性子宫出血的康复有重要的治疗作用，其属热属实者，宜进新鲜蔬菜、水果和低脂食品，清淡而易消化，又富营养，如牛奶、蛋类、瘦肉、肝汤、豆浆等，忌用滋腻、温补性食物及辣椒、酒、胡椒、蒜、葱、姜等刺激性食品和调味品，避免增加月经量；而属于脾肾亏虚者，则可用滋补食品，适当固涩，但以逐步滋补为宜，以免补之过急，补之过厚，特别要注意含铁食物的补充，如肝等内脏、乌骨鸡、黑木耳等。

常用药膳如下。

1. 脾虚

（1）扁豆红枣汤：白扁豆30g、红枣10枚，煎汤后加少量白糖或冰糖调饮，吃豆、枣，一日可2次。

（2）一味薯蓣饮：生怀山药120g，煮汁两大碗，以之当茶，徐徐温饮之。

（3）人参汤：新罗参30g、橘皮10g、苏叶15g、砂糖150g，加水3000ml，煎水代茶饮。

2. 肾虚

（1）黑木耳60g，加水煮烂，再加红糖60g，一日分两次服，或黑木耳、山药各30g，炒肉片60g，以真藕粉着泥。

（2）黄鱼的白脬（鳔），炒炼成胶，再焙黄如珠，称鱼鳔胶珠，每次5～10g，每日2～3次，有大补真元、调理气血的特效，或以鲫鱼、鲤鱼等鱼鳞甲，文火熬成鱼鳞胶，每次20g，以温酒兑水化服。

（3）猪腰核桃：猪腰1对、杜仲30g、核桃肉30g。制作时一可把猪腰按常法去白筋，切碎块呈腰花，与杜仲、核桃仁同炒食；二可将猪腰去白筋，把杜仲切片后，包入肾内煮汤，加核桃仁，熟后去杜仲，猪腰切片后再放入汤内，稍热后即可食用；三也可在炒腰花后浇上杜仲浓汁，即先把杜仲煎取浓汁，去杜仲。

3. 血热

（1）荠菜（连花）和马兰头各50g，共煮汁服，一天一次，连服10～20天，或以荠菜切碎末和肉、酱豆腐，以真藕粉作羹。

（2）乌骨鸡肉500～750g、丝瓜1条切段，共煮汤，吃肉喝汤，常用。

（3）青梅膏：取肥大青梅1000g，煮极烂，去核，过滤后再煎，浓缩成稠厚之膏，每次调服1匙，日服3次。

4. 血瘀

（1）山楂散：山楂炒焦研末，白糖水送服，每次6～10g，每日3次。

（2）鲫鱼炭：鲫鱼250g，去鱼肠，用血竭、乳香各10g，装入鱼腹，烧存性，研末，每晨服10g，黄酒调服。

（3）益母草炒荠菜：益母草30g、荠菜100g，煽炒，调食。

【现代康复治疗】

1. 离子导入法

应用溴化钙、碘化钾、氯化钠等不同的药物，通过直流电对腰椎（L2）、胸椎（T2）及乳房的刺激，调整自主神经系统及促进垂体-卵巢功能平衡。

2. 热球子宫内膜治疗仪

通过热烫原理进行治疗的新型球囊治疗仪，能通过破坏子宫前列腺素的合成机制，起到治疗的作用。

【康复护理】

注意经期卫生，避免寒冷等刺激及不必要的精神紧张，对从事各种不同性质、不同环境工作的妇女，应做好卫生知识宣传和劳动保护工作，注意精神摄养，避免七情内伤，注意饮食调摄。

第十九章 皮肤疾病

第一节　湿疹

湿疹是以全身均可出现以糜烂、瘙痒、红疹为主证的常见皮肤病。本病还具有多形性损害、对称分布、反复发作、易演变成慢性等临床特点。男女老幼皆可发病，而以先天禀赋敏感者为多。无明显季节性，但多有冬季常复发的现象。急性者其疹多泛发全身，慢性者往往固定不变，亚急性者介于两者之间。

中医文献依据其发病部位和性质的特点而有不同的名称。如浸淫遍体，滋水极多者称之为"浸淫疮"；以丘疹为主的又称"血风疮"或"粟疮"；发于耳部的称"旋耳疮"；发于乳头部的称"乳头风"；发于脐部的称"脐疮"；发于阴囊部的称"肾囊风"；发于下肢弯曲部的称"四弯风"等等。在中医学古籍中常称之为"湿毒疮"。

湿疹的原因和诱发因素常因个体因素和疾病的不同阶段而异，因此不易确定。现代医学认为湿疹是由多种内外因素引起的过敏反应所致。中医认为本病是由于外感六淫邪气、内系脏腑功能失调所致，六淫之邪以外感湿邪为主，内因以脾、心、肝脏腑功能失调产生内湿、内热、内风为主。

【康复适应证】

（1）急性湿疹，皮肤潮红作痒，肿胀边界不清，皮损可见红斑、丘疹和水疱、结痂或片状糜烂。

（2）亚急性湿疹，红肿水疱减轻，流滋减少，尚有红斑、丘疹、脱屑。

（3）慢性湿疹，表皮肥厚粗糙，有鳞屑或皲裂，周围有色素沉着者，呈反复发作，并伴有剧烈瘙痒及脱屑。

【传统康复治疗】

一、药物疗法

（一）中药汤剂

1.湿热俱盛证

[主症] 患处皮肤灼红焮热，状如云片，上起红粟、水疱、瘙痒流水，甚则黄水淋滴，湿沾衣裤，气味腥黏，大片破烂，脱屑，结痂状如松脂，伴有便秘、溲黄、舌红、苔薄黄或黄腻，脉弦滑或滑数。

[治疗原则] 清热利湿。

[推荐方药] 萆薢渗湿汤合五神汤加减：茯苓10g、金银花24g、牛膝10g、车前子10g、紫花地丁24g、连翘15g、丹皮10g、萆薢10g、薏苡仁10g、黄柏10g、赤茯苓15g、泽泻10g、滑石6g、通草6g。

［**加减**］发于上部或弥漫全身者，多夹有风邪，应加祛风清热的桑叶、菊花、苍耳子、蝉蜕，去黄柏、茯苓；红肿焮热者加赤芍，痒甚加地肤子、白鲜皮，便秘加川大黄、大青叶。

2. 脾虚湿盛证

［**主症**］患处皮肤暗淡，水疱不多，不红不肿痒甚，搔破流水。伴有面色萎黄、食少便溏、小便清或微黄、舌质淡、苔薄白或腻，脉缓滑。

［**治疗原则**］健脾除湿。

［**推荐方药**］除湿胃苓汤加减：苍术10g、白术10g、猪苓10g、茯苓10g、怀山药15g、生薏苡仁10g、车前草10g、泽泻9g、徐长卿10g、茵陈15g、陈皮6g。

［**加减**］胃纳不香者宜芳香化湿，加藿香、佩兰；胸闷不舒者宜理气宽胸，加厚朴、枳壳；痒重加地肤子、白鲜皮；便溏加淫羊藿、炒山药。

3. 伤阴耗血证

［**主症**］病程日久，反复不愈，脱屑抓痒，偶起红粟、水疱，舌质红、苔光或剥，或舌质淡，苔净，脉细数。

［**治疗原则**］滋阴养血除湿。

［**推荐方药**］滋阴除湿汤：川芎6g、当归12g、白芍12g、熟地10g、柴胡10g、黄芩10g、陈皮6g、知母12g、贝母10g、泽泻9g、地骨皮12g、甘草6g、生姜3g。

［**加减**］阴伤者加生地、首乌，血虚者加白芍。

4. 血热风盛证

［**主症**］周身或局部成片但起红粟，瘙痒无度，抓破出血，血痕累累，心中烦躁，口干欲饮，舌红苔薄白，脉结或数。

［**治疗原则**］凉血消风。

［**推荐方药**］消风散加减：荆芥10g、防风10g、当归12g、生地12g、苦参10g、苍术10g、蝉蜕6g、胡麻仁15g、牛蒡子10g、知母12g、石膏15g、甘草6g、木通6g。

［**加减**］瘙痒不能入眠者，宜潜镇安神，加珍珠母、生牡蛎、首乌藤。

5. 风湿相兼证

［**主症**］周身浮肿，上起红粟、水疱，或皮肤干燥、脱屑、瘙痒、上半身重或下半身重。

［**治疗原则**］若上半身重，治宜祛风胜湿。若下半身重，治宜导湿祛风。

［**推荐方药**］上半身重方用凉血散风散：生地12g、当归12g、荆芥10g、防风10g、牛蒡子10g、蝉蜕6g、知母10g、生石膏15g、麻仁10g、苍术10g、木通6g、生甘草6g；下半身重方用凉血除湿汤：生地12g、赤芍12g、丹皮12g、金银花20g、白鲜皮15g、地肤子10g、豨莶草15g、苦参片15g、海桐皮10g、六一散10g。

（二）中成药

（1）龙胆泻肝丸每次9g，口服，每日3次。

（2）清解片合地龙片，每次各服用5片，口服，每日2次。适用于急性者。

（3）当归片合乌梢蛇片，每次各服用5片，口服，每日2次。适用于慢性者。

二、外治疗法

（1）乌茱散：炒吴茱萸30g、乌贼骨20g、硫黄6g，研细末。出水时干掺，不出水时用蓖麻油调敷，涂于患处。

（2）陀柏散：密陀僧30g、黄柏面20g、冰片2g，研细末，用法同上。

（3）蛇床子散：蛇床子研细末70g，凡

士林100g，调成膏敷于患处，有抑制渗水的作用，对疮面糜烂或水疱渗出者，涂用后即见渗水减少而结痂。

（4）青蛤散：轻粉6g、青黛3g、黄柏6g、蛤粉12g、松香9g、冰片1g，先后研成细末，麻油调涂。功能：祛湿清热，收干敛痒。

（5）红灵脂膏：硫黄末90g、蝉蜕12g、樟脑末1g、生猪板油500g，捣和成团，捏成饼状，放入铜勺内（每次只放1个饼），下用文火熬成酱红色油，放缸内备用。每日涂敷患处1~2次。用于慢性湿疹。

三、针灸疗法

针灸治疗本病根据辨证施治、发病情况、病程特征等一般分为急性、亚急性和慢性三种。

（一）体针疗法

1. 急性湿疹

［取穴］大椎、合谷、阴陵泉、蠡沟、丰隆。

［操作］大椎低头直刺1寸，捻转泻法1分钟。合谷直刺1寸，提插泻法1分钟。蠡沟直刺1寸，捻转泻法1分钟。丰隆直刺1寸，捻转泻法1分钟。均留针20~30分钟。

2. 亚急性湿疹

［取穴］上方加脾俞、胃俞。

［操作］脾俞、胃俞45°角斜刺向脊柱方向1寸，捻转平补平泻法，施术2分钟，留针20~30分钟。

3. 慢性湿疹

［取穴］曲池、血海、膈俞、三阴交。

［操作］曲池直刺1寸，提插泻法1分钟。血海直刺1寸，提插泻法1分钟；膈俞45°角进针后，压针向脊柱方向刺1~1.2寸，捻转补法1分钟，三阴交直刺1寸，捻转补法1分钟，均留针20分钟。

本型灸法主穴为曲池、血海（均为双侧）。配穴肩髃、环跳、合谷（均为双侧）；大椎、阿是穴及奇痒处。每日施灸1~2次，或在痒时施灸，隔日一次，每穴每次灸10分钟。在一次治疗中一般取4~5穴，最多至10个穴。

（二）耳针疗法

适用于瘙痒显著者。

［取穴］神门、肺、下屏尖结节内、心、肝。

［操作］用毫针或电针法。每次选3~5对穴，隔日一次。或配合耳穴压丸。

（三）皮肤针疗法

适用于慢性湿疹属血虚风燥类型者。

皮肤针取背柱两旁，轻叩至皮肤发红为度。湿疹局部以皮肤针叩打至微见血津为止；如因湿疹发痒而失眠者，可叩打风池、百会、四神聪穴等。

（四）熏药疗法

用苍术、黄柏、苦参、防风各9g，松香、鹤虱草各12g，五倍子15g，大风子、白鲜皮各30g。共碾粗末，用较厚草纸卷药成纸卷，燃熏皮损处，每日1~2次，每次15~30分钟，温度以患者能耐受为宜。此法具有除湿祛风、杀虫止痒之功。

四、推拿疗法

（1）推揉大椎、肺俞、心俞、脾俞穴，每穴1~3分钟，以局部发热为佳。

（2）点按合谷、曲池、百虫窝、足三里、三阴交穴，每穴1分钟，酸胀为好。

（3）在患处周围皮肤轻拍5~10遍，用双手向患部中心行直推法。

（4）若患处位于四肢，可加拿捏足三里、手三里，以疏通经络，调和阴阳。

本病按摩治疗中手法以稍重为宜，力宜深透，才能充分达到疏通经络、改善血循环及加强皮肤营养的作用，从而祛风止痒、化湿润燥。治疗时双手注意不要触摸患处，以防感染。急性湿疹可配合冷敷，以减少渗出。

五、浴疗法

1. 矿泉浴

一般采用碳酸泉浴、硫化氢泉浴等治疗，可全身浴或局部浴。水温34℃~36℃左右，每日1次或隔日一次，每次8~15分钟，10~15次为一疗程，浴后安静休息半小时。

2. 药浴

（1）皮肤病洗药1号（北京中医药大学经验方）

［处方］蛇床子60g、苦参15g、川椒10g、枯矾（后入）10g。

［用法］煎水去渣，浸浴患处，每日1次。有祛风除湿，杀虫止痒之功效，适用于一切无感染的皮肤病，如湿疹、荨麻疹等。

（2）三黄洗剂（《中医外科临床手册》）

［处方］大黄、黄柏、黄芩各等份，切片或研末，煎水去渣。

［用法］趁温热浸洗患部，有清热止痒之功效，适用于一切急性皮肤病湿疹、漆疮等而见潮红、肿胀、血疹等症状。

（3）羊蹄根洗液（《千金翼方》）

［处方］羊蹄根适量（可根据患部面积而定量，一般以100~200g为宜）。

［用法］切片煎水取汁，浸洗患处，每日1次。有清热解毒之功效，适用于湿疹痛痒不堪。

（4）蚕沙洗液（《千金方》）

［处方］蚕沙2升（约合200g）。

［用法］煎水去渣，趁温浸浴局部患处，每日1次。有祛风、除湿、止痒、解毒之功效。适用于一切风瘙隐疹，奇痒难忍。

六、饮食疗法

1. 饮食宜忌

引起湿疹的病因比较复杂，其中因食物过敏、饮食失调引起湿疹较多见。如各种肉类、各类奶制品、鱼、虾、蟹、各种海鲜等，以及酒、葱、姜、蒜、胡椒、辣椒、蘑菇、蚕豆、韭菜、笋等发生湿疹或使症状加重，如能找出具体食物种类就应避免食用。总之在湿疹发病期间饮食宜清淡，忌饮酒，忌食生冷酸辣及油脂食物。

2. 常用药膳

（1）马齿苋、生蕹菜（空心菜）各30g，共煮成汤而饮服；取生蕹菜30g、玉米须15g、马蹄10只煮汤服用；鱼腥草、蔓菁各30g一起煮汤喝；马兰头、枸杞头各30g煮汤饮服。有清热解毒、除湿凉血功用，对急性疹有一定治疗效果。

（2）取绿豆、百合各30g，加适量白糖煮汤食；大麦芽15g，赤豆、大米各30g煮粥；薏苡仁、马蹄各30g煮汤喝；取玉米须、玉米芯各30g，水煮去渣加冰糖适量饮服；赤豆、冬瓜皮各30g水煎代茶饮。以上几种便方具有清热化湿、健胃消食、利尿解毒的作用。经常食用对亚急性湿疹尤为适宜。

（3）三仙粥：怀山药50g、莲子肉

50g、苡米40g。加水共煮烂后，加适量白糖食用。健脾养胃，对脾虚湿盛型湿疹尤为适宜。

（4）鱼腥草15g、海带20g、绿豆30g共煎汤。白糖少许调味喝汤，吃海带与绿豆每日1次，具有清热解毒、凉血利湿的功效。

【现代康复治疗】

湿疹病因复杂，治疗好转后仍易反复发作，难根治。因临床形态和部位各有特点，故用药因人而异。

一、一般防治原则

寻找可能诱因，如工作环境、生活习惯、饮食、嗜好、思想情绪等，以及有无慢性病灶和内脏器官疾病。

二、内用疗法

选用抗组胺药止痒，必要时两种配合或交替使用。泛发性湿疹可口服或注射糖皮质激素，但不宜长期使用。

三、外用疗法

根据皮损情况选用适当剂型和药物。急性湿疹局部生理盐水、3%硼酸或1:2000～1:10000高锰酸钾溶液冲洗、湿敷，炉甘石洗剂收敛、保护。亚急性、慢性湿疹应用合适的糖皮质激素霜剂、焦油类制剂或免疫调节剂，如他克莫司软膏、匹美莫司软膏。继发感染者加抗生素制剂。

四、物理治疗

湿疹因其反复发作，经久难愈而成为患者和医生的难题，近年来除了药物治疗以外，物理疗法广泛地用于湿疹的治疗，

收效明显，副作用小。

1. 光疗法

目前治疗湿疹使用的光疗方法主要有UVA光疗，即长波紫外线（340～400nm）照射治疗和UVB光疗，即中波紫外线（290～320nm）照射治疗。

2. 光化学疗法

光化学疗法（PUVA）指内服或外用甲氧沙林后接受长波紫外线（UVA）照射皮肤的治疗方法，现已广泛应用于皮肤科领域。

另外，激光治疗、放射治疗、生物共振治疗（BICOM）等亦广泛应用于治疗该疾病。

【康复护理】

（1）切忌用热水洗烫，以求一时止痒，反使病情加重。勿接触肥皂、碱性物等刺激性物品，勿食用刺激性太强的食物。冬天尽量少洗澡。

（2）忌吃鱼腥、虾蟹、海味、鸡蛋、鸡肉、羊肉、酒类，少吃葱、蒜、韭菜、菠菜、香椿、茴香等蔬菜五辛发物。可吃猪肉、青菜、白菜、莱菔、西红柿之类。

（3）切忌手抓，以防感染。

（4）居住环境应干燥、通风、向阳、空气新鲜。

（5）注意寻找诱因，减少复发。

第二节　药物性皮炎

药物性皮炎又称药疹，是药物通过多种途径，如注射、口服、吸入、外用等进入人体后，引起皮肤的急性炎症反应，严重的可累及机体各个系统。药物性皮炎是临床上药物反应的一个类型。据临床统计，

抗生素、磺胺类、镇静类及解热止痛类药物引起者占药疹的3/4。中医文献把药物引起的内脏或皮肤反应统称为"中药毒"。

我国古代对服药所引起的中毒反应早有记载，晋《肘后备急方》、唐《备急千金要方》等记载了对药物中毒的解救方剂。宋以后对中药毒所导致的皮疹等论述较详。明清以来及至现代，临床上对各种药物所致的皮炎已有更为深入的认识和治疗措施。

西医学认为，本病的发病机制主要是个体对药物的过敏反应。中医认为本病的发病是由于：一为先天禀赋不耐，复受药毒之邪，毒邪入于营血，外侵肌肤腠理，内传经络脏腑而发病；二为脾胃素蕴湿热与药毒搏结，郁于血分，血热津耗气血两燔，腐肌溃肤，内伤脏腑甚至损及生命。本病多采取中西医结合的方法治疗，近年来采用康复方法治疗，促进了疾病的恢复。

【康复适应证】

（1）慢性、复发性药疹的患者，停用激素后，又加重复发者。

（2）药物大疱性表皮坏死性松解症，剥脱性皮炎经过激素治疗得到缓解后，仍需长期观察疗养。

【传统康复治疗】

一、药物疗法

临床根据患者的症状和体征可分为风热湿毒型、湿毒热盛型、营血两伤型等辨证论治，随症加减。

1. 风热湿毒型

[主症]全身潮红、瘙痒，散见鲜红斑疹和丘疹、风团等，全身伴有口渴、身热、心烦，舌赤苔黄而腻，脉浮数有力。

[治疗原则]祛风清热，理湿解毒。

[推荐方药]消风散治之：荆芥10g、防风10g、当归15g、生地15g、苦参10g、苍术10g、蝉蜕6g、胡麻仁12g、牛蒡子10g、生知母12g、煅石膏15g、生甘草6g、木通6g。

2. 湿毒热盛型

[主症]全身散布斑色紫红，浸淫成片，外阴燃热，间有水疱、糜烂，瘙痒难耐，烦躁不安，溲黄便干。舌红、苔厚腻，脉弦滑。

[治疗原则]凉血清热利湿。

[推荐方药]犀角地黄汤合黄连解毒汤加减：水牛角10g、生地12g、丹皮12g、赤芍12g、金银花24g、生石膏15g、紫草15g、黄芩10g、黄连6g、黄柏10g、栀子10g、车前子10g。

3. 营血两伤型

[主症]斑色紫红或鲜红，血疱累累，身热神昏，皮肤肿胀，脱屑，舌绛而干，苔少脉细数。

相当于现代医学的重症多形性红斑、剥脱性皮炎、大疱性表皮松解症。

[治疗原则]清营凉血，养阴解毒。

[推荐方药]清营汤合增液汤加减：玄参15g、莲子心6g、麦冬12g、细生地12g、犀角10g、竹叶心6g、金银花30g、连翘24g、黄连6g、丹参15g。

二、外治疗法

（1）陀柏散：密陀僧9g、黄柏6g、冰片3g，研细末用花生油调敷。用于亚急性与慢性皮炎。

（2）复方陀柏散：上方加轻粉3g，研细末外用。用于渗出、糜烂、有感染之皮炎。

（3）青黛散：干掺或麻油调敷患处，用于皮炎焮肿痒痛出水。

（4）芩柏膏：黄芩面10g、黄柏面10g、凡士林80g。用于干性、急性与亚急性皮炎。

（4）化毒散：五倍子6g、松香6g、官粉6g、樟丹6g、冰片3g，研细末，花生油调匀外敷。适用于渗出、糜烂之皮炎。

三、针灸疗法

针灸疗法根据辨证分型，选用不同的穴位及不同的针法。

（一）体针疗法

1. 风热湿毒型

[取穴] 风池、大椎、曲池、合谷、血海。

[操作] 风池刺向对侧目区，针1～1.5寸，有酸胀感，提插泻法；大椎以三棱针点刺至皮下，出血，或拔火罐放血3～5ml。曲池、合谷提插泻法，有较强针感为度；血海直刺1.5～2寸，泻法，均留针20分钟。

2. 湿毒热盛型

[取穴] 上方加膈俞、心俞、足三里。

[操作] 膈俞、心俞斜刺向脊柱0.8～1寸，提插捻转泻法；足三里直刺1.5～2寸，提插泻法。留针20～30分钟。

3. 营血两伤型

[取穴] 上方加十宣放血、百会、三阴交、人中。

[操作] 十宣点刺放血各3～5滴，百会斜刺5寸，三阴交直刺1～1.2寸均捻转平补平泻法，人中刺向鼻中隔1寸。

（二）耳针疗法

[取穴] 肺、神门、肾上腺、枕、脑干。

[操作] 常规消毒，深刺得气，留针20～30分钟，每隔5～10分钟捻转一次，间日针一次（用于风热湿毒型）。

（三）皮肤针疗法

对全身泛发性红斑皮炎性皮肤病，宜用脊柱旁两侧打刺方法，而局部皮炎皮肤病，可采用局部皮肤针打刺疗法，以强刺激为好。

四、浴疗法

1. 矿泉浴

只限于风热湿毒型，一般采用碳酸泉浴、硫化氢泉浴，可全身浴或局部浴疗。水温在34℃～36℃左右，每日1次或隔日一次，每次8～15分钟，10～15次为一疗程，浴后安静休息半小时。

2. 药浴

（1）白芷根、叶洗液（千金方）

[处方] 白芷根、叶适量（100～200g为宜）。

[用法] 切碎煎水取汁，浸浴患处，每日1次。有祛风除湿止痒之功效，用于一切风瘙隐疹、奇痒难忍。

（2）生乌头洗液（千金翼方）

[处方] 生乌头10枚，切片，煎取汁液。

[用法] 趁温热洗浴局部患处。有祛风、杀虫止痒之功效，用于诸瘙痒症。

（3）蚕沙洗液（千金方）

[处方] 蚕沙2升（约合200g）。

[用法] 煎水去渣，趁温浸浴局部患处，每日1次。有祛风、除湿、止痒、解毒之功效。用于一切风瘙隐疹、奇痒难忍。

（4）皮肤病洗药二号（北京中医学院经验方）

[处方] 苍术、黄柏、白鲜皮各20g，苦参30g。

［**用法**］煎水取汁，浸浴患处，每日1次。有清热、燥湿、止痒之功效。适用于有感染的皮肤病。

（5）丝瓜叶煎汤浴液（江南民间方）

［**处方**］鲜丝瓜叶适量。

［**用法**］用上述鲜丝瓜叶，煎成沐浴液沐浴全身。有清热解毒、止痒之功效。

五、饮食疗法

药物性皮炎是由药物过敏所致，应寻找致敏的药物，忌饮酒，忌食鱼、虾、蟹、牛羊肉及辛辣刺激性食物，食清淡。

常用药膳如下。

（1）三仙粥：怀山药50g，莲子肉50g、苡米40g。加水共煮烂后，加适量白糖食用。有健脾、养胃、利湿的作用。

（2）鱼腥草15g、绿豆30g，共煎汤，白糖少许调味，喝汤，吃海带与绿豆每日1次。具有清热解毒、凉血利湿功效。

（3）取绿豆、百合各30g，加适量白糖煮汤食；大麦芽15g，赤豆、大米各30g煮粥；薏苡仁、马蹄各30g煮汤喝；取玉米须、玉米芯各30g，水煮去渣加冰糖适量饮服；赤豆、冬瓜皮各30g，水煎代茶饮。几种便方具有清热化湿、健胃消食、利尿解毒的作用。

【现代康复治疗】

一、治疗原则

（1）停用一切可疑致敏药物以及与其结构相似的药物。

（2）多饮水或输液促进体内药物的排泄。

（3）轻症者给予应用抗组胺药物、维生素C及钙剂。重症者加用糖皮质激素。

特别严重的药疹，及早采用各种措施。

（4）预防和控制继发感染。

（5）支持疗法，注意补液和维持电解质平衡等。

二、局部治疗

对于轻型药疹可局部止痒，吸附糜烂面，保持清洁，迅速愈合即可，对于重症药疹，最好采用干燥暴露疗法（红外线灯罩下进行）或局部雷夫奴尔湿敷或外涂PC霜，空气消毒，使用无菌床单及被褥。

三、物理治疗

对药物性皮炎中大面积大疱及糜烂面的治疗，以保持局部干燥为宜。可将全身皮肤暴露在无菌布罩内，用40W灯泡数个烘烤，以促进创面干燥。

【康复护理】

（1）帮助患者尽快找出过敏药物，解除患者痛苦。嘱患者应保持乐观情绪，积极配合治疗。加强对药疹皮肤的护理，防止继发感染。

（2）切忌用热水洗烫以求一时止痒，勿接触肥皂及碱性物。

（3）忌饮酒，多饮开水，禁服鱼、虾、蟹、牛、羊肉及辛辣刺激性食物。

（4）切忌手抓，以防感染。

（5）居住环境应干燥、通风、向阳、空气新鲜。

第三节　脂溢性皮炎

脂溢性皮炎是在皮脂溢出的基础上引起的一种慢性炎症性皮肤渗出性疾病。本病好发于婴幼儿和青壮年，少见于老年人，男性多于女性。好发于头皮、面部、外耳、腋窝、胸背等皮脂腺丰富的部位。常先发于头面部，且多局限于头面部。较重者向躯干、四肢蔓延，严重者可累及全身。瘙痒剧烈，基本皮损为略带黄色的红斑或淡红色的斑片，大小不一，边缘不整，上覆油腻性鳞屑或黄厚痂片。继发湿疹样变者，可称为脂溢性湿疹。属于中医"白屑风""面游风"的范畴。

中医对本病的命名因部位不同而有不同的名称，发于头部者属"白屑风"范畴；延及颜面者称为"面游风"；累及颈、胸、背者为"纽扣风"。

脂溢性皮炎发病原因不明，中医学认为其发生机制是风热血燥，风热之邪外袭，郁久则血燥，血虚则生风，肌肤失养；或因过食肥甘油腻，辛辣酒类导致肠胃运化失常，生湿生热，蕴积肌肤而成。

【康复适应证】

（1）脂溢性皮炎以干性皮损或湿性皮损为主的症状反复发作者。

（2）病程缓慢，时轻时重，迁延日久，皮肤浸润肥厚，呈慢性皮炎改变。

【传统康复治疗】

一、药物疗法

（一）中药汤剂

临床上根据患者的症状和体征可分为湿热型、风燥型等辨证论治，随证加减。

1. 湿热型

[主症] 皮脂过多，皮损潮红，鳞屑油腻，多为红斑、糜烂、结痂瘙痒剧烈，严重者泛发全身，成为湿疹样的皮损，可伴有心烦口苦、小便短赤、舌质红、苔黄腻、脉滑数。

[治疗原则] 清热利湿，祛风止痒。

[推荐方药] 萆薢渗湿汤加减：萆薢10g、苡米10g、黄柏10g、茯苓皮10g、苦参15g、金银花30g、连翘15g、丹皮15g、茵陈15g、蝉蜕6g、白鲜皮15g、甘草6g。亦可用龙胆泻肝汤。

2. 风燥型

[主症] 皮损呈片状，表面有干燥性糠秕样鳞屑，基底部淡红或苍白，瘙痒明显，或伴有毛发干枯脱落，舌红、苔少，脉弦细。

[治疗原则] 养血润燥祛风。

[推荐方药] 当归12g、白芍12g、大生地15g、制首乌10g、玉竹12g、小胡麻10g、苦参片10g、秦艽10g、炙甘草6g。

（二）常用单方验方

（1）猪胆1个，将胆汁倒入1000ml温水中，搅拌均匀，搽洗患处，每日1~2次。猪胆性味苦寒，具有清热润燥解毒功效。外搽对脂溢性皮炎有一定的治疗效果。

（2）生山楂50g、甘草5g、侧柏叶15g，水煎代茶，每日分次饮服，具有清热凉血解毒、散瘀活血的功效。故对有血热瘀阻皮肤瘙痒者有治疗作用。

（3）白鲜皮15g、生地30g，共浸入白酒150ml中，密闭浸泡1周后，弃渣取酒液备用。每日涂患处2次，具有清热凉血、祛风止痒之功效。

（4）以红斑为主，无糜烂渗出者，外搽5%~10%硫黄霜，每日2次；或外搽颠倒散洗剂，每日3~4次。

（5）生大黄（研末）100g、冰片20g，食醋250g，将上药放入密封瓶中浸泡7天，待变成深棕色后方可应用，先用75%乙醇消毒患处，再涂药液，每日2～4次。

二、针灸疗法

（一）体针疗法

[取穴]风池、百会、四神聪。

[操作]针风池时针尖对准对侧眼球，刺入0.5～1寸，使针感经头侧放射至前额。针百会、四神聪沿皮针刺0.5～0.8寸，使针感向邻近处扩散。均留针15～20分钟。

（二）皮肤针疗法

取头部督脉，足太阳、少阳经线共五行，由中向外，借助于手腕弹力依次叩打。

（三）耳背放血疗法

[耳部取穴]肺、内分泌、神门、皮质下、降压沟穴。

[操作]每次任选两个穴位，用细针以点刺法放血3～5滴，隔日一次，5次为一疗程。

三、拔罐疗法

[取穴]大椎、肺俞、膈俞。

[操作]用大号玻璃火罐，以闪火法迅速拔在穴位上。亦可用三棱针点刺大椎出血，用毫针针刺肺俞、膈俞后再加拔火罐，留罐10～15分钟，每天一次，10～15天为一疗程。

四、气功疗法

练功时采取任何姿势都可以，以自己最感舒服为佳。静止几分钟，使心情安定，排除杂念，全身尽量放松。呼吸和匀后做深呼吸，以每分钟10次左右为宜。此时心情舒畅，把意念集中在脸面部，眼全闭，或微闭向下视鼻梁，吸气时想象自己面部光滑，皮肤白嫩红润，呼气时意念沿鼻两侧，自下而上带动其他手指，擦到前额时，向两侧分开，经颊而下到嘴周围，循环搓擦36次就可收功。如有脓疮，注意不要按摩。

五、浴疗法

1. 矿泉浴

一般采用碳酸泉浴、硫化氢泉浴等治疗，可全身浴或局部浴。水温34℃～36℃左右，每日1次或隔日一次，每次8～15分钟，10～15次为一疗程，浴后安静休息半小时。

2. 药浴

（1）艾雄洗方（四川中医）

[处方]陈艾叶、雄黄各50g，防风、花椒各30g。

[用法]煎水去渣，待温外洗患处，每日1～3次。有解毒杀虫、祛风止痒之功效。适用于脂溢性皮炎。

（2）杨柳叶、芝麻梗各适量，煎汤洗患处。有散风润肤功效。

（3）蚕沙洗液（千金方）

[处方]蚕沙2升（约合200g）。

[用法]煎水去渣，趁温浸浴局部患处，每日1次。有祛风、除湿、止痒、解毒之功效。用于一切风瘙隐疹，奇痒难忍。

六、饮食疗法

饮食与脂溢性皮炎的发生有密切关系，脂溢性皮炎的患者平素应限制湿热、辛辣刺激性的食物，如辣椒、葱、蒜、韭菜、胡椒等食品，并少喝咖啡、浓茶及酒类，以免风热血燥肌肤失养而加重本病。限制多脂食物，如肥肉、猪脑、脚爪、动物内脏、蛋黄、鱼籽等及一切油炸、油烧、油浸食品及乳酪等。同时还应限制糖类食物，如少吃甜食、糖果，特别是巧克力类。以免血脂增高，生湿生热，诱发和加重本病。多吃新鲜绿叶蔬菜、水果与动物性蛋白，如瘦肉、蛋白等，以补充维生素和蛋白质，可有利于皮损的康复。经常适量饮绿茶颇有益处，茶能降低血胆固醇的浓度，调整胆固醇与磷脂的比值。促进血液循环，利湿祛湿，而起到辅助治疗本病的作用。

常用药膳如下。

（1）荷叶粥：鲜荷叶1张，白米50g。如常法煮米做粥，临熟时将鲜荷叶洗净覆盖在粥面，用文火焖一会儿，揭去荷叶，粥成淡绿色即可。每天食用，对于脂溢性皮炎、痤疮等，有利于康复。

（2）莲叶绿豆粥：小米250g、绿豆100g、面芡50g、白糖250g、鲜莲叶二张。将莲叶洗净，在开水锅内蘸一下，破成六瓣待用，再将洗净的绿豆放入清水锅中熬煮，煮至七成熟时，放入小米，再熬至绿豆小米开花，放入白糖和莲叶稍煮后勾入面芡，开锅后捞出莲叶即成。

（3）薄荷粥：鲜薄荷30g（或用干薄荷15g），粳米30g，冰糖少许。先将薄荷煎汤取汁去渣，粳米煮粥将熟时，放入薄荷及冰糖，再煮一二沸。

（4）生山楂20g，加水煎服，每日分次饮服。山楂具有消食散瘀化积，化痰行气功效，有明显祛脂功效。

（5）生山楂与槐花各15g，水煎代茶，每日分次饮服，功效同上方。

【现代康复治疗】

婴儿脂溢性皮炎通常有自愈倾向，成年人脂溢性皮炎则常为慢性复发性过程，通常需要长期反复医治。

一、一般处理

生活规律，睡眠充足，调节饮食，多吃蔬菜，限制多脂及多糖饮食，忌饮酒及辛辣刺激性食物，避免过度精神紧张。

二、外用药

可根据病情选用糖皮质激素、抗菌药、硫化硒洗剂、巯氧吡啶锌洗剂、巯氧吡啶锌洗剂等药物。

三、内用药

可根据病情选用糖皮质激素、雷公藤多苷、抗生素、B族维生素等药物治疗。

【康复护理】

（1）切忌用热水洗烫，勿接触肥皂、碱性物及油脂类化妆品。不宜用碱性肥皂洗头，可用中性或硫黄香皂。洗头不要过勤，以每周1~2次为最佳。

（2）忌服高脂类、糖类及辛辣刺激性食物。

（3）多食蔬菜水果，保持大便通畅。

（4）禁用手摸刺激，以防感染。

（5）加强皮肤护理，注意皮肤清洁，勤洗澡、洗脸，勤换洗内衣。避免搔抓等机械性刺激，防止继发感染。

（6）保持情绪稳定和心情舒畅，避免不良精神刺激。

第四节　皮肤瘙痒症

皮肤瘙痒症是指无原发皮疹，但有瘙

痒症状的一种皮肤病。由于皮肤瘙痒剧烈，搔抓后引起抓痕、血痂、皮肤增厚、苔藓样变等皮肤损害。分为局限性和全身性两种。中医学称之"风瘙痒""痒风"。

本病好发于老年人及青壮年，多见于冬季，少数也有夏季发病者。最初瘙抓仅限于一处，进而逐渐扩展至身体大部分或全身，瘙痒时发时止，多见夜间瘙痒加重，少数病员因抓破感染引起疖肿。

中医学文献对本病有过较为详细的记载，《素问·至真要大论》中有"诸痛痒疮，皆属于心"之论述。唐·孙思邈《备急千金方》曰："痒证不一，血虚皮肤燥痒者宜。四物汤加防风……妇人血虚，或通身痒，或头面痒，如虫行皮中……有脾虚身痒，本无疥癣、素非产褥，洁然一身，痒不可任。此乃脾虚所困。"明《外科正宗》认为本病与风湿、湿热、血热三者多为相关。清《外科证治全书·痒风》称此病为"痒风"，并对此病有了明确的认识，即"遍身瘙痒，并无疮疥，瘙痒不止"。以上与当今对本病的认识已大致相同。

西医学认为，瘙痒病属神经功能障碍性皮肤病，其发病机制尚未阐明，可由化学或机械刺激、温度改变、精神紧张而引起，瘙痒症常见于糖尿病、黏液性水肿、甲亢或甲低、胆汁瘀滞、肠道寄生虫、肿瘤或药物过敏引起。

祖国医学认为，本病病因复杂，病机变化多端，究其本源，内因多与气血相关，外因常与风邪相联，凡禀性不耐、气血虚弱，卫外失固，气滞血瘀，血热内蕴等均可成为本病的内在因素，风、暑、湿外袭为外因，还可由于食入辛辣炙烩腥发动风之品以及皮毛、羽绒等衣物接触而诱发。

本病临床上可分为泛发性和局限性两种。局限性以阴部、肛门周围最多见，泛发性最初瘙痒往往限于一处，逐渐扩大至全身大部。

【康复适应证】

反复发作或久治不愈的泛发性和局限性皮肤瘙痒症均应进行康复治疗。

【传统康复治疗】

一、药物疗法

（一）中药汤剂

中医辨证施治是治疗皮肤瘙痒症经常采用的康复疗法，根据患者的症状和体征可分为：风热郁表证、风寒袭表证、血虚肝旺证、风热血热证、湿热下注证、瘀血阻滞证，随证用药。

1. 风热郁表证

[主症] 多发于春季，见周身皮肤瘙痒，痒无定处，搔破出血，随破随收，遇热痒甚，得冷痒止。伴心烦、口渴、便干。舌质红，苔薄黄，脉弦。

[治疗原则] 疏风清热止痒。

[推荐方药] 消风散加减：当归12g、生地12g、防风10g、蝉蜕6g、知母10g、苦参12g、苍术10g、荆芥9g、牛蒡子10g、黄芩10g、白蒺藜10g、甘草6g。

[加减] 痒无定处者酌加全蝎、僵蚕；皮肤肥厚者加丹皮、莪术。

2. 风寒袭表证

[主症] 多发于秋冬季节。周身皮肤遇寒冷痒甚，得暖痒减。大便溏薄。舌质淡红，苔薄白，脉弦紧。

[治疗原则] 疏风散寒，调和营卫。

[推荐方药] 桂枝麻黄各半汤加味：桂枝3g、麻黄1.5g、羌活6g、白芍10g、茯

苓10g、白术10g、甘草6g。

[加减] 痒甚加白蒺藜、五味子。

3.血虚肝旺证

[主症] 多见于老年人或体虚之人。皮肤干燥，遍布抓痕，搔抓日久可见皮肤粗糙增厚。上覆细薄鳞屑如糠或遍布血麻，病程迁延数年，遇情绪波动瘙痒加重，伴性情急躁或神疲乏力。舌质淡，苔白，脉弦细。

[治疗原则] 养血平肝，祛风润燥。

[推荐方药] 地黄饮子加减：地黄12g、巴戟天10g、山茱萸10g、肉苁蓉10g、远志10g、茯苓10g、菖蒲10g、麦冬12g、五味子10g、石斛10g、薄荷3g、生姜3片、大枣4枚。

[加减] 性情急躁、心烦易怒者加柴胡、杭芍、枳壳，面色苍白者加当归、川芎、杭芍。

4.风热血热证

[主症] 多见青壮年，病属新起。皮肤瘙痒鲜红，触之灼热，搔破处呈条状血痕，食入辛辣刺激之品瘙痒加重，伴心烦、口渴。舌质红，苔薄黄，脉弦数。

[治疗原则] 凉血清热，消风止痒。

[推荐方药] 凉血四物汤加减：生地12g、当归12g、赤芍12g、黄芩10g、赤茯苓10g、白蒺藜10g、蝉蜕6g、荆芥10g、防风10g、丹皮10g。

[加减] 痒甚者加全蝎、防风，便秘者加生大黄、知母。

5.湿热下注证

[主症] 多见于肛周、女阴、阴囊等部位。瘙痒为阵发性，夜间尤甚，摩擦、汗出、潮湿等均可造成诱因，由于搔抓可继发丘疹、脓疱，甚至溃烂成疮。女性阴痒伴带下腥臭。舌质红，苔黄腻，脉弦滑数。

[治疗原则] 清热利湿，祛风止痒。

[推荐方药] 加味三妙丸合消风散加减：通草6g、秦艽10g、青黛6g、泽泻10g、苍术10g。

[加减] 女性阴痒、带下黄浊腥臭加土茯苓、地肤子，肛门部瘙痒加苦参、地肤子，阴囊痒者加浮萍、蝉蜕。

6.瘀血阻滞证

[主症] 可发生于任何年龄，不分季节。瘙痒多见于腰围、足背、手腕等受挤压部位。抓痕累累，伴紫色条痕，面色晦暗，口干不欲饮。

[治疗原则] 活血化瘀，消风止痒。

[推荐方药] 活血祛风汤加减：荆芥10g、当归10g、白蒺藜10g、桃仁10g、红花10g、蝉蜕6g、赤芍10g、甘草6g。

[加减] 病程日久不愈者加三棱。

（二）中成药

（1）乌蛇止痒丸，每次10g，每日3次。

（2）祛风换肤丸，每次6g，口服，每日2～3次。

二、外治疗法

（1）周身皮肤瘙痒者，外搽苦参酒、九华粉洗剂及三石水。

（2）皮肤干燥发痒者，外搽润肌膏。

三、针灸疗法

（一）体针疗法

[取穴] 血海、风池、风府、足三里。

[加减] 风热表证加曲池，血虚肝旺加阴陵泉、太冲；湿热下注加太冲、三阴交、丰隆；风寒束表加百会、关元。

[操作] 每日针刺1次，10天为一疗程。

（二）耳针疗法

［**取穴**］神门、交感、肾上腺、内分泌、痒点等区域。

［**操作**］每次选3～5穴，可以埋针、压豆，双耳交替，每周轮换一次。

（三）耳背放血疗法

以洁净三棱针，刺破耳背静脉，放血少许，待其血止，每5～10天一次。

四、浴疗法

1.矿泉浴

皮肤瘙痒症患者应选用碳酸矿泉浴，碳酸泉的主要成分是二氧化碳，碳酸浴时覆盖表面的气泡膜刺激皮肤末梢感受器，刺激血管，引起皮肤毛细血管扩张，从而改善皮肤的血液循环，增强皮肤抵抗力。

2.药浴

（1）米糠浴：取0.5～1千克米糠，置于布袋内，煮沸15分钟，浴水温度以35℃～37℃为宜，可以全身或局部入浴，每日1次。

（2）苦参30g、蛇床子30g，加水适量，煮沸去渣，待水温适度时，加入猪胆汁4～5滴，搅匀，洗浴患处。每次20分钟，每日1次。

（3）刺猬皮、枳壳、紫草、紫花地丁、蛤蟆草等份，加水约1000ml，煮沸，去渣，水温适度后洗患处，每次20分钟，每日1次。

五、饮食疗法

饮食与瘙痒症的发生和临床症状的轻重有着密切的关系。如对某种食物过敏，食后刺激或加倍瘙痒。在饮食要忌食辛辣、油腻、鱼虾海味；宜以清淡饮食为主，多食青菜及水果如菠菜、胡萝卜、芹菜等。

【现代康复治疗】

寻找病因，加以避免是防治的关键。避免用搔抓、摩擦及热水烫洗等方法止痒。生活应规律，衣着松软，不要沐浴过勤。避免饮酒、喝浓茶及食用辣椒、胡椒及芥末等辛辣刺激食品。精神紧张及情绪不安的患者应注意休息，适当改变不良的生活环境。

一、外用药物治疗

（1）低pH的清洁剂和润滑剂。

（2）冷却剂和局部麻醉药包括薄荷脑、樟脑、苯酚，局麻药利多卡因和丙胺卡因的混合物恩纳（EMLA）。

（3）外用抗组胺剂和外用糖皮质激素。

（4）免疫抑制剂。

（5）锶盐。

二、系统治疗

（1）抗组胺药、钙剂、维生素C、硫代硫酸钠及镇静催眠等药物，可根据病情选择使用。

（2）全身性瘙痒症可用盐酸普鲁卡因静脉封闭。

（3）沙利度胺（反应停）治疗炎症性皮肤病。

（4）阿片受体拮抗剂纳洛酮治疗胆汁性瘙痒和尿毒症性瘙痒有效。

（5）5-羟色胺受体拮抗剂昂丹司琼。

三、物理治疗

光疗对炎症性皮肤病及尿毒症、原发性胆汁淤积和真性红细胞增多症等系统疾病引起的瘙痒有效。

此外,对全身性皮肤瘙痒可行紫外线照射、矿泉浴、糠浴、淀粉浴等。局限性瘙痒症有继发皮肤浸润肥厚并经多种方法治疗无效时,可选用达松伐尔高频电疗或局部液氮冷冻喷雾,必要时考虑使用同位素 ^{32}P、^{90}Sr 贴敷或浅部X线照射。

【康复护理】

(1)皮肤瘙痒症患者因受疾病折磨,可使情绪低落,消极悲观。因此患者应保持乐观情绪,积极治疗疾病,增强战胜疾病的信心,才能达到治疗疾病的目的。

(2)内衣要宽松、柔软,应穿棉织品内衣,不宜穿化纤或毛织品内衣。

(3)避免各种外界刺激,如搔抓、热水、摩擦,以防继发感染。

(4)洗浴不宜过勤,避免碱性强的肥皂洗浴,忌用热水烫洗。

(5)阴痒患者应保持局部清洁卫生,切忌搔抓不洁。

(6)忌用强刺激的外涂药。

(7)生活规律化,加强营养,保证充足睡眠。

第五节 银屑病

银屑病又称牛皮癣,是一种常见的慢性皮肤病。其特点是局限清楚,大小不等的红斑,其上覆盖银白色鳞屑,因抓去脱屑可见到点状出血点如匕首所刺之状,故中医称之为"白疕",因其形状如癣,脱屑如松皮又称"松皮癣"。

本病分布较广,男女老幼皆可发病。但以青壮年为多,男性略多于女性,具有一定的遗传倾向,约有15% ~30%的患者有家族发病史。在自然人群中约有0.10% ~2.84%的发病率。有明显的季节性,多冬季发病或加剧,夏季自然缓解或减轻,病程数年后则季节性不明显。此病以肢伸侧和头皮为多。少数患者有脓疱型损害或关节炎症状或全身皮肤肿胀发红,脱屑而成红皮症(剥脱性皮炎)。

中医学认为,本病多由风邪外袭,伏于营血或因情志不畅,气血壅滞,郁血化热,风热相搏,发于皮肤而成红斑、鳞屑;或因饮食不节,脾胃失和,复感风热毒邪而发病。病程迁延日久耗伤阴血,而致阴虚血燥,肌肤失其所养,血燥生风而起层层白屑;更因气血瘀滞,渐至皮肤肥厚,大如地图斑。此外,肝肾亏损,冲任不调,致使营血不和,亦可发于本病。本病临床可分为寻常型、关节病型、脓疱型、红皮病型。根据本病的发展情况又可分为三期,即进行期、静止期(稳定期和恢复期)、退行期。

(1)寻常型:多发于四肢伸侧、头皮及骶部。皮疹初起米粒至黄豆大红色斑丘疹,以后扩大融合成片,边界清楚,其上有多层银白色鳞屑。刮去鳞屑,可见半透明薄膜。

(2)关节病型:除有皮疹外,还有类风湿性关节炎的症状:发热、关节肿胀、疼痛,多侵犯小关节,也可侵犯肘、膝、骶关节,日久变形活动受限。

(3)脓疱型:多发于手掌、足趾及关节附近,严重者可波及全身皮肤。其特征是:先在红斑上出现小脓疱,急性期脓疱可迅速增多、扩大,波及皮疹之处,伴发热。

(4)红皮症型:多由寻常型转变而来,尤其是急性进行期的患者,可因用较强烈的刺激性外用药以后迅速出现。全身皮肤潮红、脱屑及浸润。

【康复适应证】

（1）寻常型银屑病各期。

（2）红皮病型银屑病，关节炎型银屑病，脓疱型银屑病全身症状控制后。

【传统康复治疗】

一、药物疗法

（一）中药汤剂

1. 血热型

［**主症**］全身均有滴状或片状红斑丘疹，脱屑性损害，旧疹不断扩大，新疹不断出现，自觉瘙痒，常伴有口干、舌燥、大便秘结、溲赤，舌质红或红绛，苔薄黄，脉弦数或滑数。

［**推荐方药**］犀角地黄汤加减：犀角6g、生地12g、知母12g、生石膏24g、丹皮12g、玄参12g。

［**加减**］风盛痒甚者加白鲜皮、刺蒺藜、防风，湿盛者加薏苡仁、泽兰，热盛大便秘结者加川大黄、栀子，若皮疹以上肢、躯干、头部较多者加牛蒡子、蝉蜕，顽固者用虫类熄风药蜈蚣、乌梢蛇之类。

2. 血瘀型

［**主症**］皮疹肥厚日久不退，色泽暗红，自觉瘙痒，或兼关节肿痛，舌质暗红，脉沉。

［**治疗原则**］活血化瘀。

［**推荐方药**］血府逐瘀汤加减：当归12g、生地12g、桃仁10g、红花10g、枳壳10g、赤芍12g、柴胡10g、甘草6g、桔梗6g、川芎6g、牛蒡子10g。

3. 血虚风燥型

［**主症**］皮疹停止发展或逐渐消退，或

兼潮红，鳞屑少而附着较紧，不易剥离，皮燥欲裂，瘙痒颇剧，舌质淡红，脉弦细或弦数。

［**治疗原则**］养血润燥。

［**推荐方药**］白疕二号：当归15g、生地15g、怀山药15g、蜂房10g、鸡血藤30g、土茯苓24g、威灵仙15g。

4. 湿热化毒型

［**主症**］除有上述症状外，并见皮疹上较多细小脓疱、此起彼伏，反复发作，伴身热、口渴、面赤、心烦易怒、小便短赤、大便秘结。舌红绛，苔黄腻，脉滑数。

［**治疗原则**］凉血清热解毒。

［**推荐方药**］普济消毒饮加减：牛蒡子10g、黄芩10g、黄连6g、桔梗6g、板蓝根30g、薄荷3g（后下）、连翘20g、玄参15g、僵蚕10g、金银花24g、野菊花20g。高热不退加生石膏。

5. 冲任不调型

［**主症**］女性患者皮疹的变化与妊娠或月经周期有关，常伴有月经不调，痛经。

［**推荐方药**］六味地黄汤加减：山药15g、山茱萸15g、生地12g、泽泻10g、云茯苓12g、丹参24g、鸡血藤24g、川芎6g。

（二）常用单方验方

（1）槐花炒黄后，研成粉，每次服3g，每日2次。饭后用温水送服。

（2）秦皮120g，加水1500ml，水煎后外洗患处，每日1～2次。

（3）乌梅1500g，去核加水适量，煎煮浓缩成500g膏状物，装瓶备用，每次服10g，温水送服，连服30天为一疗程。

二、外治疗法

（1）血热风盛可用玉黄膏或黄柏膏，血虚风燥证可用红粉膏，湿热化毒证可用

黄柏膏，涂于患处。

（2）斑蝥50g、甘遂15g，上药共研细末，浸于75%乙醇100ml，7天后过滤取药酒涂患处，涂后可起水疱，疱溃后皮损处脱落而自愈。

（3）青黛散加麻油调擦，适用于红皮病型，每日3～4次。

三、割治疗法

[取穴] 大椎、阳溪、前耳屏、腰俞。

[配穴] 大耳轮、耳下脚、耳背穴。

[药物] 治癣一号。人工麝香1.5g、冰片3g、白胡椒3g、红矾3g、苍耳子（炒黄）6g、宫粉15g，共研细末装瓶备用。

[操作] 局部消毒后用手术刀片尖从穴位上轻划一刀，见血为度，大椎穴和腰椎穴上划十字口，其他穴位划一刀。用穴用治癣一号搽在刀口上，用艾炷灸之；配穴搽治癣二号，不用艾灸。每天一次，10天为一疗程。间隔7天重复使用上法。

四、刺络疗法

[取穴] ①耳轮部：上、中、下三点。②背部：大椎、左右肩胛冈上。③头部：百会、四神聪。

[操作] 行局部点刺，刺后以见组织液及微量血液为度。隔日或隔两日刺一次。

五、浴疗法

1. 矿泉浴

银屑病患者康复期适于选用碳酸泉浴。

2. 热水浴

做热水浴应在护理人员的指导下进行。一般热水洗浴分热浴和温浴，热浴的水温38℃～40℃，每次15～60分钟；温浴的水温为30℃～37℃，可以持续2～3小时。此方法可改善人体皮肤血液循环，从而达到康复目的。

3. 药浴

地肤子30g、徐长卿30g、黄柏30g、蛇床子30g、苍耳子15g、土槿皮30g、白鲜皮30g、槐花30g。水煎外洗。

六、饮食疗法

（1）银屑病患者宜食富含维生素A及胡萝卜素的食物。如动物肝、鱼肝油、奶类、禽蛋、茴香等。

（2）多食富含维生素B_2的食物，如大豆、猪心、猪肾、菠菜等。

（3）中医认为本病以养血润燥为主，宜食大枣、桂圆等补益养血之品，樱桃、香蕉、苹果，兼生津清热之功宜食之。

（4）忌食辛辣、香燥、牛羊肉、鱼虾等物。

【现代康复治疗】

本病目前尚无特效疗法，但并非不治之症。适当的对症治疗可以控制症状。由于本病是一种慢性复发性疾病，不少患者需要长期医治，而各种疗法都有一定的不良反应。主要有联合疗法、交替疗法、序贯和间歇疗法等。

一、外用药

可根据病情选用维生素D_3类似物、糖皮质激素、蒽林、维A酸、焦油类、免疫抑制剂等外用药。

新发的面积不大的皮损，尽可能采用外用药。药物的浓度应由低至高。选用哪一种药，要结合药物本身的性质和患者的具体病情。

二、内服药

可根据病情选用甲氨蝶呤、维A酸类、糖皮质激素、免疫疗法和生物制剂疗法、抗生素等药物。

三、物理疗法

银屑病的物理治疗主要是光疗。早在100多年以前，人们就发现日光照射能显著改善银屑病皮损。近70多年来，运用人工紫外线照射治疗银屑病的光疗法已成为银屑病的标准疗法，且至今为止仍是治疗中、重度银屑病的主要手段。

1. 传统的紫外线疗法

传统的紫外线疗法包括UVB光疗（phototherapy）和光化学疗法（photochemotherapy，PUVA）。

（1）UVB光疗

①光源：有多种，目前多采用高压汞灯、低压汞灯、黑光灯、日光荧光灯及太阳灯、短弧疝灯。

②治疗程序：治疗前需测定最小红斑量（minmialerythemadose，MED），以确定光疗的起始剂量。治疗剂量以亚红斑量及轻度红斑量为主（0.8～10MED），采用小剂量多次照射，治疗过程中随着耐受程度的增加逐渐加大剂量。副作用：剂量过大时易出现晒斑或水疱，长期反复照射有时还可增加皮肤肿瘤的发生率。

（2）光化学疗法（PUVA）：PUVA疗法亦称黑光治疗，是指使用具有光感作用的补骨脂素（psoralens）等药物后，再使用长波紫外线（320～400nm，UVA，即黑光）照射来治疗某些皮肤病的一种疗法。

2. 新型的紫外线疗法

（1）窄谱UVB（narrowband UVB，311nm UVB）：目前在欧美国家已成为斑块型银屑病以及点滴型银屑病的标准疗法。与传统的UVB光疗相比，窄谱UVB更能有效地耗竭银屑病皮损表皮或真皮中浸润的T淋巴细胞，皮损消退较快，再复发间隔期较长，光疗时出现日晒伤的可能性较少。与PUVA相比，窄谱UVB治疗银屑病的疗效与之相当，因不需要补骨脂素等光敏剂，所以窄谱UVB价格较便宜，致皮肤癌的可能性较小，且光疗后不需要佩戴防UVA的墨镜。

（2）选择性的UVB治疗法（Selective UVB therapy，SUP）：波长为300～313nm的紫外线治疗银屑病疗效最好，基于此原理研制的选择性UVB治疗仪虽然发射广谱的UVB射线（290～320nm），但在300～313nm波段选择性增强，治疗银屑病的效果优于传统的UVB。

（3）激发二聚体激光（Excmierlaser）：该激光产生的光波为308nm，有报道该法治疗4次即可使皮损消退，并且疗效持久，复发率低。适用于局限性皮疹或其他治疗方法无效的斑块状银屑病。

3. 其他疗法

除光疗外，沐浴疗法对银屑病也有较好疗效，一般多用淀粉浴和温泉浴。

【康复护理】

（1）加强体质锻炼，养成合理的饮食起居习惯，预防感冒。预防患扁桃体炎，避免过度劳累及感受风寒，避免精神刺激。

（2）内衣要宽松柔软，宜穿纯棉织品，不宜穿化纤及羽绒及毛织物。

（3）注意清洁卫生，避免搔抓，以防继发感染。

第六节　脱发性疾病

临床所见脱发性疾病，多见于脂溢性脱发和斑秃。其次还可见于产后脱发，内分泌功能紊乱引起的脱发，传染病和慢性病引起的脱发如梅毒、麻风、头癣等，以及物理、化学因素引起的脱发如放射线、化疗药物治疗。因脂溢性脱发和斑秃为临床多见，且为较难治的脱发性疾病，因此本文主要论述此两种脱发性疾病。

（1）脂溢性脱发：其表现为头油多、头屑多及头皮瘙痒、毛发稀疏脱落、头发纤细、软而无光泽。男性脱发主要表现为头顶部及前额头发脱落，甚至头发脱光，发际和鬓角上移，头发干燥无光泽。脂溢性脱发多见于男女青壮年，为一种难治的脱发性疾病，与中医学的"发蛀脱发""油风"相类似。

（2）斑秃：头发突然脱落，秃发区可呈圆形或椭圆形或不规则形，无炎症表现，病区皮肤似略下陷，但并非萎缩，可见病区皮肤发亮。斑秃边缘头发可无光泽而易脱落或有断发。此病为我国最常见的脱发性疾病，不同年龄、性别均可发病。此病中医称之为"油风""鬼剃头"。

中医学认为，由于过食肥甘辛辣之品，脾胃蕴湿积热，外犯肌肤；或由于肝肾不足，血虚不能上乘以致毛孔开张，风邪乘虚而入，风胜血燥，毛发失养；或由于肝气郁结、气机不畅，导致气滞血瘀，发失所养。

现代医学认为本病与神经精神因素及免疫、遗传、内分泌障碍有关。

【康复适应证】

慢性反复发作的及久治不愈的脱发需要康复治疗。

【传统康复治疗】

一、药物疗法

辨证施治是依据中医学的治疗原则，治疗脱发性疾病经常采用的方法。根据患者局部体征和全身症状，将本病分为：脾胃湿热证、血热生风证、肝郁气滞证、血虚肾亏证。

（一）中药汤剂

1. 脾胃湿热证

［主症］平素喜食肥甘厚味，头发油腻，甚至数根头发粘连在一起，鳞屑油腻，固着很紧，舌质红，苔黄腻，脉滑。

［治疗原则］健脾去湿。

［推荐方药］五味消毒饮和茵陈蒿汤：金银花30g、野菊花24g、蒲公英15g、茵陈15g、山栀10g、大黄10g、紫花地丁24g。

2. 血热生风证

［主症］突然脱发，进展很快、头发常是大把脱落或头皮瘙痒，部分患者头皮烘热感伴心烦易怒，急躁不安，个别患者可相继出现眉毛、胡鬓脱落。舌质红，苔黄。

［治疗原则］凉血消风。

［推荐方药］凉血消风散加减：生地12g、玄参15g、白芍15g、生石膏24g、知母12g、茅根20g、牛蒡子10g、荆芥10g、防风10g、金银花30g、升麻6g、甘草6g。

3. 肝郁气滞证

［主症］脱发兼见胸闷，口苦，燥烦易怒，两肋疼痛，月经提前，经血色黑有块，舌质紫暗，苔薄黄。

［治疗原则］疏肝理气。

［推荐方药］柴胡疏肝散加减：炙香附

10g、白芍15g、柴胡10g、川芎6g、枳壳10g、陈皮6g、甘草6g。

4. 血虚肾亏证

［**主症**］平素头发焦黄无光泽，头脂、头屑多，头皮瘙痒。可因久病、生疮或产后可加重脱发，往往是渐进性加重，头发均匀脱落，范围由小到大，伴心悸、气短，面色㿠白，头晕耳鸣，腰膝酸软。

［**治疗原则**］养血补肾。

［**推荐方药**］四物汤合六味地黄丸：当归12g、川芎6g、杭芍10g、熟地12g、山茱萸12g、山药12g、丹皮10g、泽泻10g、云茯苓10g。

（二）常用单方验方

（1）茯苓研粉：每次服6g，每日2次。

（2）何首乌研粉末，每次服5～10g，每日2次。

（3）神应养真丹：当归、川芎、白芍、熟地、羌活、天麻、木瓜、菟丝子等份研末，加蜜如桐子大，每服5g，日2次。

二、外治疗法

1. 实证脱发

酌情配一些辛香走窜的药物，有利于经络气血的通畅。

（1）斑蝥9g、柴槿皮30g、樟脑12g、白酒1000ml，浸泡两周后过滤取汁外用。

（2）闹羊花125g、骨碎补200g，75%乙醇约1500ml，浸泡一周过滤使用。

（3）诃子、桂枝、山茶、青皮、樟脑等份，75%乙醇适量，浸泡一周，过滤取汁外用。

此上方法任选一种方式交替应用，外搽患处，每日2～3次。适用于斑秃。

2. 虚证脱发

选用药性温和、有滋补作用的药物。

（1）冬虫夏草100g，浸于75%乙醇约1500ml中，浸泡两周外搽。

（2）鲜毛姜或鲜姜切成片、涂擦患处，每日数次。

（3）雄黄、硫黄、凤凰衣各15g，炮甲珠9g，滑石粉30g、猪板油30g。先将诸药研极细末，猪板油和之，然后再倒入适量猪苦胆汁共调成软膏，外用时纱布包好，反复搽患处，每日2～3次，有促进头发生长的作用。

以上方法也适用于斑秃。

3. 脂溢性脱发

可用以下方法。

（1）颠倒散适量洗头。

（2）5%硫黄软膏洗头。

（3）皂角、侧柏叶、硼砂适量煎水洗头。

（4）海艾汤。海艾、菊花、薄荷、防风、藿香、芥穗、甘松、蔓荆子各5钱，用水5碗，入盆内，先熏后洗。

三、针灸疗法

（一）体针疗法

1. 邻近取穴

主穴：百会、头维、生发穴（风池、风府连线之中点）；配穴：翳明、上星、太阳、风池。每日针一次。

2. 循经取穴

主穴：足三里、三阴交；配穴：头维、昆仑、太冲。每日针一次。

（二）皮肤针疗法

适于斑秃，先用75%乙醇在斑秃区常规消毒后，再用皮肤针轻巧而均匀地叩刺皮损区，直至皮肤发红或少量渗血为宜。间日叩一次。

（三）耳针疗法

取肺、肾、交感穴，常规消毒，探刺得气，留针20～30分钟，每隔5～10分钟捻转一次，间日一次。

（四）挑刺疗法

后背皮肤常规消毒后，用三棱针在脊柱两侧旁开二指与脊突平行点上作挑刺，由肩至腰部，每侧约10～12针，挑刺毕，用力挤出1～2滴血为度，用干棉球擦去血液即可，此法隔日一次，有效者可继续挑刺，直至痊愈。

（五）穴位刺血疗法

患者仰卧，于腘窝部常规消毒，委中穴上方外缚以绷带，取委中穴（或浅表怒张小静脉），用7号注射针头垂直于皮肤，斜而快速横刺，深度2～3cm，速出针，出血量8～10滴。出血处用消毒棉球及胶布贴之，当天不宜洗浴，本法宜4～6天进行一次。

四、推拿疗法

按摩风池穴或风府穴下二横指的颈背两侧，靠近肩背处，以宣畅血脉，舒筋活络为治疗大法。

治疗时术者用左手托住患者前额部，用左手拇指、食指用力挤按风池部或颈背部皮下结节处或肌腱，每日1次，每次重挤按1～2分钟，以患者感到酸痛、全身发热、前额汗出为度，可坚持治疗1～2个月。

五、饮食疗法

要少食肥甘辛辣刺激之品，避免过度饮酒，多食蔬菜、水果等清淡富有营养的食物。

食疗药膳如下。

（1）乌发蜜膏：炙何首乌200g、茯苓200g、当归50g、枸杞子50g、牛膝50g、补骨脂50g、菟丝子50g、黑芝麻50g。以上药加适量水浸泡，发透后加热煎煮，沸后再煎30分钟，煎煮三次，合并三次煎汁，先以武火煎令沸，再改慢火煎，至成稠膏时加入1倍的蜂蜜，调匀后再加热至沸，即可停火，放冷后装瓶备用。

（2）黑芝麻粥：黑芝麻50g研细末，核桃仁50g捣碎，黑豆50g研细末，加冰糖适量备用，取上混合物以适量热水冲成粥，每日1～2次。

【现代康复治疗】

治疗脱发的方法较多，对各种疗法的确切疗效难以评价。首先，去除可能的诱因，特别是精神因素。注意休息，劳逸结合，睡眠充足，心情舒畅。其次，可口服镇静药、胱氨酸、B族维生素等。局部可外用斑蝥辣椒酊、皮质类固醇激素制剂、0.2%～0.8%蒽林软膏、10%樟脑油或鲜姜摩擦，用以刺激头皮，使之充血，增加皮肤的血行，促进毛发的生长。对顽固的斑秃患者，去炎松混悬液加等量1%盐酸普鲁卡因局部封闭也有较好疗效。临床中常配合物理疗法辅助治疗，包括紫外线照射、皮肤针等。

【康复护理】

（1）注意劳逸结合，保持心情舒畅，切忌烦恼、悲观、动怒和精神紧张。

（2）讲究头发卫生，5～7天用温水洗发一次，不要用碱性强的肥皂刺激头发，不要因头皮瘙痒或头发油腻频频洗发。在洗发时适当涂含有硫黄的药皂效果最好。

第七节　荨麻疹

荨麻疹俗称"风团"，是一种常见的过敏性皮肤病，根据病理与临床表现不同，可分为急性荨麻疹、慢性荨麻疹、冷性荨麻疹、血管神经性水肿及丘疹性荨麻疹等。据国内资料统计，约20%人在一生中有患荨麻疹的病史。

中医称本病为"瘾疹"，瘾疹病名最早见于《内经·素问》，此后历代文献有"风疹""赤白游风""风丹"等名，俗称"风疹块""风疙""风膜"等。

荨麻疹的发病原因，中医认为：①感受风寒风热之邪，遏于肌肤而成。②体质虚弱，不耐鱼虾荤腥等食物，导致肝胃不和，湿热内生，郁于肌肤而发为本病。临床以瘙痒性风团骤然发生并迅速消退，愈后不留痕迹为其特征。本病治疗多采用中医康复治疗，有利于疾病的康复。

【传统康复治疗】

一、药物疗法

中医辨证分型是荨麻疹患者经常采用的康复疗法，一般根据临床症状和体征可分为风热型、风寒型、肠胃湿热型、气血两虚型、冲任不调型等辨证论治，随症加减。

（一）中药汤剂

1.风热型

[主症]风团色红，遇热则发，得冷则减，夏重冬轻，以手按之有焮热感，舌苔薄黄，脉浮数。

[治疗原则]疏风散热。

[推荐方药]消风散：当归12g、生地12g、防风10g、蝉蜕10g、知母12g、苦参15g、胡麻10g、荆芥10g、苍术10g、牛蒡子10g、石膏30g、甘草6g、木通10g。

[加减]偏于血热者加赤芍、丹皮、槐花等。

2.风寒型

[主症]风团色白，遇冷或风吹而发，得暖可缓解，冬重夏轻，舌苔薄白，脉浮缓或浮紧。

[治疗原则]疏风散寒，调和营卫。

[推荐方药]桂枝汤：桂枝12g、白芍10g、生姜3g、大枣4枚、当归10g、炙甘草6g。

[加减]水肿明显者可加麻黄。

3.肠胃湿热型

[主症]出风团时可伴有脘腹疼痛，神疲纳呆，大便秘结或泄泻，有时可出现恶心呕吐，舌苔黄腻，脉滑数。

[治疗原则]表里双解，清热利湿。

[推荐方药]防风通圣散：防风10g、薄荷3g、连翘24g、麻黄3g、荆芥10g、川芎6g、当归10g、白芍10g、白术10g、山栀10g、大黄10g、芒硝15g、黄芩10g、桂枝6g、甘草6g、滑石10g。

[加减]湿热重者加茵陈、蚕沙。

4.气血两虚型

[主症]风团反复发作，迁延数月或数年，劳累后则发作或加剧，神疲乏力，舌淡苔薄，脉濡细或沉细。

[治疗原则]补益气血。

[推荐方药]方用八珍汤：人参10g、白术10g、茯苓10g、甘草6g、当归10g、川芎6g、白芍10g、地黄12g。

[加减]气虚表不同者可加黄芪、防风，血虚生风者加首乌、当归、蝉蜕、苦参、白鲜皮。

5. 冲任不调型

［主症］常在月经前数天开始出风团，往往随着月经的干净而消失，但在下次月经来潮时又发作，可伴有痛经或月经不调。

［治疗原则］调摄冲任。

［推荐方药］四物汤合二仙汤：熟地12g、当归12g、白芍10g、川芎6g、仙茅10g、淫羊藿10g、巴戟天10g、知母12g、黄柏10g。

［加减］食少纳呆者可加鸡内金、焦三仙等。

（二）常用单方验方

（1）毛桃叶或鲜苍耳子的全草煎水外洗，每日1次，每次熏洗10分钟。

（2）马齿苋30g、乌梅15g、绿豆衣15g、地骨皮15g、地龙干9g，水煎服日一剂，用于各型荨麻疹。

二、针灸疗法

（一）体针疗法

1. 风寒型

［取穴］风池、曲池、血海、风门、肺俞、足三里、胃俞、脾俞、肾俞。

［操作］风池捻转泻法，曲池提插泻法，风门、血海、脾俞均施捻转提插泻法，曲池、血海加灸，足三里、胃俞、脾俞、肾俞均用平补平泻法、足三里穴加灸。

2. 风热型

［取穴］大椎、曲池、血海、风池、大椎至大肠俞排刺，阴陵泉、神门。

［操作］大椎常规消毒后刺络拔罐，用三棱针点刺3~5点，用大号玻璃罐拔之，出血量5~10ml；曲池、血海提插泻法；风池捻转泻法；大椎至肠俞排刺、阴陵泉、神门均用捻转泻法。

3. 肠胃湿热型

［取穴］足三里、三阴交、中脘、郄门、大都。

［操作］中脘呼吸补法；足三里、三阴交捻转补法；郄门、大都均捻转泻法。

4. 气血两虚证

［取穴］脾俞、胃俞、中脘、足三里、心俞、巨阙、神门、三阴交。

［操作］脾俞、胃俞、中脘、足三里均用悬灸法约30分钟，心俞、巨阙、神门、三阴交均用捻转补法，留针20~30分钟。

5. 冲任不调型

［取穴］气海、关元、膈俞、内关、公孙、地机、气冲。

［操作］气海、关元呼吸补法，膈俞捻转泻法，内关、公孙呼吸泻法，余穴均捻转平补平泻。

（二）耳背放血疗法

［取穴］耳背静脉。

［操作］常规消毒后，于耳背静脉处切开2cm切口，令血液自然流出，每周两次，10次为一个疗程，用于风寒、风热、过敏所致荨麻疹。

（三）耳针疗法

［取穴］肺区、脾区、肾上腺、皮质下、神门。

［操作］针刺或药籽压法，用于过敏和冲任不调所致荨麻疹。

三、推拿疗法

［治疗原则］疏风祛湿，清热散寒止痒。

［取穴］大椎、风池、膈俞、脾俞、曲

池、合谷、中脘、天枢、关元、气海、委中、血海、三阴交、风市。

[**手法**] 按、揉、推、摩、拿。

[**操作**] 双手揉拿项部肌肉，并点按大椎、风池2~3分钟；用双手拇指推揉肺俞、膈俞、肝俞、脾俞约3分钟发热为度；用双手揉拿三阳经，并点按曲池、合谷穴2~3分钟；按摩腹部并点按中脘、天枢、关元、气海穴2~3分钟；提拿足三阳经点按委中、血海、三阴交、风市穴约2~3分钟。

四、浴疗法

1. 日光浴

选用上午9~11点或下午2~5点。用毛巾遮盖头部，先从下肢开始，逐渐增加照射范围，初次照射10分钟，以后逐渐增加至每次60分钟，每日1次，20次为一疗程。

2. 矿泉浴

选用硫酸钙泉浴，硫酸盐氡泉、重碳酸盐泉或淡水泉，水温38℃~40℃，每日或隔日浸浴一次，每次10~15分钟，30天为一疗程。

3. 药浴

选用白芷根、叶洗液。用白芷根叶200g为宜，切碎煎水取汁，浸浴患处1日一次，也可用蚕沙洗液，取蚕沙约200g，煎水去渣，趁温浸浴局部患处，一日1次，两者均有祛风除湿、止痒、解毒作用，治疗一切风瘙隐疹奇痒难忍等症。

五、饮食疗法

饮食与荨麻疹的发生和临床症状的发作轻重有着密切的关系。饮食的调配对荨麻疹的防治和康复非常重要。荨麻疹患者应禁致敏的食物如动物蛋白性食物，鱼、虾、蟹、牛奶、蛋类等，植物食物如竹笋、麻茹、香蕈、茄子、蚕豆、葱豆等；以及苹果、柑橘、李子、花生酱和香料等。宜食清淡不易过敏食物如大白菜、大头菜、土豆、红薯、慈菇、白萝卜、冬瓜、丝瓜，豆类如扁豆、赤豆、黄豆，谷米类如粳米、籼米、糯米，猪肉以及不含牛奶、鸡蛋的饼干、糕点等。

常用药膳如下。

（1）山楂30g、大麦芽15g、山药12g，陈皮、竹茹、紫苏叶各9g，加水煎服，加冰糖适量，连渣服食。用于食物过敏所致者。

（2）丝瓜络30g、冬瓜皮30g、白扁豆15g、赤小豆15g、乌梢蛇9g，水煎服，或取大梢蛇一条，去头宰杀后，做菜煮汤，吃肉喝汤，隔日一次，连食3~5次，对慢性荨麻疹有利康复。

【现代康复治疗】

一、药物治疗

（1）抗组胺类药物：①H受体拮抗剂具有较强的抗组胺和抗其他炎症介质的作用，治疗各型荨麻疹都有较好的效果。如苯海拉明、赛庚啶、扑尔敏等；用于急、慢性荨麻疹和寒冷性荨麻疹均有效。剂量因人而异。②多塞平是一种三环类抗抑郁剂，对慢性荨麻疹效果尤佳，且不良反应较小。对传统使用的抗组胺药物无效的荨麻疹患者，多塞平是较好的选用药物。

（2）抑制肥大细胞脱颗粒作用，减少组胺释放的药物，如硫酸间羟异丁肾上腺素、酮替酚、色甘酸钠、曲尼司特等。

（3）糖皮质激素：为治疗荨麻疹的二

线用药，一般用于严重急性荨麻疹、荨麻疹性血管炎、压力性荨麻疹对抗组胺药无效时，或慢性荨麻疹严重激发时，静脉滴注或口服，应避免长期应用。常用药物如下：①泼尼松；②曲安西龙；③地塞米松；④得宝松。紧急情况下，采用氢化可的松、地塞米松或甲泼尼龙静脉滴注。

（4）免疫抑制剂：当慢性荨麻疹患者具有自身免疫基础，病情反复，上述治疗不能取得满意疗效时，可应用免疫抑制剂，环孢素具有较好的疗效，硫唑嘌呤、环磷酰胺、甲氨蝶呤及免疫球蛋白等均可试用，雷公藤也具有一定疗效。由于免疫抑制剂的副反应发生率高，一般不推荐用于荨麻疹的治疗。

另外，降低血管通透性的药物，如维生素C、维生素P、钙剂等，常与抗组胺药合用。由感染因素引起者，可以选用适当的抗生素治疗。

二、物理治疗

MORA-Super生物物理治疗仪是以生物电生理为基础，结合电子针灸理论和欧洲顺势疗法而研制的物理诊断治疗设备。据相关文献报告，MORA-Super生物物理治疗仪，每周治疗一次，每次治疗约40分钟，治疗慢性荨麻疹的近期有效率及治愈率均较高，且安全无创，无药物治疗不良反应，在临床上有良好的应用前景。

【康复护理】

（1）荨麻疹患者要注意避风寒，注意休息，慢性荨麻疹患者根据体力情况适当锻炼身体，增加免疫力，有利本病康复。

（2）荨麻疹患者要调饮食，在发作时饮食宜软而少渣饮食，忌用刺激性或容易致敏食物及调味品如姜、蒜、葱、干姜、胡椒等。忌服发性食物，如鱼、虾、蟹、腥味食物等，寻找致敏原，防止复发。

（3）荨麻疹瘙痒者，可外用炉甘石洗剂及中药洗剂，避免过度挠抓，以免划破皮肤引起感染。

第八节　扁平疣

扁平疣是一种常见的皮肤良性赘生物，是疣的一种，发于颜面、手背、前臂等处，分布疏密不均，形成芝麻大小的扁平小丘疹，一般为淡褐色或接近正常皮肤色泽，不痒不痛，也不溃烂，但非常影响美观。

在中医文献中扁平疣是疣的一种，属于"疣"，又名"千日疮""瘊子"等范畴。

扁平疣的发病原因，一般认为与病毒感染所致，中医认为六淫致病。发病原因是：①外感风热，邪搏肌肤。②由肝气郁结、气滞血瘀发于肌肤而致病。本病治疗多采用中医或中西结合治疗有利于疾病康复。

【传统康复治疗】

一、药物疗法

（一）中药汤剂

中医辨证施治是治疗扁平疣经常采用的康复疗法。一般根据患者的症状和体征可分为风热搏结型、肝郁气滞型等辨证论治，随证加减。

1. 风热搏结型

[**主症**] 疣体局部呈淡红色，偶有瘙痒感。

［**治疗原则**］祛风清热，理血通络。

［**推荐方药**］消风汤：荆芥10g、防风10g、蝉蜕10g、苦参15g、苍术10g、当归16g、生地12g、麻仁15g、知母15g、石膏30g、甘草6g、牛蒡子10g、木通6g。

［**加减**］若湿重于热者减生地加丑牛，舌苔黄腻热重于湿者加胆草，大便燥结、湿热内蕴者加大黄。

2.肝郁气滞型

［**主症**］疣体局部呈淡褐色。

［**治疗原则**］疏肝理气，清热解毒。

［**推荐方药**］疏郁解毒汤：马齿苋24g、大青叶15g、板蓝根30g、桃仁10g、红花10g、紫草15g、香附10g、当归尾10g、生薏苡仁12g、皂刺10g、甘草6g。

［**加减**］若病在上肢者加桑枝，病在下肢者加牛膝，若在面部者加白芷。

（二）常用单方验方

（1）去疣方（河北邯郸地区医院）：蒲公英30g、紫花地丁15g、连翘15g、菊花10g、紫草15g、板蓝根15g、大青叶10g、红花6g、赤芍10g、白鲜皮15g、生苡米30g，水煎服，适用于肝郁气滞型患者。

（2）薏苡仁治扁平疣：用苡米做煎剂内服，成人每天服一次，每次10~30g，连服2~4周，适用于各型扁平疣。

（3）红花饮（临床皮肤科杂志）：川红花10g，每日开水泡代茶饮，15天为一疗程，一般2~3个疗程可愈。

二、外治疗法

（1）外治法药物治疗一般采用内服外用法。中药内服是每日一剂，水煎服，早晚分服。外用是药渣作煎汤反复洗患处，洗时用纱布沾药液轻轻摩擦皮疹至微红或

微痛更有利于本病康复。

（2）祛疣擦剂（辽宁盖洲市中心医院）

［**制法**］红花、金银花、菊花、赤芍、川芎、板蓝根、大青叶、浮萍各等份，用95%乙醇提取药液，再加入5%甲醛制成擦剂。

［**用法**］取祛疣擦剂，用无菌棉球将药液涂于患处，每日2次，轻者一周内痊愈，重者2周即可痊愈。

（3）复方硫酸霜（江苏启东市吕四镇医院）

［**制法**］3%硫酸1.5g、1%水杨酸0.5g、1%苯甲酸0.5g、4%甘油2g、赛庚啶50mg、牡丹雪花膏30g（基质），将硫酸、水杨酸、苯甲酸、赛庚啶混合，用甘油溶解，调拌至糊状，无粒后加入雪花膏中再进行混合调拌匀即可。

［**用法**］以局部外治，患处涂擦，早晚一次，1个月为一疗程。

（4）柴胡升麻液（吉林省龙潭医院）

［**制法**］用纯中药柴胡，升麻各25g加水800ml，煎煮浓缩至400ml时，滤出药液，装入瓶中备用。

［**用法**］清洗面部皮肤后，用灭菌后的脱脂棉薄片，浸透药液为度，把棉片敷于扁平疣表面，每日2~3次，每次30分钟。每日用药量2~10ml，连续用7~14天。

三、针灸疗法

治疗扁平疣用针刺疗法具有祛风、清热、理血、通络及舒肝理气等作用。

（一）体针疗法

1.风热搏结型

［**取穴**］风池、曲池、合谷、足三里、血海，并酌加疣所在部位的腧穴，取阳明、

少阳经穴为主。

[操作]本病属实证居多,手法以泻法为主,留针30分钟,每5分钟运针一次。

2. 肝郁气滞型

[取穴]行间、侠溪、中渚、血海、阿是穴。

[操作]以上各穴用泻法,留针30分钟,病程较长用艾条在疣体上熏灸15分钟,以微热为佳。

(二)耳针疗法

[取穴]肺、面颊、交感。

[操作]每次1~2穴位,每日1次,留针30分钟。

(三)皮肤针疗法

用皮肤针轻轻叩打局部,以微出血为度,每日或隔日治疗一次。

(四)耳穴贴压疗法

[取穴]肺、内分泌、神门、皮质下,面颊相应部位放血,病程较长的耳尖点到放血。

[操作]耳郭皮肤常规消毒,然后以小块橡皮膏粘上饱满的王不留行籽贴在所取的穴位上,嘱患者每日自行对压贴穴处,间隔3~4天换压另一侧耳穴,交叉10次为一疗程。

四、中西医结合疗法(湖北中医药大学附院)

(1)扁平疣洗剂与维生素A:取蛇蜕10g、柴胡10g、木贼15g、红花15g、板蓝根20g,加水500ml,煎至300ml将纱布用药液浸湿,稍用力擦洗皮疹处,每日擦洗4~6次,每剂洗液洗3天,一周为一疗程。用扁平疣洗剂的同时服用维生素A 50U每

日3次。

(2)板蓝根注射液合5%葡萄糖注射液20ml静脉推注,每天一次。

五、饮食疗法

饮食与治疗是一致的,在中医治疗方面主要是消风清热,饮食宜食祛风清热,养阴生津食品,如鲜藕、生梨、蔗汁、丝瓜、菊花脑、绿豆菜、赤小豆、芦根汁、小白菜、西红柿、茭白、苦瓜等,忌食姜、椒、蒜、龙眼肉之类温散、辛辣之品及甜腻厚味食物,忌烟酒及咖啡之类有较强刺激性饮料。

常用药膳如下。

(1)绿豆、白扁豆、大米各30g加水煮粥,粥将熟时加冰糖适量调服。

(2)生山楂15g、乌梅10g,加煎饮。

(3)冬瓜皮50g、西瓜皮50g,加水煎饮均有利于扁平疣消退。

【现代康复治疗】

(1)本病可突然消失,不留瘢痕。

(2)外用药物可采用维A酸软膏、咪喹莫特软膏等治疗。

(3)严重者可口服异维A酸胶囊治疗。

(4)物理治疗包括冷冻及激光治疗。

【康复护理】

扁平疣患者常因皮疹不能很快消退,影响美观而烦恼,表现性情急躁,情绪低落而影响本病康复。因此在治疗疾病的同时,应做患者思想工作,开导患者保持良好的心境,养成良好的生活习惯,避免皮肤受烈日或冷风的刺激,加强体质锻炼,坚持用药,本病很快就会康复。

第九节　皮肤美容

皮肤如同一件天然的"衣服"包裹着我们整个身体，人体要是离开了这件外衣就难以生存。人们从童年、中年到老年，皮肤随着年龄的增长而变粗，出现皱纹，还出现黑斑、黄褐斑、老年斑等，严重地影响外表，因此皮肤美容在医学美容中占有重要地位。临床最常见的影响美容的是皮肤皱纹、黄褐斑。

皮肤皱纹可中医学理论解释为人过中年，脾肺气虚，脾主肌肉，肺主皮毛，其衰老最早显现于体表而出现皱纹。黄褐斑中医认为是肾虚，气血不调或瘀血所致，属于中医肝斑、蝴蝶斑等范畴，最常见原因多见于孕妇、肝病或长期服用冬眠灵、避孕药等。治疗多采用中医康复疗法。

【康复适应证】

（1）皮肤皱纹。

（2）黄褐斑。

【传统康复治疗】

一、中药美容

（一）中药汤剂

中医辨证是治疗黄褐斑患者经常采用的康复方法。临床根据患者的症状和体征随症加减。治疗原则多以活血药物治疗。

［**主症**］黄褐色斑片，常对称分布于面颊部，呈蝴蝶形，有时扩展到上唇和颈部。

［**治疗原则**］舒肝解瘀，健脾退斑。

［**推荐方药**］化斑汤：当归12g、赤芍12g、白芍12g、川芎10g、柴胡10g、枳壳10g、香花10g、益母草10g、丹参15g、白僵蚕10g、白茯苓12g。

［**加减**］若肝经加丹皮、栀子、玄参，肝郁脾虚者加白术、山药、白扁豆，肝肾亏损、阴虚化燥者可加生熟地、山茱萸、杞果、阿胶等。

（二）常用单方验方

（1）鲜鸡蛋1个，用烧酒浸7～10天，取出后用蛋白坚持每晚擦患处，用1～2个鸡蛋后黄褐斑将消退。

（2）将柿叶研为细末，加入熔化的白凡士林中匀拌成膏，外用有利于黄褐斑消退。

（3）用猪蹄久熬去骨肉杂质后装瓶备用，每晚睡前温化后涂擦于面部，第二天清晨洗去，每天一次，坚持使用，具有去皱抗衰、滋润皮肤之功效。

（4）蜂蜜饮：蜂蜜30g、软骨素0.5g，加入开水冲服，每天2次，有利于皮肤美容，起除皱作用。

二、中药倒面膜

中药倒膜面是将中药制剂、按摩、理疗融为一体，使其交互作用而达到治疗美容目的。

治疗时，首先进行皮肤准备。先用温清水和洗面奶清洗皮肤，用磨砂膏磨去面部的表皮坏死及将脱落的皮屑，然后洗去磨砂音，用按摩乳涂擦面部。面部按摩及穴位按摩之后，根据不同的疾病，选用不同的药物涂布面部，如用于皮肤美容可选归草膏，具有增白作用；用于黄褐斑可选化瘀膏、当归、白芷、丹参、紫苏等涂在面部，用倒膜粉调匀后涂布于全面部，半小时揭去面膜即可。在倒膜面膜中，若只选用一般清洗、磨砂等程序，不采用穴位及面部整体按摩，则达不到血液畅通、消除皱纹，只能起增白作用。

三、针灸美容

针灸美容为一种独特的美容方法，主要是通过针灸针刺穴位，使头部气血通畅，从而有利于消除皱纹，起到健脾祛斑及预防未老先衰的作用。

（一）体针美容

1.面部皱纹

［取穴］阳白、睛明、瞳子髎、承泣、巨髎、四白、颧髎、迎香、地仓、承浆、人迎、扶突、天窗。

［操作］用34号皮毫针，针尖向额部或侧头部进针，平刺预防治疗额部皱纹；选用36号1寸毫针，睛明直刺0.2寸，瞳子髎沿皮向太阳平刺，承泣进针后向瞳孔或内外眼角平刺，每次选用一个方向预防眼部皱纹；用34号1寸毫针直刺巨髎、四白、颧髎，进针0.3～0.5寸，迎香进针后，沿皮向面颊部平刺治疗面颊部皱纹；选用地仓、承浆二穴进针后，针尖均向上沿皮平刺，治疗口角皱纹；使用34号1寸毫针选人迎、扶突、天窗，进针后沿皮平刺，针尖方向均向上或向外治疗颈项部皱纹。

2.黄褐斑

（1）肝经郁热型

［取穴］选太冲、三阴交、足三里、阳陵泉、行间、肝俞、脾俞。

［操作］每次选用2～5穴用平补平泻法，留针10～20分钟，每日1次，连续10次为一疗程。

（2）肝瘀脾虚型

［取穴］选曲池、支沟、阳陵泉、足三里、膈俞、三阴交。

［操作］曲池、支沟直刺1～1.2寸，采用平补平泻法；阳陵泉、足三里1.2～2寸平补平泻；三阴交直刺1寸，捻转补法；膈俞斜刺向脊柱8分～1寸捻转补法，均施术1分钟，留针20分钟。

（3）肝肾亏损型

［取穴］选用三阴交、肾俞。

［操作］每日1次，用捻转补法，刺入1寸，得气后留针20分钟，连续10日为一疗程。

（二）耳针美容

［取穴］肺、脾、膈、结节内。

［操作］毫针用强刺激，每日或隔日一次，10次为一疗程，或以耳穴压迫，每日按压3～4次，每次10分钟，有利于黄褐斑消退。

四、按摩美容

采用按摩美容一般是在面膜之后，倒膜之前所常用的治疗手段，具有使面部血液畅通、消除皱纹等作用。

1.穴位按摩

方法：印堂穴，用双手的拇指按在印堂穴，顺时针擦20次，可以消除两眉之间的皱纹。皱纹较多较深，按摩时间延长且次数增加，可擦60～80次；太阳穴，用双手中指揉按太阳穴，有利于消除眼角鱼尾纹；瞳子髎穴，用两手中指指腹从下眼皮抹至太阳穴，需注意的是，让患者双目微闭放松，按摩此处也可消除鱼尾纹；迎香穴、地仓穴，用两手中指从迎香穴，抹至地仓穴处，可消除嘴角八字纹；面部整体按摩，用两手掌根相对用力搓动，搓热后按摩面部，由下而上按摩6～10次，可促使局部血液循环，减少皱纹，肌肉丰满，皮肤富有弹性。

2. 面部按摩

面部按摩是根据面部肌肉的解剖位置来进行的。

方法：首先用手掌和手指的掌面在面部皮肤稍加压力，暂不移动，然后由颈部开始，从下颌至两颊均匀向上、向外螺旋或旋转并顺序揉数次，再用手掌在下颏处紧压，再由下颏向上按摩，到两颊后再从鼻唇沟中间向左右按摩，沿口部周围滑动。这样可以使嘴角的皱纹减少。第二步，由鼻翼两侧向额部按摩，再由前额按摩到颜部，在鼻翼两侧外或旁开，固定旋转按摩。眼部按摩时，从双眼内角开始向上，经眉向眼外角移动，再转向下眼睑，如此反复多次由上眼睑滑动，可使眼部紧张的肌肉松弛缓解。额部按摩时，先用双手交迭按摩前额，逐渐向上移至发际，往返重复，然后从额中央朝两旁滑动，连续按摩数次。当面部各部位均按摩完毕后（约20分钟），再用手指轻轻拍打按摩处，使整个面部皮肤血液循环畅通。

五、气功美容

防老抗衰气功可练保健功，以令人精力充沛，耳聪目明，牙齿坚固，面色润泽，起到调和气血、疏通经络、培补元气的作用。每日早晚各做一次，一般以做全套为主，亦可依具体情况选做部分功法。练时，以手直接触摸皮肤为宜。

皮肤美容可用双手相互摩擦发热后，由前额经鼻两侧往下擦，直至下颌；再由下颌向上至前额，擦30次。正如孙思邈所云"摩面，去汗气，令人面有光"，经常擦面可使皮肤光泽，面色红润，青春常驻。

六、食疗美容

美容食品也可以说是内服化妆品。在日常饮食中利用水果、蔬菜、中药等天然植物，以其气味来调整阴阳平衡，达到治疗的目的。

色素沉着出现黄褐斑宜食清淡饮食、新鲜蔬菜、水果，平日可摄入含维生素C丰富的草莓、西瓜、橘子、番茄及绿色蔬菜。忌食脂肪、油腻、黏滞、辛辣酸涩的食品，忌海腥发物，忌烟酒。油性皮肤可多食柠檬、柚子、草莓、冬瓜等。干性皮肤可多食梨、橄榄、卷心菜、哈密瓜、柿子、香蕉。中性皮肤可多食西瓜、木耳、黄瓜、无花果、洋葱。防止衰老防皱可多食植物性蛋白、大豆、瘦肉等。

1. 常用药膳

（1）增白玉容粉。西瓜仁、桂花各200g，橘皮100g，共研细末，饭后米汤调服，每日3次，每次1匙，有美容皮肤、增白作用。

（2）核桃汤：先将大豆300g、白及10g一起炒熟磨成粉状；再将10个核桃仁放碗内，加入开水，浸泡5分钟；然后将核桃仁与泡过一夜的大米混在一起，用擀面杖将其擀碎，放入瓷盆中，加入5~6杯水，经过充分浸泡后，用纱布过滤，将滤好的汁倒入锅内，加入3杯水；再把磨成粉末的大豆、白及放入锅内，加上白糖，煮成糊状，逐日服用，可起美容防皱作用。

（3）香附鸡：鸡1只、香附20g、枳壳10g、金橘饼20g。鸡洗净后去脏杂，把香附等放入鸡腹中，放蒸锅内隔水蒸熟，去药渣，喝汤吃鸡肉，食后含咽金橘饼。每周一次，适用于气郁引起的黄褐斑。

（4）五白糕：白扁豆50g、白莲子50g、白茯苓50g、白菊花15g、山药50g、面粉200g、白糖100g。将扁豆、莲子、茯苓、菊花磨成细面，与面粉调匀，加水和面蒸熟。久食有效，有健脾利湿作用，适用于肝脾虚型黄褐斑患者的康复。

2. 美容食谱

（1）燕窝冰糖粥：燕窝有润泽皮肤、补血养颜之功。取燕窝3g，冰糖适量，煮至粥状即可食用。若再加入5g甜杏仁同煮，其美容效果更好。

（2）山药枸杞养生粥：山药枸杞粥可以增进生理活性，迅速恢复体力，消除疲劳，低脂、高养分，帮助新陈代谢而达到美容目的。并有降低血糖及胆固醇、抗肿瘤的功效。女性围绝经期间宜多食用。原料：山药600g、米1/2杯、枸杞、糖桂花（冰糖）、小葱。做法：①大米加水提前泡半小时，山药洗净，去皮切块。②将泡好的米放入锅中，加入5杯水煮开，改小火煮成粥，加入枸杞、山药块一起熬煮。稍搅拌，小火熬煮30分钟即可。

（3）龙莲鸡蛋汤：龙眼肉15g，莲子肉50g，鸡蛋两只、生姜两片、枣四枚、盐少许。将鸡蛋隔水蒸熟，去壳，用清水冲洗干净；龙眼肉、莲子肉、生姜、枣分别用清水洗干净；莲子肉去心，保留红棕色莲子衣；生姜去皮，切两片；枣去核。瓦煲内放入适量清水，先用猛火煲至水滚，然后放入以上材料，改用中火煲两小时左右，加入盐少许，即可食用。可宁心安神，养血润肤。

（4）百合红枣银杏羹：百合50g，红枣10枚，白果50g，牛肉300g，生姜两片，盐少许。将新鲜牛肉用滚水洗干净之后，切薄片；白果去壳，用水浸去外层薄膜，再用清水洗净；百合、红枣和生姜分别用清水洗干净；红枣去核；生姜去皮，切两片。瓦煲内加入适量清水，先用猛火煲至水滚，放入百合、红枣、白果和生姜片，改用中火煲百合至将熟，加入牛肉，继续煲至牛肉熟，即可放入盐少许，盛出即食。有补血养阴，滋润养颜，润肺益气，止喘，涩精的功效。

（5）黄芪红糖粥：黄芪30g，粳米100g，红糖30g，陈皮6g。将黄芪洗净切片，放入锅中，加清水适量，煎煮去渣取汁；将粳米淘洗干净，与陈皮、红糖放入锅中，再倒入黄芪汁，加清水适量，煮至米烂熟即成。红糖味甘甜，性温润，有润心肺、和中助脾、缓肝气、补血、破瘀之功效；黄芪味甘，性温，有固表止汗、托疮生肌的作用；陈皮味辛、苦，性温，有理气健胃、燥湿化痰的作用。此粥有益气养颜的功效，适用于气血虚弱所致颜面苍白无华者。

（6）大枣粥：取粳米60g、大枣10枚，将大枣加入粳米中，煮至粥烂枣熟即可。大枣中含有丰富的维生素E，常吃大枣粥，可使人面色红润，神采焕发。

（7）美容粥：白米100g、鸡汤1200ml、川芎3g、当归10g、黄芪5g、红花2g。将米淘洗干净，用清水浸泡；当归、川芎、黄芪切成薄片，与红花一起装入小布袋中；将米及装药小布袋一起盛入煮粥的锅内，加鸡汤、适量水，大火煮开，小火煮稠，捞出布袋即成。本粥中加入补气、补血、活血以古方四物汤为基础的中药，一日1~2次，趁温热时服用，对改善机体的功能、增加女性面部皮肤滋润、细嫩以及对预防和治疗影响容貌美的疾病都有好处。

（8）红枣银耳炖雪梨：这款补水养颜，润心润肺的美容佳品，具有补血养阴、滋润养颜、润肺益气、止喘的功放。最适合炎热的夏天。

（9）冬瓜海带瘦肉汤：取冬瓜、海带、陈皮、瘦肉。将冬瓜去皮然后洗净，海带浸水去泥后切断，然后连同陈皮和瘦肉放进煲中，加入八碗水，煲约2小时，加盐调味即可饮用。

【现代康复治疗】

皮肤美容的现代康复方法包括微波电脑美容和激光美容等。

1. 微波电脑美容仪

微波电脑美容仪通过电脑微波刺激人体穴位，对改善人体肌肤、消除皱纹、抗衰老等都有很好的效果。微波电脑美容仪总共有四个波形。其中柔和波、为柔和波对皮肤刺激比较小，作用于人体肌肤表层时几乎没有感觉，但是这两种波有很强的渗透能力，能够深层作用于肌肤。而脉冲波和方形波比较强力，这两种波主要功效是修复表层肌肤。

2. 激光美容

激光美容是近几年兴起的一种新的美容法。此法可以消除面部皱纹，用适量的激光照射使皮肤变得细嫩、光滑。如治疗痤疮、黑痣、老年斑等。由于激光美容无痛苦且安全可靠，受到人们欢迎。

各种光的作用如下。

（1）红光：又称生物活性光，波长635nm的红光具有纯度高、光源强、能量密度均匀的特点，在皮肤护理、保健治疗中效果显著。能提高细胞的活性，促进细胞新陈代谢，使皮肤大量分泌胶原蛋白与纤维组织来自身填充。

（2）蓝光：可治疗痤疮。波长415nm具有快速抑制炎症的功效，在痤疮的形成过程中，主要是丙酸杆菌在起作用，而蓝光可以在对皮肤组织无损伤的情况下，高效破坏这种细菌，最大限度的减少痤疮的形成，并可在短时间内使炎症期的痤疮明显减少且愈合。

（3）黄光：波长590nm，配合红光对过敏性皮肤病的缓解和治疗有明显的疗效。淡化斑点，抑制黑色素增加，消除斑点。

【康复护理】

人的容貌最能体现一个人的精神、心灵和活力，因此颜面皮肤的保护就显得格外重要。保护好皮肤的健康，必须要做好康复护理。

（1）保护好皮肤：不同的皮肤有不同的保护措施，对皮肤干燥的人，皮肤上应涂些油脂，如冷霜、甘油等。

（2）皮肤的锻炼：保护皮肤的美还要加强体育锻炼，增强体质，增强血液循环，减少皮下脂肪。通过爬山、游泳、做健美体操等体育活动，可使表皮变得红润，富有弹性。

（3）皮肤的营养：主要由食物摄入，通过血液循环来供养皮肤。食物和蔬菜中含有大量维生素及微量元素，促进皮肤新陈代谢。如维生素A可润滑皮肤，增强皮肤光泽；维生素B_1、B_2、B_6和维生素E对维持皮肤的代谢、保护皮肤具有健美作用，尤其能防止色素沉着及痤疮的发生。

（4）皮肤的清洁：洗脸是清洁面部的良好方法，洗脸水温度以稍高于体温为宜，使用中性肥皂。皮肤干燥的人尤其是老年人，洗脸应使用中性或多脂肥皂，最好不用碱性肥皂，否则皮肤会更干燥，造成皮肤瘙痒。皮肤油腻者宜用温水洗脸，肥皂可用中性或碱性的，但不可过度，否则易造成皮肤干裂。儿童皮肤细腻，应使用温水洗脸、洗澡，肥皂采用多脂性的，洗后抹些冷霜。

（5）美容与情志：中医学治疗疾病，尤为重视情志因素。精神愉快能使机体功能处于最佳状态，可抗衰老。长期精神压抑，易导致机体功能紊乱，加速脏器老化与衰弱，表现在面容憔悴、皮肤皱纹增多上，因此保持良好的精神状态，才更有益于皮肤美容。

第一节　老年性白内障

老年性白内障是因老年后眼水晶体混浊而使视力下降甚至失明的眼病。本病常发生于50岁以后，因个体差异以是否并有其他眼部及全身疾病之不同而发病年龄及病变速度不同。有资料显示，在70岁以上老年人中，晶状体混浊率在82%以上。发病表现为无任何不适的渐进性视力障碍，至晚期晶状体完全混浊时仅能辨别明暗。

中医对本病早有认识，属"内障"范围，"圆翳内障"之病因病机、预后的认识几乎与老年性白内障等同。早在唐代以前，中医眼科已有了手术治疗本病的记录与论述。

老年性白内障之病因，西医学尚无统一的确切认识，但与下列因素有肯定关系：遗传因素、晶状体营养代谢失调、眼部血液循环异常、某些物质如微量元素、酶类等缺乏等，在各类病因作用下，晶状体硬化、蛋白凝固混浊，透明度下降，渐渐变为不透明体、外观可为乳白色、黄色等。混浊可由晶状体核心或周边开始，渐渐发展为全部。高度近视、糖尿病等均可使晶状体混浊较早或较快发生。中医认为，本病是由于老年人肝肾不足、气血亏虚、精气不能上荣目窍，致晶珠混浊，神光不得发越而致。亦有因湿浊上泛，壅滞于目而患者。

诊断本病主要依据眼科裂隙灯检查，凡发现老年人晶状体混浊而排除外伤性、继发性、先天性白内障者即可确诊本病。确诊后对初、中期视力尚好者可保守治疗，减缓或控制病情进展。病程进入成熟期后，视力已对日常工作生活带来影响，则须手术治疗。现代白内障摘除合并人工晶体植入手术的普及使本病治疗的手术适应证更为扩大，一般认为当确因白内障而致视力下降至0.3即可手术，不必等待晶状体完全混浊之后。

【康复适应证】

（1）老年性白内障初、中期，视力低于正常（1.0）、高于0.3者。

（2）患有其他全身或局部疾病，不能行手术治疗的白内障患者。

（3）白内障手术后因某些眼底异常视力恢复不满意者。

【传统康复治疗】

一、药物疗法

（一）中药汤剂

1. 肝肾阴虚型

[主症] 除眼部症状外，伴头晕耳鸣，

腰膝酸软，舌红苔薄，脉细。

[**治疗原则**] 滋补肝肾。

[**推荐方药**] 杞菊地黄丸：熟地、山茱萸、山药、云茯苓、泽泻、丹皮、枸杞子、菊花各10g。

2. 气血两虚型

[**主症**] 除眼证外，见有眉棱骨酸痛，神疲懒言，肢软乏力，舌淡、苔白、脉细弱。

[**治疗原则**] 补益气血。

[**推荐方药**] 八珍汤：当归12g、熟地12g、川芎6g、白芍10g、人参10g、云茯苓10g、白术10g、甘草6g。

3. 脾虚湿热型

[**主症**] 除眼证外，见有口干不欲饮，舌红，苔黄腻，脉滑数。

[**治疗原则**] 健脾清热除湿。

[**推荐方药**] 甘露饮：生地12g、石斛12g、天冬10g、麦冬10g、黄芩10g、茵陈15g、枳壳10g、枇杷叶10g、甘草6g。

（二）其他药物

（1）局部滴用卡他林、视明露、白内障等眼药水。

（2）中成药内服。

二、针灸疗法

针灸疗法可减缓或中止晶体混浊发展，并提高患者视力，较适合初、中期患者使用。

[**取穴**] 太阳、风池、合谷、睛明、承泣、百会、足三里。

[**操作**] 睛明、承泣直刺进针0.5寸，不施手法，余穴均常规进针，平补平泻。诸穴留针30分钟，每日1次，10次为一疗程。开始治疗可连续针刺3～5疗程，以后改为每隔10日，针刺一疗程，连续3

个月。

三、推拿疗法

推拿疗法方便、安全，可由患者自行治疗，长期坚持。

[**取穴**] 攒竹、鱼腰、太阳、四白、丝竹空、瞳子髎、风池。

[**操作**] 以上诸穴施揉、按等手法，每穴3～5分钟，使有得气感，每日1次。

四、气功疗法

1. 明目功

常规站桩或坐式，全身放松，双手托抱于小腹前，意想托抱一球体，一半位于体内，一半位于体外。待双手有气感后将"气球"收按于小腹丹田，双手轻抚体表，引气下行；双手由小腹、大腿内侧下行至膝内（曲泉穴）后，缓缓由下升起，手心向上，意想双手各托一气团，曲肘将气贯于双眼，双手在眼前推、拉各3次后抚于眼上，数分钟后双手由眼、面颊、前胸、腹部回至小腹，意念亦随之引气归于丹田。全过程约10～20分钟，每日1次。

2. 五色内视功

以站桩或坐式按一般功法要求使双手有气感后轻抚眼上，按青、赤、黄、白、黑顺序默想眼前五种颜色交替，循环3～5遍后双手回至丹田收功。

五、饮食疗法

（1）白菊花、决明子各适量，代茶饮。

（2）杞子粥：枸杞子30g，洗净、与上好粳米同煮为粥，常常服用。

（3）平时可适当多食核桃仁、黑芝麻、

松子仁等。

【现代康复治疗】

一、药物治疗

包括含硫制、抗醌体制剂、醛糖还原酶抑制剂、维生素及能量合剂、天然提取物等。

二、手术治疗

当前手术治疗是治疗白内障的最基本、最有效的方法。目前主要采用白内障超声乳化联合人工晶体植入技术。

三、佩戴眼镜

老年性白内障发展缓慢，早期佩戴合适的眼镜有助于保持良好的视力。

【康复护理】

本病初、中期视力尚好时无需特殊护理，后期视力严重下降时应加强生活护理，避免碰撞跌扑而致外伤，对老年人尤应注意，不宜从事精细、危险作业。眼部有其他疾病应及时治疗为本病手术创造条件。

第二节　青光眼

青光眼是因眼内压升高而致视功能严重下降，甚至失明的常见眼病。临床有急性、慢性之分。急性者可于24小时之内失明，慢性者可经历数年至数十年之发病过程。大多数患者伴有明确的患眼疼痛、患侧头痛及恶心、呕吐、鼻根酸痛等症状。青光眼的视功能损害基本上是不可逆的，是致盲眼病中常见的、比较严重的疾病。

中医称本病为"绿风内障""青风内障""雷头风"等，认为本病病因病机复杂，危害大、治疗困难。历代眼科医学家皆视本病为疑难大证。

西医学对本病病因尚不完全清楚，目前已经发现本病临床以开角型（宽角）和闭角型（狭角）两大类为主。开角型者房角开放但房水流出障碍，使眼压升高；亦有因房水生成过多而致眼压升高者。闭角型者多为解剖学上存在浅前房、房角狭窄，房水通路阻滞而使眼压升高。当眼压升高后，不但造成疼痛症状及其他不适，且使视神经受压而损伤，导致视力下降、视野缺损等视功能损害，最终导致失明及难以缓解的剧烈头痛、眼痛。中医认为本病主要乃因先天"内肝管缺"，加之后天暴怒忿郁，气郁化火，风火痰浊上攻；或脾胃虚寒，饮邪上犯等致目中神水排出不畅，气水交阻，神光蒙蔽所致。

本病依据眼压升高，视力及视野损害即可确诊；根据前房角检查予以临床分型。治疗以药物或手术降低眼压为主，辅以扩张血管，营养视神经等药物治疗。急性发作时按眼科急症处理，以西医学手段为主。缓解期及慢性者可辅以中药及针灸等。

【康复适应证】

（1）慢性闭角型青光眼及急性闭角型青光眼缓解期，眼压低于30mmHg者。

（2）慢性单纯性（开角型）青光眼。

（3）各类青光眼术后眼压正常而视力、视野受损害者。

【传统康复治疗】

一、药物疗法

对各类非急性发作的青光眼患者均可

经辨证施以中药口服治疗，急性者必须以西药为主辅以中药。常见分型如下。

1. 肝胆火炽型

[主症] 头眼疼痛，视力下降，黑睛如雾，抱轮红赤或混赤，瞳神散大；口苦咽干，急躁易怒，溲赤便秘，眼压升高。舌红苔黄，脉弦数有力。

[治疗原则] 清肝泻火。

[推荐方药] 绿风羚羊饮：玄参10g、防风10g、茯苓10g、知母12g、黄芩10g、细辛3g、桔梗6g、羚羊角3g、车前子10g、大黄10g。

[加减] 便秘严重可加芒硝，眼痛甚加夏枯草、茺蔚子，伴恶心、呕吐加半夏、陈皮、竹茹。

2. 肝郁气滞型

[主症] 眼部表现同前，常于情绪波动后发作，头胀胁肋胀痛，食少纳呆，恶呕，脉弦。

[治疗原则] 舒肝解郁。

[推荐方药] 丹栀逍遥散：丹皮12g、炒山栀10g、当归10g、白芍10g、白术10g、茯苓10g、甘草6g、生姜3g、薄荷3g。

[加减] 热象明显者可加黄连、车前子；如无热象减山栀，恶呕明显加黄连、吴茱萸。

3. 阴虚阳亢型

[主症] 眼部表现大致同前，眼红略轻；心烦失眠，眩晕耳鸣，口燥咽干，舌红少苔，脉弦细。

[治疗原则] 滋阴潜阳。

[推荐方药] 天麻钩藤汤：天麻10g、钩藤10g、生石决明20g、栀子10g、黄芩10g、牛膝10g、杜仲12g、益母草15g、桑寄生12g、首乌藤20g、茯神12g。

[加减] 临床应用可加生地、白芍，久病加赤芍、红花、茺蔚子，便秘者加首乌、熟大黄，伴腰痛加熟地、枸杞，热象明显者加黄柏、车前子。

4. 水湿上泛型

[主症] 视物不清，如雾如虹，抱轮红赤或隐赤，头胀痛，时发时止，时时泛恶，饮食俱少，或有下肢肿胀，舌淡苔白，脉滑或弦。

[治疗原则] 利水渗湿。

[推荐方药] 五苓散加减：云茯苓、猪苓、泽泻、白术各10g，桂枝6g。

[加减] 若目赤明显，兼有热象者，减桂枝，加黄柏、车前子；食少，泛恶明显，加半夏、陈皮。

二、针灸疗法

针刺有轻度小幅度降眼压作用，对控制眼压后（手术或药物）之青光眼有一定提高视力作用，可配合使用。

[取穴] 风池、完骨、攒竹、百会、承泣、太阳、球后、足三里、三阴交、肝俞、行间。

[操作] 眶内穴直刺不施手法。足三里、三阴交行捻转之补法，行间施捻转之泻法，余穴不施手法。诸穴留针30分钟，每日1次，10次为一疗程，可连续针治5～7疗程，休息1个月，再继续治疗。

三、刮痧疗法

[取穴] 后项部风池穴上下，太阳穴周围，前额、合谷、内关。

[操作] 以牛角板或其他光滑刮板，于局部涂润滑剂（香油、清水等）后，自上而下，由中央至两侧适度用力刮拭。项部及肢体可用力稍大，头面部用力宜轻。以刮

后皮肤出现出血点、潮红为度。每日1次，5次为一疗程。

四、气功疗法

参考"老年性白内障"，或选"松静功"。本病练功时应注意，不宜意守眼部过久、过强，自行向眼部发功亦不宜过强。

五、饮食疗法

（1）鲤鱼汤。鲜鲤鱼一条，加葱、姜适量，少许盐，煮至极烂，喝汤吃肉，隔日一次。

（2）平时多吃山药、薏苡仁、芡实等食物。

（3）夏日可以西瓜皮煎汤，代茶饮。

【现代康复治疗】

建议青光眼患者积极争取早期有效的治疗，将视功能的损害减少到最低程度。

（1）注射维生素B族：注可注射维生素B族，有一定疗效。

（2）补充营养素。

（3）激光疗法：如药物治疗仍无法控制病情，则在采取其他外科手术前，可试激光疗法。新的测试已显示激光疗法对广角性青光眼有效。其方法是利用激光照射虹膜，以舒解眼压。

（4）手术治疗。

【康复护理】

（1）眼压升高阶段应注意休息，疼痛严重时可以冷毛巾敷头、眼。

（2）手术后应卧床休息，术后前房恢复后，在医生指导下加强眼球按摩。方法为：双眼向下看，以两手食指按于术眼上方眼睑，按实眼球壁后，两指交替一上一下按压眼球，压力适应，以眼球轻胀为度，每次5～10分钟。每日1～2次，应坚持3个月以上。

（3）注意患者情绪变化。大怒、生气、悲伤等情绪波动均可引起眼压上升，应劝慰疏导患者乐观、恬静，安心休养。

第三节　视神经萎缩

各种原因引起之视神经节细胞轴索之变性性萎缩称为视神经萎缩。视神经萎缩病因复杂，一旦形成，治疗困难，是临床常见的视力严重障碍的眼病之一，但完全丧失光感者亦少见。本病以眼底检查见视神经乳头（视盘）色变白，视功能严重损害为特征。

中医称本病为"青盲"，早在我国第一部药物学专著《神农本草经》中就有记载。中医认为本病以眼外观端好而视力渐降甚至盲无所见为特征，临床以虚证及虚实夹杂证多见，治疗颇费时日。

本病可因多种原因引起，常见者如眼部病变中之视神经炎、球后视神经炎，视神经、视网膜之缺血性疾病，视网膜、脉络膜炎症及变性，青光眼，头眼部外伤等；全身疾病中之脑部肿瘤、妊娠中毒症、高血压、肾炎等引起之眼底改变，脊髓痨、烟、酒、重金属及某些化学物质中毒等；亦有遗传者。各种因素使视神经之纤维肿胀轴浆流阻滞继之变性萎缩，并常伴胶质增生，使神经功能丧失。

中医认为本病可由肝肾两虚，精血亏少，目系失养所致；亦可由肝郁气滞，气机不畅，玄府闭塞或气滞血瘀，目络瘀阻，神光不得发越引起。

临床上诊断视神经萎缩主要依据眼底检查，一般可见有视盘色变淡，或苍白或萎黄；有时因缺血性疾病引起者常见视盘一侧变淡。习惯上将视盘边界不清及有明确原发病者称为继发性视神经萎缩；视盘边界清晰，未能确诊原发疾病者称为原发性视神经萎缩。本病一般中心视力在0.3以下，以光感至0.1之间最多见。多有相应的不同特征的视野损害，亦可有色觉异常。因视盘颜色存在先天差异，一眼患病时应注意检查健侧眼情况，以作对比。临床主要应用维生素类、血管扩张剂、神经营养剂等治疗，在萎缩早期有一定效果。

【康复适应证】

（1）原发性视神经萎缩。

（2）已控制原发疾病之继发性视神经萎缩（如脑瘤手术后，青光眼术后或以药物有效控制眼压后等），外伤导致视神经断伤者无效。

【传统康复治疗】

一、药物疗法

各类视神经萎缩均可经中药辨证施治取得一定疗效。临床常见证型及施治方药如下。

1. 肝肾不足型

[主症] 眼外观端好，视力渐降，甚至失明，检视眼底可见视盘苍白、灰白或蜡黄，兼见头晕耳鸣，腰膝酸软，脉沉细。

[治疗原则] 滋补肝肾，填精明目。

[推荐方药] 加味驻景丸：当归12g、熟地12g、五味子12g、枸杞子12g、车前子10g、楮实子10g、菟丝子10g、川椒3g。

[加减] 有热象者减川椒，加生地、黄柏、菊花，病变日久加丹参、红花、地龙、全蝎。

2. 气虚血少型

[主症] 眼症同前，兼面白少华，头晕心悸，少气乏力，心悸懒言，舌淡，脉细弱。

[治疗原则] 益气补血，温养目窍。

[推荐方药] 八珍汤：人参12g、云茯苓10g、白术10g、炙甘草6g、当归12g、川芎6g、熟地12g、白芍10g。

[加减] 偏气虚者加黄芪，重用人参，熟地减量；血虚甚者减白术，加元肉；心悸失眠者加酸枣仁、柏子仁、琥珀；久病者选加牛膝、茺蔚子、泽兰、赤芍等。

3. 肝郁气滞型

[主症] 眼症同前，兼有情志不舒、善太息、口苦胁胀，脉弦或弦数。

[治疗原则] 疏肝理气，开郁通窍。

[推荐方药] 逍遥散加减：柴胡10g、当归10g、白芍10g、茯苓10g、白术10g、甘草6g、薄荷3g、生姜3g。

[加减] 有热象加丹皮、山栀子、菊花，兼眼胀不适加夏枯草、茺蔚子、香附，便秘者加枳壳、熟大黄；病变日久加细辛、石菖蒲、全蝎。

4. 气滞血瘀型

[主症] 眼症同前，多有眼底视网膜血管变细，或因外伤而致，或兼头痛健忘，舌紫暗或有瘀斑，脉涩等。

[治疗原则] 行气活血，化瘀通络。

[推荐方药] 血府逐瘀汤加减：生地10g、当归10g、川芎6g、赤芍12g、桃仁10g、红花10g、牛膝10g、柴胡10g、枳壳10g、桔梗6g、甘草6g。

[加减] 临床常加青皮、香附、全蝎、丹参等以助行气活血之力，有热象者加菊

花、大黄，病变日久、眼底血管明显变细者加葛根、全蝎、地龙等，兼有虚象可加党参、生黄芪等。

二、针灸疗法

（一）体针疗法

针刺对本病有确实疗效，不论早、中、晚期皆可应用，针药配合效果更佳。

[取穴]风池、翳明、睛明、上睛明、鱼腰、球后、承泣、四白、太阳、臂臑、合谷、肝俞、肾俞、足三里、三阴交、百会。

[操作]每次选眼局部穴2～3个，余穴3～5个。眶内穴直刺进针0.5～1寸，不施手法，余穴施平补平泻捻转手法，风池穴手法宜适当加重，使针感强烈为宜。诸穴留针30分钟，每日1次，30次为一疗程，疗程间隔3～5天，3～5个疗程为佳。

（二）皮肤针疗法

[取穴]头针视区、环眼眶周围，后项两侧自枕骨粗隆水平向下至大椎穴水平。

[操作]以适度为量，轻巧手法，上述部位各叩刺5～10分钟，以治疗后局部皮肤潮红，有细小出血点为宜，隔日一次，每20天为一疗程，疗程间隔5天，可连续治疗3～5疗程。

三、按摩疗法

[取穴]前额、太阳穴、后项、背部肝肾俞、四白穴等。

[操作]以上部位分别行推、拿、捏、揉、点按等手法，各5～10分钟，以局部热胀为宜，每日1次。可嘱患者自行按摩上述部位，每日1～2次，长期坚持。

四、气功疗法

可选练明目功中之基础功、对证功或五色内视功（见前白内障）。

五、饮食疗法

（1）杞子粥：枸杞子10g，粳米50g，文火煮粥，每日食用。

（2）羊肝粥：鲜羊肝一具、枸杞子15g、白菊花15g、当归10g、白米适量，煮粥，加盐及葱、姜少许，常服。

（3）决明子菊花茶：决明子15g、菊花5g，泡水代茶饮。

【现代康复治疗】

一、病因治疗

一旦视神经萎缩，要使之痊愈几乎不可能，但是其残余的神经纤维恢复或维持其功能是完全可能的。因此应使患者充满信心及坚持治疗。

二、药物治疗

常用的包括神经营养药物如维生素B_1、维生素B_{12}、三磷腺苷及辅酶A等，血管扩张药及活血化瘀药类如烟酸、地巴唑、维生素E、曲克芦丁、复方丹参等。近年来通过高压氧、体外反搏穴位注射山莨菪碱等均已取得一定效果。

三、"电兴奋联合药物离子导入"的新疗法

该疗法以物理刺激为治疗手段扩张营养视神经的末梢血管束。该方法在治疗视神经萎缩上主要以电兴奋联合药物离子导入两种物理方法扩张视神经末梢血管束，

其扩张血管效果功效强大。

【康复护理】

（1）戒烟、酒。

（2）视力低下者注意生活护理，避免意外伤害。

（3）保持良好情绪状态。

第四节　视网膜出血

视网膜、视网膜表面、视网膜后皆可因各种原因导致出血，常合并有后部玻璃体积血。临床常见于视网膜静脉周围炎、视网膜静脉阻塞、高血压或糖尿病性视网膜病变等病，为常见严重影响视功能的眼病之一。主要表现为眼底镜下相应部位的出血、不同程度及特征的视功能损害。治疗难易度及预后因病因及程度不同而有很大差别。除视网膜静脉周围炎为青年多见外，大多为中老年发病。

中医称本症为"目衄"，根据出血部位、视力损害程度及特征不同可分属于"血灌瞳神""暴盲""云雾移睛"等证范围。病因病机较复杂，临床表现多样，但经中医药康复治疗后大多效果满意。

本病病因病机复杂多样，临床常见导致出血的原因有：①视网膜静脉周围炎。②视网膜中央静脉阻塞。③糖尿病视网膜病变。④高血压、肾炎、妊娠中毒症等引起的眼底病变。⑤脉络膜炎、视神经视网膜炎等其他眼科病变。⑥外伤。⑦中毒。⑧传染病等。出血可位于视网膜下、视网膜深层、视网膜表面及视网膜前。中医认为本病病因多为：血热妄行，湿热熏蒸，虚火上炎，气血瘀滞等致使目络受损，或气不摄血使血溢络外。离经之血充于目窍，阻蔽神光，使目力受损，或眼前黑影黑花，或混不见物。

【康复适应证】

（1）各类已知原发病因并针对原发病进行治疗或治疗后之视网膜出血。

（2）原因不明之视网膜出血。

【传统康复治疗】

一、药物疗法

对已确诊原发病者，针对病因可使用抗生素、激素等药。无论是否使用其他西药，均应辨证服用中药汤剂，临床常见证型如下。

1. 热迫血行型

［主症］卒然眼前黑影，或视力丧失，眼底不能窥入或仅有红光反射，或视网膜可见片状、火焰状出血，血色鲜红，或伴口干、心烦、溲赤，舌红苔黄，脉滑数或洪数。

［治疗原则］凉血止血。

［推荐方药］小蓟饮子：生地12g、小蓟15g、滑石6g、炒蒲黄10g、竹叶6g、藕节10g、当归10g、木通6g、山栀10g、炙甘草6g。

［加减］临证加仙鹤草、丹皮、三七，病久适当加红花、丹参等活血药，便秘加熟大黄。

2. 肝火亢盛型

［主症］眼证大致同前，平素情绪急躁、易怒，多于大怒后发病，伴口苦咽干，便秘，头眩，舌红苔黄，脉弦数。

［治疗原则］清肝泻火，凉血降逆。

［推荐方药］龙胆泻肝汤加味：龙胆草

15g、炒栀子10g、黄芩10g、柴胡6g、生地10g、木通10g、泽泻10g、车前子10g、当归10g、甘草6g。

［加减］临床加丹皮、赤芍、三七，便秘甚加生大黄、厚朴，两胁胀痛者加青皮、香附，眼底静脉迂曲怒张者加丹参、地龙、红花。

3. 气滞血瘀型

［主症］眼前黑影或视物不见，眼底可见不同部位之出血，血色较暗，动脉细，静脉迂曲，或有机化物、陈旧渗出等，多病程较久，舌暗红或有瘀点瘀斑，脉弦或涩。

［治疗原则］行气活血，通窍明目。

［推荐方药］柴胡疏肝散加味：柴胡10g、枳壳10g、香附6g、川芎6g、老葱3g、生姜3g、红枣4枚、人工麝香1g。

［加减］临证加青皮等行气药；若为新病者，可加三七、茜草；病久眼底机化物较多，可加昆布、海藻、䗪虫、蛴螬。

4. 气不摄血型

［主症］眼前黑花或视物不清，眼底可见不同部位之出血，血色偏淡，或伴视网膜水肿，或于久病或产后发病。头晕乏力，少气懒言，皮下常因磕碰而有瘀斑，舌淡或有齿痕，脉沉细无力。

［治疗原则］补气摄血。

［推荐方药］黄芪建中汤加减：黄芪12g、芍药12g、桂枝6g、炙甘草6g、生姜3g、大枣4枚、饴糖10g。

［加减］临证加党参、三七粉，有热象减桂枝，加丹皮，病久者加赤芍、红花。

5. 虚火伤络型

［主症］眼前黑花，视力缓降或急降，眼底可见不同部位、不同程度之出血。伴头目眩晕，耳鸣心烦，腰膝酸软，舌红少苔，脉细数。

［治疗原则］滋阴降火。

［推荐方药］宁血汤加减：旱莲草15g、生地12g、阿胶12g、白芍10g、栀子炭15g、侧柏叶15g、白茅根20g、仙鹤草15g、白及10g、白蔹10g。

［加减］临证可选加三七、茜草、生蒲黄等，病久可加红花、茺蔚子、茜草等。

二、外治疗法

地榆、吴茱萸、肉桂各15g共研细末，以蛋清调为糊状，敷于足底，每日换药一次，连敷5～7天，可引热下行，有止血之效，适于热证出血。

三、针灸疗法

出血初期不宜针刺。若病久眼底瘀血久不吸收、视力难以恢复，可用针刺疗法与药物配合，促进衄血吸收，提高视力，有相辅相成之效。

［取穴］风池、完骨、天柱、翳风、翳明、太阳、上睛明、阳白、合谷、血海。

［操作］除上睛明直刺进针、不施手法外，余穴皆行平补平泻手法使局部有明显针感，留针30分钟，每日1次，12次为一疗程，疗程间隔3～5天，可连续治疗5个疗程。

四、饮食疗法

（1）三花茶：金银花、杭菊花、槐花各适量，开水泡，每日代茶饮，用于各种出血属热证者。

（2）鸡血藤30g、鸡蛋5个，同煮30分钟以上，每日吃蛋1～2个，适于各类中、晚期出血者。

（3）藕节以火焙干研末，每日冲服30g。

【现代康复治疗】

一般采用激光疗法，以及选用止血剂、纤溶制剂、抗血小板聚集剂等药物治疗，但效果不够理想。中西医结合治疗眼底出血，即调和五脏气血阴阳，行气化瘀通络，并且在治疗引发眼病的高血压、糖尿病等原发病的基础上，治疗眼底出血这一病标，应用祛瘀明目丸，标本兼治，临床收到较好效果。

临床中物理疗法可用于辅助治疗眼底出血的病症，采用一些精密的仪器设备来治疗高血栓引起的眼底出血，但需因人而异的选择该方式。

【康复护理】

（1）出血初期如出血量较多，应减少活动或卧床休息，除睡眠时外，应尽量保持半卧位。

（2）避免大便干燥，避免搬、提重物及屏息用力。

（3）忌饮酒，忌食辛辣之物，多食新鲜蔬菜。

（4）预防出血宜用眼适度，不要长时间看书报、电视，建议看过40分钟后休息2~3分钟。

（5）不要过度兴奋、疲劳、激动或恼怒。

（6）保持良好和充足的睡眠。

第五节　视疲劳

视疲劳是以眼部不适为主的一组症状之总称。主要表现为眼胀或酸痛、干涩、不适，鼻根或颞部酸胀感，怕光、流泪，视物不清或重影，不耐久视，严重时可有恶心、呕吐、眩晕、盗汗、面色苍白、颈肩部肌肉酸痛等，并常伴失眠、记忆力减退等精神症状。多见于女性，体弱者及脑力工作者。

视疲劳类似中医之"视物无力""视物昏花""白涩症"等，亦可见于其他各类眼证之中。

本症原因复杂，大体可分为：①由眼部疾病引起者，如青光眼早期，葡萄膜、虹膜、结膜、角膜等处的炎症，屈光异常（以远视、散光、屈光参差为最常见）、眼肌疾病等。②由全身疾病引起者，如贫血、营养不良、高血压、内分泌紊乱、颈椎病等。③精神因素如焦虑、精神创伤等亦可引起。④过度使用体力、脑力、目力之疲劳等。中医认为本病常因气血亏虚、肝肾虚损、胆热上扰、肝气郁结、肺燥津伤等引起。

根据患者主诉头眼部不适，不耐久视及其他症状即可确诊本症。但尚须认真进行眼部检查及病史询问，力争确诊原发病因。治疗上除针对原发病症进行治疗外，应注意休息，补充维生素类，适当应用镇静剂。中药、针灸、按摩等方法对本症有较好疗效。

【康复适应证】

（1）各类原因明确之视疲劳，已针对原发病进行治疗（如已手术、已矫正屈光不正等）但视疲劳症状仍不能消除者。

（2）过度疲劳及不明原因之视疲劳。

【传统康复治疗】

一、药物疗法

除应用维生素（B族维生素、维生素C、

维生素 E 等）类，根据情况选用镇静剂、止痛剂等西药外，主要应辨证施治，使用中药汤剂，常见临床分型如下。

1. 气血两亏型

［**主症**］头眼酸痛，疲劳或用眼后尤甚，视物不清，双眼干涩，面白乏力，舌淡、脉沉细无力。

［**治疗原则**］补益气血。

［**推荐方药**］人参养荣汤：当归 10g、白芍 10g、熟地 12g、党参 10g、白术 10g、茯苓 10g、炙甘草 6g、肉桂 3g、五味子 10g、远志 10g、陈皮 6g、生姜 3g、大枣 4 枚、黄芪 12g。

［**加减**］临床应用时常加枸杞子、菊花以助明目之力，若头眼痛明显可加香附、夏枯草、全蝎。

2. 肝肾两虚型

［**主症**］视物昏花、头胀耳鸣，不耐久视，腰膝酸软，阳痿遗精，舌红少苔，脉沉细。

［**治疗原则**］补益肝肾。

［**推荐方药**］左归饮加减：熟地 12g、山茱萸 12g、山药 2g、枸杞子 12g、云茯苓 10g、甘草 6g。

［**加减**］临证应用可加生地、天冬、杜仲，若见畏寒尿频、腰膝冷痛等阳虚表现可加肉桂、菟丝子、鹿角胶等。

3. 胆热上扰型

［**主症**］头晕目眩，时有呕恶，口苦咽干，眉骨额角胀痛，喜闭目静居，舌红苔黄，脉弦数。

［**治疗原则**］清解少阳。

［**推荐方药**］小柴胡汤加减：柴胡 10g、黄芩 10g、半夏 6g、党参 10g、甘草 6g、大枣 4 枚、生姜 3g。

［**加减**］临证减党参，加知母、茵陈、芫蔚子、蔓荆子、陈皮等；有虚象者加太子参；头眼痛明显加枳壳、青皮、全蝎；口臭便秘者加熟大黄、生石膏、枳壳。

4. 肝气郁结型

［**主症**］睛珠胀痛，头胀不爽，用眼及情绪波动后加重，善太息，失眠，口苦胁胀，女性可在经期前发作，脉弦或弦数。

［**治疗原则**］舒肝解郁。

［**推荐方药**］丹栀逍遥散加减：丹皮 10g、炒山栀 10g、赤芍 10g、柴胡 10g、云茯苓 10g、薄荷 3g、白术 10g、生姜 3g、甘草 6g。

［**加减**］有明显热象者减白术，加黄芩，失眠重者加酸枣仁、远志，头眼胀痛甚者加川芎、香附、芫蔚子。

5. 肺燥津伤型

［**主症**］双眼干涩隐痛，时感如烟熏火灸，喜闭目，甚则畏光灼痛，或有干咳少痰，口干喜饮，舌红少苔，脉细数。

［**治疗原则**］清肺润燥。

［**推荐方药**］养阴清肺汤加减：大生地 12g、麦冬 12g、生甘草 6g、玄参 10g、丹皮 10g、贝母 10g、薄荷 3g、炒白术 10g。

［**加减**］临证可加桑叶、菊花、蝉蜕、细辛。便秘者加柏子仁、郁李仁、首乌。

二、针灸疗法

针刺有较好消除本症各类症状的作用，且常有立竿见影之效。应与药物配合使用。

［**取穴**］太阳、鱼腰、阳白、攒竹、头维、上星、百会、四白、合谷、外关、翳风、肩井、阳陵泉。

［**操作**］灵活选用上组穴位 5 ~7 个，注意局部穴与全身穴配合应用。百会、四白、阳白、鱼腰不施手法，余穴根据辨证结果，施以不同补泻手法，每日 1 次，留

针30分钟，连续治疗至痊愈，病重者可每日2次。

三、按摩疗法

按摩对本症亦有较好效果，患者可自行治疗。

[**取穴**] 阿是穴、太阳、丝竹空、鱼腰、风池、翳风、完骨、颈肩部等。

[**操作**] 以点、按、揉手法于诸穴操作5~10分钟，颈肩部可施提、捏、搓、揉等5~10分钟。治疗后令患者闭目休息10~30分钟，每日1次。

四、刮痧疗法

[**取穴**] 眉骨、前额、后项两侧、足心。

[**操作**] 参见"青光眼"。

五、气功疗法

患者进行气功锻炼，对本病有较好疗效，特别是对因体力、目力过劳引起者作用更为明显，坚持练功且有预防之效。

可选松静功、明目功、五色内视功及其他各类功法（见前"白内障"等节）。

六、饮食疗法

平时注意勿食生蒜、生葱、辣椒等辛辣食物；不吸烟、少饮酒，多食新鲜水果蔬菜，亦可常服下方。

（1）决明子菊花茶：决明子（炒）10g、菊花适量，每日泡水代茶饮。

（2）杞子粥：见"老年性白内障"。

【现代康复治疗】

一、外用滴眼液

如氯化钠滴眼液、萘敏维滴眼液、珍视明滴眼液等。

二、物理疗法

一些物理疗法也可以缓解视疲劳产生的眼部不适。

（1）轻扣两眼，即先将两手手心对手心互相搓揉，直至两手心发烫为止，两眼微闭，用空心掌速将发烫的手心轻扣在两眼上约3分钟后手心离眼，再将两眼慢慢地睁开，对缓解眼疲劳具有一定的好处。

（2）每天特意地眨眼300下或多次，每日做两三次。

（3）闭眼小憩片刻，也能够预防眼部紧张或疲劳；每天适度按摩眼部周围，可缓解眼部压力，每隔一两小时用中指轻轻压在眼球上，沿着半球轮廓，轻揉按摩。

（4）通过转眼操，即使眼球朝上、下、左、右等不同方向循环转动；或用热毛巾热敷的方法也可使睑板线功能恢复正常，缓解眼部干涩症状。

（5）距离杯子中的开水一定距离，适当对眼部熏蒸的"物化"疗法，对缓解视疲劳都具有一定的帮助。

【康复护理】

注意勿过劳体力及目力，阅读、操作电脑、看电视等不宜连续超过1小时；长时间用眼应每一小时左右休息10~15分钟；每晚临睡时用热毛巾作眼部、面部热敷5~10分钟。

第六节　原发性视网膜色素变性

本病又称"色素性视网膜营养不良"，是一种遗传性视网膜细胞的退行性病变。

临床以夜盲、视力减退、视野缩小、眼底出现特有之色素变化为特征。本病在人群中发病率为1/3000～5000。患者多在青年时已有夜盲，中年以后视力严重减退至丧失有用视力。但亦有青年时即视力严重受损者。

中医称本病为"高风内障""高风雀目"等，早在宋朝已有关于本病之记载，历代眼科专著中皆有关于本病之描述，多认为本病属"先天禀赋异常"之难治顽疾。

本病由遗传致病，遗传方式有常染色体隐性遗传，常染色体显性遗传，性连锁隐性遗传，以第一种为最常见。中医认为本病病因病机为先天禀赋不足，命门火衰；或肝肾亏损，精血不足；或脾胃虚弱，清阳不升等，致脏腑气血精气不能上呈于目，目失其养而发为本病。

本病诊断主要依据：①先有夜盲症状，继之出现视力逐步下降。②视野缩小，开始可为环形缺损，后则渐渐缩小呈管状，最后中央视野亦丧失。③眼底见为：视盘呈蜡黄色，视网膜动脉、静脉血管均变细，自周边视网膜开始出现星状或骨细胞样色素斑，渐向中央发展；亦有极少数患者无色素，称为"无色素性视网膜色素变性"。④视网膜电流图（ERG）b波消失。此点为特征性改变，可以与继发性色素变性等疾病相鉴别。目前治疗本病尚无可靠的有效方法，以补充维生素等支持疗法为主。

【康复适应证】

所有本病患者。

【传统康复治疗】

一经确诊本病，西药可予长期补充维生素（维生素A、B族维生素、维生素C、维生素E等），适当应用血管扩张剂、神经营养剂等，中药、针灸疗法等有一定缓解病情，推迟失明年龄之作用。

一、药物疗法

1. 肾阳不足型

[**主症**] 初起感黑暗处及黄昏后视物模糊，行动不便，光线良好时刻一如常人，继则视力渐减，视野渐窄，甚至如管中窥物，或最终失明。眼底见有血管变细，视神经乳头变黄，网膜出现色素等。伴形寒肢冷，面白尿频，腰膝酸软，舌淡，脉沉迟。

[**治疗原则**] 温补肾阳。

[**推荐方药**] 右归丸加减：熟地12g、山茱萸12g、怀山药12g、当归10g、肉桂6g、枸杞12g、鹿角胶10g、菟丝子10g、制附子6g、杜仲10g。

[**加减**] 临证加五味子、炙黄芪，病变晚者加丹参、红花。

2. 肝肾阴虚型

[**主症**] 眼证同前，伴见头晕、耳鸣，腰膝酸软，心烦多梦，口干眼干，舌红少苔，脉细数。

[**治疗原则**] 滋补肝肾。

[**推荐方药**] 明目地黄丸加减：生地12g、熟地12g、山茱萸12g、山药12g、泽泻10g、云茯苓10g、丹皮10g、柴胡6g、当归10g、五味子10g。

[**加减**] 临证加黄柏、知母、菊花；失眠重者加丹参、远志；胃纳不佳者减熟地，加陈皮、砂仁；病变日久者加丹参、红花。

3. 脾气虚弱型

[**主症**] 眼证同前，伴见神疲乏力，面白懒言，食少无味，或有便溏，舌淡有齿痕，脉缓无力。

［**治疗原则**］健脾益气。

［**推荐方药**］补中益气汤加减：黄芪12g、白术10g、陈皮6g、党参10g、当归10g、升麻6g、柴胡6g、炙甘草6g。

［**加减**］临证可以人参代党参、加川芎，便溏严重者加云茯苓、焦白术，病变日久者加丹参、红花。

二、针灸疗法

（一）体针疗法

针灸疗法可在一定程度上提高患者视力，遏制视功能下降趋势。

［**取穴**］肝俞、肾俞、足三里、三阴交、风池、太阳、合谷、百会、睛明、上睛明、球后、承泣、四白、阳白、鱼腰、瞳子髎。

［**操作**］每次选眼局部穴及全身穴各3~5个，眶内穴直刺不留针，余穴按常规深度进针后行补法，下肢及背部穴可加灸，留针30分钟，每日1次，15日为一疗程，疗程间隔1~3天。可每间隔半年治疗3个月。

（二）穴位注射疗法

［**处方**］复方丹参注射液、复方灵芝注射液均可。选肝俞、肾俞穴。

［**操作**］取5ml注射器，吸药2~3ml，常规消毒肝俞、肾俞穴位皮肤，进针1~1.5寸，后推入药物。每日选1穴，左右侧交替，连续10次为一疗程，疗程间隔7天，可连续治疗3个疗程。

三、气功疗法

患者自己进行气功锻炼，可增强体质，改善眼部血液循环，有助本病延缓发展。

宜选练"五色内视功""明目功"等，参考老年性白内障。

四、饮食疗法

（1）羊肝粥：见视神经萎缩。

（2）杞子粥：见视神经萎缩。

（3）常食核桃仁、黑芝麻、花生、松子等子实类食物。

【现代康复治疗】

（1）干细胞疗法：通过弱电流直接刺激视神经，一方面激活视神经细胞，增强视神经的生物电兴奋性；同时还可强力刺激眼内末梢血管束，极大地改善眼底组织的血液循环和供氧，从而使视神经纤维获得充分的血氧供应而恢复其部分功能。利用干细胞治疗视网膜色素变性的过程中在眼部注入干细胞，使受损的视神经、视网膜细胞得以修复，可提升视力并巩固。

（2）遮光眼镜片之选用：强光可加速视细胞外节变性，所以必须戴用遮光眼镜。镜片的颜色从理论上说，应采用与视红同色调的红紫色，但有碍美容，用灰色镜片，阴天或室内用0~1号；晴天或强光下用2~3号灰色镜片。深黑色墨镜并不相宜。绿色镜片禁用。

（3）避免精神和肉体的过度紧张。

【康复护理】

（1）忌烟酒。

（2）戴用灰、暗红等有色眼镜，并尽量避免在光线强烈环境下活动。

（3）对视野极小及视力严重下降者应防止意外伤害。

（4）避免精神和肉体的过度紧张。

第二十一章 耳鼻喉疾病

第一节 慢性鼻炎

慢性鼻炎是鼻黏膜及黏膜下层的慢性炎症。其主要特点是炎症持续三个月以上或反复发作，迁延不愈，间歇期亦不能恢复正常，且无明确的致病微生物，伴有不同程度的鼻塞，分泌物增多，鼻黏膜肿胀或增厚等障碍。根据慢性鼻炎的病理和功能紊乱的程度，可分为慢性单纯性鼻炎和慢性肥厚性鼻炎，前者是以鼻黏膜肿胀、分泌物增多为特征的鼻黏膜慢性炎症，后者是以黏膜、黏膜下层甚至骨质的局限性或弥漫性增生肥厚为特点的鼻腔慢性炎症。慢性鼻炎的致病因素包括全身因素、局部因素及职业与环境因素等，一般认为由急性鼻炎反复发作治疗不彻底，或邻近器官的炎症，脓性分泌物刺激以及职业环境因素，如长期吸入的水泥、烟草、面粉、煤等粉尘或温度和湿度的急剧变化导致本病，同时在我国多发于北方冬春季。中医称的"鼻窒"一名，即为此病。早见于《素问·五常政大论篇》记载之"大暑以行，咳嚏、鼽衄、鼻窒"。《灵枢·本神》中称"肺气虚，则鼻塞不利少气"，即阐述了鼻塞的病因病机。明代王肯堂在《证治准绳·难病一》进一步论述："若因饥饱劳役

所伤，脾胃发生之气不能上升，邪害空窍故不利而不闻香臭。"概括病因为肺脾气虚，邪滞鼻窍，邪毒久留，气滞血瘀，以致湿浊滞留鼻窍，气血流通不畅，鼻塞不通。本病的治疗方法，肺脾气虚者、气滞血瘀者，以调和气血，行滞化瘀为主，通窍为辅。尤其康复治疗对本病的恢复极为有利。

【康复适应证】

（1）间歇性或交替性鼻塞，静时或冷时加重。多涕，嗅觉减退，头痛、头晕等。

（2）持续性鼻塞，嗅觉减退，闭塞性鼻音，有涕不易擤出，口呼吸，头痛、头昏、失眠、精神萎靡。

（3）鼻甲穿刺或鼻甲切除术后尚未痊愈的单纯肥厚性鼻炎。

【传统康复治疗】

一、药物疗法

（一）中药汤剂

中医辨证施治是对慢性鼻炎患者最早也是经常采用的康复疗法之一。一般根据症状体征可分为肺脾气虚，邪滞鼻窍证，邪毒久留，气滞血瘀证等辨证论治，随证

加减。

1. 肺脾气虚，邪滞鼻窍型

［**主症**］交替性鼻塞，时轻时重，鼻涕多而稀，遇冷加重。若脾气虚者，可见食欲不佳，大便或溏，体倦乏力，舌淡苔白，或厚或腻，脉缓弱；若肺气虚者，气短，面色苍白，嗅觉减退，头痛，头晕。

［**治疗原则**］补益肺脾，祛邪通窍。

［**推荐方药**］温肺止流丹：细辛3g、荆芥10g、人参10g、诃子10g、桔梗6g、鱼脑石15g、五味子12g、白术10g、黄芪12g。

若脾气虚为主者，以健脾渗湿，祛风通窍，选用参苓白术散加石菖蒲、苍耳子、藿香。

2. 邪毒久毒，气滞血瘀型

［**主症**］持续性鼻塞，鼻涕黏或黄或白，可多可少，味觉迟钝，伴咳痰多，耳鸣，听力减退，头昏加重，舌质暗红或瘀点，脉弦细。

［**治疗原则**］调和气血，行滞化瘀。

［**推荐方药**］通窍活血汤加减：人工麝香3g、桃仁10g、红花10g、赤芍12g、川芎6g、老葱6g、生姜3g、红枣4枚、细辛3g、木通10g、辛夷10g。

头痛头昏者配加白芷、白蒺藜、蔓荆子，咳嗽痰多加桔梗、瓜蒌仁、冬瓜仁、杏仁等。

（二）常用单方验方

（1）棉根皮20g，丝瓜络、辛夷各10g，水煎服，每日1剂，有补气通络通窍之功。

（2）山白芷、千斤拔、豆豉姜等水煎服，有温补祛寒通窍之功。

（3）利鼻丸：玄参2g、黄芩2g、白芷2g、茜草2g、苍耳子3g、蒲公英10g、薄荷1.5g、细辛0.5g，本方以苍耳子为主药，在入肺经治鼻渊，用黄芩、茜草、蒲公英为辅，通化肺、小肠诸经，以清热泻火解毒，又黄芩为引经使药，佐用白芷、薄荷、细辛、芳香之品，以解毒通经开窍。

二、针灸疗法

具有宣肺通窍，疏解外邪，宣通鼻窍，清利头目之效。

（一）体针疗法

［**取穴**］迎香、合谷、上星。

［**加减**］头痛配风池、太阳、印堂。

［**操作**］中等度刺激，补法，持续捻转3分钟，留针15分钟，每日或隔日一次。

（二）穴位注射疗法

［**取穴**］双侧下鼻甲。

［**操作**］选用毛冬青液或当归液2ml，行下鼻甲注射，2～3天一次，3次为一疗程。

（三）耳针及耳穴疗法

［**取穴**］内鼻（耳屏内面，外耳道口下方）耳屏边缘下一个隆起处（如耳屏只有一个隆起则在隆起下方）耳屏前下方，耳甲腔最凹陷处周围。

［**操作**］选上述穴捻转留针20～30分钟，或埋针一周，也可用王不留行压迫该穴。

三、推拿疗法

慢性鼻炎，主要是长期的鼻塞，尽管有间歇性或交替性，但鼻塞是其主要症状。利用推拿手法以达疏通经络、开泄壅滞、温行气血的作用，对缓解症状有其特效。

［**取穴**］上星为主，合谷、迎香、风池、印堂、太阳为辅，攒竹配合。

［**手法**］按、揉、推、梳、拿。

［操作］①患者取坐位，医者位于患者前方，用拇指按、揉或禅推法，在上穴位持续操作，每穴位1分钟。②梳法或推法，患者取坐位或仰卧位，医者位于患者前面或顶位，先将双手鱼际互相摩擦至发热，然后以双手鱼际按于鼻双侧，沿鼻根至迎香和从攒竹向太阳穴往返摩擦或推，直至有热为止，每天2～3次。亦可从鼻梁两边揩数十次，至表里俱热。

四、蒸汽浴

1. 蒸汽浴

慢性鼻炎多由空气干燥或吸入粉尘所至，又多发于冬春干燥季节。蒸汽浴以改善空气干湿度为主要作用，同时蒸汽浴能促进鼻腔血液循环，有疏通经络，气血畅流作用。

治疗时蒸汽量应随体质强弱选择蒸汽量大小。体弱则蒸汽量小，体强者可酌情加大蒸汽量。每日1次。

2. 雾化吸入

雾化吸入是随蒸汽浴的原理转化而来，在雾化液中可选用红花液、当归液等，使药液直接作用于鼻咽腔，或用冰片、人工麝香溶于水中。

操作：常用的雾化器加入10%药液，每次20分钟，每日1～2次。在诸多的康复疗法中此方效果显著。

五、森林浴

热带或亚热带雨林地区，是慢性鼻炎康复的最好地区，同时在患者本地区森林中也同样能有效。

每日清晨于森林中静坐或配合太极气功等，呼吸节律平稳至逐渐深呼吸。此方可由外环境的改变逐渐转化到鼻腔对外环境的适应程度的改变。

六、气功疗法

气功可锻炼内养功，利用平稳的深呼吸，对鼻腔通气量逐渐增大，并在加大气流量的作用下"按摩"鼻腔黏膜，促进鼻腔黏膜毛细血管的舒张，而使血流加快，使鼻腔功能逐步恢复正常。在内养功气功状态下，应使呼吸频率平均下降50%以上。

太极拳可练几个简单的招式，循环练习，使人的动与静结合，改善呼吸功能，以达周身的血液循环带动鼻腔的功能改变。

七、饮食疗法

饮食与慢性鼻炎有直接的关系。此类患者宜清淡饮食为主，尤其避免辛辣食物，可在清淡的基础上偏酸饮食，多食水果、蔬菜等。

八、鼻甲注射

可选用当归液或毛冬青注射液0.5ml。于两侧下鼻甲黏膜下注射，隔日一次，7次为一疗程。

【现代康复治疗】

物理因子治疗主要作用于局部改善血液循环，促进水肿吸收炎症消散。主要包括超短波治疗、直流电离子透入、鹅不食合剂离子透入、紫外线鼻腔内照射及脉冲电疗。

1. 超短波治疗

小号电极在鼻翼两侧斜对置，间隙1～2cm，微热量，每次10～20分钟，每天一次，10～15次为一疗程。

2. 直流电离子透入

0.1%肾上腺素（正极）透入，适用于鼻甲肿大而对麻黄碱反应不敏感者。0.5%～1%

硫酸锌（负极）透入。电流强度 1~3mA，每次 15~20 分钟，每天一次，10~15 次为一疗程。

3. 鹅不食合剂离子透入

配方（鹅不食草 120g，玄参 60g，苍耳子 60g，诃子 30g，连翘 30g）水煎浓缩，乙醇提取为 400ml，加 1% 尼泊金和少量糖精香料，装瓶高压消毒。治疗时正、负极交替，电流 1~5mA，每次 5~20 分钟，每日 1 次，10~15 次为一疗程。

4. 紫外线鼻腔内照射

3~5 个生物剂量，隔日一次，6~8 次为一疗程。

5. 脉冲电疗

适用于慢性肥厚性鼻炎。治疗使用棒形电极，疏密波 300/s，150/s。穴位取双迎香、双合谷、双足三里 5~8 分钟。电量为耐受量。

【康复护理】

慢性鼻炎的康复护理，以自我护理为主的原则。

（1）避免接触有刺激性的空气。

（2）避免上呼吸道的感染诱发因素。

（3）对于温差大的空气应慢慢适应。例如进入较高或较低温度的工作环境时，应逐渐适应。

第二节 过敏性鼻炎

过敏性鼻炎（AR）是身体对某些过敏原等敏感性增高而在鼻部出现的异常反应。是以突然和反复发作性鼻痒、打喷嚏、流涕和鼻塞为主要症状的一类鼻科常见病。喷嚏以清晨和睡眠为最严重，部分患者伴有眼睛发红，发痒及流泪等过敏性结膜炎的症状。鼻腔检查显示鼻腔黏膜苍白水肿，并有水样黏液。有季节性反复发作或常年性反复发作病史，因此分为季节性（间歇性）与常年性（持续性）变应性鼻炎。该病是机体接触外界过敏原后所引起的以 IgE 介导为主的 I 型变态反应性鼻黏膜炎性反应疾病。AR 患病年龄大约在 10~40 岁，随着工业化的进展，现代生活方式和生态环境的污染（尤其室内装潢材料中苯、甲醛等有害物质严重超标等因素），AR 发病率有全球性增长趋势，被视为"21 世纪的流行病"。其全球平均发病率为 10%~25%。尽管不会危及生命，但 AR 其所引起。学习障碍，极大地影响了人们的身体健康、工作和学习，使生活质量下降。尤其儿童会因此影响学习成绩，严重者出现阻塞性睡眠呼吸障碍，甚至影响到颌面部发育。

中医的"鼻鼽"即为本病。鼻鼽是以突然和反复发作鼻塞、鼻痒、喷嚏、鼻流清涕为特发的疾患。鼽即鼻出清涕之意。本病为鼻科常见病、多发病之一，不分男女老幼均可发病，可为常年性或季节性，或气候突变或邪毒异气刺激时发作。综上中医的论述与西医学大体相同。中医学认为鼻鼽的发生，内因多为脏腑功能失健，外因多为风寒异气之邪侵袭鼻腔所致。肺气虚弱，感受风寒是本病的主要原因。脾气虚弱可使肺气虚弱，肾气虚可使肺失温煦而导致鼻鼽的发生。故其病在肺，其本在脾肾。治疗本病以肺、脾、肾祛风散邪为主法。

【康复适应证】

（1）常年性或季节性的鼻塞流涕，鼻

内刺痒。

（2）不明原因的阵发性喷嚏，大量清水样鼻涕，鼻塞。

（3）鼻黏膜水肿或渗出增加导致鼻部阻塞，嗅觉减退。

（4）并发支气管哮喘，过敏性头痛。

【传统康复治疗】

一、药物疗法

中医学对过敏性鼻炎的辨证施治，积累了宝贵的经验，其治疗方法也是康复医疗中较有效的方法之一。一般根据患者的症状、体征等分为肺气虚弱、感受风寒型，肺脾气虚、水湿泛鼻型，肾气亏损、肺失温煦型和肺经郁热肺主宣发型等论治，随症加减。

1. 肺气虚弱，感受风寒型

［主症］平素恶风怕冷，遇风冷则发作，突然鼻腔奇痒，喷嚏连连，继则大量清涕流出，鼻塞不通，嗅觉减退，伴倦怠懒言，气短音低或有自汗，面色㿠白，舌质淡红，苔薄白，脉虚弱。查鼻腔黏膜苍白水肿，下鼻甲肿大。

［治疗原则］温补肺脏，祛风散寒。

［推荐方药］温肺止流丹：人参10g、荆芥10g、细辛3g、诃子10g、桔梗6g、鱼脑石15g。

2. 肺脾气虚，水湿泛鼻型

［主症］鼻痒、喷嚏，鼻塞而胀，鼻流清涕淋漓、嗅觉迟钝，常反复发作，且平素常感头昏头重，神昏气短、怯寒，四肢困倦，胃纳欠佳，大便溏，舌质淡或兼舌体胖，或有齿痕，苔白或腻，脉濡弱。查鼻腔黏膜色淡红或苍白，水肿甚或是息肉样变。

［治疗原则］健脾益气，补肺敛气。

［推荐方药］四君子汤：人参10g、炙甘草6g、茯苓10g、白术10g加黄芪10g、五味子10g、诃子10g、辛夷6g、党参10g。

3. 肾气亏虚，肺失温煦型

［主症］鼻痒不适，鼻衄多为常年性，平素颇畏风冷，甚则枕后颈项、肩背亦觉寒冷，四肢不温，面色淡白，精神不振，或见腰膝酸软，遗精早泄，小便清长，夜尿多，或见形体虚弱，眩晕耳鸣，健忘少寐，五心烦热。舌质淡，脉沉细弱或舌红少苔，脉细数。查见鼻黏膜苍白水肿。

［治疗原则］肾阳虚者，温补肾阳，纳气镇嚏；肾阴虚者，滋养肾阴。

［推荐方药］肾阳虚者宜用温肺止流丹：人参10g、荆芥6g、诃子10g、甘草6g、桔梗6g、鱼脑石15g，加胡桃肉、肉苁蓉、覆盆子、金樱子、蛤蚧。肾阴虚者宜用玉屏风散合苍耳子散：黄芪10g、白术10g、防风10g、苍耳子10g、辛夷6g、白芷10g、薄荷3g。

4. 肺经郁热型

［主症］鼻胀塞，酸痒不适，喷嚏频作，鼻流清涕或见咳嗽咽痒，口干烦热，常发生于遇热或食燥热、辛辣之物时，脉弦或弦滑，舌质红苔薄白。查见下鼻甲肿胀，色稍红或紫暗。

［推荐方药］辛夷清肺饮：黄芩10g、栀子10g、石膏20g、知母12g、桑白皮10g、辛夷10g、枇杷叶10g、升麻6g、百合10g、麦冬12g。

二、针灸疗法

针灸治疗过敏性鼻炎具有疏泄风邪、清利头目、宣肺通窍、祛风通鼻窍作用；

并有补脾益气、调益肾气之功效，可单独使用也可配合其他疗法应用。

（一）体针疗法

[取穴]迎香、禾髎、风池、肺俞、脾俞、肾俞。

[操作]取以上穴位，每次轮换使用，每日1次，10天为一疗程。手法：以补法为主。

（二）鼻三针

[取穴]迎香、鼻通、印堂

[操作]先取鼻通穴，针尖向鼻根部方向斜刺约5~8分，用雀啄法，致眼流泪为度。次取迎香穴，向鼻翼水平进针约3分，用雀啄法，致眼流泪为度。后取印堂穴，针尖向鼻根方向平刺5分，行快速捻转手法，使额部、鼻部出现酸胀感。诸穴留针25分钟，每隔5~10分钟行针一次，行快速捻转手法。上述针刺治疗每日1次；以透刺为主取印堂透鼻根。

（三）穴位注射疗法

[取穴]迎香、禾髎、风池、肺俞、脾俞、肾俞等穴。

[操作]每次选1个穴位轮流使用。取50%当归注射液0.5~1ml，每日1次，10次为一疗程。

（四）艾灸疗法

用艾条悬灸穴位，有温经通络、行气活血、宣通鼻窍之功，根据临床症状对症选取如下穴位艾灸。

（1）补肾壮阳，选命门穴。

（2）补肾纳气暖肺，选身柱穴。

（3）益肾气，生化元气，选气海穴。

（4）温经散寒，疏通经脉，选三阴交。

（5）温经散寒，通鼻窍，选上星。

（6）清利头目，选涌泉穴。

（五）耳压法

[取穴]内鼻、外鼻、交感、荨麻疹点、肾上腺。

[操作]可用中药王不留行籽贴压耳穴，两耳交替，隔日轮换一次，并嘱患者每日自行按压5~7次。隔次换另一耳贴压，5次为1疗程，2个疗程。

三、推拿疗法

推拿疗法对过敏性鼻炎，通过鼻部两侧按摩，具有疏通面部经络、促进血气畅通的作用，可达宣泄邪气，通利鼻窍之功效。

治疗时双手鱼际互相摩擦至发热，按于鼻两侧，沿鼻根至迎香，往返摩擦至局部发热为最佳，每日3次。

四、拔罐疗法

取肺俞、肾俞、脾俞等穴，针刺后拔火罐，每次5分钟。

【现代康复治疗】

1. 直流电药物透入疗法

鹅不食草合剂离子透入，鹅不食草120g，苏叶60g，水煎浓缩，乙醇提取为400ml加1%尼泊金和少量糖精香料，装瓶高压消毒。

方法：①鼻腔离子透入法，极性，正负极隔日交替。②肾上腺素或麻黄碱离子透入。③0.5%硫酸锌离子透入。④1%普鲁卡因离子透入，或2%碘化钾离子透入或2%~10%氯化钙离子透入。

2. 紫外线照射

用全身照射法，按基本进度或快速

进度。亦可用体腔紫外线局部直接照射。1~2个生物剂量（弱红斑）。隔日一次，6~8次一疗程。

3. 冷冻疗法

持长4cm、宽0.4cm、厚0.15cm大小的刀头，置于下鼻甲前端直至后端。分泌物较多者，可持冷刀置于中鼻甲后端进行交替冷冻，每次1~3分钟，1~2周重复治疗一次。

4. 激光疗法

通过光导纤维，直接照射于鼻腔黏膜，引起局部血管扩张，血流加快，从而改善脑和鼻腔血液循环，促进炎症吸收。同时激光还能调整机体免疫和调节中枢神经系统。

5. 微波疗法

利用微波直接烧灼致敏的鼻腔黏膜表面，可以起到局部脱敏的作用。作为一种新兴的物理疗法，被越来越多地应用于临床。

6. 热疗法

将双手大鱼际摩擦至发热，再贴于鼻梁两侧，自鼻根至迎香反复摩擦至鼻部觉热为度；或以两手中指于鼻梁两边按摩20~30次，令表里俱热，早晚各一次。

【康复护理】

查找过敏源，指导患者做自我康复护理，避免接触室内过敏原，控制室内的湿度，每天开窗1小时，保持室内干燥。避免接触室外过敏原，花粉传播期关闭窗户，采用相关的防护工具，如眼睛、口罩等，有条件情况下安装空气调节系统和汽车花粉过滤器。避免接触真菌，如相对湿度较高（>50%），在家里使用除湿器，确保加热、空气流通及空气调节系统存在。

第三节 慢性化脓性鼻窦炎

慢性化脓性鼻窦炎，是鼻疾病中最常见的疾病，常为急性鼻窦炎未彻底治愈，或反复发作而形成。慢性化脓性鼻窦炎可以是某一鼻窦单发，但常为多发性。凡一侧或两侧鼻窦均患炎症者，称全鼻窦炎。治疗本病应重视变态反应性病因处理，去除感染病源；改善通气引流，维护生理功能及适当施行手术。多因急性化脓性鼻窦炎反复发作未彻底治愈而迁延所致，故其病因和致病菌与急性化脓性鼻窦炎者相似。此外，特应性体质与本病关系甚为密切。本病亦可慢性起病（如牙源性上颌窦炎）。临床以脓涕为主要症状，兼有鼻塞、头痛等局部症状，同时伴有精神不振，易倦，头昏，记忆力减退，注意力不集中，表情淡漠等全身症状。

中医学称之为"鼻渊"，又名"脑漏""脑泻"等，认为本病无季节性，不分男女老幼，但以青少年为多见。其主证为鼻流多量浊涕，伴有头痛、鼻塞、嗅觉减退。鼻渊多属虚证或虚实夹杂之证，病程长，缠绵难愈，其病因病机以脏腑虚损为主，即肺脾两虚损，至湿热邪毒久滞鼻窍，腐败成脓久流不尽。临床表现为肺气虚寒及脾气虚弱，治宜温补肺脾，适当配合清热解毒通窍。

【康复适应证】

（1）鼻漏脓涕为主要症状。

（2）鼻塞，头部闷胀、沉重感。

（3）在上两主证基本上伴有头昏、心

悸、失眠、焦虑、急躁等一系列临床症状。

【传统康复治疗】

一、药物疗法

（一）中药汤剂

本病主证为鼻流多量浊涕，伴有头痛，鼻塞，嗅觉减退。临床分为虚实两类，因此临床辨证应分虚实，再别脏腑，依据鼻涕的性质、鼻塞时间长短，以及嗅觉的暂时性消失或永久丧失，头痛的部位、性质、特点辨证，辨别采用中医施治是重要的康复治疗手段。

1. 肺经风热型

[主症] 鼻流多量黄白黏涕，鼻塞呈持续性，嗅觉减退，前额或颧部疼痛，兼见发热恶寒，咳嗽痰多，口干舌质红，苔薄白，脉浮数或浮滑数。查见鼻腔及中鼻道脓涕，鼻甲红肿，鼻腔肌膜红肿。

[治疗原则] 疏风清热，芳香通窍。

[推荐方药] 苍耳子散：苍耳子10g、辛夷10g、白芷6g、薄荷3g、黄芩9g、菊花10g、葛根9g、连翘15g。

2. 胆腑郁热型

[主症] 鼻涕黄浊黏稠如脓，量多，有臭味，鼻塞，嗅觉差，头痛剧烈或前额痛，或双侧太阳穴痛。兼见发热，口苦咽干，目眩，耳鸣，耳聋，舌质红，苔黄，脉弦数。查见鼻窍肌膜红赤肿胀，鼻腔，中鼻道可见脓涕。

[治疗原则] 清泻胆热，利湿通窍。

[推荐方药] 龙胆泻肝汤：龙胆草12g、黄芩10g、山栀子10g、泽泻10g、木通6g、车前子10g、当归10g、生地10g、柴胡6g、甘草6g。

3. 脾经湿热型

[主症] 鼻涕黄浊量多，涓涓长流，带有臭味，鼻塞而胀，嗅觉减退或消失，兼见头痛或胀痛不适，肢体困倦，食欲不振，脘腹胀满，小便黄，舌质红，苔黄腻，脉滑数或濡。检查见鼻窍肌膜红肿，鼻腔或中鼻道有脓涕附着。

[治疗原则] 清脾泻热，利湿祛浊。

[推荐方药] 黄芩滑石汤：黄芩9g、滑石10g、木通6g、茯苓10g、猪苓10g、大腹皮10g、白蔻仁10g。

4. 肺气虚寒型

[主症] 鼻涕黏白而量多，无臭味，嗅觉减退，鼻塞或轻或重，每遇风冷则症状加重。全身可见头重头昏，自汗，恶风，气短无力，懒言声低，咳嗽痰稀，舌质淡，苔薄白，脉缓弱。检查见鼻窍肌膜肿胀淡红色，鼻窍或中鼻道有稀脓涕。

[治疗原则] 温补肺气，疏散风寒。

[推荐方药] 温肺汤：黄芪10g、升麻6g、葛根10g、防风、麻黄、葱白、丁香、甘草。

5. 脾气虚弱型

[主症] 鼻涕黏白或黏黄而量多，无臭味，鼻塞较重，嗅觉减退，全身并见头重胀，肢倦乏力，或见食少，腹胀，便溏，面色苍白或萎黄。舌质淡，苔薄白或苔薄腻，脉缓弱。检查见鼻窍内肌膜淡红，肿胀甚，鼻窍内或中鼻道有稀脓涕。

[治疗原则] 健脾益气，清利湿浊。

[推荐方药] 参苓白术散加减：黄芪10g、泽泻10g、党参9g、山药12g、莲子肉12g、白术10g、茯苓10g、薏苡仁10g、扁豆10g、炙甘草6g、砂仁10g、桔梗6g。

（二）常用单方验方

（1）鱼腥草30g、入地金牛6克、豆豉

薑 15 克、野菊花 24 克、东风桂根 30g、金丝草 15g，水煎服。

（2）丝瓜藤近根处 30g，每次 3g，每日 2 次，水冲服。

二、针灸治疗

（一）针刺治疗

可达祛风通窍，清利头目的作用。

[**主穴**] 迎香、百会、上星、合谷。

[**配穴**] 攒竹、风池。

[**操作**] 每次取主穴、配穴各一对。手法用补法，留针 10 ~ 15 分钟。每天一次，7 ~ 10 天为一疗程。

（二）灸法

有温经通络、行气活血、宣通鼻窍的作用。取穴：颅息、百会、前顶、迎香、上星。悬灸至患者觉灼热，局部皮肤潮红。

（三）穴位注射疗法

[**取穴**] 迎香。

[**操作**] 鱼腥草注射液 0.5ml，穴位注射迎香穴，左、右交替注射，每天一次，共注射 7 天，疗程 14 天。

三、气功疗法

慢性化脓性鼻窦炎，在康复疗法中以保健功为主，意在增强体质，预防上呼吸道感染等诱发因素。御外邪，通鼻窍。

治疗时盘腿静坐，轻闭双目，先将双手拇指互相擦热，然后用指背夹鼻，轻擦鼻翼 20 次，每日 3 次。

【现代康复治疗】

1. 紫外线照射

用全身照射法，按基本进度或快速进度。亦可用体腔紫外线局部直接照射。1 个生物剂量（弱红斑）。隔日一次，10 次一疗程。

2. 激光疗法

通过光导纤维，直接照射于鼻腔黏膜，引起局部血管扩张，血流加快，从而改善脑和鼻腔血液循环，促进炎症吸收。同时激光还能调整机体免疫和调节中枢神经系统。

3. 微波疗法

利用微波直接烧灼致敏的鼻腔黏膜表面，促进局部血液循环，促使炎症和脓液的吸收。作为一种新兴的物理疗法，被越来越多地应用于临床。

4. 热疗法

将双手大鱼际摩擦至发热，再贴于鼻梁两侧，自鼻根至迎香反复摩擦至鼻部觉热为度；或以两手中指于鼻梁两边按摩 25 ~ 35 次，令表里俱热，早晚各一次。

【康复护理】

（1）锻炼身体，增强体质，预防感冒。

（2）注意擤鼻方法，鼻塞涕多者，切忌用力擤鼻，以免鼻腔分泌物通过耳咽管进入中耳，发生耳炎。

（3）清洁鼻腔，去除积留鼻涕，保持鼻腔及鼻道通畅。

（4）戒烟酒，忌食辛辣食物。

（5）积极治疗牙病，以防牙源性上颌窦炎发病。

第四节 慢性咽炎

慢性咽炎为咽部黏膜、黏膜下及淋巴组织的弥漫性炎症。特点为病程长，症状顽固，不易治愈。多见于成年人，儿童也可出现，国内发病率占咽喉疾病的10%～20%。全身症状均不明显，以局部症状为主。各型慢性咽炎症状大致相似且多种多样，如咽部不适感、异物感、咽部分泌物不易咯出、咽部痒感、烧灼感、干燥感或刺激感，还可有微痛感。由于咽后壁通常因咽部慢性炎症造成较黏稠分泌物黏附，以及由于鼻、鼻窦、鼻咽部病变造成夜间张口呼吸，常在晨起时出现刺激性咳嗽及恶心。由于咽部异物感可表现为频繁吞咽。咽部分泌物少且不易咳出者常表现为习惯性的干咳及清嗓子咳痰动作，若用力咳嗽或清嗓子可引起咽部黏膜出血，造成分泌物中带血。从病理学分析，可分为慢性单纯性咽炎和慢性肥厚性咽炎。

中医学中的喉痹是以咽部红肿、疼痛或微红、咽中不适为特征的咽部疾病，即为此病。古代医学根据临床表现的不同，又有"喉闭""嗌痛""风热喉""阴虚喉痹"等不同的称谓。本病常年发病，以秋冬春季多见，多发于成年人。喉痹的发生，多因外邪侵袭，饮食失调，情志所伤；脏腑失调，环境污染及粉尘刺激，而使火热之邪壅滞咽部，灼伤肌膜所致。主要症状为咽部红肿，疼痛或微红，咽部不适。其病变常涉及肺、脾（胃）、肾三脏。临床本病有虚火、实火之分。故清热解毒或滋阴降火为治疗大法。该病难以火热为主，也有阴寒、气虚、阳虚所致者，临床还要结合病征的具体情况，合理地选用祛寒、益气、温阳等法。古人将喉风乳蛾等病统称喉痹。

【康复适应证】

（1）咽中不适，痒痛，有异物感，吞咽时有梗介感。

（2）咽有异物感，刺激干咳，或感恶心。

（3）反复急性发作，咽痛加剧发烧。

（4）咽黏膜充血干燥，咽后壁及咽淋巴组织增生肥厚。

【传统康复治疗】

一、药物疗法

（一）中药汤剂

1. 风热外侵型

[主症] 咽部干燥灼热，咽痛，吞咽不利，咽痒、发热、恶寒、头痛、咳嗽，舌边尖红，苔薄白，脉浮数。查咽部微红，微肿，悬雍垂色红肿胀，喉底红肿或有簇球状突起。

[治疗原则] 疏风清热。

[推荐方药] 经验方：金银花24g、连翘15g、荆芥6g、防风6g、牛蒡子15g、竹叶6g、甘草6g、桔梗6g、薄荷3g、芦根30g。

2. 风寒闭肺型

[主症] 咽微痛，吞咽不利，恶寒微热，鼻塞，流清涕，咳嗽，咯痰清稀，苔薄白，脉浮紧，查咽部微红，微肿。

[治疗原则] 疏风散寒，解表利咽。

[推荐方药] 六味汤加减：荆芥6g、防风6g、薄荷3g、僵蚕10g、甘草6g、桔梗6g、苏叶6g、生姜3片。

3. 脾胃热盛型

[主症] 咽痛较剧，吞咽困难，高热，头项强痛，耳痛，口干，大便秘结，小便黄，痰黄稠，舌质红，苔黄，脉洪数。查咽红肿，悬雍垂肿胀，喉底红肿，有簇球突起，颌下淋巴结肿大，按之痛。

[**治疗原则**] 清热利咽，泻火通便。

[**推荐方药**] 清热利膈汤加减：连翘15g、栀子10g、黄芩10g、牛蒡子10g、玄明粉15g、大黄10g、玄参15g、甘草6g、桔梗6g、黄连3g、生石膏20g、瓜蒌15g、天竺黄10g。

4. 肺阴虚型

[**主症**] 咽干不适，微痛，吞咽不利，恶心干呕，舌质红少苔，脉细数。查咽部暗红，喉底肿胀，有簾球突起，肌变薄，表面干燥少津，有痂皮附着。

[**治疗原则**] 养阴清肺。

[**推荐方药**] 养阴清肺汤加减：生地10g、麦冬10g、白芍12g、丹皮15g、贝母12g、玄参15g、薄荷3g、甘草6g、桔梗6g、香附10g、郁金10g。

5. 肾阴虚型

[**主症**] 咽微痛，咽干灼热感，吞咽不利，头晕，耳鸣，腰膝酸软，心烦失眠，舌质红，脉细数。查咽部暗红，喉底有簾球突起，呈暗红色，喉底干燥。

[**治疗原则**] 滋阴降火，清利咽喉。

[**推荐方药**] 六味地黄汤：熟地、丹皮、山药各12g、山茱萸12g、泽泻9g、茯苓9g。

6. 肾阳虚型

[**主症**] 咽干微痛，哽咽不利，面色苍白，语声微弱，口干不欲饮，大便溏泄，小便清利，手足不温，腰膝酸软，舌质淡，苔白，脉沉细。查咽部不红。

[**治疗原则**] 温肺扶阳。

[**推荐方药**] 金匮肾气丸：附子3g、肉桂3g、熟地12g、山茱萸12g、山药12g、茯苓12g、泽泻10g、丹皮10g。

7. 气滞痰凝型

[**主症**] 咽部如有异物感，微痛，干痒，咽内有少许黏痰附着，胸胁不适，口干，舌质暗红，苔黏黄，脉弦滑细。查喉底见簾珠状突起，咽微红肿。

[**治疗原则**] 行气解郁，化痰散结。

[**推荐方药**] 逍遥散加减：当归10g、芍药12g、柴胡10g、茯苓10g、白术10g、甘草6g、生姜3片、薄荷3g、郁金10g、香附10g、瓜蒌15g、贝母12g、桃仁10g、红花10g。

8. 脾肾阳虚型

[**主症**] 咽干微痛，咽感不适，手足冷，腹中寒，口淡泛清水，大便溏泄，脉微细。查咽部不红。

[**治疗原则**] 温中祛寒。

[**推荐方药**] 桂附理中汤：肉桂3g、附子3g、白术10g、人参10g、干姜6g、炙甘草6g。

9. 肺脾气虚型

[**主症**] 咽干微痛，食少纳呆，便溏，四肢倦怠，舌质淡嫩，脉缓。查咽部淡白。

[**治疗原则**] 益气健脾。

[**推荐方药**] 补中益气汤：白术10g、人参10g、黄芪10g、升麻6g、柴胡9g、当归12g、陈皮6g、炙甘草6g。

10. 阴血亏虚型

[**主症**] 咽部微痛，干燥，面色苍白，唇淡无华，头晕目眩，舌淡，脉细。查咽部及喉底干燥、光亮。

[**治疗原则**] 补血润燥。

[**推荐方药**] 四物汤加减：生地12g、当归10g、白芍12g、川芎8g、黄精15g、首乌15g、麦冬10g。

（二）常用单方验方

（1）代茶饮：麦冬4g、甘草2g、金银

花4g、青果4g、乌梅4g，泡水常饮用。

（2）含漱液：金银花10g、野菊花10g，煎汤或稍加冰片，含漱，每日2次。

（3）喷药：可喷冰硼散、锡类散于咽后壁，每日3次。

（4）蒸汽吸入（雾化吸入）：蜂蜜稀释，或金银花、野菊花提取液，稀释后做雾化吸入，每日2次。

二、针灸治疗

（一）体针疗法

1.外感风热型咽炎

取风门、外关、天突，泻法，留针20分钟，每日1次。

2.肺胃积热型咽炎

取少商、商阳、廉泉，少商、商阳均用点刺法，廉泉用捻转泻法留针20分钟，每日1次。

3.虚火上炎型咽炎

取太溪、三阴交、扶突，捻转补法，留针20分钟，每日1次。

（二）耳针疗法

［取穴］咽喉、肺、胃、肾穴。

［操作］每日1次，两耳交替使用，中等刺激，留针半小时，或耳轮1～6的任意2点，针刺出血，每次放1～2滴。

（三）穴位注射疗法

［取穴］扁桃体穴（下颌角下缘颈总动脉转动前方）。

［用药］当归注射液2ml。

［操作］患者取坐位，头略仰，用5号齿科针头快速进针，进针得气，使针感放射到咽喉部，回抽无血，将药液推入双

侧穴位各1ml。隔日一次，10次为一疗程，疗程间隔5天。

三、推拿疗法

于喉结两旁或天突处推拿、揉，上下往返数次，再加按揉风池、风府、肩井、曲池、合谷等穴，每日1次。

四、气功疗法

（1）身体直立，双足平行分开，全身放松，呼吸平缓，注意力集中于咽喉部。

（2）平缓呼吸10次后，缓吸气，随吸气两手松握拳，拳心朝上，上提前胸。呼气时舌后缩，至舌尖抵软腭。继而慢慢呼气，两拳松开，内收，放下。

（3）以意发音，使胸肺等有气流贯注，振动共鸣感。发音以角、徵、宫、商、羽五音。

（4）练功要求日2次，练达松、静、自然，移心运气，使意念集中于咽喉及胸肺部。

五、饮食疗法

（1）绿豆饮：用绿豆、青果、乌梅稍加蜜，煮汤，经常饮用。

（2）雪梨饮：以清凉泉水将梨、荸荠、白萝卜切片，浸泡，饮用。

【现代康复治疗】

1.直流电离子透入疗法

穿心莲合剂电泳；青霉素电泳疗法；10%氯化钾透入疗法。

2.超短波电疗

用小圆形电极置于咽部，微热量，每次12～15分钟，每日1次。

3. 中波透热疗法

49cm^2 电极置于颈前部，80cm^2 电极置于颈后部，电流强度 0.2～0.5A，每次15～20分钟，每日1次，20～30次为一疗程。

【康复护理】

（1）加强个人卫生及防护，保持室内合适的温度和湿度，空气新鲜，居室空气干燥。

（2）早晨、饭后及睡觉前漱口、刷牙，不仅可以保持口腔清洁，而且可以防治口鼻疾病。

（3）避免吸烟及酗酒，可预防上呼吸道感染和有害化学气体的吸入等。

（4）进行饮食调养，以清淡易消化饮食为宜，再辅助一些清爽去火、柔嫩多汁的食品摄入，忌食姜、椒、芥、蒜及一切辛辣之物。

第五节　膜迷路水肿（或称梅尼埃病）

膜迷路水肿临床以发作性眩晕、波动性耳聋、耳鸣和耳内胀满为主要症状的疾病发病率约为（7.5～157）10万，发病年龄4～90岁，多发于青壮年，发病高峰为40～60岁。男女发病率约（1～1.3）：1。一般单耳发病，随着病程延长，可出现双耳受累。发病机制为内、外淋巴交混而导致离子平衡破坏，生化紊乱。膜迷路水肿其病因病机虽不明，但有几种学说值得注意：①自主神经功能紊乱，造成神经、血管及淋巴异常，造成迷路积水。②机械性阻塞式内淋巴吸收障碍。③变态反应，与机体其他部位的变态反应同样，释放出的组胺及五羟色胺使毛细血管扩张，通透性增加。④代谢与内分泌障碍等。这些学说从理论上讲，以及与其他部位疾病有类似的发病原因和相同的发病机制，值得注意。

中医称之为耳眩晕，是眩晕疾病中具有特征性的一种。历代医家从不同方面进行了诸多的论述。《灵枢·海论》曰："髓海不足，则脑转耳鸣，胫酸眩冒，目无所见，懈怠安卧。"《灵枢·口问》曰："上气不足，脑为之不满，耳为之苦鸣，头为之苦倾，目为之眩。"《素问·元正纪大论》亦云："木郁之发……则耳鸣眩转。"《金匮要略·痰饮咳嗽病脉证并治》曰："心下有支饮，其人苦冒眩""心下有痰饮，胸胁支满眩。"综上所述，眩晕症在脏腑方面与肾、脾、肝的关系密切，虚者多在肾与脾，实者多在肝。肾阴虚者可致髓海不足，肾阳虚者寒水上泛，脾虚者气血不足，多痰饮。肝阳上扰多伤阴。其临床症多见突然发作，旋转性耳鸣、耳聋、恶心、呕吐，另外有眼球水平震颤。

【康复适应证】

（1）突发性、旋转性眩晕，患者闭目静卧不敢睁眼。

（2）耳聋耳鸣，伴恶心呕吐。

（3）眩晕发作期后仍有轻度的眩晕、耳鸣、眼球水平震颤。

【传统康复治疗】

一、药物疗法

中医药治疗耳眩晕有较好的疗效，根据辨证分型有如下几种。

（一）中药汤剂

1. 髓海不足型

［主症］眩晕突发而频繁，伴耳鸣、听力减退；兼肾阴虚症状，腰膝酸软，失眠多梦，手足心热，舌质红，苔少，脉弦细数。

［治疗原则］滋阴补肾，填精益髓。

［推荐方药］杞菊地黄汤：熟地12g、山茱萸12g、山药12g、茯苓12g、泽泻10g、丹皮10g、枸杞子12g、菊花10g、首乌10g、石决明15g、牡蛎20g、白芍12g。

2. 上气不足型

［主症］眩晕，发作时面色苍白，神疲思睡，表情淡漠；兼气血虚少症状，唇甲不华，食少便溏，懒言，动则喘促，心悸，舌质淡白，脉细弱。

［治疗原则］补益气血，健脾安神。

［推荐方药］归脾汤加减：黄芪12g、党参10g、炙甘草6g、当归12g、龙眼肉12g、酸枣仁12g、白术10g、茯苓10g、木香10g、远志12g、首乌10g、熟地10g、白芍12g、白蒺藜15g。

3. 寒水上泛型

［主症］眩晕，时有心悸，恶寒，肢体不温；兼咯白痰。腰痛背冷，精神萎靡，夜尿频长，舌质淡白，苔白润，脉沉细弱。

［治疗原则］温壮肾阳，散寒利水。

［推荐方药］真武汤：附子3g、茯苓10g、白术10g、生姜3g、白芍12g。

［加减］若小便利者去茯苓，恶吐者去附子加重生姜，寒甚者加川椒、细辛、桂枝、巴戟天。

4. 肝阳上扰型

［主症］情绪波动而发眩晕，急躁心烦，面红；兼头痛，口干苦，多梦，舌质红，苔黄，脉眩数。

［治疗原则］平肝息风，滋阴潜阳。

［推荐方药］天麻钩藤饮：天麻12g、钩藤12g、牛膝10g、杜仲10g、桑寄生10g、黄芩10g、山栀子10g、首乌藤10g、茯神10g。

［加减］眩晕剧烈可加龙骨20g、牡蛎20g，火盛者加龙胆草20g、丹皮10g。

5. 痰浊中阻型

［主症］眩晕而头胀满，胸闷不适，恶心呕吐，痰涎多；兼心悸，纳呆，倦怠，苔白腻，脉濡滑或弦。

［治疗原则］健脾燥湿，涤痰息风。

［推荐方药］半夏白术天麻汤：半夏6g、天麻10g、白术10g、茯苓10g、橘红10g、甘草6g、生姜3g、大枣4枚。

［加减］湿重、疲倦、痰白者加泽泻，眩晕重者加僵蚕、胆南星，有火痰黄、苔黄腻、脉滑数者加黄芩、玄参、竹茹、枳实，气虚者加党参、黄芪。

（二）常用单方验方

（1）肝阳上扰之眩晕：用小蓟根30g，桑根白皮30g，水煎服，每日1次。

（2）肾精不足之眩晕：桑椹子15g，黑大豆15g，水煎服，每日1次。

（3）痰浊之眩晕：泽泻15g、炒白术15g、怀牛膝10g，水煎服，每日1次。

（4）痰浊中阻之眩晕：半夏、天麻、白术、橘红、炙甘草各10g，泽泻30g、茯苓15g，水煎服，每日1次。

二、针灸治疗

药物治疗配合针灸治疗对膜迷路水肿的康复有较好的疗效。

（一）体针疗法

［取穴］百会、神庭、内关、合谷、神

门、足三里、脾俞、肾俞、关元、风池、行间、侠溪、中脘。

[操作]每次选3~4穴，根据病症虚实，采取实则泻之，虚则补充，虚寒者多用艾灸法。对于眩晕症常以针刺及灸百会为主穴，配合轮流使用效果理想。

（二）耳针疗法

[取穴]额、心、神门、胃、肾、枕、内耳等。

[取穴]每次取2~3穴，强刺激，留针20分钟或采用埋针。

（三）穴位注射疗法

选用上述耳穴，注射维生素B$_1$ 0.2ml，每日1次，每次选1个穴；或选用合谷、太冲、内关、风池等穴，注射5%葡萄糖3ml，每日1次，每次选2个穴。

三、推拿疗法

（1）气血不足用补气法：前额、枕后用分推法，百会、足三里用按揉法，脊柱两侧用拿捏法。

（2）肝肾亏损加按摩水泉穴。

（3）肝阳上亢揉太阳穴、风池，按两小腿内侧，挤推背脊部、正顶部。

（4）痰浊中阻按胸骨，推下腹，掐四白，拿肩井等法。

四、气功疗法

气功疗法对耳眩晕早有记载，并行之有效，如《保生秘要》："紧闭地户，安神伏气，按脑及耳，大晕要依生，足掘勿交，神气自回，得法，因津咽下。"即：提气调息，一呼一吸脉四搏，两手按颈后枕部，再用两手掩耳按之。眩晕重者，两脚站稳蹲下，自行缓解。

五、饮食疗法

（1）山药粥：取适量山药，置于米粥内煮烂，即可早晚食用。山药味甘性温，补中益气。

（2）猪肾粥：取人参1g、防风0.5g、葱白1g，同粳米200g入锅煮半熟，将猪肾一对去筋膜切片，淡盐腌片刻，放入粥锅中，慢火煮至熟即可食用，早晚服适量。

【现代康复治疗】

一、耳道压力治疗

应用Meniett低压脉冲发生器通过鼓膜通气管间断地将低频、低振幅压力脉冲传输到中耳鼓室并作用于圆窗膜，包括低压脉冲发生器主机、外盒、电源适配器、耳塞和电池。技术参数：压力脉冲0~1.4kpa；频率6Hz；持续时间60秒；间隔40秒；循环治疗3次；时程5分钟。治疗次数根据眩晕发作频率和严重程度而定，两次治疗间隔至少1小时。一般选取每日3次或每周3次、每次2个时程、间隔1小时，持续2个月以上。

二、高压氧治疗

采用高低压两用氧舱，治疗压力0.25MPa，面罩吸氧2次，每次40 rain，中间间歇10分钟，10次为一疗程，共治疗2个疗程，以后每个月连续5日行高压氧舱维持治疗，持续半年。

三、前庭康复

多应用于梅尼埃病的缓解期。

（1）凝视稳定性训练可使前庭-眼反射

取得较好的增益，改善头动和行走中的视物模糊和头晕等症状。

（2）视觉依赖性训练是通过闭眼来减少视觉刺激，减少视觉依赖，闭眼时可较好地应用本体感觉或前庭感觉的输入。

（3）本体觉依赖训练是让患者站立在软垫、沙滩、泡沫塑料垫或横杆上，或在其上面行走，以此干扰患者的本体感觉，减少对本体感觉的依赖。

四、冷水灌注外耳道法

以30℃冷水或冰水5～10ml灌洗外耳道，急性期发作效果明显。

五、心理疗法

保持良好的心理状态，避免急躁、愤怒、悲观失望或过度兴奋，防止情绪波动过大。防止过度劳累，注意劳逸结合。科学把握生活规律，合理安排衣食住行。提高自我保护意识，防止外伤、过敏及疾病的发生。保持乐观情绪和稳定的心态，正确对待疾病，争取战胜疾病的主动权。情绪不佳时采取主动预防措施：深呼吸，选择一个自感舒适的姿势，全身放松，使注意力集中于某一对象。

【康复护理】

（1）饮食给予低盐、低脂肪、高蛋白、高维生素等。

（2）眩晕发作时宜静卧，以防不测。

（3）向患者解释本病是内耳疾病，不威胁生命，并介绍本病的预后情况，以解除其疑虑和恐惧。

（4）鼓励患者于发作间歇期加强锻炼，增强体质和耐力，劳逸结合。

（5）禁烟、酒及浓茶。

第六节 （慢性）化脓性中耳炎

化脓性中耳炎是中耳黏膜的化脓性炎症，好发于儿童，亦是小儿听力损失的常见病因。急性化脓性中耳炎为儿童期常见的感染性疾病，发病率高，易复发，并发症和后遗症多。耳镜检查、耳部触诊等辅助检查有助于确诊化脓性中耳炎。慢性化脓性中耳炎是指中耳黏膜、骨膜或深达骨质的慢性化脓性炎症。本病在临床上较为常见，常以耳内间断或持续性流脓、鼓膜穿孔、听力下降为主要临床表现，严重时可引起颅内、颅外的并发症。中医学称之为"脓耳"，并认为是耳膜穿孔、内耳流脓为主要特征的耳病。历代文献的诸多论述有"脓耳""聤耳""底耳""缠耳""耳疳"等不同名称；并认为多因外在风热湿侵袭，内在脏腑功能失调所引起。若脓耳邪毒炽盛或误治失治可发生脓耳变证。因此，疏风清热祛湿，解毒消肿排脓、调和脏腑功能为本病主要治疗大法，并应配合耳道清洗、针灸等康复疗法方能见效。

【康复适应证】

（1）耳痛、耳漏、畏寒、发热等急性症状。

（2）耳流脓随上呼吸道感染，呈间歇性，无臭，轻度耳聋。

（3）持续性耳流脓，稠而臭，偶有肉芽、血丝伴随，耳聋较重。

（4）长期持续流出豆渣样、灰白色、奇臭脓液，听力损伤不严重。

（5）耳流脓停止，鼓膜修复，听力恢复或部分恢复。

【传统康复治疗】

一、药物疗法

（一）中药汤剂

中药辨证施治对中耳炎，尤其慢性化脓性中耳炎疗效较佳，也是经常采用的康复疗法之一。一般根据患者症状、体征可分为风热邪毒侵袭、肝胆火盛、脾虚湿困、肾元亏损等症。

1. 风热邪毒侵袭型

［主症］起病急，耳内胀痛，堵塞感、耳鸣、听力障碍，兼发热、恶寒、头痛、鼻塞流涕，舌苔薄白，脉浮数。查耳膜松弛部、锤骨柄血管扩张、充血。

［治疗原则］疏风清热，解毒消肿。

［推荐方药］银翘散加减：金银花24g、连翘15g、薄荷3g、芦根24g、芥穗6g、蒲公英15g、菊花10g、蔓荆子10g。

［加减］若耳膜鲜红可加赤芍，以清凉解表；若耳膜外突可加皂角刺；若大便秘结可加大黄。

2. 脾虚湿困型

［主症］耳内流脓，缠绵日久，脓量多且清稀，无明显臭味。兼全身倦怠无力，食少，腹胀便溏，面色萎黄无华，舌淡，苔白，脉濡细。查可见耳膜多处大穿孔，脓量较多且清稀，甚如水样，听力检查为传导性耳聋。

［治疗原则］健脾渗湿，补托排脓。

［推荐方药］托里消毒散加减：党参10g、黄芪10g、茯苓10g、川芎6g、当归10g、白芍10g、金银花24g、白芷10g、桔梗6g、皂刺10g。

［加减］湿热较盛者加车前子、黄柏、野菊花、地肤子，以解毒清热排脓。

3. 肝胆火盛型

［主症］耳痛重如锥刺，痛及腮脑，耳膜溃破后脓随之流出，色黄稠或带血，脓量较多，脓出后耳痛减轻；兼见口苦咽干，小便黄赤，大便秘结，舌红苔黄，脉弦数。镜查可见耳膜鲜红或暗红，血络显露，耳膜外突，耳膜穿孔大者耳道有脓，稠黄或带红血，量较多。穿孔小者耳膜闪光搏动，多有传导性耳聋。

［治疗原则］清泻肝胆之火，解毒消肿排脓。

［推荐方药］龙胆泻肝汤加减：胆草15g、柴胡10g、黄芩10g、栀子10g、泽泻10g、木通6g、甘草6g、生地12g、当归12g、芦根30g、桔梗6g、车前子10g、蒲公英24g、金银花24g。

［加减］大便秘结者加大黄、芒硝。

4. 肾元亏损型

［主症］耳内流脓，日久不愈，时流时止，脓量不多，或污秽成块，或如豆腐渣，而且奇臭；兼见头晕神疲，腰膝酸软，遗精早泄，脉细弱。查耳膜穿孔，多为边缘性或松弛部，脓黏稠成块，听力多为混合性耳聋。

［治疗原则］补肾培元，祛湿化浊。

［推荐方药］知柏地黄汤加减：知母12g、黄柏10g、泽泻10g、茯苓10g、丹皮12g、山茱萸12g、生地12g、山药12g、木通6g、桔梗6g、夏枯草15g。

［加减］若湿热久困，腐蚀骨质，流脓污秽有臭味者，可加桃仁、红花、鱼腥草、马勃以活血祛腐，若见肾阳不足者可用附桂地黄丸加味治之。

（二）常用单方验方

（1）耳炎灵滴耳：金银花、蒲公英、黄连、硼砂、冰片，经蒸留加2%乙醇滴耳。

（2）脓耳散：黄连、黄柏、枯矾、人工麝香，研细末加冰片少许，吹耳。

（3）紫草油：紫草、芝麻油滴耳。

（4）大叶蛇泡勒、鸡血藤、金樱子根、野菊花、山芝麻各45g，水煎服。

二、针灸治疗

（一）体针疗法

1. 风热肝火

[主症] 耳胀头痛，脓外溢，苔黄，舌质红，脉弦数，发热恶寒。

[取穴] 翳风、耳门、外关、行间。

[操作] 用捻转泻法，留针20分钟，每日1次。

2. 脾虚湿泛

[主症] 脓耳日久，脓水清稀，耳内虚鸣，听力不聪，苔薄白，脉细滑，头晕肢倦，脘胀纳呆，面黄便溏。

[取穴] 完骨、听会、中渚、脾俞。

[操作] 补法，留针20分钟，每日1次。

3. 肾元毒聚

[主症] 脓耳缠绵，豆渣样，腰膝酸软，头晕耳鸣，阴虚者兼五心烦热，苔净质红，脉细数，阳虚者兼形寒夜尿，苔薄白质淡胖，脉沉细尺弱。

[取穴] 颅息、听宫、肾俞、关元。

[操作] 颅息、听宫、肾俞，补法；关元，灸法。

（二）耳针疗法

神门、耳、内耳、肝、脾、肾、枕、内分泌，分两组交替使用。每天留针1组，中等刺激，10次为一疗程。

（三）皮肤针疗法

中度刺激颈前、后部、骶部，加强刺激颈外侧部、耳周围、耳甲、耳后乳突部。

三、饮食疗法

（1）芡实粥或苡仁莲子粥，对耳流脓不止的患者可常服以健脾。

（2）马齿苋绿豆汤：马齿苋200g、绿豆100g，共同煎煮，有清热解毒排脓作用。

（3）饮食禁忌：油腻或辣及有刺激性的副食品，如葱、韭菜、虾仁、螃蟹、黄鱼、羊肉等。

四、推拿疗法

经常用手按摩耳轮，以达疏通经脉，调理气血，充实肾气之目的。

【现代康复治疗】

1. 超短波疗法

用微热量，时间10~15分钟，每日一次。

2. 微波疗法

用小圆形辐射器对准患耳，剂量10~15W，每日每次10分钟，10次为一疗程。

3. 体腔紫外线照射

5~8个生物剂量（中红斑），隔日一次，8~10次为一疗程。

4. 红外线、小型太阳灯照射

每次10~15分钟，每日1次，10~15次为一疗程。

5. 中波透热疗法

面积40cm²的电极置于乳突区。如两

侧病变，用两块电极主语双侧乳突区，用双交叉导线连接；另一100cm^{2}的电极置于肩胛间，电流量单侧0.2~0.3A，双侧0.3~0.5A，每次15~20分钟，每日1次，10~15次为一疗程。

【康复护理】

（1）经常性的以清淡食物为主。

（2）为便于引流，在睡眠时患侧耳孔应朝下。

第一节　口疮

口疮又称复发性阿弗他口炎、复发性口腔溃疡、复发性口疮，是口腔黏膜疾病中发病率最高的一种疾病，普通感冒、消化不良、精神紧张、郁闷不乐等情况均能偶然引起该病的发生，好发于唇、颊、舌缘等，在黏膜的任何部位均能出现，但在角化完全的附着龈和硬腭则少见。发病年龄一般在10～30岁之间，女性较多，一年四季均能发生。复发性阿弗他溃疡有自限性，能在10天左右自愈。该病具有周期性、复发性及自限性等特点。西医学研究认为口疮与免疫和遗传存在密切关系，同时还与一些疾病或症状有关，比如消化系统疾病：胃溃疡、十二指肠溃疡、慢性或迁延性肝炎、结肠炎等，另外偏食、消化不良、发热、睡眠不足、过度疲劳、工作压力大、月经周期的改变等等。随着一种或多种因素的活跃、交替出现机体免疫力下降，致使复发性阿弗他溃疡的频繁发作。中医学称之为"口疮"，认为由心脾积热或阴虚火旺而致。如《圣济总录》云："口舌生疮者，心脾经蕴热所致也。口属脾，舌属心，心者火，脾者土，心火积热，传之脾土，二脏俱热者不

得发散，攻冲上焦，故令口舌之间生疮肿痛。"《寿世保元·口舌》云："口疮连年不愈者，此虚火也。"《外台秘要》云："口疮者心脾有热，气冲上焦，熏发口舌，故作疮也；肾气弱，谷气少，虚阳上发而为疮。"

【康复适应证】

（1）口腔黏膜及舌尖、舌缘、舌腹等出现一个或几个溃疡，7～10日内逐步愈合，经一段时间又复发或此起彼伏，或新旧交替迁延状态（即轻型口疮）。

（2）较轻型口疮表现严重，疼痛明显，可伴淋巴结肿大，头痛，发热等（即口疮性口炎）。

（3）溃疡面扩大，直径可至1～2cm，呈弹坑状，紫红色或暗红色，边缘不规则，中间凹陷，基底呈硬结状，淋巴结可肿大，发热，愈合后有瘢痕组织（即腺周口疮）。

（4）口腔溃疡伴有皮肤损害，生殖器溃疡与眼病。皮肤损害可有结节、红斑，或毛囊炎、痤疮样皮疹或脓疱疮等。生殖器主要表现为溃疡。眼病主要表现结膜炎、虹膜炎、睫状体炎、视网膜炎或脉络膜炎等（即白塞综合征）。

【传统康复治疗】

一、药物疗法

（一）中药汤剂

中医药物治疗对复发性口疮的治疗在目前没有特殊有效的治疗方法时有比较显著的疗效，尤其在康复医学中也是首选的治疗方法。一般根据患者的症状，体征可分实热、虚热、虚寒、气血虚等证。辨证论治，随症加减如下。

1. 实热

［**主症**］过食辛辣厚味，或嗜饮醇酒，心脾有热，复感风火，燥邪，热盛化火，循经上攻于口，肌膜腐烂，单个或多个大面积溃疡，呈紫红色，周围红晕，淋巴结肿大，发热等。舌苔黄腻，脉洪数。

［**治疗原则**］清热解毒，消肿止痛。

［**推荐方药**］凉膈散加减：连翘15g、栀子10g、黄芩10g、淡竹叶6g、甘草6g、薄荷3g、大黄10g、芒硝10g。

2. 虚热

［**主症**］素体阴虚，劳伤过度，伤及心、肾，阴液不足，虚火旺盛，上炎口腔而发病，溃疡数个，溃疡面呈灰白色，肌膜颜色淡红，口不渴饮，无津少苔，脉细数，周期性复发，病程长久。

［**治疗原则**］清养阴血，清降虚火。

［**推荐方药**］四物汤加减：生地12g、玄参10g、知母12g、麦冬9g、天花粉10g、竹叶6g、生石膏20g、黄芩10g、栀子10g、生甘草6g。

3. 虚寒

［**主症**］体虚亏损真阴，口腔溃疡伴生殖器溃疡，溃疡伴有愈合后的白色瘢痕。

［**治疗原则**］温补肾阴。方用六味地黄汤加知母、黄柏。

4. 气血虚

［**主症**］连年不愈，面色苍白，久病耗伤阳气，温化失调，津液停滞，寒湿困于口腔；伴失眠，腹胀，手足冷，脉沉或迟；肌膜溃烂。

［**治疗原则**］补中益气。

［**推荐方药**］补中益气汤加减：黄芪10g、党参12g、白术10g、炙甘草6g、当归10g、陈皮6g、升麻6g、柴胡9g。或用八珍汤：党参12g、白术10g、茯苓10g、炙甘草6g、当归12g、川芎10g、热地12g、白芍12g。

（二）常用单方验方

（1）若为实热症可用白花蛇舌草、一点红各60g，水煎服，日1剂，早晚服。

（2）若为虚证可用旱莲草、野菊花、羊蹄草、土人参、鸡血藤各30g。水煎服，每日1剂，早晚服。

二、外治疗法

（1）朱黄散。每天5～6次搽患处。以清热解毒，消肿止痛，祛腐生肌。方中药：人中白、煅石膏、冰片、雄黄、硼砂、米砂为主。

（2）柳花散。每天5～6次搽患处。以清热解毒，消肿，除腐。方中药：黄柏、青黛、冰片、肉桂为主。

（3）吴茱萸粉加醋调成糊状，敷于双侧涌泉穴，每天换一次。

三、针灸疗法

（一）体针疗法

廉泉、合谷、曲池、足三里、颊车交替使用，中等强度刺激，留针5～10分钟，或悬灸。

（二）穴位注射疗法

牵正、曲池、颊车、手三里，每次取2穴，交替使用，注射当归注射液0.5ml。

四、推拿疗法

在口疮的康复疗法中，推拿疗法以拿、揉、捏为主。

1. 拿

［取穴］颊车、人中、承浆、地仓等。

［操作］用拇指与食指捏住穴位慢慢提起再轻轻放下，反复数次，使局部有胀痛感为止。

2. 揉

［取穴］大椎穴为主，可加人中穴。

［操作］用食指与中指的腹面按住穴位，缓缓揉动至酸痛或胀痛为止。

3. 捏

［取穴］溃疡面周围。

［操作］将手洗净，拇指与食指相对，伸至口腔溃疡周围，捏、挤、揉并用，动作轻每次10～15秒钟，与其他溃疡面轮换操作。

五、饮食疗法

（1）糖渍西瓜肉。将西瓜去子，切成片曝晒或烤软加入白糖腌渍，至白糖西瓜结合并似蜜饯类食品则可长期食用。此有清热泻火、生津止渴之功效，可用来治疗及预防口腔溃疡。

（2）柿饼霜白砂糖板块。用柿饼表面白霜与等量白砂糖加入等量水，小火煎熬，冷却后倒在扁平容器内，冰冻24小时，每天饭后食用10g。此有清热润燥、治疗口舌生疮之效。

（3）黄芪大米粥。黄芪1份，大米3份。黄芪浓煎取汁放入米粥中，同时加少

量糖及少许陈皮煮沸即可食用，早晚两餐，适用于大面积溃疡，久不收口患者。

【现代康复治疗】

1. 紫外线

对于较表浅病损区，选用合适的紫外线灯，暴露受损局部，使用合适的剂量照射。口腔黏膜的红斑剂量是根据试验的结果，用1～1.5倍本人上臂内侧的皮肤红斑剂量，当作一个口腔黏膜红斑剂量较为合适。照射时，应使光线中心通过石英导子对准病损区，如病损面积大可不加石英导子，直接照射，其灯距为30cm，照射时间为0.5～1分钟不等，可根据病情和照射后反应情况来增减。紫外线局部照射具有消炎、止痛及灭菌作用，可用于口腔溃疡及糜烂。

2. 激光

对暴露出的病损区局部照射，每天一次，每次10～15分钟。具有消炎、止痛、调节神经血管功能、促进正常代谢的作用。He-Ne激光和二氧化碳激光对口腔黏膜溃疡、糜烂，慢性炎症等局部照射均有效。

3. 冷冻

利用制冷剂二氧化碳或液氮产生低温，使病损组织受到破坏而被除去。

4. 超短波疗法

确定病变部位，使用五官超短波小功率治疗仪，根据情况选用单极法，一电极对准溃疡部位，另一电极相对置于远离治疗部位之处，每次15～20分钟，每日1次。

【康复护理】

（1）保证充足的睡眠。

（2）避免精神紧张，心情舒畅。

（3）禁食过酸、过辣等有刺激性食品，避免肥甘之品，多食新鲜蔬菜，尤其富含维生素食品。

（4）经常查看是否有锐利牙尖及不良修复体。

（5）保证大便通畅。

第二节 牙周病

牙周病是指发生在牙支持组织（牙周组织）的疾病，包括仅累及牙龈组织的牙龈病和波及深层牙周组织（牙周膜、牙槽骨、牙骨质）的牙周炎两大类。牙周疾病是常见的口腔疾病，是引起成年人牙齿丧失的主要原因之一，也是危害人类牙齿和全身健康的主要口腔疾病。早期症状不易引起重视，造成牙周组织长期慢性感染，炎症反复发作，不仅损害口腔咀嚼系统的功能，还会严重影响健康。主要致病因素为炎症、创伤，或青春期内分泌因素造成的青春期牙周炎等。但诸因素中，通常由于口腔的卫生不良、牙石、软垢堆集、食物嵌塞、菌斑、不良修复体等所致病。在这些局部因素中，目前认为菌斑是牙周病的最主要因素。主要临床表现是牙龈炎症、出血、牙周袋形成、牙槽骨吸收、牙槽骨高度降低、牙齿松动、移位、咀嚼无力，严重者牙齿可自行脱落或者导致牙齿的拔除。在历代医书中有"齿龈宣露""齿牙根摇""齿间出血""齿挺食床"等病名。《医宗金鉴·外科心法要诀》曰："此证牙龈宣肿，龈肉日渐腐颓，久则消缩，以致齿牙宣露。"齿为肾所主，而上下大牙床属阳明大肠和胃经所属，齿及齿龈均需气血濡养。故本病可由胃火上蒸、精气亏虚、气血不足等原因引起。

【康复适应证】

1. 慢性牙周炎

（1）牙龈红肿出血。临床可见缘龈、龈乳头、附着龈颜色暗红、水肿，点彩消失，光亮。

（2）牙周袋形成（临床龈沟超过2毫米）。临床表现牙龈退缩，牙龈流血，渗出液或溢脓，缘龈增厚与牙分离，牙齿松动，伸长，移位，疼痛和口臭。

（3）牙周袋溢脓和牙齿松动。临床冠大于临床根，牙齿松动不能担负咀嚼功能。

2. 牙周脓肿

（1）脓肿靠近龈缘，用探针可探进脓腔，挤压可有脓汁排出。

（2）剧烈的跳痛。

（3）牙齿更趋于松动。

（4）牙齿过敏。

（5）口臭加剧。

【传统康复治疗】

一、药物疗法

中医药对牙周病有其独到的疗效，并认为齿为肾所主，而上下牙床病可由胃火上蒸、精气亏虚、气血不足等原因引起。辨证论治，随症加减。

1. 胃火上蒸

[主症] 牙龈红肿，疼痛出血，出脓，口臭，烦渴多饮或喜冷饮，多食易饥，大便秘结，舌质红，苔黄厚，脉洪大或滑数。

[治疗原则] 清热泻火，消肿止痛。

[推荐方药] 清胃散：黄连6g、生地10g、当归10g、丹皮10g、升麻6g。

[加减] 牙龈红肿甚者加蒲公英、牛蒡子、石膏，出血出脓甚者加马勃、旱莲草。

2. 肾阴亏损

[主症] 牙齿疏豁松动，牙龈溃烂、萎缩，牙龈处牙根宣露、溃烂、边缘红肿，头晕、耳鸣、手足心热，腰酸，舌质微红，少苔，脉细数。

[治疗原则] 滋阴补肾，益髓坚齿。

[推荐方药] 六味地黄汤：熟地黄12g、山茱萸12g、山药12g、茯苓10g、泽泻10g、丹皮12g，加枸杞子12g、龟甲10g、杜仲12g。若肾阴虚兼胃热者选用玉女煎：石膏、知母、熟地、麦冬、牛膝加女贞子、菟丝子。

3. 气血不足

[主症] 龈萎缩，色淡白，根外露，牙松动，咀嚼无力，牙龈渗血。面色苍㿠，畏寒倦怠，头昏眼花，失眠多梦，胃纳呆少，舌质淡，苔薄白，脉沉细。

[治疗原则] 调补气血，养龈健齿。

[推荐方药] 八珍汤：当归12g、川芎6g、白芍12g、熟地12g、党参10g、茯苓10g、白术10g、甘草6g。配合阿胶10g、血余炭15g、藕节炭15g。如胃寒倦怠，胃呆纳少，大便溏等气虚阳虚为主，宜选用十全大补汤：党参、茯苓、白术、甘草、熟地、白芍、当归、川芎、北芪、肉桂。

二、去除牙石

牙石是牙周病炎症主要的局部刺激因素，也是诸因素中最重要的一种。所以，利用西医学手段或古老的中医手段去除牙石都是重要的。现代手段利用洁牙机超声震荡的方法有快而干净、对牙龈刺激小的优点，应是首选方法之一。

三、按摩疗法及叩齿法

（1）牙周炎的按摩疗法仅限于局部，即牙槽牙龈的按摩。用手指顺牙齿长轴方向轻按摩，每个牙30秒钟，配合上下牙叩齿30~50次，每天3次。其作用原理是促进牙龈、牙槽及牙周膜的血液循环。

（2）擦脚心：用手掌擦脚心，动作要缓慢，每侧要擦至脚心内热而皮不热为有效。早晚各一次。

四、饮食疗法

（1）中药煮豆。取熟地黄、山茱萸、茯苓、旱莲草、芝麻、当归、五味子、枸杞子各10g，加适量水煮半小时，取其药液分4份，每份将500g水泡黑豆入药液，加100g食盐，煨炖至涸干停火，将豆晒干备用。每次咀嚼10粒，每日3次。本品有补肾益精，强筋壮骨，固齿之功效。

（2）栗子羹。生板栗500g煮沸去皮，蒸30分钟，加250g白糖，搅拌均匀如泥。每次食5~10g，每日2次。本品有补肾益精，强筋壮骨，固齿止血，防治牙周病之功效。

（3）猪肾羹。取猪腰500g，去筋膜，切小块加碎骨20g，煎煮60分钟，稍加调料及食盐，每日1次，一次一匙。本品适用脾肾两虚、牙齿松动的患者。

【现代康复治疗】

1. 激光疗法

对暴露出的病牙区使用4~20mW的He-Ne激光局部照射，每天一次，每次10~15分钟。

2. 红外线疗法

照射时患者取舒适体位，暴露局部病牙及周围皮肤，辐射器对准照射野，距离30~60cm，剂量的大小可根据患者的感觉、局部皮肤温度和工作人员用手试验等结合起来判断，一般以患者有舒适的温热感为准，若遇瘢痕组织、知觉迟钝就应适当调整灯距。每次治疗时间20~30分钟，每日1次，连续7~10次为一疗程。

3.超短波电疗法

确定病变部位，选用五官超短波小功率治疗仪，根据情况选用对置法，一电极对准患处，另一电极置于面部对侧，注意两电极与体表间隙应相同。急性炎症宜无热量，每次10分钟；慢性期宜微热量，每次20分钟；每日1次。若患者口内有金属假牙时不宜使用此疗法。

4.紫外线疗法

对于较表浅炎症区，选用合适的紫外线灯，暴露病牙及局部皮肤，使用合适的剂量照射。口腔黏膜的红斑剂量是根据试验的结果，用1~1.5倍本人上臂内侧的皮肤红斑剂量，当作一个口腔黏膜红斑剂量较为合适。照射时，应使光线中心通过石英导子对准病损区，如病损面积大可不加石英导子直接照射，其灯距为30cm，照射时间为30秒至1分钟不等，可根据病情和照射后反应情况来增减。

【康复护理】

（1）认真刷牙，使用软毛保健牙刷，刷牙时宜轻摩擦，顺牙体长轴依次从上下左右内外次序，起到清洁牙齿，按摩牙龈的作用。

（2）少食膏粱厚味，多食新鲜食品。

（3）避免房事过度，房事过度则伤肾。

第三节　急性牙齿根尖周炎

急性根尖周炎是从根尖周牙周膜由浆液性炎症反映到根尖周组织的化脓性炎症的一系列反应过程可发展为牙槽骨的局限

性骨髓炎，严重时还将发生为颌骨骨髓炎。分为两种：①急性浆液性根尖周炎可由牙髓炎或咬合创伤等引起，可发生于活髓牙或失活牙上。②急性化脓性根尖周炎常由急性浆液性根尖周炎发展而来，也可由慢性根尖周炎急性发作而来。又称为急性化脓性根尖脓肿或急性牙槽脓肿，是临床所见的最严重的牙病之一。引起根尖周炎的主要原因是感染，其次是外伤及化学性刺激，其发展过程是急性浆液期至急性化脓期。主要表现有牙齿不舒服，发木，浮出感，定位准确，为自发性、持续性疼痛，不敢咬颌，叩痛明显，继续发展则疼痛剧烈，脓肿穿透骨膜形成瘘管。

中医学称之为"牙痛""牙槽风""牙痛风"等。《疡医大全》云："牙痛，初起一小块，生于牙龈肉上，或上或下，或内或外，其状高肿红掀寒热疼痛者是也。"并认为平素牙齿保护不当，牙体已被龋蚀或裂损，使风热邪毒得以侵袭，风热邪毒引起脾胃积热循经上冲，风热与胃火交蒸于牙龈，腐肉成脓。《咽喉脉症通论·牙痛》曰："此症因劳心过度，或食热毒等物，鼓动阳明胃火发于牙龈。"

【康复适应证】

（1）牙齿自发性、持续而局限疼痛。

（2）牙齿不敢咬颌，叩痛明显。

（3）牙齿松动，有浮动感。

（4）根尖部红肿或有脓肿形成。

【传统康复治疗】

一、药物疗法

（一）中药汤剂

中医认为，风热邪毒引动胃火循经上

炎，伤及牙齿，犯及龈肉，致牙龈气血壅滞不通，聚而作肿；风火阳邪，灼腐牙龈化脓溃为瘘。因而痛肿起于牙根尖，患者有高起感觉，咀嚼及叩痛剧烈。

［治疗原则］清热解毒。

［推荐方药］五味消毒饮加减：金银花30g、紫花地丁30g、蒲公英15g、野菊花15g。如热重可加连翘、黄芩，肿甚加蝉蜕、防风、皂角刺，血热毒盛可加赤芍、丹皮、生地。

（二）常用单方验方

猫眼草、火炭母、十大功劳、崩大碗各30g，水煎服，以利清热利湿，消肿。

二、针灸疗法

取合谷、颊车、下关，针刺用泻法，留针10～20分钟。以利通络、泻热，消肿止痛。

三、外治疗法

（1）借助于西医学打开髓腔，以便引流。

（2）根端脓肿形成宜切开引流。

（3）外敷金黄膏，有消炎止痛，消肿，使炎症局限之功效。

四、饮食疗法

黄芩米粥。取30g黄芩，浓煎取汁，放入100g大米煮成之粥放入少量红糖、陈皮，稍沸即可，早晚服用。

五、自我按摩疗法

每日按摩合谷20次，每次3～5分钟。

【现代康复治疗】

1. 激光疗法

利用脉冲YAG激光对生物组织产生瞬间高强度光热作用、光化作用和光电磁作用，使组织瞬间气化、熔融或凝固，达到封闭牙本质小管、切割软组织、杀菌消炎及凝固止血的目的。

2. 超短波治疗

确定病变部位，使用常用的50W五官超短波治疗机，根据情况选用对置法，一电极置于病患部位，另一电极置于对侧，两电极的距离应大于一个电极的横径，电极表面应与体表平行，而且两电极与皮肤的间隙应相同。急性根尖周炎宜无热量，短时间。

3. 直流电离子导入疗法

首先检查患者皮肤有无知觉障碍或破损等情况，如有知觉障碍者应严格注意电流量，局部表皮有破损者应贴以胶布或涂以凡士林加以保护；根据治疗部位选择金属电极及衬垫，金属板应平整、衬垫要微温，以导线连于电疗机的输出端；将碘溶液均匀洒在衬垫上移微湿为宜；药物衬垫紧密贴合治疗部位，可借助于牙齿咬合、绷带、尼龙搭扣、沙袋等固定；检查治疗机，各指针及输出钮应均在零位，电位器开关指向正确，导线连接极性正确无误，带负电的碘溶液药物有负极导入；打开机器开关，使电流调节逐步升至所需治疗量，并参照患者的感觉以针刺感或蚁走感而不痛为宜；治疗完毕时缓慢将电流调制零点，再关闭电源。每次20分钟，每天一次，10～15次为一疗程。

4. 红外线疗法

患者取舒适体位，暴露局部皮肤，辐射器垂直照射野上方，距离30～60cm，剂量的大小可根据患者的感觉、局部皮肤温度和工作人员手试验等结合判断，一般以患者有舒适的温热感为准，若遇瘢痕组织、知觉迟钝就应适当调整灯距。每次20～30分钟，每日1次，连续7～10次为一疗程。

【康复护理】

（1）吃软食物，避免坏牙过力咀嚼，刺激根尖。

（2）每餐食后应漱口，保持口腔清洁，以免堵塞牙髓腔。